改訂第2版
コンセプトをもった予知性の高い歯周外科処置

小野　善弘
宮本　泰和
浦野　　智
松井　徳雄
佐々木　猛

クインテッセンス出版株式会社　2013

Tokyo, Berlin, Chicago, London, Paris, Barcelona, Istanbul, Milano, São Paulo, Moscow, Prague, Warsaw,
Delhi, Beijing, Bucharest, and Singapore

クインテッセンス出版の書籍・雑誌は、歯学書専用
通販サイト『歯学書.COM』にてご購入いただけます。

PCからのアクセスは…
歯学書　[検索]

携帯電話からのアクセスは…
QRコードからモバイルサイトへ

序

　米国のボストンでDr.KramerとDr.Nevinsが主催するThe Institute for Advanced Dental Studies（IADS）で歯周治療学を学び，その内容のすばらしさに胸を打たれたことを30年近く経ったいまも忘れることはありません．その当時にしてすでに治療後20～30年の長期にわたって歯周組織，歯牙，補綴物が安定した状態にある多くの症例を目の当たりにし，明確なコンセプトをもち科学的根拠に基づいた治療を行えば，永続性のある治療結果が得られることを確信しました．そして，帰国後，米国の専門医制度を取り入れ，補綴専門医の中村公雄先生とお互いの専門を生かしながらIADSで学んだことを実践してきました．さらに，そのコンセプトをひとりでも多くの日本の先生方に伝えたいという思いで，JIADS（The Japan Institute for Advanced Dental Studies）という研修会を開きました．JIADSも来年で25周年を迎え，およそ6,000名を超える受講生にわれわれのコンセプトを理解，共有していただいていると思っております．ただ，6か月という短期間で歯周治療のすべてを伝えるには限度があり，「実際に臨床を行う際の技術や考え方などを，より詳しく知りたい」というJIADS卒業生の要望に応えるため，1998年より3年間にわたって「the Quintessence」誌に，JIADSのペリオコース常任講師である畠山善行先生，宮本泰和先生，松井徳雄先生とともに，われわれの考え方と治療法の詳細を連載させていただきました．2001年，その内容をよりわかりやすく編集し，新たな症例も追加し，一本にまとめられました．そして今回，JIADSで築き上げてきた歯周治療学の集大成ともいえる本書が新しく内容を充実させて再発刊されることは大きな喜びであります．

　Dr.Kramer，Dr.Nevinsは「ひとつの治療法が科学として普遍性をもつためには，自分だけができる職人芸ではなく，だれが行っても同じ結果が得られるものでなければならない」と述べておられましたが，研修会を始めた当初は，彼らが行っていた治療が日本でも通用するのかどうか，わずかな不安もありました．しかし，それを実践し，臨床例が5年，10年，20年と長期にわたって安定している状態をみて，「科学としての歯周治療」が実証できたと感じました．そして，多くの受講生から同様の好結果が報告されるたびに，このような不安も払拭されてきました．それどころか，このコンセプトを受け継ぎ，さらにレベルの高い治療を実践している先生も多くおられます．われわれの行っている治療法が科学的であることは，多くの先生方によって立証されています．これらの先生方は，臨床で卓越した技術を発揮しているばかりでなく，JIADSの講師として活躍され，さらに多くの先生方にそのコンセプトを広めておられます．

　JIADSのコンセプトが日本の歯科医師に受け入れられるようになったのも，多くの先生方の協力によるものと感謝しております．JIADS創設期には，総義歯部門を担当くださり，常に私どもに的確なアドバイスを下さいました藤原　顕先生，組織標本の作製によってご助言いただいた石田　武先生，そしてJIADSの矯正治療部門を担当していただいている前田早智子先生，歯内療法部門の吉川宏一先生，歯科技工部門の重村　宏氏，歯科衛生士部門の大住祐子氏など多くの先生方に支えられ，今日まで来ることができました．出版に当たってご協力をいただきましたクインテッセンス出版の方々に深謝申し上げます．

　2000年に，Dr.Kramerは77歳でこの世を去られました．生前，療養中の先生によく国際電話でお話をさせていただきました．「あなたの教えて下さったことが多くの若い日本の歯科医師の指針となり，彼らを勇気づけています．」という報告に，先生は大変喜ばれておられました．これからも，ひとりでも多くの日本の歯科医師にDr.Kramer，Dr.Nevinsらの考え方をもとに，「コンセプトをもった予知性の高い歯周外科処置」を伝えていきたいと思っております．

　最後に，25年以上にわたり，常に私の話に耳を傾け，歯科の理想を一緒に追求して下さったパートナーの中村公雄先生と，苦労をともにしながら私を支えてくれた家族に感謝いたします．

2012年11月

著者を代表して
小野　善弘

刊行によせて

故 Dr. Kramerより

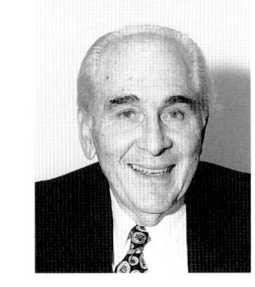

「the Quintessence」誌に連載された「コンセプトをもった予知性の高い歯周外科処置」を拝読し，あなた方が口腔内の問題に対してどのような処置が必要かを理解し，かつ，その処置を実践するだけの技術が備わっていることをうれしく思う．

あなた方の現在の臨床結果は，今までに研鑽された知識，技術に基づいた結果の集大成であり，あなた方が世界の中で優秀な歯周病医の一人であることを誇りに思う．

1999年12月

Dr. Nevinsより

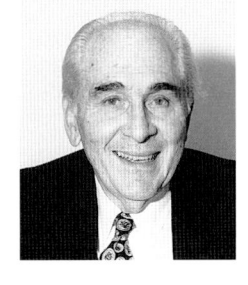

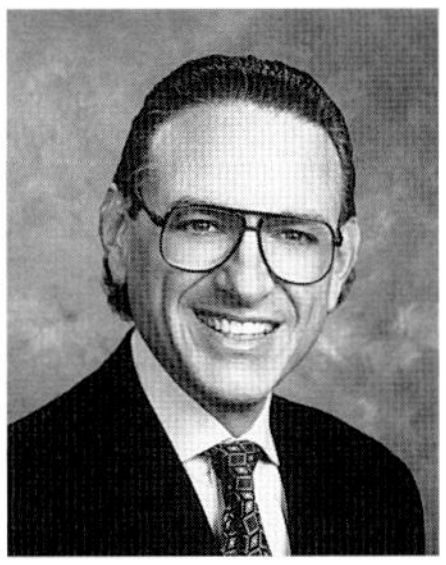

本書は，歯周疾患に対する現在の治療法全体を網羅しており，経験豊富な歯科医師から，治療法の習得に励む若い歯科医師まで，経験を問わず多くの歯科医師にとって非常に有用なものであります．

歯周治療の原則や，治療に必要な外科処置方法について，多くの臨床写真や図説を交えて詳細な解説が加えられており，問題点の把握や問題点を解決する適切な処置方法について，理解しやすいように工夫されています．また，歯周組織の再生や根分岐部病変といった複雑な問題や，歯肉退縮，無歯顎歯槽堤の形態不良の改善といった軟組織の問題についても詳しく考察されています．

さらに，矯正治療やインプラント治療といった他の分野と歯周治療とのかかわりを理解するうえでも，本書は非常に有用であり，それは"歯周組織に問題をもつ患者に対する治療計画"の章や，最終章の「メインテナンス」のなかでも触れられています．

この本が先生方の愛読書のひとつに加えられ，臨床を行ううえでの一助となることは私にとっても喜びであります．

2001年7月

Dr. Mellonigより

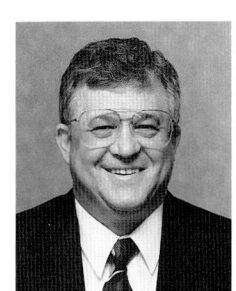

本書は，歯周治療，インプラント治療において臨床家に大きな指針を与えるものとなるであろう．

豊富な臨床写真やイラストは非常にわかりやすく，ポイントをつかんだものであり，また，臨床結果のほとんどが長期にわたるもので，多くの理論，経験に基づいた集大成であるといえる．

本書が，臨床家にとって欠かすことのできないバイブルとなることを確信する．

2001年7月

著者一覧

小野善弘　　　貴和会銀座歯科診療所顧問　研修会JIADS主宰

宮本泰和　　　京都市下京区開業　四条烏丸ペリオ・インプラントセンター

浦野　智　　　大阪市北区開業　浦野歯科診療所

松井徳雄　　　東京都中央区開業　銀座ペリオインプラントセンター
　　　　　　　大阪市淀川区開業　貴和会新大阪歯科診療所

佐々木猛　　　大阪市淀川区開業　貴和会新大阪歯科診療所
　　　　　　　東京都中央区開業　銀座ペリオインプラントセンター

CONTENTS 目次

第1章 総論－歯周外科をより広く理解するために

歯科医療のコンセプト 14
歯周疾患のさまざまな病態に対応するために 15
Ⅰ. MODIFIED WIDMAN FLAP 16
Ⅱ. APICALLY POSITIONED FLAP 17
Ⅲ. FREE GINGIVAL GRAFT 19
Ⅳ. 複合的な歯周外科処置 20
Ⅴ. CONNECTIVE TISSUE GRAFT 22
Ⅵ. GUIDED TISSUE REGENERATION 23
Ⅶ. 歯周補綴と骨レベル 25
Ⅷ. インプラント症例 27
歯周治療のコンセプト・キーワード 30

第2章 歯周外科の臨床的位置づけ

歯周治療の治療順序と各ステップにおける治療内容とその考え方 34
歯周外科の目的 41
歯周外科はいつ行うか 50
歯周外科の分類 50

第3章 歯周外科の基本テクニック

切開法 54
歯肉弁剥離法（Flap Elevation） 63
歯冠周囲組織除去，不良肉芽掻爬 67
SC/RP（スケーリング／ルート・プレーニング） 69
骨外科処置（骨切除，骨整形） 70
縫合 72
術後管理 82

第4章　深い歯周ポケットの治療

深い歯周ポケット　90
非外科療法　92
切除療法　98
Biologic Width（生物学的幅径）　109
組織付着療法　112
深い歯周ポケットへの術式の選択　119

第5章　骨の形態異常－切除

骨の欠損形態　137
骨外科処置（Osseous Surgery）とは？　140
骨外科処置の重要性　142
骨外科処置の実際　145
骨外科処置後の創傷治癒について　154
骨外科処置をともなう根尖側移動術　156

第6章　骨の形態異常－再生

再生療法　160
組織誘導再生療法（GTR法）　163
骨移植　172
エムドゲイン®　178
切除療法 vs. 再生療法の判断基準　187
再生療法の限界　192

CONTENTS

第7章　根分岐部病変

根分岐部の解剖学的考察事項　197
根分岐部病変の分類　200
根分岐部病変の治療法の種類　203
根分岐部病変の治療の実際　204
根分岐部病変の長期症例　220

第8章　歯肉-歯槽粘膜の問題

歯肉-歯槽粘膜の問題とは　227
付着歯肉の臨床的意義を知る　229
天然歯における付着歯肉獲得の必要性　233
修復歯における付着歯肉獲得の必要性　237
付着歯肉増大および根面被覆のためのFGGの応用　242
付着歯肉増大のためのCTGの応用　250
移植片の採取　252
歯周形成外科—MGSからPPSへ　254
根面被覆（Root Coverage）　257

第9章　欠損部歯槽堤の形態異常

歯槽堤の形態異常を予防する　275
欠損部歯槽堤の分類　280
歯槽堤増大術　281

第10章　歯肉縁下カリエス

Biologic Widthを考慮した治療法　297

第11章　歯牙の位置異常

歯周組織に影響を及ぼす歯牙の位置異常　307
歯牙の位置異常への歯周外科処置　308

第12章　矯正とペリオ

歯周組織を配慮した矯正治療のゴール　328
成人矯正で配慮すべき点　329
一般開業医が成人矯正を行う場合に注意すべき点　330
成人矯正における歯周病学的配慮　332
矯正治療前に改善すべき歯周病学的問題点　336
矯正治療中に注意すべき歯周病学的問題点　341
矯正治療後に注意すべき歯周病学的問題点　346
PAOO：Periodontally Accelerated Osteogenic Orthodontics　357

第13章　インプラントとペリオ

インプラント治療と歯周治療のかかわり　365
インプラント周囲の角化歯肉の獲得時期と方法　373

CONTENTS

Guided Bone Regeneration（骨誘導再生療法）　385
インプラント埋入とGBRの時期による分類　390
GBRにおける失敗とその対策　404
Sinus Lift（上顎洞底挙上術）　409
垂直的骨量による術式の選択基準　417
Sinus Liftに用いる骨移植材　425

第14章　治療計画

治療計画の原則　432
治療計画の立て方の実際　435
歯周治療と抜歯基準　442
症例報告のために　443
歯周外科の計画を立てる場合に影響を与える因子について　463

第15章　歯周治療後のメインテナンス

メインテナンスの重要性—コンプライアンスを得るために　468
メインテナンスの診査項目　472
メインテナンスの実際　476

第1章

総論
歯周外科をより広く理解するために

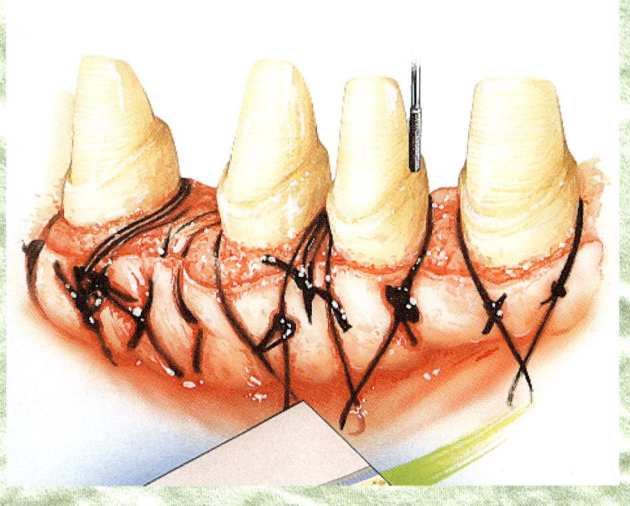

ぎある．
切な処置
の模式図
度から重度
が必要な状

や歯槽堤の形
ような歯周疾患
ションをもつ必

した症例をいくつ

はじめに

　1960年以前の歯科医療では経験に基づいた治療が多く行われていたが，その後，欧米の新しい情報が取り入れられるにつれ，それらは歯科の各分野でめざましい発展を遂げることになった．しかし残念ながらそれぞれの分野の連携については，あまり重要視される機会がなかったように思われる．とくに補綴の分野においては，一時期急速な発展を遂げたにもかかわらず，歯周病学との連携がごく最近まで密にとられなかったため，種々の問題が起こってきたのは周知の事実である．

　また経験に基づいた治療はそれなりに結果もでるが普遍性がないし，それが特定の人にしかできない治療であれば，その恩恵にあずかる患者の数も少ない．より多くの患者に最善の治療を行うには"科学性"のある治療が必要である．つまり理論的根拠に裏づけされた治療法を習得すれば，だれでも同じ結果が得られるというものでなければならない．

　非外科治療のみに頼り，ブラッシングに非常に熱心な患者のみが治療の対象になるのであれば，現実的でなく科学性のある治療とはいえない．非外科治療から外科治療まで，理論的根拠に裏づけされた多くの治療術式を自分のオプションとしてもち，状況に応じて使い分けることが，患者にとっても術者にとってももっとも有益（profitable）なことであると考えている．

歯科医療のコンセプト

　Dr. Gerald M. Kramer（The Institute for Advanced Dental Studiesの創始者であり，著者らの恩師でもある）は，「歯科治療は常に3つのP——Professional, Practical, Profitable——を念頭において行わなければならない」と述べている．

　ここでいう「3つのP」とは，以下のようなものである．

> **Professional**
> 　歯科医療に携わる者として，その専門的知識や技術を学ぶことを常に怠ってはならない．
>
> **Practical**
> 　いくら専門的知識や技術を理解しても，臨床で実践しなければ生きてこない．それらの知識・技術を臨床に応用してこそ真の医療になる．
>
> **Profitable**
> 　たとえ知識・技術を習得し，応用したとしても，その行為が正しく評価され，患者にとっても，術者にとっても有益な結果とならなければならない．それが達成されてはじめて，その臨床が継続されるのに値するものになる．

　われわれの目指す歯周治療は，この3つのPの考え方を基本にして，失われた"機能／function"と"審美／esthetic"を回復し，治療結果に"永続性／longevity"をもたせるよう努力することである．

　本章ではこのような3つのPの考え方を基本としたコンセプトをもとにして臨床を行い，良好な結果が得られると確信するにいたった治療法をまとめて紹介したい．

歯周疾患のさまざまな病態に対応するために

　歯科医師として，疾患の発病を未然に防ぐことはもっとも重要なことの1つである．しかし，いったん歯周炎が進行してしまった場合，その病態の程度に応じて適切な処置を行わなければならない．歯周炎の程度による歯周支持組織の崩壊状態の模式図を下に示した．軽度の歯周炎であれば，非外科的対応で十分な場合もある．中等度から重度へと歯周炎の程度が進むにつれて治療方法の選択肢も多くなり，外科的対応が必要な状況が増え，その対応は難しくなる．

　また，歯周組織にみられる問題は，炎症性疾患だけではなく，歯肉退縮や歯槽堤の形態異常などといった，審美性や清掃性などにかかわる問題もある．このような歯周疾患のさまざまな病態に対応するために，われわれは幅広い歯周治療のオプションをもつ必要がある．

　そのようなことから本章では以下に，代表的な歯周外科処置で対応した症例をいくつか紹介する．

[歯周炎の程度による歯周支持組織の崩壊状態の模式図]

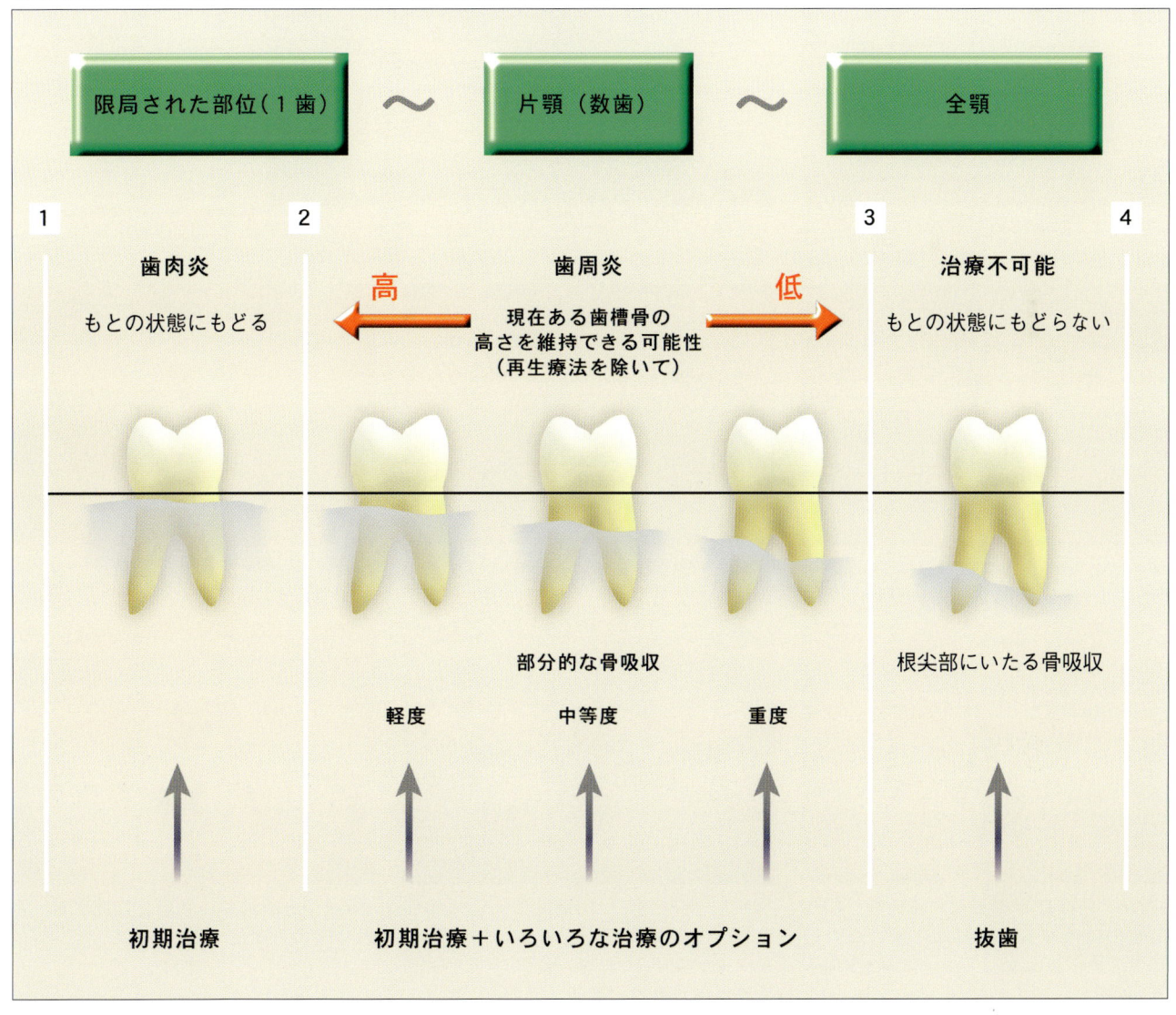

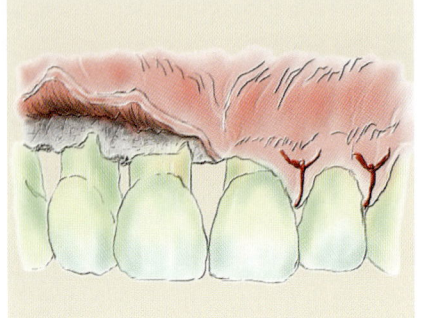

I. MODIFIED WIDMAN FLAP

上顎前歯部における歯周ポケットに対する術式の1つとして，とくに術後の審美性を考慮しなければならない症例に用いる．

症例1 上顎前歯部の天然歯に深い歯周ポケットがあり，かつ審美性を重視しなければならない場合にModified Widman Flapを応用した症例

患者：38歳，女性
主訴：左右下顎臼歯部の動揺と咀嚼障害

　上顎前歯部のプロービング値は初期治療後4～5mm残存しており，天然歯であることを考慮して，術後の歯肉辺縁の退縮を最小限度にするようにmodified Widman flapにて処置を行った．

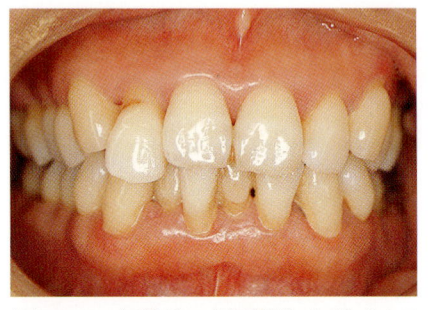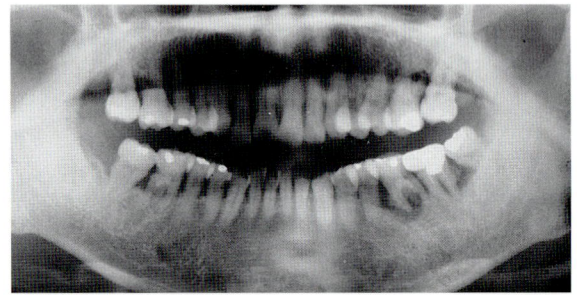

図1-1, 2 初診時の正面観およびパノラマX線写真．臼歯部の咬合崩壊が進行しており，上顎前歯部には初期治療後4～5mmの歯周ポケットが残存している．

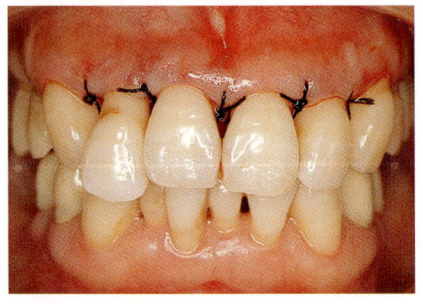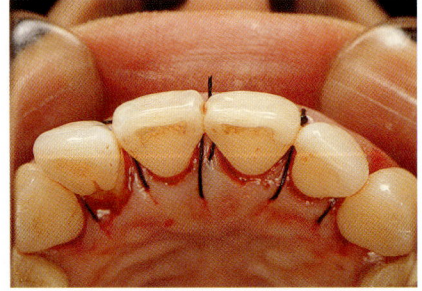

図1-3, 4 初期治療後2か月，歯周ポケットの減少を図るため，modified Widman flapにて歯周外科処置を行った．

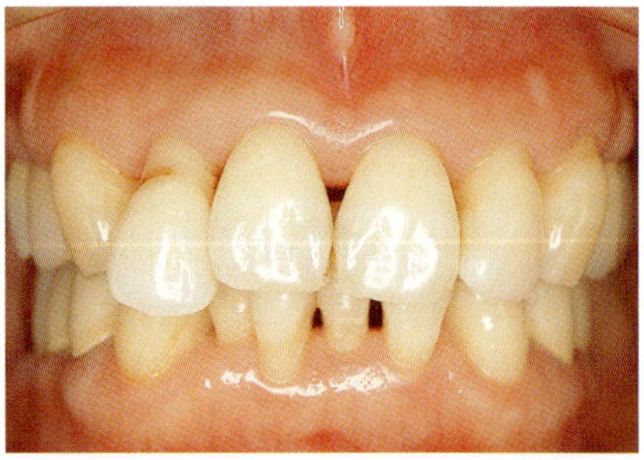

図1-5 術後3か月の正面観．プロービング値は2mm以内である．

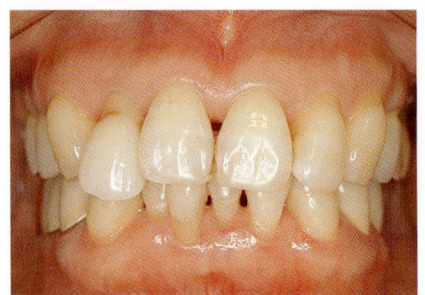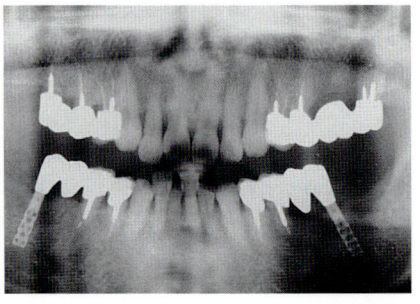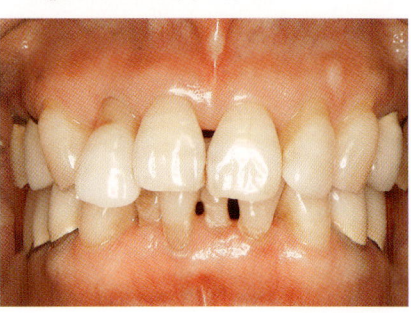

図1-6 術後12年経過後の正面観．歯肉辺縁の位置は変化しておらず，プロービング値は依然として2～3mmを保っている．

図1-7 術後10年．臼歯部の咬合の確保とプラーク・コントロール，およびメインテナンスにより，骨のレベルは初診時と同じ高さを維持している．

図1-8 術後20年の状態．歯周組織・咬合状態にも変化は認められない．

II. APICALLY POSITIONED FLAP

臼歯部で審美性に関して問題がない場合や，術後の清掃性を最優先する症例（前歯部において口唇があまり上がらない症例）などで，歯周病の再発を防ぐためにはもっとも効果的な術式である．

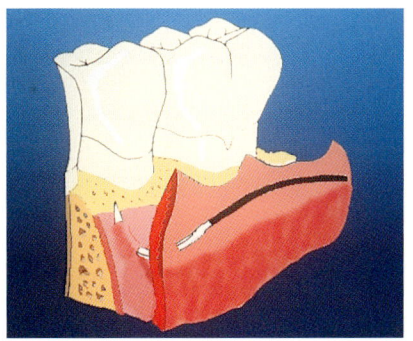

症例2 全顎にわたる深い歯周ポケットおよび水平的骨吸収がある場合に，部分層弁によるApically Positioned Flapにて対応した症例

患者：37歳，男性
主訴：歯牙の動揺と咀嚼障害

ほとんどの残存歯周囲の歯周ポケットが初期治療後6〜7mm以上あったため，術後の患者のcleansability（清掃性）および術者サイドのmaintenability（メインテナンスの容易性）を考慮して，部分層弁によるapically positioned flapにて歯周ポケットの除去，付着歯肉の獲得を行い，かつ，骨外科処置にて骨の平坦化を行った．17年経過しているが，著明な変化は認められない．

▶ *図2-1* 初診時の口腔内所見.
上顎前歯部は歯周疾患の進行により，歯肉退縮およびフレアーアウトを起こしており，下顎前歯部の清掃性に問題のある補綴物が装着されている．

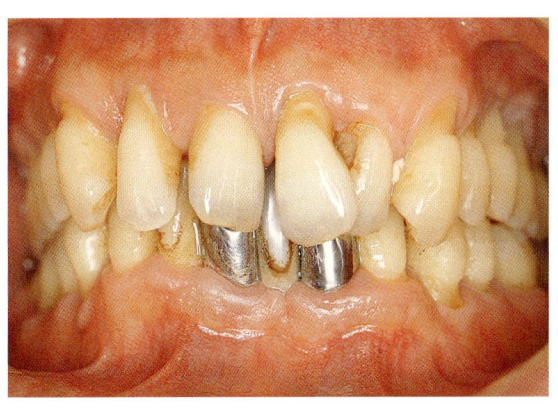

▼ *図2-2* 初診時のX線写真．全顎にわたる骨吸収が著明で，歯牙の動揺が全体に及んでいるのがうかがえる．

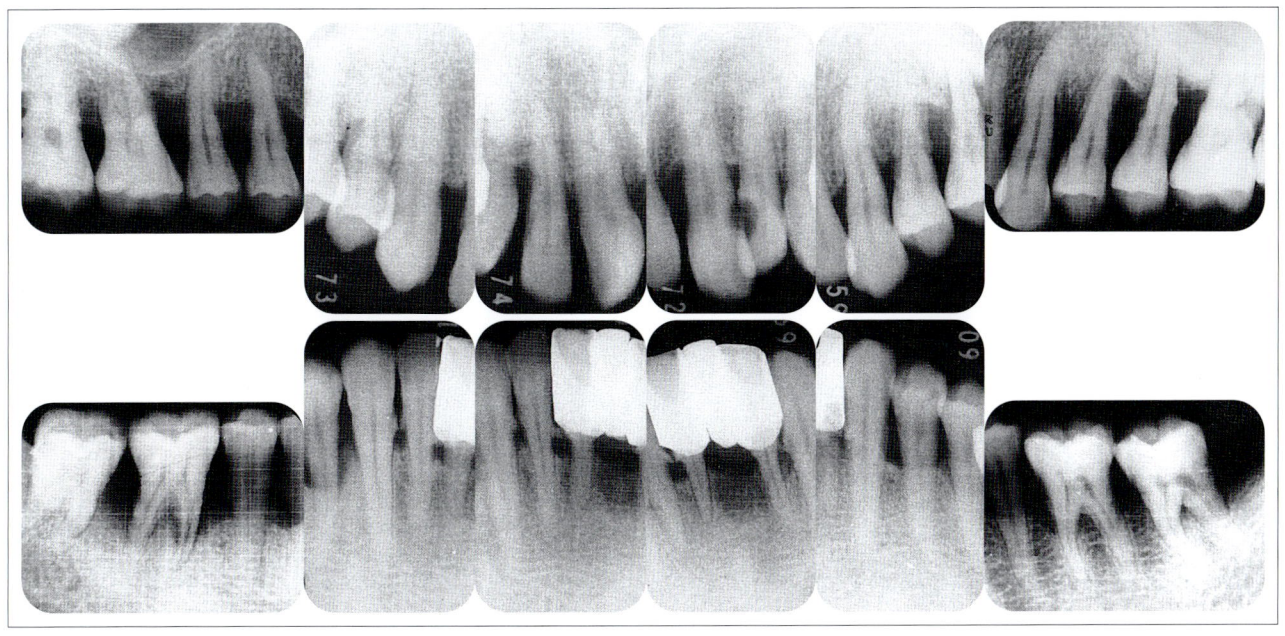

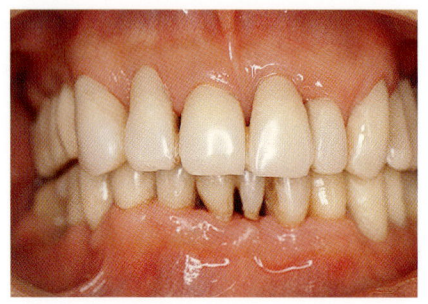

図2-3 初期治療終了時の正面観．両側性のプロビジョナル・レストレーションにてスプリンティングを行った．

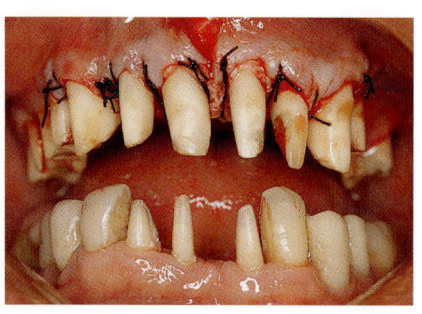

図2-4 全顎にわたる歯周ポケットの除去を目的として，骨外科処置をともなった部分層弁によるapically positioned flapを行った．

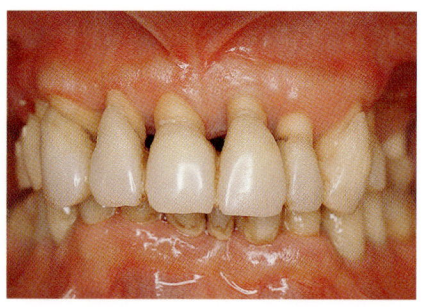

図2-5 術後3か月の正面観．どの程度歯周ポケットが除去されたか確認できる．術後5か月から補綴処置にかかる．

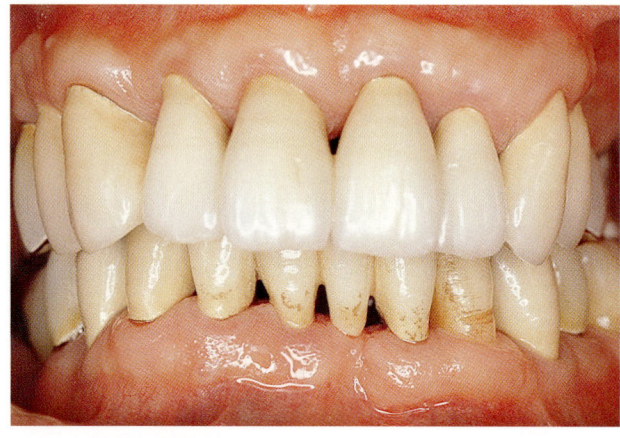

図2-6 最終補綴物装着時の正面観．患者には，プラーク・コントロールの重要性と定期的なメインテナンスの必要性を説明した．

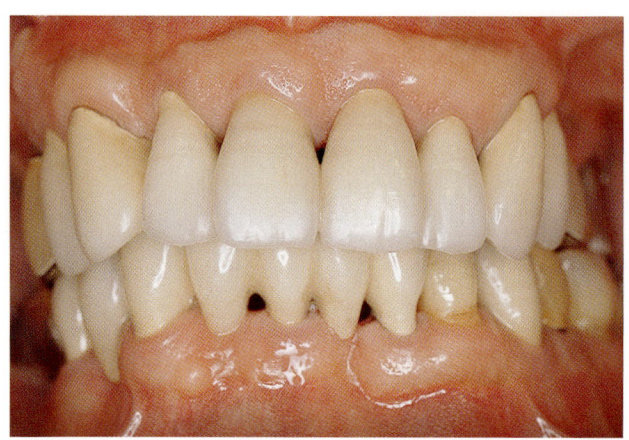

図2-7 術後17年の口腔内所見．歯肉辺縁の退縮もみられず，プロービング値も全顎的に2～3mmを維持している．

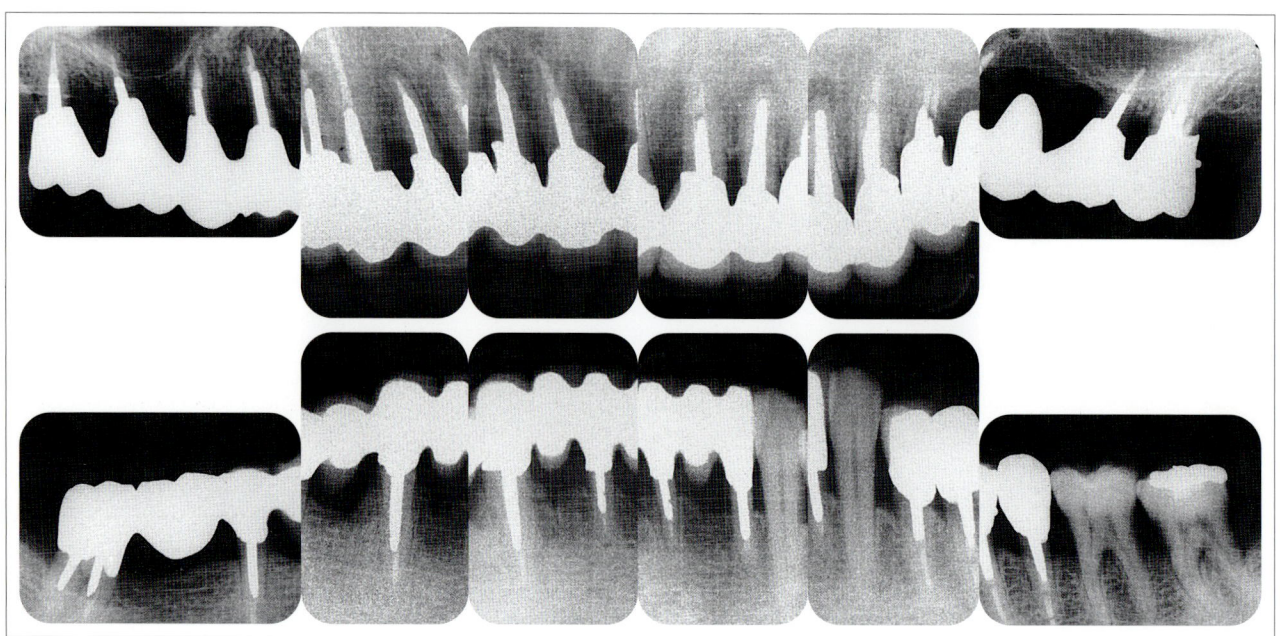

図2-8 術後17年の全顎X線写真．骨のレベルは治療直後と同じ高さに維持され，良好に経過している．患者によるプラーク・コントロールも良好で，定期的なメインテナンスも確実に行われている．

III. FREE GINGIVAL GRAFT

ブラッシングなど機械的な刺激に対して弱い粘膜を有し，経年的に付着の喪失がみられるような症例に対して行う術式．また補綴物のマージンを歯肉縁下に設定する場合などに，術後の歯肉辺縁の安定を図る目的で用いる術式．

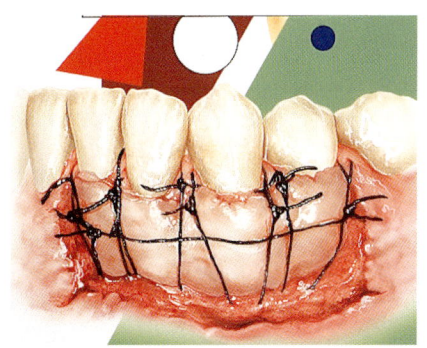

症例3 天然歯で付着の喪失が起こっており，ブラッシングも難しい場合に，Free Gingival Graft（遊離歯肉移植術）で対応し，14年後もアタッチメント・レベルが維持されている症例

患者：17歳，女性
主訴：下顎前歯部のブラッシング時の疼痛

　ブラッシングの厳行を歯科衛生士から勧められていたが，ブラッシング時に疼痛があり，しかも，受験勉強のためブラッシングにかける時間があまりなく，プラークが残りがちであった．角化歯肉がなく，歯槽骨も薄く付着の喪失が起こっている状態であったため，free gingival graft（遊離歯肉弁移植術）にて付着歯肉の獲得を行った．14年後も順調に経過している．

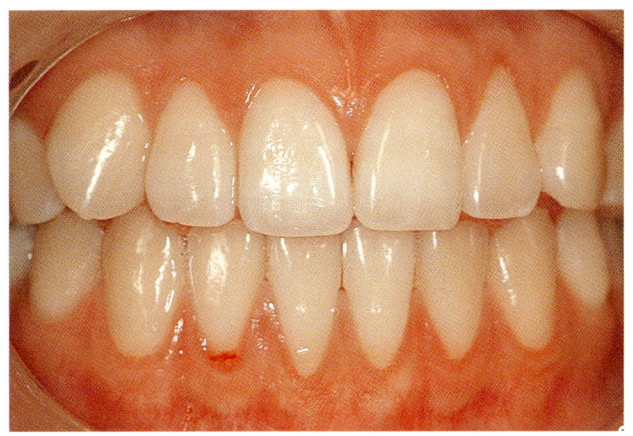

図3-1　初診時の正面観．17歳，女性で，下顎前歯部のブラッシング時の疼痛を主訴に来院．角化歯肉はなく，付着の喪失が起こっている．

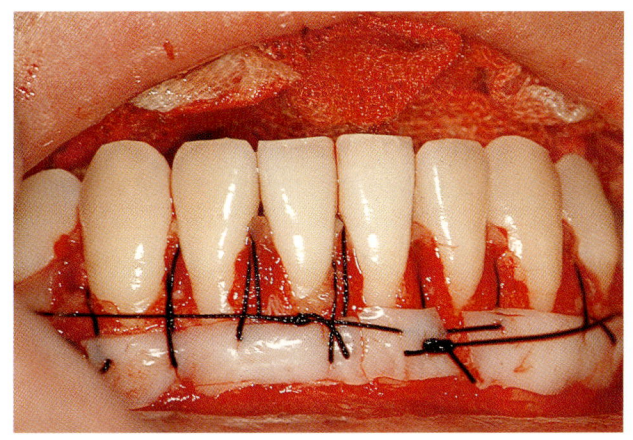

図3-2　付着歯肉の獲得を目的として，free gingival graftを行った．審美性に関する問題はなかったため，この術式にて対応した．

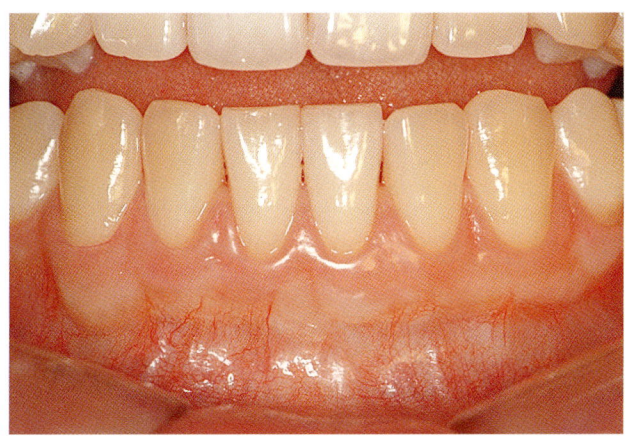

図3-3　術後3年半の正面観．付着歯肉を獲得したため清掃が容易になり，ブラッシングの時間も短縮されたことを喜んでいた．

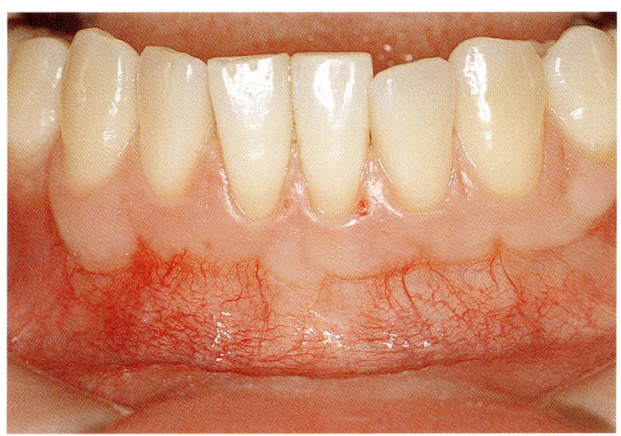

図3-4　14年後の正面観．歯ブラシによる擦過傷が認められるが，依然として，付着の喪失は認められない．一部，creeping attachmentを認める．

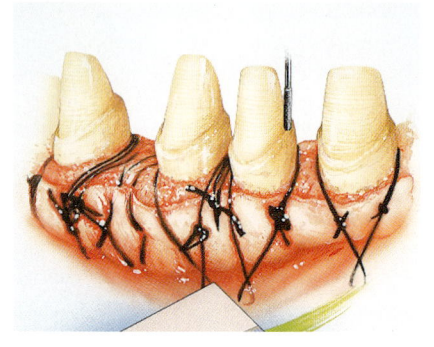

IV. 複合的な歯周外科処置

歯周組織にさまざまな問題点を有する場合に，部位に応じた歯周外科処置により術後の安定を図る．

症例4 深い歯周ポケット，根分岐部病変，骨欠損，付着歯肉不足などの問題がある部分欠損症例で，歯周外科処置を行い長期的に経過良好な症例

患者：68歳，女性
主訴：ブリッジ破損による咀嚼機能障害

　歯周治療においては，主病因を取り除くとともに歯周組織の環境づくりが重要な役割を果たす．とくに日常臨床で遭遇するような複数の問題が絡み合った症例では，環境づくりのための歯周外科処置を予知性をもって行っていくことによって，maintenabilityを高めていくことになる．

　本症例は上下顎にわたる歯牙部分欠損および深い歯周ポケット，根分岐部病変，凹凸の激しい骨欠損，さらには全顎にわたって付着歯肉の不足が認められる症例である．口腔内条件として総合的，包括的な問題を抱えた症例といえるが，二次カリエスの発生に起因して，咬合のバランスの崩壊ならびに歯周病の進行から，上顎のフルアーチに近いブリッジが正中で離断して来院した．

　当然ながら，このままで補綴処置を行うことはできず，各問題点を整理して，積極的な歯周治療を施し，歯周環境の改善を図った．つまり，全顎的な骨外科処置と，maintenabilityを考慮に入れた歯肉移植などの歯周外科処置を計画的に行い，最終補綴処置は，上顎左側前歯部を部分床義歯，他を固定性ブリッジにて修復した．

　その後，定期的なリコールによるメインテナンスが続けられており，最終補綴終了時の歯槽骨のレベルおよび歯肉の状態は，10年を経過した現時点でも維持されている．

　メインテナンス・セラピーは歯周補綴を長期にわたって維持するための必要条件であるが，この患者では3か月に一度，定期的にペリオドンタル・プローブによる精密検査，およびprofessional tooth cleaningを行っている．

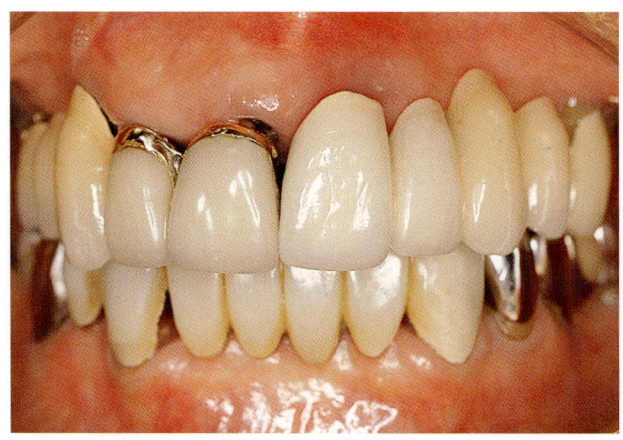

図4-1 68歳，女性．上顎に両側性のブリッジを装着していたが，正中でブリッジが離断しており，咀嚼機能の回復を希望した．

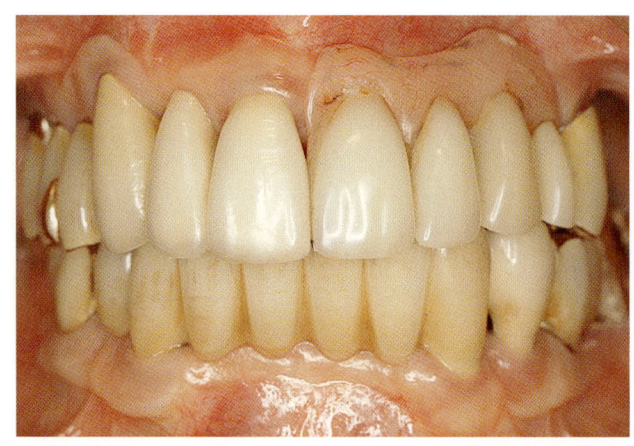

図4-2 13年後の口腔内写真．全顎的な骨外科処置を含む歯周外科処置を行ったのち，|1－4までの部分床義歯以外は固定性ブリッジにて修復．定期的なメインテナンスを行っており，現在まで異常は認められない．

第1章 総論 —歯周外科をより広く理解するために—

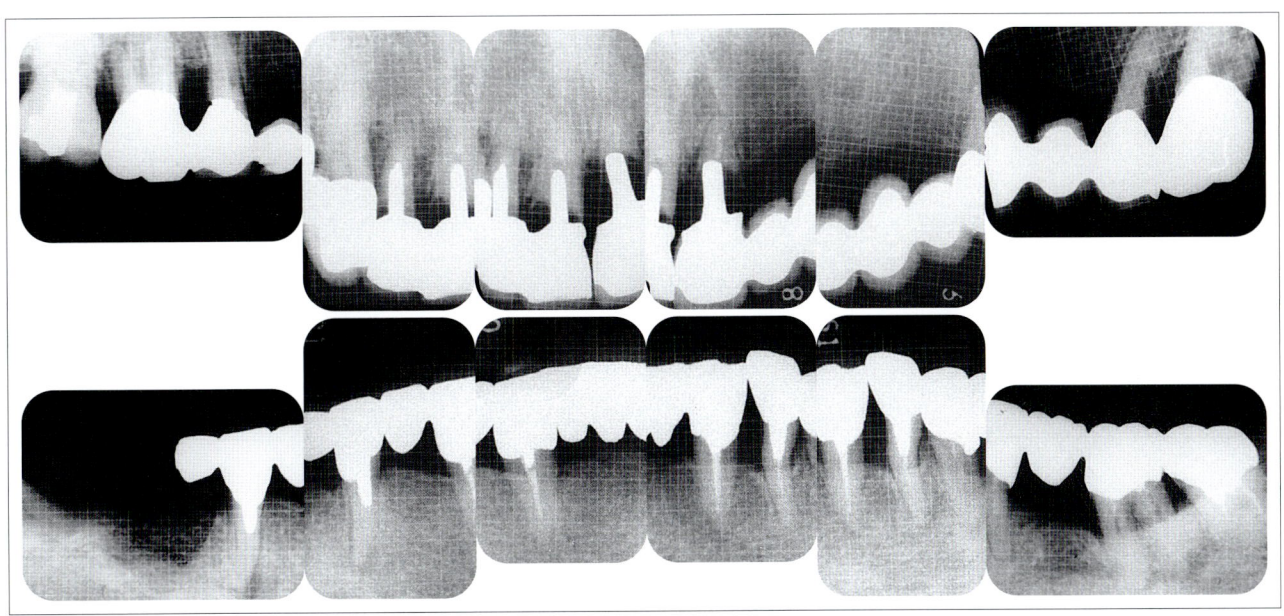

図4-3 初診時の全顎のX線写真．1|1間でブリッジが離断している．全顎にわたり歯肉縁下カリエスや歯槽骨の吸収がみられる．

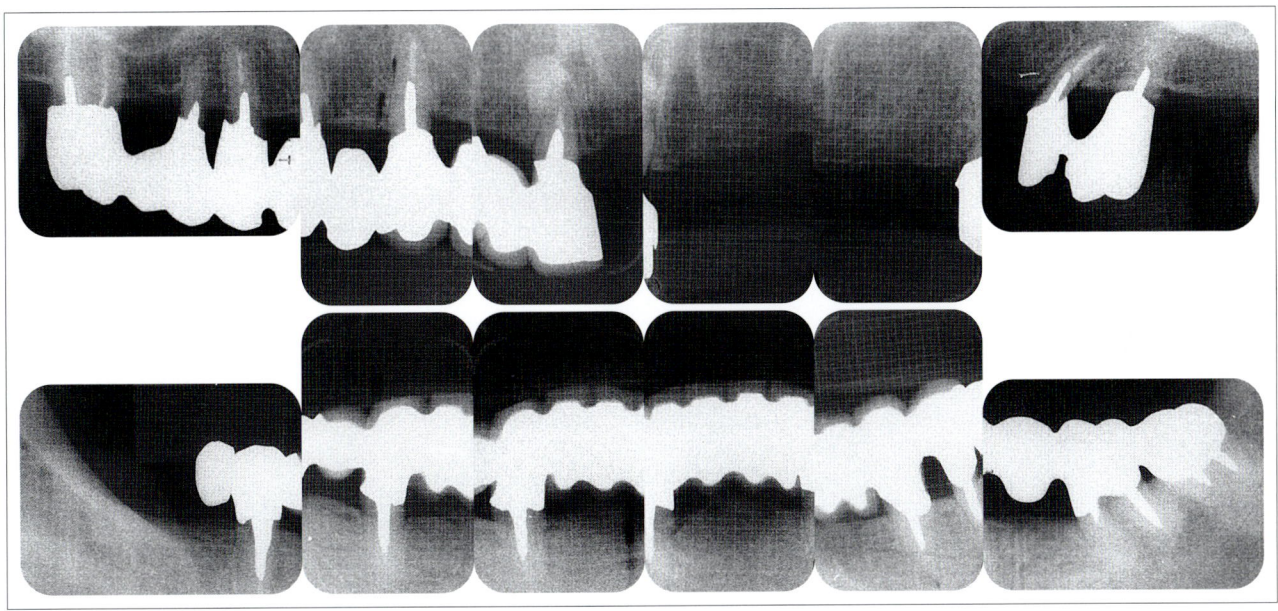

図4-4 13年後のX線写真．歯槽骨の高さが初診時と同じレベルに維持されている．

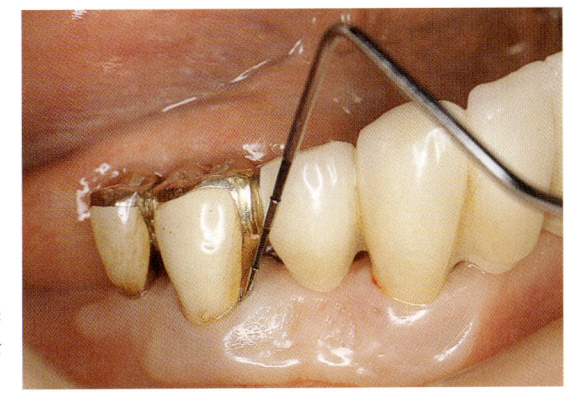

▶図4-5 3か月に一度定期的にメインテナンスを継続しており，来院のたびにペリオドンタル・プローブによる歯周ポケットの精密検査を行ったのちに，professional tooth cleaningを行っている．

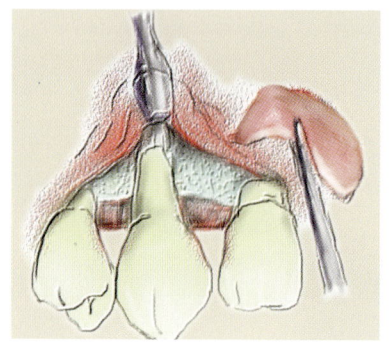

V. CONNECTIVE TISSUE GRAFT

歯周形成外科処置とくに根面被覆の一方法として用いられる術式．
また，歯槽堤の形態異常に対して，顎堤改善のためにも応用される．

症例5　根面露出により冷水痛を解決するためConnective Tissue Graft（結合組織移植術）を行い，露出根面を被覆した症例

患者：55歳，女性
主訴：|2|冷水痛

　4年前に上顎右側臼歯部の補綴処置を行うために，歯周外科処置により歯周ポケットを除去し，その後メインテナンスを続けていた．|2|の冷水痛を訴えたため，|3|の充填部も同時に根面被覆を行った．患者はヘビースモーカーで喫煙をやめる意思はなかったため，治療の失敗の確率が高いことを説明したが，改善の可能性のある治療を受けたいとの希望でconnective tissue graft（結合組織移植術）を行った．術後，根面被覆も成功し，冷水痛もなくなった．
　5年後の現在もプロービング値は2mm以内で，歯肉辺縁の退縮も認められない．

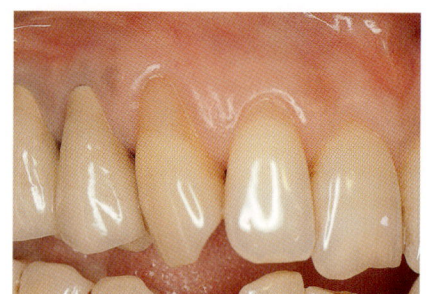

図5-1　|3 2|の歯肉辺縁の位置が下がっているのが確認できる．

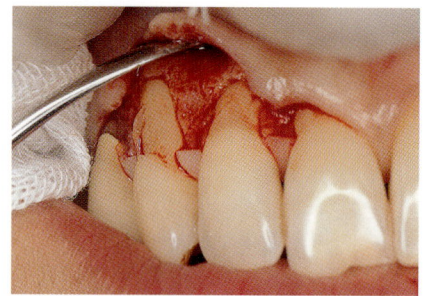

図5-2　Flapを形成し剥離してみると，歯槽骨の辺縁が下方に位置しているのが確認できた．

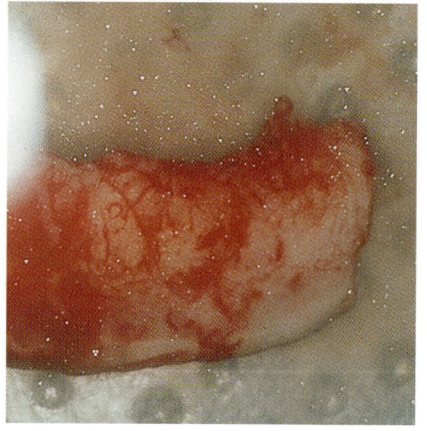

図5-3　口蓋より採取した結合組織片．

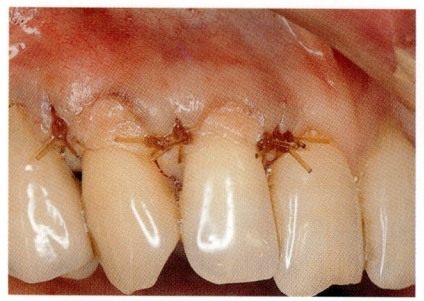

図5-4　吸収性の縫合糸を用いて移植片を骨膜上に縫合し，その後，flapを戻して縫合した．

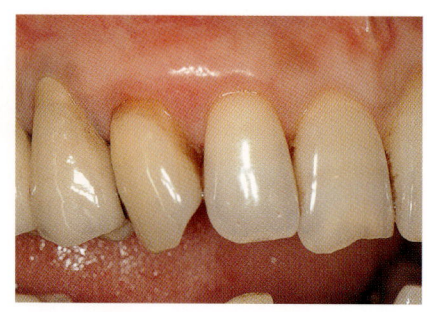

図5-5　術後3か月．創傷部に少し赤みは残っているが，根面は被覆されている．

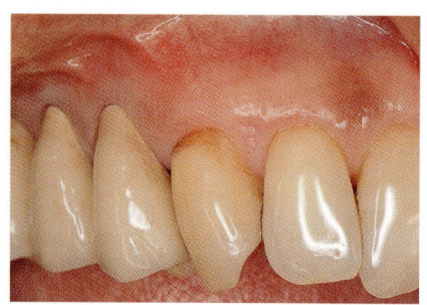

図5-6　術後5年経過時．歯肉の退縮も認められず，プロービング値も2mm以内で正常な状態を維持している．

第1章 総論 —歯周外科をより広く理解するために—

VI. GUIDED TISSUE REGENERATION

歯周組織の再生を目的として行われる術式で，主に垂直的骨欠損に用いられる．

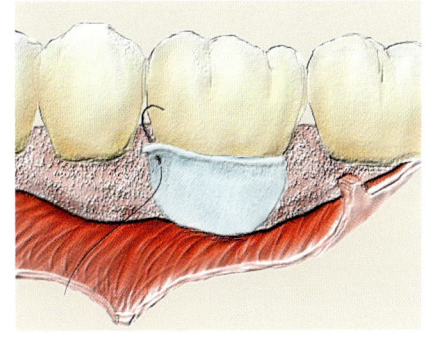

症例6 GTR（組織誘導再生療法）により，付着器官の再生を行った症例

患者：43歳，男性

主訴：全顎にわたる歯肉からの出血と排膿

　上下顎両側臼歯部をGTR法にて組織再生を行い，9年後も治療直後と同じ骨レベルを維持している．

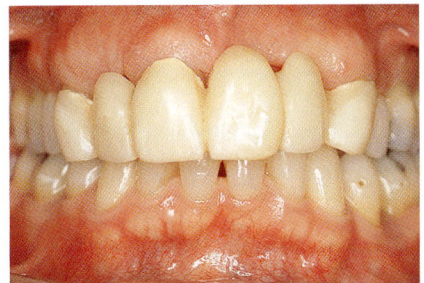

▶図6-1

図6-1, 2 初診時の口腔内写真と歯周チャート．全顎的に深い歯周ポケットを認める．

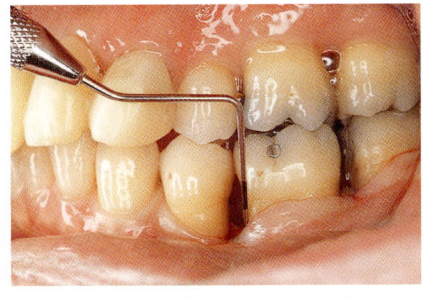

図6-3 左側方面観．下顎左側臼歯部に著明な骨吸収を認める．

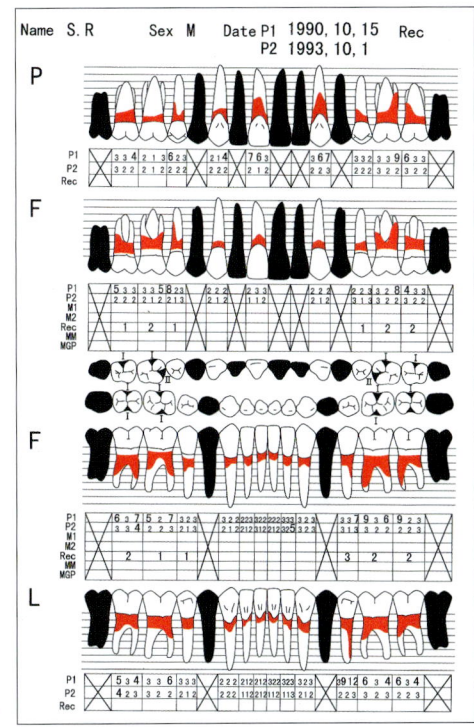

▶図6-2

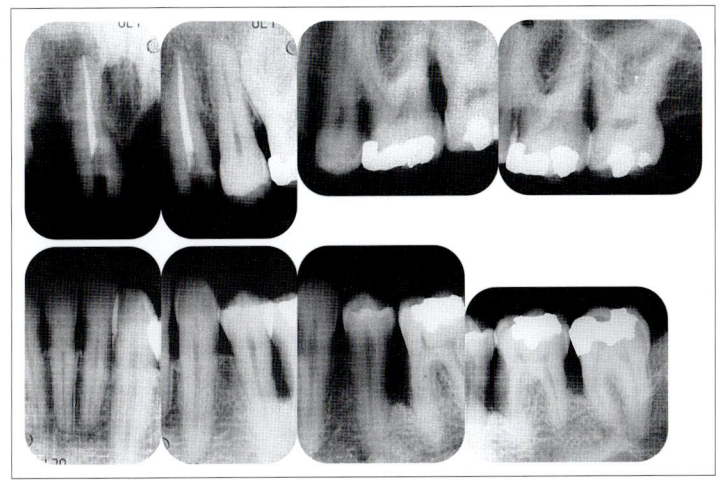

図6-4 左側上下顎のX線写真．骨の吸収状態がある程度把握できる．

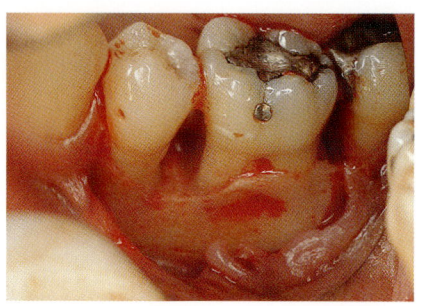
図6-5 Flapを翻転し，不良肉芽組織を除去した後，根面のデブライドメントを行った．骨移植材を骨欠損部に充塡した後，GTR膜を縫合し，その後，flapを戻した．

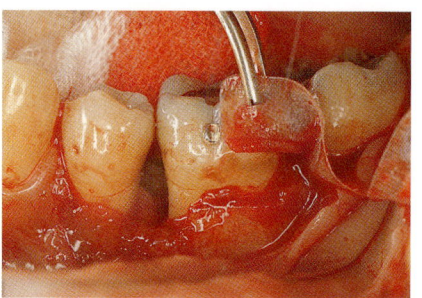
図6-6 6週間後GTR膜を除去した．膜の直下に新しい肉芽組織が確認できた．

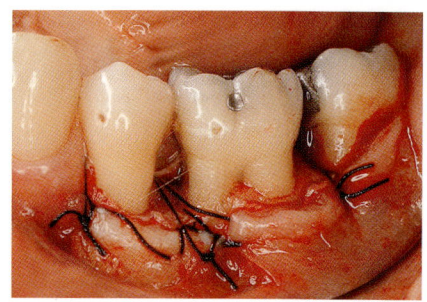
図6-7 GTR膜除去後1年2か月．骨外科処置および付着歯肉獲得を目的として6 7部にapically positioned flapを，5部にfree gingival graftを行った．

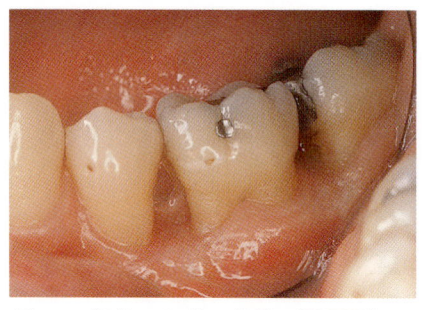
図6-8 術後3か月の状態．5 6 7部に十分な幅の付着歯肉が獲得でき，プロービング値も2mmを維持している．

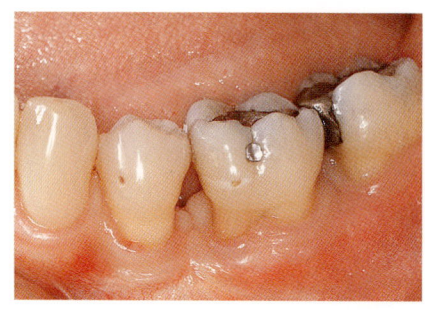
図6-9, 10 9年後の同部位の左側方面観．付着歯肉の量は術後と変わらず清掃性が保たれている．

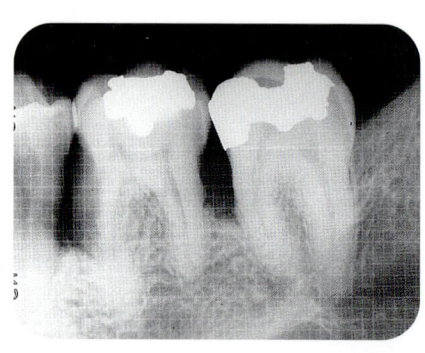
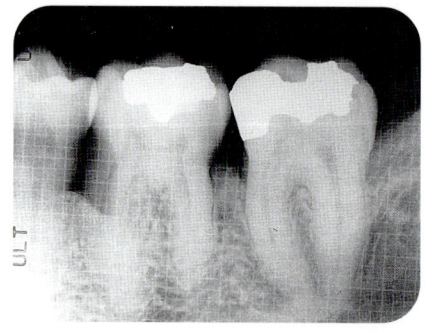

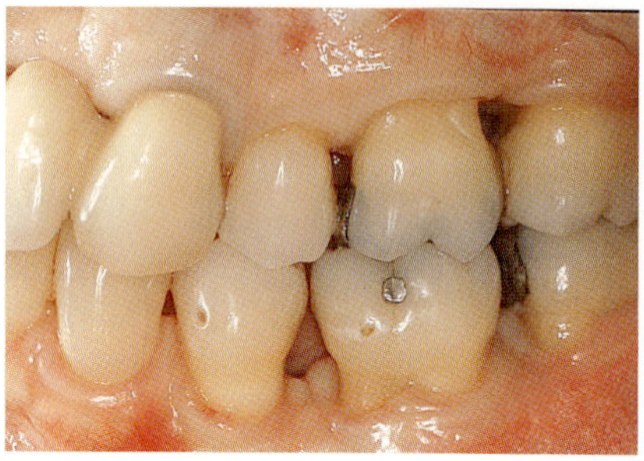

図6-11 | 図6-12

図6-11 術前のデンタルX線写真．骨の段差が著明である．
図6-12 術後のデンタルX線写真．骨が平坦になっている．

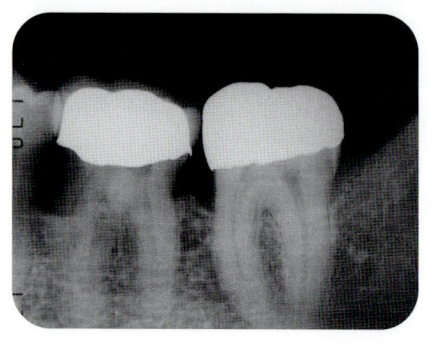
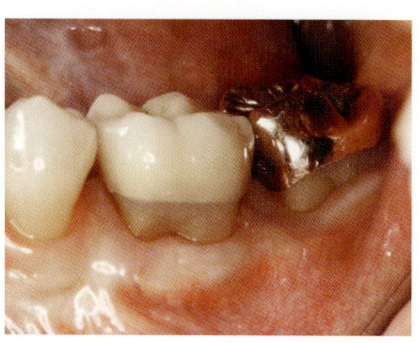

図6-13 | 図6-14

図6-13, 14 20年後のX線写真と側方面観．依然として付着の喪失は起こっていない．

VII. 歯周補綴と骨レベル

全顎的に重度の骨欠損がある場合，個々の歯牙では二次的咬合性外傷を起こすような場合に，補綴物による両側性連結固定を行い，歯列の安定を図る場合に行う処置を歯周補綴とよぶ．

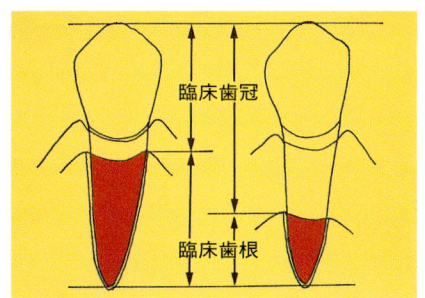

症例7 初診時に骨吸収が重度であったが，歯周補綴にて10年間骨の高さを同一レベルに保っている症例

患者：45歳，男性
主訴：全顎にわたる歯牙動揺と咀嚼障害

　全顎に及ぶ著明な骨吸収により，臨床歯根が少ない状態である．患者はヘビースモーカーであったが，それ以上に骨を減らさないためには患者自身が何をしなければならないかを説明し，喫煙を1日10本程度に減らすことを約束した．

　プロビジョナル・レストレーションを装着した後，歯内療法，スケーリング，ルート・プレーニングを行った．再評価検査後，全顎にわたる骨外科処置，付着歯肉の獲得および歯周ポケットの除去を可及的に行った．

　最終補綴処置後，患者には再度プラーク・コントロールの重要性とprofessional tooth cleaningの必要性を理解してもらうとともに，ナイトガードの装着の必要性も理解してもらった．術後に清掃性の高い口腔環境が得られ，メインテナンスも定期的に来院している．また，初診時ヘビースモーカーであったが，喫煙の害について十分理解し，現在では禁煙している．現在にいたるまで歯周ポケットの再発はみられず，アタッチメント・レベルおよび付着歯肉のレベルも治療直後のまま維持できている．

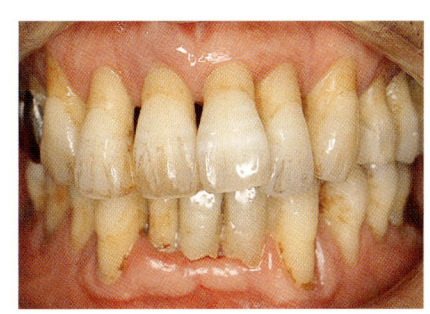

▶ *図7-1* 初診時の口腔内写真．

▼ *図7-2* 全顎に及ぶ著明な骨吸収により，臨床歯根が少ない状態である．プロビジョナル・レストレーションを装着した後，歯内療法，スケーリング，ルート・プレーニングを行った．再評価検査後，歯周外科処置を全顎にわたって行った後，最終補綴処置を行った．

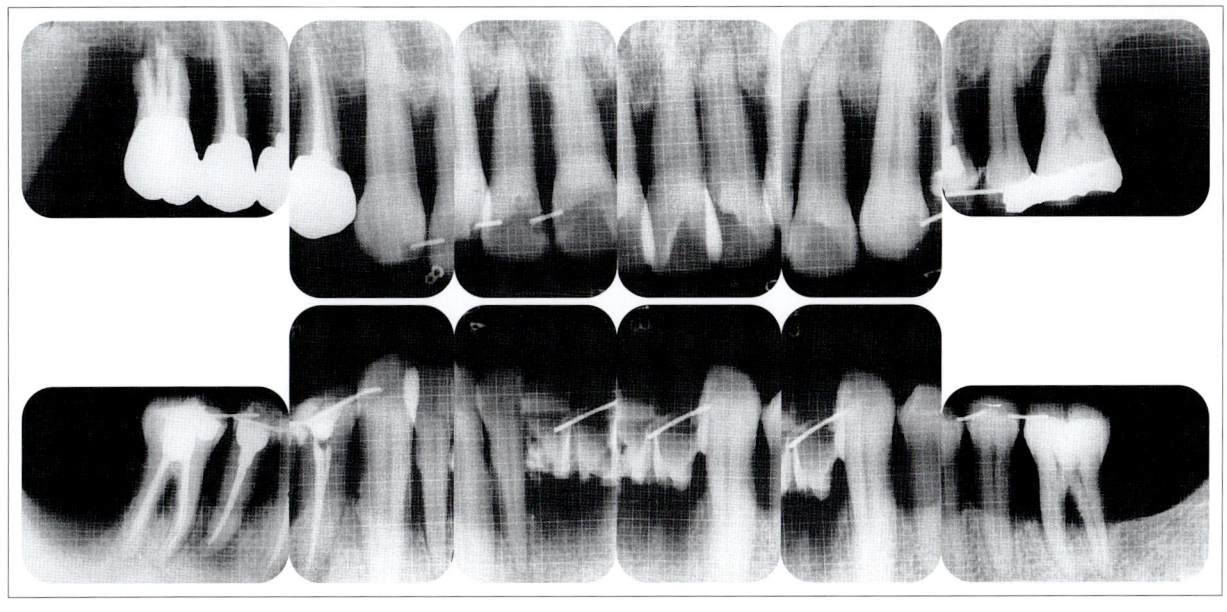

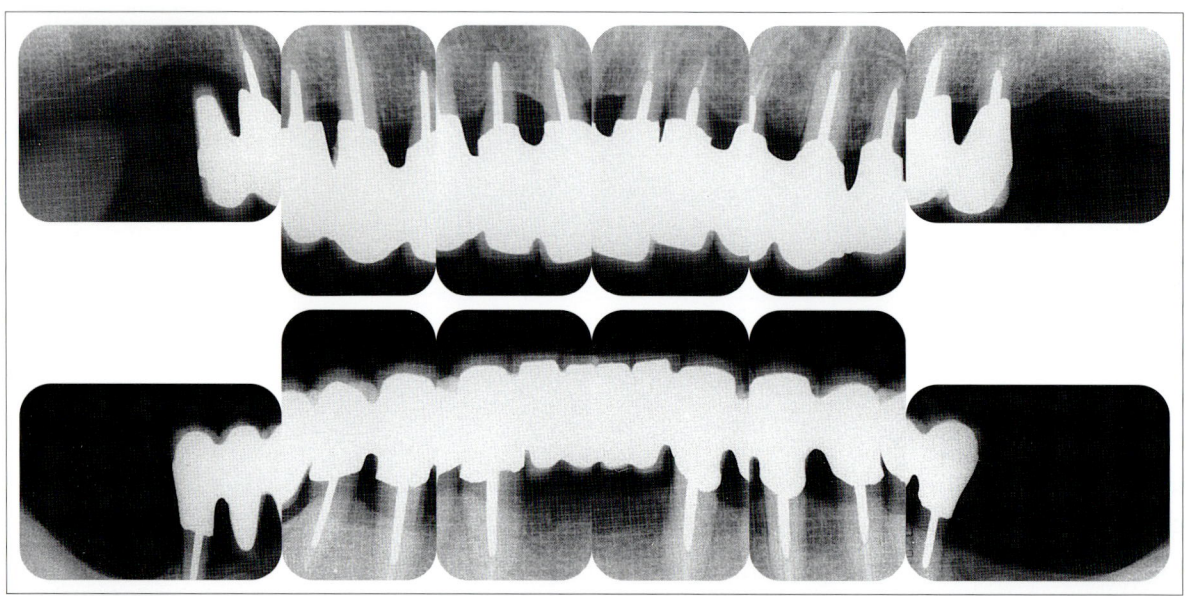

図7-3 最終補綴物装着後のX線写真．骨レベルも平坦になり，清掃性の高い口腔内環境が得られた．

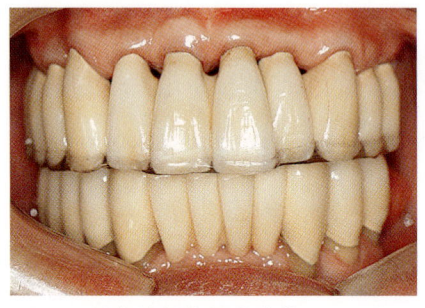

図7-4 最終補綴物装着直後，ナイトガード装着時の口腔内写真．患者には継続的なプラーク・コントロールの重要性と定期的なprofessional tooth cleaning，およびナイトガードの装着の必要性を理解してもらった．

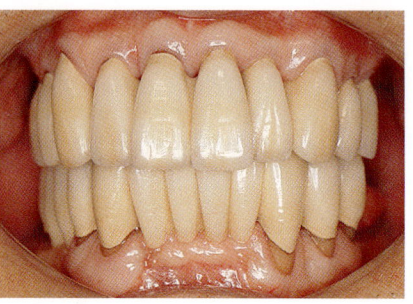

図7-5, 6 治療後12年の口腔内写真とパノラマX線写真．歯周ポケットの再発もみられず，付着レベルも治療直後と変わらず，良好に経過している．

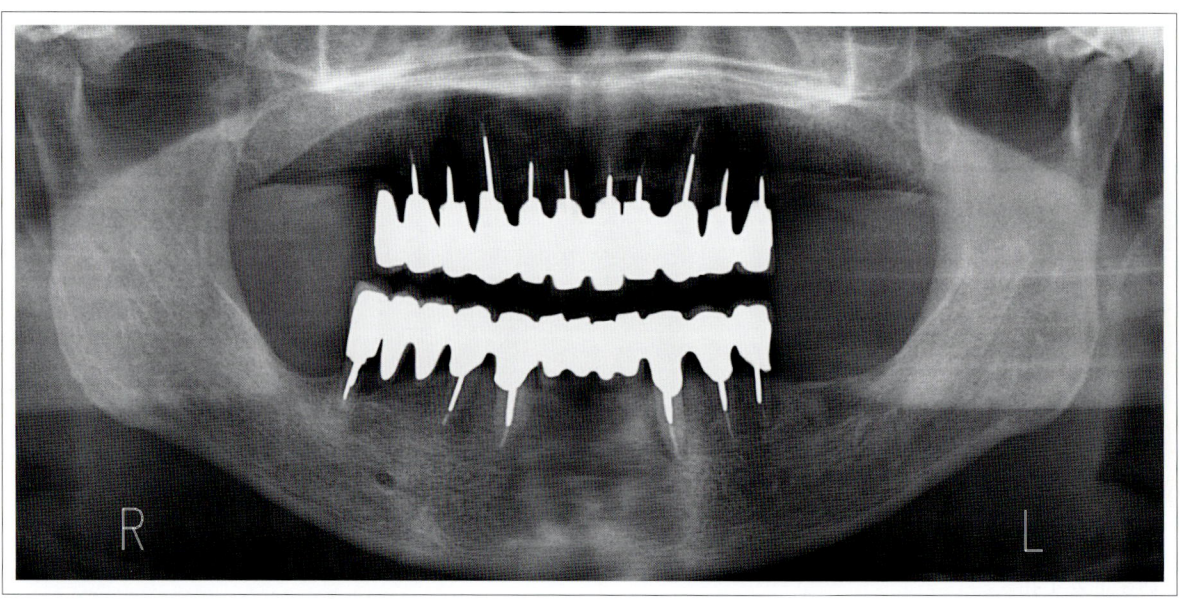

図7-7 治療後20年のパノラマX線写真．

VIII. インプラント症例
その1．無歯顎へのインプラント

臼歯部にはほとんどインプラントを行える骨が存在しないような場合に，下顎のオトガイ孔間にインプラントを埋入し，義歯の安定を図る．

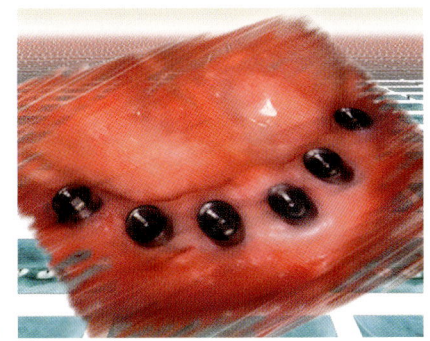

症例8　無歯顎症例に対するインプラント

患者：54歳，女性
主訴：下顎義歯の不安定による咀嚼障害

　歯周病による重度の骨吸収により，臼歯部の骨はほとんど下歯槽管近くまで吸収されており，かつ義歯の耐圧域としての固定部にはほとんど角化歯肉は残存していなかった．患者の装着していた義歯は，口腔内で動揺し，まったく安定していなかった．謡いをするときに義歯が動いて困るとのことで，何とかインプラントで固定できないものかと来院．診査後，オトガイ孔間にインプラントを6本埋入し，ボーンアンカード・タイプの義歯を製作した．義歯の安定が得られ，7年半経過後も患者は大変満足している．

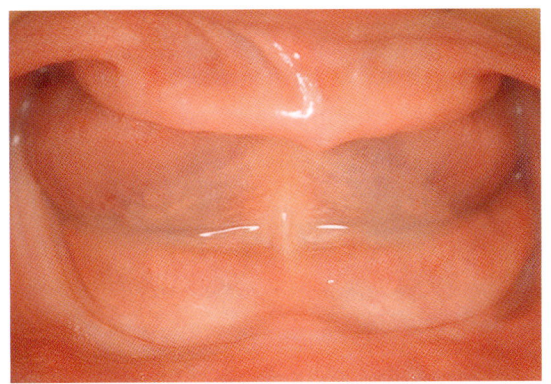 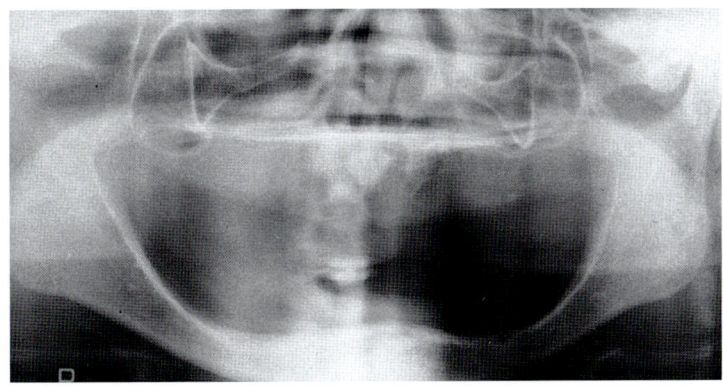

図8-1, 2　下顎のオトガイ孔が両側とも歯槽骨頂付近に位置している．歯槽頂部の歯肉は，角化歯肉がほとんどなく，義歯による潰瘍がよくできていたという．

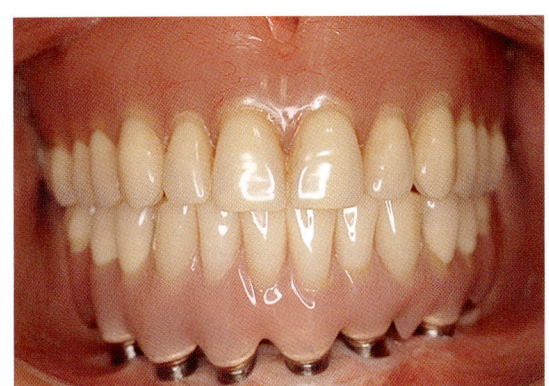 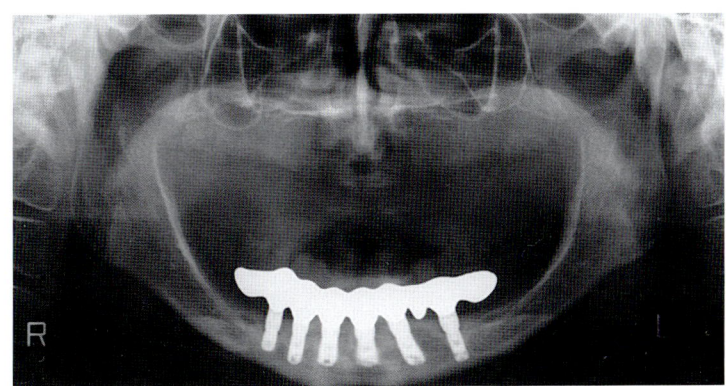

図8-3, 4　下顎オトガイ孔間に6本のインプラントを埋入して，術者可撤式のボーンアンカード・タイプの義歯を製作した．7年半経過後も患者は機能的にも，審美的にも非常に満足している．

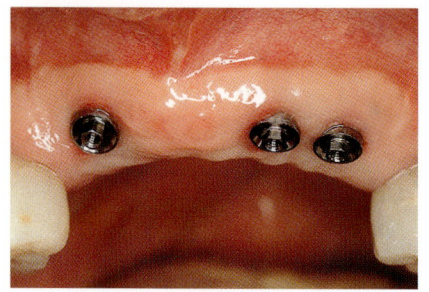

その2．部分欠損へのインプラント

1980年代中ごろから部分欠損症例に用いられ始め，その予知性の高さから患者の要望とともに急速に発展した領域で，とくに義歯による欠損補綴に満足できない患者に有効な方法．

症例9　部分欠損症例にインプラントを応用した症例

患者：64歳，男性
主訴：臼歯部歯牙欠損部にインプラント処置を希望

　以前に何度も義歯による咀嚼機能回復を試みたが満足のいく状態が得られず，インプラント治療を行う決心をした．そこでまず，左上から埋入を行い，続いて右下臼歯部に埋入し，二次手術後，最終補綴処置を行った．インプラントに対する認識が変わるくらい大変満足している．

　審美的にも，機能的にも，また清掃性も満足のいく状態が得られている．部分欠損症例では，口腔内全体のなかでインプラントがどのようにかかわっているのか，それぞれのケースによって位置づけが違ってくると思われる．そのため，インプラント治療を行う場合は，それぞれのケースのなかで歯周治療，インプラント外科処置，補綴処置が調和しながら有機的に結びついて行われなければならない．

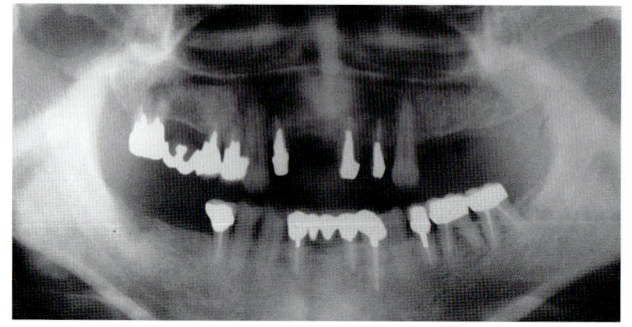

図9-1　初診時，パノラマX線写真．

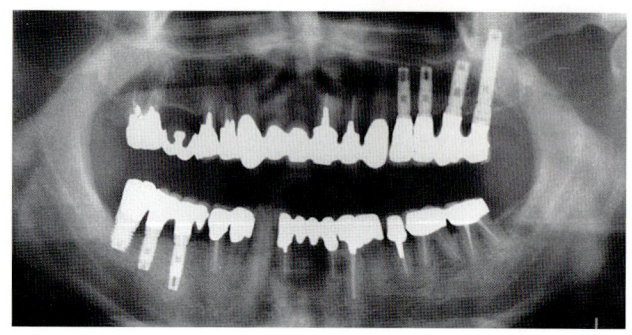

図9-2　治療終了時のパノラマX線写真．

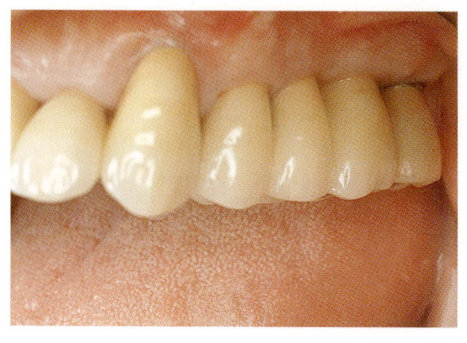
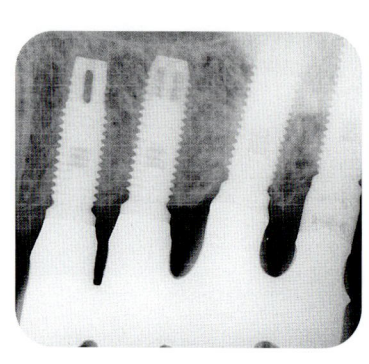

図9-3　最終補綴物装着後の上顎左側側方面観．
図9-4　同部位のX線写真．

第1章 総論 —歯周外科をより広く理解するために—

症例10　1歯欠損症例におけるインプラントの役割

患者：48歳，男性
主訴：1|の欠損補綴

　交通事故による歯牙破折のため1|を抜歯した状態で来院．ブリッジを行うかインプラント治療を行うか迷ったが，少しでも天然歯を残したいとの希望から，インプラント治療を行うことにした．

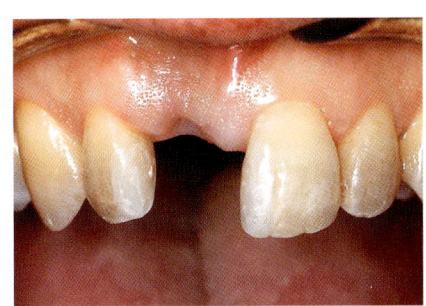 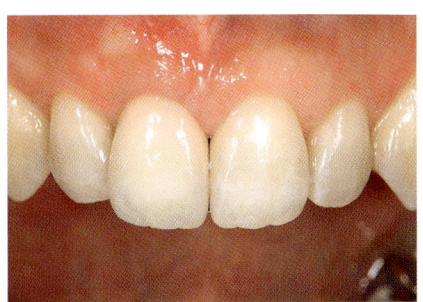 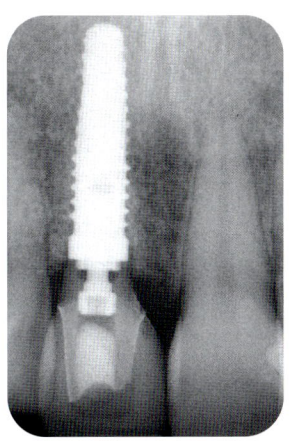

図10-1　初診時の口腔内写真．交通事故のため，1か月半入院し，その後1|の欠損補綴を希望して来院．

図10-2　インプラント補綴により修復後の正面観．審美的にも非常に満足している．審美性を保つために切開線の位置に注意する必要がある．

図10-3　インプラント補綴後3年目のデンタルX線写真．機能，審美および清掃性の観点から十分満足している．

症例11　上顎はSinus Liftを行い，上下顎ともインプラント治療により咬合回復した症例

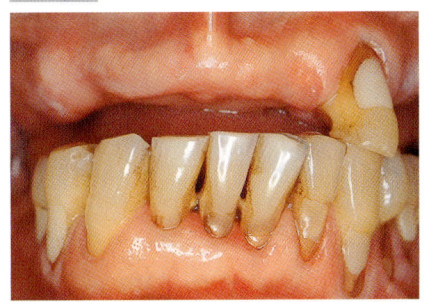 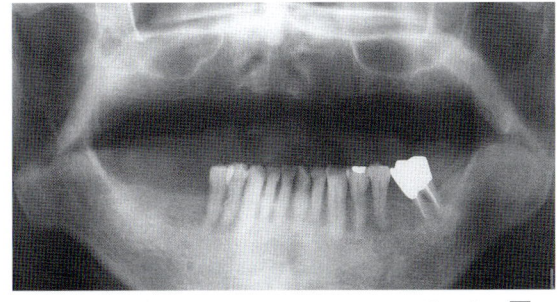

図11-1　66歳男性．|3の疼痛を主訴に来院．上顎は義歯を装着しているが，食事しにくくインプラント治療を希望．

図11-2　初診より1か月後のパノラマX線写真．|6には根分岐部病変がみられる．下顎臼歯部にもインプラント治療を行う予定である．

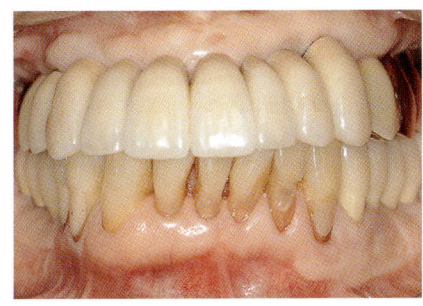 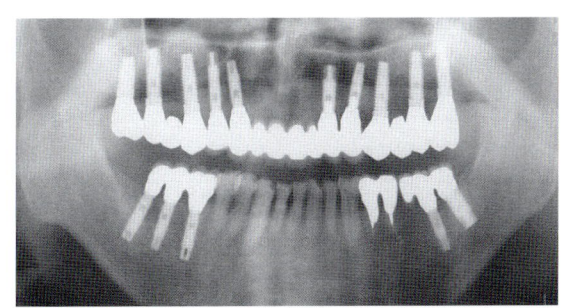

図11-3　治療後2年の正面観．上顎，下顎臼歯にインプラント治療を行ったことで，患者は審美的，機能的にも満足している．

図11-4　同時期のパノラマX線写真．

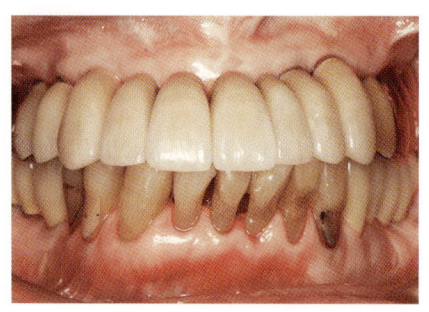
図11-5 治療後15年の正面観.

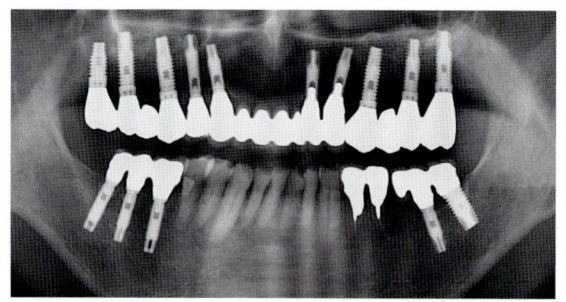
図11-6 同時期のパノラマX線写真.

歯周治療のコンセプト・キーワード

　これらの症例から，患者の病態により処置内容が大きく異なることが理解できると思う．さらには，患者の希望や全身状態との関係も入れると，どのような処置がもっとも適しているのかの判断は非常に難しくなる．しかし，治療に対する明確なコンセプトをもち，問題を1つずつ解決していけば良好な結果が得られるであろう．著者らは歯周治療を行うに際し，以下に示す3つのコンセプト・キーワードを念頭に置くことが大切であると考えている．

Conceptualization（概念化）
　治療を行うにあたっては，常にその科学的論拠が必要である．"なぜ，そうするのか？"，"そうした場合の利点は？"，"その欠点を補う方法は？"といった疑問に対して明確な答えを常にもっていなければならない．そして，患者が納得し，満足できる治療結果が得られるような努力が必要である．

Predictability（予知性）
　治療方法を選択するにあたっては，その治療結果の予知性を考えなければならない．治療の予知性に関しては，［基本的研究――臨床研究――臨床的印象］の3つの観点から考え，判定を行う．研究報告の結果のみに頼りすぎても，経験のみに頼りすぎてもいけない．この3つをバランスよく総合的に評価し，判断しなければならない．ゆえに，常にわれわれは文献的考察を怠ってはならないし，自分自身の臨床経験からの意見も整理しておかねばならない．

Longevity（永続性）
　治療に対する明確なコンセプトをもち，科学的論拠に裏づけられた治療を行えば，良好な治療結果が得られるであろう．この治療結果に永続性（longevity）をもたせるために重要なことは，患者にとって清掃しやすく，術者にとってメインテナンスしやすい口腔内環境を確立することであり，さらに定期的なメインテナンスを継続することである．

おわりに

　本章で呈示した症例は，以上のようなコンセプトに基づいて行った結果であり，長期的に良好な経過を維持している症例は，そのコンセプトの正当性を示していると考えている．また，近年急速に普及しつつあるインプラント療法においても，歯周治療におけるコンセプトと共通部分が多く，応用できる術式も多い．予知性の高い歯周外科処置とそのコンセプトを習得することは，21世紀の歯科治療にとって必要不可欠なことと考えている．

　次章より，歯周外科処置の基礎から応用までわかりやすく解説する．

第2章

歯周外科の臨床的位置づけ

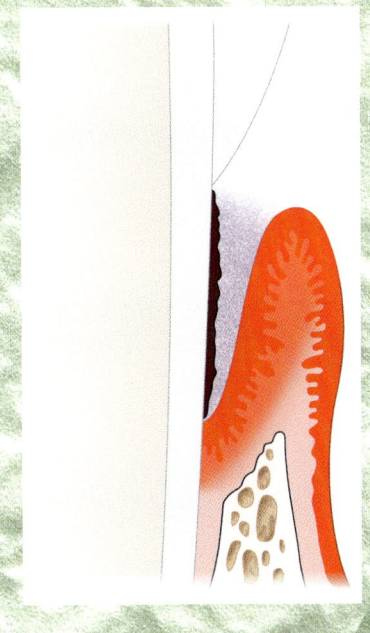
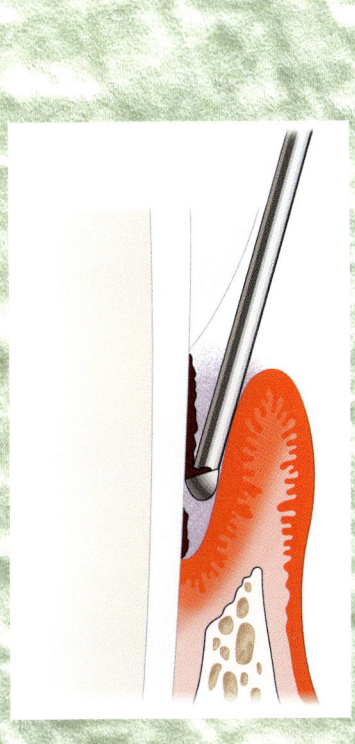

はじめに

われわれは歯科医師およびそのデンタルスタッフとして，患者の生涯にわたる歯列の維持，安定を確保し，口腔内の健康の維持に努めることはもちろんのこと，いったん失われた機能や審美性も回復させなければならない．そのために各患者の抱えている問題に適切に対応するための第1ステップとして，その問題を的確にとらえるための慎重な診査が重要となってくる．

その診査結果をもとに診断を行い，治療計画を立案した後，患者にコンサルテーションを行う．治療計画の概要を説明し，合意が得られれば初期治療を開始する．そして，初期治療終了後，再評価検査を行い，その後の対応について再度患者と話し合う．歯周外科処置または非外科処置で対応するかは，さまざまな条件により異なるが，自分の行う治療が治療後にどのような利点があり，欠点があるのかを十分理解して，術式の選択を行うことが必要である．常に長期的展望に立ったうえで，予知性の高い術式を選択するように心がけるべきであろう．

歯周治療の治療順序と各ステップにおける治療内容とその考え方

歯周治療は一般につぎのようなステップで進めていく．その際，どのような点に考慮しながら進めていけばよいのかについて記述する．

①初診 緊急処置	疼痛，咀嚼機能障害や審美的障害などの一時的な緩解
②診査 資料の収集	歯周組織検査（プロービング値，プロービング時の出血の有無，根分岐部病変，歯肉-歯槽粘膜の問題，口腔清掃状態，動揺度など：図1） X線診査（図2, 3） 咬合の診査（図4） 全身疾患の有無，口腔内写真（図5） 質問表，問診票のチェック 患者の主訴および要望の把握

第2章 歯周外科の臨床的位置づけ

歯周チャート

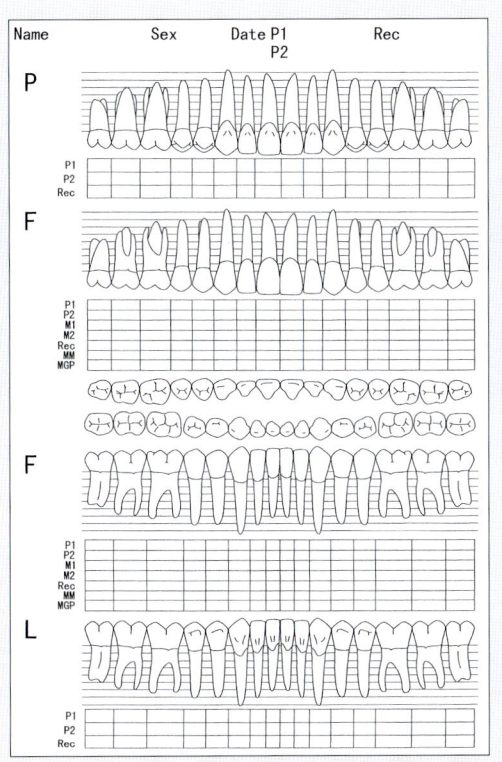

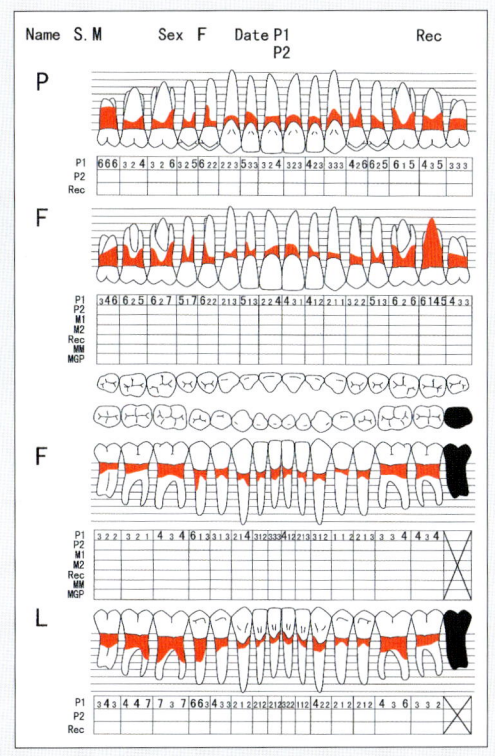

図1-1, 2 著者らの使用している歯周チャート．非常に多くの情報を記録することができる．見やすく，わかりやすく，問題を把握しやすいものがよい．

デンタルX線写真
（18枚法）

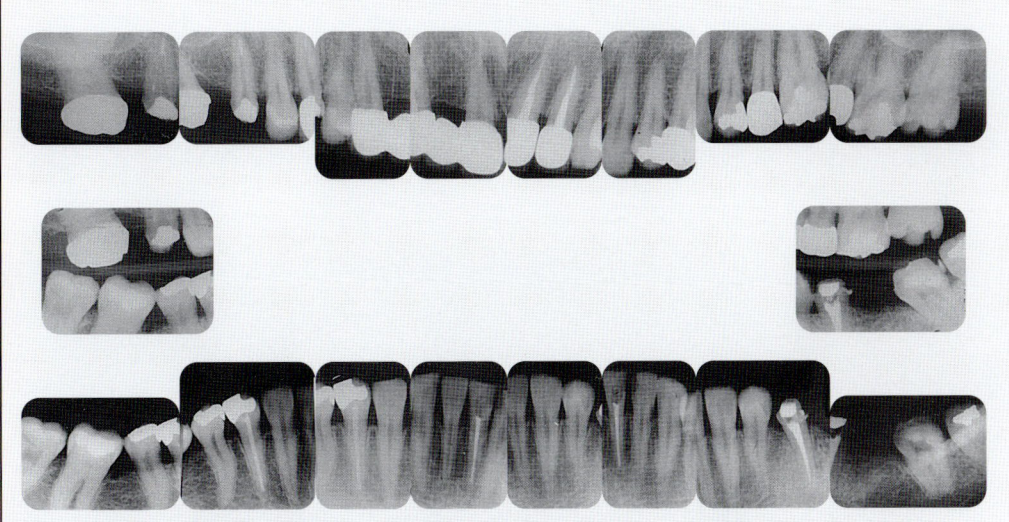

図2 歯周組織の的確な診断には，正確なX線写真が必要である．咬翼法撮影を含む18枚法．規格または準規格による平行法撮影が望ましい．

パノラマX線写真

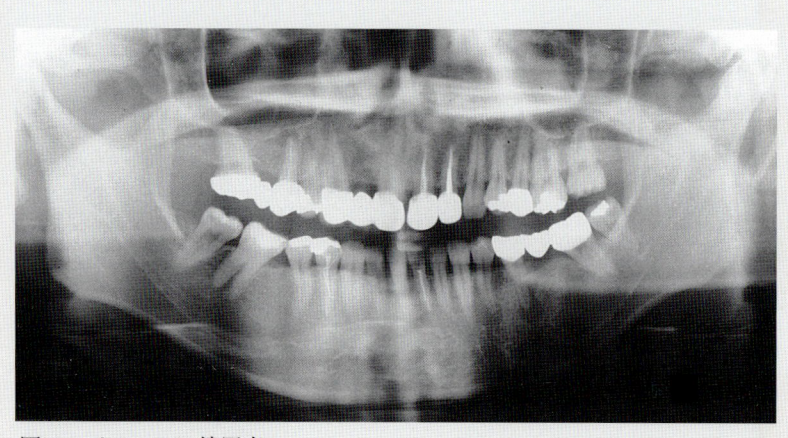

図3a　パノラマX線写真.

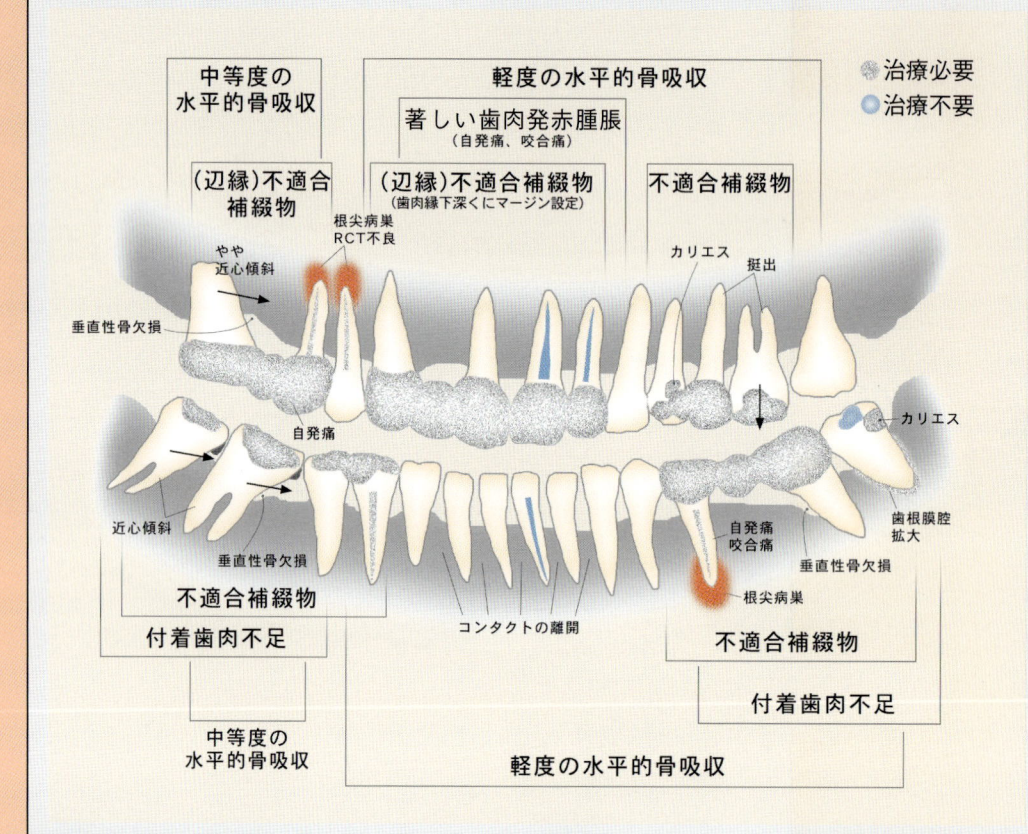

図3b　問題点を指摘する.

咬合の診査

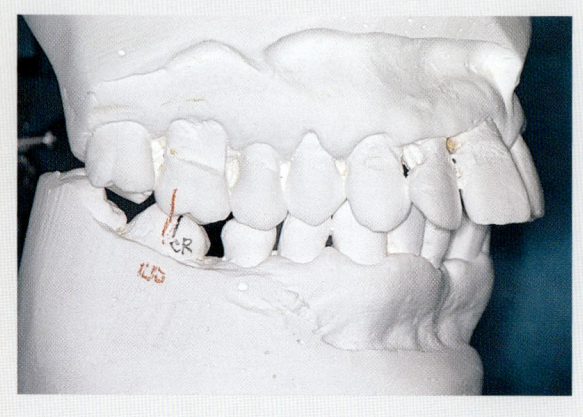

図4　咬合器に装着した咬合診査用模型．歯の移動，ガイドの状態，ファセットの状態，辺縁隆線のずれ，CO-CRのずれなどを診査する．

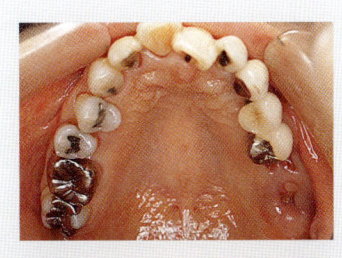

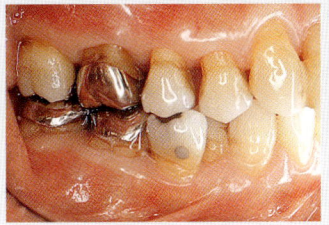

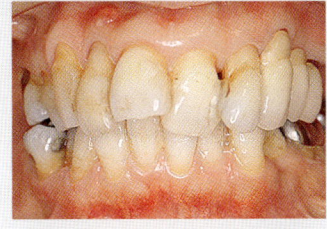

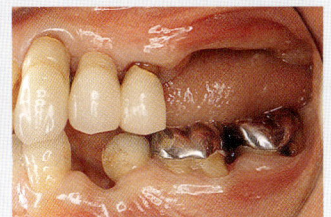

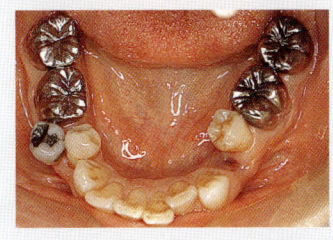

口腔内写真	*図5* 口腔内写真は重要な診査の1つである．患者への説明，歯周組織の変化の確認，情報交換（症例報告）など利用価値が高い．少なくとも5枚法，必要に応じて枚数を増やすこともある．
③診断 **問題点の把握** **治療計画の立案**	原因の考察 問題点の把握とその対処法の検討 治療手順の検討 補綴処置の必要性とその範囲 局所的な治療で対応できるケースか全顎的な治療が必要なケースか Ideal planまたはalternative plan なのか
原因の考察	1．歯周病関連菌による炎症 　プラークの停滞しやすい部位をなくし，プラーク・コントロールを実践させること．歯周ポケットの除去，不良補綴物の除去，カリエス治療，歯列矯正，食事指導などが原因除去療法として必要である． 2．咬合性外傷 　早期接触，ブラキシズム，舌・口唇の悪習癖などの診断が必要である． 3．宿主の免疫力 　同じ細菌の量でも，宿主の抵抗力が低下すれば歯周病は発症する．歯周疾患の全身的な因子としては，遺伝的因子，全身疾患，喫煙，薬物などがあげられる．
歯周組織の問題点	とくに，歯周組織にみられる問題点は，以下の7つに要約できる．

	1．深い歯周ポケット 2．骨の形態異常 3．根分岐部病変 4．歯肉-歯槽粘膜の問題 5．歯肉縁下カリエス 6．歯の位置異常にかかわる問題 7．歯槽堤の形態異常
治療計画の立案	適切な診断に基づき，問題点を改善するための最善の治療方法を検討する．そして，まず理想的な治療計画を立てる（ideal plan）．通常，この時点では，まだ患者に治療計画の呈示はしない．
④患者教育	一般的歯科治療および歯周治療の必要性を説明し，口腔衛生観念の向上に努める．
⑤コンサルテーション モティベーション	治療の必要性および治療計画の呈示，承諾． まず，ideal planを説明し，場合によっては患者の実情に則した妥協案（alternative plan）を呈示． 模型を含めて，さまざまな方法でモティベーションを図る（図6, 7）．

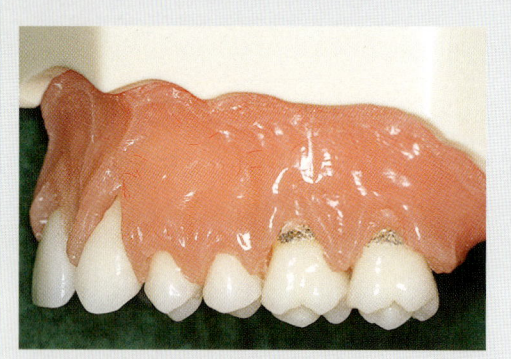

図6 歯肉が着脱できる歯周病の模型．6 7 部の歯肉縁上に歯石の沈着が見える．3 頬側に歯肉退縮による根面露出を認める．

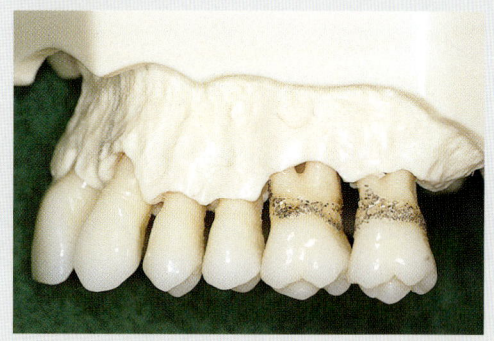

図7 歯肉を取り除いてみると，骨の多量の喪失が見えると同時に，根分岐部病変や歯肉縁下歯石の沈着もみられる．

⑥初期治療	初期治療の内容を以下にあげる． 1．口腔清掃指導 2．歯肉縁上プラークと歯石の除去 3．プラークの蓄積しやすい部位の除去 4．歯肉縁下プラークと歯石の除去 5．ルート・プレーニング 6．キュレッタージ（軟組織の掻爬） 7．暫間固定（動揺している歯に対して） 8．保存不可能な歯の抜歯 9．喪失歯の暫間固定（咀嚼機能や審美性の暫間修復） 10．カリエス治療，知覚過敏の処置 11．歯内療法 12．L.O.T.（Limited Orthodontic Treatment） 　　：炎症をコントロールした状態で行う

第2章　歯周外科の臨床的位置づけ

歯周治療において，診査や初期治療が大変重要であることは，だれでも認識していることである．本書では歯周外科の考え方と手技に焦点をおくため，ここでは項目を列記するだけにとどめておきたい．		初期治療だけで終了する症例も多い（図8, 9）．

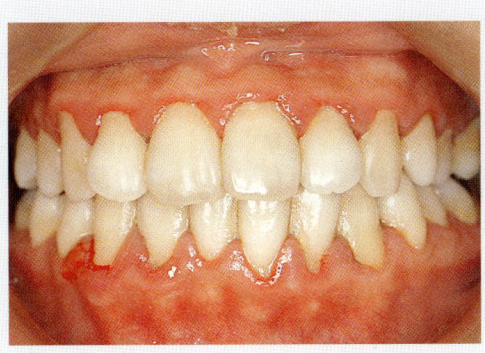

図8　治療前．ブラッシングと歯肉縁上および縁下歯石除去を行う．

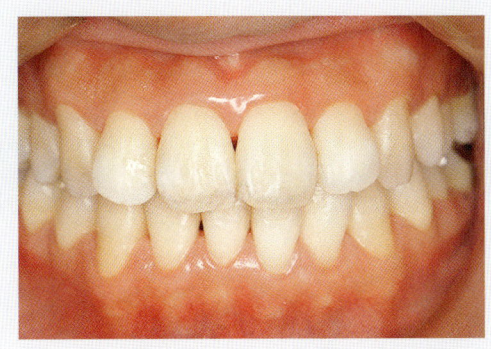

図9　治療開始後6か月．全顎にわたりプロービング値は2mm以下となり，根分岐部病変もなく，メインテナンスを定期的に行う．

⑦再評価検査

再評価検査の項目を以下にあげる．一般的に初期治療終了時，歯周外科終了時，補綴物装着時，リコール時に再評価検査を行う．

1. プラーク・コントロールの状態
2. 組織の反応
3. 残存する病変
4. 歯牙の再評価
5. 歯槽骨の評価
6. 咬合状態
7. 患者の態度
8. 全身状態の変化

↓　　　↓ メインテナンスへ

メインテナンスに移行するための望ましい条件が整っていれば，そのままメインテナンスに移行．

⑧歯周外科処置

以下の項目の考察を行う．

1. 歯周外科の必要性
2. 歯周外科の適応症と非適応症

[適応症]
- 保存療法では目的を達せないもの
- 初期治療後に出血をともなう深い歯周ポケットが残っている場合
- 線維性歯肉増殖の場合
- 歯肉縁下カリエス
- 歯冠長を延長させたい場合
- 根面被覆や歯槽堤増大など審美性を改善したい場合
- プラーク・コントロールしにくい状況を改善したい場合

[非適応症]
- 一般的外科処置の非適応症（心疾患，血液疾患など）
- プラーク・コントロールが十分にできない患者
- 治療に非協力的な患者

39

↓		3．術式の選択 　　オプション 　　　・Modified Widman flap　　・骨外科処置 　　　・Apically positioned flap　　・再生療法（GTR） 　　　・Laterally positioned flap　　・GBR 　　　・Free gingival graft　　・インプラント 　　　・Connective tissue graft　　・etc.
⑨再評価 　検査 ↓　　↓ 　　メインテ 　　ナンスへ		再評価検査の結果が以下の項目を満たしている場合，つぎのステップへ移行する． ［メインテナンスに移行するための望ましい条件］ ・歯肉溝は浅い方がよい（できれば3mm以内が望ましい） ・プロービングにより出血しない ・垂直的な骨欠損や骨の極端な段差がない ・根分岐部病変がない ・歯肉-歯槽粘膜に問題がない ・咬合が安定している ・動揺がコントロールされ安定している
⑩補綴処置 ↓		連結固定の方法や範囲の決定． 清掃性，審美性，機能性，精密性を考慮した補綴物の製作． Cleansability, maintenabilityの高い補綴物の製作（とくにエンブレジャー，エマージェンス・プロファイル，マージンの適合への配慮が必要）． *図10* 不適合な補綴物は歯周組織への為害性が大きい．　　　*図11* 適合性の高い補綴物．プラークの停滞が少ない．
⑪メインテナンス		メインテナンスのときに考慮すべき事項として6つの項目を以下にあげる． 1．メインテナンス・プログラムの決定（期間，内容） 2．モティベーションの再強化 3．アタッチメント・レベルの変化のチェック 4．ナイトガードの必要性の有無 5．2〜3年ごとのX線写真による骨のレベルのチェック

通常，炎症性病変に対する歯周治療はフローチャートに示したように進められる．しかし，非炎症性の疾患（たとえば，歯肉縁下カリエス，露出根面，歯槽堤形態異常など）は，初期治療を行うことなく外科処置に移行することもある(direct surgery)．このフローチャートを見れば，最終的な歯周治療のゴールはメインテナンスであることがわかる．しかし，どのようなかたちでもメインテナンスに移行すればよい，というわけではない．治療結果の永続性は，この段階で cleansability（患者自身が清掃しやすい状態），maintenability（術者がメインテナンスしやすい状態）が得られているかどうかで決まるとわれわれは考えている．継続的なメインテナンスなしに，治療結果が良好に維持できないことは周知のことである．しかし，実際にはすべての患者が定期的にリコールに応じるわけではない．

患者の大半は十分な管理下に置かれているとはいえず，プラーク・フリーの状態も期待できないことが多い[1]．歯周治療の結果の永続性は患者自身の清掃状態に依存している部分が大きく，それゆえ十分な抵抗力のある歯周組織を構築するような治療が必要である．すなわち，メインテナンスに移行できる厳密な基準は，より治療結果の永続性が望めるものであるし，またactive therapy（動的治療）における指標となるものである．

初期治療だけでこの条件を満たす患者もいれば（図8, 9），歯周外科が必要な患者もいる．当然，すべての患者がこの基準をクリアしなければならないわけではないが，問題を残せばメインテナンスが難しくなることは避けられない．ゆえに，患者の状況がゆるせば，歯周外科を行ってでも積極的にこの基準をクリアするよう努力すべきであると考える．

歯周外科の目的

近年の歯科医学の発展とともに，歯周外科の目的も徐々に変化してきている．すなわち，かつては歯周病の原因となるバクテリアの除去およびポケット除去・減少が主たる目的であったが，最近では将来起こりうる問題を予防するような口腔内環境の確立のため，あるいは審美的改善のために歯周外科を行うことも多くなってきた．また，疾患により失われた組織をもとの健康な状態に戻すという歯周治療の究極の目的も，状況によっては可能になりつつある．昨今，歯周ポケットに対する処置においてのみ歯周外科の是非が論議されている傾向にあるようだが，このように歯周外科には種々の目的があり，一概に歯周外科を反対視する意見には疑問がある．まずは，歯周外科の目的を十分に理解し，歯周組織にみられる口腔内のさまざまな問題を改善する手段として，歯周外科の必要性を検討しなければならない．

上記に述べた歯周外科のそれぞれの目的について具体的な例をあげ，解説を加える．

[歯周外科の目的]
・歯根面のプラーク，歯石を可能なかぎり除去する
・歯周ポケットを除去または減少させる
・プラーク・コントロールしやすい口腔内環境をつくる
・審美性を回復する
・疾患で失われた歯周組織や付着を回復させる
・修復処置時の生物学的幅径の確保および歯冠高径の確保

歯根面のプラーク，歯石の除去はどこまで可能か

　歯周組織にもっとも頻繁にみられる問題は歯周炎であり，プラークや歯石を取り除くことが主たる治療目的となる．Waerhaug[2]やStambaugh[3]らは，closed therapyでは歯周ポケットの深さが約4 mmを超えるとプラークや歯石は完全に取り除くことは困難であると報告している．また，FleischerとMellonig[4]は，歯石の除去率は単根と複根，歯周ポケットの深さ，術者の技術，歯周外科をするか否かで結果が大きく違うと報告している．これらの報告では，熟練した歯科医師がかなり時間をかけてスケーリングやルート・プレーニングを行ったとしても，4 mm以上の歯周ポケットでは歯石を取り残す確率の方が高くなっている．とくに，複根歯の方がより困難であり，分岐部病変があれば，さらに状況は悪くなるとしている．Matiaら[5]は，根分岐部病変のある歯では，スケーリング，ルート・プレーニングを行うよりも外科処置で対応した方が歯石除去効果が高いと述べている．

　実際に，われわれの日常臨床で，限られた時間のなかで，場合によっては経験の浅い歯科医師や歯科衛生士がclosed therapyで歯石を取ろうとしても，どの程度残ってしまうかについては，ある程度想像はつく．

　いずれにしても，プラークや歯石除去の効果から考えると，外科的に対応した方が治療の予知性は高いといえる．

症例1 十分な時間をかけてスケーリングやルート・プレーニングを行ったにもかかわらず，臨床的には歯石の取り残しを認めることが多い

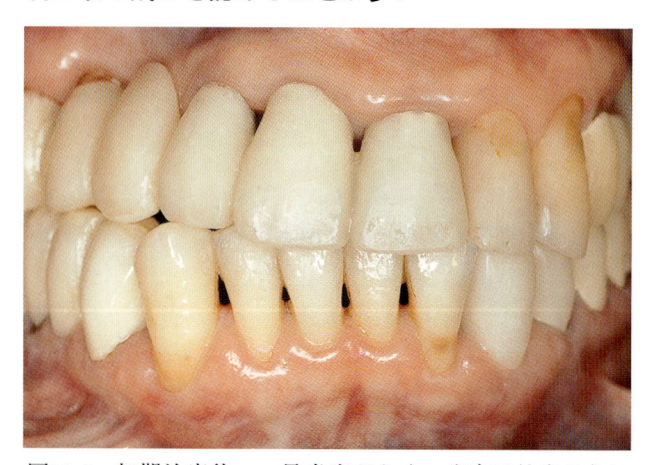

図12-1 初期治療後．一見炎症がなく，歯肉は健康そうにみえる．

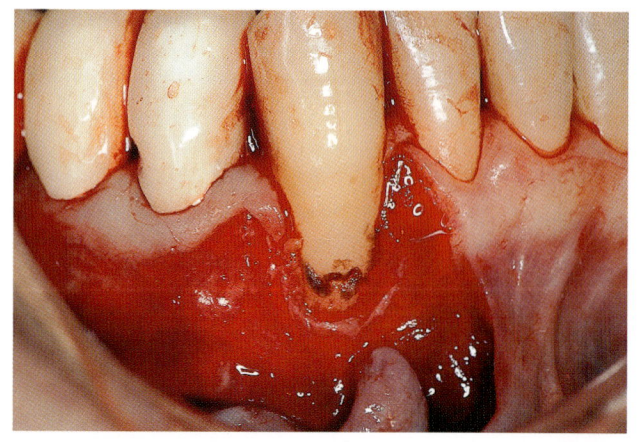

図12-2 歯肉を剥離すると，取り残された歯石が 3| に発見された．

歯周ポケットを除去，減少させる外科処置の効果は

　前述のように，臨床的には歯石は完全に取り除くことはできないのであるが，これらがつくりだした歯周ポケットについてはどうであろうか．歯周病によって形成された歯周ポケットは，細菌の温床となっている．仮に歯周ポケット内のプラークや歯石が完全に除去できたとしても，形態的な歯周ポケットが残っていれば細菌は再び停滞し，プラークを形成するであろう．そこで，この歯周ポケット内に清掃器具の使用，薬剤の使用がなされるわけであるが，これら器具，薬剤の効果はどれほど期待できるのであろうか．

表1 各種器具のポケット内への到達度.

使用器具	到達度(mm)	研究者
歯ブラシ	0.5〜1.0	Waerhaug（1981）
歯間ブラシ	2.5	Waerhaug（1976）
Mouthrinse	0.2±0.3	Pitcher（1980）
Waterpik	1.4〜1.9	Eakleら（1986）
	歯周ポケットの約半分の深さ	
Subgingival irrigation	付着プラークの最根尖側まで	Hardy（1982）
超音波スケーラー	効果的	

　Waerhaugのデータ（1976[6], 1981[7]）では，患者が使う歯ブラシや歯間ブラシでは歯周ポケット内に到達する範囲が限られていることを示している（表1）[6-10]．とくに深い歯周ポケットは清掃不能な領域であり，通常の清掃器具では全領域に到達できず，プラーク・コントロールができない可能性がある．

　一方，このように清掃器具の届かない歯周ポケットが存在するにもかかわらず，スケーリング，ルート・プレーニングとともにフラップ手術を行っても，危険なポケットは残ってしまい，良好な結果は期待できないことになる．

　Fleischerら[4]の研究では，臼歯部の深い歯周ポケットにスケーリング，ルート・プレーニングで対応しても，歯石を完全に除去することはできないとする結果を示している．このようなことからも，歯周ポケットは当然浅い方がプラーク・コントロールしやすく，歯周疾患も進行しにくいということになる．

　このような観点から，歯肉弁根尖側移動術のような切除療法によって，歯周ポケットを浅くすることが，歯周疾患の再発を防ぐ方法として重視されてきたのである．

　しかし，その半面，歯肉弁根尖側移動術で歯周ポケットが浅くできても，結果的に術後に根面が露出することによる問題点（知覚過敏や審美障害）が生じる可能性もある．したがって，このような歯周外科を行う際には，どの位置に歯肉弁を戻すかなどを十分検討すべきである．

症例2 Apically Positioned Flapで歯周ポケット除去を行った症例では，最小幅の歯肉溝となり，汚染された根面は歯肉縁上に露出する

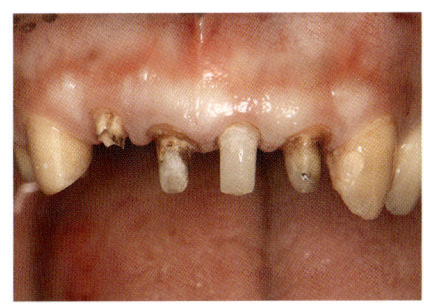

図13-1　48歳，女性．術前．クレーター状骨欠損をともなった歯周ポケットが存在する．

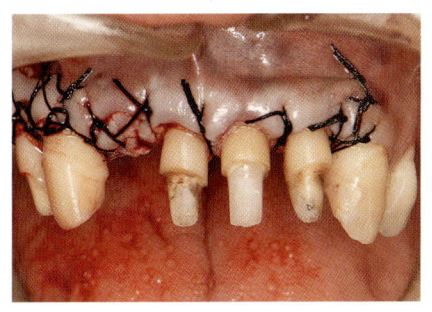

図13-2　骨外科処置後，Apically positioned flapにて歯周ポケット除去を行った直後．

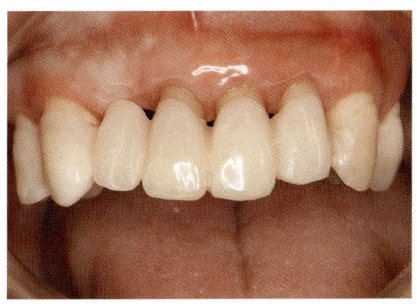

図13-3　術後3か月．歯肉溝は最小となり，汚染された根面は歯肉縁上に露出された．

症例3 歯周病患者のインプラント治療において，残存歯をapically positioned flapによりポケット除去を行った症例

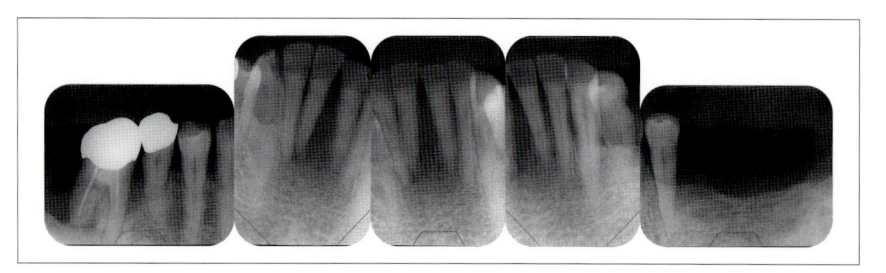

図14-1 重度の歯周炎により下顎の残存歯には深い歯周ポケットが存在する．

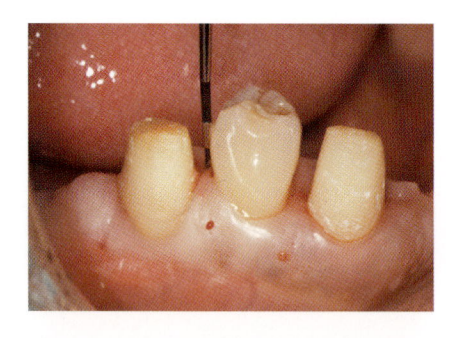

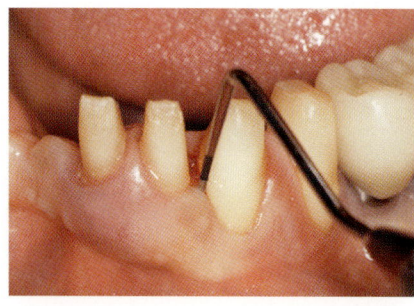

図14-2｜図14-3

図14-2, 3 手術直前にプローブによるボーンサウンディングを行い，骨レベルを精査する．

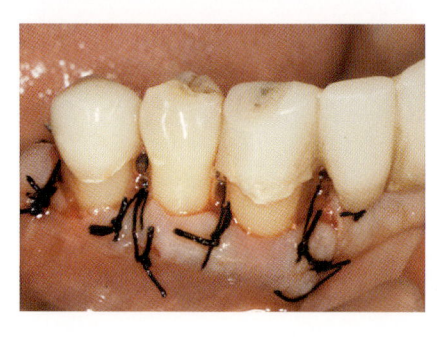

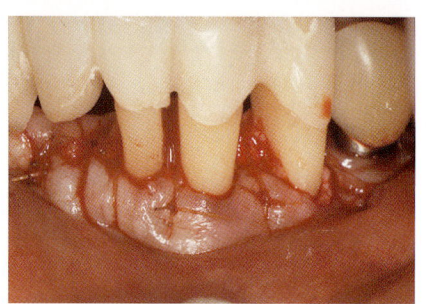

図14-4｜図14-5

図14-4, 5 骨外科処置をともなったapically positioned flapにより，骨の平坦化とポケットの除去を図った．

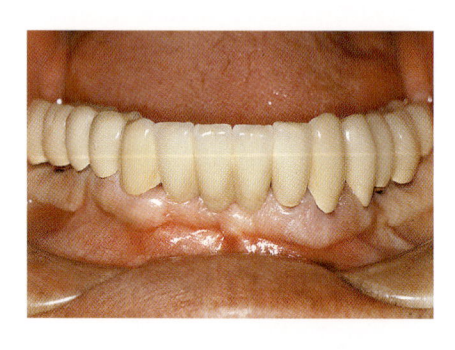

図14-6 最終補綴物装着時の状態．プロービングデプス3mm以下になっている．

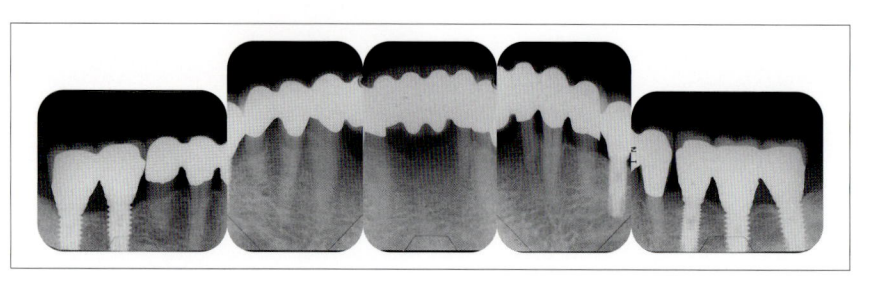

図14-7 治療終了時のX線写真．天然歯間，天然歯－インプラント間，インプラント間に骨の段差が残らないようにすることで，歯周ポケットの再発やインプラント周囲炎を防ぐことができる．

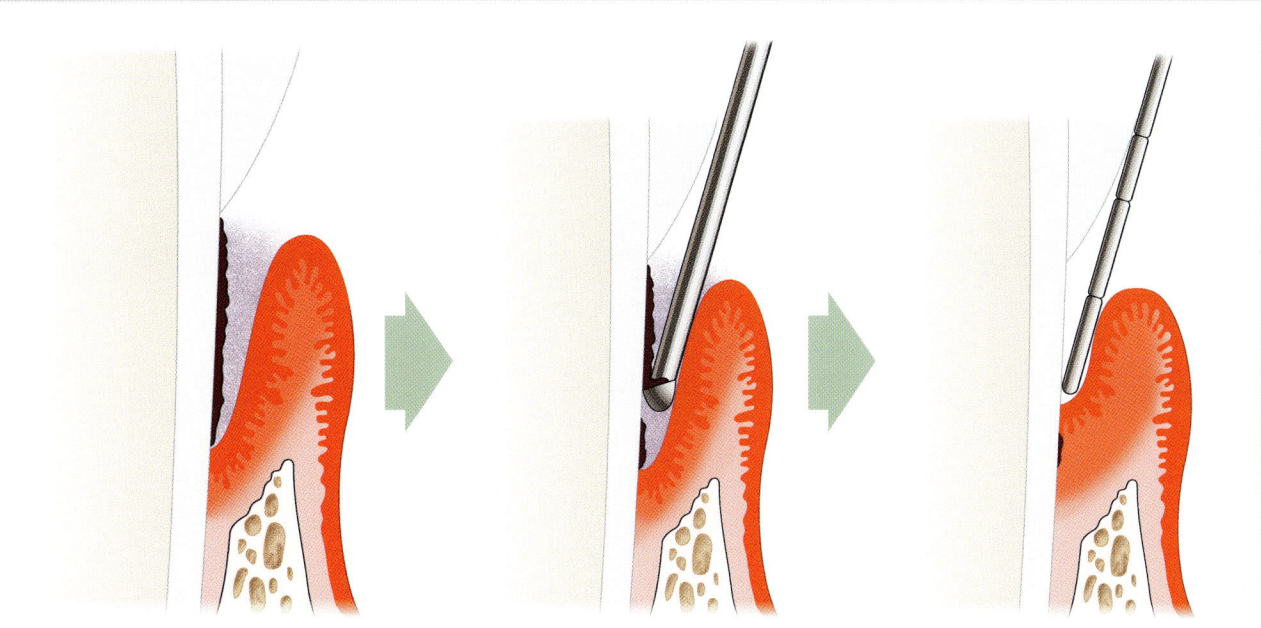

第2章 歯周外科の臨床的位置づけ

深い歯周ポケット，ポケット底にまで歯石，プラークが付着し，ポケット上皮内面には著しい炎症性細胞浸潤がみられる．

ルート・プレーニングを行っても最深部や深いグルーブ内の歯石やプラークを取り残しやすい．

深い歯周ポケット内に歯石の取り残しがあると，歯石の上部は上皮性付着が起こり，見かけ上治癒したようにみえる．

排膿路が封鎖されると，歯周膿瘍を生じる．

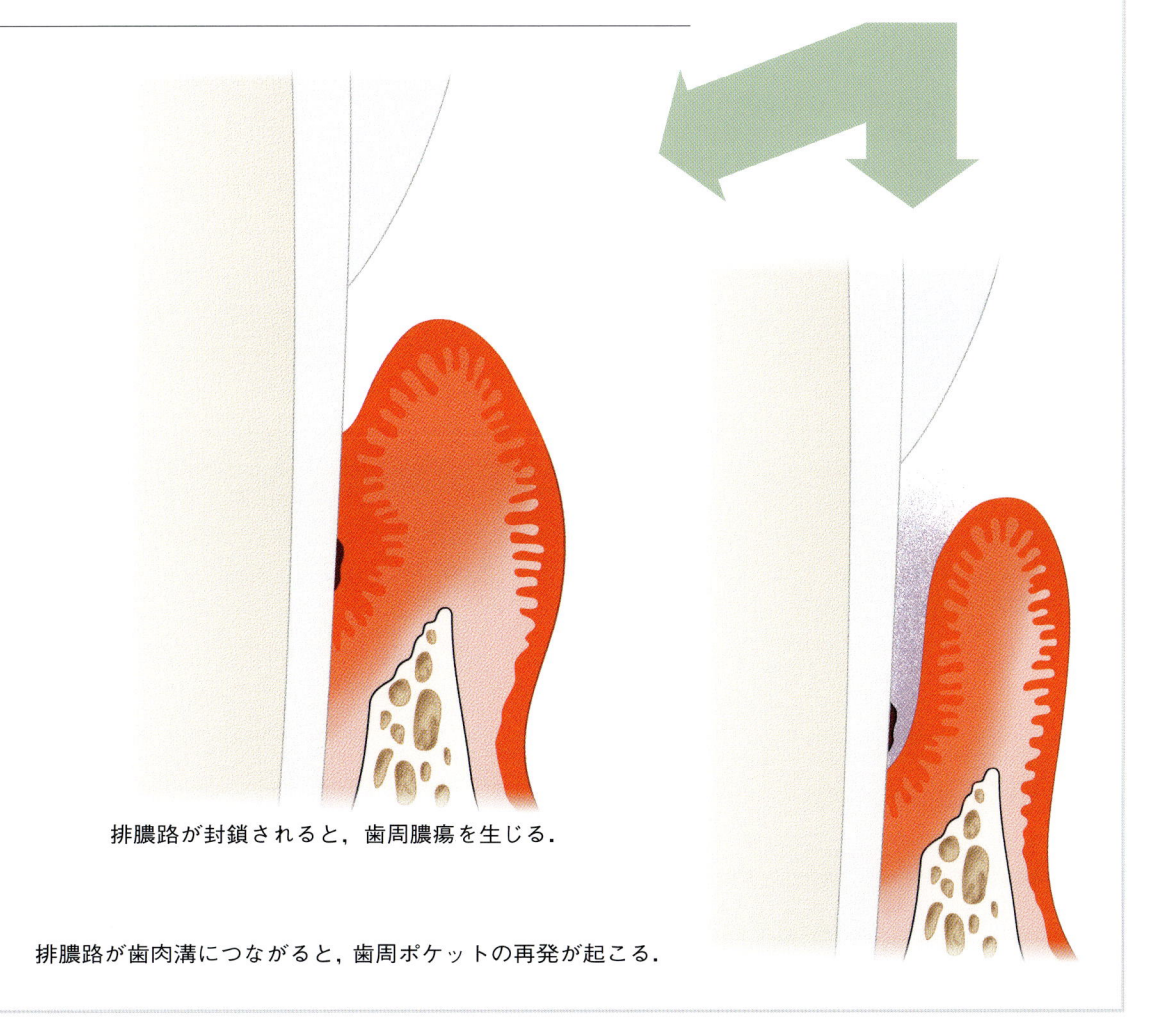

排膿路が歯肉溝につながると，歯周ポケットの再発が起こる．

図15 深い歯周ポケット内のプラーク，歯石の不完全な除去は，一時的な炎症の消退を促すが，時間の経過とともに歯周ポケットの再発や急性歯周膿瘍を生じさせることがある．

プラーク・コントロールしやすい口腔内環境の確立

　口腔内は細菌が繁殖するための栄養源が豊富にあり，適度な温度と湿度が保たれているため，歯周病原因菌にとっても繁殖しやすい環境である．また，口腔内には細菌が停滞しやすい部位（plaque trap）が多く，細菌叢が形成されると歯周炎が引き起こされる．以下に細菌叢の形成に関与する因子を示した．これらのプラークを停滞させる要因をいかに少なくするかが，歯周疾患の予防的観点から非常に重要な治療のポイントである．患者のプラーク・コントロールのレベルを高めることは大変重要なことではあるが，非現実的なプラーク・コントロールを患者に強いることは問題が多い．それらは一時的に可能であっても，長期的な継続は難しいと思われるからである．患者にとってプラーク・コントロールしやすい口腔内環境をつくることにより，それほど患者に無理を強いることのない程度の清掃方法でプラーク・コントロールが可能となれば（cleansability），患者も長期的に継続することができるであろうし，治療結果の予知性も高くなるであろう．また，術者にとってメインテナンスしやすい環境（maintenability）をつくることも重要である．

[細菌叢の形成に関与する因子]
- 歯肉溝（歯周ポケット）
- 歯間鼓形空隙
- 歯の位置異常
- 根面の不規則な凹凸
- 歯石
- 不適切な形態の修復物（オーバーハング，オーバー・カントゥア，ポンティックの形態不良など）
- 不正咬合
- 患者のプラーク・コントロール

症例4　不良補綴物を除去後，歯周外科を行い，プラーク・コントロールしやすい環境をつくった症例

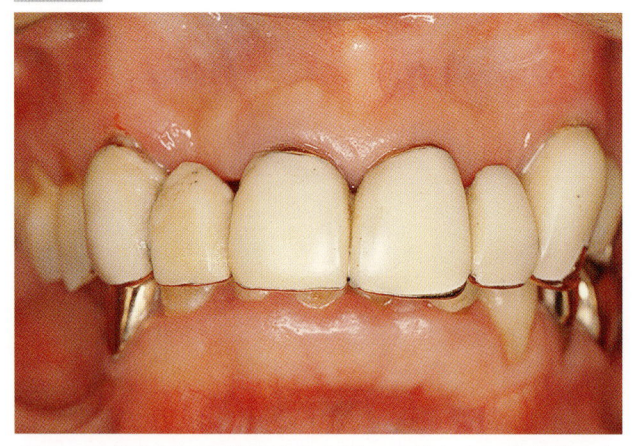

図16-1　前歯部の審美障害を主訴に来院した55歳男性の初診時正面観．上顎前歯部の補綴物は適合，形態などに問題があり，清掃しにくい状態である．また上顎前歯部の歯肉は非常に薄く，補綴物マージンが露出している状態である．この状態ではさらにアタッチメント・ロスが進む可能性が高い．

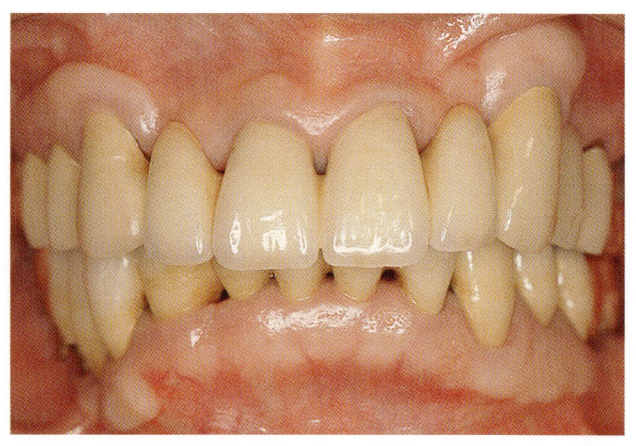

図16-2　最終補綴物装着後8年の状態．歯周ポケット除去および付着歯肉獲得を目的とした歯周外科処置を行い，清掃しやすい補綴物を製作することで，安定した口腔内環境を維持することが可能となった．

症例 5 歯肉が脆弱なため，十分なプラーク・コントロールができず，遊離歯肉移植術を行い改善した症例

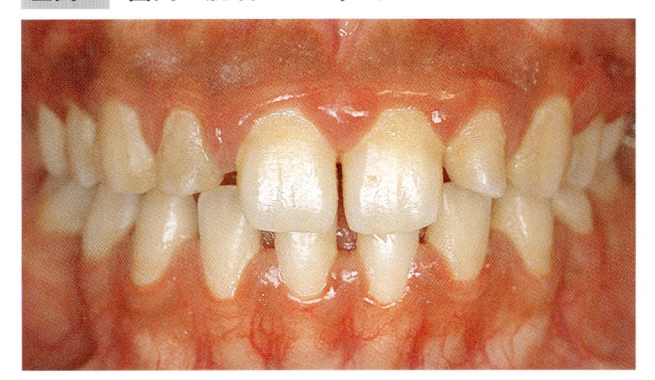

図17-1 ブラッシング時の歯肉の疼痛を主訴に来院した17歳の女性の初診時正面観．歯肉の炎症が強く，下顎前歯部の粘膜には血管の走行が認められる．

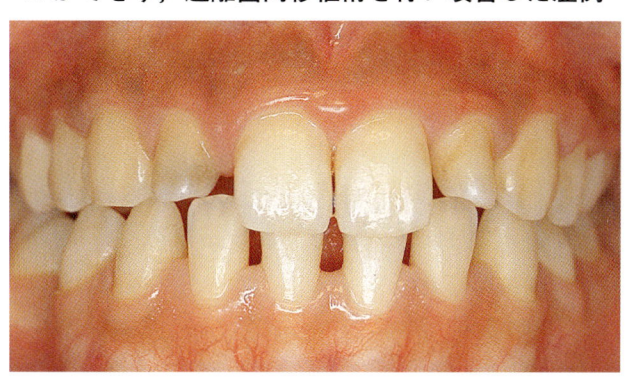

図17-2 初期治療終了後の正面観．歯肉の炎症は軽減したが，歯肉が非常に脆弱なため十分なプラーク・コントロールは行いにくい．

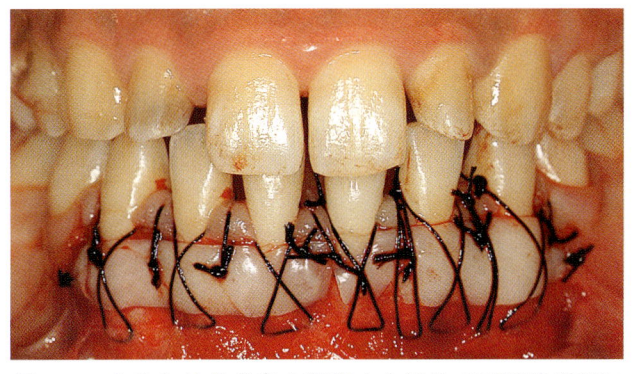

図17-3 十分な付着歯肉を獲得する目的で下顎前歯部に free gingival graft を行った．遊離歯肉移植片が動かないよう緊密な縫合を行う．

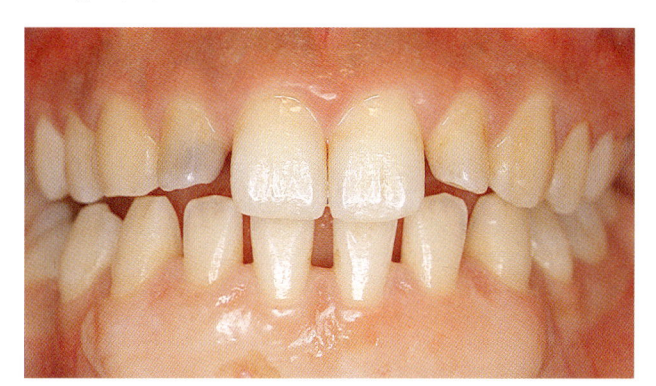

図17-4 Free gingival graft 後4年経過した状態．ブラッシング時の疼痛もなく，歯肉退縮も生じていない．

審美性の回復のための歯周外科

　歯科治療で審美性を考慮するのは当然であるが，その考慮の内容は，患者の希望や治療部位の状況に影響を受ける．歯冠修復や歯列矯正だけでは改善できず，歯周外科的な対応が必要な場合も多くみられる．とくに，根面被覆や歯槽堤増大術などのテクニックは，歯周組織の審美性の回復などにおいて重要なオプションの1つとなっている．

症例 6 根面被覆の症例：審美性の改善のみならず，知覚過敏に効果的である．

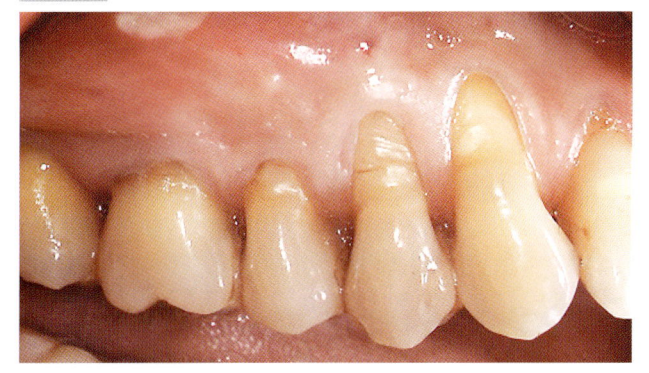

図18-1 上顎右側犬歯から小臼歯にかけて著明な歯肉退縮がみられる．冷水痛があり，適切なブラッシングが難しい状態であった．

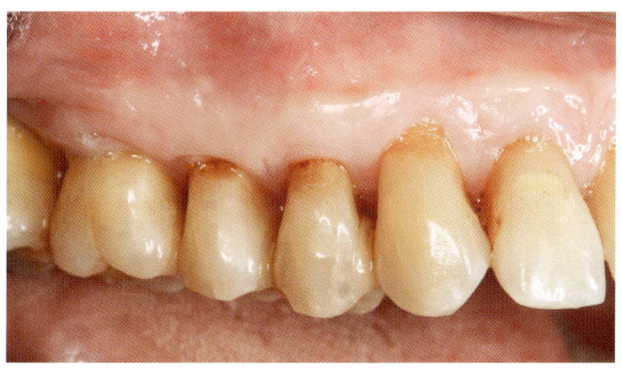

図18-2 結合組織移植による根面被覆術後3年の状態．

疾患で失われた歯周組織や付着を回復させる

　歯周治療の究極の目的は，疾病により失われた付着器官（歯肉，歯根膜，セメント質，歯槽骨）が，疾病に罹患する前の健康な状態に回復することである．しかし，歯周疾患によって失われた付着器官は，これまで長い間再生を行うことが難しいとされてきた．

　歯周治療においても1960年ころより，骨移植[11]や上皮の深部増殖を抑制する方法[12]などによって歯周組織を再生させる"再生療法"が試みられてきたが，1980年代になるとGTR法（歯周組織再生誘導法）[13,14]が開発されて，再生療法の予知性は飛躍的に高くなった．GTR法は，まだ適応症の制限はあるものの，かつての夢の治療であったことが可能となりつつある．

　GTR法は，歯周外科の目的である付着器官の再生を得るための重要なオプションとなったばかりでなく，現在も進行中の歯周外科による再生療法の試みの契機となったものである．

症例7　GTRを用いた再生療法の症例

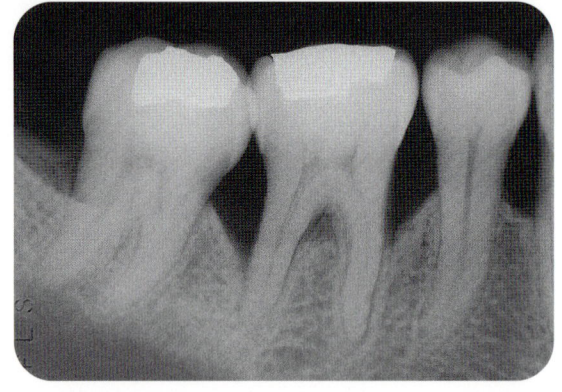

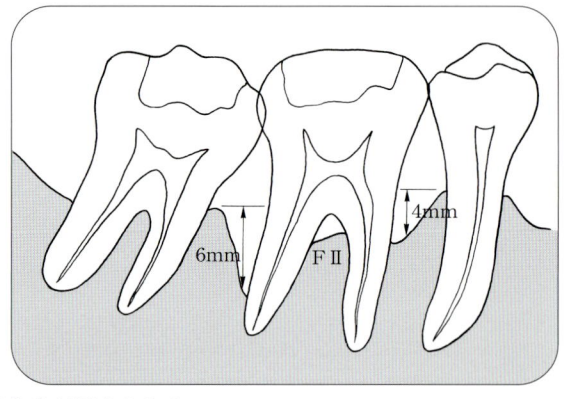

図19-1, 2　6⏌の近遠心部に垂直性骨欠損があり，Ⅱ度の根分岐部病変が認められる．

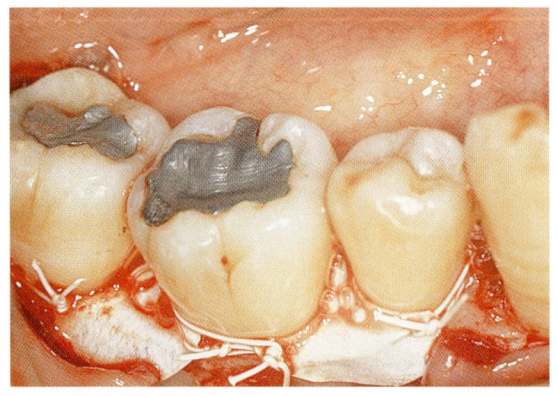

図19-3　6⏌の近遠心部に2枚のGore-Tex膜を用いて，GTR法を行った（自家骨移植を併用）．

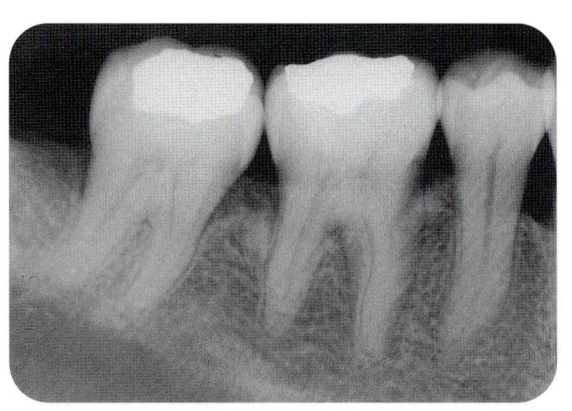

図19-4　術後5年のX線写真．垂直性骨欠損および根分岐部病変の著しい改善がみられる．

修復処置時の生物学的幅径の確保および歯冠高径の確保

　カリエスが歯肉縁下深くに及んだ場合，適切な修復処置を施すためには歯周組織と修復物との適切な位置関係をつくることが重要である．すなわち，歯槽骨頂から歯冠方向の約1mmは線維性付着部分，つぎの約1mmは上皮付着部分，そしてつぎの約1mmは歯肉溝に相当する部分が必要であり，合計約3mmの健全な根面が健全な歯周組織による付着のために必要とされ，この幅を生物学的幅径とよんでいる（図20）．もし，修復物が歯肉縁下深くに挿入されて生物学的幅径[15]を侵しているならば，歯周組織に炎症が起こり，組織破壊が続くであろう．ゆえに，歯肉縁下カリエスがある場合は，歯周外科手術により生物学的幅径を確保した後に修復処置を行うようにすべきである．この処置は，結果的に歯冠長を延長することになるが，補綴学的観点から補綴物の維持を増大し歯冠長を延長するために，同様の処置が応用できる．通常これらの状況では，骨切除をともなうapically positioned flapで対応することが多い．

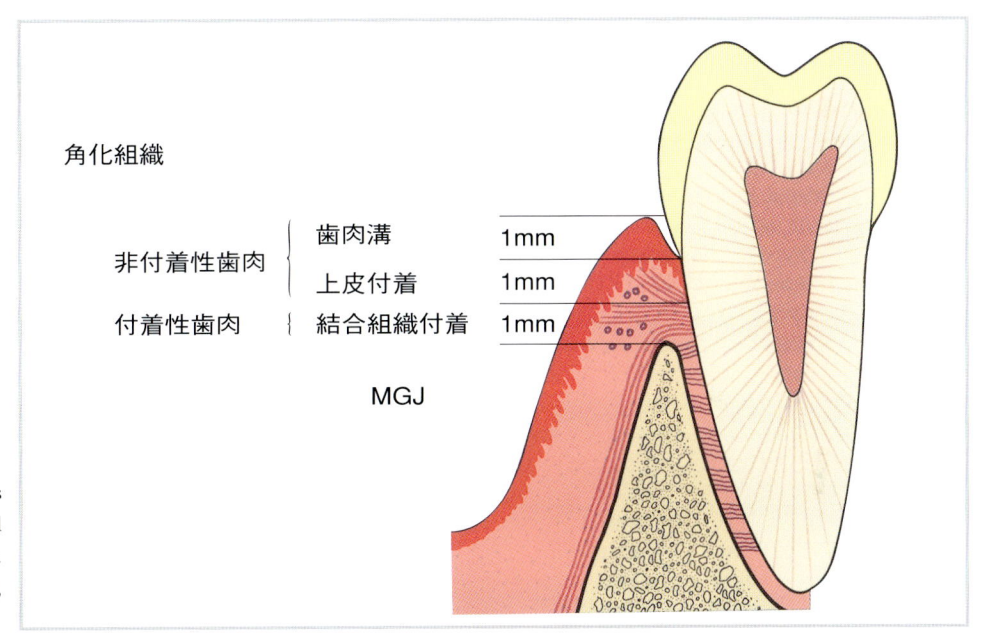

▶図20　生物学的幅径（Nevins M : Attached Gingiva Mucogingival Therapy and Restorative Dentistry. Periodont Rest Dent, 6(4):12, 1986.より引用）．

症例8　縁下カリエス：骨外科とApically Positioned Flapによる方法

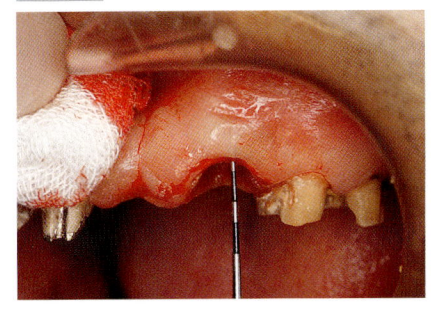

図21-1　歯肉縁下カリエスが存在する．ポケットは2mmである．付着歯肉の幅は4mm程度存在する．

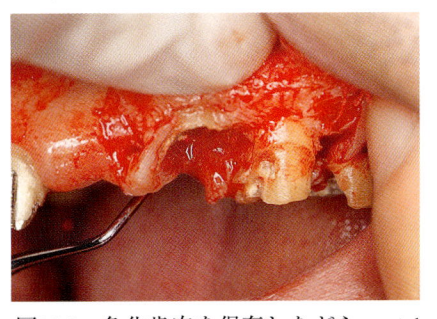

図21-2　角化歯肉を保存しながらpartial thickness法にてフラップを剥離する．

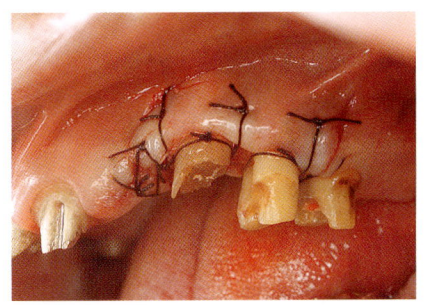

図21-3　健全な歯肉が少なくとも3mm以上骨縁上に露出するように支持骨を削除する．角化歯肉を含んだ歯肉弁を根尖側に下げることによって，歯冠延長と同時に付着歯肉の保存，増大を図ることができる．

ここで示したように，ひとくちに歯周外科といってもさまざまな目的に応じた処置が必要である．そして，それぞれの目的を的確に把握し，その外科的対応の必要性を十分検討したうえで患者に対してインフォームド・コンセントを行い，患者の理解と同意が得られてから処置を行わなければならない．また，状況によっては，1つの部位に複数の問題を抱えている場合もあり，外科処置の目的が1つであるとは限らない．時として，複数の目的をもった処置を一度に行う場合もある．

歯周外科はいつ行うか

　歯周外科をいつ行うかは，治療を効果的に進めるうえで非常に重要な問題である．炎症性の病変であれば，初期治療を十分に行ってから1か月程度は炎症の消退を待つべきである．この期間に，歯肉の収縮，歯周ポケットの改善などが起こり，歯周組織が硬く引き締まることで切開が行いやすくなり，術中の出血も少なくなる．矯正治療後に歯周外科が必要な場合は，矯正移動にともなう歯槽骨のモデリングが完了する前に外科手術を行うと，付着の破壊を引き起こす可能性が高いので，少なくとも4～6か月は待つ必要がある．また，非炎症性の病変(歯肉-歯槽粘膜の問題や歯肉縁下カリエスなど)では，初期治療の必要なく外科処置ができる場合もあるが(direct surgery)，このような場合でも原因に対する十分な考察と対応ができていないと，術後に同じ問題が再発することにもなりかねない．すなわち，歯周外科を行うためには，歯周外科がより効果的になるような環境を整える準備期間が必要なのである．

[歯周外科を行う時期]
1．初期治療(Initial Preparation＝IP)後，少なくとも4週間以上経過後．
2．プラーク・コントロールを行うのに適した環境が整った後(たとえば不適合なマージンの修復物整理後)．
3．矯正後は一般に十分に(4～6か月後)待ってから行う．
4．場合により，初期治療をせずにただちに行う(＝Direct Surgery)．

歯周外科の分類

　歯周外科手術は多くの著書によっていろいろな分類分けがなされている．ここでは，現在もっとも広く普及していると思われるAAP(1989)による分類を示す．これは，主に歯周外科手術の目的によって分類されたものであるが，個々の術式の適応症や利点，欠点などを十分に把握して選択しなければならない．

[歯周外科手術の分類（AAP，1989）]
1. 切除的処置法（Resective Procedures）
   ①骨切除をともなう歯肉弁根尖側移動術
   ②骨外科をともなわない歯肉弁根尖側移動術
   ③歯根切除術
   ④歯肉切除術
2. 組織付着（Tissue Attachment）
   ①新付着術（ENAP）
   ②改良型Widman手術（Modified Widman Flap）
   ③開放型搔爬術（Open Flap Curettage）
   ④閉鎖型歯肉搔爬術（Closed Curettage）
3. 再生療法（Regenerative Procedures）
   ①自家移植（Autografts）
   ②同種他家移植（Allografts）
   ③人工骨（Alloplasts）
   ④組織誘導再生法（Guided Tissue Regeneration）
   ⑤再生療法におけるクエン酸/化学処理
   ⑥歯肉弁歯冠側移動術（上皮の侵入防止）（Coronally Positioned Flap）
4. 歯肉増大形成術／歯肉‐歯槽粘膜形成術（Gingival Augmentation／Mucogingival Surgery）
   ①歯肉弁側方移動術（Lateral Sliding Flap）
   ②遊離歯肉移植（Free Gingival Graft）
   ③有茎弁移植（Pedicle Graft）
   ④歯肉弁歯冠側移動術（Coronally Positioned Graft）
   ⑤両側歯間乳頭歯肉弁（移植）（Double Papilla Flap）
   ⑥半月状歯肉弁移動術（Semilunar Positioned Flap）
   ⑦結合組織移植（Connective Tissue Graft）
   ⑧歯槽堤増大形成術（Edentulous Ridge Augmentation）
   ⑨クエン酸処理による歯肉増大形成術（Citric Acid Related to Gingival Augmentation）

おわりに

　本章では，一般的な歯周治療の流れと歯周外科の目的などをとおして，歯周外科の臨床的位置づけについて述べた．歯周外科処置は，適切な診断のもとに行わなければ効果がないばかりか，かえって状態を悪化させてしまうことにもなりかねない．歯周外科を，どのような目的で，いつ，どの方法で行うのかなど，その臨床的位置づけを明確にしたうえで，より効果的に施術しなければならない．

　歯周外科の臨床的位置づけを十分理解したうえで，次章では歯周外科処置の基本手技について述べる．

参考文献

1. Wilson TG Jr, Glover ME, Schoen J, Baus C, Jacobs T: Compliance with maintenance therapy in a private periodontal practice. J Periodontol, 55 : 468, 1984.
2. Waerhaug J : Healing of the dento-epithelial junction following subgingival plaque control. J Periodontol, 49 : 119, 1978.
3. Stambaugh RV, Dragoo M, Smith DM, Carosali L : The limites of subgingival scaling. Int J Periodont Rest Dent, 1 : 31, 1981.
4. Fleischer HC, Mellonig JT, Brayer WK, Gray JL, Barnett JD : Scaling and root planing efficacy in multirooted teeth. J Periodontol, 60 : 402-409, 1989.
5. Matia JI, Bissada NF, Maybury JE, Paul Ricchetti : Efficiency of scaling of the molar furcation area with and without surgical access. Int J Periodont Rest Dent, 6 : 25, 1986.
6. Waerhaug J : Subgingival plaque and loss of attachment in periodontitis as observed in autopsy materials. J Periodontol, 47 : 636, 1976.
7. Waerhaug J : Effect of toothbrushing on subgingival plaque formation. J Periodontol, 52 : 30-34, 1981.
8. Hardy JH, Newman HN, Strahan JD : Direct irrigation and subgingival plaque. J Clin Periodontol, 9 : 57, 1982.
9. Pitcher GR, Newman HN, Strahan JD : Access to subgingival plaque by disclosing agents using mouthrinsing and direct irrigation. J Clin Periodontol, 7 : 300-308, 1980.
10. Eakle W, Boyd R, Ford C : Depth of penetration in periodontal pockets with oral irrigation. J Clin Periodontol, 13 : 39-44, 1986.
11. Schallhorn RG : The use of autogenous hip marrow biopsy implants for bony crater defects. J Periodontol, 39 : 145, 1968.
12. Prichard JF : The infrabony technique as a predictable procedure. J Periodontol, 28 : 202, 1957.
13. Nyman S, Gottlow J, Karring T, Lindhe J : The regeneration potential of the periodontal ligament. J Clin Periodontol, 9 : 257, 1982.
14. Karring T, Isidor F, Nyman S, Lindhe J : New attachment formation on teeth with a reduced but healthy periodontal ligament. J Clin Periodontol, 12 : 51, 1985.
15. Nevins M, Skurow HM : The intracrevicular restorative margin, the biologic width, and the maintenance of the gingival margin. Int J Periodont Rest Dent, 3 : 31, 1984.

第3章

歯周外科の基本テクニック

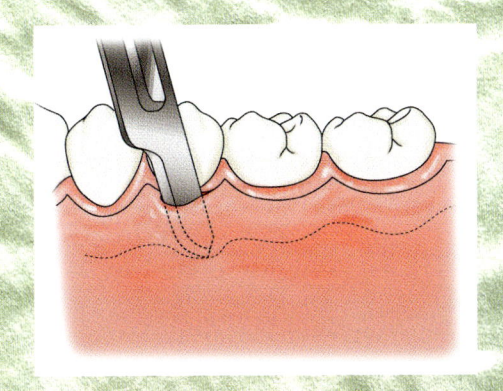

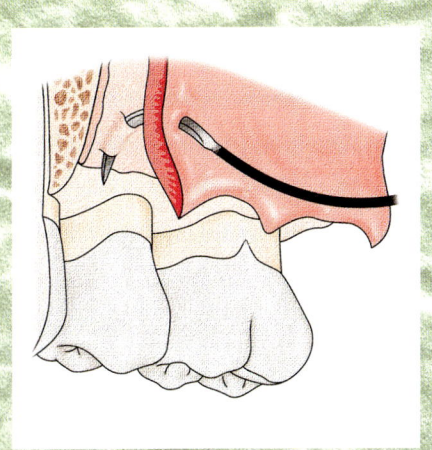

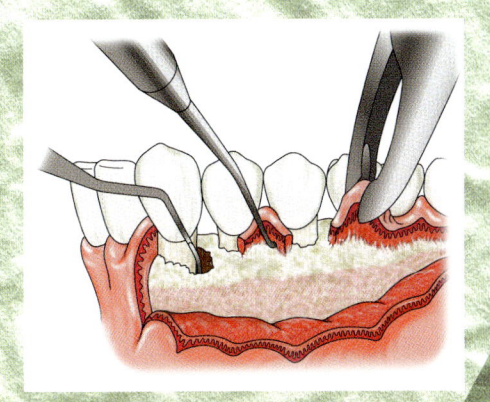

はじめに

　前章までに提示した内容により，歯周外科処置の目的や臨床的位置づけ，あるいは長期経過症例をとおして，歯列の維持安定における歯周外科の有効性などについて理解していただけたと思う．しかし，このような処置も理論的な理解だけですぐに臨床に応用できるわけではない．

　どの分野の治療でも基本は大切である．とくに，技術的な差が結果に影響しやすい歯周外科治療のような分野では，基本的な手技を身につけることが非常に重要になってくる．1本の切開，1本の縫合にも意味がある．各ステップにおける器具の選択やその使い方なども重要である．今後，難易度の高い手術を手がけるためにも，歯周外科の基本テクニックを確実にマスターしておかなければならない．

　歯周外科における基本テクニックを切開，剝離，搔爬，SC/RP，骨外科，縫合に分け，臨床写真・歯周模型・イラストなどを多用しながら各処置に有用な器具の種類やその使い方について解説する．

　なお，各処置の対象を歯肉（赤），歯根（青），歯槽骨（黄）に分類し，色分けして示す．

歯　肉

切開法

　歯周外科手術においては，さまざまな切開方法が応用される．切開法は，患者の疼痛の度合いや術後の治癒経過，あるいは根面との付着様式にも影響を及ぼす．最良の治療結果を得るためには，さまざまな切開法のもつ意味を十分に理解しなければならない．そして，メスを入れる前に三次元的に切開のラインや角度をイメージし，術後の治癒状態に十分配慮しながら正確な切開を行わなければならない．

● 各種切開法

[切開法の種類]
- 内斜切開法
    - 歯肉辺縁切開法
    - 歯肉溝内切開法
    - 歯槽骨頂予測切開法
- 外斜切開法
- 縦切開法
- 減張切開法
- 欠損部の切開法
    - wedge operation
    - 平行切開法
    - 歯肉切除法

第3章 歯周外科の基本テクニック

A. 内斜切開法（Internal bevel incision）
①歯肉辺縁切開法（Submarginal incision）（図1-1～3）

[歯肉辺縁切開法の特徴]
- 歯周ポケットの除去および減少にもっともよく用いられる切開法
- 炎症性細胞を多く含んだポケット内縁上皮や肉芽組織を切除し、廓清された根面との結合を容易にする
- 切開の角度を調整することで、フラップの厚みをコントロールできる
- 全層弁だけでなく、部分層弁にも応用できる

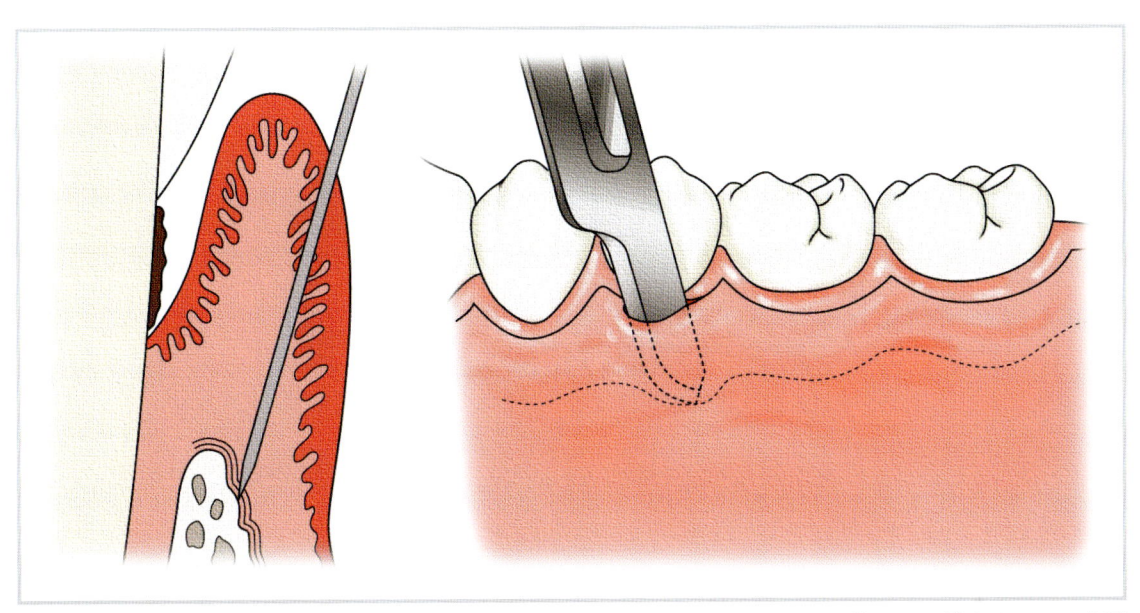

図1-1 歯肉の厚さや角化歯肉の量により、歯肉縁から通常0.5～1.5mm離した部位に切開線を入れる。全層弁の場合はメスの先を歯槽骨頂に向けるが、部分層弁では骨膜上を骨面と平行になるようにメスを進める。

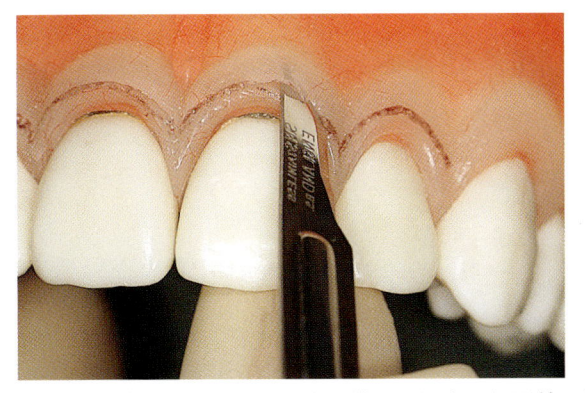

図1-2 歯肉辺縁切開を示す歯周模型。通常、切開線は歯頸線と平行（ホタテ貝状）になるように入れる。＃15，＃15-Cのメスが使いやすい。

▶*図1-3* 炎症性細胞浸潤を示したポケット内面の組織像。歯肉辺縁切開によりポケット内縁上皮および炎症性細胞浸潤の多い組織を切除すれば、結合組織の面が根面に結合しやすくなる（大阪大学歯学部検査部、石田　武先生のご厚意による）。

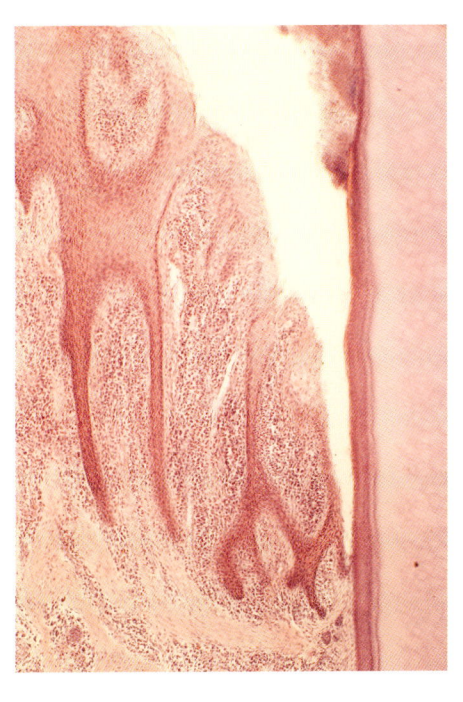

歯肉

歯　肉

②歯肉溝内切開法（Intersulcular incision）（図2-1, 2）

[歯肉溝内切開法の特徴]
- 通常，ポケットが浅く炎症が少ない組織でフラップを剝離する必要がある場合に用いる
- 歯肉溝内切開法を用いた場合，通常は全層弁とする
- 歯肉の厚さを保存したい場合には効果的である
- 歯間乳頭部も保存できるので，審美的配慮が必要な部位に有効である
- 根面との付着様式は，接合上皮付着部分が長くなる傾向にある
- GTR法の場合，メンブレン上の歯肉が壊死しないように，できるだけ歯肉を厚い状態で保存するため，歯肉溝内切開法を用いることが多い

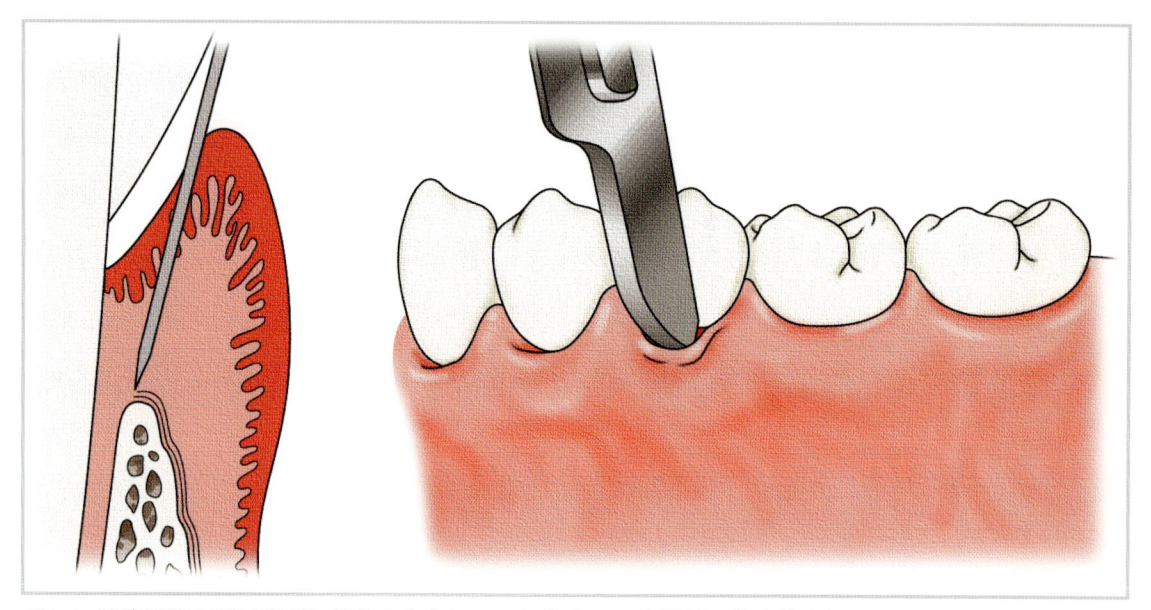

図2-1　歯肉溝内切開は根面に沿わすようにメスを進める．歯間部の歯肉溝内切開には，#12のメスあるいは槍状のメス（スピアー・メス）が使いやすい．

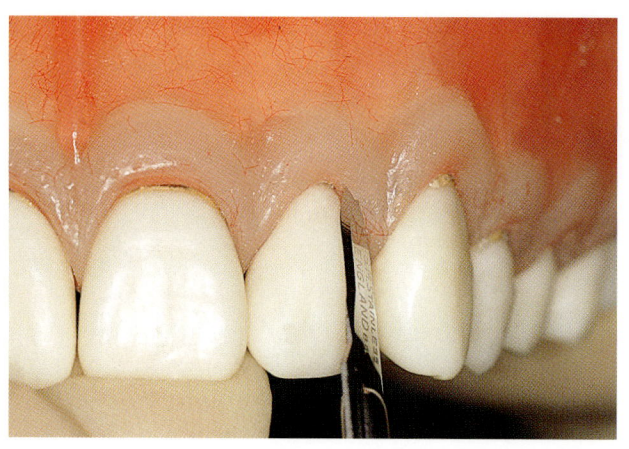

◀図2-2　歯肉溝内切開を示す歯周模型．歯間乳頭部を保存できるので，審美的に有利である．

第3章 歯周外科の基本テクニック

③歯槽骨頂予測切開法（Crestal anticipated incision）（図3-1〜5）

[歯槽骨頂予測切開法の特徴]
- ポケット除去を目的とした内斜切開による歯肉切除ともいえる
- 歯肉の厚みのコントロールも同時に行う（Thinning）
- 歯冠周囲組織を除去した後，フラップの断端が歯槽骨頂に位置するように予測して切開線を設定する
- 口蓋側および舌側のポケット除去を行う場合に応用することが多い．ただし，この切開により角化歯肉が喪失してしまうような場合には適用しない

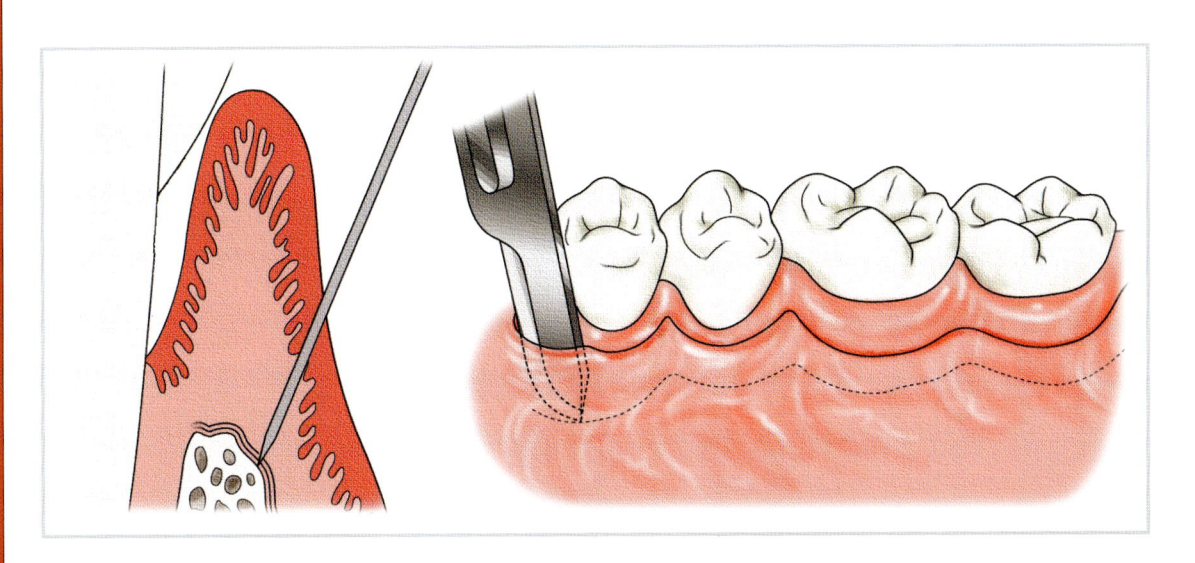

▲図3-1　術前にサウンディング（プローブを歯肉の上から穿孔しながら骨形態を推測する）を行って骨頂の位置を確認し，辺縁組織を切除した後に，フラップ断端が骨頂部に一致するように予測して切開線の位置を決める．メスの方向は，残すフラップの厚み（口蓋歯肉で約1.5〜2.5mm）を考慮して決める．

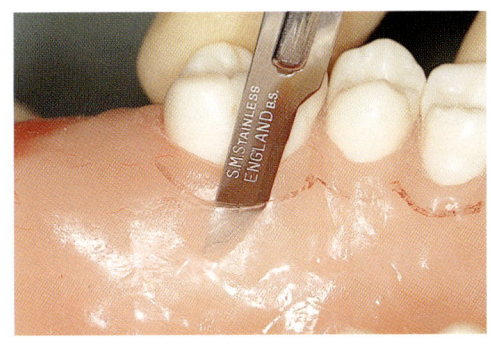

▶図3-2　歯槽骨頂予測切開を示す歯周模型．歯肉辺縁切開と同様，切開線は歯頸線と平行なホタテ貝状となるように入れる．

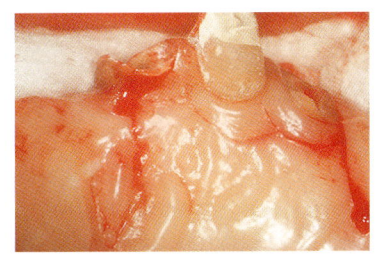

図3-3　歯槽骨頂予測切開を示す臨床写真．上顎口蓋側の約4mmの深さのポケットに対して，歯肉縁から約3mm離して切開を入れている（#15のメスを使用）．

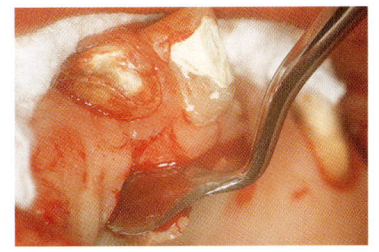

図3-4　キドニー・メスを用いて歯肉弁を剥離．この後，歯冠周囲組織を切除し，根面の廓清および骨外科を行う．

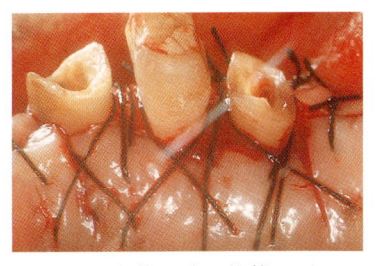

図3-5　縫合終了時の状態．ポケットが除去され，フラップの断端が骨頂部に一致している．フラップが骨面に適合するように水平マットレス縫合を行っている．

歯肉

B. 外斜切開法（External bevel incision）（図4-1～3）

　歯肉切除術や歯肉整形術に応用される外斜切開法は，開放創となるため治癒が遅いことや角化歯肉が喪失することなどの欠点が多く，その適応症が限定されるため，内斜切開法に比べてその使用頻度はかなり低い．

[外斜切開法の特徴]
- 歯肉切除術（Gingivectomy），歯肉整形術（Gingivoplasty）に応用する切開法
- 角化歯肉が十分にある部位（線維性歯肉増殖など）に適応できる
- 骨縁上ポケットで歯槽骨に問題がない場合に適応できる
- 縫合の必要がなく，術式も比較的簡単である
- 創面が開放創となるため，治癒が遅くなる

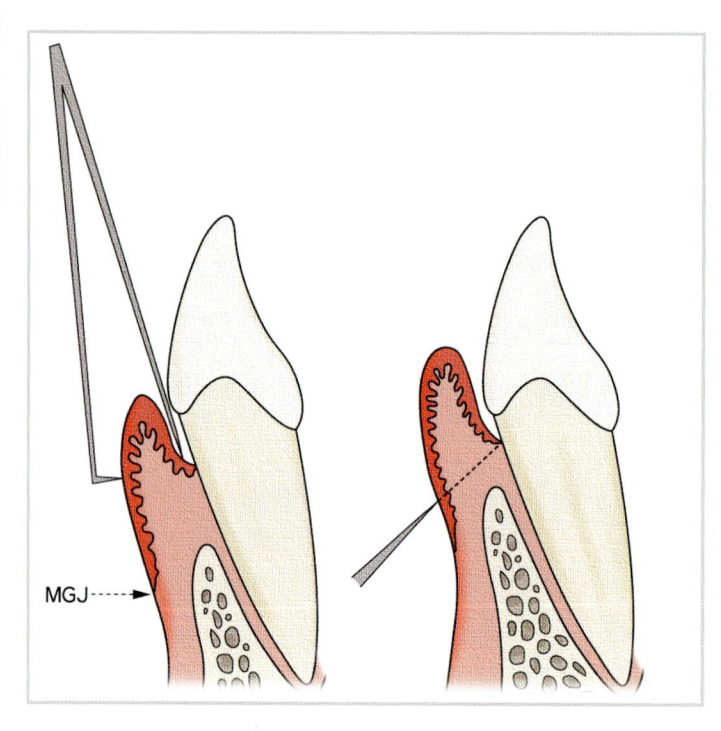

図4-1　メス先がポケット底に向かうように予測し，メスの角度を45°にして切開する．専用のポケットマーカー・ピンセットを用いてポケット底の位置を歯肉表面にマーキングしてから切開する．

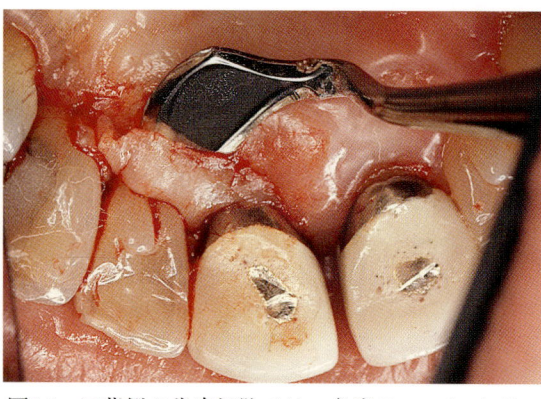

図4-2　口蓋側の歯肉切除では，角度のついたキドニー・メスなどが使いやすい．

図4-3　歯周模型を用いてメスの角度を示す．

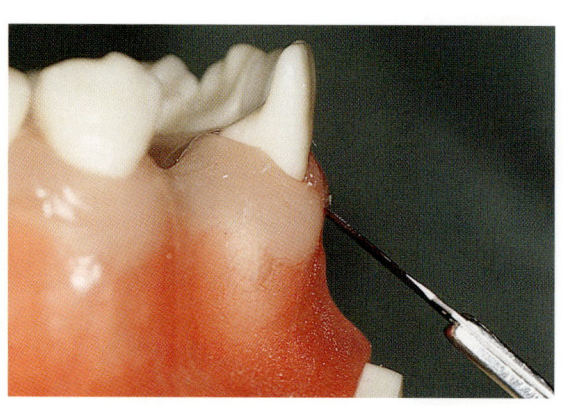

歯肉

C. 縦切開法（Vertical incision）（図5-1〜3）

　歯肉弁を翻転し，根面を廓清するために十分な術野を確保するために縦切開法が必要な場合がある．また，歯肉弁を移動する場合も縦切開法は不可欠である．このように，歯肉辺縁部分の切開法だけでなく，縦切開法のもつ意味も理解しておかねばならない．

[縦切開法の特徴]
- 手術範囲を限定する
- 縦切開を行うことで歯肉弁を翻転しやすくなり，手術部位の視野が確保でき，器具の到達性が確実になる
- 歯肉弁の移動が可能になる

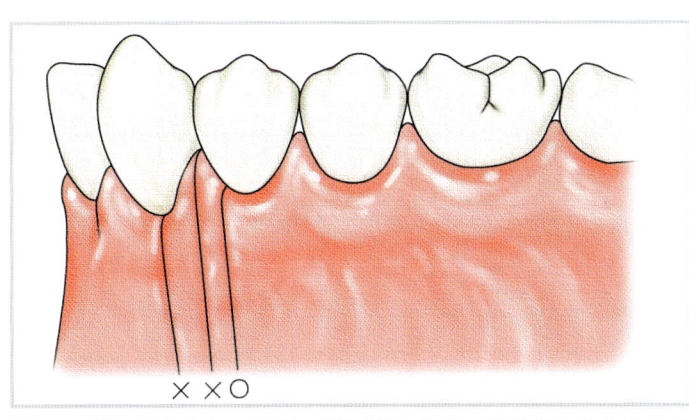

図5-1　縦切開を入れる位置．縦切開は歯牙の隅角部に入れるのが原則である．歯冠中央部での縦切開は歯肉の裂開を引き起こし，歯肉退縮の原因となるので非適応である．

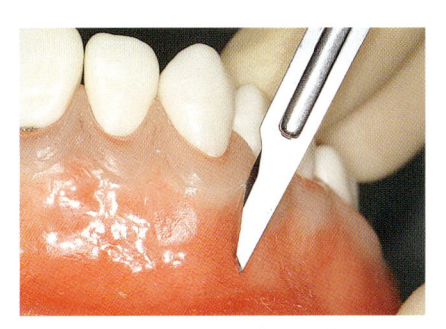

図5-2　縦切開のメスの角度．縦切開は，通常メスの刃部を術野に向けて歯肉にベベルをつけるように行う．こうすれば，歯肉弁が多少ずれても骨面が露出することはない．

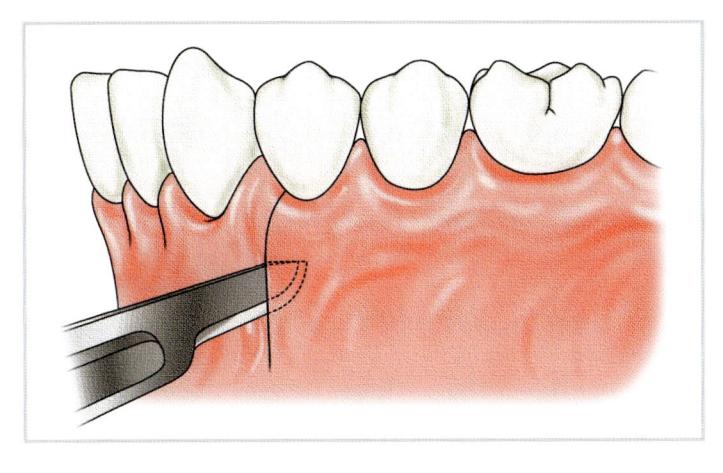

図5-3　改良型縦切開法．歯肉弁の断端が壊死しにくいように，しかも，もっとも緊張がかからない部位に切開するために隅角部より斜めにメスを進め，歯間部から垂直に切開を行う．

[縦切開法を行う場合の留意点]
- 部位（辺縁歯肉のどの部位に設定するか）
- 角度（骨面に対するメスの角度，矢状面に対する切開線の角度）
- 深さ（骨面に達するか否か）
- 長さ（歯肉-歯槽粘膜境を越えるか否か）

D. 減張切開法（Releasing incision）（図6-1〜3）

　歯肉弁を移動させたい場合，周囲組織との境界部に緊張が残ることがある．このような緊張を取り除くための切開法を減張切開法という．

[減張切開法の特徴]
- 歯肉弁移動時の軟組織の緊張を取り除く方法
- 縦切開の根尖側に入れることが多い
- 歯肉弁の根尖側内面の線維を切断すると，歯肉弁は伸展しやすくなる

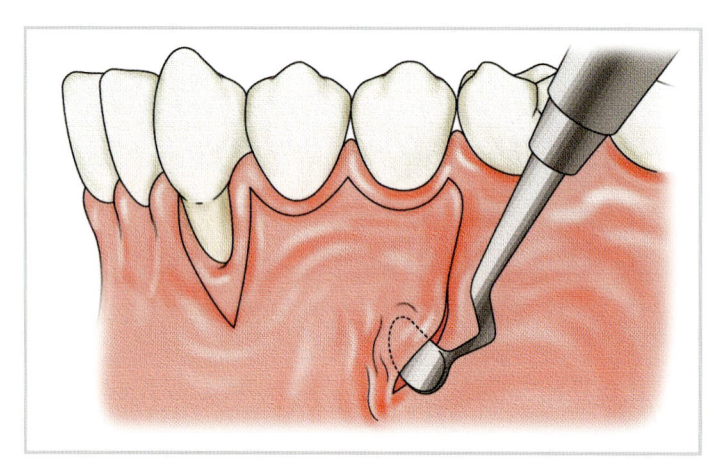

図6-1 減張切開（cut back）．歯肉弁を側方移動する場合，被牽引側の縦切開の根尖側に緊張が残る．この場合の減張切開は縦切開根尖部から牽引方向に切開を入れる．

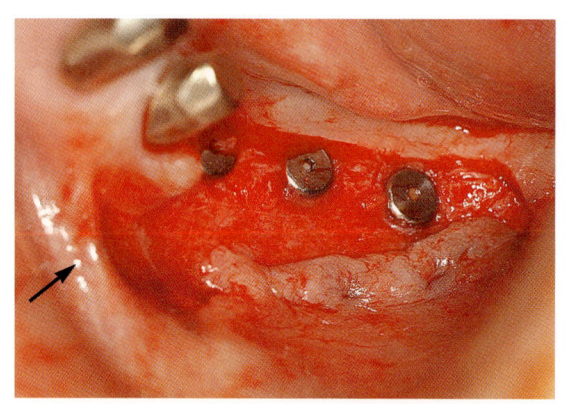

図6-2 FGG時の縦切開根尖側の減張切開．FGGの受容床を形成する場合，縦切開の根尖部に減張切開を施し，頰粘膜の動きが移植片に波及しないようにする（矢印部）．

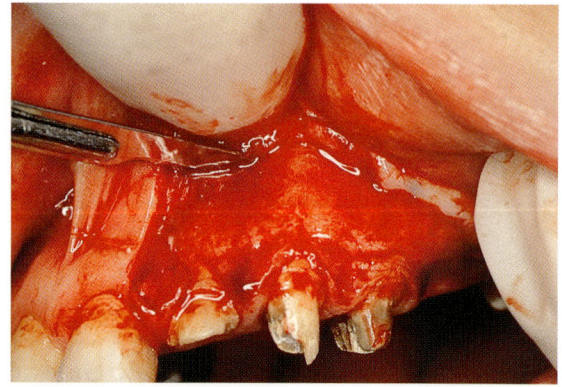

図6-3 根尖部の減張切開．歯肉弁を歯冠側に，または根尖側に移動させる場合，根尖部に緊張が残る．歯肉弁の根尖側内面の線維に対して深さ2〜3 mmの水平切開を数本入れることで，歯肉弁を歯冠側または根尖側へ自由に移動させることができる．

[減張切開法を行う場合の留意点]
- 歯肉弁の血液供給を阻害しないこと
- 歯肉弁の緊張を確実になくすこと
- 切開の部位，方向，長さなどをよく考慮すること

E. 欠損部の切開法（図7-1〜6）

最後方歯遠心側や欠損部歯槽堤に隣接する部位にポケットが存在する場合，その部のポケット除去法としてwedge operation，平行切開法，歯肉切除法などがある．とくにwedge operationは比較的簡便で非常に使用頻度の高い方法であるので，ぜひマスターしたいテクニックである．

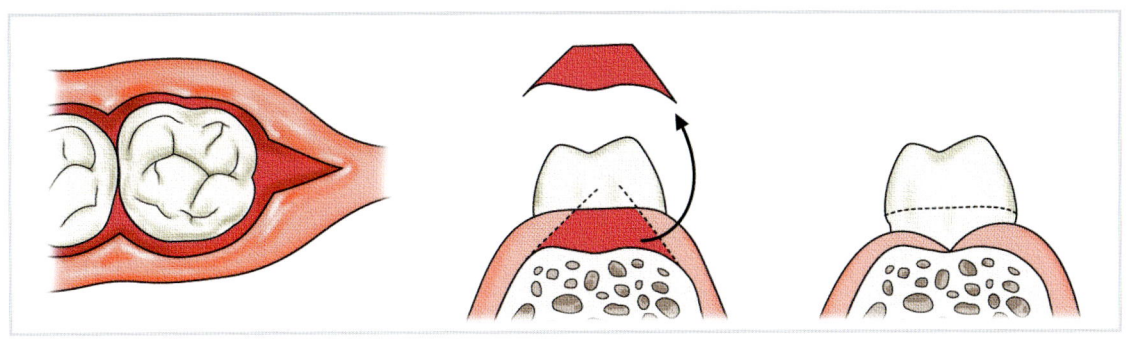

図7-1 Wedge operation．欠損部，とくに最後臼歯遠心部のポケット除去にdistal wedgeとしてよく用いられる方法．ポケットを構成する歯肉組織を三次元的に計測し，楔状の組織を切除した後に開放創を残すことなく，歯肉を薄くすることも重要である．

▶*図7-2* 平行切開法．欠損部が長く幅が広い場合に用いる．2本の平行線の間隔は歯周ポケットの深さ，歯肉の厚さなどを考慮して決める．肉芽組織を除去すると，その部が陥没するため，その後方に段差ができる．この部分（▨部）は歯肉切除を行う．

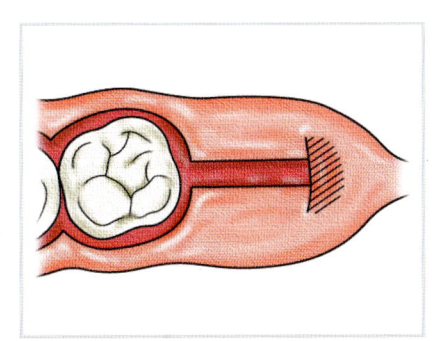

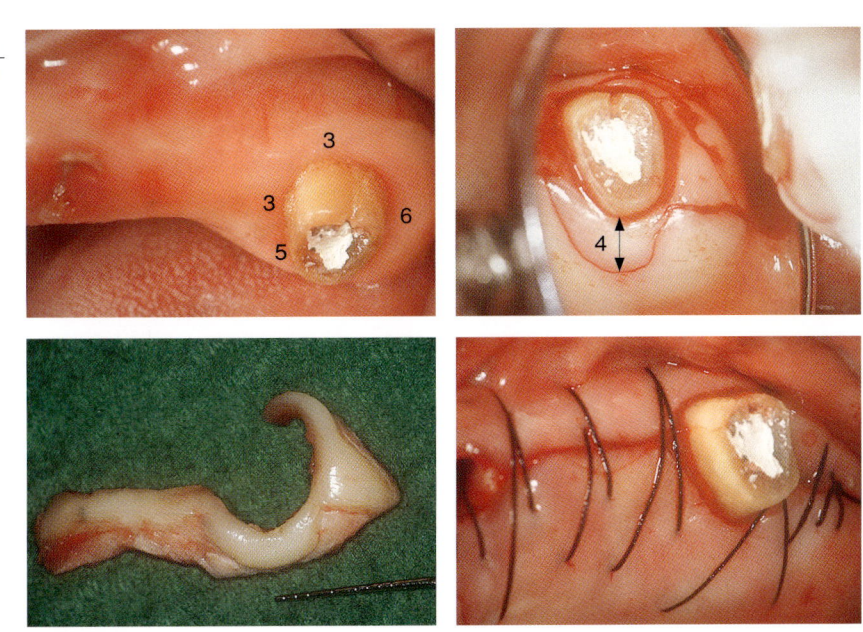

図7-3 6̲ のポケット除去と補綴処置のための歯冠延長術を行う必要がある．術前の状態．
図7-4 Distal wedgeのための切開線．この症例では口蓋側のポケット除去と歯冠延長に必要な量を想定して歯槽骨頂予測切開を行う．
図7-5 Distal wedgeと口蓋部の結合組織を一塊にして除去したところ．
図7-6 骨形態修正後，歯肉弁をもどし連続縫合した状態．ポケットの除去および十分な量の歯冠長が得られている．

歯肉

器具と基本切開法

切開には，つぎの器具を使用する．

①替刃メス
　（a：#15, b：#15c, c：#12, d：#12d）
　メスホルダー（#7）
②有鉤ピンセット，無鉤ピンセット
③キドニー・メス
　（Goldman Fox #7）
④スピアー・メス
　（Goldman Fox #11）

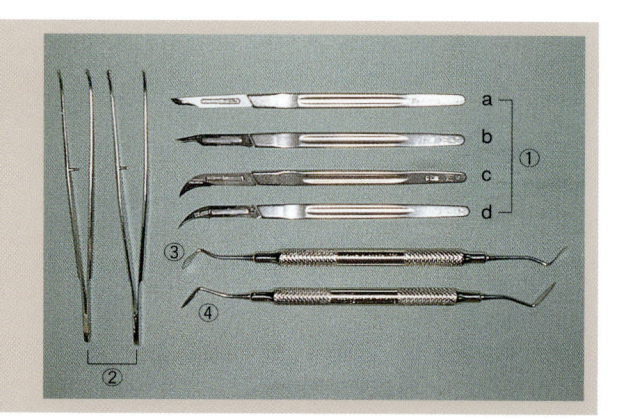

フラップを形成する際の切開は，すべて，つぎのような2通りの切開が推奨される（図8-1, 2）．

[ライニング]

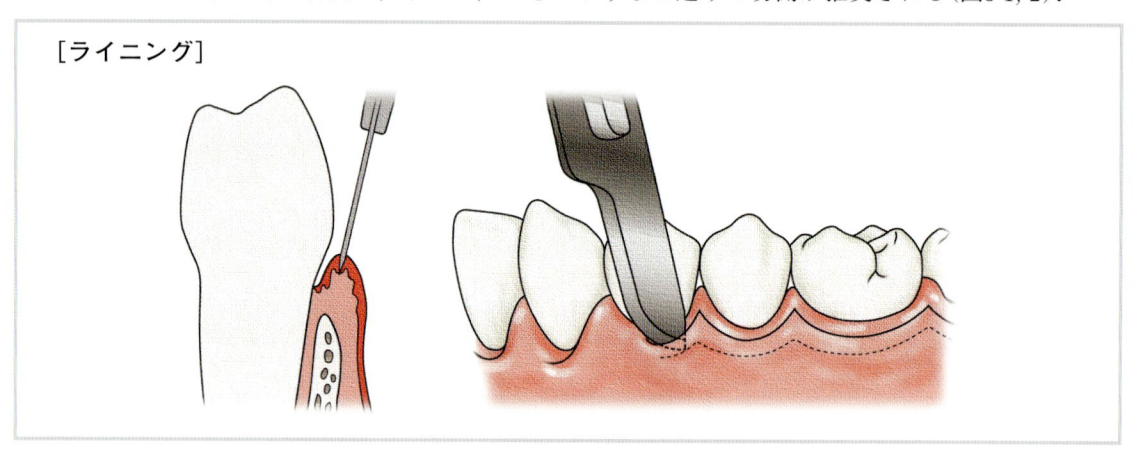

図8-1　ライニング．最初の切開はメスの刃先を使ってフラップの外形を描くようにする．ライニングはメスの抵抗が少ないので，スムーズな切開線をつくることが可能になり，きれいな切り口のフラップの形成が可能になる．

[ディープニング]

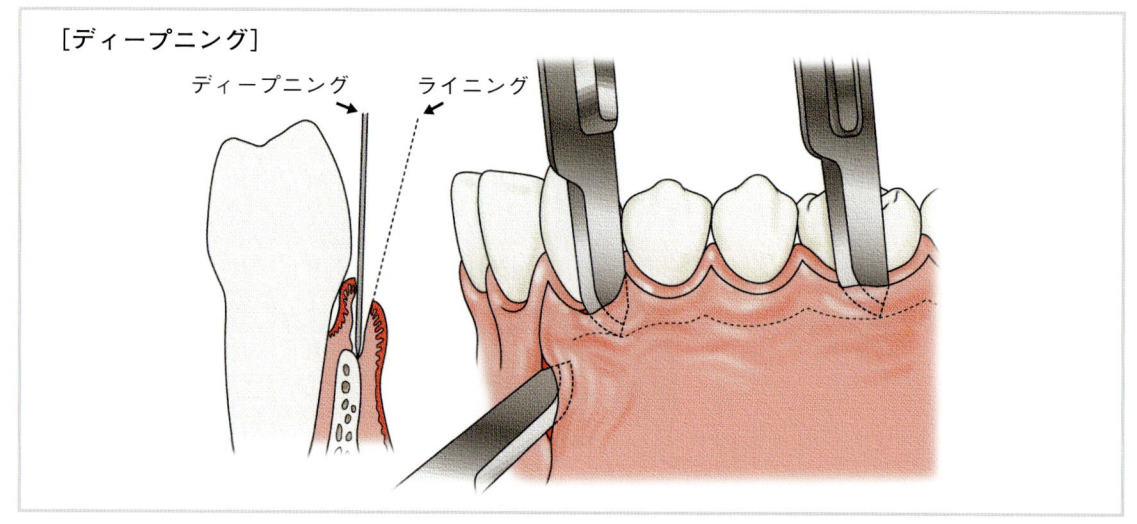

図8-2　ディープニング．ライニングを行った後，その切り口からメスの角度を浅くしてフラップが厚くならないように注意しながら，骨面に達するまで切開する．なお，骨に触れる必要がなく部分層弁でフラップを剝離する場合は骨膜の上で止める．

歯肉弁剝離法(Flap Elevation)

歯肉

歯肉弁を剝離する方法にも，全層弁，部分層弁，全層-部分層弁などの方法があり，歯周外科の目的により使い分ける必要がある．また，それぞれの剝離法の利点や欠点を理解しておかねばならない（図9, 11, 13）．

各種剝離法

［歯肉弁剝離法の種類］
- 全層弁剝離法（Full thickness）
- 部分層弁剝離法（Partial thickness, Split thickness）
- 部分層-全層-部分層弁剝離法（Partial-full-partial thickness）

各種の剝離法については，以下でその利点，欠点を含めて詳しく説明する．
剝離法のそれぞれの利点と欠点を以下にあげる．

A. 全層弁（Full thickness flap）剝離法

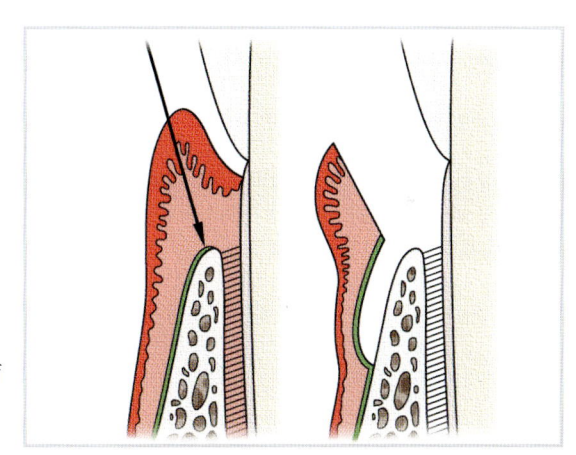

図9 全層弁断面図．骨面に達する切開を行い，骨面を露出させるように骨膜剝離子などを用いて骨膜を含んで剝離する．

［全層弁剝離法の利点・欠点］
- ［利点］
  - 歯肉弁の剝離がもっとも容易である
  - 肉芽組織の除去が容易である
  - 比較的広範囲の骨外科処置が行える
  - 比較的出血が少ない
- ［欠点］
  - 歯肉弁を術者の意図する位置に固定しにくい
  - 治癒後に歯肉の形態不良を生じやすい（歯間部クレーターや歯肉辺縁部の段差）
  - 治癒後に深い歯肉溝あるいはポケットをつくりやすい

歯肉

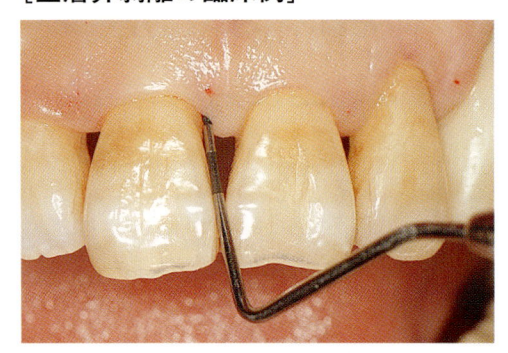

[全層弁剥離の臨床例]

図10-1 術前の状態．上顎前歯部には4〜7mmの歯周ポケットが存在する．

図10-2 術前のデンタルX線写真．

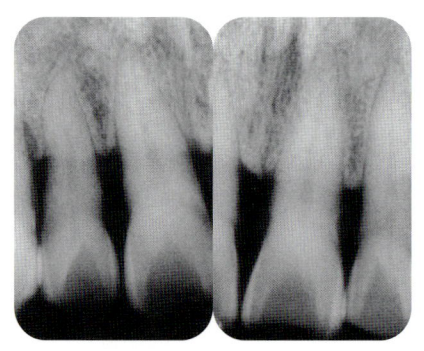

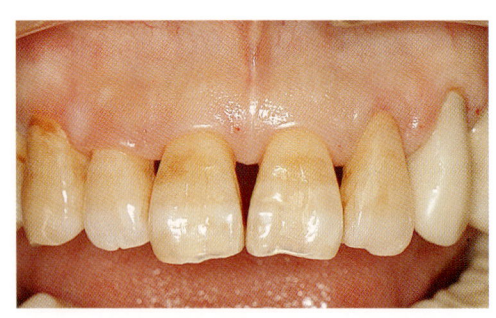

図10-3 浸潤麻酔を施した後，メスを入れる直前に必ずプローブを用いて歯槽骨頂の位置を確認する（サウンディング）．このとき，メスの角度をイメージしておく．

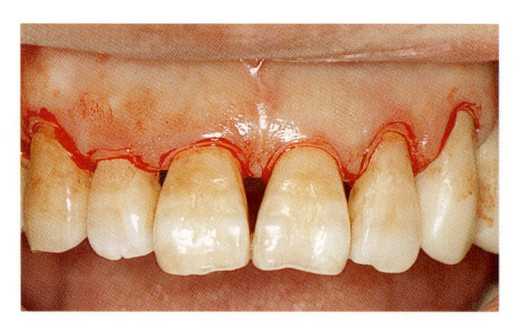

図10-4 Submarginal incisionを行う場合，まずライニングを行って切開線を決定し，その後歯槽骨頂にメスを向けてディープニングを行う．

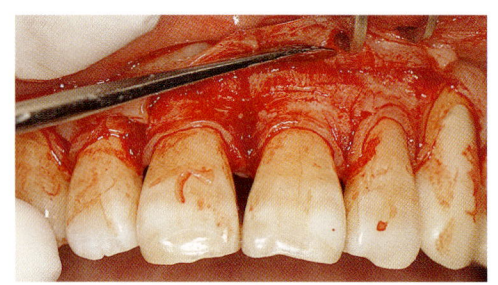

図10-5 骨膜剥離子を用いて全層弁を剥離する．根面にはポケット内縁上皮を含んだ組織が薄く残っている．

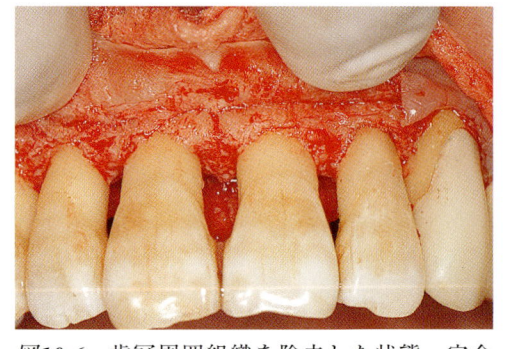

図10-6 歯冠周囲組織を除去した状態．完全に肉芽組織を除去することで出血が少なくなり，骨と歯根の移行部が明瞭になり，廓清処置が行いやすくなる．

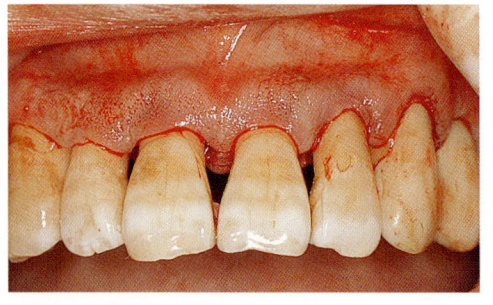

図10-7 徹底したSC/RP（スケーリング，ルート・プレーニング）を行った後，歯肉弁をもとの状態にもどす．上顎前歯部で審美的理由などにより術後の根面露出を極力少なくしたい場合，切除する組織を少なくするため，submarginal incisionの位置を歯肉辺縁から約0.5mm程度に調整する．

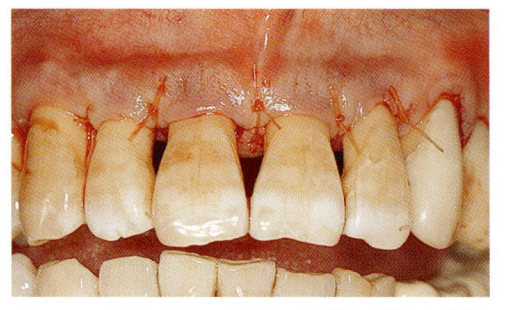

図10-8 縫合直後の状態．切開や剥離を適切に行えば，歯肉弁と歯根との間に空隙が残ることはない．歯肉弁と根面の適合がよければ，術後の痛みや出血も少なく，治癒も早くなる．

B. 部分層弁（Partial thickness flap または Split thickness flap）剝離法

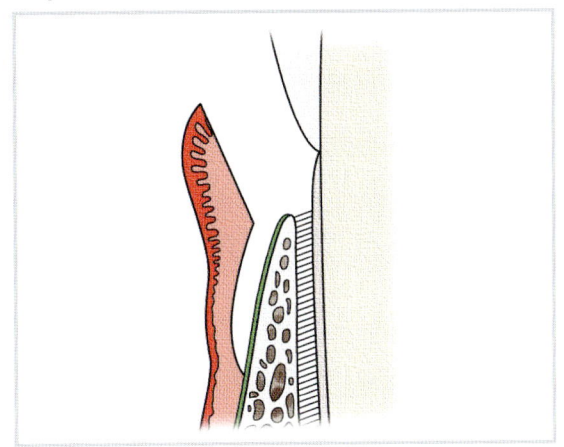

図11 部分層弁断面図．上皮と骨膜の間の結合組織を切開することで骨膜を歯槽骨上に残し，骨膜を含まない粘膜弁を形成する．

[部分層弁剝離法の利点・欠点]
[利点] ・骨膜縫合により歯肉弁の位置づけが確実である
・骨膜を残すことで歯槽骨の保護ができる
・確実なポケット除去ができ，治癒後の歯肉溝は最小となる
・治癒後に生理的な歯肉形態が得られやすい
[欠点] ・技術的にやや難しい　　・薄い歯肉の場合は適応しにくい
・比較的出血が多い

[部分層弁剝離法の臨床例]

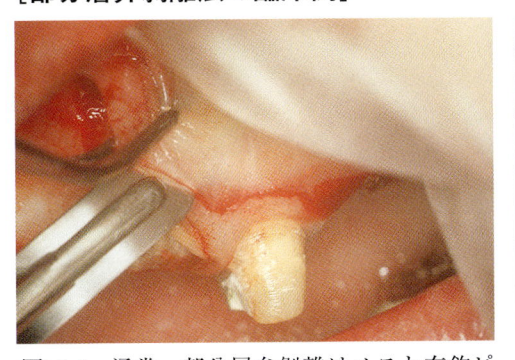

図12-1 通常，部分層弁剝離はメスと有鉤ピンセットを用いて行う．まず，ライニングを行った後，ディープニングを3〜4 mm行い，その後は根尖側から歯冠側方向にメスを用いて切り上げるように切開する．

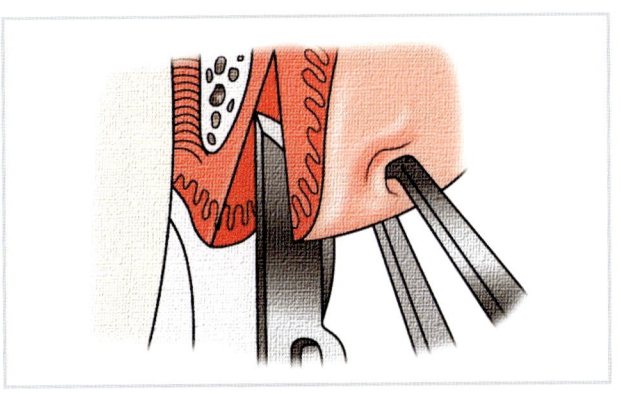

図12-2 部分層弁剝離を示したイラスト．上皮と骨面との間の結合組織をメスで切断する．

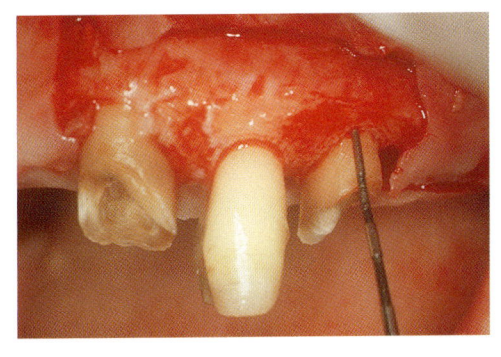

図12-3 部分層弁で剝離後，歯冠周囲組織を除去した状態．歯槽骨上に骨膜が残っているのがわかる．

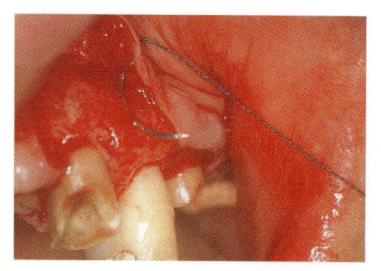

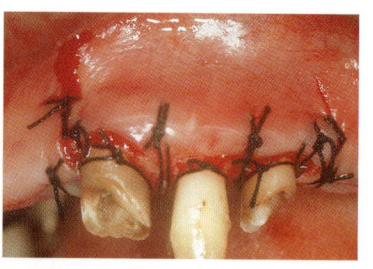

歯肉

図12-4　骨膜縫合用の縫合針を骨膜に通している状態．骨膜縫合を行うことで，術者の意図した位置に歯肉弁を固定することができる．
図12-5　歯肉弁が骨膜縫合により根尖側に位置づけされた状態．

C. 全層-部分層弁（Full-partial thickness）剝離法

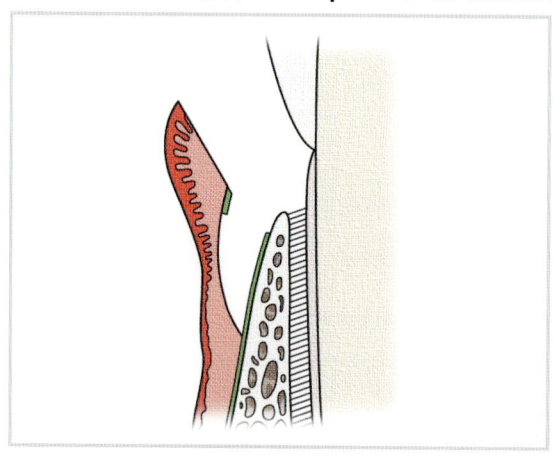

図13　全層－部分層弁断面図．骨外科処置の必要な部位のみ全層弁で剝離し，他の部分は骨面の保護，歯肉弁の固定を行うために部分層弁で剝離する．

［全層-部分層弁剝離法の利点・欠点］
［利点］・歯肉-歯槽粘膜境付近まで全層弁で剝離し，それより根尖側は部分層弁で剝離するので，部分層弁剝離に比べて比較的簡単である
・骨外科処置も比較的広範囲に行える
・骨膜縫合も行えるので，歯肉弁の位置づけが容易である
・辺縁歯肉を厚く保存できる
［欠点］・全層弁と比べるとやや難しい
・部分層弁と比べて骨膜縫合がやや難しくなる

歯肉弁剝離法に使用する器具

歯肉弁剝離法には，つぎの器具を使用する．

①骨膜剝離子
②キドニー・メス
　（Goldman Fox #7）
③メス，メスホルダー
④ティッシュ・プライヤー
　（有鉤または無鉤ピンセット）
⑤チゼル

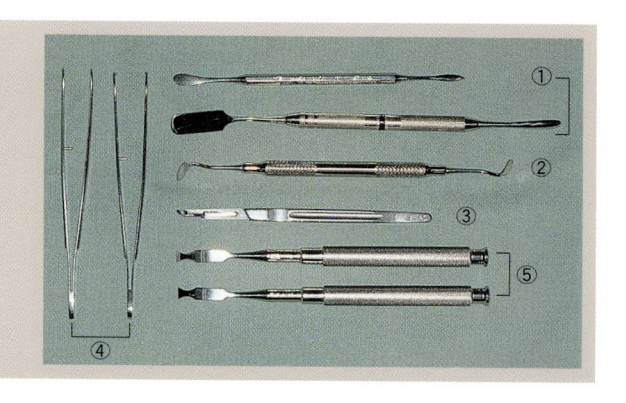

第3章 歯周外科の基本テクニック

歯肉

歯冠周囲組織除去，不良肉芽掻爬

　切開・剥離に続いて，歯冠周囲の不良肉芽を含んだ組織を除去する．この処置の結果が術後の経過に大きく影響する．これは，不良肉芽の完全な除去ができなければ，根面を確実に廓清できず，止血も難しく，術野の確保がしずらくなるからである．すなわち不良肉芽を確実に除去することによって，根と歯槽骨との移行部が明示され，術野の止血が可能となり，根面の廓清処置や骨外科などが行いやすくなる．つまり手術の予知性が高くなるのである．

［歯冠周囲組織除去，不良肉芽掻爬のポイントと術式］

［肉芽掻爬のポイント］

- 歯冠周囲線維をメスなどで確実に切断してから（図14-1, 4），できるだけ一塊で肉芽を取り除くようにする（図14-2）．結果的にこの方が時間の短縮になる
- 超音波スケーラーで血液を洗い流すと肉芽組織を識別しやすくなる
- キュレットの刃先を骨面に向けてストローク（Toe stroke）すると，肉芽組織を除去しやすくなる（図14-3）
- 口蓋側の歯肉は根面や骨面に対する付着が強いので，チゼル（Ochsenbein No.2）を用いると切除しやすい
- 深い骨欠損部では，歯周外科用バーなどを使うこともある（図14-5）

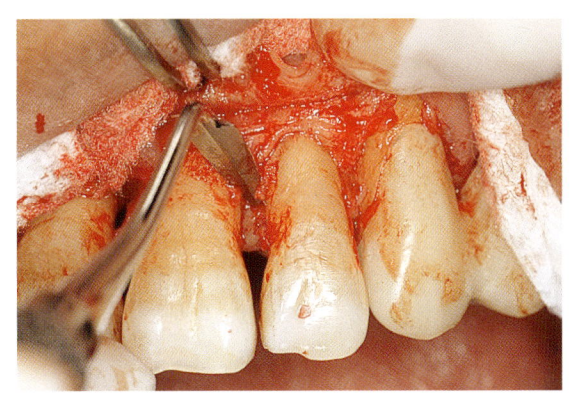

図14-1	図14-2
図14-3	

図14-1　歯間部の歯間水平線維および歯槽頂線維をスピアー・メスで切断．
図14-2　確実に切離された組織は，ロンジャーで一塊の組織として容易に除去できる．
図14-3　根面や骨面に残った小さな肉芽組織は，キュレット（Columbia 4R/4L）を用いて確実に除去する．炎症性肉芽組織が除去できれば，出血は少なくなり，廓清処置を行いやすくなる．

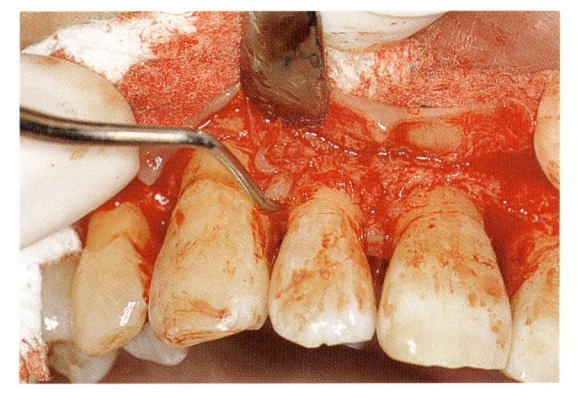

歯肉

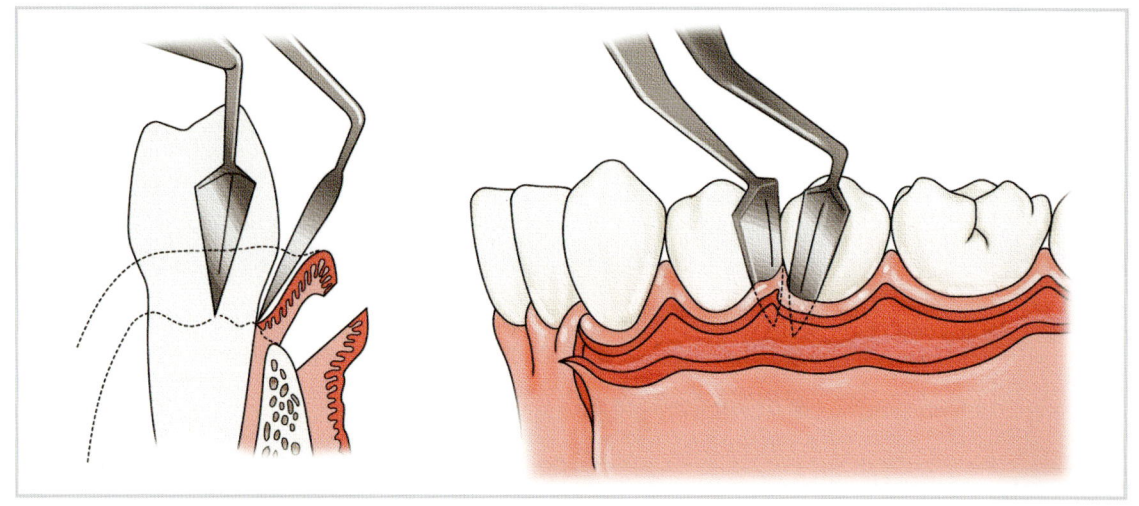

図14-4 歯冠周囲線維の切断を示したイラスト．根面および骨面と結合している線維群を，メスやスピアー・メスなどを用いて確実に切断しておくことがポイント．

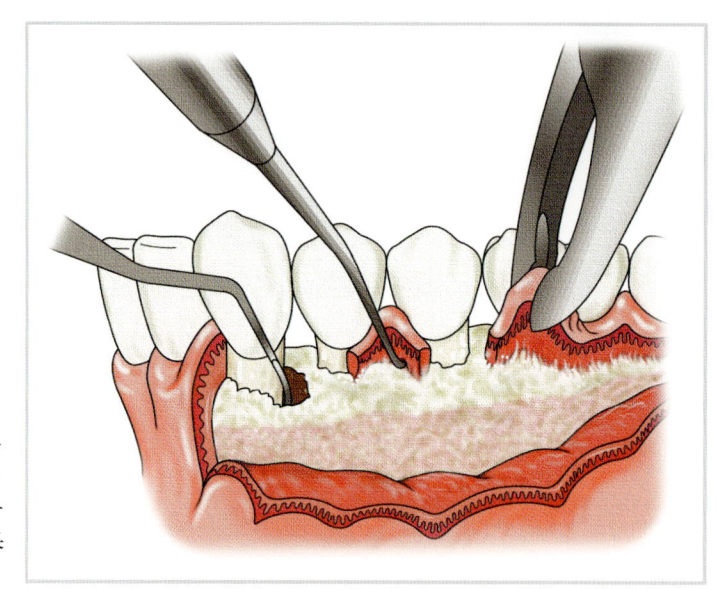

図14-5 不良肉芽の除去には，ロンジャー，ティッシュ・ニッパー，キュレットなどを用いるが，状況によってはチゼルや歯周外科用バーを用いると効果的な場合もある．

● 歯冠周囲組織除去，不良肉芽搔爬に使用する器具

歯冠周囲組織除去，不良肉芽搔爬にはつぎの器具を使用する．

①メス（#12, 15），メスホルダー
②スピアー・メス（Goldman Fox #11）
③キドニー・メス（Goldman Fox #7）
④ロンジャー
⑤ティッシュ・ニッパー
⑥キュレット（Columbia 4R/4L）
⑦チゼル（Ochsenbein #1, 2）
⑧歯周外科用バー（Periodontal Surgical Bur Set）

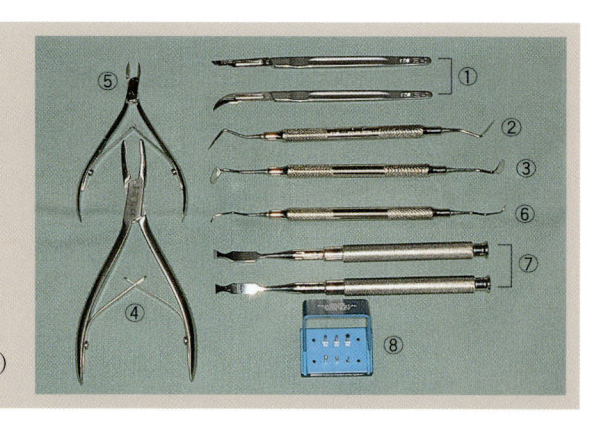

歯 根

SC/RP（スケーリング/ルート・プレーニング）

　肉芽組織の除去が終了したら，つぎに歯根の表面に付着した歯石や汚染物質の除去を行う．スケーリング，ルート・プレーニングはもっとも重要な局面である．十分に時間をかけて根面を確実に廓清しなくてはならない．

　肉芽組織の除去ができれば出血がコントロールされ，残存歯石の付着状態がよく明示され，骨吸収の状態，骨内欠損の有無も明確となる．また，術後の治癒も良好となる．歯石の取り残しがないように注意すること（図15-1～3）．

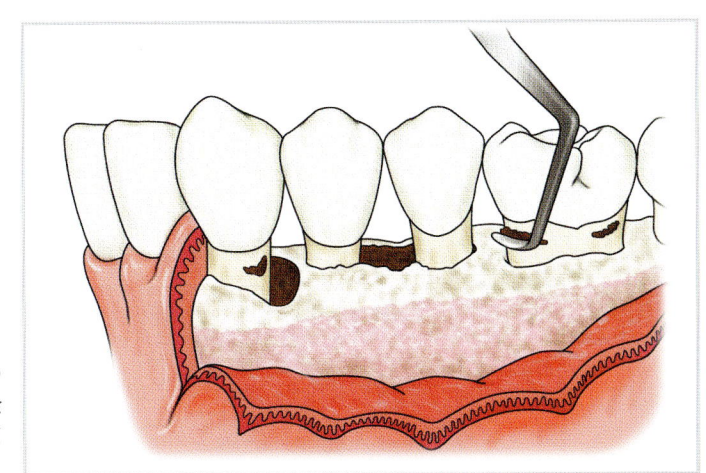

図15-1 歯肉弁を翻転した状態でのSC/RPを示したイラスト．不良肉芽の除去およびSC/RPを含めた廓清処置が歯周外科の結果の良否を決定する．

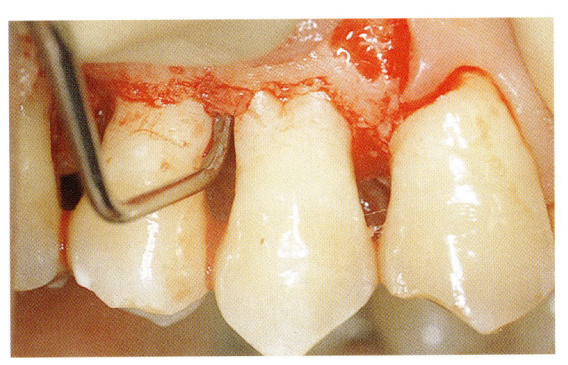

図15-2 不良肉芽を除去した後は出血が少なくなるので，根面上の沈着物を明視下で確実に除去できる．

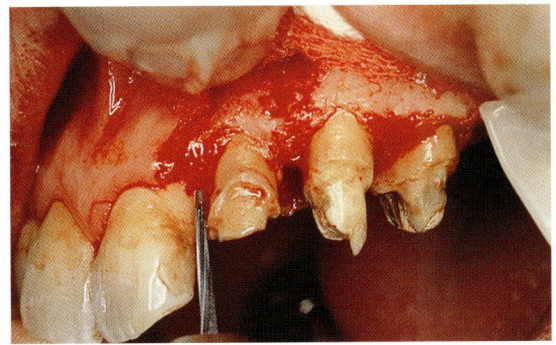

図15-3 歯冠形成を行っている歯牙では，歯周外科用バーを使ったSC/RPが可能であり，手術時間を大幅に短縮できる．

● SC/RP（スケーリング/ルート・プレーニング）に使用する器具

①超音波スケーラー
②グレーシー・キュレット
③キュレット
　　（ユニバーサルタイプSKN3/4, Columbia 4R/4L, Bahnhart 1/2）
④歯周外科用バー
　　（Periodontal Surgical Bur Set）

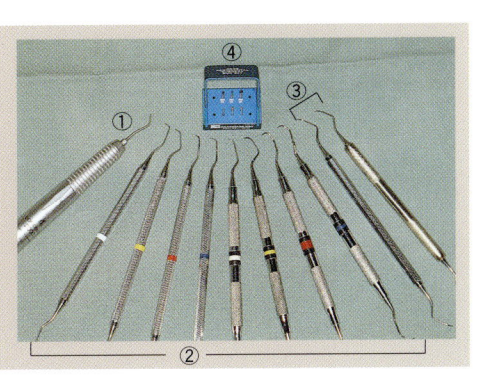

歯槽骨

骨外科処置（骨切除，骨整形）

　歯槽骨に大きな段差やクレーターなどが残っていると，治癒後にポケットが再発しやすくなる．歯周外科後の歯肉形態を良好な状態にするためには，歯槽骨を生理的な形態にすることが望ましい（図16-1〜5）．

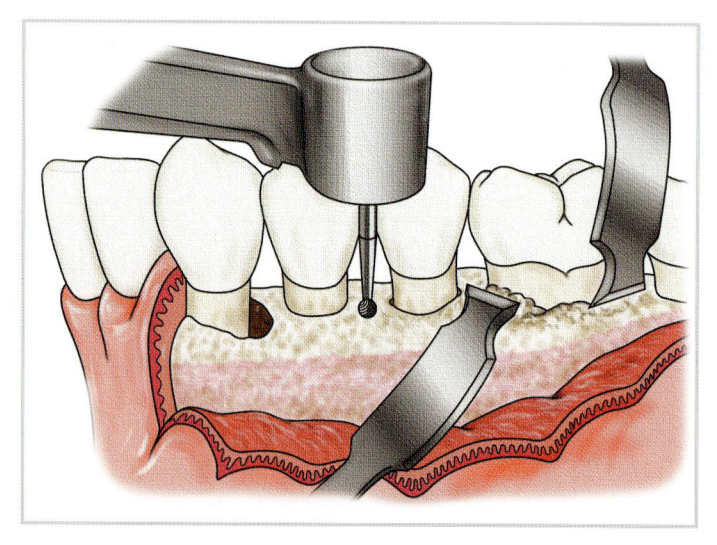

図16-1　骨外科処置のポイント．骨欠損の形態によりバーとチゼルを適切に使い分ける．

[骨外科処置のポイント]
- 歯槽骨の凹面（negative architecture）をなくす
- 支持骨の削除が最小限となるように工夫する
- 解剖学的制限（分岐部や頰棚）に十分配慮する
- 審美性への配慮から唇側の骨はなるべく保存する
- バーを用いるときは十分な注水下で行う

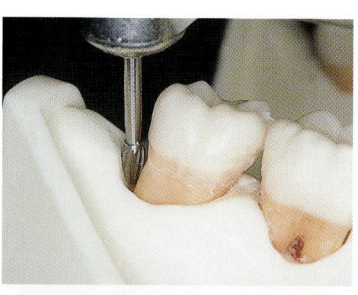

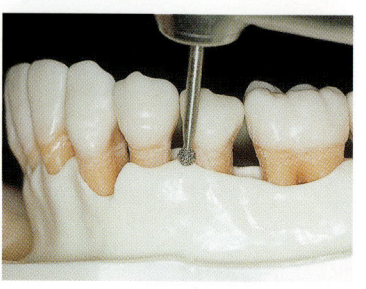

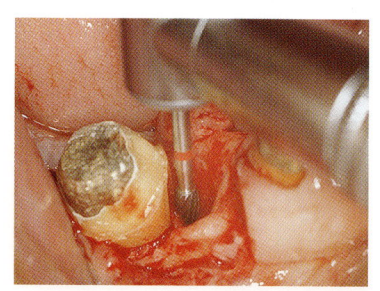

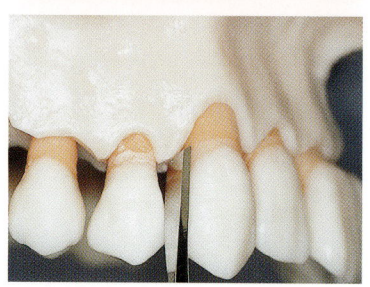

図16-2 | 図16-3

図16-2, 3　狭い骨欠損部はフレームタイプのカーバイド・バーを用いることで軟組織の搔爬とルート・プレーニングを効果的に行うことができる．

図16-4 | 図16-5

図16-4　バーを使用しておおまかな形態にする．
図16-5　次いでチゼルで骨と根面の移行部をなだらかにする．舌側（口蓋側）も同様に骨外科処置を行う．

第3章　歯周外科の基本テクニック

歯槽骨

●骨外科処置（骨切除，骨整形）に使用する器具

各種歯周外科用バー（Periodontal Surgical Bur Set）

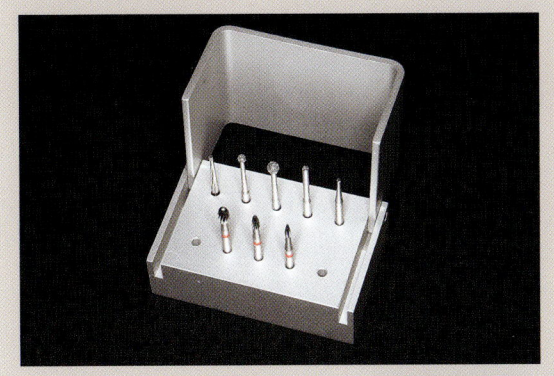

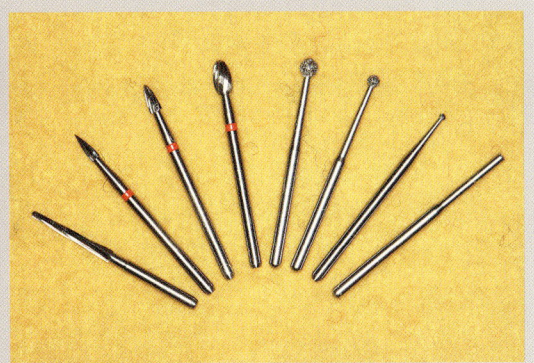

図17-1｜図17-2

図17-1, 2　ゼクリアバー．歯冠延長術や根分割，odontoplastyに使用するバー．4倍速または5倍速エンジンに装着して，十分な注水下で使用する．

図17-3｜図17-4

図17-3, 4　ダイヤモンド・ラウンドバー．骨形態を修正する際に使用する．骨の削除は断続的に行い，可能なかぎり発熱を防ぐように使用する．

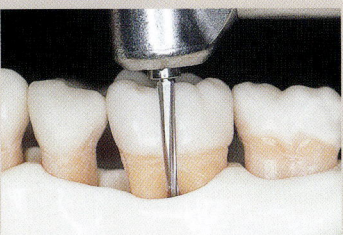

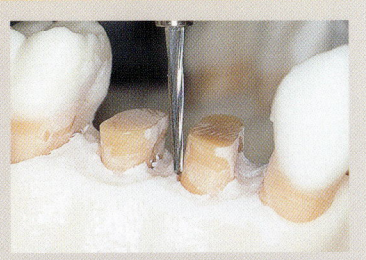

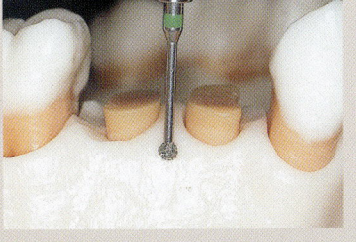

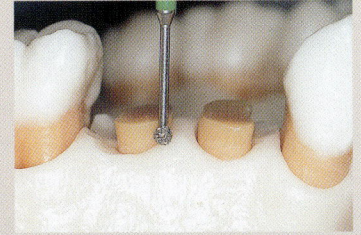

各種チゼル（Chisels）

オーシャンビーン・チゼル
① #1 Ochsenbein Chisel
② #2 Ochsenbein Chisel
③ バックアクション・チゼル
　36/37 Rhodes Back Action Chisel
④ フェディ・チゼル　｜#1 Fedi
　（両頭）　　　　　｜#2 Fedi
⑤ TG
⑥ Sugarman Bone File 1S/2S, 3S/4S

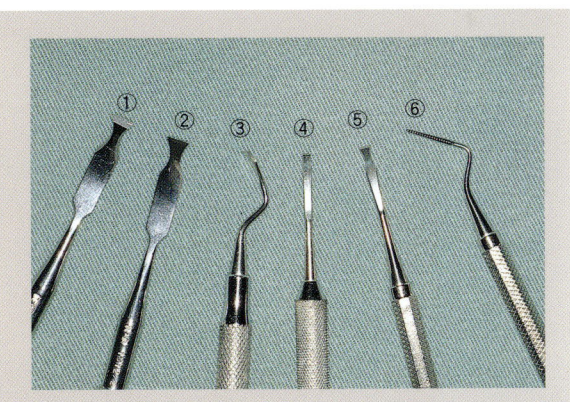

図17-5｜図17-6

図17-5　バックアクション・チゼル（③）．歯牙の遠心面など，ストレートのチゼルでは器具到達性の悪い部位に有効である．

図17-6　ボーンファイル（⑥）．なだらかに移行した骨形態に仕上げる際に，有効である．

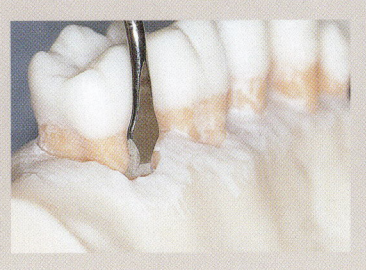

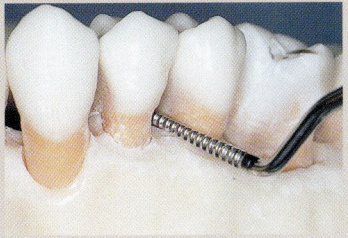

縫合

　廓清処置および骨外科処置の終了後，歯肉弁・歯根・歯槽骨に問題が残っていないか最終的な確認を行い，歯周外科の最終段階として縫合に取りかかる．歯周外科手術の結果の良否に，縫合は非常に大きな影響を与えている．場合によっては，縫合のミスが手術の失敗につながることさえある．また，縫合のテクニックだけでなく，縫合針や縫合糸，あるいは縫合に用いる器具の選択なども手術結果に影響を及ぼすので，それらの特徴も十分に理解しておく必要がある．

　縫合の目的は，単に創面を閉鎖するだけではない．一般的な歯周外科手術では①〜⑤を主な目的としているが，再生療法などではメンブレンの固定に利用されたり，インプラント手術時などにはフラップを縫合糸で牽引し，術野を確保することもある．また，歯周形成外科手術において移植片を受容側に挿入する場合に，縫合糸を利用することもある．

[縫合の目的]
①創面の閉鎖
②創傷部の止血
③血餅の保持
④軟組織の歯面や骨面への適合性の向上
⑤適切な位置へのフラップや移植片の固定
⑥再生療法におけるメンブレンの固定
⑦フラップを縫合糸で牽引することによる手術野の確保
⑧移植片を受容側に挿入する際の利用

縫合に使用する器具（図18, 19）

　持針器および縫合針，縫合糸について紹介する．あわせて縫合針のフラップへの刺入方法についてもその原則を図示したい．

図18　持針器 Needle holders.

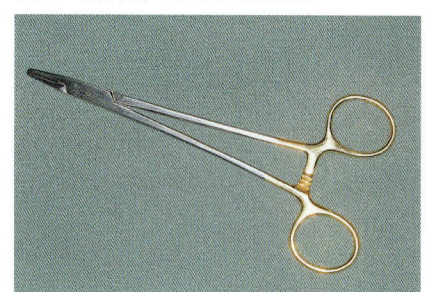

図18-1　Crile-wood 15cm.

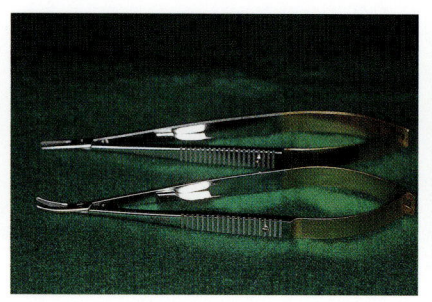

図18-2　NH-5020 Castroviejo（直・曲）14cm/5. 1/2".

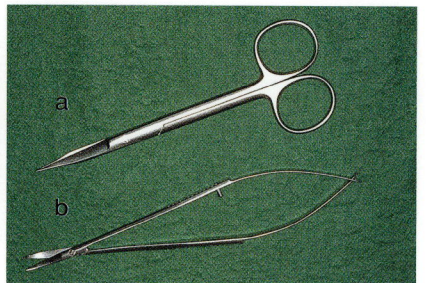

図19　ハサミ Scissors.
a：Iris Curved 11.5cm, b：Castroviejo 10cm.

縫合針と縫合糸の種類とその特徴

　縫合針の種類は大きさや形状の違いにより100種類を超える製品が存在し，縫合糸も材質による分類だけで数十種類は市販されている．それらを組み合わせた針つき縫合糸（図20）の種類は，数えきれないほど多い．当然，これらは手術の目的によって使い分けられるわけであるから，歯科において，とくに歯周外科手術に適応される種類は限定されてくる．

図20　針つき縫合糸Suture needles. 歯周外科でもっともよく用いられる縫合針はこの2種類である．
a：C-17／針の長さが12mmで，彎曲の程度は弱彎（3/8 circle）の針つき4-0縫合糸である．縫合糸の材質はシルクで針先は逆三角形のため組織の断裂も少なく，骨膜縫合に適しているEticon 641G.
b：C-6／針の長さは18mmで，C-17と同様，弱彎（3/8 circle）の針つき4-0シルク縫合糸である．全層弁における歯間部の縫合や通常の抜歯の際の縫合に適している．

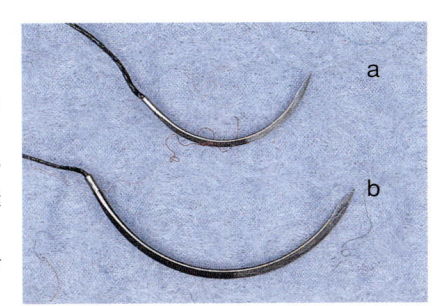

A. 針先の種類

　一般的な針先は，丸針（Taper point），角針（Conventional cutting），逆三角針（Reverse cutting），丸針で先だけが角針になったもの（Tapercut）などがある．丸針は通常，軟らかい組織（腹膜，腸，心臓など）に使われ，角針や逆三角針（図21-1）は比較的硬い組織（皮膚，眼球，歯肉など）に使われる．通常，口腔内で使われる縫合針は逆三角針が多い．角針を用いた場合，縫合糸を強く牽引すると組織が切れやすいので，逆三角針を用いる方がよいとされている．

B. 彎曲の種類

　縫合針はその彎曲の程度により，弱・弱彎（1/4 circle），弱彎（3/8 circle），強彎（1/2 circle），強・強彎（5/8 circle），そして直針などの種類がある．主に歯周外科では，歯間部を通したり，平面あるいは凸面での創傷部を縫合することが多いので，弱彎（3/8 circle）のものが適していると思われる（図21-2）．また，陥凹した粘膜部の縫合には強彎（1/2 circle）が使いやすいと思われる．

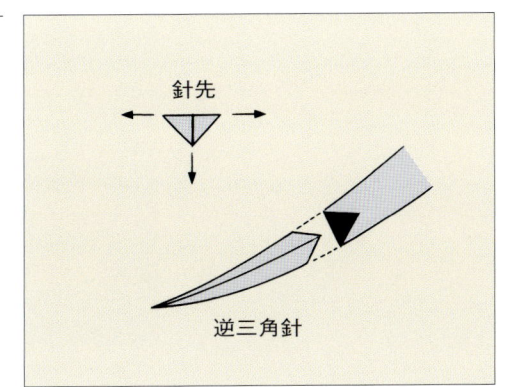

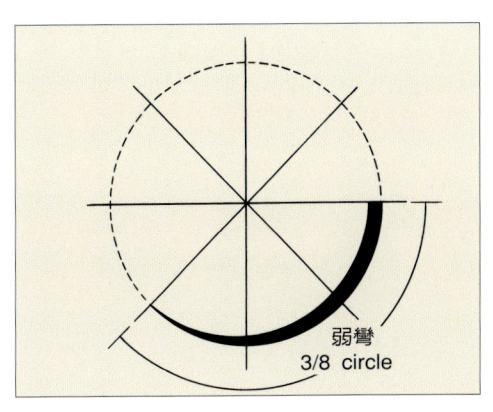

図21-1　逆三角針の針先.
図21-2　弱彎（3/8 circle）.

[フラップへの刺入方法]

縫合針を用いたフラップへの刺入方法について，その原則を整理してみる

- 原則として縫合針の刺入は，歯間中央部でフラップ断端より2〜3mm離れた角化歯肉内にする（図22-1）
（角化歯肉が非常に少なく，粘膜内に刺入せざるをえない場合，組織がたわまないように注意する）
- 硬組織に針先を引っかけたり，持針器やピンセットで針先をつかんで曲げないように注意する（図22-2）．組織から針を引き抜くときは，針先から少し離れた部分をつかむようにする
- 縫合針が組織を貫通するときに，無理に針の方向を変えようとすると針が折れやすい．最初に刺入した方向で針の彎曲にまかせて軽く押すように運針する
- 縫合針は，常に可動部から非可動部へ刺入するようにする．動きやすい組織は有鉤ピンセットで保持した状態で刺入する

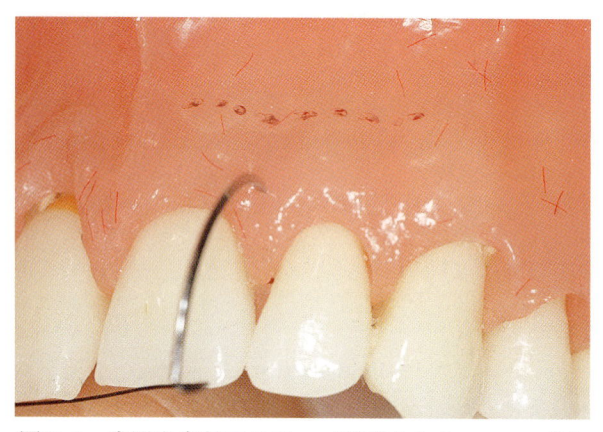

図22-1　歯間中央部でフラップ断端より2〜3mm離れた角化歯肉内に刺入する．

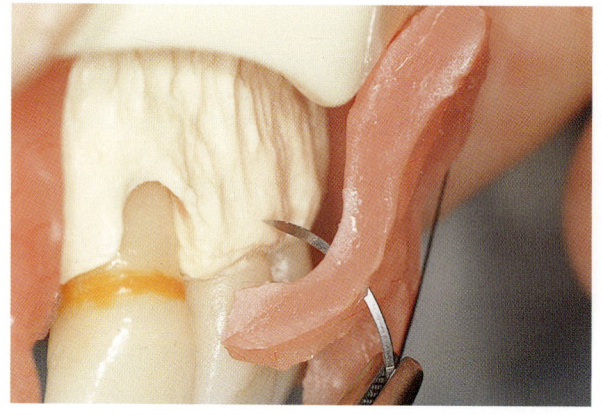

図22-2　歯槽骨や歯牙に引っかけたり，持針器やピンセットで針先を曲げないようにする．

C. 縫合糸の種類

ここでは，歯周外科に用いる縫合糸を材料の観点から整理し，その選択のために，それぞれの利点，欠点を示しておく．

①シルク（絹糸）（図23-1）

縫合糸として非常に古くから使われてきた材料である．天然シルク線維を材質とする非吸収性の撚り糸状（ブレード）の縫合糸である．

[利点]
- 糸に腰があり，操作性がよく，結びやすい．
- 伸張性に優れている．
- 安価である．

[欠点]
- 組織反応性が高く，プラークが付着しやすい．

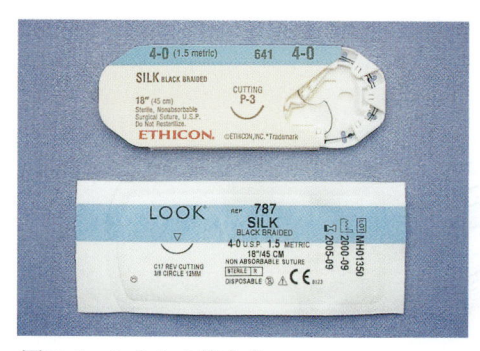

図23-1　シルクの縫合糸．

②ナイロン（図23-2）

合成非吸収性縫合糸で，ナイロン・ブレードやナイロン・モノフィラメントなどの種類がある．

[利点]・組織反応性が非常に低く，プラークの付着も少ない．
・抗張力，組織通過性に優れている．

[欠点]・シルクと比べるとやや操作性が悪く，結びにくい（ゆるみやすい）．
・やや高価である．

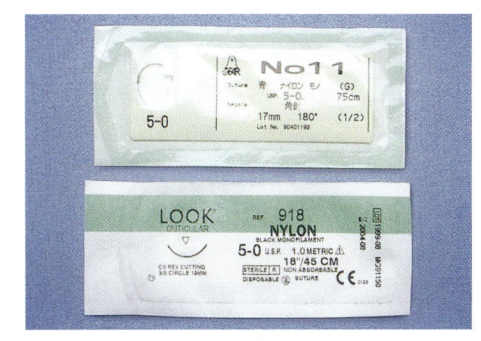

図23-2 ナイロンの縫合糸．

③e-PTFE（Gore-Tex）（図23-3）

GTR法でGore-Texメンブレンを縫合するために開発された合成非吸収性縫合糸である．しかし，組織の縫合を目的としても非常に優れた利点を有しており，一般の歯周外科に用いられることもある．

[利点]・操作性，組織通過性に優れており，プラークもシルクに比べ付着しにくい．
・組織反応性もほとんどないため長期間留置できる．
・すべりがよいため張力を調整できる．

[欠点]・かなり高価である．

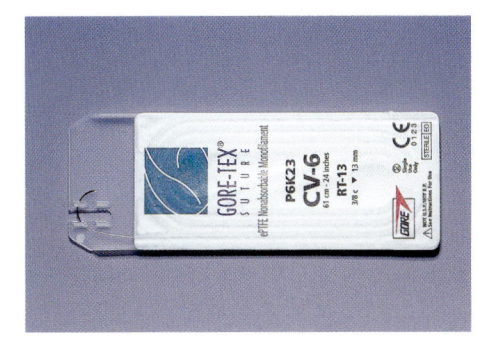

図23-3 e-PTFE（Gore-Tex）の縫合糸．

④ガット（Gut）（図23-4）

ヒツジの小腸粘膜下組織，またはウシの小腸漿膜組織を材質とする吸収性縫合糸である．プレイン・ガット，クロミック・ガットなどの種類がある．クロミック・ガットは，クロム酸含有量が正確にコントロールされており，吸収が均一で吸収期間が一定している．また，プレイン・ガットより組織内抗張力保持期間が長く（プレイン／7～10日，クロミック／21～28日），組織反応性が低い．

[利点]・生体内で吸収されるので，抜糸のできない部位にも応用できる．

[欠点]・組織反応性が高い．
・シルクと比べると操作性が悪く，血液などが付着しやすい
（一針ごとに縫合糸を湿らせたガーゼで拭き取らなければならない）．
・いったん乾燥させてしまうと，裂けてしまうことがある．

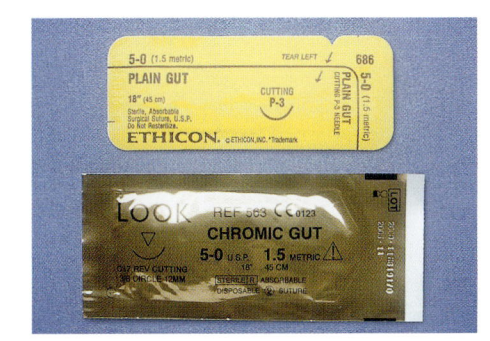

図23-4 ガット（Gut）の縫合糸．

⑤ポリプロピレン（図23-5）

[利点]・組織貫通性が良好で，繊細な縫合が可能（歯周形成外科に適応）
・プラークの付着が非常に少ない
・組織親和性が高い

[欠点]・細い糸（6-0，7-0）は切れやすい
・結紮時に歯周組織が切れることがある
・断端部が頰粘膜，舌などを刺激することがある

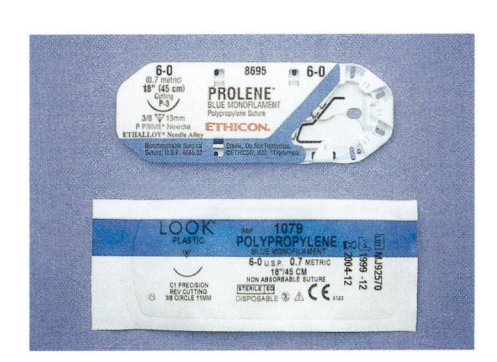

図23-5 ポリプロピレンの縫合糸（非吸収性合成縫合糸）．

●縫合法

縫合には以下のような方法がある．

A. 単純結紮縫合（Simple suture）

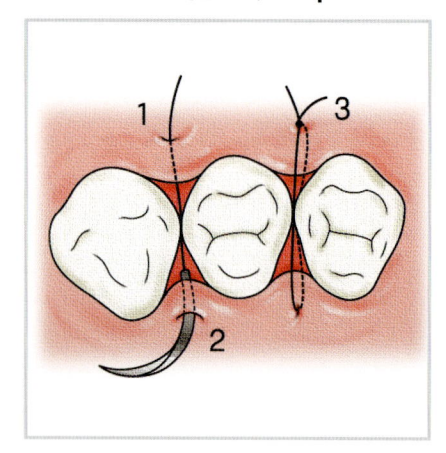

図24-1　単純結紮縫合（Simple suture）．もっとも簡便な縫合法で使用頻度も高い．抜歯時やopen flapなどのときに用いる縫合法．

B. マットレス縫合（Mattress suture）
　1．垂直マットレス縫合（Vertical mattress suture）
　2．水平マットレス縫合（Horizontal mattress suture）

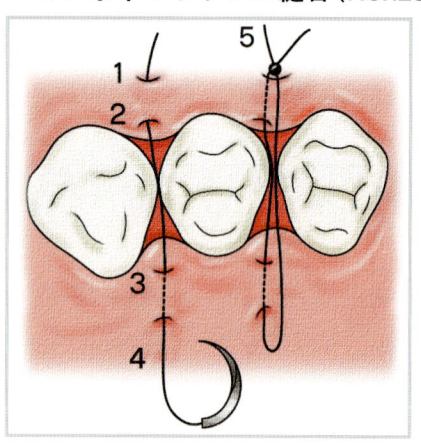

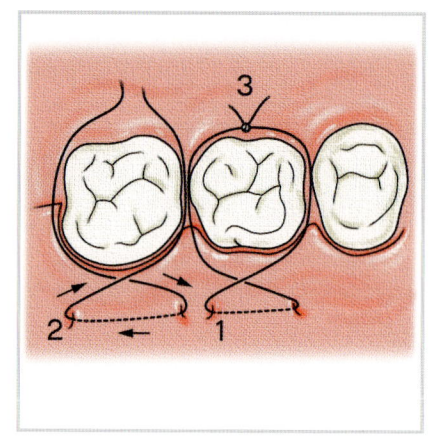

図24-2 ｜ 図24-3

図24-2　垂直マットレス縫合（Vertical mattress suture）．やや複雑な方法であるが，創傷部内に縫合糸が入らないので，治癒の妨げとならない．

図24-3　水平マットレス縫合（Horizontal mattress suture）．大臼歯（とくに上顎口蓋側）部で歯冠幅径が大きいため，歯間部の縫合だけでは歯間中央部のフラップと骨との間に死腔ができやすく，その結果，治癒が遅くなる．この縫合法では，面でフラップを押さえられるため，フラップと骨との適合が得られやすい．

　3．連続マットレス縫合（Continuous mattress suture）

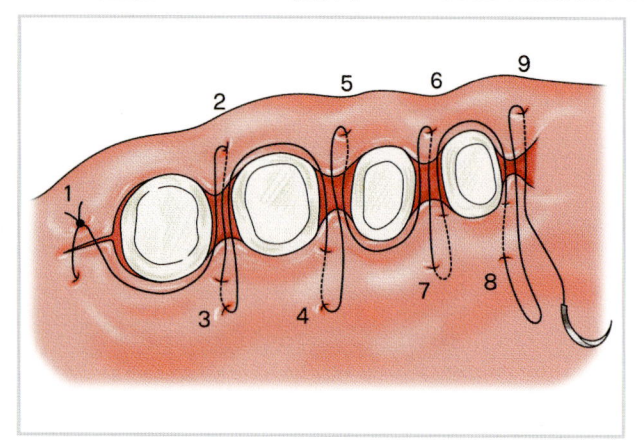

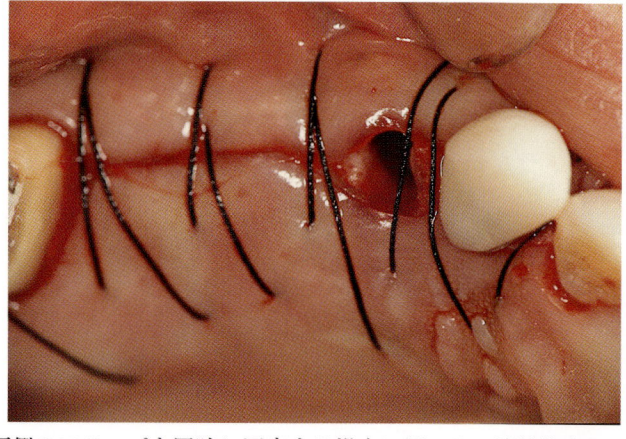

図24-4, 5　連続マットレス縫合（Continuous mattress suture）．両側のフラップを同時に固定する場合に用いる．連続縫合は，縫合糸や時間の節約にはなるが，各歯間部での糸の緊張を一定にすることが難しい．

第3章 歯周外科の基本テクニック

[連続縫合時の結紮法]

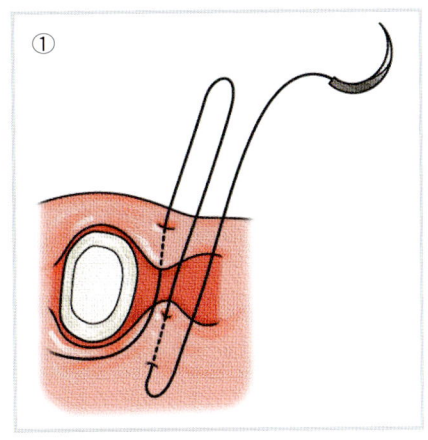

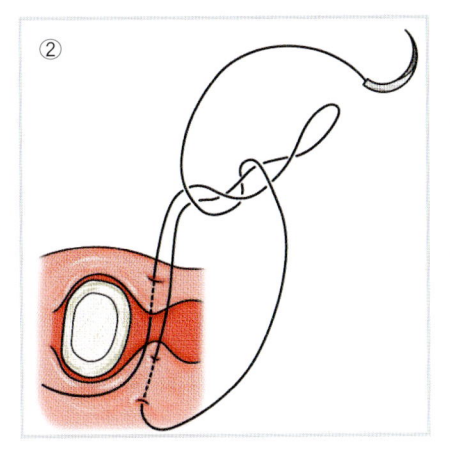

①

②

③

図24-6 縫合の終わりの部分をたるませる．

図24-7 その部分を1本の糸とみなして縫合する．

図24-8 縫合完了．

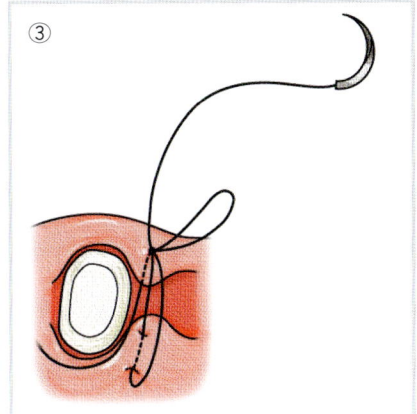

C. 懸垂縫合（Sling suture）

1．懸垂縫合（Sling suture）

[懸垂縫合①] 片側のフラップを歯根にひっかけるようにして縫合する．

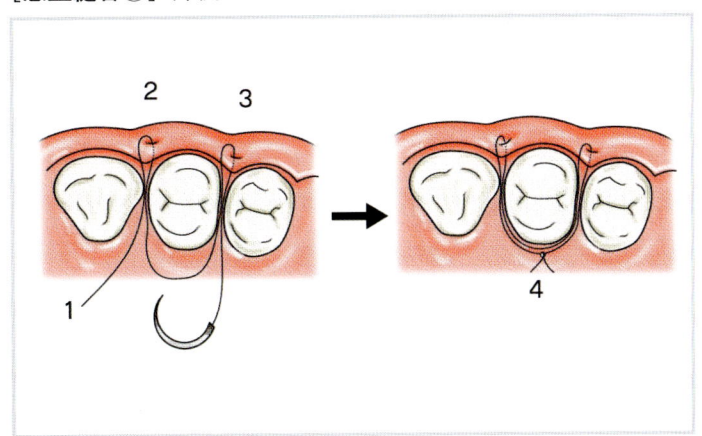

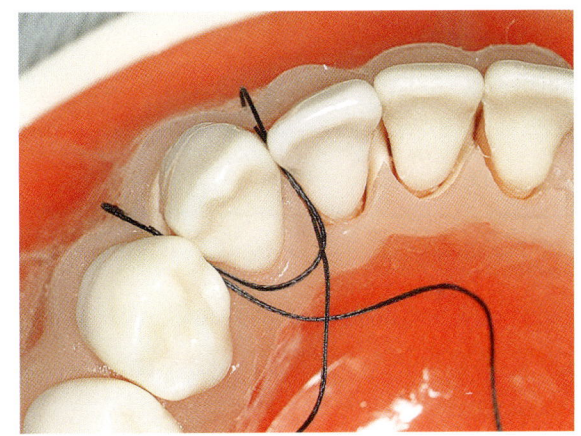

図24-9, 10 懸垂縫合（Sling suture）．片側のフラップを歯冠方向に牽引し，固定する縫合法．

[懸垂縫合②] 刺入点で縫合する方法．

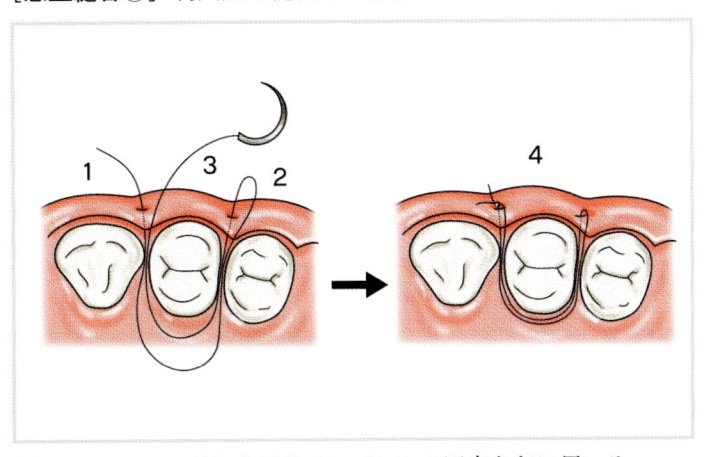

図24-11, 12 GTR法におけるメンブレンの固定などに用いる．

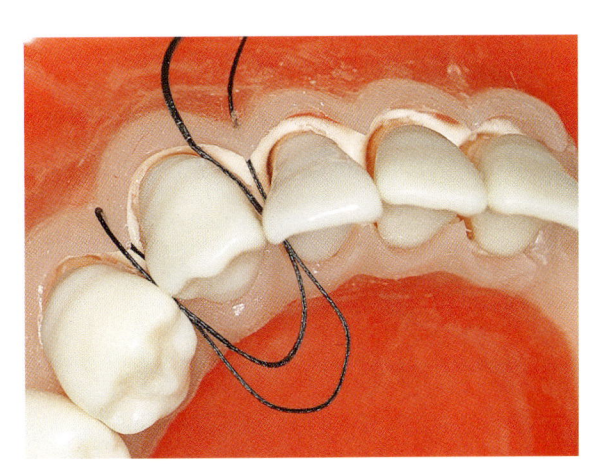

77

2．連続懸垂縫合（Continuous sling suture）

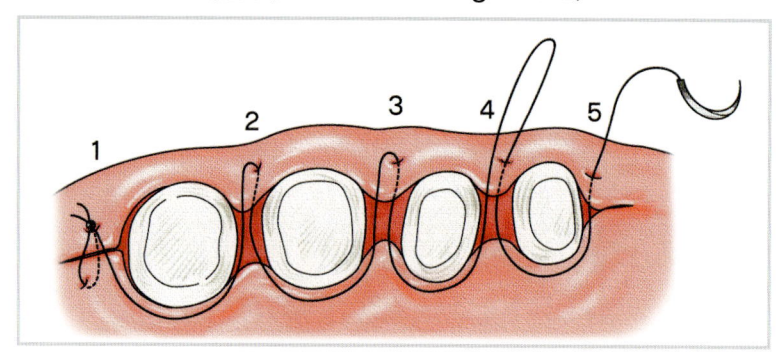

図24-13 連続懸垂縫合（Continuous sling suture）．片側のフラップの固定に用いる．連続縫合はゆるみやすいので，結紮する前に糸の緊張度をチェックする．

3．アンカー縫合（Anchor suture）

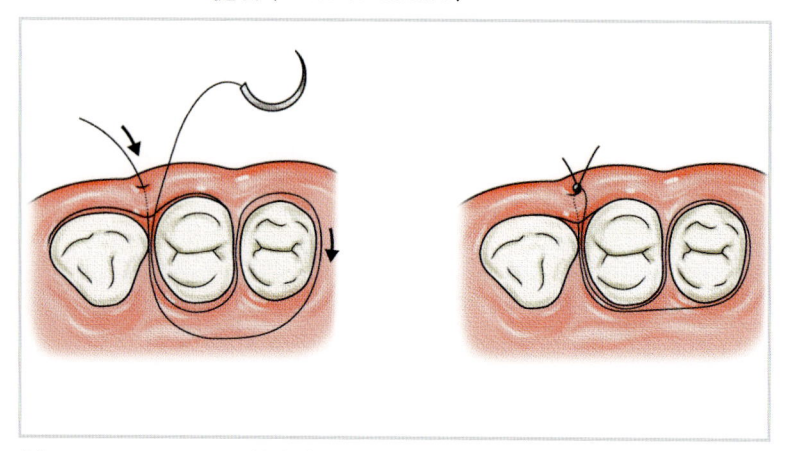

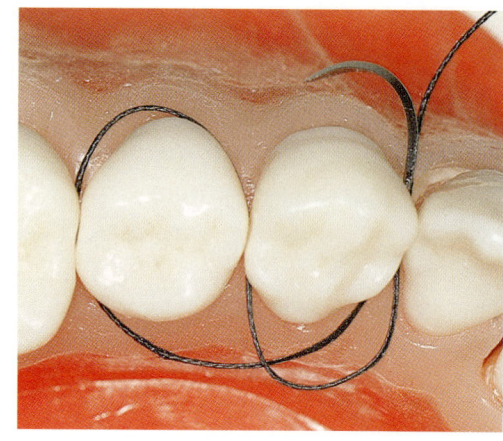

図24-14, 15 アンカー縫合（Anchor suture）．1か所の刺入のみでフラップを固定したい場合に用いる．刺入点の歯肉は遠心舌側に牽引される．

D. 交叉マットレス縫合（Cross mattress suture）

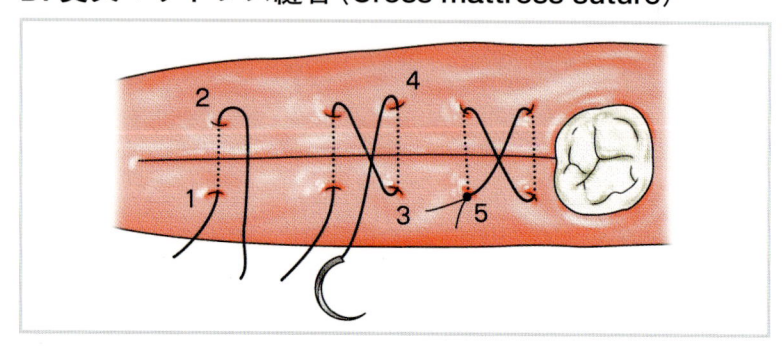

図24-16 交叉マットレス縫合（Cross mattress suture）．比較的短い創面をしっかり閉鎖する場合に用いる．

E. 8字縫合（Figure eight suture）

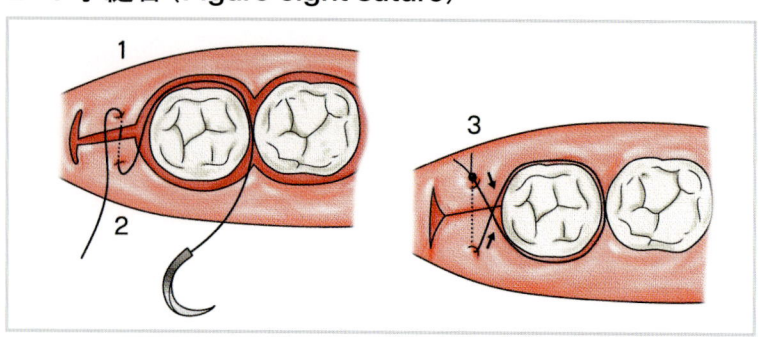

図24-17 8字縫合（Figure eight suture）．フラップを互いに引きよせ，歯根に密着させたい場合に用いる．

F. 連続ロック縫合（Continuous locked suture）

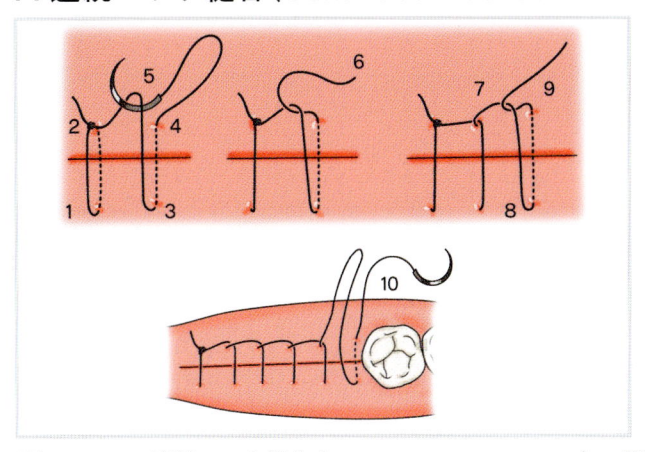

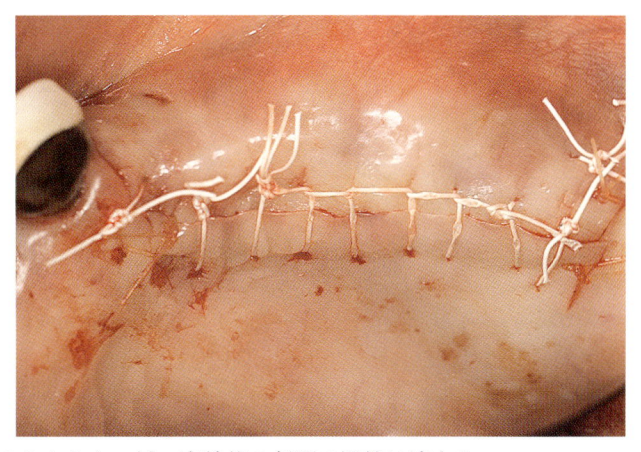

図24-18, 19　連続ロック縫合（Continuous locked suture）．緊張のかからない長い直線状の創面の閉鎖に適する．

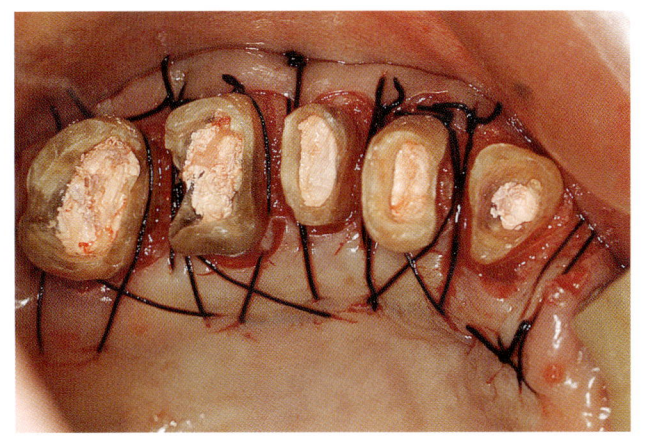

図24-20　上顎臼歯部のAPF終了時の咬合面観．頰側は骨膜縫合，舌側は単純縫合または垂直マットレス縫合で行うが，上顎臼歯部の場合，口蓋側はフラップを緊密に適合させるよう水平マットレス縫合を追加することが多い．

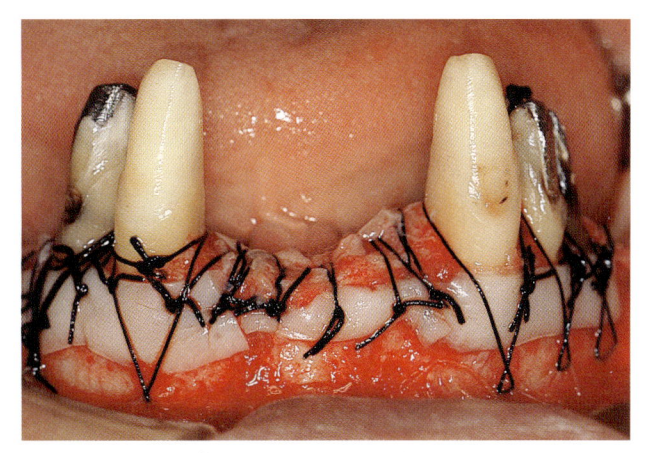

図24-21　遊離歯肉移植片の固定を行う際に，移植片と骨膜の間の死腔をなくすために，頰側に水平マットレス縫合を行うことが多い．

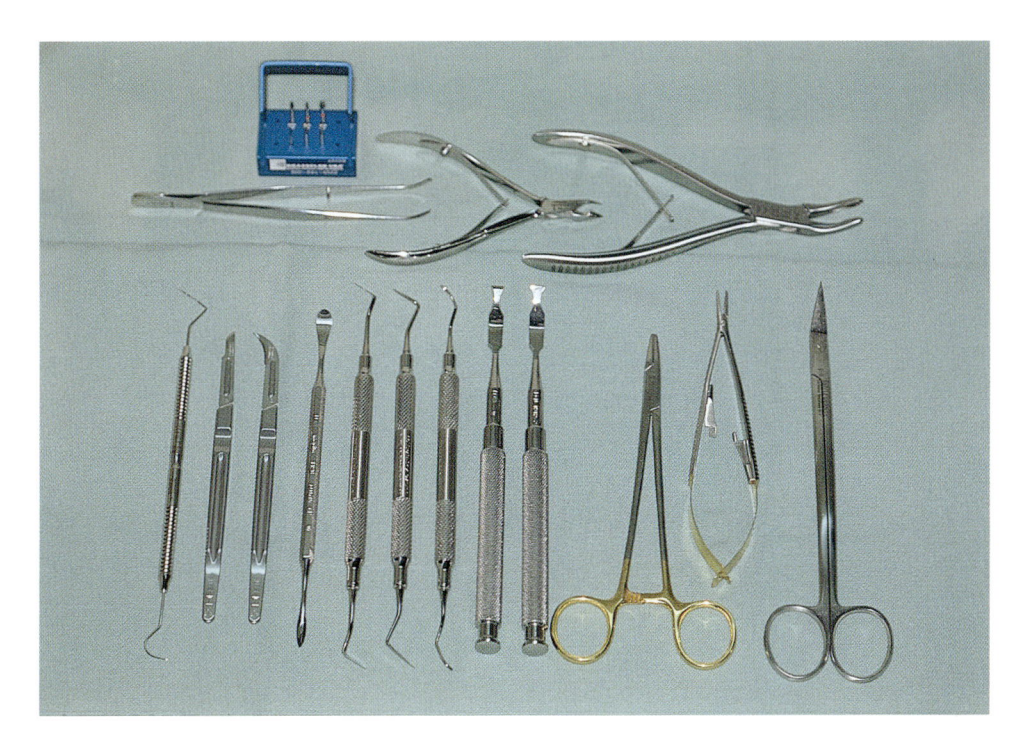

▶図25　歯周外科器具一式．

G. 骨膜縫合 (Periosteal Suturing) について

骨膜縫合は歯周外科手術のオプションの幅を広げるために，ぜひ習得したいテクニックである．歯肉弁を移動したり遊離歯肉移植を行う場合，部分層弁を形成することによって歯槽骨面に骨膜（実際は骨膜を含んだ結合組織）を残し，その骨膜と歯肉弁や移植片を縫合して固定する．骨膜縫合を用いれば，歯肉弁や移植片を術者の意図する位置に確実に固定できる．

骨膜はかなり脆弱な組織で縫合の際に切れやすいので，非常にデリケートな技術が要求される．そのため，縫合針は小さいもの（12mm．3/8circle, C17），縫合糸も細いもの（4-0～6-0）を用い，持針器もCastroviejoのような繊細な操作ができるものを用いる（図26-1～4）．

[骨膜縫合のキーポイント]

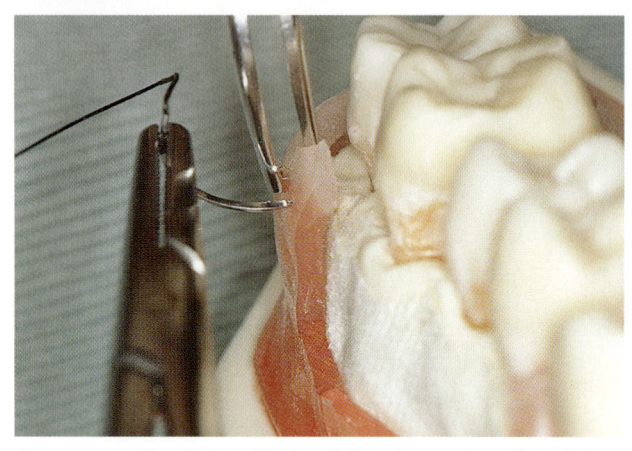

図26-1 まず，針先を骨面に直角にあて，その後わずかに針を傾斜させて骨面を滑るように角度をつける．針先が骨に引っかからないように注意して軽い力で運針する．

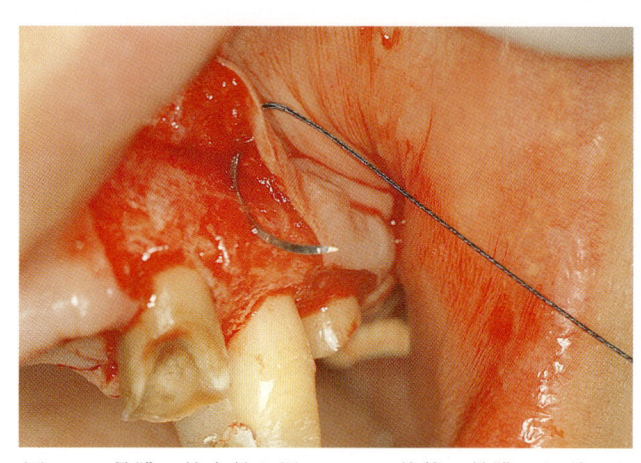

図26-2 骨膜に縫合針が通っている状態．骨膜のわずかな厚みの間を通すので，縫合針は細いものを選択する必要がある．

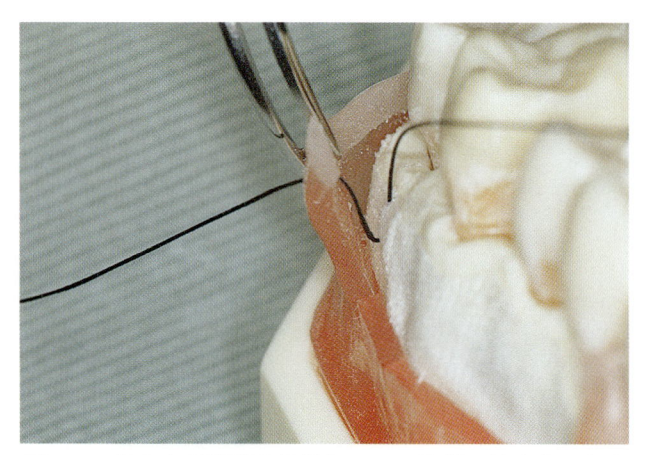

図26-3 縫合糸が骨膜を貫通している状態．縫合糸に無理な力がかかると骨膜が切れるので，慎重に糸を滑らせる．

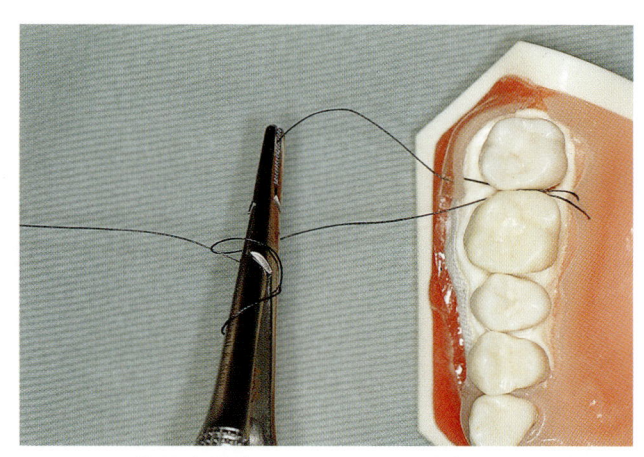

図26-4 口蓋側（舌側）のフラップに縫合糸を通し，頬側の刺入点で結紮する．この際，左人差指で結紮部を軽く押しながら糸を絞めると骨膜が切れにくい．

結紮法

[結紮のポイント]
- 通常，持針器を用いて結紮する（図27）
- 縫合糸の材質や状況に応じて結紮法も変える必要がある
- 縫合糸が緩まないように，しっかりと緊密に結紮する．針の刺入点で結紮部をつくると糸が緩みにくい
- 結紮部には細菌が付着しやすいので，切開線の上に結紮部をつくらない
- 結紮部はできるだけ小さくし，縫合糸は2～3mm余らせて切る
- 組織が壊死するような過大な張力で縫合しない（組織に深く食いこんだり，貧血帯ができたりしないようにする）
- 縫合糸の断端以外の部分はあまり持針器でつかまないようにする（糸が傷つきやすい）

図27 持針器を用いた結紮の方法．

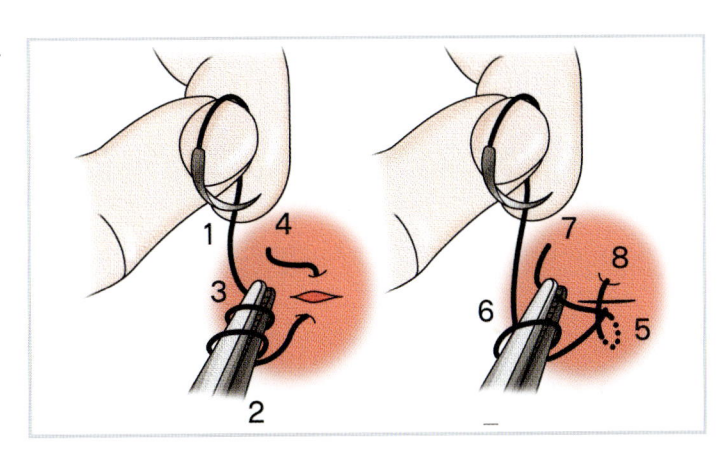

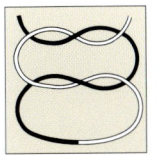

図28-1

図28-2

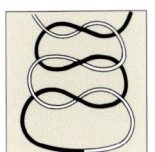

図28-3

図28-4

[結紮の種類]

①男結び（単純結び／Square knot）（図28-1）
第1の結び目と逆方向に持針器を回すと男結びとなる．結び目がとけにくい．

②女結び（立結び／Granny knot）（図28-2）
第1の結び目と同じ方向に糸を持針器に回すと女結びとなる．結び目がとけやすい．

③"2-1"外科結び（Surgeon's knot 2-1）（図28-3）
第1の結び目をつくるときに2回糸を持針器に回し，第2の結び目をつくるときに糸が緩まないようにする．第2の結び目は男結びとする．通常シルクなどの滑りにくい縫合糸に用いる結紮法．

④三重結び（図28-4）
男結びあるいは2-1外科結びにもう1つ男結びを追加する．滑りやすい合成縫合糸（ナイロン，ガット，バイクリル，Gore-Texなど）を用いる場合や，とくに重要な結紮の場合に用いる．

術後管理

創傷部の保護

縫合が終了した後，手術部位全体の確認を行い，治癒期間中の創傷部の保護を行う．以下にその材料を示す．

A. 止血剤

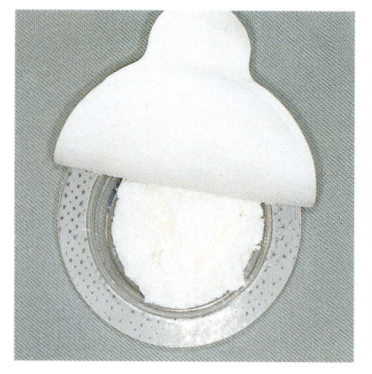

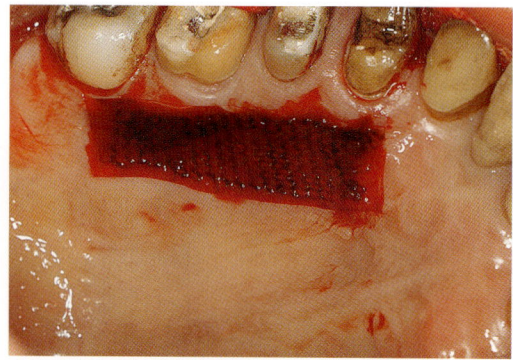

図29-1｜図29-2

図29-1　アビテン．
　ウシ真皮コラーゲンを微繊維状に加工したもので，止血効果がある．創面の血液を除去した後，乾燥状態のまま使用し，上からガーゼで圧迫する．

図29-2　サージセル．
　セルロースを酸化して得た繊維をガーゼ状に調整したもので，出血創面に直接貼付し止血させる．

B. Collagen wound dressing コラーゲン保護膜

ウシのコラーゲンから構成されており，創面の止血，保護を目的に使用する．

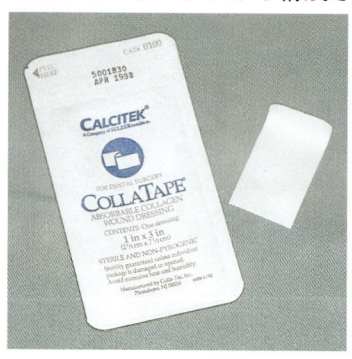

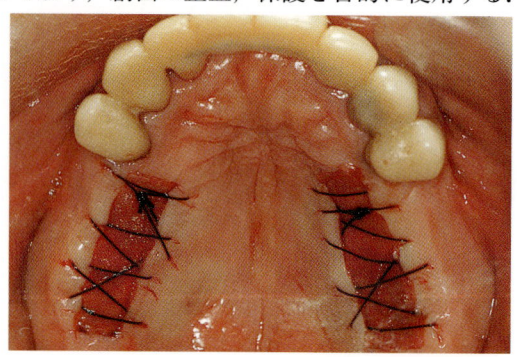

図29-3｜図29-4

図29-3　コラテープ．
　厚さ1mm程度のコラーゲン膜で，適当な大きさにカットし，創面に直接貼付する．

図29-4　創面の止血後に，コラテープを貼付し，周囲の歯肉を連続縫合することで，コラテープを挟み込むようにする．

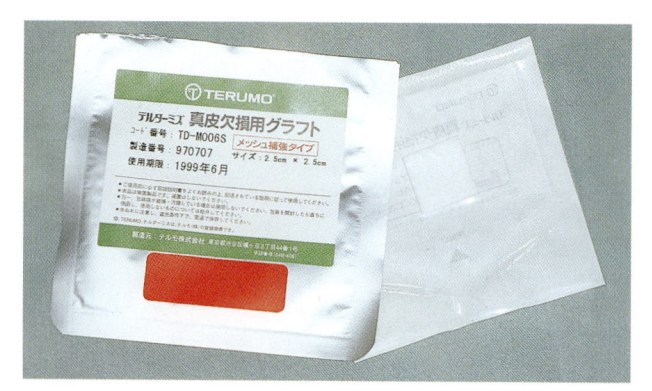

図29-5　真皮欠損用グラフト（テルダーミス）．
　コラーゲン層とシリコン層からなり，歯肉とシリコン層で縫合でき，ペリオドンタル・パックを行わなくても創傷の保護，安定が図れる．

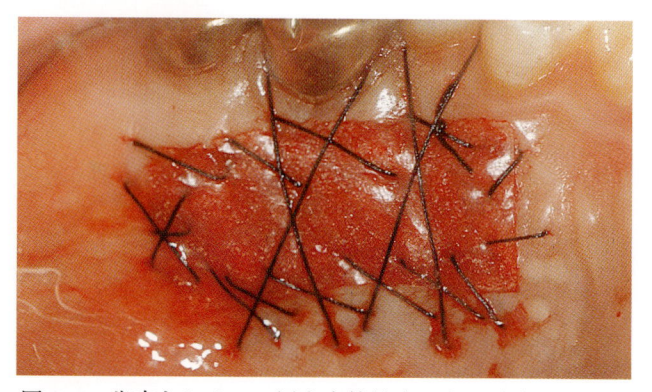

図29-6　歯肉とシリコン層を直接縫合でき，患者に与える不快感を少なくできる．

C. 外科用シーネ

創面の止血，保護を目的に使用する．とくに上顎口蓋側より遊離歯肉移植片を採取した後に，コラテープなどのコラーゲンを創面に貼付し，オルソドンティック・レジンで作製した外科用シーネを歯牙のアンダーカットを利用して上顎に装着する．

図29-7｜図29-8

図29-7　最後臼歯の遠心部まで正確な印象採得を行い，オルソドンティック・レジンで外科用シーネを作製する．レジンのなかにメタルメッシュを入れることで，適合性を若干調整できる．
図29-8　外科用シーネの臨床例．外科用シーネを装着する前にコラテープなどを用いて止血をする．

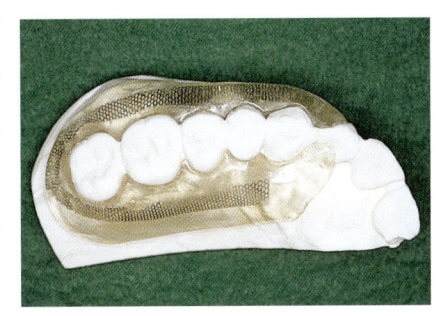

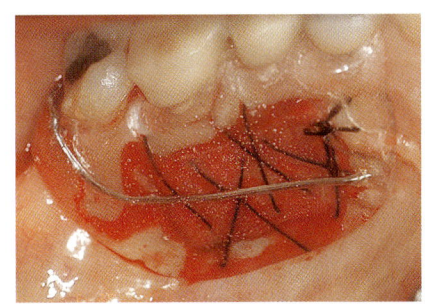

D. ペリオドンタル・ペースト（パック）

ユージノール系と非ユージノール系があるが，ユージノールによって組織の治癒が遅延することがあり，非ユージノール系を用いることが多い．

［パックを行う目的］
- 手術部位の保護
- 骨面や治癒過程の歯肉の露出を防ぐことによる，患者の不快感の減少
- 手術部位のプラーク沈着を防止
- フラップや移植片の安定
- 骨移植材の保持
- 術後出血の防止

図29-9｜図29-10

図29-9　キャタリストとベースを同量紙練板にだし，手指消毒用の中性石鹸を数滴含んだ水（分離剤）を用意する．
図29-10　キャタリストとベースを一気に練和し，パックが指につかない程度まで中性石鹸を含んだ水に入れる．

図29-11｜図29-12

図29-11　指につかない程度まで硬化した後，手術部位の大きさに応じて，パックを棒状の形態にする．
図29-12　手術部位に棒状のパックを軽く圧接する．

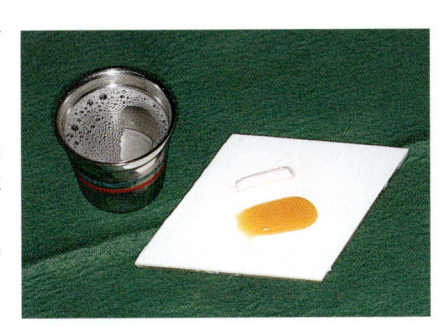

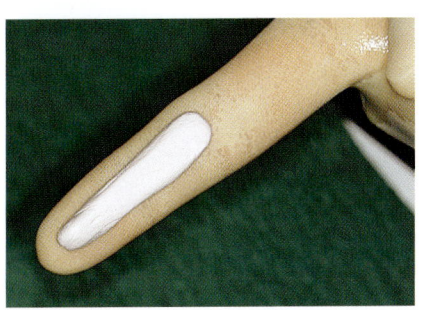

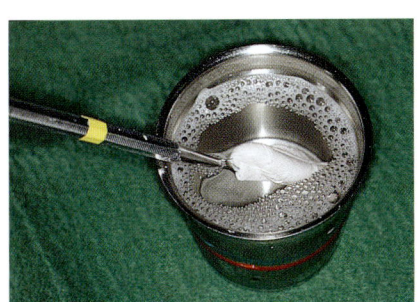

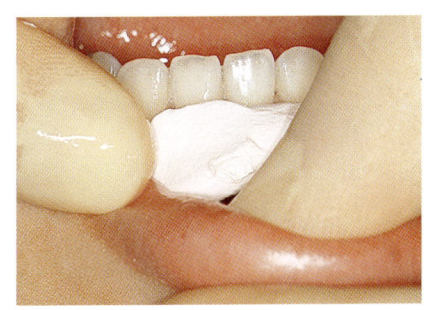

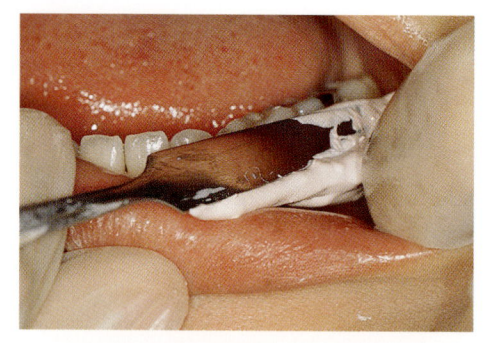

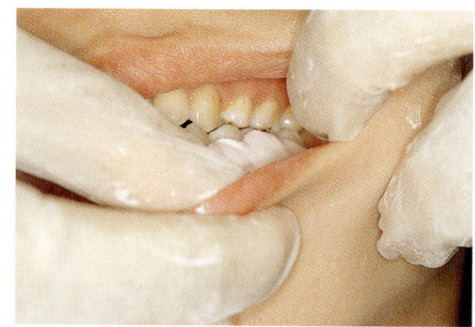

図29-13｜図29-14

図29-13　天然歯でパックの維持が少ない場合は，歯面をよく乾燥させ，練和後にパックを分離剤につけずに，そのまま口腔内に圧接する．
図29-14　頬粘膜を動かすことで，パックの端をコルベン状にする．

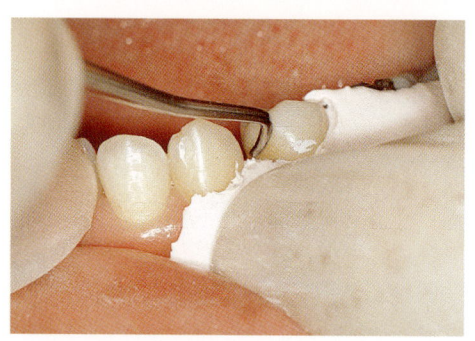

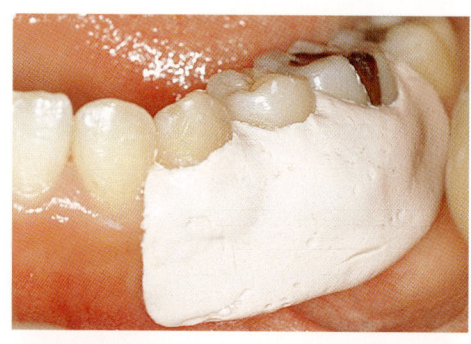

図29-15｜図29-16

図29-15　パックがある程度硬化した後に歯牙の形態に合わせてエキスカベーターなどで整形する．
図29-16　パック終了時．完全に硬化するまで（約1時間）食事は控える．

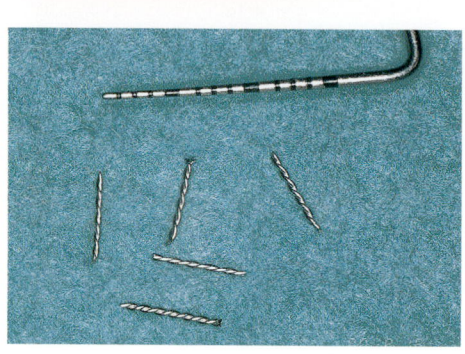

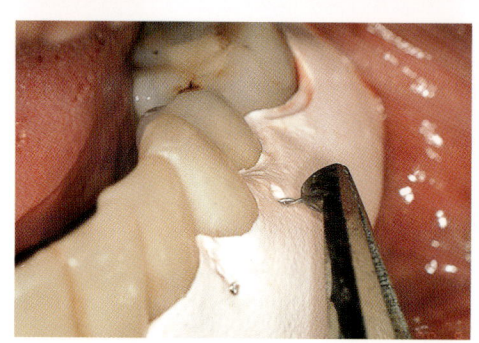

図29-17｜図29-18

図29-17　自家製パック維持用ピン．矯正用結紮線を撚り合わせ，5〜7mmの長さに切ったもの．滅菌しておく．
図29-18　パックの維持が弱いとき，維持用ピンを歯肉に突き刺さないように，歯間部に押し込む．

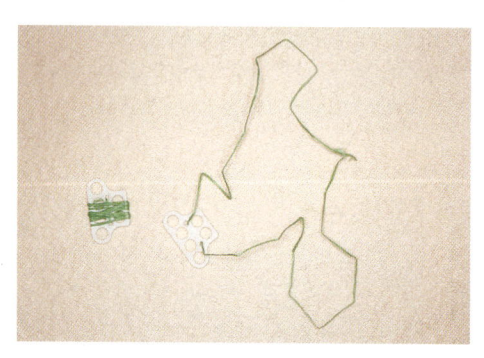

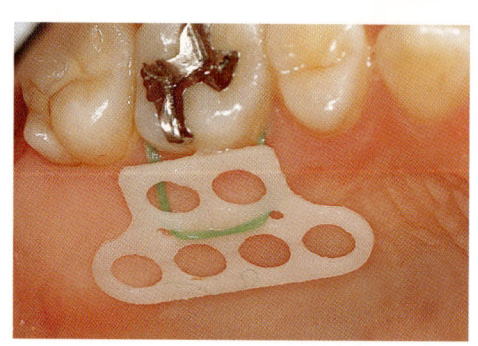

図29-19｜図29-20

図29-19　上顎臼歯口蓋側にパックを行う際，パックの維持装置としてパックホルダーを用いる．
　懸垂縫合のように歯牙周囲に糸を巻きつけて使用する．
図29-20　維持装置を装着した上顎口蓋側面観．

E. 咬合調整

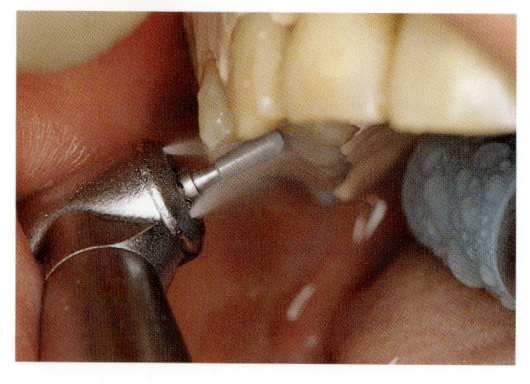

図29-21　手術部位にレジン製の暫間補綴物を装着している場合，パックをした後に，咬合調整を行い，手術部位の歯牙に咬合力がかからないよう調整する．術後数週間，組織の治癒を待って咬合を回復する．

患者への注意事項

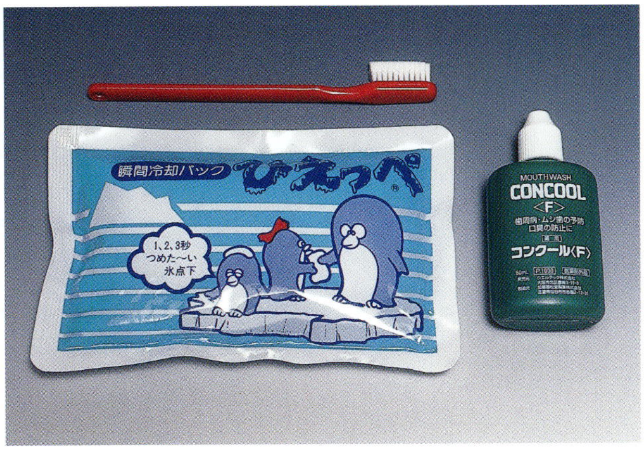

図30 歯周外科処置後に洗口液(コンクール F)、術部を冷やすためのアイスパック、ソフトブラシなどを渡す.

手術後に患者に注意事項を記載した用紙を渡し、投薬などの説明を行う.できれば翌日洗浄を行い、1週間後に抜糸、必要であれば再パックを行う.

手術部位の辺縁歯肉に赤みがなく、ソフトブラシが使える状態であれば、パックを除去する.咬合調整を行った場合にはパック除去後、咬合の回復を行う.

一般には、apically positioned flapの場合は術後4か月経過してから、free gingival graftの場合は術後4～5か月経過した後に最終補綴にかかる.しかし前歯部など審美性の考慮が必要な部位では、歯肉の状態が安定し、プラーク・コントロールが十分行える状態になるまで、治癒期間をそれ以上設けることもある.

[患者への注意事項]
- 当日の入浴、飲酒、喫煙、運動は控えて下さい.
- 少し腫れることがあります.手術後に4～5時間のあいだ頬の上から軽く冷やすことによって、腫れを少なくすることができます(ずっと冷やしているのではなく、10分間冷やし、5分休むような間隔で行って下さい.腫れることは、体の傷を治す反応の1つであり、化膿しているのではありません).
- 麻酔がきれるまでの約1～2時間は飲食は控えて下さい.
- 手術部位をパック(歯肉の包帯)することがあります.次回来院まではずれないように注意して下さい.もし、パックが壊れたり、はずれたり、緩んだりした場合は、すぐにお知らせ下さい.
  パックが固まるまで(約1時間)は、熱い飲み物や、食べ物は避けて下さい.
- 内服薬(抗生物質など)が必要と思われるときは、お薬をお渡ししますので、指示にしたがってお飲み下さい.痛みはある程度お薬で抑えることができます.
  痛みがある場合は、頓服薬をお飲み下さい.
- 唾液に混じって血がでることがあります.出血が多い場合は、20～30分間ガーゼを咬んで下さい
- 激しい出血や痛みが続くとき、その他心配なことがあればご連絡下さい.

抜糸時の注意点

術後1週間で，パックを外して抜糸を行うが，その注意点を以下に示す．

A. 単純縫合の場合

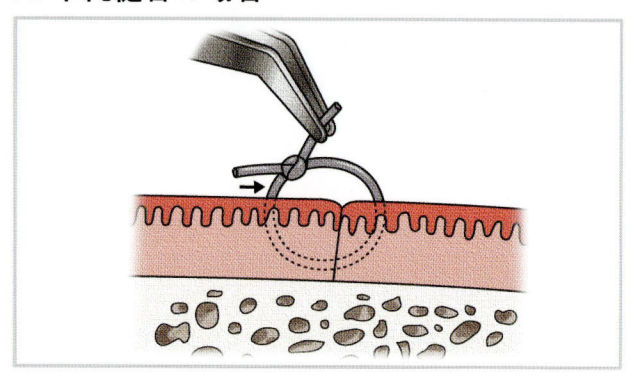

図31-1 単純縫合の場合，ピンセットで結び目を把持し，組織より少し引っ張り上げるようにする．プラークの付着していない結び目の下部（矢印→）のきれいな部分をカットする．

B. 垂直マットレス縫合の場合

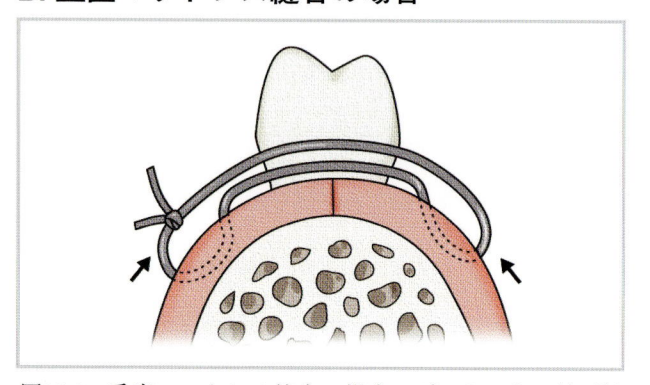

図31-2 垂直マットレス縫合の場合，ピンセットで結び目を把持し，少し引き上げ，結び目の下部（矢印→）をカットする．

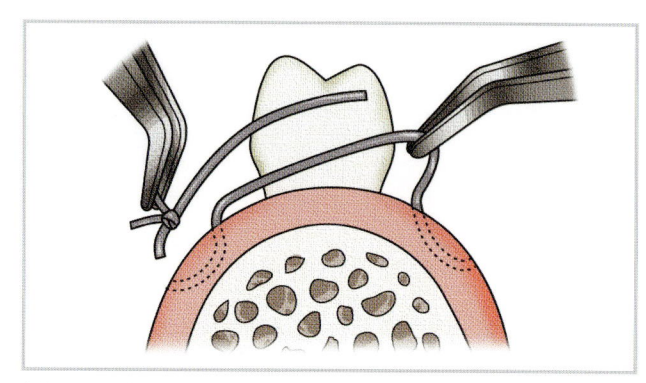

図31-3 結び目のついた糸片を除去する．その後もう一方の糸片を除去する．

おわりに

1つの術式ですべての問題を解決するより，いろいろな状態に応じて多くのオプションを駆使する方が治療の結果は成功しやすい．

歯周外科の成功は，一つひとつの基本を確実に身につけ，それらの特徴を最大限有効に生かすことができるかどうかがキーである．同じ歯周外科を行うにも，治療後の予知性を考慮して機能性はもちろん，清掃性，審美性などを満足させることが要求される．

参考文献

1．Edward S Cohen：Atlas of Cosmetic & Reconstructive Periodontal Surgery. 2nd ed, Lea & Febinger, Philadelphia, 1994.
2．Nevins M, Mellonig JT：Periodontal Therapy. Quintessence Publishing, Chicago, 1998.
3．中村公雄，小野善弘，畠山善行，宮本泰和：歯周外科の考え方と実際．クインテッセンス出版，東京，1994.
4．Gore-Tex　マニュアル．ジャパン・ゴアテックス，1989.

第4章

深い歯周ポケットの治療

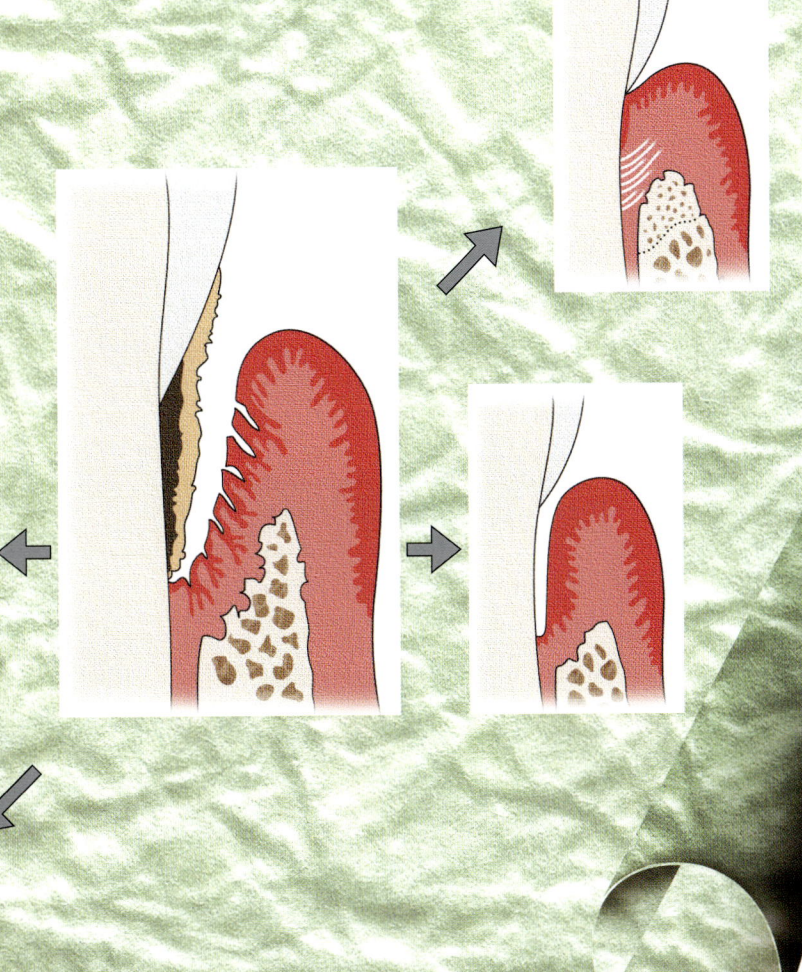

はじめに

　歯周外科にはさまざまな目的があることはすでに述べた（第2章）．これらの目的に応じた処置方法を的確に選択することが，予知性の高い治療を行うためのキーポイントとなる．

　目的に応じた歯周外科処置法を選択するには，非外科的アプローチでは解決することが難しい「歯周組織の問題点」を把握していなければならない．われわれは「歯周組織の問題点」を，以下の7つに要約して考える（表）．これらは歯周治療のなかで外科処置を選択するうえでの，診査，診断のための重要な7項目ということもできる．

　さて，これら7つの問題点をベースにして，その問題点を解決するための方法として具体的な歯周外科処置を選択するわけであるが，この処置の選択肢は大きく4つの療法（手術）に分類して考えることができる．この4つに分類された療法（手術）は，それぞれにもいくつもの術式があるので，実際の臨床ではかなり多くの術式の特徴を把握することが必要となる．

　たとえば，深い歯周ポケットが存在する場合，外科的対応として切除療法，組織付着療法，再生療法が，また非外科的対応として，ポケット・メインテナンスが選択肢として考えられる（図1）．これらの関係を，歯周ポケットの形態上の問題としてとらえたものが図1の模式図である．4mm以上の深いポケットに対して，4つの療法で対応した場合，それぞれの治癒形態にどのような違いがあるか，この図からも明らかであろう．どのような状況に対して，どのような基準をもち，どの方法を選択するかが治療の予知性を決定する．

[臨床上重要な歯周組織の7つの問題点]

①深い歯周ポケット（Deep Periodontal Pocket）
②骨の形態異常（Periodontal Osseous Defects）
③根分岐部病変（Furcation Involvement）
④歯肉-歯槽粘膜の問題（Mucogingival Problem）
⑤欠損部歯槽堤の形態異常
　（Deformity of the Edentulous Ridge）
⑥歯肉縁下カリエス（Subgingival Caries）
⑦歯牙の位置異常（Malposition of Teeth）

[7つの問題点のなかでの「深い歯周ポケット」の位置づけとその選択肢]

[歯周組織の7つの問題点]
①深い歯周ポケット
②骨の形態異常
③根分岐部病変
④歯肉-歯槽粘膜の問題
⑤欠損部歯槽堤の形態異常
⑥歯肉縁下カリエス
⑦歯牙の位置異常

[歯周外科の選択肢]
・切除療法
・組織付着療法
・再生療法
・歯周形成外科手術

[非外科処置の選択肢]
・ポケット・メインテナンス

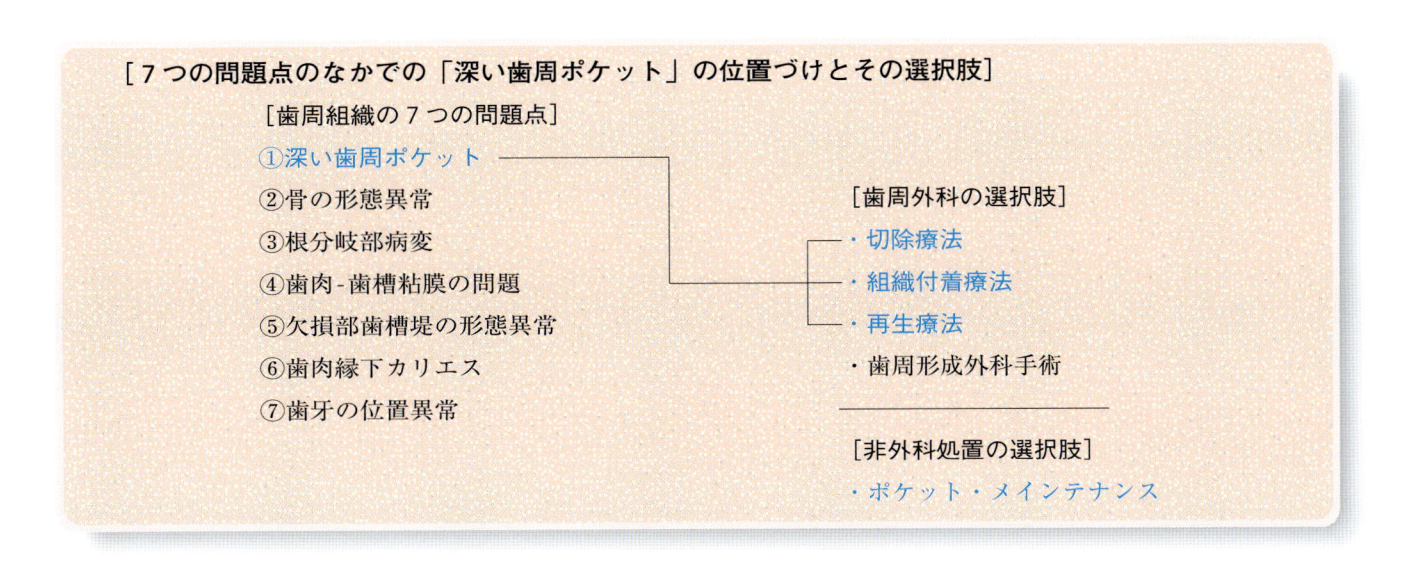

　ここでは，「深い歯周ポケット」に対する考え方およびその処置法についてを整理し，非外科療法の意義とその限界，切除療法の有効性とその種類，さらに具体的な術式について詳細に検討し，創傷治癒形態についても詳述する．

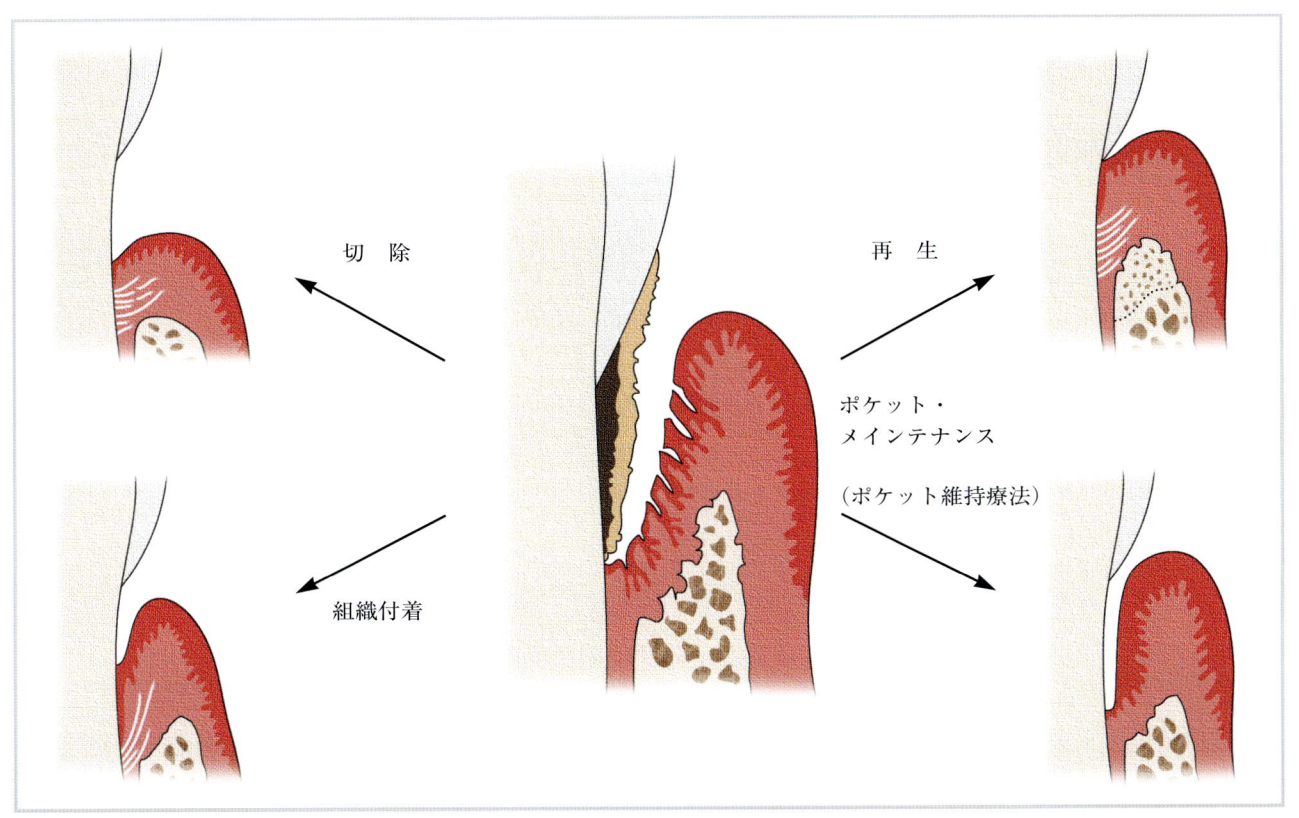

図1　深い歯周ポケットに対する治療の選択肢．各々の治療法にはそれぞれの利点，欠点がある．術者は，治癒様式，術後の清掃性，審美性あるいは患者の希望などさまざまな状況を考慮し，処置方法を決定しなくてはならない．

深い歯周ポケット

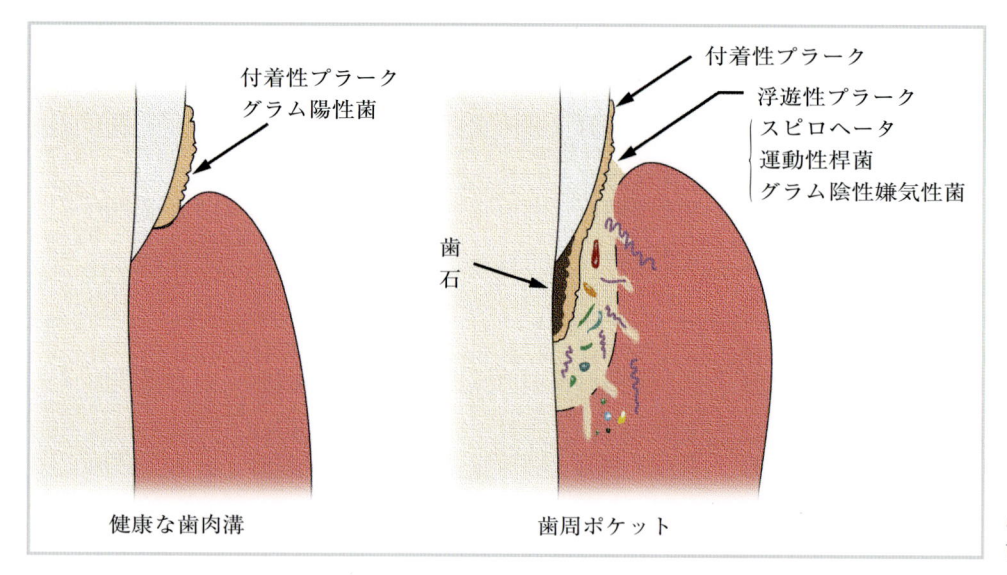

図2 歯周ポケットと健康な歯肉溝の細菌叢の違い．

　歯周ポケットとは，細菌感染によって付着が喪失した結果，根面に沿って上皮が深部へ増殖することによって形成された病的歯肉溝を意味し，深い歯周ポケットとは，これが重度に進行した状態で，臨床的には通常プロービング値が4mm以上で，出血または排膿するものを指す[1]．この深い歯周ポケット内には嫌気性菌が多く存在して組織の破壊が起こりやすい状態となっている（図2）．

清掃性の高い口腔内環境の確立

　これまで多くの研究者が，深い歯周ポケットに対して，各種の清掃器具がどの程度の深さまで到達できるか明らかにしてきた（第2章；表1）．それによると，ほとんどの清掃用具は深い歯周ポケット底には到達しておらず，通常の清掃方法ではポケット内のプラーク・コントロールは難しいということになる．

　一方，ポケット内の細菌叢の状態についてはどうであろう．細菌叢の状態（リスクのあり方）によっては歯周治療のやり方は当然異なってくるはずである．たとえば深いポケットでも定期的な清掃だけで対応可能な場合もあれば，再発のリスクが高いのにもかかわらず，その危険性を察知せず患者だけの管理に任せて，事態をさらに悪化させる場合もある．危険性を放置すれば，プラークは深い歯周ポケットのなかで沈着していくだけであり，それにともなってますます炎症は広がっていく．健康な歯肉に比べて歯周炎の場合は，歯周ポケット内に嫌気性菌が多く存在し，組織の破壊が起きやすい状態になっている．

　以上のことから，細菌叢の形成に関与する因子を臨床的にどのように考え，それらに対してどのような処置を行うかによって治療後の清掃性が違ってくる．

　以下に細菌叢の形成に関与する因子について述べる．

[細菌叢の形成に関与する因子]

- ・歯周ポケット
- ・歯牙の位置異常
- ・根面の不規則な凹凸
- ・歯石
- ・不適切な形態やオーバーハングのある修復物
- ・咬合
- ・食片圧入
- ・患者のプラーク・コントロールの能力

　では，このようなリスクに対し，従来からの清掃方法で，どれだけよい結果が得られるのであろうか．文献によると，スケーリング，ルート・プレーニング（以下SC/RP）や歯周ポケットの掻爬により，細菌叢の変化はある程度期待できる[2-4]が，細菌叢の形成に関与する因子が多く存在する場合は，再度歯周病原因菌が定着し，繁殖を繰り返しやすくなる[5,6]（図2）．

　そのような観点から，初期治療後に深い歯周ポケットが残っているような場合，ポケットの深さが最小になるような術後環境をつくるための歯周外科の必要性を考慮しなければならない．

●歯周ポケットに対する3つの処置法

　では，ここで歯周ポケットに対する処置方法の違いを，それらの利点，欠点から考えてみる．歯周ポケットに対する処置方法には，基本的には①ポケット維持療法，②ポケット減少療法，③ポケット除去療法がある．ポケット維持療法はいわゆる非外科療法といわれるもので，SC/RPや薬物療法などを含む最小限の対応ということができる．一方，ポケット減少療法とポケット除去療法は観血的な手術を必要とするもので，これらはそれぞれ専門の術式をもった外科手術が行われる．それぞれの術式の対応は，下に示したとおりである．

　外科処置を行わずに歯周治療を成功させたいという願いは術者も患者も同じであり，一時的に炎症状態が消失し，外見的には何も問題がないようにみえてくると，非外科療法が成功したように思える場合がある．しかし，非外科療法の限界も十分認識して，患者のもっているさまざまな問題に対応する必要がある．治療後に歯周病の再発の危険因子を残したままメインテナンスしていくと，ある時期急速に骨の喪失が起こることがある．そのようなことが起きないようにするためにも，歯周外科処置の利点も考慮しながら治療方法の選択を行う必要がある．

[深い歯周ポケットの取り扱い方とそれに対する術式]

[取り扱い方]	[術式]
Pocket maintenance ポケット維持療法	非外科療法 （SC/RP，薬物療法など）
Pocket reduction ポケット減少療法	Modified Widman flap Open flap curettage
Pocket elimination ポケット除去療法	Gingivectomy（歯肉切除） Apically positioned flap

非外科療法

非外科療法とは

非外科療法は1989年のWorld Workshopにおいて，以下のように定義されている．
「非外科療法はプラーク除去，プラーク・コントロール，縁上，縁下のスケーリング，ルート・プレーニング，補助的な薬物療法である．」

非外科療法は歯周治療のもっとも重要なステップの1つであり，使用する器具の改善や含嗽剤などの薬物療法の進歩にともない，さらに効果的なものになるであろう．また，患者に対する歯周治療の初期治療段階としては非常に重要であり，非外科療法を通じて患者のモティベーションの強化を図り，積極的な治療への参加意識を向上させることは，後に続くメインテナンスへの移行においても有効である．

初期病変の場合（アタッチメント・ロス2〜4mm）はスケーリング，ルート・プレーニングやプラーク・コントロールにより良好な状態が維持できるが，歯周ポケットが深い場合は，非外科療法のみでは歯周疾患の進行を抑制することは困難であり，非外科療法の限界に関しても理解することは大切なことである．

つぎに，非外科療法の適応症と非外科療法の限界について述べる．

非外科療法の適応症

非外科療法にはスケーリング，ルート・プレーニングをはじめ，口腔衛生指導やカリエス治療，咬合調整などが含まれる．
以下に非外科療法の適応症についてまとめる．

[非外科療法の適応症]
- 初期治療として行う場合
- 病原性細菌叢を減少させ，健康な口腔常在菌に変えたい場合
- 深い歯周ポケットを収縮させ，炎症を軽減させたい場合
- 歯周ポケットが比較的浅く，非外科療法でポケットをなくしたり，減少させられる場合
- 歯周ポケットが非常に深く，外科療法で問題解決ができない場合
- 歯周外科処置が全身的因子，心理的因子などで行えない場合
- 術後の歯肉退縮を最小限に抑えたい場合

非外科療法の限界

　非外科療法の目的の1つは，病原性細菌叢を減少させ，健全な状態に変化させることであるが，その細菌叢変化が維持されるのは数週間～数か月であると報告されている[7]．とくに根の陥凹や狭窄した根分岐部などが存在する臼歯部などでは日常のプラーク・コントロールも難しく，非外科療法による歯肉縁下のプラーク・歯石の除去の効果は低いと思われる．また，深い歯周ポケットにおける歯肉縁下の歯石が除去されたかどうかの臨床的判断が不確実なため，軟組織の炎症状態，歯周ポケットの深さやアタッチメント・レベルの変化で再評価を行うが，その際には非外科療法の限界も考慮し，今後の治療計画を立てる必要がある．

　つぎに，歯肉縁下歯石除去の限界に関する文献をあげる．

［歯肉縁下歯石除去の限界についての文献］

［文献1］

Waerhaug J : Healing of the dento-epithelial junction following subgingival plaque control. J Periodontol, 49 : 119-134, 1978[8].

［目的］
・深い歯周ポケットのどの程度の深さまで歯石除去が完全にできるかを調べる研究

［方法］
・深い歯周ポケットを有する抜歯予定の歯牙に徹底的にSC/RPを行い，除去効果として，完全に歯石除去ができなかった歯面の全歯面に対する割合を調べた．

［結果］

歯周ポケット内の不完全な歯石除去の割合は	
3 mm以内	17%
3～5 mm	61%
5 mm以上	89%

［文献2］

Stambaugh R, Dragoo M, Smith D, Garasali L : The limits of subgingival scaling. Int J Periodont Rest Dent, 1(5) : 30-41, 1981[9].

［目的］
・ルート・プレーニングの効果を評価するための研究

［方法］
・経験豊かな技術的に優れた歯科衛生士が，抜歯予定の合計7本の歯牙1本ずつに約40分の時間をかけて，ルート・プレーニングを行った．

［結果］

> ルート・プレーニングで歯肉縁下の歯石除去を行っても，約4 mm以上の歯周ポケットの場合，縁下歯石を取り残す確率が，完全に除去できる確率より高い

　以上の結果をもとに，われわれ開業医のスタッフが日常臨床で1人の患者にかける時間，スタッフの数，能力，技術，評価能力などを考慮しても，上記と同じような結果を得るのは難しい．

[盲目下でのSC/RPのみでは歯石の完全除去は難しい．歯周外科を必要とするケースが多い]

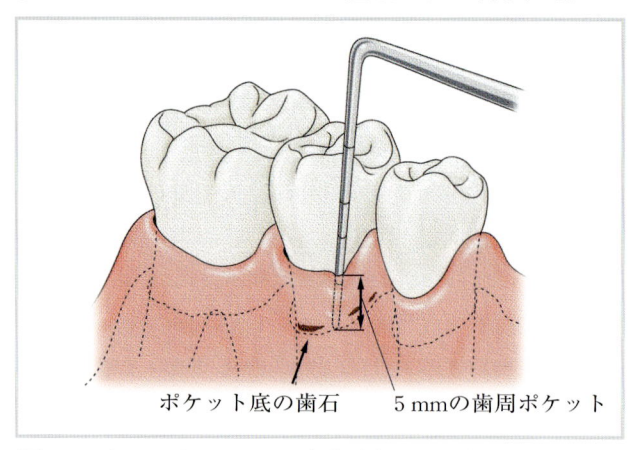

図3-1　プローブでポケット底を確認できたとしても，歯石の量，位置を完全に把握したことにはならない．

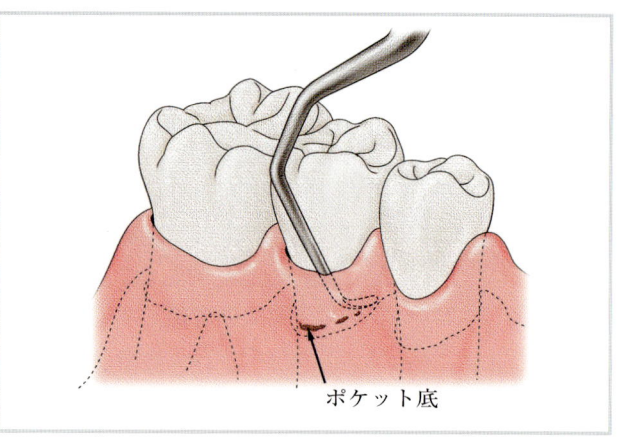

図3-2　盲目下でSC/RPを行っても，技術的な問題や器具の到達性，歯根の形態によって，歯石が完全に除去できない．

つぎに示す症例は，歯周外科処置時に深い歯周ポケットの根面に付着していた歯石や骨の形態異常がみられたものである．

症例1　骨欠損状態を正確に把握するには，直視下で確認する必要がある

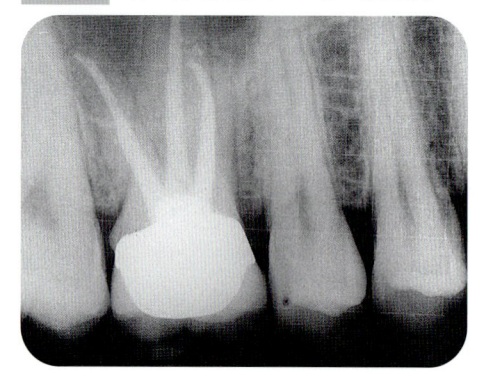

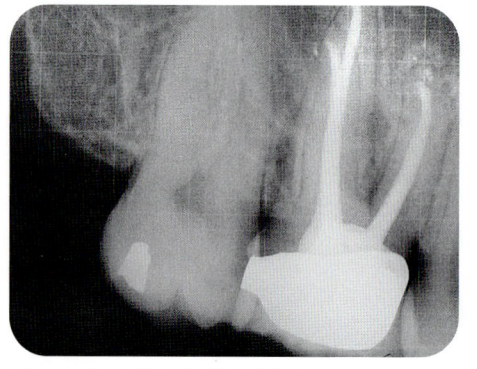

図4-1　初診時のデンタルX線写真．6|に打診痛あり．

図4-2　近心側より偏心投影したデンタルX線写真．わずかに根分岐部に透過像がみられる．

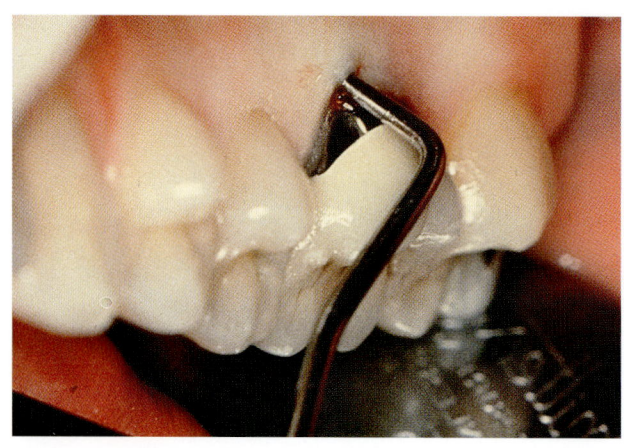

図4-3　口蓋側中央部にプローブを入れて，ポケットを測定すると深いポケットが存在する．

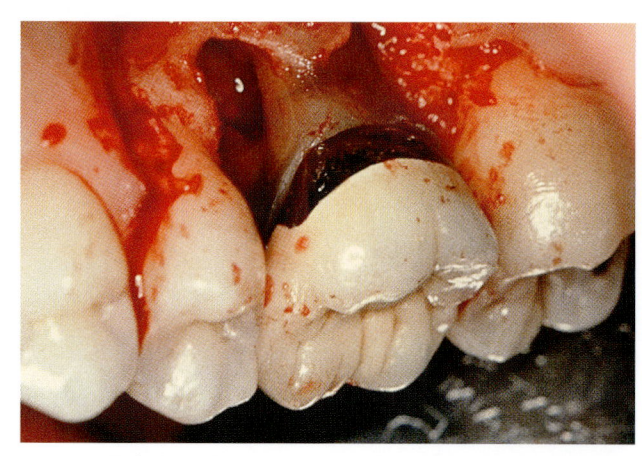

図4-4　歯肉を剥離してはじめて骨欠損の状態を把握できる．非外科処置ではこのような問題は解決できない．

第4章 深い歯周ポケットの治療

症例2 初期治療SC/RPを行った際に，歯根面に付着していた歯石をキュレットで研磨してしまったため，歯石の残存を確認できなかった例

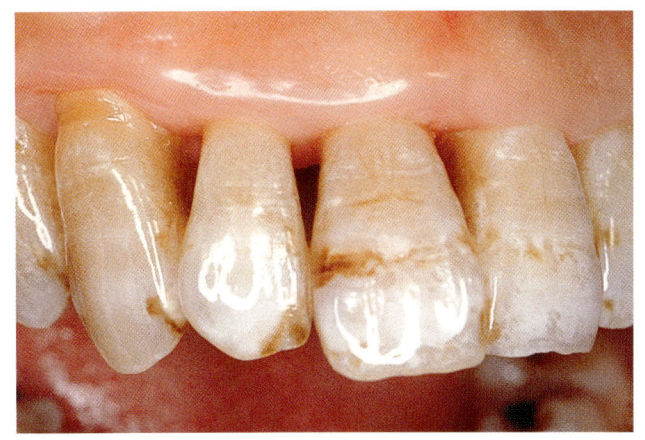

図5-1 初期治療終了後2か月の歯肉の状態．歯肉をみるかぎり何の問題もないようにみえる．

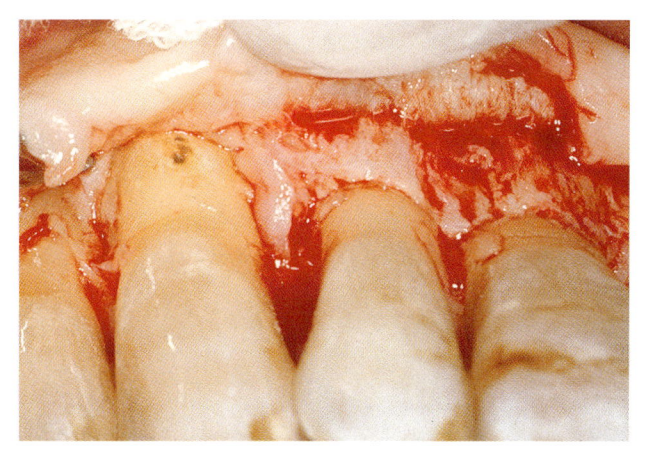

図5-2 歯肉を剝離すると，根面に付着している歯石を認める．このようなことは歯周外科時にしばしばみられる．

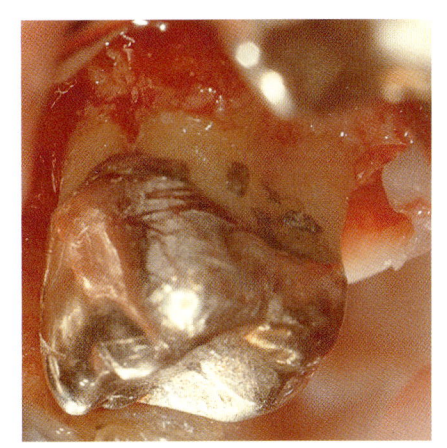

図5-3 歯周ポケット除去時に 7|gold crown遠心マージン部に多量の歯石沈着を認める．補綴物マージンの適合が悪いとSC/RPを行っても，その治療効果は得られにくい．

図5-4 歯周ポケット除去後，クラウンマージンの不適合を修正するために補綴物の再製を行った．

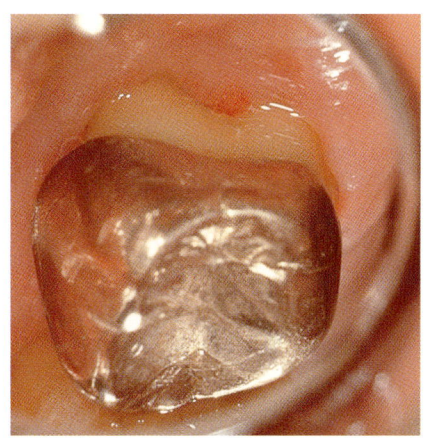

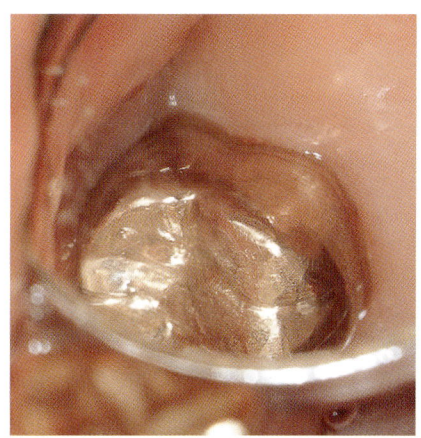

図5-5 最終補綴物装着後4年の状態．プラーク・コントロール良好な状態が維持されている．

歯周外科が行えない場合

　歯周外科は必要でも，外科処置の非適応症や非外科的に対応しなければならない場合（症例3）もある．しかし，そのような患者が歯周組織の問題を抱えたままメインテナンスに多数来院すると，その一人ひとりにかかる時間は大変多くなり，スタッフの問題だけでなく，医院全体のスムーズな流れを妨げる結果にもなる．そのため，メインテナンス・プログラムにはそのような患者の数を可能なかぎり少なくするよう，積極的な治療段階で歯周病学的に問題を残さないよう努めるべきであろう．

[歯周外科処置の非適応症]
- 一般的外科処置の非適応症
- 十分にプラーク・コントロールが行えない場合
- 患者が治療に非協力的な場合
- 組織の反応がよくない場合
- 経済的，心理的，または時間的に外科処置を拒否する場合
- 術者の外科処置に対する知識および技術が不足している場合

症例3 非外科療法にて15年間メインテナンスしている症例

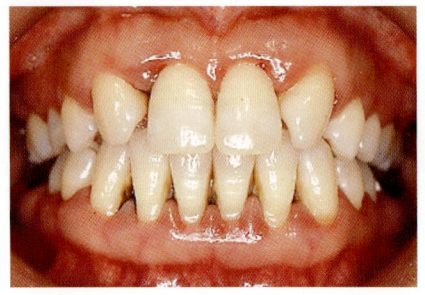

図6-1 39歳，女性，初診時．歯がグラグラして咬めないことを主訴に来院．歯肉の炎症が著明である．

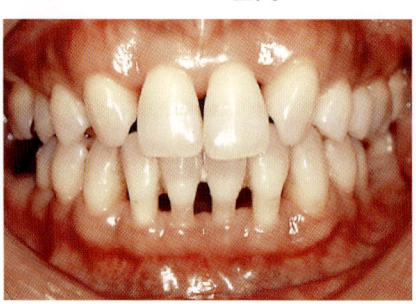

図6-2 治療終了時．

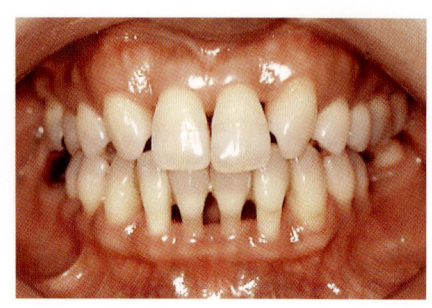

図6-3 15年経過時．

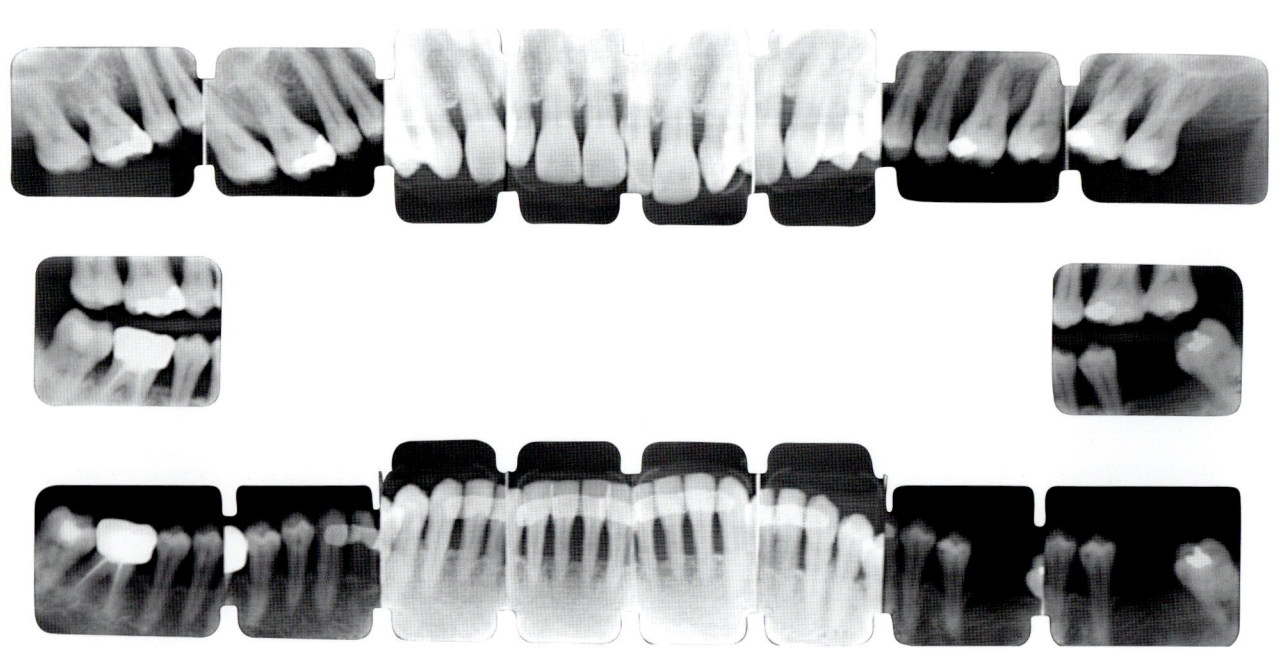

図6-4 非外科療法で15年間メインテナンスしている．

非外科処置か外科処置かの選択

非外科療法で対応するか，外科療法で対応するかは，患者の置かれた条件，状態によって異なってくる．さらに術者サイドの条件，スキルなど，さまざまな条件にも影響される．どちらで対応するか決定する際に影響する因子を以下に列挙する．

[外科処置か非外科処置かの選択に影響する因子]
- 病変の程度（歯周ポケットの深さ，骨吸収の程度とその形態）
- 歯科医師の診断の基準
- 歯科医師のコンセプト
- 歯科医師の知識および技術
- 歯科衛生士の知識および技術
- 患者の希望（疼痛／時間／費用）
- 診療所の設備およびシステム
- メインテナンスの難易度
- 患者の全身状態

治療中に可能なかぎり，メインテナンスしやすい口腔内環境を得るようにし，治療後に問題が起こりにくいようにしておくことが大切である．つぎに，メインテナンスに移行するのに望ましい条件を以下に示す．

[メインテナンスに移行するのに望ましい条件]
- 全歯牙周囲の歯肉溝が3 mm以内である
- プロービングにより出血しない
- 垂直的な骨欠損や骨の極端な段差がない
- 根分岐部病変がない
- 歯肉－歯槽粘膜に問題がない
- 咬合が安定している
- 動揺がコントロールされ，安定している

切除療法

　切除療法とは，歯周ポケットを構成している組織（歯肉，歯根，歯槽骨）を切除，切断することによって，ポケットを除去あるいは減少させる方法をいう[10]．深い歯周ポケットに対して行う切除療法の代表的なものとして，つぎの2つがあげられる．

① Gingivectomy（歯肉切除）
　角化付着歯肉が十分存在し，骨外科処置が必要でない場合に適応する．術後に開放創が残り治癒が遅くなることや，角化歯肉の減少を招くことなどの欠点が多いので，最近ではこの術式を用いることは少なくなっている．

② Apically Positioned Flap（歯肉弁根尖側移動術）
　1954年にNabersによって紹介された方法である[11]．角化歯肉を含んだ歯肉弁を根尖側に移動させることにより，ポケット除去と同時に付着歯肉を維持あるいは増加させることができる．全層弁，部分層弁，全層-部分層弁の3つの方法があるが，骨膜縫合により歯肉弁の位置づけが確実である後者2つの方法を推奨する．

● Apically Positioned Flap法（歯肉弁根尖側移動術）

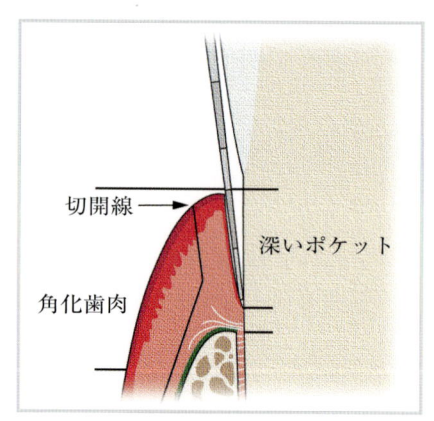

図7-1 頬側の歯肉が厚い場合，図のように切開線を設定し，歯肉弁は部分層弁で形成する．歯肉が薄い場合は，歯肉頂あるいは歯肉溝内からライニングを始める．ディープニングの際には骨に触れないように注意する．

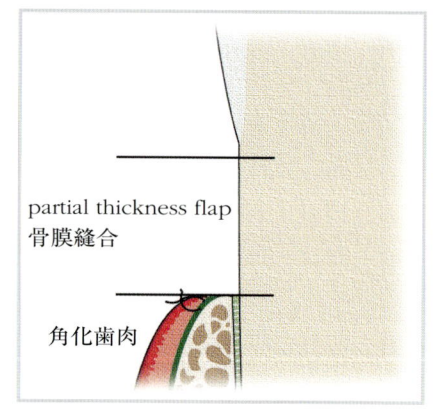

図7-2 頬側歯肉を根尖側に移動させ，骨膜縫合により骨頂に位置づける．

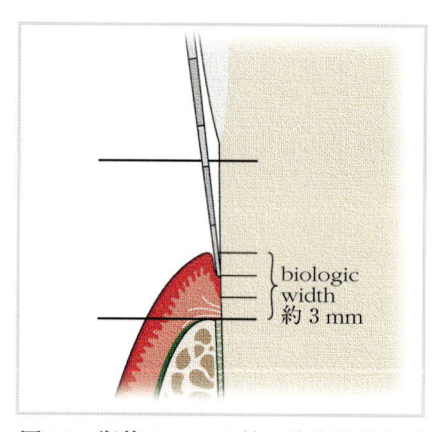

図7-3 術後4〜5か月の治癒状態を示す．歯肉溝約1mm，上皮付着約1mm，結合組織性付着約1mmのbiologic widthが獲得されている．

　本項では，切除療法の代表的術式として，apically positioned flap（歯肉弁根尖側移動術）について詳細に解説することにする．

　本法は，ポケット除去の観点から非常に優れた手段であり，治癒後の辺縁歯肉の位置が安定しているので，歯肉溝内にマージンを設定するような補綴物を予定している場合にとくに有効である．

　Apically positioned flapは，前述のように，歯肉弁を根尖側に移動させる術式であるが，ここでは部分層弁で行う方法を紹介する．

Apically positioned flap法は，歯周外科の基本として理解されるべきものであるが，その適応症は以下のとおりである．

[Apically Positioned Flap法の適応症]
・中等度の骨縁上および骨縁下ポケットがある場合
・適当な量の角化歯肉がある場合
・術後に予想される審美的変化を許容できる場合
・清掃性の高い歯周組織を得たい場合
・歯肉縁下カリエスがある場合
・歯冠長を延長したい場合

歯周病学的観点からみれば，歯周疾患の大きなリスクファクターとしての深い歯周ポケットを浅くすることは非常に重要な処置であるが，ポケット除去の結果，根面が露出することによるデメリットも考慮しなくてはならない．Apically positioned flap法のもつ利点，欠点を十分に把握し，さまざまな角度からの検討が必要である．ここでは，apically positioned flap法の利点，欠点を整理して示す．

[Apically Positioned Flap法の利点・欠点]

[利点]
・ポケットの除去ができる
・Biologic widthを得ることができる
・治癒後の辺縁歯肉の位置が安定する
・付着歯肉を維持または増大できる

[欠点]
・技術的にやや難しい
・ポケット除去の結果，根面の露出が大きくなり，知覚過敏，審美性，発音などの問題が起こる可能性がある
・他の術式に比べ，手術によるアタッチメント・ロスがわずかに大きい

Apically positioned flap法はすべての症例に適応できるわけではない．以下に基本的に非適応と考えられている項目を列挙する．

[Apically Positioned Flap法の非適応症]
・手術による審美的障害が大きいと予想される場合
・適切な角化歯肉がない場合
・臨床歯冠−歯根比が極端に悪い場合
・垂直性骨欠損が深すぎる場合
・解剖学的制限がある場合
（口腔前庭が浅い，外骨症，オトガイ孔の位置，外科器具が到達できない場合など）

Apically Positioned Flap法の術式

A. 頰側の歯肉弁

①ライニング（Lining）

　頰側の歯肉弁の形成は，歯肉の厚みによって異なる．歯肉が比較的薄い場合は，全層－部分層弁で，厚い場合は部分層弁にて剝離する．また，角化歯肉の量によって切開線の位置を考慮し，角化歯肉が多い場合は歯肉辺縁部から1〜2mm外側に，少ない場合は歯肉辺縁頂部にライニングを入れる．歯肉弁の厚みを均一にコントロールし，とくに歯間乳頭部歯肉は厚くなりやすいので注意を要する．メスを常に歯面に平行に保つことがポイントである．

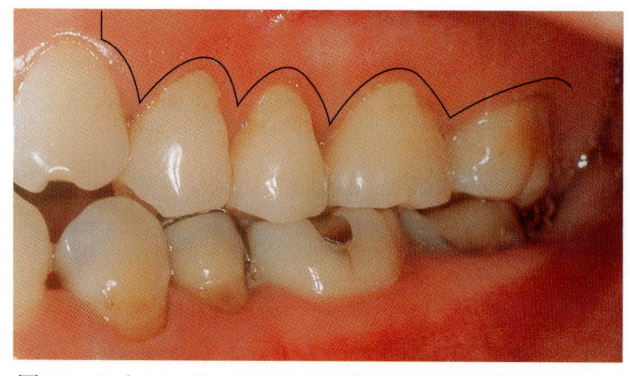

図8-1　ライニング．はじめの切開は深く入れず，メスの刃先を使って歯肉弁の外形を描くように行う．スムーズな切開を行うために，慎重かつ正確に行う必要がある．

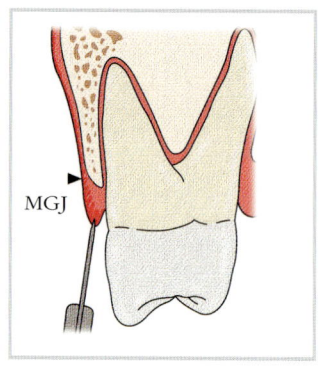

図8-2　歯肉が薄い場合，切開線は歯肉辺縁頂部に設定する．

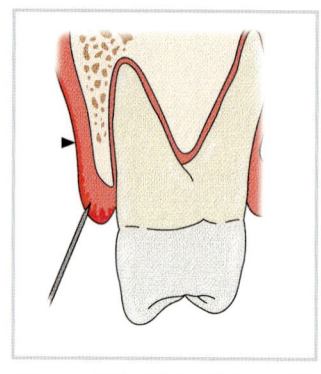

図8-3　歯肉が厚い場合，切開は通常，歯肉辺縁切開を行う．その際，角化歯肉の幅に注意する．

②ディープニング（Deepening）

　歯肉弁の厚みをコントロールしながら切開を深部に進める．歯肉が薄い場合は，メスを歯槽骨頂に向ける．歯肉が厚い場合は，メスを骨面と平行にして骨膜を残すように切開を進める．

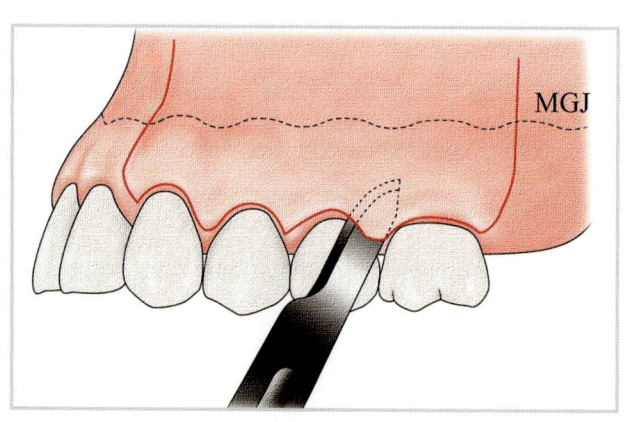

図8-4　ライニング後に，歯肉弁が厚くならないように注意しながら歯肉－歯槽粘膜境の手前まで切開を行う．

図8-5　歯肉が薄い場合，メスを歯槽骨頂方向に進める．

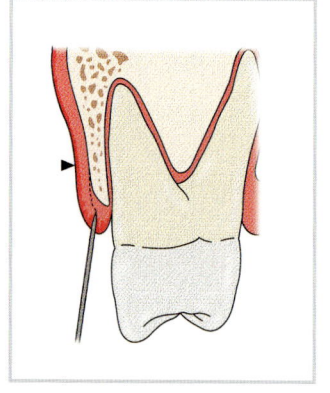

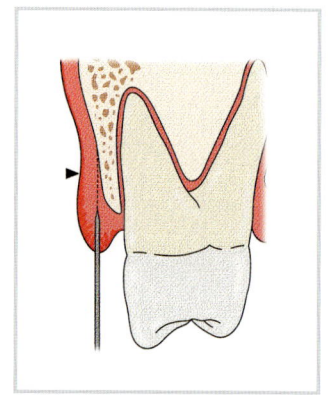

図8-6　歯肉が厚い場合，すべて部分層弁で歯肉弁を形成する．メスの角度に注意．

③歯槽骨頂部の剝離法

歯肉が薄い場合は全層－部分層弁で剝離して，骨外科処置が可能な必要最小限の骨面を露出させる．歯肉が厚い場合は部分層弁で剝離するので，骨面は露出させない．

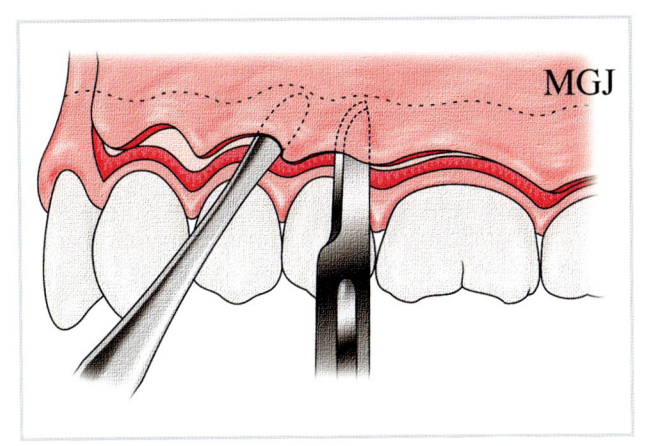

図8-7 歯肉の厚みによって歯槽骨頂部の剝離法を変えて，歯肉弁の厚さをコントロールする．

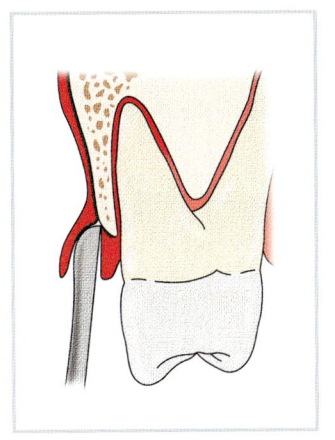

図8-8 歯肉が薄い場合，粘膜剝離子を用いて骨面を最小限露出させる．

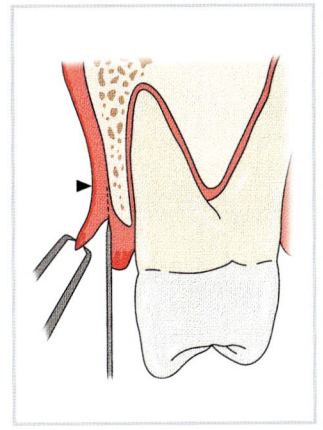

図8-9 歯肉が厚い場合，歯槽骨には触れないようにメスを用いて部分層弁で剝離をすすめ，MGJの手前で止める．

④Partial thickness（部分層弁）による歯肉弁剝離

MGJ付近は歯肉が薄くなっており，部分層剝離を行う場合にメスで歯肉弁を穿孔しやすいので注意が必要である．MGJより根尖側からメスを歯冠側に切りあげるようにすると，歯肉弁を穿孔しにくい．歯肉が厚く部分層で剝離した場合は，骨外科処置が必要な骨面を露出させるため，骨膜に水平切開を行う．

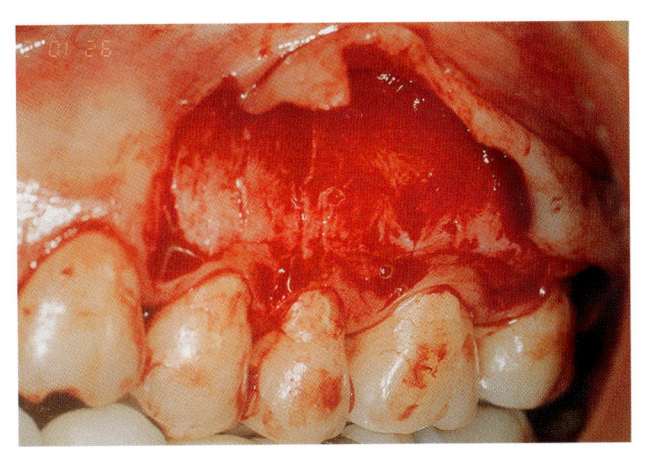

図8-10 ピンセットで歯肉弁を把持し，歯肉－歯槽粘膜境より根尖側からメスを歯冠側に上げるように動かし，部分層弁を形成する．歯肉弁が移動できるように根尖側に十分な剝離が必要．

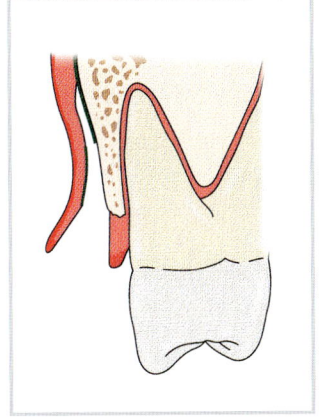

図8-11 歯肉が薄い場合，全層－部分層弁で歯肉弁を形成し，骨膜を残すようにする．

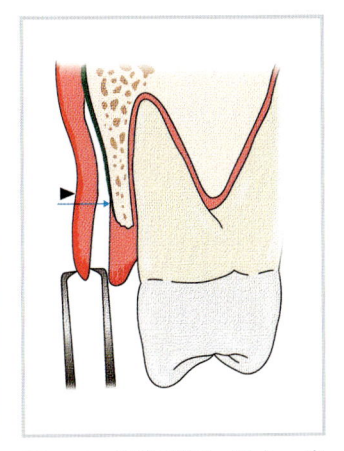

図8-12 歯肉が厚い場合，歯肉弁を部分層弁で形成した後，歯槽骨頂部を露出させるために水平切開を行う必要がある（青矢印）．

B. 下顎舌側の歯肉弁

下顎舌側の歯肉は歯槽骨頂を予測した切開線（crestal anticipated incision）で，全層弁にて剝離する．剝離は，骨外科処置が必要な骨面のみ露出させる程度でよい．ただし角化歯肉が少ない場合は，partial thicknessにより歯肉弁を剝離し，歯肉弁を根尖側に位置付けすることもある．

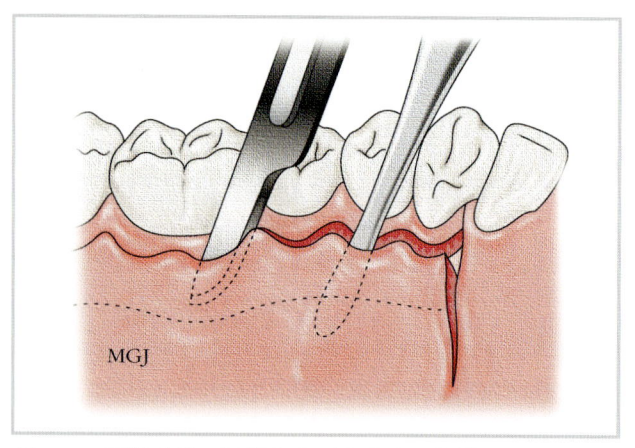

図8-13 下顎舌側の切開および歯肉弁の剝離．特殊な場合を除き，通常は全層弁による歯槽骨頂予測切開を行う．

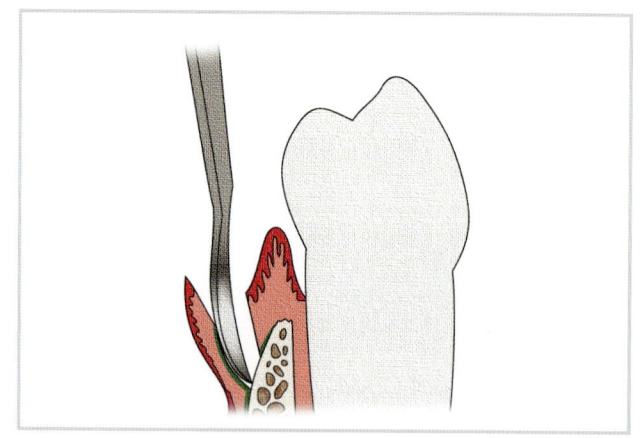

図8-14 歯肉弁の剝離は粘膜剝離子やキドニー・メスを用いて行う．その際，力を入れすぎると，剝離量が大きくなり，思わぬ出血を招くことがあるので注意が必要である．

C. 上顎口蓋側の歯肉弁

①歯槽骨頂予測切開線のライニング

内斜切開を行って歯冠周囲組織を除去した後，口蓋の歯肉弁の断端が歯槽骨頂部に位置するように予測してライニングを行う．歯肉の厚さによりメスの角度を調整する．

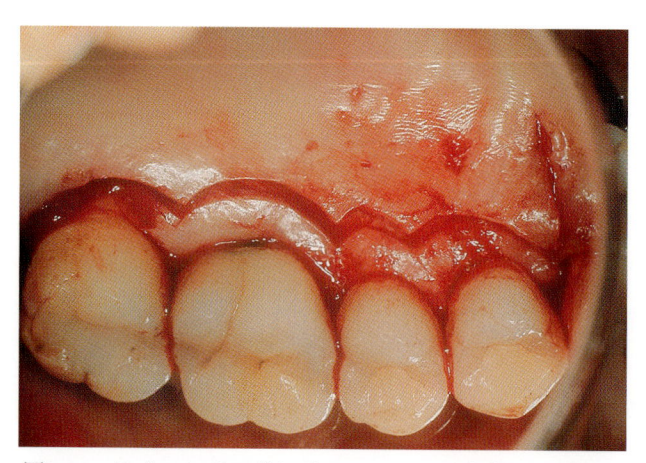

図8-15 ライニングの前にサウンディングを行い，形成した歯肉弁断端が骨頂部に一致するように切開線の設定をする．ライニングの深さはメスの刃先がかくれる程度（約1〜2mm）である．

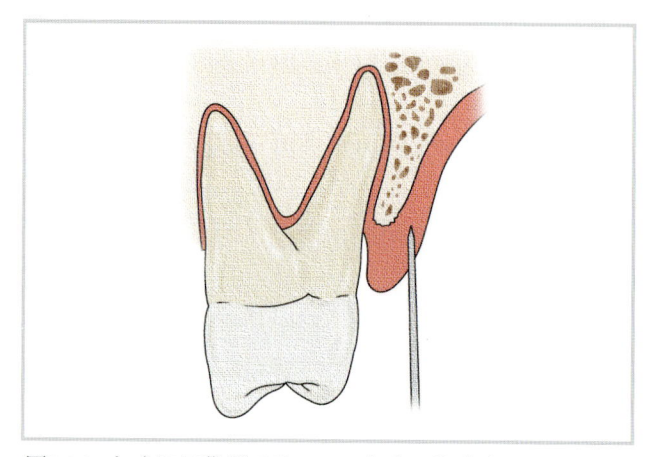

図8-16 とくに口蓋側ではメスの角度に注意する．

②ディープニング

ディープニングは歯肉弁の厚みが一定となるようにし,歯槽骨が3〜5mm程度露出するところまで切開する.あまり深くメスを入れると,大口蓋神経血管叢を傷つけることがあるので注意が必要である.

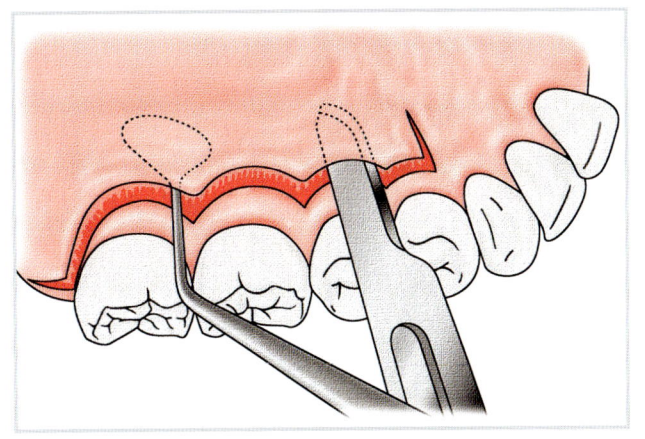

図8-17 ディープニングは歯肉弁の厚みが一定になるように行い,歯槽骨が3〜5mm程度露出するまで切開する.

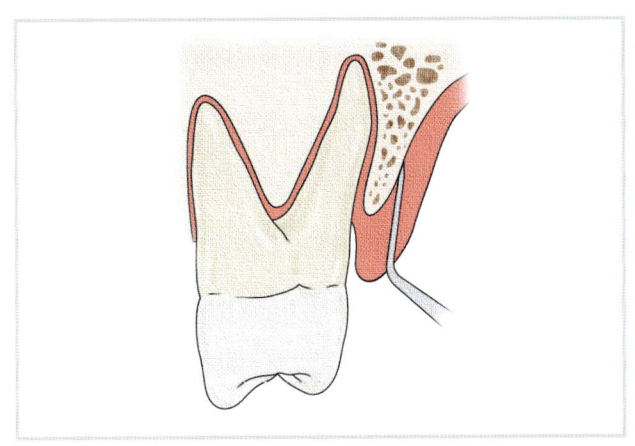

図8-18 メスが扱いにくければ,角度のついたキドニー・メスを用いる.切開の角度に注意.

D. 歯冠周囲線維の切断

①歯肉溝内切開

歯肉弁が必要量剥離できたら,メスを根面に沿わせて骨に達するまで切開を入れる.続いて歯頸部に残っている歯肉を歯牙周囲より切断し,歯冠周囲組織をできるだけ一塊で除去しやすいようにしておく.

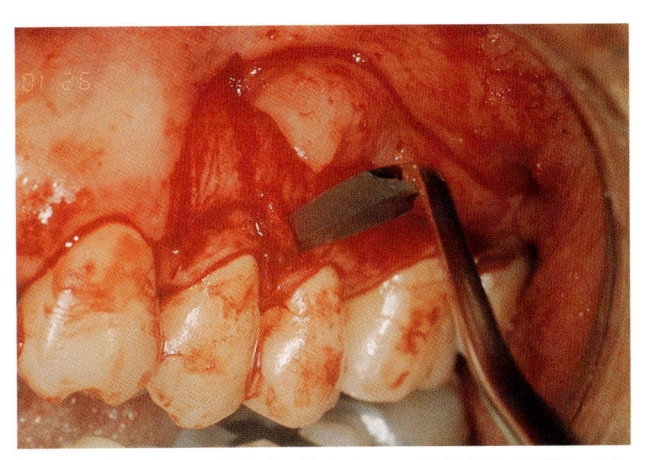

図8-19 根面および骨面に結合している線維を切断してから,できるだけ一塊で肉芽組織を除去する.歯間部の歯間水平線維は強固に付着しているため,確実に切断しておくことが手術の時間短縮につながる.

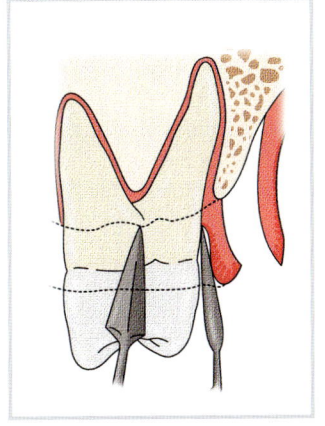

図8-20 根面および骨面に結合している線維をスピアー・メスなどを用いて切断する.

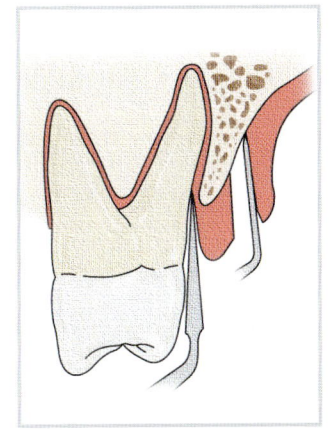

図8-21 上顎口蓋側歯肉は骨面,根面に強固に付着しているため,角度のついたキドニー・メスやチゼルを用いると切断しやすい.

②歯肉の切除

有鉤ピンセットあるいはロンジャー（歯周治療用破骨鉗子）などで歯頸部歯肉を把持し，骨膜剥離子またはオーシャンビーン・チゼル（No.2）などで根面および骨面より切断し，除去する．

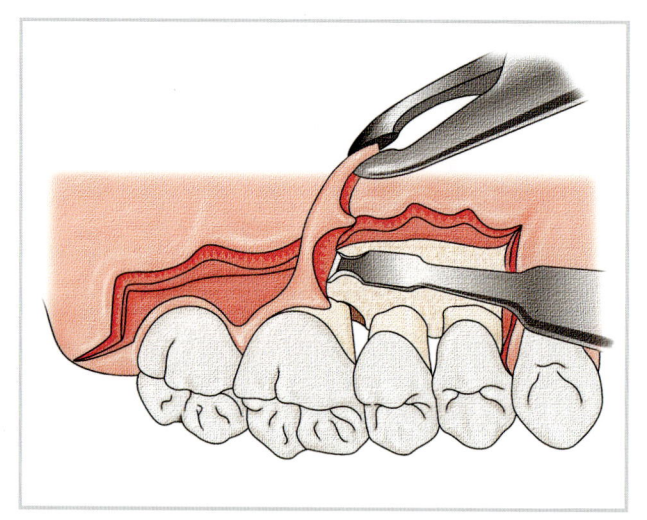

図8-22 確実に歯肉が切断されていれば一塊で除去できるため，歯肉の切除が容易になる．

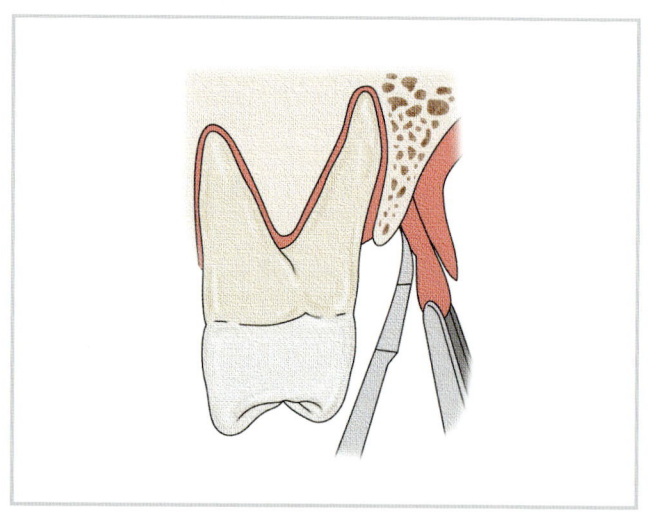

図8-23 ロンジャーなどで歯肉を把持すると，チゼルなどの器具操作が行いやすい．

E. 歯頸部不良肉芽除去および軟組織掻爬

外科用キュレット（ユニバーサルタイプ－Barnhart＃1/2，GF＃4）を使用して，なるべく1つの大きな塊として除去する方が時間の短縮ができる．骨欠損部は細いキュレットか歯周外科用バーなどを使用してよく掻爬する．

肉芽組織の除去が完全にできれば，出血がコントロールされ，残存歯石の付着状態がよく確認でき，骨吸収状態や骨内欠損の有無も明確になる．この肉芽組織を的確に除去するには，切開を確実に行うこと，骨面から一塊として除去することなどがポイントである．

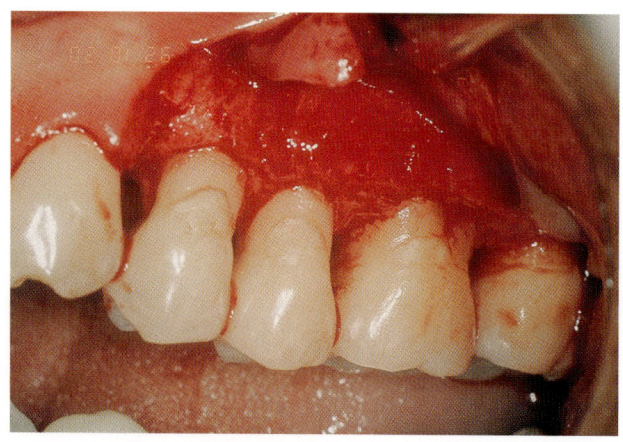

図8-24 歯間部の肉芽組織を確実に切断した後，外科用スケーラーやロンジャーなどを使用して不良肉芽組織を除去する．不良肉芽組織が残存していると出血が止まりにくく，歯槽骨の形態が確認できなくなる．

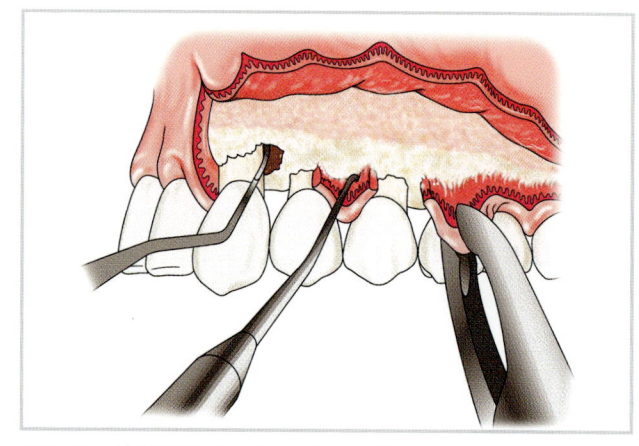

図8-25 外科用スケーラーやロンジャー，ティッシュ・ニッパーなどを用いて不良肉芽を除去する．除去前に根面，骨面に結合している線維をしっかりと切断しておくことがポイント．

F. 最後臼歯遠心部の処置

Distal Wedge

最後臼歯の遠心部の歯肉が厚い場合にはdistal wedgeを行う．二等辺三角形の底辺の距離はポケットの深さにほぼ等しくする．歯肉弁が薄く（約1.5mm）なるように，ディープニングは外側に向けて行う．

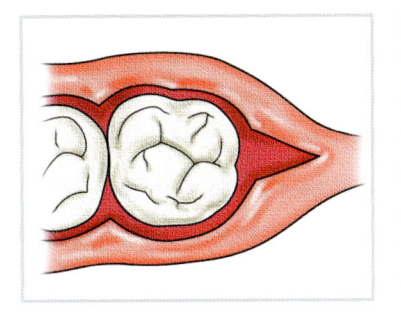

図8-26　Distal wedgeの外形線は通常二等辺三角形とする（底辺の長さはポケットの深さとほぼ等しく，また三角形の高さは底辺の長さの倍とする）．

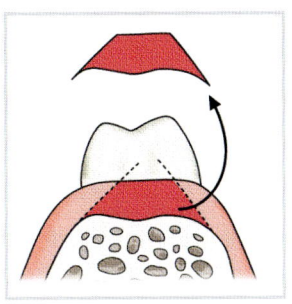

図8-27　頬舌側の歯肉弁の厚みを一定にコントロールするように，メスの角度を注意する．

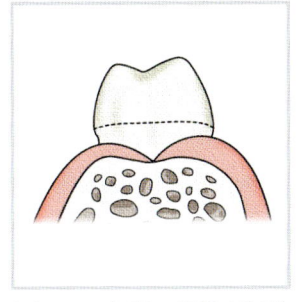

図8-28　台形の組織が切除されたことで，遠心部の歯肉が薄くなり，ポケットの深さが減少する．

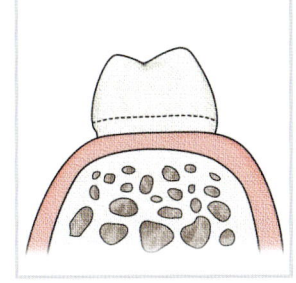

図8-29　治癒後の状態．

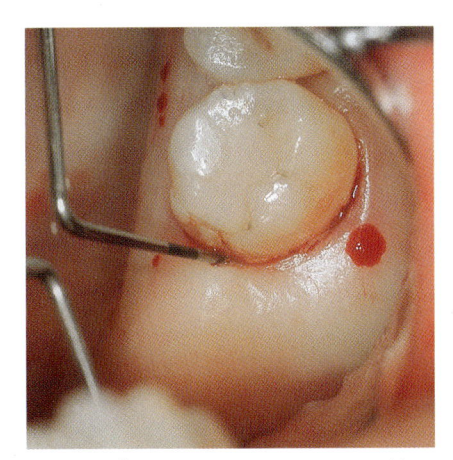

図8-30　|7 の遠心のプロービング値は約6 mm．

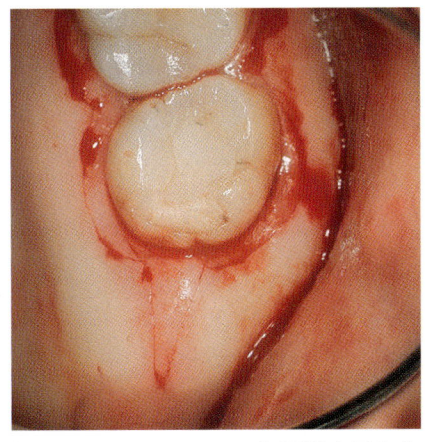

図8-31　Distal wedgeの切開線を示した臨床写真．

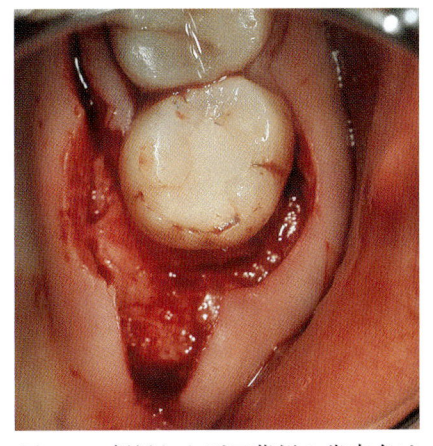

図8-32　頬側および口蓋側の歯肉弁は薄くコントロールされており，このような状態で縫合すれば，過不足のない良好な歯肉弁の適合が得られる．

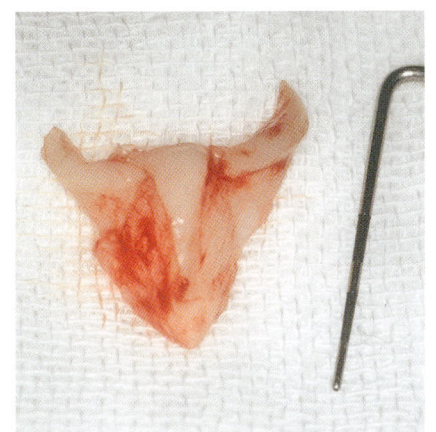

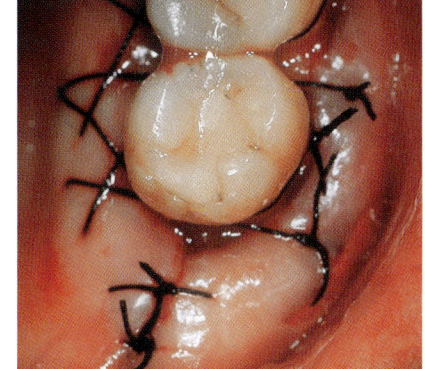

図8-33　切除された最後臼歯遠心部の歯肉組織．

図8-34　縫合が完了した状態．頬側，口蓋側の歯肉弁の緊密な適合が得られている．

G. スケーリングとルート・プレーニング

歯石の取り残しがないように、ユニバーサルタイプのキュレットを的確に使用する。その後、根面の研磨のためルート・プレーニングを行う。その際キュレットの代わりに根面形成用の歯周外科用バーを使用して根面の研磨を行うこともある。

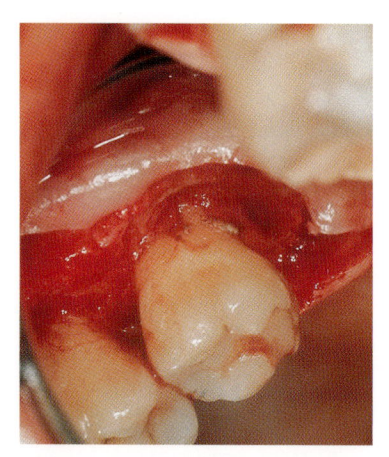

図8-35 根面に付着している歯石や骨面上の肉芽組織をユニバーサル・キュレットや超音波スケーラーを用いて除去する。十分に時間をかけて確実に根面を廓清する必要がある。

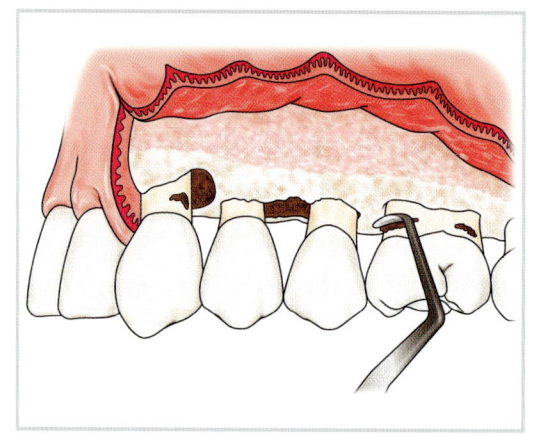

図8-36 スケーラーやバーなどを用いて確実に歯石、肉芽組織を除去すると、歯槽骨の形態が明視下で確認できる。

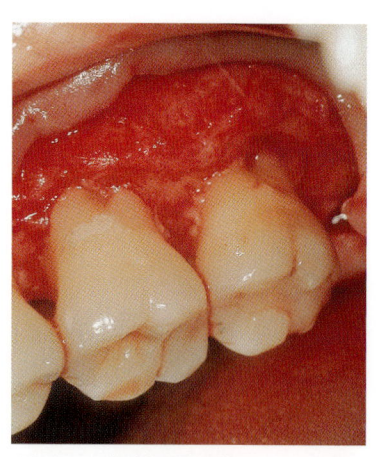

図8-37 廓清処置が終了した状態。|7 遠心部に骨欠損を認める。部分層弁の場合、歯槽骨面に骨膜を残しているため、骨外科を行う部分の骨膜を除去、あるいは剥離する必要がある。

H. 骨外科処置

歯周外科用バーで骨面が平坦になるように骨外科処置を行う。骨と根面の移行部はチゼルを使用して根面に線維などが残っていないようにする（詳細に関しては、第5章：骨の形態異常の項で述べる）。

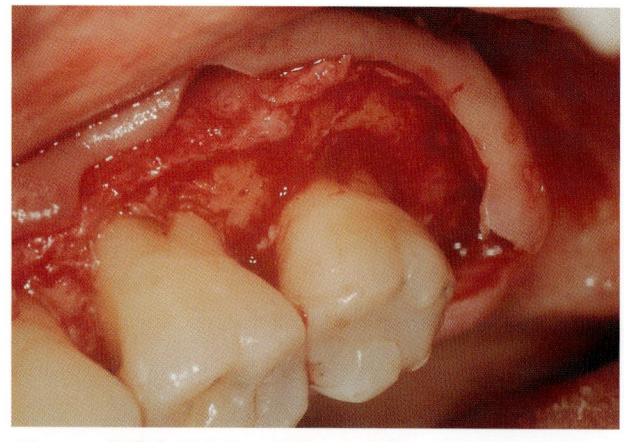

図8-38 骨膜を部分的に剥離した状態。骨欠損が明視できる。歯周外科用のラウンド・バー（ダイヤモンド）を用いて、骨外科処置を行う。この際、骨に熱が生じないように十分な注水下で行う。

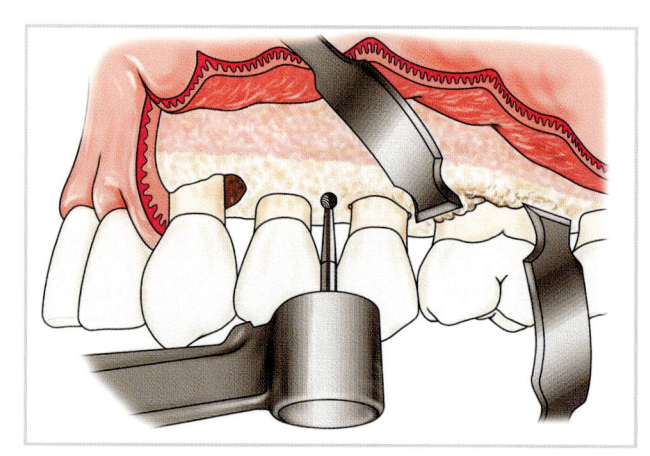

図8-39 バーを用いて大まかな形態にし、その後、チゼルを用いて骨面と根面の移行部がなだらかになるようにする。

第4章　深い歯周ポケットの治療

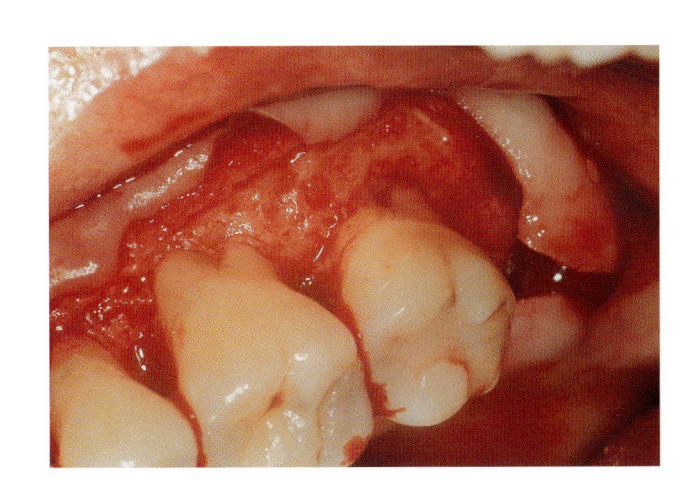

図8-40 骨外科処置が終了した状態．クレーター状の骨欠損は平坦な状態になっている．この後，骨膜をもとの位置に戻し，骨膜縫合により歯肉弁を閉じる．

I. 縫合

　骨外科処置終了後，縫合に移る．縫合する前に頬側，口蓋（舌）側の歯肉弁が術者の意図する位置に位置づけ可能かどうかをチェックする．

　歯肉弁を根尖側に移動させる場合，頬粘膜を移動させても歯肉弁の断端が動かない深さまで減張切開を行う必要がある．

骨膜縫合

　まず針先を骨面に垂直に向け，骨に達するまで刺入する．骨面を感じたら少し引き戻し，骨面をスライドするように角度を変え，軽い力で針を押す．無理な力を加えると針が折れたり，骨膜が切れたりする原因となる．

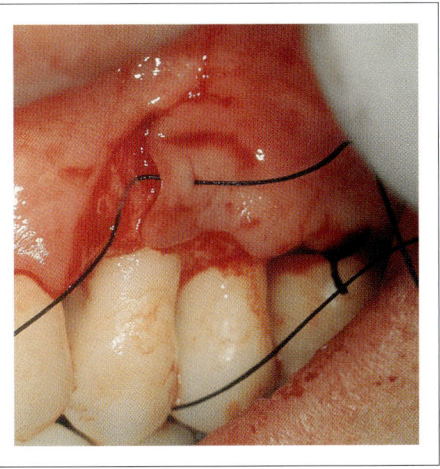

図8-41 骨膜縫合用の縫合糸（C-17）を用いて骨膜縫合している状態．縫合針は骨面をスライドするように骨膜を通すが，この際，縫合針の後ろを軽く押すように運針する．

図8-42 ｜ *図8-43*

図8-42 頬側の縫合．通常，apically positioned flapの場合，骨膜を通した単純縫合を行う．
図8-43 口蓋側の縫合．上顎口蓋側は歯肉が厚いため，垂直，水平マットレス縫合により歯肉弁と骨との間に死腔が残らないようにする．下顎舌側の場合は歯肉の厚みが薄い場合が多く，通常，単純縫合を行う．

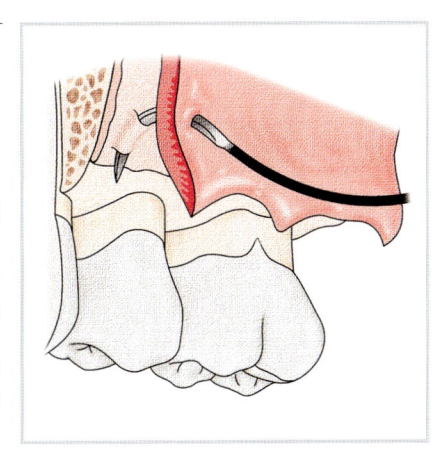

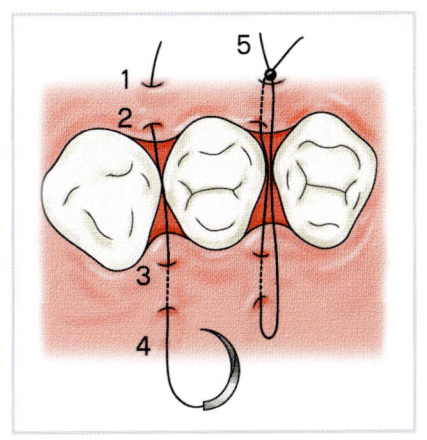

J. ペリオドンタル・パックおよび咬合調整

天然歯とプロビジョナル・レストレーションが装着されている場合との術後の処置は，若干異なる．天然歯の場合においては，ペリオドンタル・パックがはずれやすいので，歯面を乾燥させてパックを行う．プロビジョナル・レストレーションが装着されている場合は，仮着セメントを除去した後，ペリオドンタル・パックを行う．その後，プロビジョナル・レストレーションの咬合面を術後2～3週間削合する．

K. 抜糸

術後1週間でペリオドンタル・パックを外し，抜糸を行う．その際，創傷部位はまだ上皮ができていない部分が多いと思われるので，再度ペリオドンタル・パックで保護する．

L. 術後管理

その後1週間ごとに，パックを外しながら上皮が十分できているか確かめる．通常，術後2～3週間で，創傷部位の上皮化がほぼ完了している．その時点でパックを除去し，軟らかい歯ブラシによるブラッシングを開始する．術後3～4週間で，プロビジョナル・レストレーションの咬合を正常に戻す．

術後4週間以降は，2～3週間ごとにプラーク・コントロールをチェックしながら，歯科衛生士によるprofessional tooth cleaningを行っていく．術後4～5か月経過後，最終補綴物の最終形成を行って最終補綴物の製作を開始する．

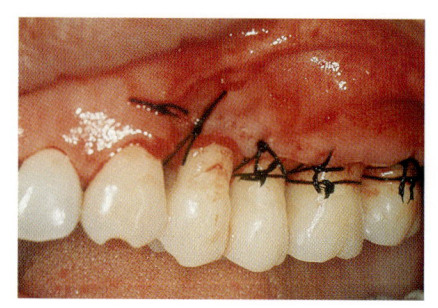

図9-1 Apically positioned flap終了後，プローブを用いて根面に歯肉弁が重なっていないかチェックする．

図9-2 口蓋側の歯肉弁を骨面に適合させるため，水平マットレス縫合を行う．

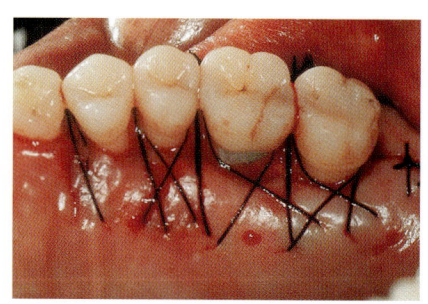

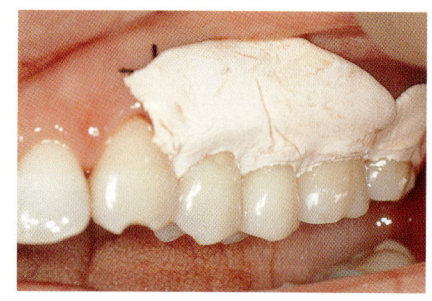

図9-3 Apically positioned flap縫合後5分間くらい，生理食塩水を浸したガーゼで圧迫止血を行う．その後，術部の保護，止血のためパックを行う．パックの辺縁はコルベン状に仕上げる．

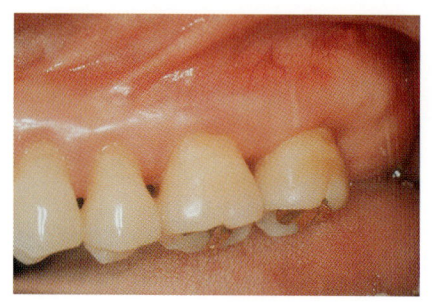

図9-4 術後約1年の状態．プロービング値は1～2mmに維持されている．

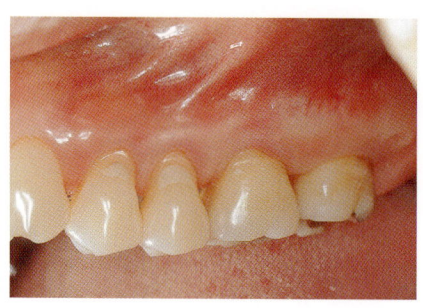

図9-5a, b 同部位の術後9年の状態．歯肉溝は1～2mmに維持されている．

Biologic Width（生物学的幅径）

1962年にペンシルベニア大歯周病科教授のDr. Cohenが，講義で歯冠修復に先立ち歯周環境を整えるのに必要な生物学的原則を説明するために，はじめて"biologic width"という言葉を用いた．生物学的原則とは，生理的な歯牙－歯肉境界部の関係は歯牙の萌出段階，年齢，性別などに関係なく，ほぼ一定の位置関係を保つということである．

その後，この考え方は歯周治療における生物学的原則として，さかんに使われるようになった．

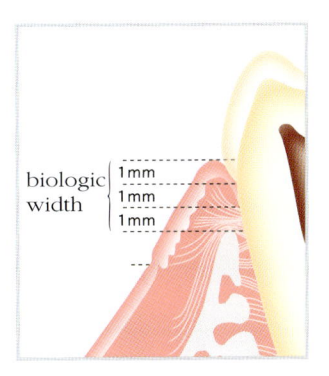

Garguiloら[12]は，臨床的に正常と思われるヒト顎骨30個，287歯，325歯面について，歯肉溝，上皮付着，線維性付着の長さを歯の4つの萌出段階に分けて計測した．その結果，歯の萌出段階にかかわらず，上皮性付着の長さ，線維性付着の長さは，ほぼ一定の安定した値を示した．これらの結果をもとに，KramerやNevinsら[13]は骨頂から歯肉辺縁までの生理的な長さは，歯肉溝約1mm，上皮付着約1mm，線維性付着約1mmが必要であるとした．

また，同じような臨床研究が日本でも行われている．1979年，李ら[14]は371歯，17〜84歳の同じように臨床的に正常と思われるヒト顎骨を剖検し，歯肉溝，上皮性付着，線維性付着のそれぞれの長さを計測した．その結果はGarguiloらの結果と類似しており，両者の結果の比較を表1に示した．

表1　Biologic width に関する研究の比較．

	Garguilo, Wentz, Orban：1961	李，浦郷ら：1979
対象歯数	287歯	371歯
対象年齢	19〜59歳	17〜84歳
分類	歯牙の萌出タイプ	年齢
結合組織性付着	1.07mm	1.05mm
上皮性付着	0.97mm	0.85mm
歯肉溝	0.69mm	0.89mm

このようなbiologic widthの原則を守らないと，臨床的には大きなトラブルとなる場合がある．たとえば，biologic widthの原則を無視して修復物のマージンを設定した場合，歯肉の炎症が継続し，その予後を悪化させる可能性が高い（症例4）．

症例4　修復物がBiologic Widthを侵害してしまった症例

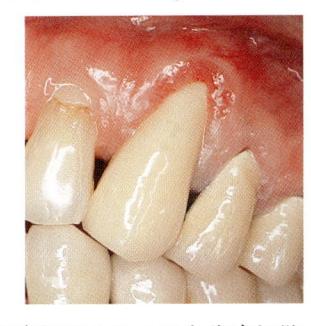

図10-1　歯肉縁下カリエスを歯肉切除で対処したために，biologic widthを侵害し，歯肉の炎症が最終補綴物装着後も残存している．

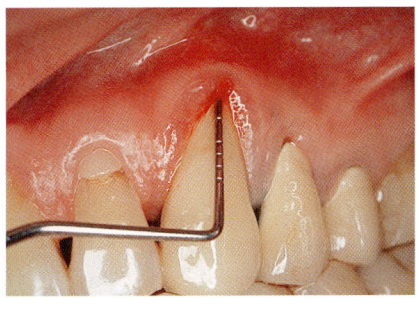

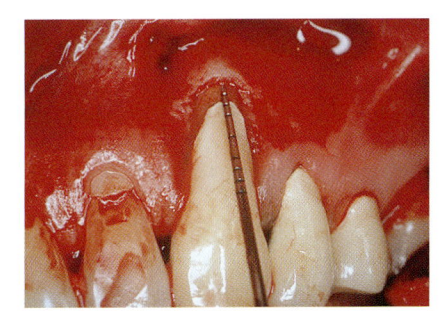

図10-2　サウンディングによる骨頂までの深さは1.5mm.

図10-3　歯肉を剥離すると骨頂から補綴物マージンの距離は約1.5mmであり，biologic widthが侵されていることが確認できた．

[Biologic Width（生物学的幅径）を考慮した切除療法の治癒形態]

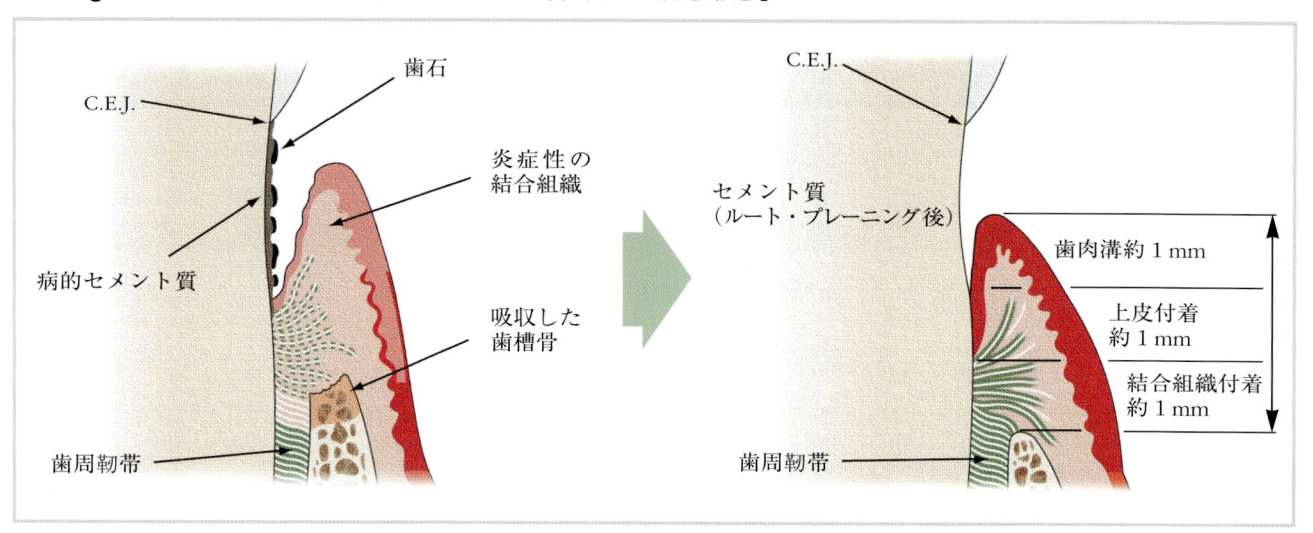

図11 歯周疾患により付着の喪失を起こしている辺縁歯周組織の模式図（左）と現在ある骨の高さを維持するために，切除療法（apically positioned flap＋骨外科処置）によりbiologic widthを獲得した状態（右）．

　歯周病により形成された深い歯周ポケットに対して，biologic widthを獲得することが歯周治療の理想的な目標となる．

　骨膜縫合により歯肉弁を骨頂に位置づけすることで，軟組織の治癒は*図12*のように上方に成育すると考えられる．歯槽骨を生理的な形態に修正し，歯肉弁を歯槽骨頂に位置づけすることで，生体がもつ生物学的原則によりbiologic widthが確立される．

　Apically positioned flap法は，このbiologic widthを確立するもっとも有効な方法と考えられる．

　根面に付着している歯石や骨欠損内の肉芽組織を完全に除去し，歯槽骨の不整形を骨外科処置により改善した後に歯肉弁を骨頂に位置づける．この際，歯槽骨の露出が2

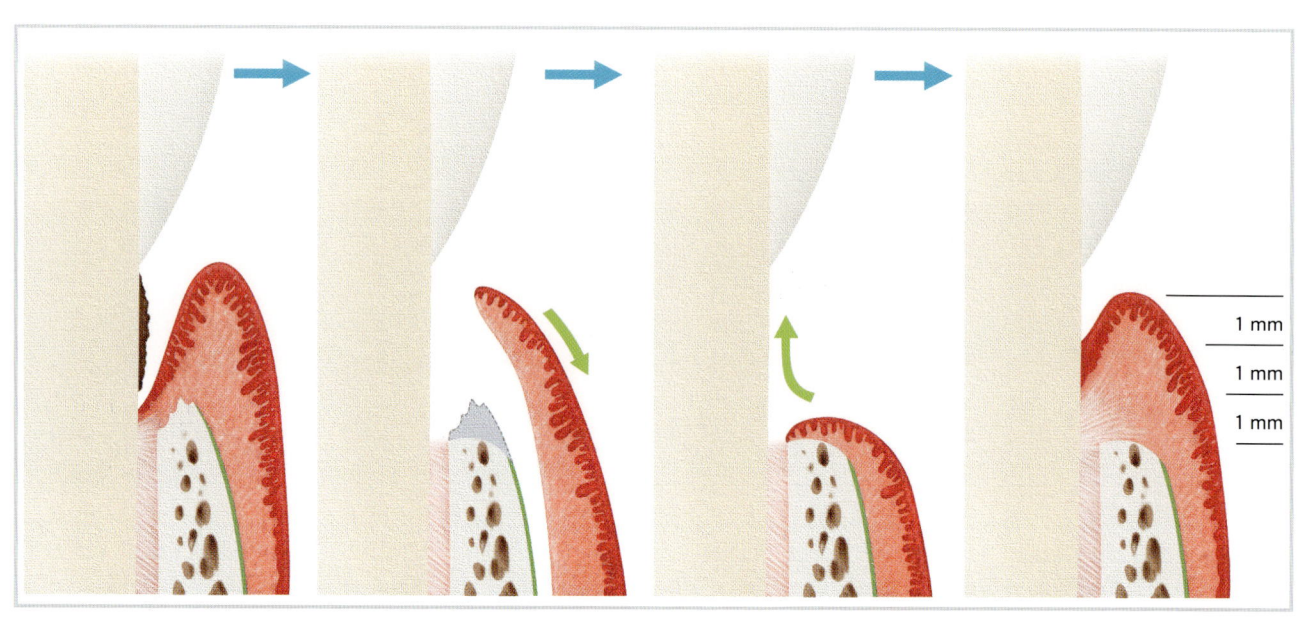

図12 Biologic width（生物学的幅径）を考慮した部分層弁によるApically positioned flapの治癒形態．

mm以下の場合は，歯槽骨が最初に血餅で保護されるため，明らかな付着の喪失は起こらないことが多い[18]．この所見は歯周靱帯が新生肉芽組織に含まれる組織再生細胞が作用し，骨頂の歯冠側2mmの部位まで組織を再生することが可能であるという事実に基づいている．しかし歯槽骨の露出が多ければ，骨吸収量が大きくなることが実験で示されている[19]．このような文献的考察からも，骨膜縫合により歯肉弁を確実に骨頂に位置づけることが非常に重要であると考える．骨頂に位置づけられた歯肉弁は歯槽骨頂から歯冠側方向に歯肉辺縁，歯根膜，骨髄腔などから線維芽細胞などを含んだ新生肉芽組織が増殖し，歯冠方向への上皮，結合組織が伸展する．

歯槽骨を生理的な形態に修正し，歯肉弁を歯槽骨頂に位置づけすることにより，生体がもつ生物学的原則に基づき biologic width が確立される．

Nevins M

症例5　部分層弁によるApically Positioned Flapにより歯周ポケットの除去を行い，Biologic Widthを獲得し，長期的に歯周組織の安定を図った症例

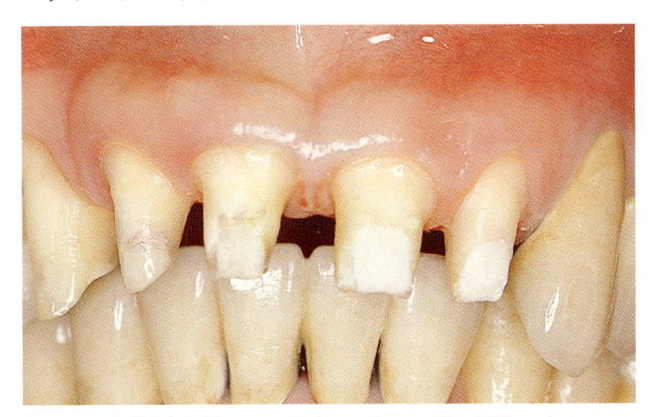

図13-1　初期治療後4mm程度のプロービング値である．

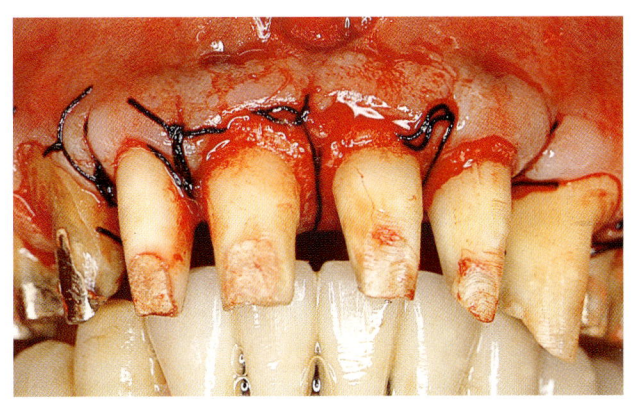

図13-2　歯周組織の長期的安定とbiologic widthを獲得するため，部分層弁によるapically positioned flapを行った．

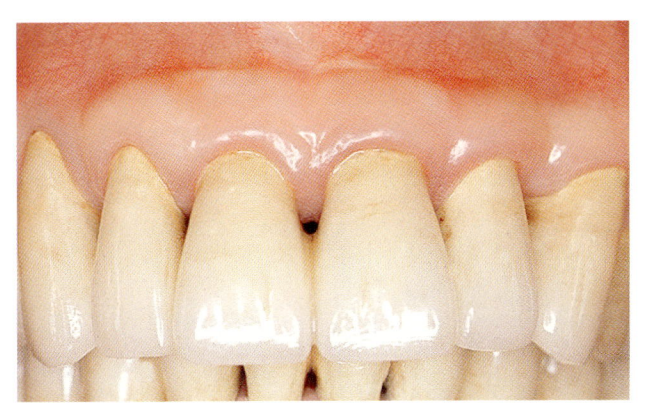

図13-3　歯周外科処置6か月後に最終補綴物装着．歯肉辺縁および歯肉－歯槽粘膜境界部の位置に注目，術前に比べ角化歯肉の量が増えている．

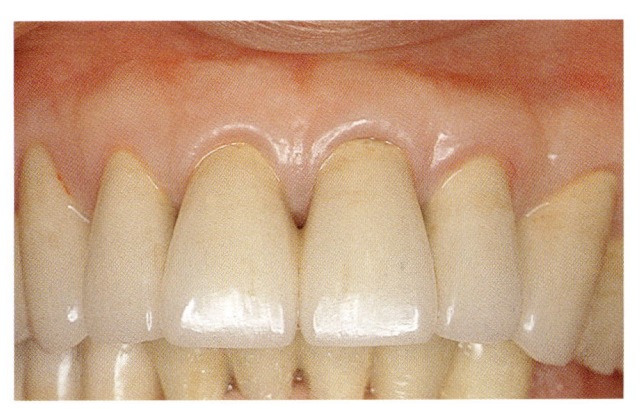

図13-4　最終補綴物装着後15年．歯肉辺縁も歯肉－歯槽粘膜境界部の位置も変化していない．部分層弁によるapically positioned flapを行うことによって獲得されたbiologic widthは，長期的に安定している．

組織付着療法

　切除療法は，ポケットを構成している組織を切除することにより，歯周ポケットを浅くする療法である．しかし，歯周ポケットが深く，apically positioned flap法などでは術後に審美的，機能的障害を起こす可能性が予測されるような症例では，組織付着療法または歯周ポケット減少療法とよばれる改良型の術式が用いられることがある．この組織付着療法は，組織を可能なかぎり残して歯周ポケットを減少させようとする処置法である．術後に長い上皮付着または深い歯肉溝による治癒が起こりやすい術式[20, 21]である．そのため，切除療法はshallow sulcus therapy，組織付着療法はdeep sulcus therapyとよばれている．組織付着療法としては以下にあげる術式がこの療法に属している．

① Open flap curettage　　　　③ ENAP（Excisional New Attachment Procedure）
② Modified Widman flap　　　④ Gingival curettage（closed）

● Open Flap Curettage法

　この手術法は歯肉弁を剥離して根面に付着しているプラーク，歯石，エンドトキシン，感染セメント質および炎症性肉芽組織を完全に除去するために行う手術法である．原則として骨外科処置（骨切除，骨整形）などは行わず，軟組織の除去も必要最小限とする．Modified Widman flap法との主な違いは，切開法，剥離法，縫合法などにとくに制約がない点であり，目的はほぼ同じである．

図14-1

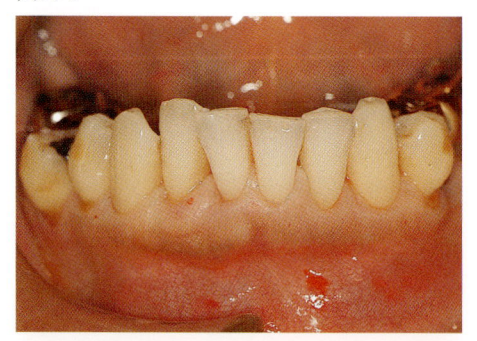

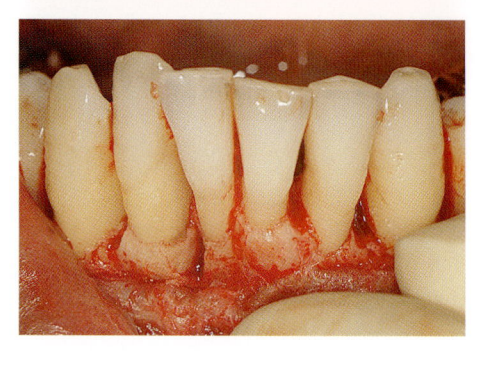

図14-2

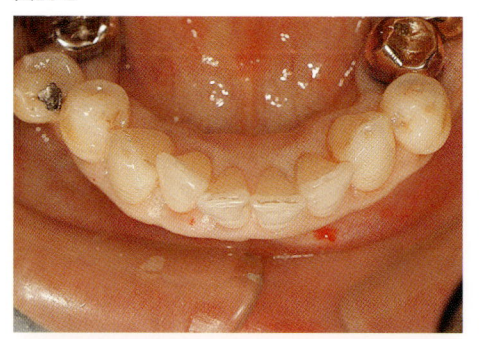

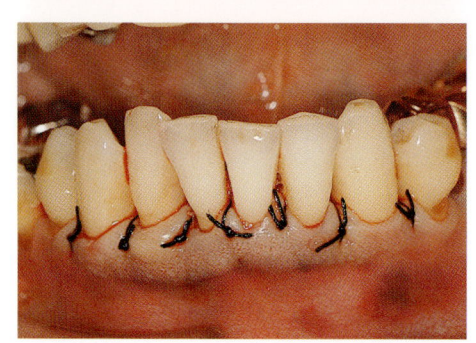

図14-1　下顎前歯に叢生がみられ矯正治療を行う予定であるが，初期治療後にも深いポケットが残存している．この状態で矯正治療を開始するとさらなる歯槽骨の吸収が生じると考えられ，open flap curettageにて明視下でデブライドメントを行う．
図14-2　Open flap curettage前の咬合面観．

図14-3 | 図14-4

図14-3　歯間部に垂直性の骨欠損が認められる．
図14-4　術直後の正面観．縫合は単純結紮縫合で行う．

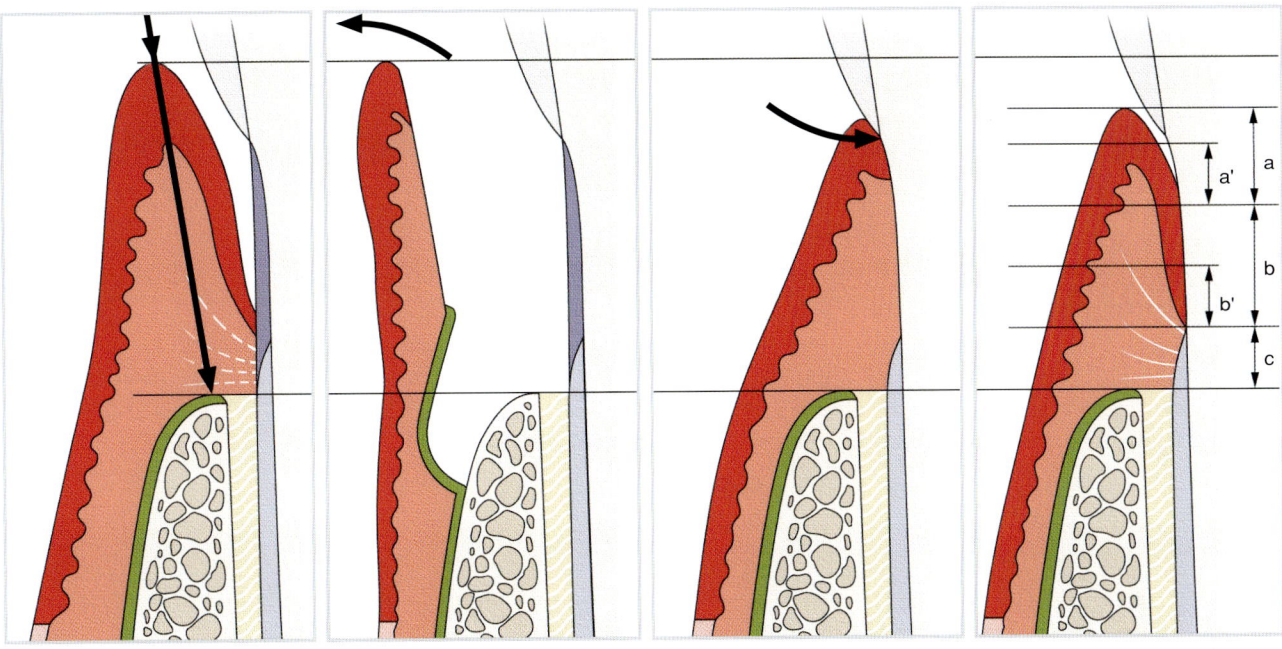

第4章　深い歯周ポケットの治療

● *Modified Widman Flap*法

図15-1　Modified Widman flap法での内斜切開の位置を示す．

図15-2　歯肉－歯槽粘膜境を越えないように全層弁にて剥離する．

図15-3　根面の廓清処置を行った後，歯肉弁をできるだけ歯冠側に位置づける．

図15-4　治癒後の組織断面を示す．a：歯肉溝（a'：APFでの歯肉溝），b：上皮性付着（b'：APFでの上皮性付着），c：結合組織付着．組織付着療法で得られた付着様式では，apically positioned flapでの治癒様式と比べて，深い歯肉溝と長い上皮性付着となる．

　1916年にWidmanによって考案された手術法を，1974年にRamfjordがその改良法として発表したものである[22]．それまで深い歯周ポケットに対する処置は切除療法が主流であったが，根面の露出を防ぎ，審美的な結果を考慮してmodified Widman flap法が考案された．当初，Ramfjordらは，この術式では新付着[*1]（当時は再付着[*2]と表現されていた）が得られるとしていたが，後の研究で長い上皮性付着となっていることがわかった．

　Kramer[23]は，この術式で得られた長い上皮性付着プラス深い歯肉溝の治癒形態は，バクテリアが蓄積する可能性が高いvulnerable sulcus（脆弱な歯肉溝）とよび，これとは対照的な浅い歯肉溝をideal sulcus（理想的な歯肉溝）とよんで区別している．

　しかし，長い上皮性付着でも慎重にメインテナンスされていれば，長期的に歯周組織を良好な状態で維持できるとする意見もあり，審美的配慮の必要な前歯部においては，現在も利用価値の高い手術法として用いられている．

[*1]新付着：歯周靱帯を喪失した根面に結合組織が再結合すること．この再結合には，新生セメント質とコラーゲン線維が封入される．

[*2]再付着：再度付着すること．生きた歯周組織が残っている根面に結合組織が再結合すること．新付着と混同してはならない．

（Proceedings of the world workshop in clinical periodontics. AAP, 1989.）

審美性や補綴処置との関係で，適応する条件が多く存在すると思われるmodified Widman flap法の適応症と非適応症を以下に示す．

[Modified Widman Flap法の適応症と非適応症]

[適応症]
- 中等度〜重度の歯周炎
- 審美性を考慮する部位
- 骨欠損部の再付着を期待する場合
- 骨移植する部位

[非適応症]
- 補綴物のマージンを歯肉縁下に設定したい場合
  （審美性を最優先させなければならない場合もある）
- 角化歯肉が3mm以内の場合

Modified Widman flap法を検討する際には，その利点，欠点を十分考慮してその適応症か否かを判断すべきである．以下にその利点と欠点を整理して示す．

[Modified Widman Flap法の利点・欠点]

[利点]
- 組織を保存することができる
- 根面の処置が行いやすい
- 骨の再生が多少期待できる
- 長い上皮性付着による治癒が起こる

[欠点]
- 歯周ポケットの減少が不確かである
- 治癒後に歯肉の形態がクレーター状になりやすい
- 長期的には歯肉の退縮が起きやすい
- 歯間部で乳頭を一次的創傷治癒となるように縫合するのは技術的に難しい

[上顎前歯のみを対象としたENAPについて]

ENAP(Excisional New Attachment Procedure)はルイジアナ大学教授Yukna RA[24]が1976年に発表した上顎前歯部の審美性を重視した歯周外科処置で，炎症性の内縁上皮を切除して，ポケット底までメスを入れ，根面を廓清して，新付着による治癒様式を期待した術式である．したがって本法は上顎前歯のみを対象に行われる方法である．しかし，その後の研究で，本法は1年，3年，5年，8年の経過観察を行った場合，その治癒では新付着が起こらないことが明らかになった．つまり，この方法で得られるのは，長い上皮性の付着ならびに深い歯肉溝による治癒であり，経年的には深い歯周ポケットになると報告された．そのようなことから本法は，国際的にも現在あまり用いられていない．

なお，現在，日本では保険対象になっている．

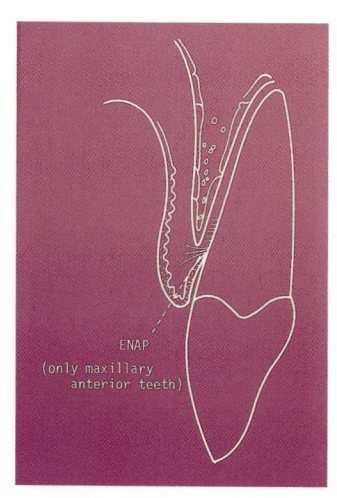

ENAPでの切除を示す模式図．

Modified Widman Flap法の術式

Modified Widman flap法の各ステップを，症例をとおして述べる．

症例6 審美的および機能的理由から，辺縁歯肉の位置を極力根尖側に下げないためにModified Widman Flapで対応した症例

　患者は40歳の女性．上顎前歯部には初期治療終了時に5〜6mmのポケットが残存している．審美的あるいは機能的（歯間鼓形空隙が大きければ発音に影響する）理由から，辺縁歯肉の位置を極力根尖側に下げないためにmodified Widman flap法で対応した．

　この症例のように，上顎前歯部で歯冠が長く，ポケットが深い場合に，もし切除療法を行ったとしたら，どのような結果が予想されるであろうか．歯冠長が非常に長くなり審美性に問題を生じるであろう．また，歯間鼓形空隙が大きくなって発音障害が生じ，根面露出により知覚過敏も起こる可能性が高い．このように，ポケット除去による欠点が大きくなりすぎると予想される場合は，たとえ脆弱な付着様式になろうとも，組織付着療法を選択する方がよいと思われる．

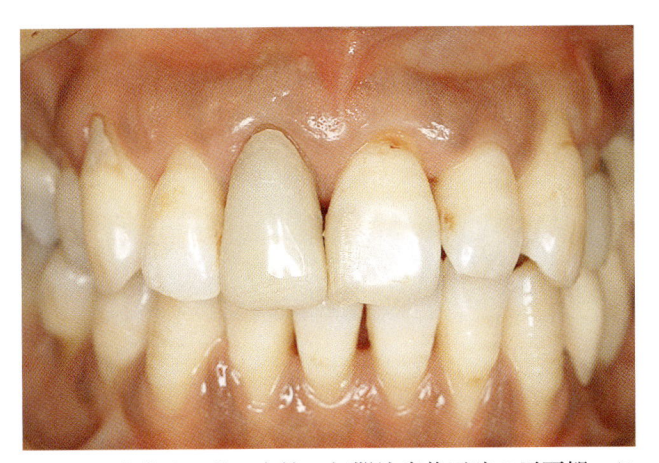

図16-1 患者は40歳の女性．初期治療終了時の正面観．このように歯冠長の長い場合には，根面を露出させる術式では好ましい結果は期待できない．

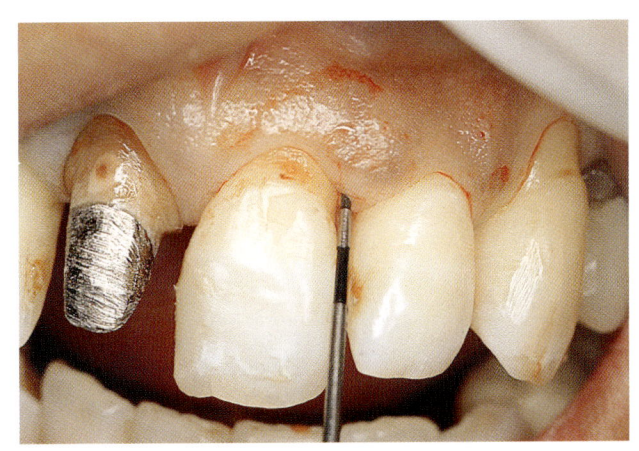

図16-2 プロービング値は5〜6mmあるが，歯肉－歯槽粘膜境を越えてはいない．

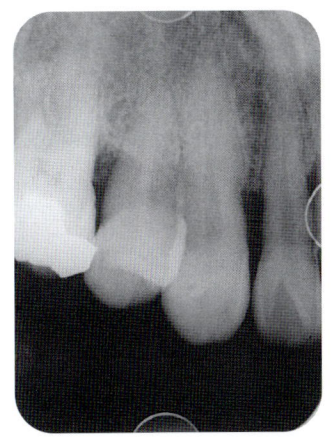

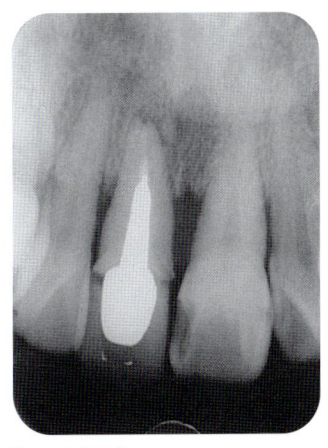

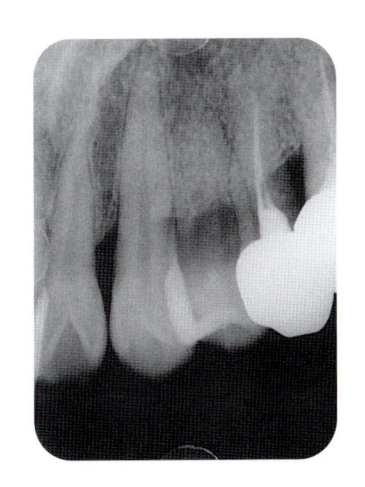

図16-3〜5 水平的な骨吸収を示す術前のX線写真．

唇側および口蓋側の切開

A. 一次切開

　唇側は歯肉辺縁切開を用い，縦切開は行わない．極力，歯肉組織を残しながら，内縁上皮を除去するために，ライニングは歯肉辺縁頂から0.5mmほど外側の位置に入れる．また，歯間部の歯肉組織もできるだけ保存するように切開する．ライニングに続いて，ディープニングを歯槽骨頂に向けて進める（図16-6, 7）．

　口蓋側の切開も歯牙の彎曲に合わせて歯肉辺縁切開で行う．唇側よりも歯牙の彎曲が強いので，切開線のスキャロップも強くなる（図16-8, 9）．

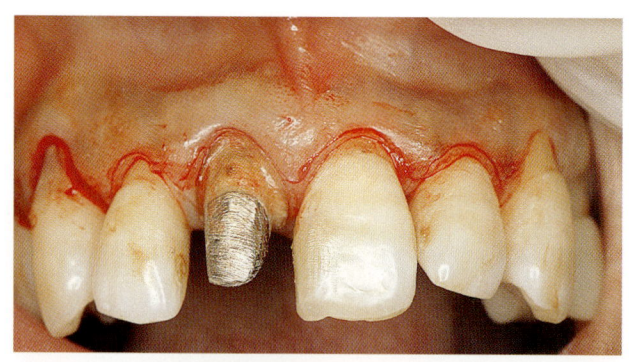

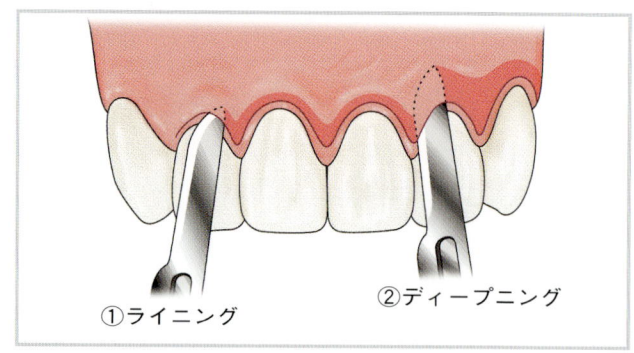

図16-6, 7 唇側の切開線は歯頸部に沿うようにホタテ貝状に入れ，歯間乳頭部を残すようにする．

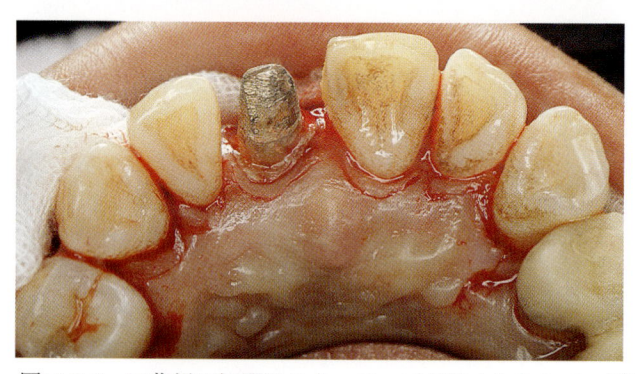

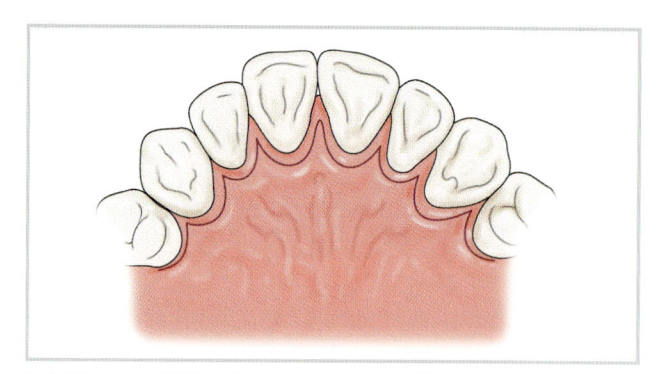

図16-8, 9 口蓋側の切開はスキャロップが強くなるので，唇側よりも難しい．刃先の細い15-Cのメスが使いやすい．

B. 歯肉の剥離

　骨膜剥離子などを用いて歯肉弁の剥離を行う．剥離は歯槽骨がわずかに露出する程度（2〜3mm）でよい．剥離が歯肉-歯槽粘膜境を越えると歯肉弁が根尖側に移動しやすくなるので，注意が必要である（図16-10, 11）．

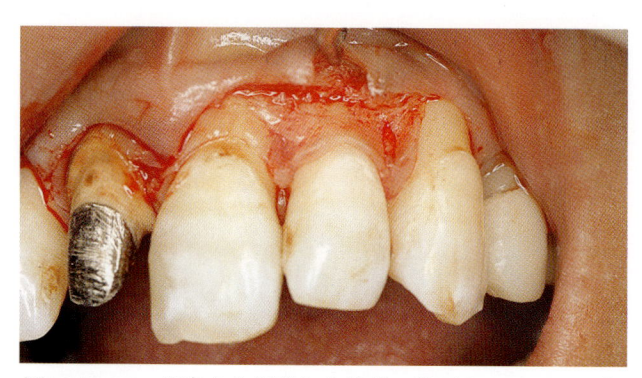

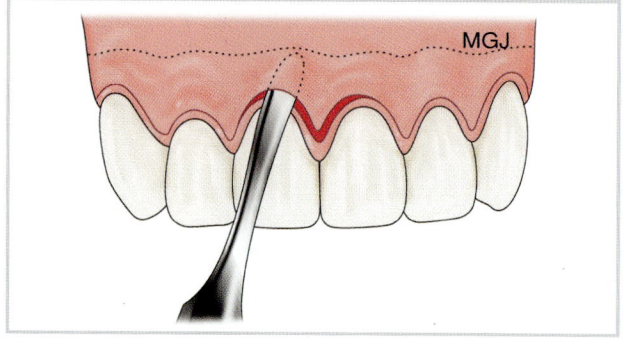

図16-10, 11 歯肉弁を剥離した状態．根面上にポケット内縁上皮を含んだ薄い組織がみえる．このように，切除する組織が必要最低限ですむように考慮して一次切開を行う．

C. 二次切開

唇側および口蓋側の剝離が終了したら，根面に付着している歯冠周囲組織を切離する（図16-12, 13）．

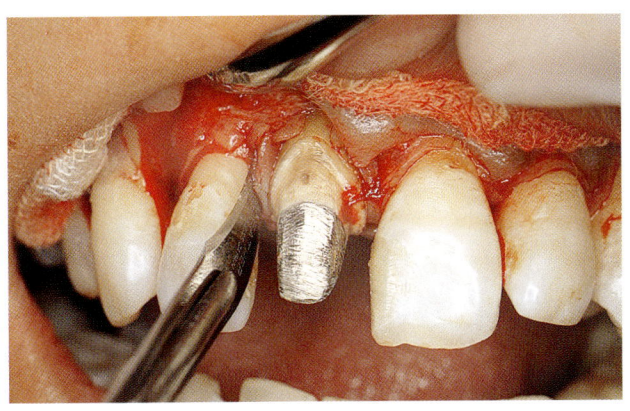

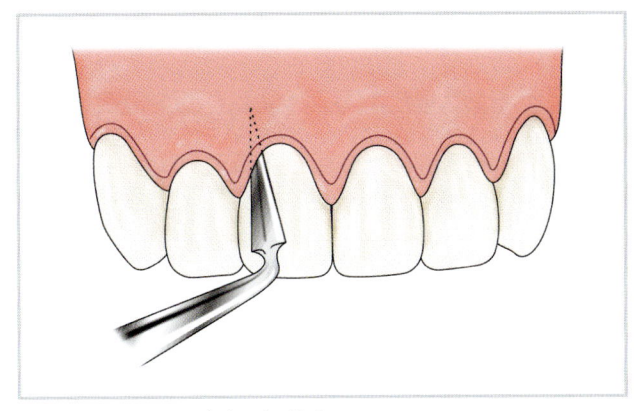

図16-12, 13 歯冠周囲に付着している線維は，メスやスピアー・メスなどを用いて確実に切離する．

D. 三次切開

骨面と付着している歯冠周囲線維をスピアー・メスなどを用いて水平的に切離する．確実に離断された歯冠周囲組織をキュレットなどを用いて浮き上がらせ，ロンジャーなどを用いてできるだけ一塊にして除去する（図16-14, 15）．

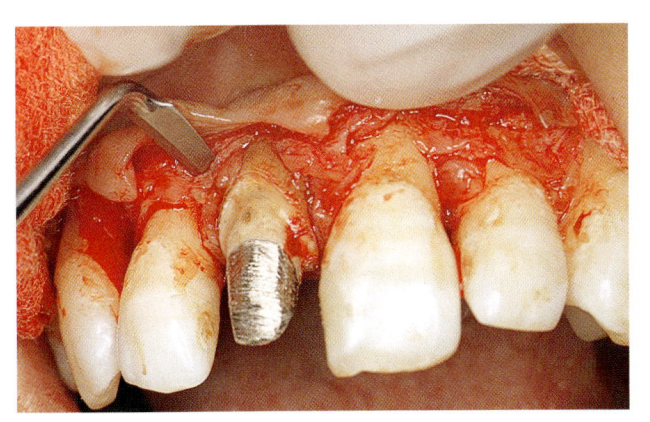

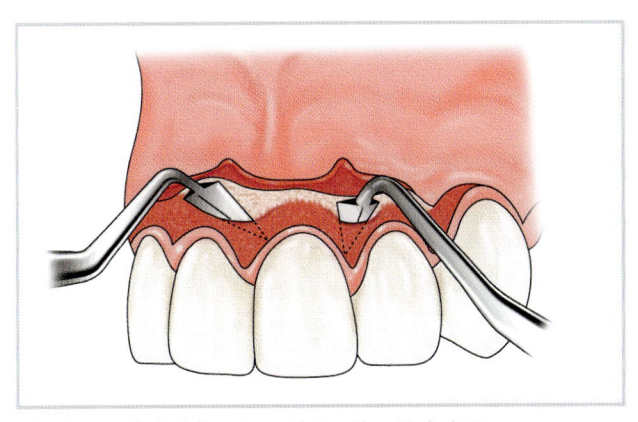

図16-14, 15 歯槽骨頂部に付着している線維を切り離し，歯冠周囲組織や不良肉芽をできるだけ一塊で除去する．

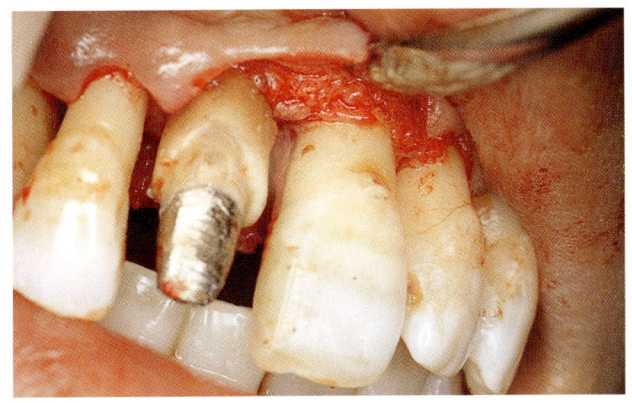

図16-16 不良肉芽組織の除去後の状態．根面に残存している歯石が認められる．歯周外科処置を行うたびにclosed therapyの限界を感じる．

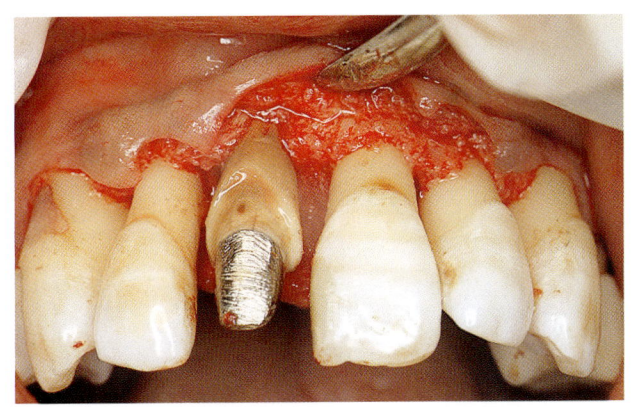

図16-17 明視下でルート・プレーニングを完了した状態．根面の廓清が完璧に行えたかどうかを十分に確認しなければならない．

● E. 縫合

　単純結紮縫合にて緊密に縫合する．歯肉弁の位置がずれないように，まず正中から縫合する．縫合が完了した状態で，歯肉弁と根面との適合を確認する．
　唇側と口蓋側の歯間乳頭部が緊密に接合している状態が理想である．縫合した後で，手術部位を生理食塩水を浸したガーゼで外側から5～10分間押さえておく．そうすることで，術後の内出血や腫脹を最小限度にすることができる．

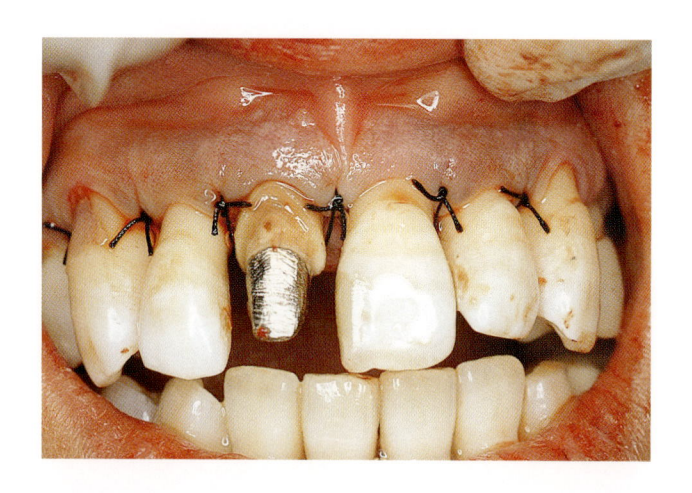

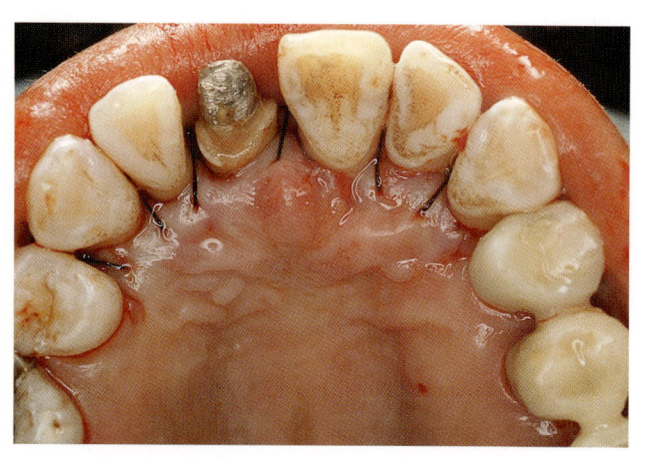

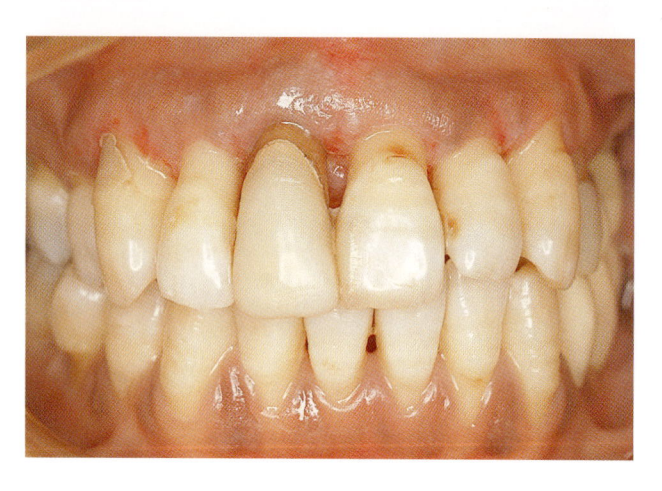

図16-18, 19　単純結紮縫合が完了した状態．歯肉弁が根面にしっかりと適合し，唇側と口蓋側の歯間乳頭も緊密に接合していることが望ましい．
図16-20　術後2週間の状態．歯肉退縮量はわずかであり，歯間乳頭も保存されている．

　歯周炎によって形成された深い歯周ポケットに対して，さまざまな治療法が存在する．
　治療後の歯周ポケットの再発を抑えるためにはapically positioned flapのようなポケット除去療法がもっとも効果的と思われるが，歯根が露出することによる問題（審美的障害，発音障害，知覚過敏など）の大きさも常に考慮しなくてはならない．とくに，上顎前歯部においては審美的問題が患者の治療結果への満足度に影響を及ぼすため，手術による歯根露出を少なくすることのできる方法，すなわちmodified Widman flapを選択することが多くなる．しかし，歯周ポケットの再発の可能性が高くなるため，プラーク・コントロールの難しい臼歯部では，ポケット除去療法を選択する頻度が高くなる．このように，治療術式の選択の際には各術式の利点，欠点を確実に把握し，患者の希望を十分に考慮したうえで決定すべきである．

深い歯周ポケットへの術式の選択

深い歯周ポケットに対する治療方法を選択する際には，それぞれの治療方法の利点，欠点を熟知し，術後の治癒様式，審美性，患者の希望などさまざまな要因を考慮し，処置方法を決定することが必要となる．つぎに術式の選択にかかわる要因をあげる．

[歯周外科術式の選択に影響を及ぼす要因]
- 歯周ポケットの深さ
- 骨欠損の形態と残存骨量
- 歯牙の動揺度
- 審美性（リップラインと歯肉の関係）
- カリエスの有無と程度，感受性
- 修復の有無とその範囲
- 歯質の削除量
- 有髄歯か無髄歯か
- 発音障害の可能性
- その他

Apically Positioned Flap法とModified Widman Flap法の比較

①治癒様式の比較（組織学的相違点）

Apically positioned flapにおいてはbiologic widthの治癒様式，つまり骨頂部から歯冠側約1mmは線維性付着，その上部約1mmは上皮性付着，その上部約1mmの歯肉溝へと続いている．このような付着様式では，上皮性付着部分が短く，長期的な寸法変化が少ない．また，約1mmの浅い歯肉溝はメインテナンスの観点から非常に有利であると考えられる．

一方，modified Widman flapでは，長い上皮性付着と深い歯肉溝の治癒形態をとる．長い上皮性付着は図17-1, 2に示すように，上皮付着部の最歯冠側での付着が弱くなりや

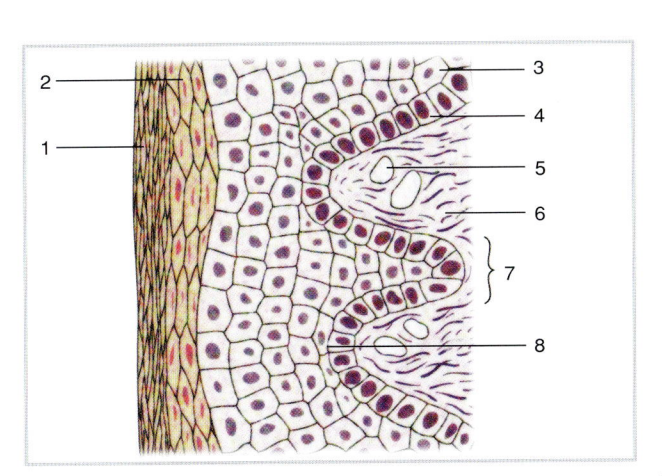

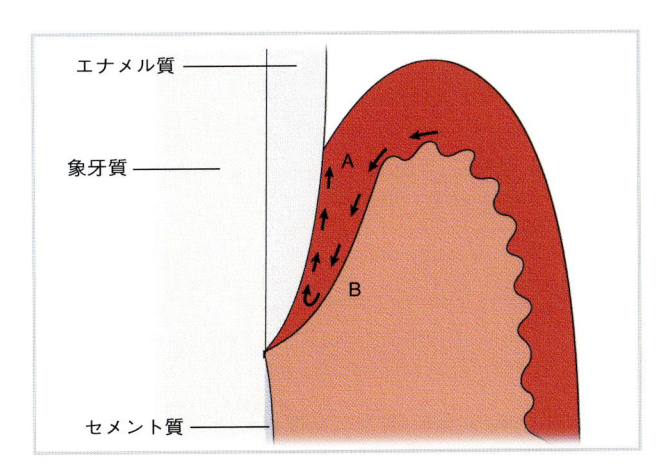

図17-1, 2 上皮細胞のターンオーバーは上皮細胞4層の底部（基底細胞層）から角化層に向かって細胞分裂し，同時に上方（B→A）に向かって（棘細胞層−顆粒層−角化層）分裂を繰り返しながら最終的に口腔内に上皮が剥離していく[25, 26]．その際に上皮付着部が長いと，上皮付着部の上方になるにしたがって付着が弱くなると思われる．

図17-1 上皮付着部の組織の模式図．1：角化層，2：顆粒層，3：棘細胞層，4：基底細胞層，5：血管，6：結合組織，7：上皮脚，8：基底膜．

すく，機械的刺激（歯肉圧排，印象操作，修復物マージンによる刺激，ブラッシング，メインテナンス時のキュレットなど）により変化しやすい．また，深い歯肉溝はプラークが停滞しやすく，長期的なメインテナンスにおいて不利な要素となる．

②臨床所見の比較

2つの術式の術後の治癒過程を図20-1, 2と表2に示した．Modified Widman flapでは，歯間部で乳頭部歯肉を一時的創傷治癒となるように縫合することは容易ではなく，通常歯間部歯肉は陥没し，クレーター状となることが多い．この歯肉クレーターは経時的に膨隆し，通常数か月後には平坦か，あるいは凸状を呈するようになるが，その部分は歯周ポケットを再発する可能性が高い，長い上皮性付着または深い歯肉溝となる．前歯部より歯槽堤の幅が広くなる臼歯部の方がこの傾向は大きい．

一方，apically positioned flapでは術後にクレーターをつくることは少なく，歯槽骨の形態を反映した生理的な歯肉形態となる．歯肉の成熟に要する時間が比較的長いが，歯冠の全周において浅い歯肉溝ができるのが特徴である．ゆえに，歯周ポケットが再発する可能性は低く，メインテナンスしやすい環境をつくることができる．

③歯周ポケットの再発の観点からの比較

歯石の除去率に関して，前歯部と臼歯部，外科処置とSC/RP，術者の技術（経験度）などを比較した報告[27, 28]を図18, 19に示した．このデータは，たとえ歯周外科を行っても完全に歯石が取れるわけではないことを示している．とくに，臼歯部で比較的ポケットが深い場合は，歯石の取り残しが多い．もし，このような部位にmodified Widman flapのような歯肉弁をもとの位置に戻すような術式を行ったとしたら，歯肉縁下に歯石やプラークを閉じこめることになり，後にポケットを再発することになるであろう．このような観点から，臼歯部においてはapically positioned flapのような根面を露出させる術式の方がポケットが再発する可能性は低いといえる．

前歯部においては歯根形態が比較的単純であり，器具の到達性もよいので，歯周外科を行った場合，歯石の除去率はかなり高くなっている．ゆえに，modified Widman flapによって歯肉弁をもとの位置に戻しても，ポケットの再発の可能性は低いであろう．

④審美性の観点からの比較

近年，歯科治療における審美的要求は非常に高くなっている．歯周治療においても，歯周組織の健康だけを考えて，審美性を無視するような治療は受け入れられない．通常，根面を露出させることは，審美的な問題を生じることが多くなる．とくに，前歯部でリップラインが高い場合には，審美性を最優先させなければならない場合がある．この点においては，modified Widman flapの方が有利であり，多少付着様式に不安があっても，組織付着療法を用いるべきであろう．ただし，修復物マージンを歯肉縁下に設定したい場合，長い上皮性付着は辺縁歯肉の位置が変化しやすいので，経年的に修復物マージンが露出してくる可能性が高いと思われる．

Apically positioned flapでは根面の露出が大きくなるので，外観に触れる部位には適応すべきではない．しかし，広範囲の修復が必要で，修復物により歯冠形態や歯間鼓形空隙の大きさなどを審美的に改善できるような場合は，apically positioned flapが適応できる．また，修復物マージンを歯肉縁下に設定した場合でも，biologic widthが確立されていれば長期的にも辺縁歯肉の位置が安定しているので，審美的修復治療の結果を長期的に維持することができる．

第4章 深い歯周ポケットの治療

　以上述べたように，どのような付着を目指しているのかを歯周外科処置前に明確にし，術式の選択を行う必要がある．自分の行う処置および術式の選択を明確にして行う治療が，コンセプトのある治療ということになる．

　上述した要因を十分検討したうえで，どちらの術式を採用するかを決定する必要がある．

　歯周病が進行し，骨が喪失した場合にすべての要求を満たすような術式は，現在のところまだみあたらない．患者と十分協議したうえで，どの長所を最優先するかを決めなければならない．つぎに提示する症例により，それぞれの術式の利点，欠点をあげながら解説したい．

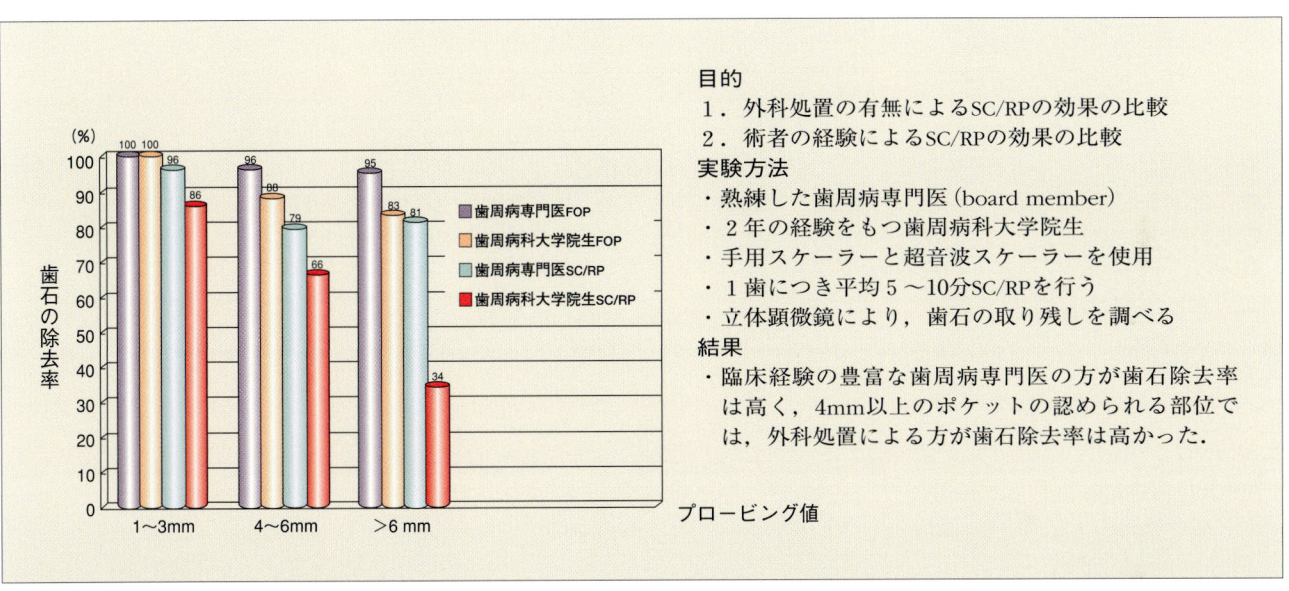

目的
1. 外科処置の有無によるSC/RPの効果の比較
2. 術者の経験によるSC/RPの効果の比較

実験方法
・熟練した歯周病専門医（board member）
・2年の経験をもつ歯周病科大学院生
・手用スケーラーと超音波スケーラーを使用
・1歯につき平均5〜10分SC/RPを行う
・立体顕微鏡により，歯石の取り残しを調べる

結果
・臨床経験の豊富な歯周病専門医の方が歯石除去率は高く，4mm以上のポケットの認められる部位では，外科処置による方が歯石除去率は高かった．

図18 単根歯におけるSC/RPの効果（Brayer and Mellonig : J Perio, 60 : 67-72, 1989より）．

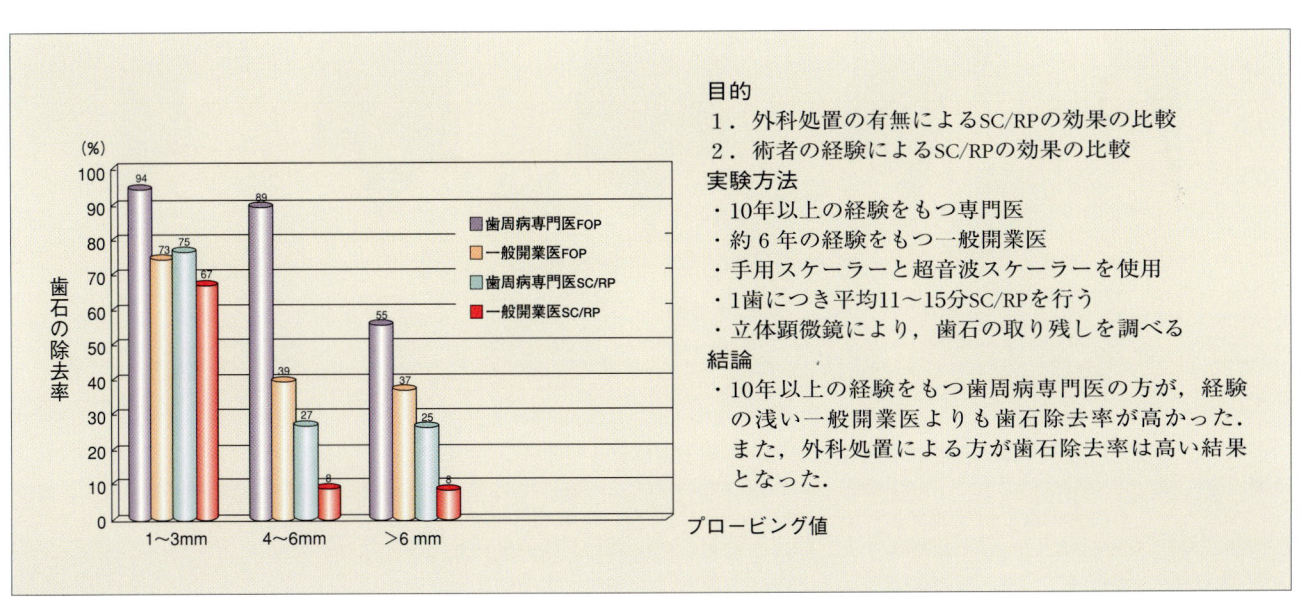

目的
1. 外科処置の有無によるSC/RPの効果の比較
2. 術者の経験によるSC/RPの効果の比較

実験方法
・10年以上の経験をもつ専門医
・約6年の経験をもつ一般開業医
・手用スケーラーと超音波スケーラーを使用
・1歯につき平均11〜15分SC/RPを行う
・立体顕微鏡により，歯石の取り残しを調べる

結論
・10年以上の経験をもつ歯周病専門医の方が，経験の浅い一般開業医よりも歯石除去率が高かった．また，外科処置による方が歯石除去率は高い結果となった．

図19 複根歯におけるSC/RPの効果（Fleischer and Mellonig : J Perio, 60 : 402-409, 1989 より）．

Modified Widman Flap（MWF）

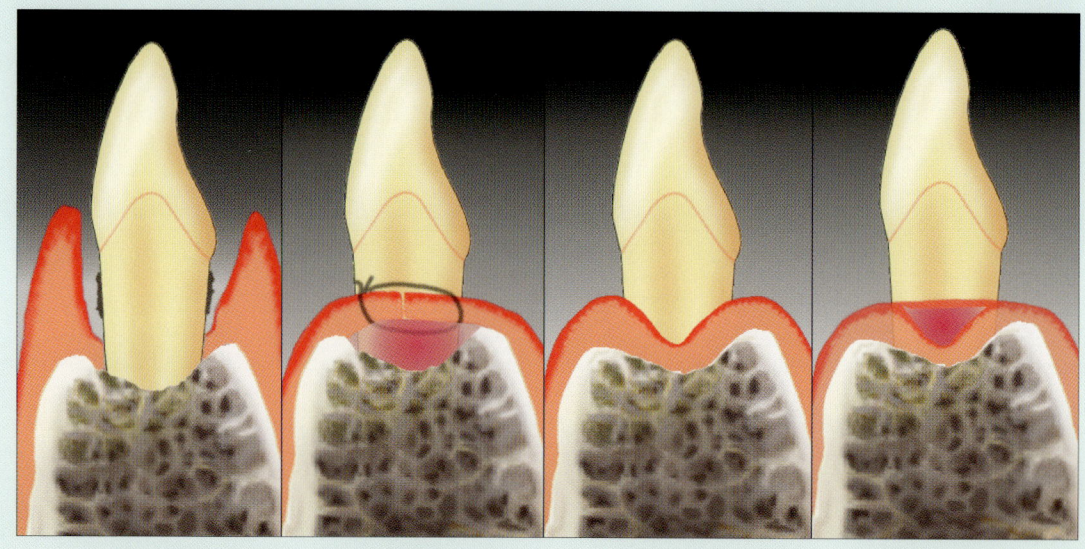

術　　　前　　術直後　　術後1か月　　術後1年

術　　　　前：中等度〜高度の骨吸収をともなった深い歯周ポケット．
術　直　後：骨欠損や骨のクレーターは除去せず，歯肉弁の閉鎖を妨げる部分のみを必要最小限除去する．
術後1か月：歯肉のクレーターがみられ，時として完全なプラーク・コントロールを困難にする．
術後1年：歯肉のクレーターは多くの場合消失するが，プラーク・コントロールの良否で結果が大きく異なる．プラーク・コントロールがよければ上皮性付着ができ，プラーク・コントロールが悪ければ，ポケットが術前レベルに戻る．

図20-1

Apically Positioned Flap（APF）

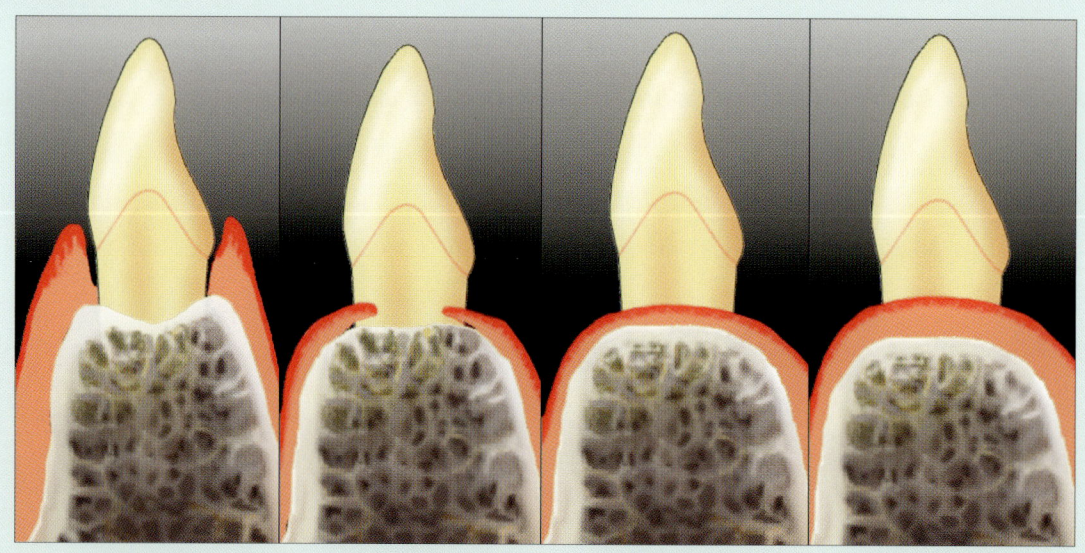

術　　　前　　術直後　　術後1か月　　術後1年

術　　　　前：初期〜中等度の骨吸収をともなった中等度の歯周ポケット．
術　直　後：骨欠損や骨クレーターを除去し，いわゆる生理的な形態になるよう骨外科処置を行う．歯肉弁は薄くし，とくに歯間部では開放創とする．
術後1か月：効果的にポケットが除去され，歯肉の形態も生理的で，歯肉溝は最小となる．
術後1年：根尖側に位置づけた歯肉マージンがやや歯冠側に向かって増殖する．

図20-2　　　　　　　　　　　　　　　　　　　　　　（図20-1, 2，表2のイラストは眞田浩一先生のご厚意による）．

表2 Apically positioned flap (APF) と modified Widman flap (MWF) との違い．

時期	ポイント		MWF	APF
術前	適応症		・中等度〜深いポケット ・主に前歯部，天然歯	・浅い〜中等度のポケット ・主に臼歯部，歯冠修復歯
	術式	切開線	・歯肉辺縁切開または歯肉溝切開（スキャロップを強調）	・歯肉辺縁切開および歯槽骨頂予測切開 ・スキャロップはゆるめに
		歯肉弁剝離	・歯肉弁はfull thickness	・full thicknessまたはpartial thickness
		歯間乳頭部	・歯間乳頭はやや厚めにする	・歯間乳頭は薄くする
術直後	骨形態		・骨クレーターは除去せず	・骨クレーターは除去する
	歯肉弁の位置づけ		・もとの位置に戻す	・根尖側に移動，骨頂に合わせる
	縫合法		・緊密に単純結紮縫合	・骨膜縫合 ・マットレス縫合 ・懸垂縫合
術後1か月	歯肉の形態		・クレーター状	・平坦
	歯肉の厚み		・厚い（不均一）	・薄い（均一）
	歯槽骨の形態		・クレーター状	・平坦
	付着歯肉の幅の変化		・減少	・変化しないかまたは増加
術後1年	歯肉の形態（厚み）の変化		・頬舌側は根尖側に移動，歯間部は歯冠側に移動	・歯冠側方向に移動，厚みを増加
	骨形態の変化		・リモデリングによる骨欠損の改善	・比較的変化は少ない ・骨頂部の緻密化が起こることがある

症例検討

Biologic Widthと歯肉溝内マージンの関係を考える

症例7 全顎に及ぶ欠損補綴の支台歯に初期治療後約4mmの歯周ポケットが存在している部位に，Apically Positioned FlapおよびFree Gingival Graftにて対応した症例

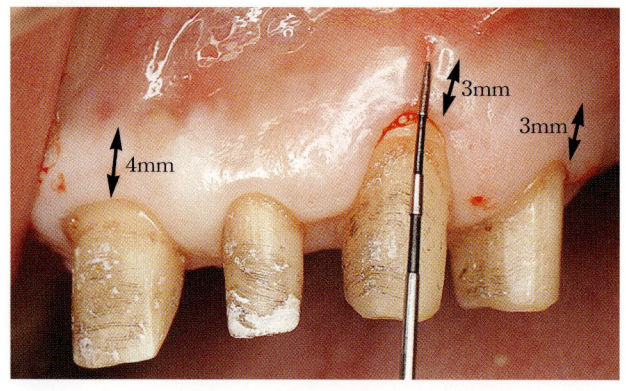

図21-1 |1 2には角化歯肉は十分存在しているが，プロービング値が4mmあり，付着歯肉の不足が認められる．|3 4は角化歯肉の幅が少ないため付着歯肉の獲得が必要である．

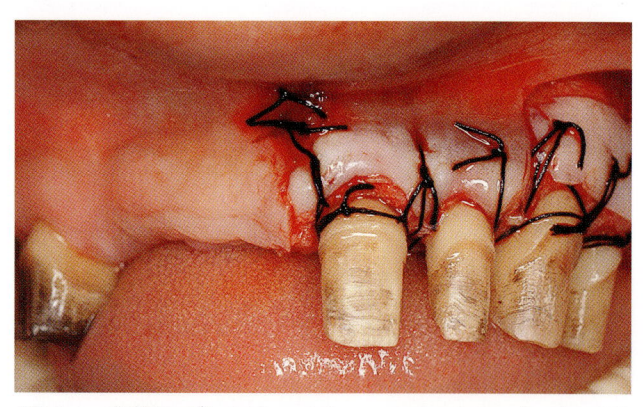

図21-2 有髄にて|1 2はapically positioned flapを，|3 4はfree gingival graftを行う．

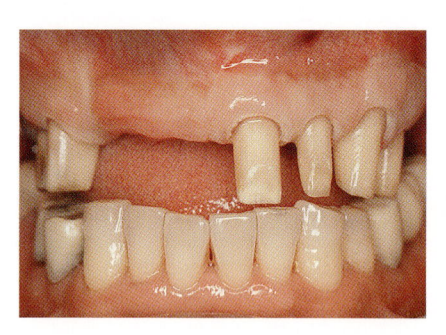

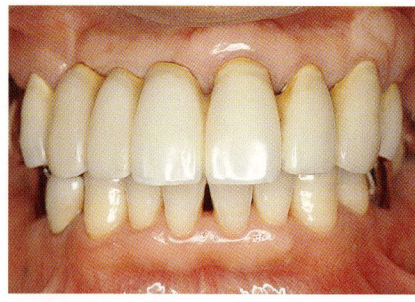

図21-3 | *図21-4*

図21-3 術後5か月．最終補綴物製作のための最終印象時．歯肉溝の深さは0.5mmで，しかも付着歯肉は十分得られている．

図21-4 補綴物のマージンをbiologic widthの歯肉溝内に設定した最終補綴物．

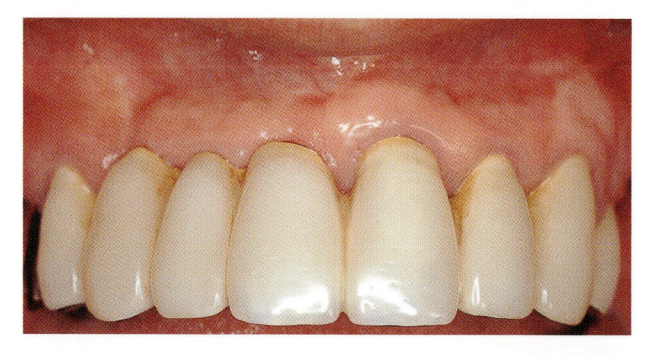

図21-5 最終補綴物装着後8年．歯肉辺縁の退縮は認められず，知覚過敏や根面カリエスもみられない．

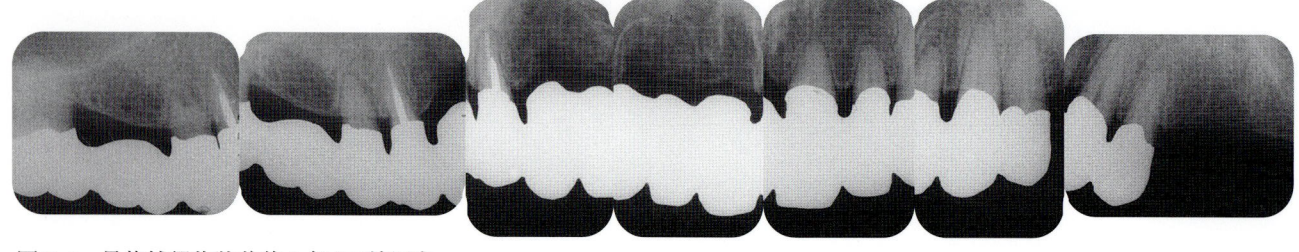

図21-6 最終補綴物装着後8年のX線写真．

症例7 に対する考察

症例7の診断と治療計画におけるポイントは，以下のとおりである．

- 中等度の歯周炎（4〜5mmの歯周ポケットと歯槽骨の吸収）
- 欠損補綴
- 審美性
- 付着歯肉

・中等度の歯周炎でのポケットは	➡ 中等度の歯周炎で全顎に及ぶ欠損補綴処置が必要な場合，可能なかぎり歯周ポケットの除去を行うことで，術後の清掃やメインテナンスを行いやすい口腔内環境を獲得でき，歯周炎の再発が起こりにくいと考える．
・補綴物と歯周環境	➡ 欠損部の補綴処置には，可撤性義歯，ブリッジ，インプラント処置が考えられるが，この症例では欠損歯数や残存骨の状態を考慮して，全顎にわたる連結を行いブリッジで対応した．ブリッジの場合に必要な考慮すべき事項は支台歯の平行性，歯質削除量，形成にともなう歯髄の状態，補綴物の維持などがあげられるが，この症例の場合，最終補綴処置時に歯髄炎などの症状がみられず，補綴物の維持も十分であったため，支台歯は有髄の状態で最終補綴に移行した．歯周外科処置後に支台歯のマージンを調整する際には，歯牙の削除量に注意を払い，段階的に行う必要がある．最終補綴前にはプロビジョナル・レストレーションで機能性や清掃性，審美性をチェックする．連結の範囲が大きくなる場合は，1本の支台歯周囲の歯周組織の破壊が起こると全顎に影響を及ぼすため，各支台歯周囲の歯周環境を改善する必要があると考える．
・審美性への考慮	➡ とくに前歯部の修復処置を行う場合は，審美性（リップラインと歯肉の関係や歯頸ライン，鼓形空隙など）を考慮する必要がある．この症例では，歯周外科処置終了後にも歯冠長はさほど長くなく，将来のカリエスに対する問題も考慮して歯肉溝内にマージンを設定した．また歯周外科処置を行うことで，左側中切歯から犬歯にかけての歯頸ラインの段差も解消でき，鼓形空隙も一定の大きさで清掃しやすい補綴物を製作できた．治療結果に永続性をもたせるためには，患者による十分な清掃が行えることが不可欠である．
・付着歯肉の獲得	➡ 補綴物のマージンを歯肉溝内に設定する場合は，付着歯肉は必要であると考える（詳細は第8章：歯肉−歯槽粘膜の問題の項で述べる）．この症例の場合，中等度の歯周炎で全顎にわたる連結処置が必要と判断し，組織付着療法を行うことで将来ポケットが深くなったり，歯肉退縮が生じる可能性を少なくするためにapically positioned flapで対処した．その結果，十分な付着歯肉が獲得でき，歯肉辺縁の経年的変化も少なくなると考える．

Modified Widman Flap法と歯肉溝内マージンの関係を考える

症例8 上顎前歯部において骨の喪失をともなう深い歯周ポケットが存在し，口唇が高く上がる場合，術後に歯冠長が長くならないように，かつ歯間鼓形空隙が大きくならないようにModified Widman Flap法にて対応した症例

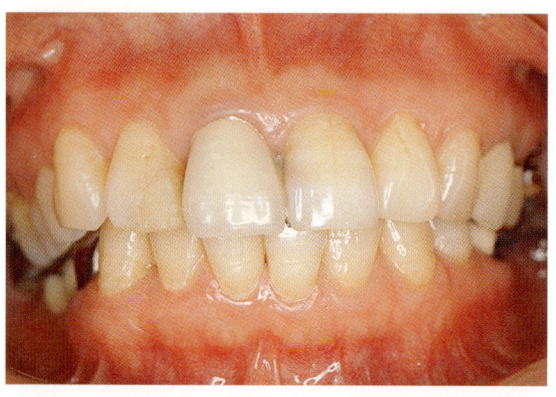

図22-1 初診時の正面観．55歳，女性．2|の不良充填物による歯髄炎，1|1の不良補綴物再製を希望して来院．口唇が上方に上がり，切除療法の術式を用いると術後に歯間鼓形空隙が広がり，審美的に問題となる．

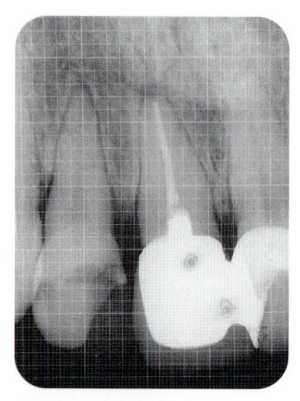

図22-2 初診時のデンタルX線写真．歯周ポケット値が4〜5mm存在し，骨の喪失もみられる．

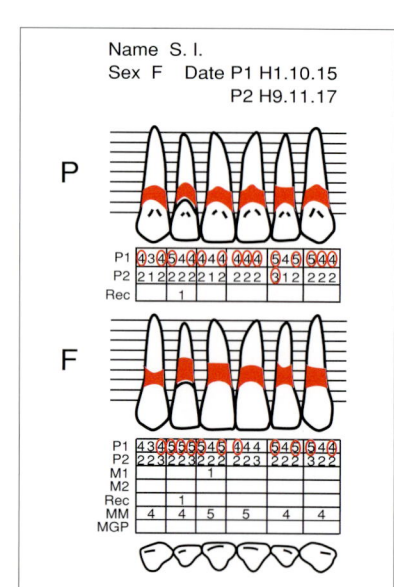

▶図22-3 初診時およびメインテナンス時の歯周チャート．

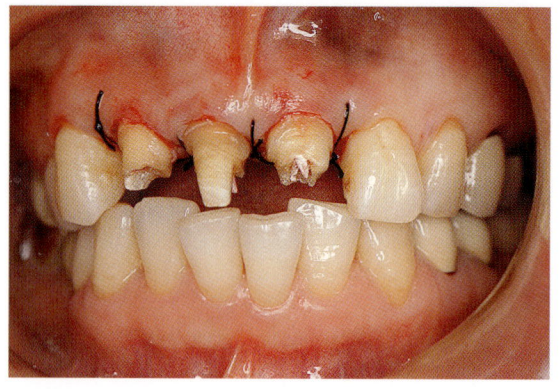

図22-4 できるだけ歯肉辺縁を下げないように，modified Widman flap法を用いた．

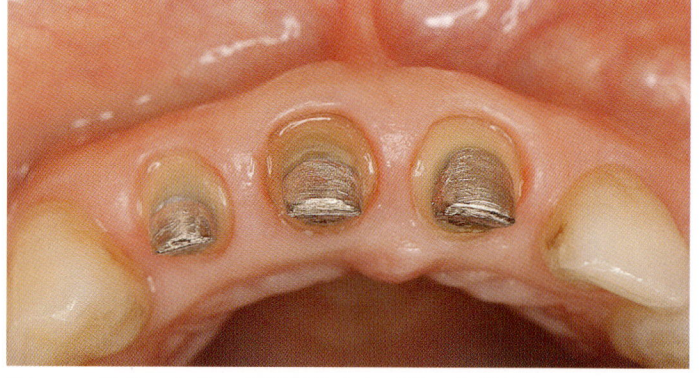

図22-5 術後6か月．歯間部歯肉も正常な状態となったので，最終補綴物の製作に取りかかった．

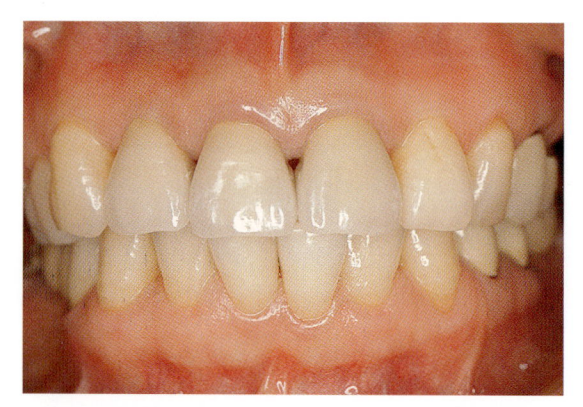

図22-6 最終補綴物装着時の正面観．歯肉縁下に補綴物のマージンを切除療法で得られる位置より少し（0.3〜0.5mmくらい）深めにマージンを設定する．
歯間鼓形空隙もあまり目立たなく，歯冠長も長くなっていないため審美的には満足している．

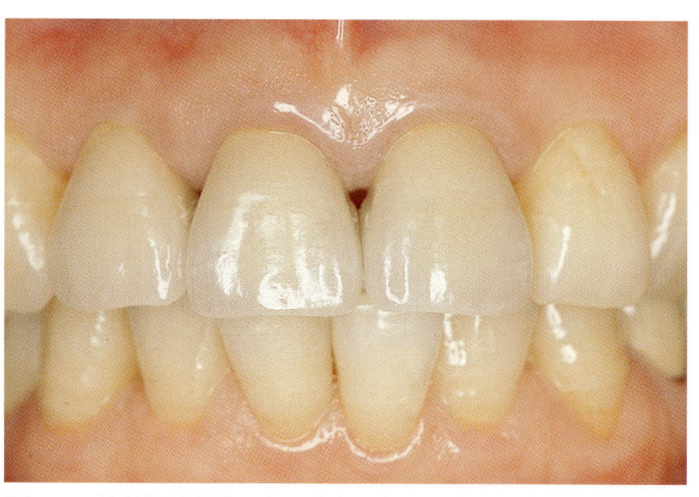

図22-7 補綴物装着後6年．患者の毎日の清掃と定期的な専門家による清掃およびチェックにより，歯肉辺縁の位置も現在のところ変化していない．

症例8 に対する考察

症例8の診断と治療計画におけるポイントは，以下のとおりである．

- ・中等度の歯周炎
- ・審美性
- ・付着様式

・中等度の歯周炎での骨の状態	➡ この症例は中等度の歯周炎で上顎前歯のポケット値が4～5mmあり，骨吸収も認められる．骨の形態異常の修正を行う必要もあり，根面のデブライドメントのためにも外科処置を行う必要があると考える．
・補綴物の連結は	外科処置後に連結処置が必要か否かは，残存骨量や歯牙の動揺度，臨床歯根の長さ，咬合状態，補綴物の維持力などに左右される．この症例では，臨床歯根が短いため連結することで対処した．
・審美性と補綴物マージンの位置	➡ 審美性とポケット除去は相反することがある．この症例の場合，左側側切歯はカリエスのない天然歯であり，笑うと歯肉まで見えること，また歯冠長が長くなり，鼓形空隙が大きくなることを患者がかなり気にしていたため審美性を優先し，歯間乳頭を極力保存できるmodified Widman flapで対処した．補綴物のマージンの位置は，将来歯肉退縮が生じる可能性もあるので，切除療法後に設定する位置よりもわずかに深めに設定している．
・プロビジョナル・レストレーションの活用	最終補綴に移行する前に，十分なプラーク・コントロールが行えるかどうか，形態，機能面で問題はないかなどのチェックをプロビジョナル・レストレーションで行う．

> Modified Widman flapでは，歯間部で乳頭部を一次的創傷治癒となるように縫合するとされているが，これは非常に困難なテクニックである
>
> Prichard

・付着様式の選択	➡ 切除療法と組織付着療法の利点，欠点を熟知する必要がある．この症例では前述したように審美性を優先し，組織付着療法で対処した．この術式では長い上皮性付着による修復が起こるため，適切なメインテナンスを行い，歯周組織の変化に注意を要する．

歯周ポケットの処置方法に対する文献的考察

　歯周ポケットの処置方法としてどの術式が最良なのかという疑問に対して，現在まで数多くの比較研究が行われてきた．臨床において術式の良否を比較することは，さまざまな要因が関与するので，明確な結果がでるとは限らない．文献を読む場合には，自分たちの臨床的印象も考慮に入れて，その実験設定や結果が信頼できるものかどうかを判断できる力ももたなくてはならない．

［歯肉弁を戻す位置が術後の治癒様式に与える影響についての文献］

　ここにapically positioned flap法かmodified Widman flap法かの代表的な2つの臨床比較研究[29,30]を取り上げ，それらの文献に対する著者らの意見を述べてみたい．

［文献］

Machtei E, Ben-Yehouda A : The effect of post-surgical flap placement on probing depth and attachment level : A 2 years longitudinal study : J Periodontol, 65, 855-858, 1994[29].

［研究目的と方法］

- 中等度から重度の歯周炎患者の5mm以上のポケットに対して，apically positioned flap（APF）とmodified Widman flap（MWF）を行い，術後2年経過した時点でのプロービング値（PD）とアタッチメント・レベル（CAL）を測定した．また，手術直後の歯肉辺縁から骨頂までの距離（SD：sounding depth）を測定し，その測定値別に2年後のPDとCALを比較し，その相関を調べた．

［結果］

- SDとPDに正の相関がみられた．すなわち，歯肉弁を戻す位置が歯冠側になるほど（MWF），より深い歯肉溝が残ることが示された．
- SDとCALには弱い負の相関がみられた．すなわち，歯肉辺縁を根尖側に位置づけた場合（APF），わずかなアタッチメント・ロスがみられたが，MWFと比べて統計学的有意差はなかった．

［結論］

- 深い歯周ポケットは歯周疾患の危険因子の1つと考えられており，歯周治療を行ううえで，また治療後の歯周組織を健康な状態で維持するうえでもPDを浅くすることが重要となる．このような観点において，APFはMWFよりも優れた術式ということができるが，日常の臨床においては，審美的障害，知覚過敏，あるいはアタッチメント・ロスなどが起こることも少なくないため，注意深い術式の選択が必要であろう．

　この研究は，術式の詳細が明記されており，研究期間も術後に歯肉が成熟した状態での評価をするのに適切な長さと考えられ，信頼度の高い文献と思われる．歯肉弁を戻す位置が術後の治癒形態，とくに歯肉溝の深さに影響するという結果は，著者らの臨床的印象と一致している．

表3 術直後の歯肉弁の位置と2年後のプロービング値.

歯肉弁の位置 (mm)	プロービング値 (平均±SD)	P-値
≦0	2.40±0.51	0.3496
≧1	2.84±1.10	
≦1	2.35±0.48	0.1112
≧2	2.92±1.15	
≦2	2.50±0.71	0.0925
≧3	3.06±1.25	
≦3	2.52±0.79	0.0002
≧4	3.58±1.35	
≦4	2.55±0.85	0.0001
≧5	4.06±1.20	
≦5	2.69±0.96	0.0015
≧6	4.19±1.42	

表4 術直後の歯肉弁の位置と2年後のアタッチメント・レベルの変化.

歯肉弁の位置 (mm)	アタッチメント・レベルの変化 (平均±SD)	P-値
≦0	-0.70±1.06	0.4497
≧1	-0.30±1.43	
≦1	-0.65±0.92	0.7029
≧2	-0.25±1.49	
≦2	-0.53±1.01	0.9799
≧3	-0.16±1.64	
≦3	-0.56±1.19	0.2169
≧4	0.28±1.73	
≦4	-0.49±1.23	0.3680
≧5	0.46±1.89	
≦5	-0.45±1.32	0.1811
≧6	1.10±1.71	

[歯周ポケットに対する処置方法による寸法的変化の比較研究についての文献]

[文献]

Lindhe J, Socransky SS, Nyman S, Westfelt E : Dimensional alteration of the periodontal tissues following therapy. Int J Periodont Rest Dent, 7(2) : 9-21, 1987[30].

[研究目的と方法]

・中等度から高度の成人性歯周炎の患者に対して①SC/RP(S), ②gingivectomy(G), apically positioned flap without bone recontouring(A), ④apically positioned flap with bone recontouring(AB), ⑤modified Widman flap without bone recontouring(W), ⑥modified Widman flap with bone recontouring(WB)の術式で治療し, 6か月後の歯周組織にみられた寸法的変化（プロービング値, アタッチメント・レベル, 歯肉退縮量）を比較検討した.

[結果]

・術前のプロービング値（3～8mm）の部位におけるアタッチメント・レベルの変化, 残余のプロービング値, 歯肉退縮量（mm）について, 各術式の結果を比較する（平均値±標準偏差）.

[結論]

・（S）と（W）において歯肉退縮量がやや少なく, アタッチメント・レベルの変化（付着の獲得）がやや多かったものの, 6つの術式の寸法的変化はほぼ同様の結果を示していた. したがって, 切除療法（gingivectomy, apically positioned flap）と組織付着療法（SC/RP, modified Widman flap）との間で, 治療後の根面露出やプロービング値に違いが生じるという意見には疑問がある.

この論文に関しては, 著者らにはいくつか疑問に感じる点がある.

・この研究では split mouth technique（上下歯列を4分割し, 無作為に6つの異なる術式で治療する）を使用しているが, 6つの術式のなかには適応症が大きく違っているものもあり, 術式の選択に無理がある場合もでてくる.
・この研究では, 各術式に関する詳細な説明がなく, 臨床写真の提示もない.
・術後6か月の時点で, 6つの術式の間に寸法的な変化の差があまりないというのは考えにくい. とくに, SC/RPを行った後の歯肉退縮量とapically positioned flapの場合に差がないというのは疑問に感じる. たとえば, 6mmのポケットにapically positioned flapを行い, 歯肉弁を歯槽骨頂付近に位置づけた場合, 通常は3～4mmの根面が露出し, 歯肉溝は1～2mmとなる. これらのことから, 彼らの行っているapically positioned flapは著者らの行っている術式とは異なっていると推測できる.

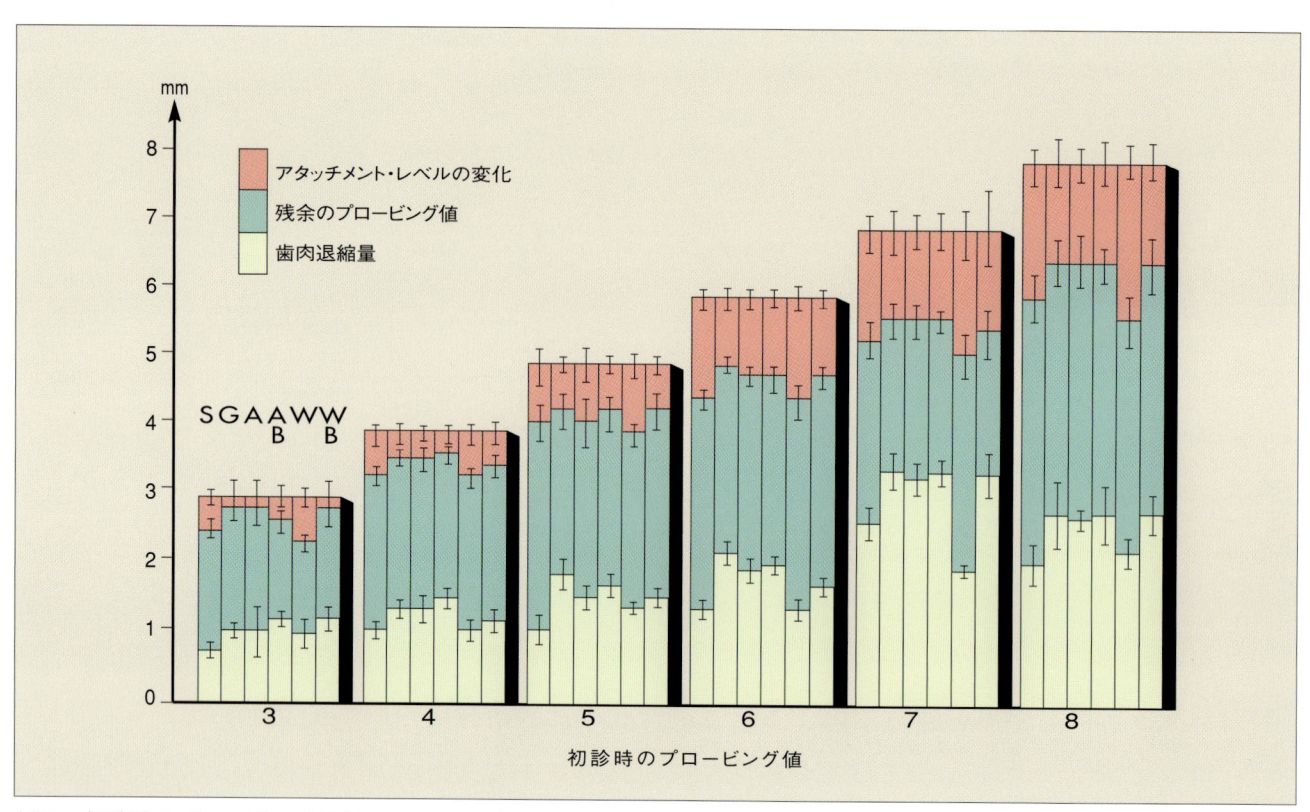

図23 初診時のプロービング値が3〜8mmであった部位におけるアタッチメント・レベルの変化，残余のプロービング値，および歯肉退縮量（mm）を示す（平均値±標準偏差）．
S：SC/RP，G：gingivectomy，A：apically positioned flap without bone recontouring，AB：apically positioned flap with bone recontouring，W：modified Widman flap without bone recontouring，WB：modified Widman flap with bone recontouring.

　ここにあげた2つの文献から，modified Widman flap（MWF）とapically positioned flap（APF）の優劣がわかるわけではない．しかし，歯周ポケットの治療後の治癒形態が，歯肉弁を戻す位置によって影響を受けることが理解できたと思われる．とくに，APFでは歯肉弁を歯槽骨頂付近に確実に位置づけることが重要であり，そのために著者らは部分層弁によるAPFを採用している．全層弁によるAPFは歯肉弁の位置が不安定で，歯肉弁が歯冠側へ移動してしまった場合，MWFと同様の結果となりやすい．Lindheらの研究で全層弁によるAPFが行われていたとすれば，この結果も理解できる．

　そこで，APFにおける部分層弁と全層弁との術式および治癒形式の違いを，図を用いて解説する．

Apically Positioned Flap法における部分層弁と全層弁の違い

　部分層弁では骨膜縫合をすることで，確実に歯槽骨頂に位置づけできるが，全層弁では歯肉弁が根尖側に下がるようにゆるめに縫合するため，骨頂部への確実な歯肉弁の位置づけが困難である．そのため，部分層弁によるAPFでは biologic width が獲得されるが，全層弁でのAPFでは深い歯肉溝，あるいは長い上皮性付着による治癒が起こりやすい（図24,25）．

[全層弁と部分層弁によるApically Positioned Flapの治癒形態の違い]

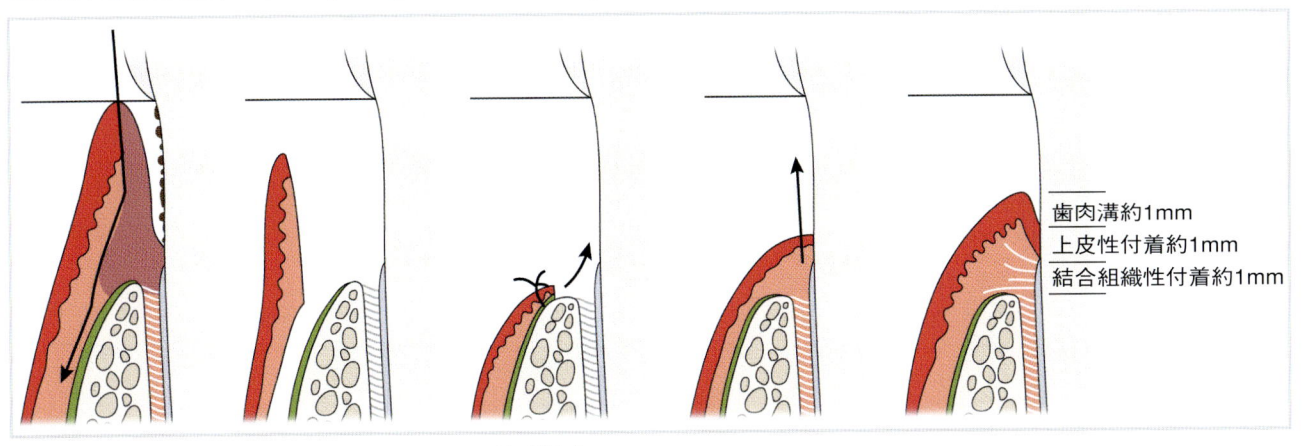

図24　部分層弁によるapically positioned flapの治癒様式．

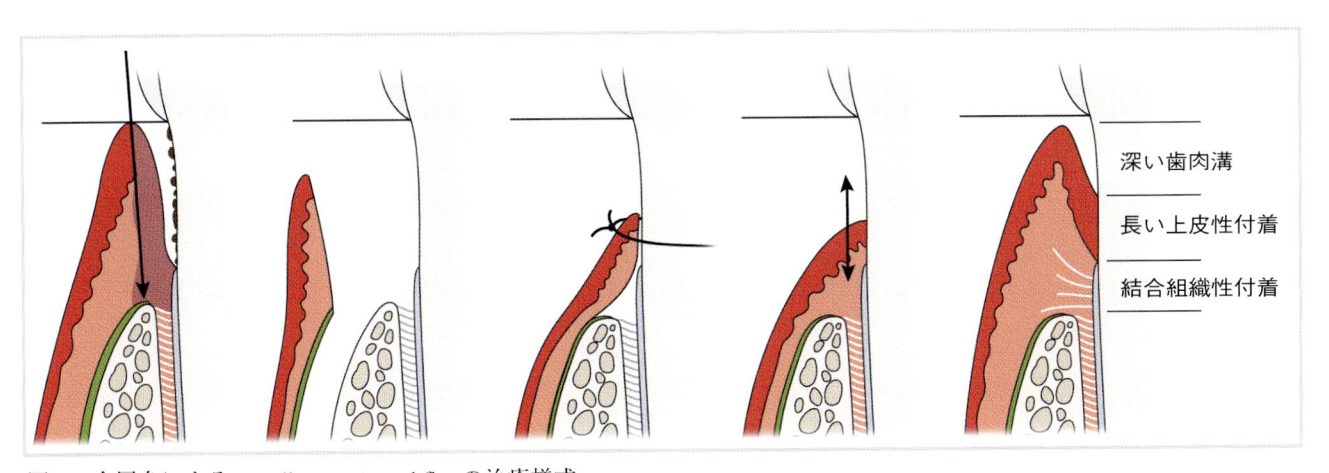

図25　全層弁によるapically positioned flapの治癒様式．

おわりに

　歯周病の病態のなかで，深い歯周ポケットは再発を促すもっとも危険な因子の1つである．歯周病の原因となる細菌叢をもっとも形成しやすい部位は深いポケットであり，それゆえ，非外科的にポケット内の細菌を除去あるいは減少させたとしても，物理的に深い裂溝が残存していれば再び細菌叢は形成されるであろうし，歯周病が再発する可能性は非常に高くなる．近年，薬物療法も含めた非外科的療法が発展してきてはいるが，依然として深いポケット内の細菌は歯周病のもっとも大きなリスクファクターであることには変わりはない．このような観点から，ポケット除去療法は深い歯周ポケットの処置としてもっとも予知性の高い治療法であるといえる．Apically positioned flapは角化歯肉を保存できる利点もあり，ポケット除去療法のなかでもとくに効果的な処置方法である．しかし，apically positioned flapにも欠点があり，これらの欠点が大きくなる場合，他のアプローチを考えることも必要である．

　臨床家としては，常に患者の要求に応えられるように，さまざまなオプションをもつように努力する必要がある．患者は審美性，機能性，清掃性および治療後の結果の長期にわたる安定性を望んでいる．しかし，骨吸収が進行している場合には，すべての要求を満足させるような治療結果を得ることが難しい場合もでてくる．

　審美性を優先するか，治療後の結果の長期的な安定を優先するかについては，えてして相反する場合がある．患者と十分話し合ったうえで，歯周外科処置を行う前にどの利点を優先するかを決めて取りかからなければ，よい結果は得られないだろう．そのようなことが起こらないためにも，治療計画について納得のうえで進める必要がある．

参考文献

1. Glossary of Periodontic Terms. J Periodontol, 57 (Suppl) : 23, 1986.
2. Rosling B, Slots J, Christersson L, Genco R : Microbiological and clinical effects of topical subgingival antimicrobial treatment on human periodontal disease. J Clin Periodontol, 10 : 487-514, 1983.
3. Listgarten MA, Hellden L : Relative distribution of bacteria at clinically healthy and periodontally diseased sites in human. J Clin Periodontol, 5 : 115-132, 1978.
4. Listgarten MA, Levin S, Schifter C, et al : Comparative differential darkfield microscopy of subgingival bacteria from tooth surfaces with recent evidence of recurring periodontitis and from non affected surfaces. J Periodontol, 55 : 398-405, 1984.
5. Nepola SR : Treatment of periodontal pockets caused by traumatic occlusion. Dent Radiogr Photogr, 34 : 31, 1961.
6. Waerhaug J : The interdental brush and its place in operative and crown and bridge dentistry. J Oral Rehabil, 3 : 107-113, 1976.
7. Listgarten MA : Subgingival microbiologic differences between periodontally healthy sites and diseased site prior to and after treatment. Int J Periodont Rest Dent, 4(1) : 27-34, 1984.
8. Waerhaug J : Healing of the dento-epithelial junction following subgingival plaque control. J Periodontol, 49 : 119-134, 1978.
9. Stambaugh R, Dragoo M, Smith D, Carasali L : The limits of subgingival scaling. Int J Periodont Rest Dent, 1(5) : 30-41, 1981.
10. World Workshop in Clinical Periodontics ; AAP, 1989.
11. Nabers CL : Repositioning the attached gingiva. J Periodontol, 25 : 38, 1954.
12. Gargiulo A, Wentz F, Orban B : Dimensions and relations of the dento-gingival junction in humans. J Periodontol, 32 : 261-267, 1961.
13. Nevins M : Attached Gingiva-Mucogingival Therapy and Restorative Dentistry. Int J Periodont Rest Dent, (4) : 9-27, 1986.
14. 李，浦郷ら：下顎の老化に関する病理組織学的研究．九州歯会誌，32 (5)：564-589，1979．
15. Donnenfeld OW, et al : The apically positioned flap. A clinical study. J Periodontol, 35 : 381, 1964.
16. Olsen C, Ammons W, van Belle G : A longitudinal study comparing apically positioned flaps, with and without osseous surgery. Int J Periodont Rest Dent, 5(4) : 11-13, 1985.
17. Smith D, Ammons W, van Belle G : A longitudinal study of periodontal status comparing osseous recontouring with flap curettage. II. Results after 6 months. J Periodontol, 51 : 367-375, 1980.
18. Pfeifer J : The growth of tissue over denuded bone. J Periodontol, 34 : 10-16, 1963.
19. Wilderman MN : Exposure of bone in periodontal surgery. Dent Clin North Am, 8 : 23-35, 1964.
20. Listgarten M, Rosenbert M : Histological study repair following new attachment procedures in human periodontal lesions. J Periodontol, 50 : 333, 1979.
21. Stahl SS, Froum S, Kushner I : Periodontal healing following open debridement flap procedures II, Histologic observations. J Periodontol, 53 : 15, 1982.
22. Ramfjord S : The modified Widman flap. J Periodontol, 45 : 601, 1974.
23. Kramer GM : Surgical pocket reduction, Ideal sulcus vs Vulnerable sulcus. JADA, 1990.
24. Yukna RA, Bowers GM, Lawrence JJ, Fedi PF Jr : A clinical study of healing in humans following the excisional new attachment procedure. J Periodontol, 47(12) : 696-700, 1976.
25. Skougaard M, Beagrie G : The renewal of gingival epithelium in marmosets as determined through autoradiography with thymidine-H3. Acta Odontol Scand, 20 : 467-484, 1962.
26. Anderson G, Stem I : The proliferation and migraion of the attachment epithelium on the cemental surface of the rat inciser. Periodontics, 4 : 115-123, 1966.
27. Fleischer H, Mellonig JT, Brayer W, Gray J, Barnett J : Scaling and root planing efficacy in multirooted teeth. J Periodontol, 60 : 402-409, 1989.
28. Brayer W, Mellonig JT, Dunlap R, Marinak K, Carson R : Scaling and root planing effectiveness ; The effect of root surface access and operator experience. J Periodontol, 60 : 67-72, 1989.
29. Machtei E, Ben-Yehouda A : The effect of post-surgical flap placement on probing depth and attachment level ; A 2years longitudinal study. J Periodontol, 65 : 855-858, 1994.
30. Lindhe J, Socransky SS, Nyman S, Westfelt E : Dimensional alteration of the periodontal tissues following therapy. Int J Periodont Rest Dent, 7 (2) : 9-21, 1987.

第5章

骨の形態異常—切除

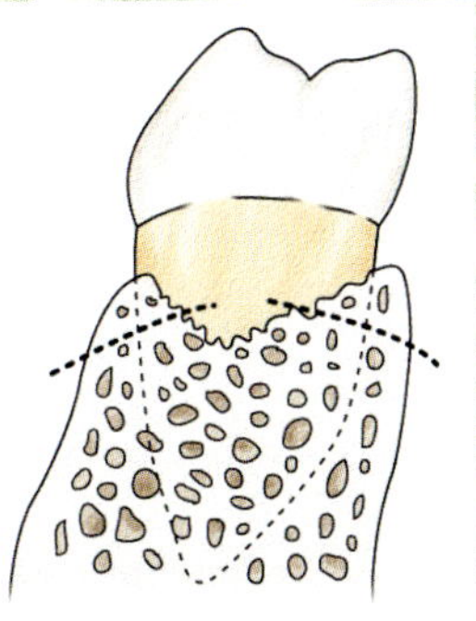

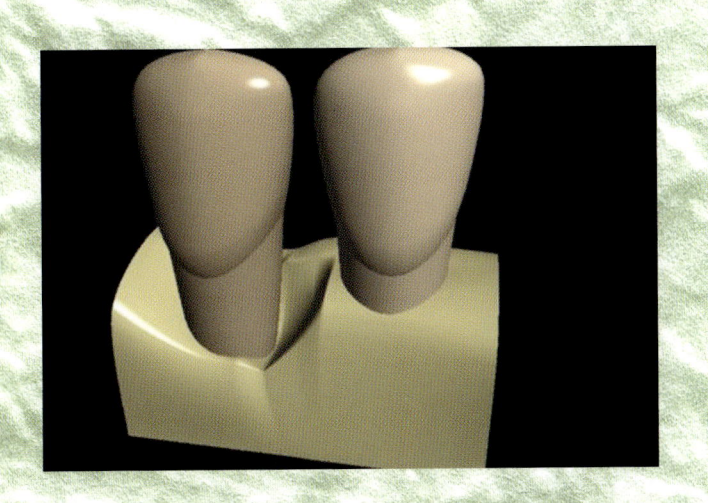

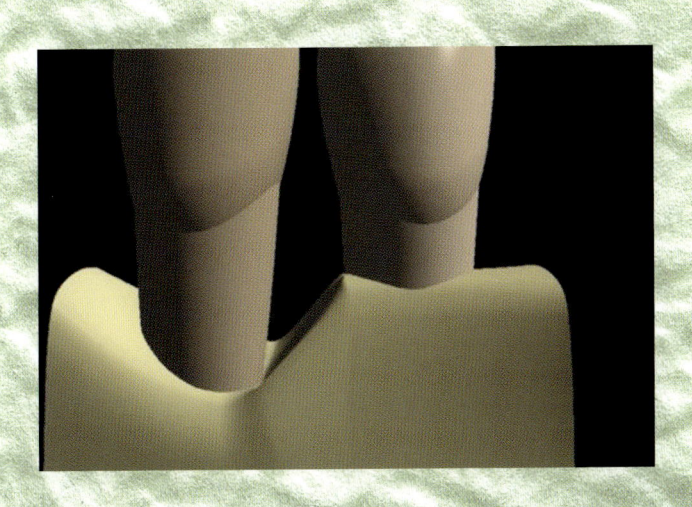

はじめに

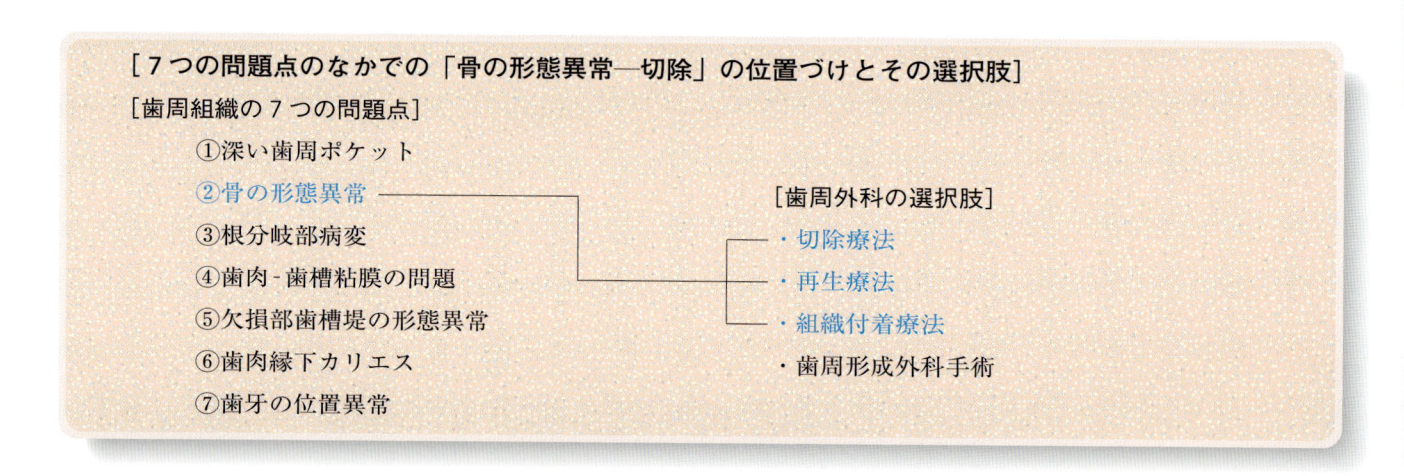

[7つの問題点のなかでの「骨の形態異常―切除」の位置づけとその選択肢]

[歯周組織の7つの問題点]
① 深い歯周ポケット
② 骨の形態異常 ―――――――――――――― [歯周外科の選択肢]
③ 根分岐部病変　　　　　　　　　　　　・切除療法
④ 歯肉-歯槽粘膜の問題　　　　　　　　　・再生療法
⑤ 欠損部歯槽堤の形態異常　　　　　　　・組織付着療法
⑥ 歯肉縁下カリエス　　　　　　　　　　・歯周形成外科手術
⑦ 歯牙の位置異常

　プラークにより歯肉に炎症が起こり，歯周ポケットが形成され，炎症が深部に波及した結果，歯槽骨が吸収される．このような歯周炎の進行過程により，さまざまな形態の骨欠損が形成される．ほとんどの骨欠損は，たとえその病因を除去したとしてももとの生理的な形態に戻ることなく，歯周炎を再発させやすい環境因子-骨の形態異常として残存する．骨形態が歯周ポケットの構成要素となっている場合でも，骨外科処置により生理的な骨形態を付与することで，ポケットを浅く維持することが可能となり，歯周組織の長期的な維持安定につながるものと考えられる．このような骨の形態異常に対する処置法の選択肢として①切除，②組織付着の方法がとられてきたが，近年，③再生療法が脚光を浴び，切除的アプローチと再生的アプローチで，かなり良好な治療結果が得られるようになってきた．
　本章では，切除的アプローチを中心にその考え方と処置法について述べる．

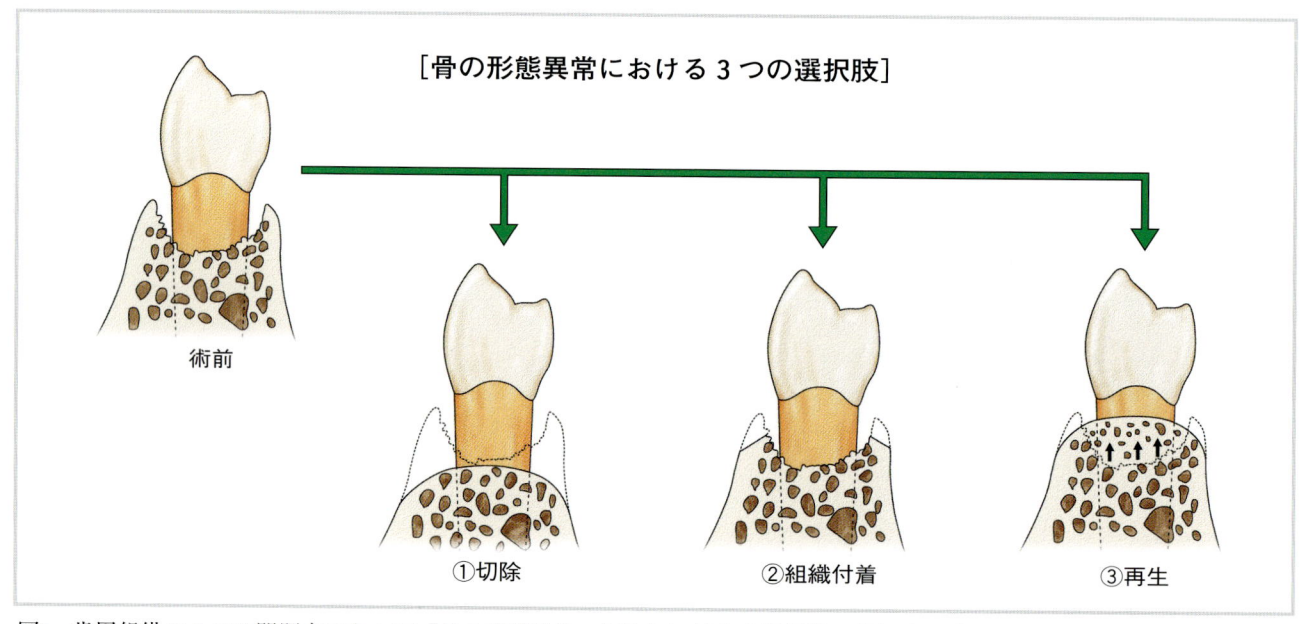

[骨の形態異常における3つの選択肢]

術前　　　　①切除　　　②組織付着　　　③再生

図1　歯周組織の7つの問題点のなかで「骨の形態異常－切除」に対する選択肢は①切除，②組織付着，③再生として理解できる．

骨の欠損形態

　歯周治療を行う場合，各患者の来院時にどのくらいの骨が残っているか，また，その骨の喪失が限られた部位なのか，全顎的なのかによってもその治療方針は違ってくる．つまり，残っている骨が歯列の維持安定を可能にする程度の量があるかどうかが治療を行ううえで重要なポイントになる．

　日常臨床においては，さまざまな骨欠損形態に遭遇する．骨欠損形態には，1壁性，2壁性，3壁性，歯牙を取り囲むカップ状，隣接歯間部におけるクレーター状，根分岐部をともなうもの，多数歯に及ぶもの，それらが複雑に絡みあったものなど多岐にわたる．実際の骨形態は歯肉を剥離し，骨欠損内の不良肉芽組織を完全に除去してはじめて確認できるもので，通常，X線写真やプロービングなどで骨欠損を予想するが，その形態を正確に把握するのは難しい．

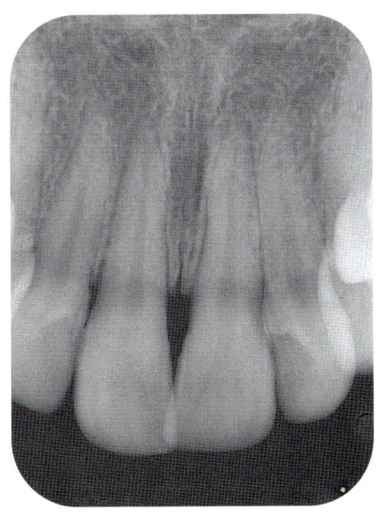

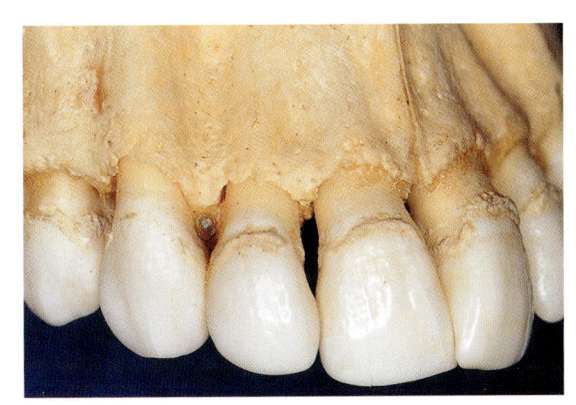

図2-1, 2 比較的初期の水平性骨吸収がみられるX線像とその骨標本．歯石と骨頂との関係，前歯部における骨縁の形態（スキャロップ），3|の骨の裂開などに注目されたい．

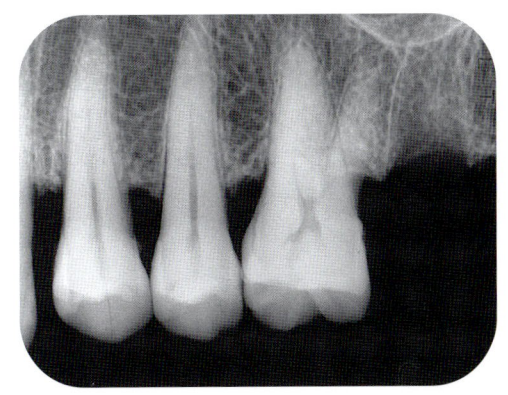

図2-3 骨縁下欠損があるX線写真．X線写真は実際の口腔内の骨欠損状態の二次元的な復元である．

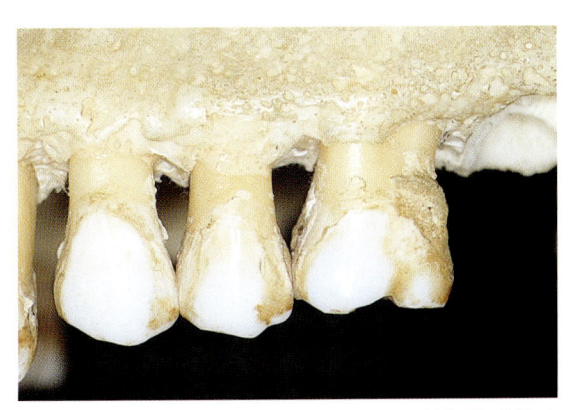

図2-4 同じ部位の口腔内写真．実際の骨欠損形態は三次元であり，術前に歯肉弁を開かないで実際の骨欠損形態を把握するのは難しい（大阪大学歯学部検査部，石田　武先生のご厚意による）．

骨欠損の分類

　骨吸収部位の周囲に残存している骨壁を基準に分類する．臨床においてはほとんどの場合，混合型（1，2，3壁型）骨欠損として現われる．十分なデブライドメントを行い，骨欠損の形態を的確に把握し，切除的あるいは再生的アプローチのどちらで対処するかを判断する．

[骨欠損の種類]

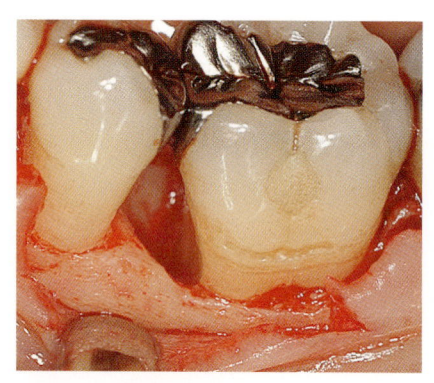

図3-1 3壁性骨欠損．

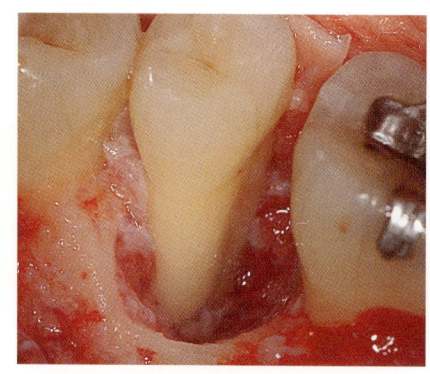

図3-2 2壁性骨欠損．

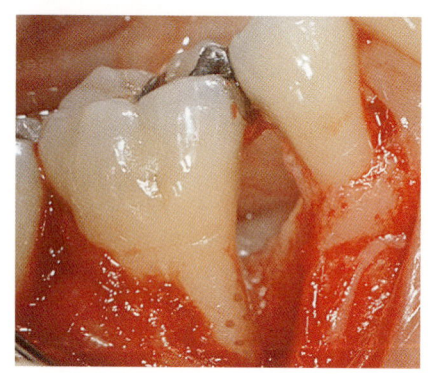

図3-3 1壁性骨欠損．

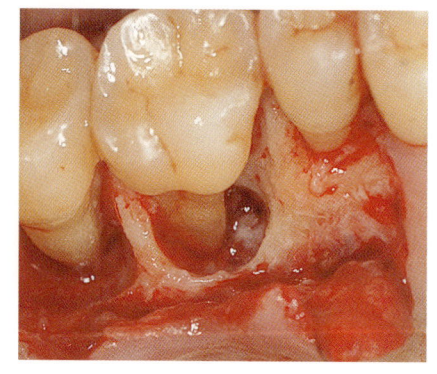

図3-4 カップ状骨欠損．

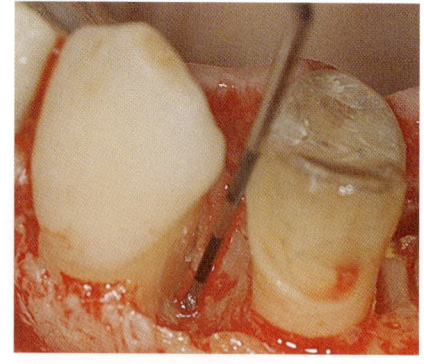

図3-5 クレーター状骨欠損．

図3-1〜5 骨欠損形態には，1壁性，2壁性，3壁性，歯牙を取り囲むカップ状，隣接歯間部におけるクレーター状，根分岐部病変をともなうもの，多数歯に及ぶもの，それらが複雑に絡み合ったものなど多岐にわたる．

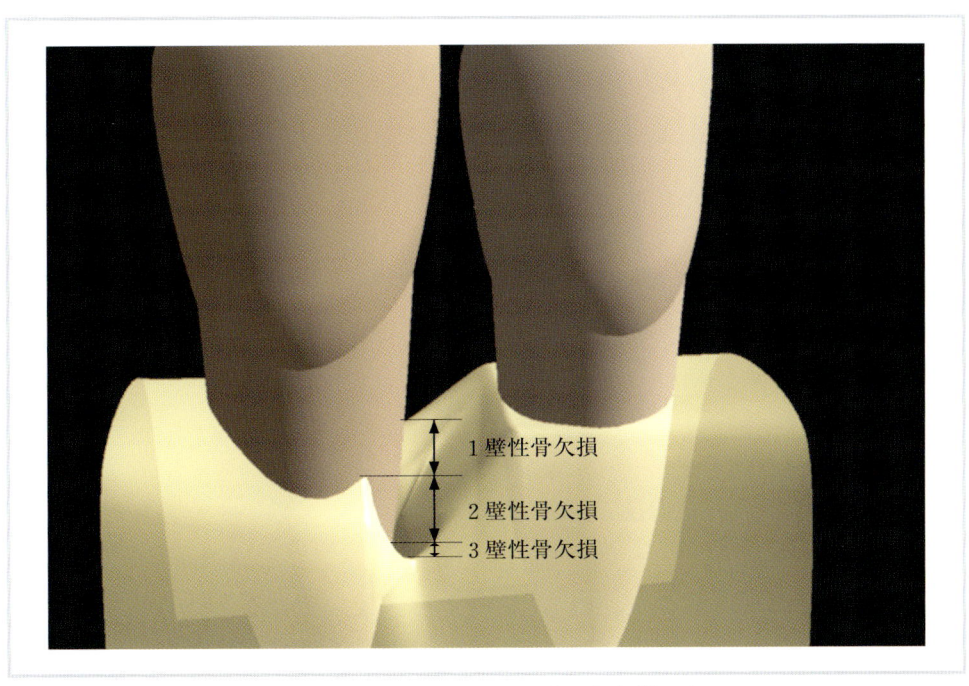

図3-6 通常，歯周疾患でみられる骨欠損の多くは混合型骨欠損である．

このような歯周ポケット除去の歯周外科の重要性を説いたものとして，Ochsenbeinのつぎのような言葉が有名である．

[文献]
Ochsenbein G : A primer for osseous surgery. Int J Periodont Rest Dent, 6 (1) : 8-47, 1986[7].
深い歯周ポケットを除去するうえでもっとも重要なことは，術者が骨欠損についての知識とその欠損を処理する術をもっているかどうかである．

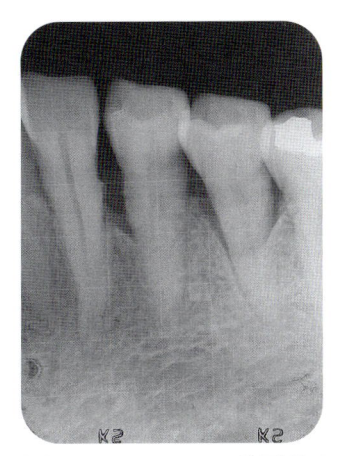

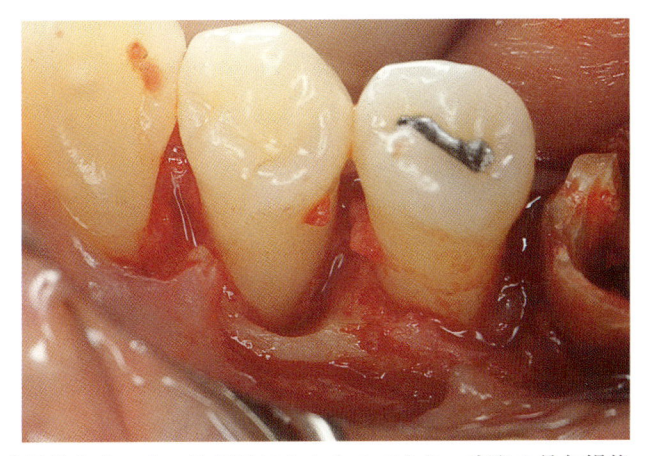

図4-1, 2 デンタルX線写真は三次元的なものを二次元的にしたものであり，実際の骨欠損状態は歯肉弁を剥離し，不良肉芽組織を除去してからでないと，正確には把握できない．

骨外科処置(Osseous Surgery)とは？

　歯槽骨の形態修正を含んだ歯周外科処置のことをいう．この歯槽骨の形態修正は，1）骨整形と，2）骨切除に分けられる．いずれも歯槽骨を削除する処置であり，歯周ポケットの構成要素となっている歯槽骨の形態を生理的な形態に修正し，清掃性の高い，メインテナンスしやすい環境を獲得する．

●骨整形(Osteoplasty)

　骨整形とは**支持歯槽骨を削除しないで**，より生理的な形態を得るために歯槽骨を形成することである．そのためには生理的な歯槽骨の形態を十分に把握しておくことが必要である．とくに歯槽骨に大きな凹凸や鋭縁部が残らないように注意する．

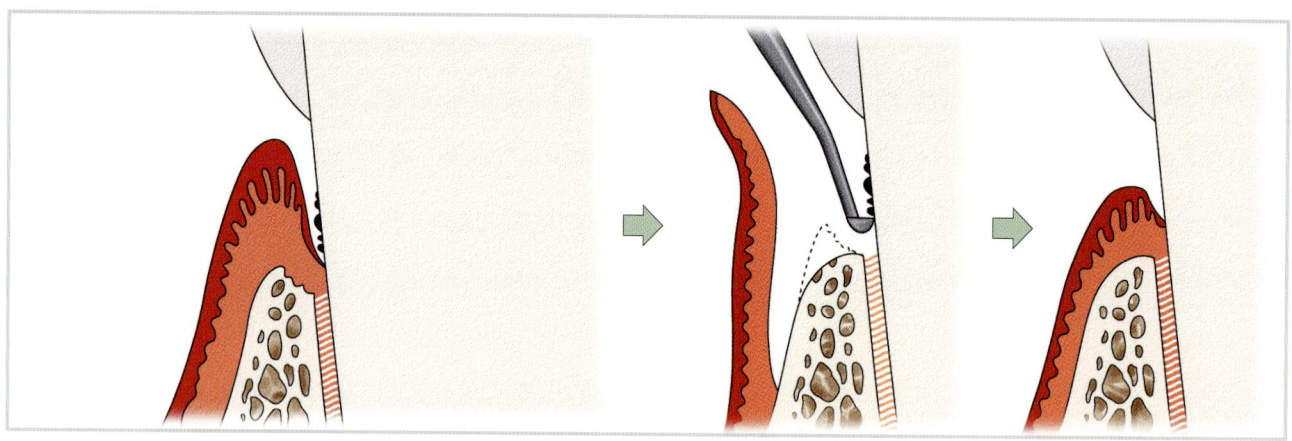

図5　骨整形では支持骨を削除しないで，生理的な骨形態にする．

　骨外科処置は骨に対する切除的アプローチであるため，骨外科による生体への侵襲は最小限になるよう注意を払う必要がある．
　その適応症は，以下のとおりである．

[骨整形術の適応症]
・頬舌側の棚状骨や骨隆起
・浅い頬舌側の骨縁下欠損
・歯肉弁を適合させるための骨形態の改善
・初期の根分岐部病変
・平坦な歯間部歯槽骨
・傾斜した臼歯にともなう骨縁下欠損

骨切除 (Ostectomy)

骨切除とは，支持歯槽骨の除去，すなわち歯根上の歯槽骨頂部の位置を変えることである．通常，骨整形とあわせて行うが，骨切除は支持骨を削除するため必要最小限にとどめるように考慮する．

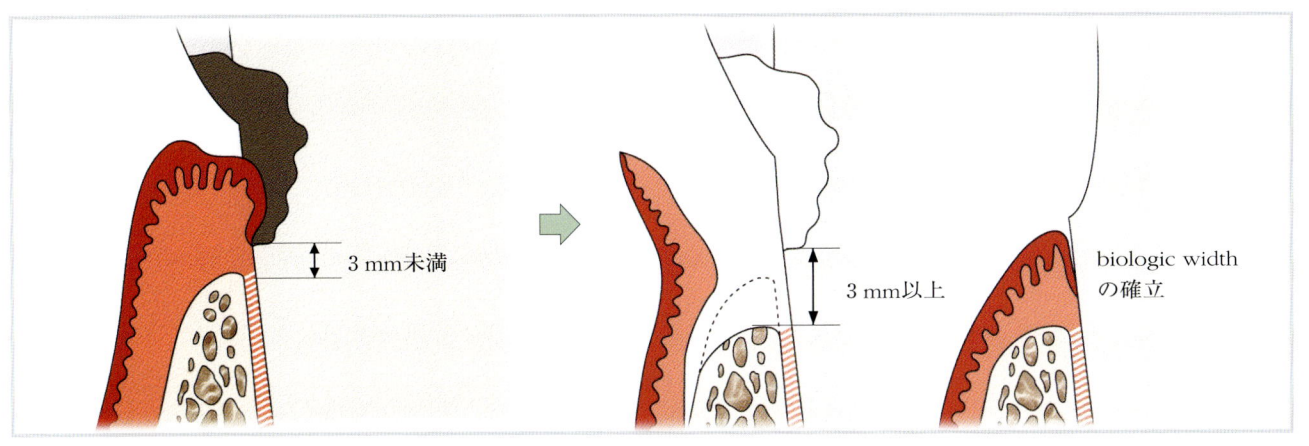

図6 骨切除では，支持骨を削除しながら健全な歯質を確保し，生理的な骨形態を獲得する．

骨切除は，生理的に安定した歯周環境，biologic widthを回復することを主眼として行われることが多いが，不規則な歯槽骨の状態を平坦な生理的な形態にすることで，清掃性の高い口腔内環境を確立する．ここで，骨切除術の適応症と非適応症について以下に整理する．

[骨切除術の適応症と非適応症]

[適応症]
- 歯肉縁下カリエス
- 歯間部クレーターの除去
- 不規則な辺縁歯槽骨をともなう水平的骨吸収
- 中等度の根分岐部病変

[非適応症]
- 高度の骨吸収がある場合
- 深い骨縁下欠損がある場合
- 隣在歯の支持骨を大きく削除しなければならない場合
- 分岐部を露出させる危険性がある場合
- 術後に審美性が問題となる場合

骨外科処置の歴史的背景

骨外科処置が歯周治療の1つのオプションとして考えられてきた歴史は古く，1900年代から代表的文献をみることができる．しかしその歴史は，骨外科処置が必要でないとする考え方から，その重要性が認識され，その後応用・発展し続けてきた歴史でもある．とくに，1949年のSchlugarの文献[2]は"歯周ポケットの再発を防ぐための骨外科処置の必要性"を強調した歴史的文献といえる．その後，GoldmanやKramerなど，米国の歯周病研究の代表的な人物らによって，発展していくことになる．

また，1989年の米国歯周病学会では，長期的予後を考えた処置として，骨外科処置がいかに有効であるかが，多くの発表者によって確認され，現在は一定のコンセンサスとなっている状況にある．

ここに，歴史的な文献を整理して示す．

[骨外科処置の歴史的背景]

1900年代初期
粘膜骨膜弁による外科手術は，感染，壊死していると考えられる罹患骨の除去を目的としていた．

1935年　Kronfeld R[1]
歯周疾患におかされた骨は細菌感染していないことを証明．その後，骨切除はあまり行われず，歯肉切除が処置の中心となった．

1949年　Schlugar S[2]
歯肉切除のみでは治癒期間に生じる歯周ポケットの再発が起こりやすいと指摘．骨形態の変化に歯肉切除は対応できないため，ポケットの除去ができなかったことを強調した．骨切除の基本的概念を最初に示した．

1955年　Friedman N[3]
生理的に望ましい骨形態を獲得するために，骨整形と骨切除の概念を導入．それ以後，数多くの臨床家や研究者により術式の改善が行われ，現在の骨外科の概念の基本（パラタル・アプローチ，リンガル・アプローチ）となっている．

1963年　Ochsenbein C, Bohannan HM[4,5]
クレーター状の骨欠損に対してパラタル・アプローチの概念を発表．

1976年　Tibbetts Lら[6]
下顎臼歯部の骨外科処置にリンガル・アプローチの概念を発表．

1980年　Ammons W, Smith D[22]
骨外科処置をともなった歯肉弁根尖側移動術は，ポケット除去に対して有効であることを示した．

1995年　Kramer GM[9]
骨外科処置は進行性のアタッチメント・ロスを抑えるうえで有効かつ予知性の高いテクニックであることを15人の歯周病専門医による長期症例（5〜30年）で示した．

骨外科処置の重要性

歯周治療の重要な目的の1つとして，治療後の患者の口腔内が清掃しやすくなっているかどうかが大切である（cleansabilityの達成）ことは，すでに述べた．それを達成するためには，歯周病の因子であるプラークが停滞する部位の除去が必要である．骨欠損，とくに骨縁下欠損が存在する部位はプラークが停滞しやすいし，プラーク・コントロールしにくい．そのような理由から，骨外科処置を行う方が，より術後の環境としては良好と思われる[8]．このような積極的な骨外科処置を推奨した概念として，Dr. Schlugarの以下の文献が有名である．

[文献]
Schluger S : Osseous resection a basic principle in periodontal surgery. Oral Surg, 2 : 316-325, 1949[2]．
生理的な歯肉の形態の維持には，歯槽骨のよりよい形態を獲得することが必要である．

歯周外科治療においては，骨外科処置により，骨形態を平坦にすると，プラーク・コントロールしやすい環境が得られ，長期的にも歯列の維持，安定が得られやすくなると考えられている．

このような骨外科処置の有効性を示す臨床的文献を以下に呈示する．

[骨外科処置30年の症例（Dr. Kramerのご厚意による）]

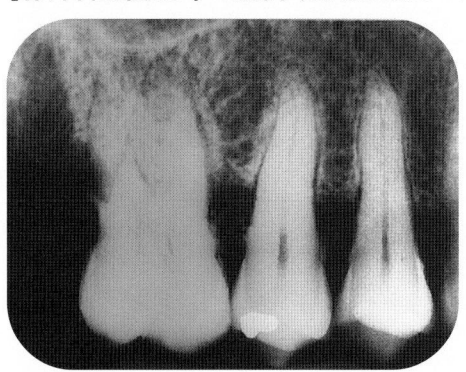

図7-1 骨外科処置前の上顎右側臼歯部のX線写真．

図7-2 骨外科処置後30年経過時．術前の骨の高さが維持されている．

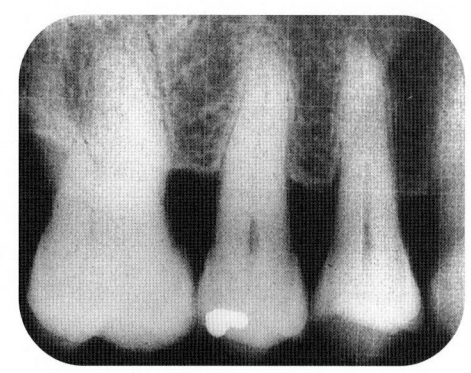

1995年，Dr. Kramer[9]はさまざまな地域で活躍している15年以上の臨床経験を有する歯周病専門医15人に呼びかけ，骨外科処置後5～30年経過した870症例の長期観察の結果を，術前・術後のX線写真で比較評価を行った．その結果，*図7*のような多数の成功した長期臨床結果をもとに，Dr. Kramerは「骨外科処置は，進行性のアタッチメント・ロス（歯周病）を抑えるうえで有効かつ予知性の高いテクニックである」と述べ，骨外科処置の有効性を示した．

また，下には著者らが行った歯周補綴処置（骨外科を行う）の予後について，パノラマX線写真で示す．抜歯処置も含め，骨外科処置により骨の平坦化を図ることで清掃性の高い環境が得られ，その結果，長期的な安定が獲得されると考える．

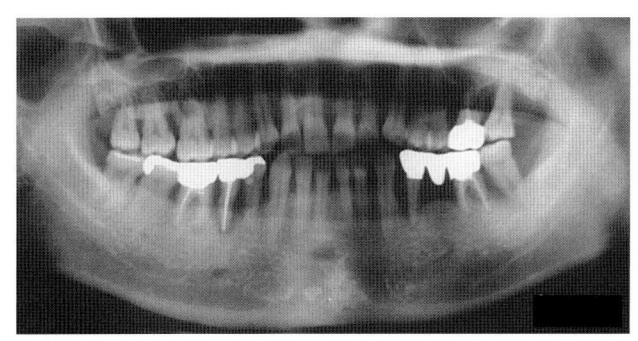

図8-1 初診時のパノラマX線写真．全顎的に水平的・垂直的骨吸収が認められ，骨の段差が生じている．

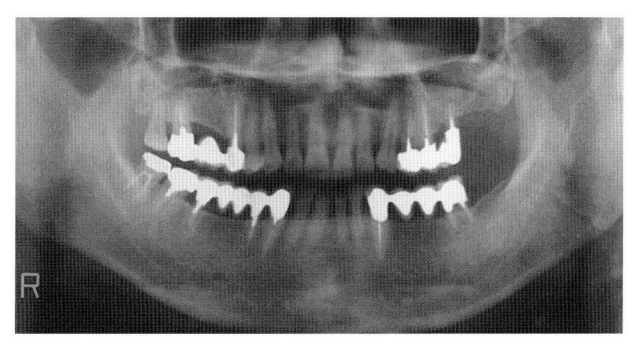

図8-2 歯周治療終了後10年のパノラマX線写真．骨の段差が解消され，骨の平坦化が図られている．

骨欠損を残した場合のリスク

歯周治療の結果はさまざまな条件により影響されるため，もし，骨外科処置を行わないとどうなるかを予想するのは難しい．しかし，プラークの停滞しやすい条件を残したままメインテナンスに移行すると，決して安心できる状態でないことは事実であろう．

症例1 歯周外科処置時に骨外科を行わず，長期間リコールが途絶えたため，術後6年目に歯周ポケットが再発した症例

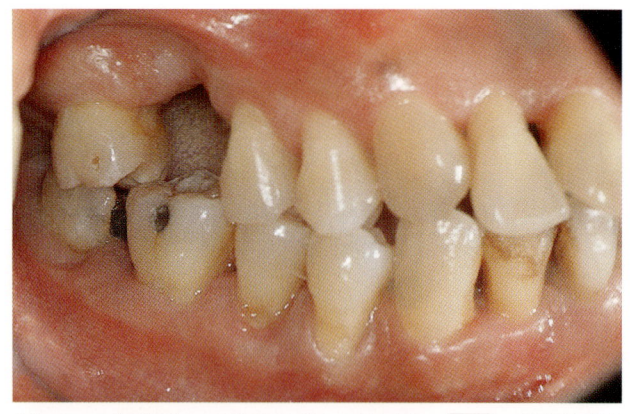

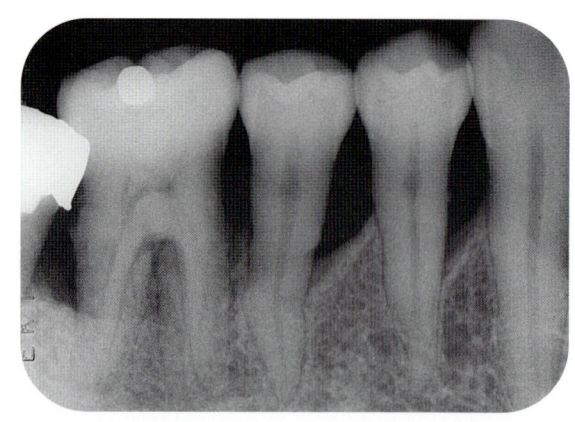

図9-1, 2 初診時の口腔内写真とX線写真．5 4|に垂直性骨欠損が認められる．

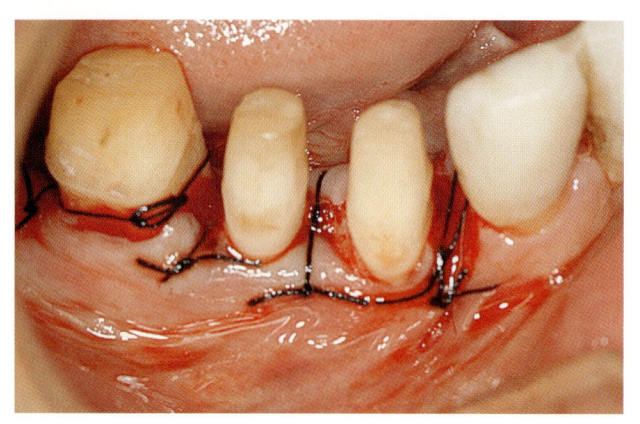

図9-3 骨外科処置の適応範囲を越えていると判断し，患者に再生療法を勧めたが，経済的および時間的制約があったため，open flap curettageのみを行った．

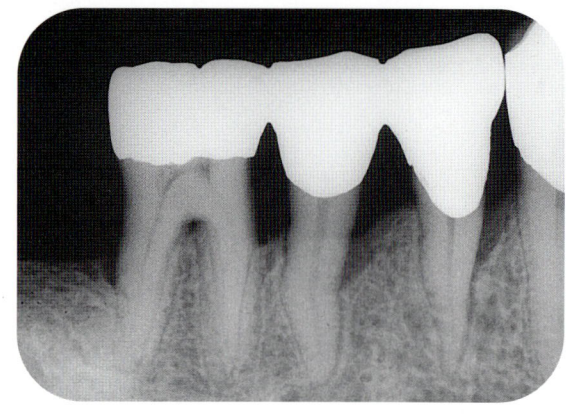

図9-4 補綴物装着時のX線写真．骨欠損が残存しているが，この時点ではプロービング値は約3mmであった．

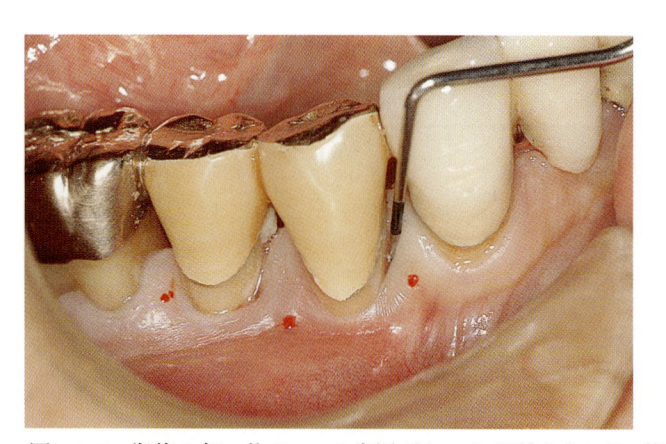

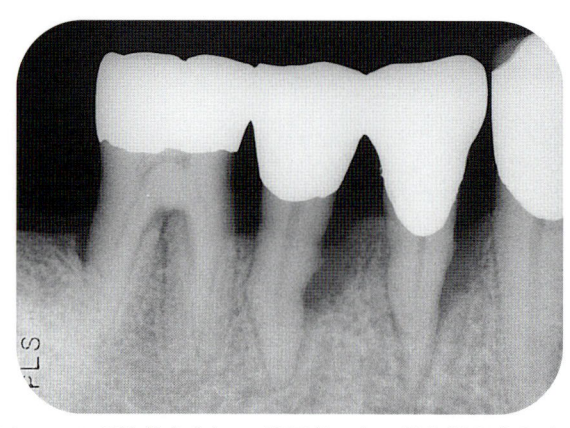

図9-5, 6 術後6年，約7mmの歯周ポケットが認められる（約2年間リコールが途絶えた）．X線写真でも，骨欠損が大きくなっているのがわかる．たとえ根面を十分廓清できたとしても，不規則な歯槽骨形態を残したまま長期間メインテナンスすることは非常に難しい．

骨外科処置の実際

現在ある骨のレベルを長期的に維持，安定させるためには，可能なかぎり歯牙全周および歯列全体の骨が近遠心的に平坦になるよう形態修正する必要がある．良好な治療結果を得るためにその目的およびその具体的な治療術式をつぎにあげる．

歯槽骨病態	治療目的	治療術式	治療結果
水平的／垂直的　骨欠損	骨の平坦化	・骨外科処置 ・抜歯 ・矯正的歯牙挺出＋骨外科処置 ・再生療法＋骨外科処置	Cleansabilityの高い歯周組織の獲得

上記にあげた各治療術式について以下に説明する．再生療法については，次章で詳しく述べる．本章では切除療法について解説してみたい．

● 骨外科処置

骨外科処置は歯槽骨の形態異常を修正するために，臨床的にもっとも頻繁に用いられる術式である．深い歯肉ポケットや不良な歯肉形態をなくすためにも，その下部組織である骨の形態を生理的な状態にしておくことが重要である．その結果，治療後に清掃性の高い，メインテナンスしやすい口腔内となり，骨の長期的な維持の安定につながる．

[骨外科処置の基本的流れ]
歯槽骨の形態異常の修正
↓
深い歯周ポケットの除去／生理的な歯肉形態の獲得
↓
cleansability & maintenabilityの高い口腔内環境の確立
↓
歯槽骨の長期的な維持，安定

骨外科処置は，初期から中等度の病変における骨の形態異常に対して，もっとも頻繁に用いられる術式である．できるだけ歯牙全周および歯列全体の骨の段差をなくし，平坦になるようにする．もし，平坦にならないような場合でも，歯列全体の骨のラインがなだらかに移行するように骨の形態修正を行う．その際，歯周外科専用の（すべてのバーがロングシャンクの）丸いダイヤモンド・バー（JIADS歯周外科用バー）を用いて骨外科処置を行う．

> すべての骨外科処置の基本的原則は，術後に健康で浅い歯肉溝が形成され，歯肉と骨のラインが平行で調和のとれた歯周組織の関係が保たれていることが重要である．
> Kramer GM (1980)[10]

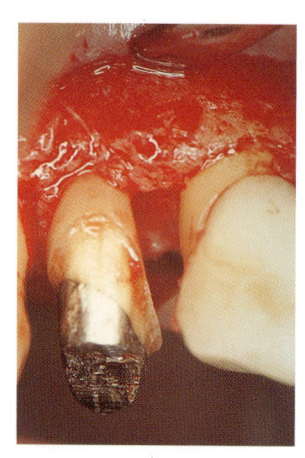

図10-1 4̲ 3̲の浅いクレーター状（2mm）の骨欠損．

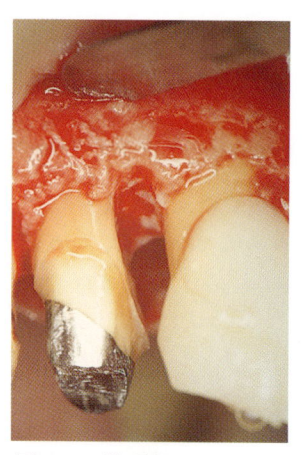

図10-2 骨頂部にグルーブを形成（ただし，クレーター底部は削除しない）．

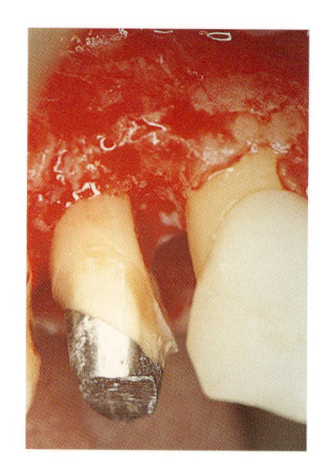

図10-3 グルーブを頬側に入れる．

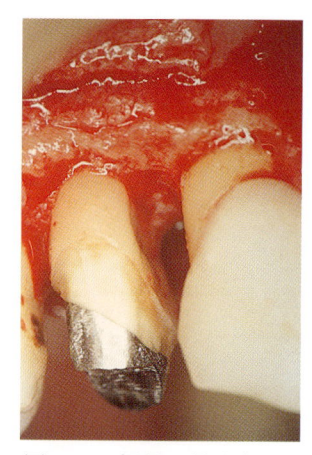

図10-4 頬側の骨を削除．隅角部のWidow's peak（残存骨鋭縁）を残さないようにする．

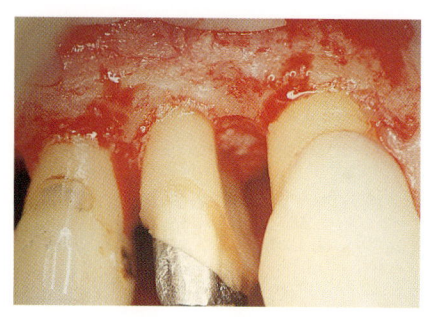

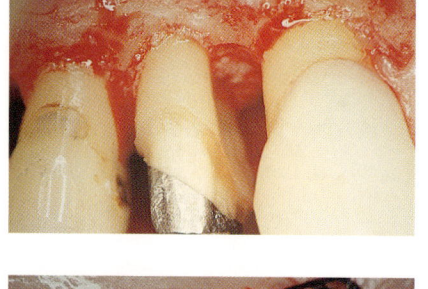

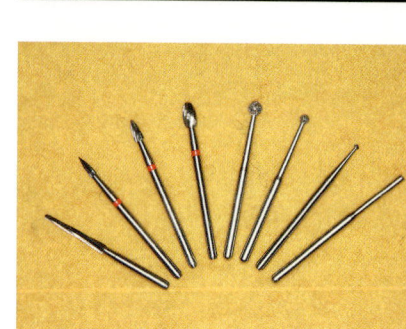

図10-5｜図10-6

図10-5 骨外科処置終了時．骨の辺縁とCEJが平行であるような生理的な骨形態にする．
図10-6 骨吸収のない状態では，CEJと骨辺縁がほぼ平行になっていることがわかる．

図10-7｜図10-8

図10-7 縫合終了時．頬側の歯肉弁を根尖側に位置づけ，骨膜縫合を行う．
図10-8 歯周外科用バーセット．骨外科処置時にはラウンドのダイヤモンド・バーを用いる．

■ 大臼歯の骨外科処置——リンガル・アプローチとパラタル・アプローチ

　1986年にOchsenbein[7]が骨外科処置の基本と実際の術式について発表した．この発表では骨外科処置の原則や基準が述べられており，これらは30年間にわたる研究から得た臨床的判断に基づいて原則や基準が示されている．そして，その基準に沿って，さまざまな骨欠損の形態に対する対処法について詳細に触れている．

　このなかで，Ochsenbeinはパラタル・アプローチについて示し，骨外科処置に際して審美的問題，分岐部の開口部，術後の清掃性を考慮した場合，図10に示すように，口蓋側（舌側）の骨の切除量を大きくする方が合理的であるという考え方を示した．

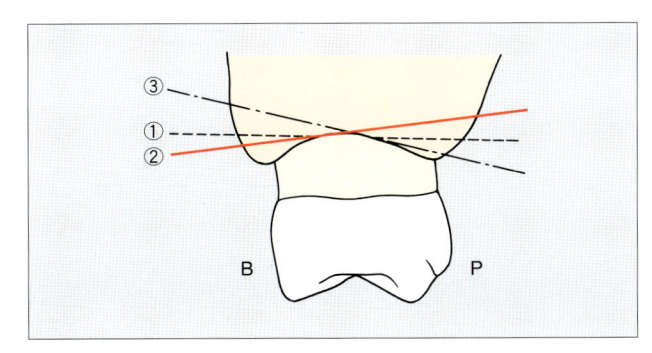

図11 歯間部のクレーターを除去する場合，図に示すように3つの基準となる面が考えられる．パラタル・アプローチは②の面を基準とする．

[大臼歯の骨外科処置の実際] (Int J Periodont Rest Dent, 6(1): 8-47, 1986. より)

　大臼歯の骨外科処置を行う際に考慮すべき事項に，クレーター状の骨欠損の深さと，ルート・トランクの長さがある．Ochsenbeinはクレーター状の欠損を下表のように①浅いクレーター，②中等度のクレーター，③深いクレーターに分類した．また，ルート・トランクとは，セメント－エナメル境から根分岐部までのことであるが，この長さも，①短いルート・トランク，②標準的ルート・トランク，③長いルート・トランクに分類した．とくに，このルート・トランクの長さは，骨の削除による根分岐部の危険性に大きく影響するため，正確な診査が必要である．

浅いクレーター	1.5～2.0mm
中等度のクレーター	2.0～4.0mm
深いクレーター	4.0mm～

短いルート・トランク	3 mm
標準的なルート・トランク	4 mm
長いルート・トランク	5 mm

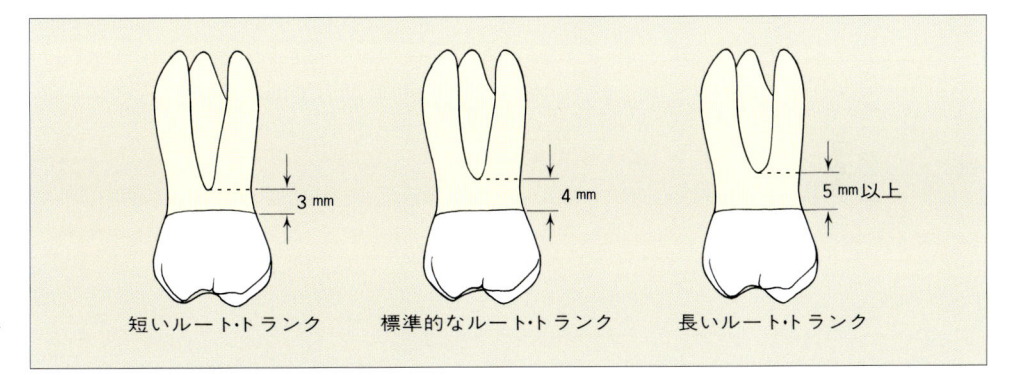

図12 上顎大臼歯のルート・トランクの分類．

[上顎の骨外科の基準について]

　Ochsenbeinは，以上の原則をもとに上顎の骨外科処置におけるパラタル・アプローチの有効性を発表した．パラタル・アプローチの利点は以下のようなものである．

[パラタル・アプローチの利点]
・頰側の骨レベルを高く残せるので，審美的に有利である．
・頰側分岐部の外科的露出や歯根の裂開や開窓が避けられる．
・口腔前庭が浅くなることを避けられる．
・口蓋側歯肉はすべて角化歯肉であるため，切除することで付着歯肉が少なくなる心配はない．
・器具操作が容易．
・口蓋側（舌側）の歯間空隙が広くなり，舌による自浄作用が期待できる．

●上顎の場合のクレーターの分類による骨外科処置の基準（図13）

以下に，クレーターとルート・トランクの考え方をもとにした上顎の骨外科処置の基準を図示する．

		頬　側	舌　側	図　示
クレーターの分類	浅い (1.0〜2.0mm)	パラタル・アプローチで対処できるため頬側の骨削除は不要	クレーターの口蓋側の骨を平坦な状態にし，その平坦で水平な面を基準に約10°の傾斜をつける	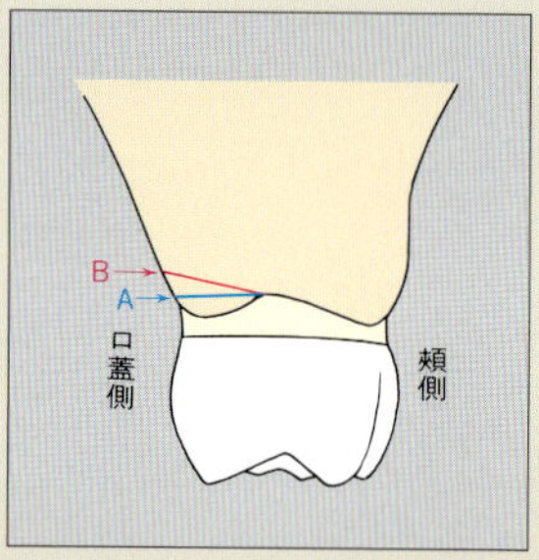 浅いクレーター状骨欠損はパラタル・アプローチにより解消できる．まず，Aのように平坦にし，さらにそれを基準に約10°の傾斜をつけるように（B）骨整形する
	中等度 (2.0〜4.0mm)　ルート・トランクの分類　短い(3mm)	頬側の骨を削除することで根分岐部が露出する可能性がある　露出を防ぐように骨の削除を行うと逆転した骨形態になり，予後不良になりやすい　このため，ある程度妥協策が必要で，通常頬側の骨はあまり削除しない	浅いクレーターの場合と同様に骨削除を行う	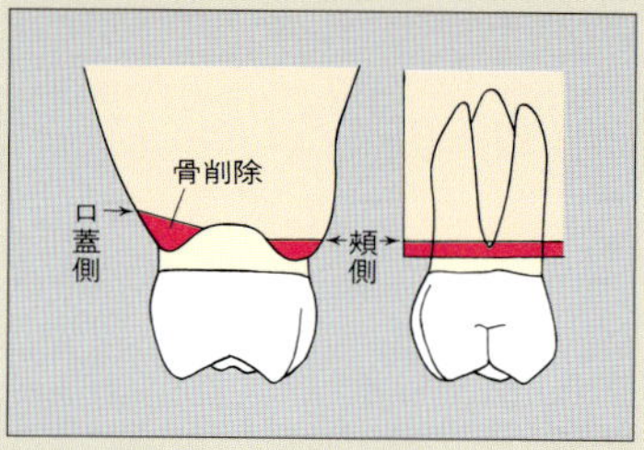
	標準的(4mm)	ルート・トランクが短い場合と比較して，頬側の骨削除はわずかに可能であるが，ある程度の妥協は必要となる	根分岐部の問題がないため，口蓋側の骨削除は可能である	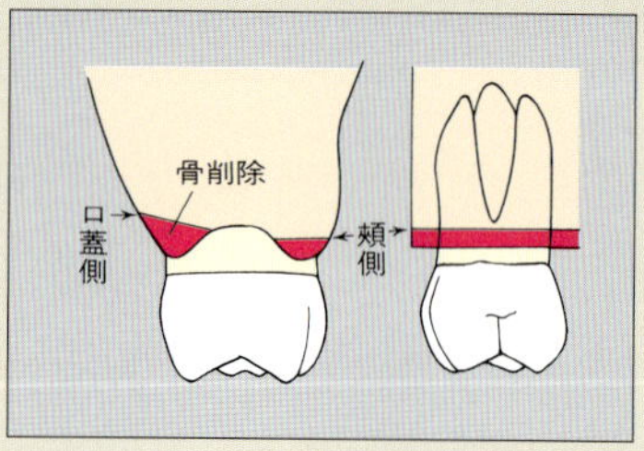
	長い(5mm)	クレーターの底部が頬側分岐部より歯冠側にある場合，頬側の骨削除は可能である	口蓋側の骨削除は可能である	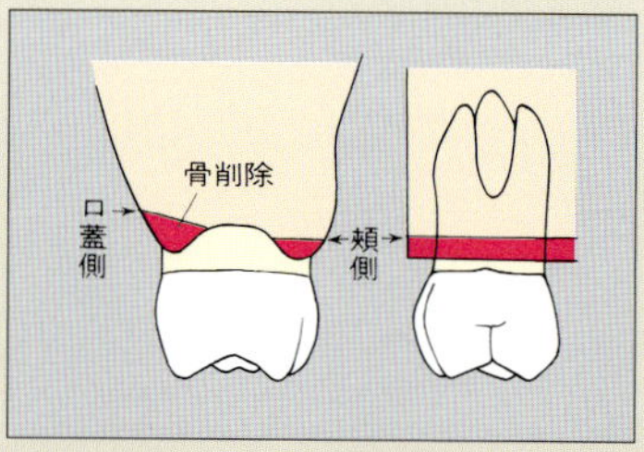
	深い (4.0mm〜)	骨外科処置を行うか，再生療法，抜歯を行うか，見極める必要がある．通常4.0mm以上のクレーターが存在すると，再生療法あるいは抜歯をする方が良好な予後が得られやすい		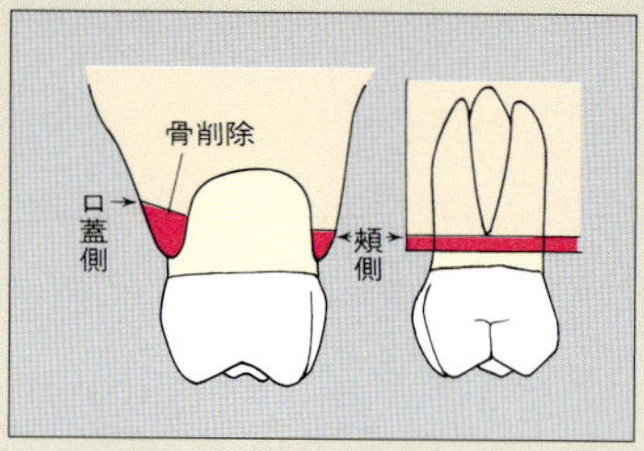

図13

第5章 骨の形態異常—切除

[下顎の骨外科の基準について]

　下顎大臼歯は歯軸が舌側へ傾斜していること，舌側のルート・トランクが長いこと，舌側歯肉形態が平坦であることを考慮すれば，欠損部骨形態を舌側に傾斜させて平坦にすることが合理的アプローチ（リンガル・アプローチ）である．ここに，その利点を整理する．

[リンガル・アプローチの利点]
・頬側分岐部の露出が避けられる．
・口腔前庭が浅くなることを避けられる．
・臼歯部舌側の骨は厚く，骨外科が必要な場合が多い．
・歯間空隙が広くなり，舌の自浄作用が期待できる．

●下顎の場合のクレーターの分類による骨外科処置の基準（図14）

　下顎も上顎のように，①浅いクレーター，②中等度のクレーター，③深いクレーターに分けて考えることができる．以下に，このクレーターとルート・トランクの考え方をもとに，基準を図示する．

		頬　側	舌　側	図　示
クレーターの分類	浅い (1.0～2.0mm)	通常浅いクレーターの場合，リンガル・アプローチで対応できるため，頬側の骨削除は行わない	第一大臼歯では舌側の骨面はほぼ垂直な面に，骨の厚い第二大臼歯ではやや傾斜をつけるように骨整形を行う．ルート・トランクが短い場合は，根分岐部が露出する可能性があるため注意を要する	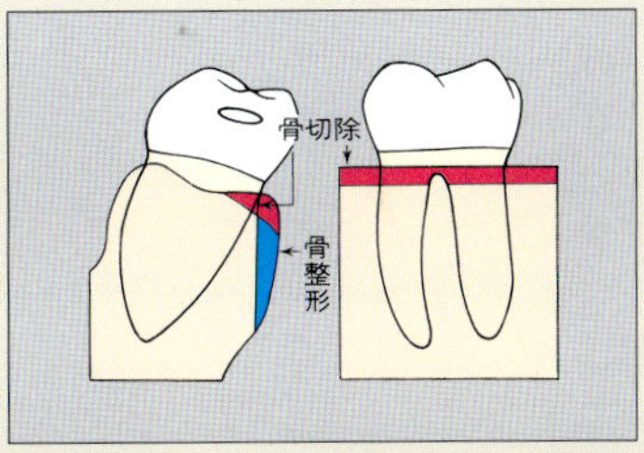
	中等度 (2.0～4.0mm)	リンガル・アプローチで対応した後に，さらに頬側の骨外科処置が必要かどうかを診査する	ルート・トランクが短い場合は，根分岐部との関係から妥協的な処置となる 標準，長いルート・トランクの場合は，ある程度骨切除は可能であるが，クレーターを完全に除去すると，骨形態が逆転することがある	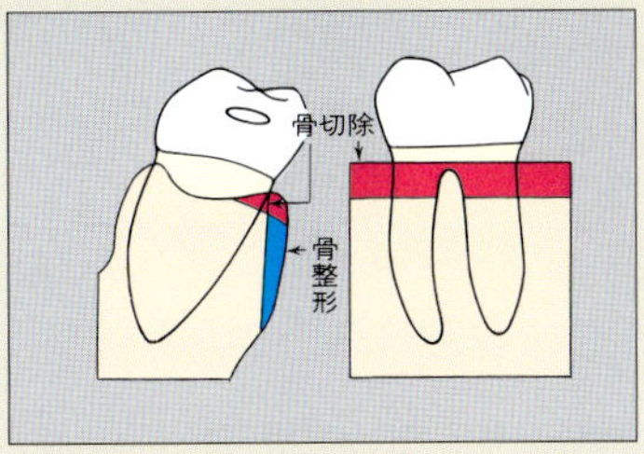
	深い (4.0mm～)	多くの制限があるため，通常4.0mm以上のクレーターがある場合は，再生療法，抜歯を選択することが多い		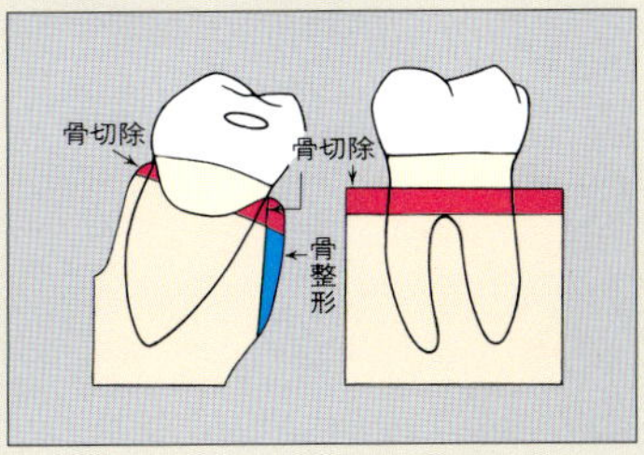

図14

骨外科処置の症例

症例2 骨外科処置をともなうポケット除去手術

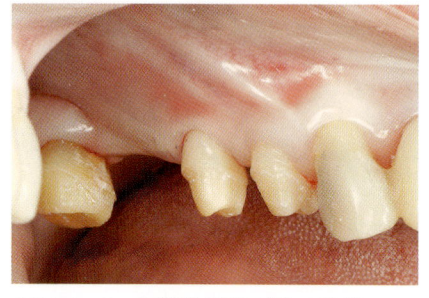

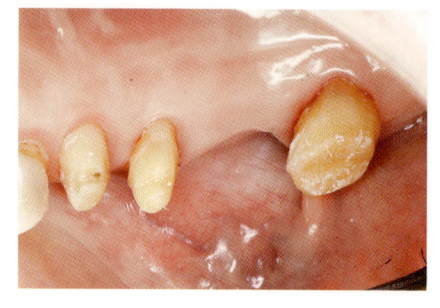

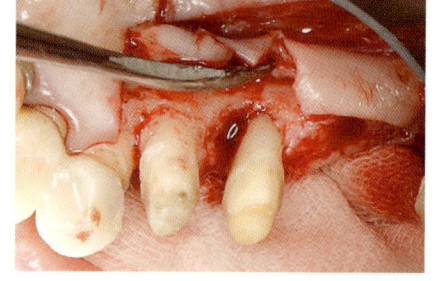

図15-1, 2 初期治療終了時の状態.
　歯肉はピンク色をしており，一見健康に見えるが，第二大臼歯近心口蓋部には6mm以上の深いポケットがある．このまま，最終補綴処置に移行すると，歯周病の再発などによる再治療のリスクが高くなる．

図15-3 口蓋側の歯肉を全層弁にて剥離したところ，第二大臼歯近心部に垂直性の骨欠損が認められる．

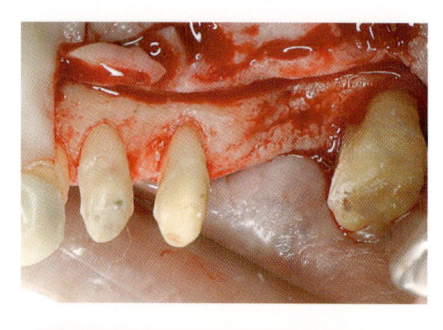

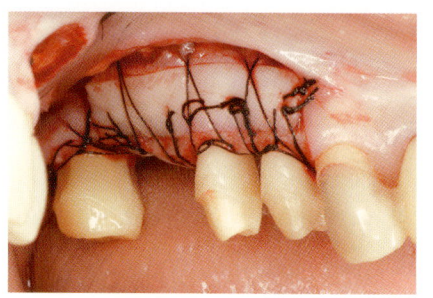

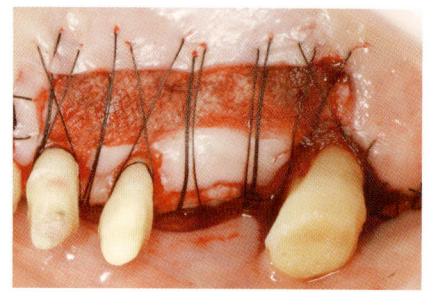

図15-4	図15-5	図15-6
図15-7		

図15-4 できるだけ残存支持骨を削除しすぎないように注意して骨外科処置（骨切除，骨整形）を行った．術前と比較して，なだらかで生理的な骨の形態が再現されているのがわかる．

図15-5, 6 縫合終了時．頬側は，ポケット除去と付着歯肉の増大を目的とし，遊離歯肉移植および歯肉弁根尖側移動術を行った．

図15-7 術後7年経過時の状態．プロービング値は2mm以下に維持されている．

症例3 全顎的な骨の平坦化を図り，10年後も同じ骨レベルを維持できている症例

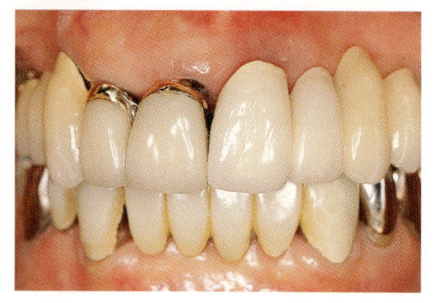

図16-1 68歳の女性．初診時の正面観．上顎中切歯部でブリッジが破損しており，修復を希望して来院．

第 5 章　骨の形態異常—切除

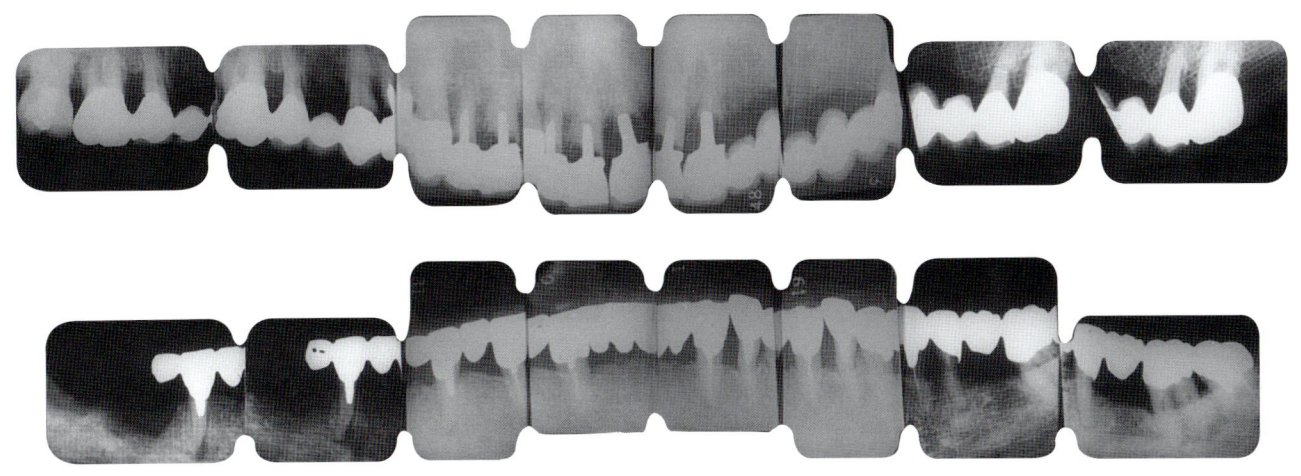

図16-2　初診時の16枚法X線写真.

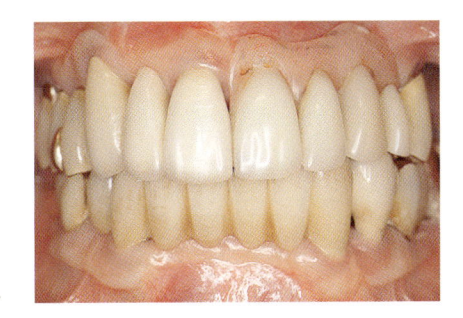

図16-3　10年後の正面観.

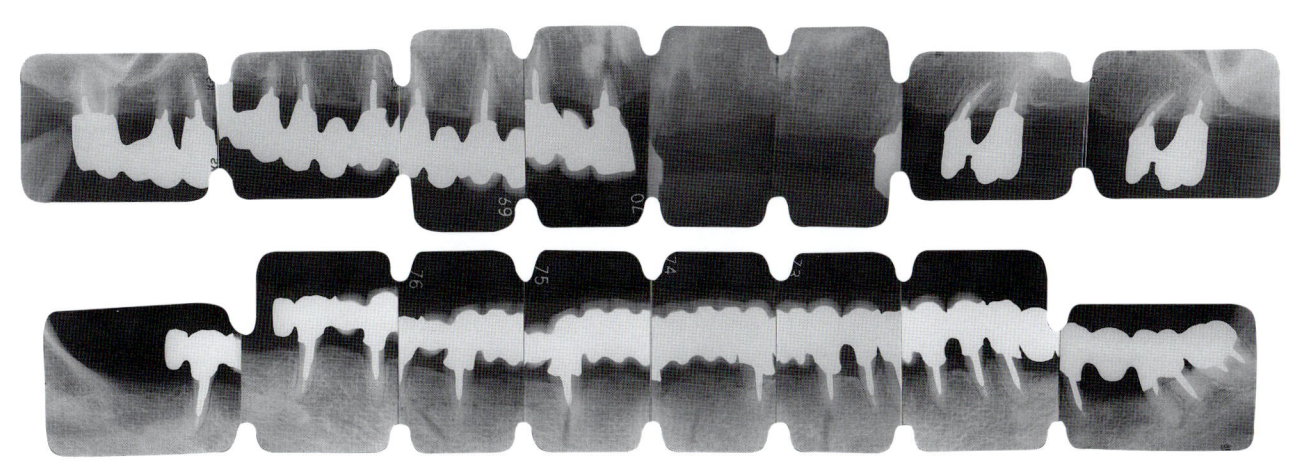

図16-4　術直後の16枚法X線写真.

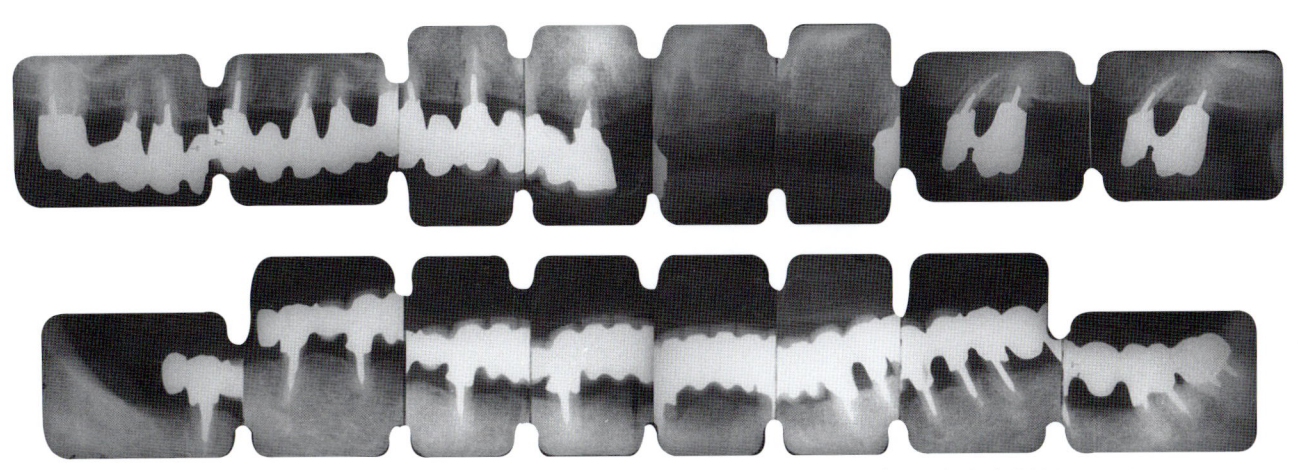

図16-5　治療後12年の16枚法X線写真．治療後の骨の高さは維持され，機能的にも審美的にも十分満足している．

抜歯

骨外科処置を行うにしても，1歯の周囲組織のみ骨欠損が存在し，隣在歯は骨レベルが正常な場合，骨の平坦化を図るために隣在歯の骨を削除すべきであろうか．近年は，再生療法で骨欠損部の骨の再生も期待できるとはいえ，コストと時間とをかけて再生療法を行っても，隣在歯との骨の段差は避け難い場合もある．このような場合，骨の段差により深い歯周ポケットが生じる可能性が高くなるので，その臨床的対応には十分考慮する必要がある．

このようなとき，臨床的効果を十分考えるとともに，歯列，対合歯との関係も考慮したうえで抜歯を行うことも，その治療後の予知性を考察するうえで重要な選択であろう．抜歯により，さらなる骨喪失を防ぐことができ，結果的には骨の平坦化を図れることになろう．そのような観点から抜歯も骨外科のための1つの重要なオプションということができる．

症例4　隣在歯の骨レベルを維持するために戦略的抜歯を行った症例

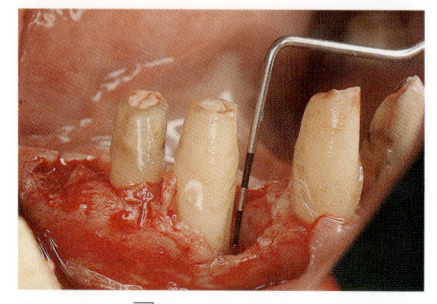

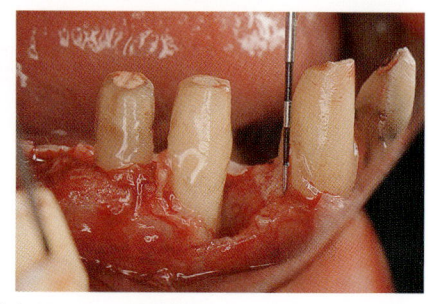

図17-1, 2　4̄近心部に9mmの骨縁下欠損を認める．両側性フル・スプリントが必要な症例であり，問題のある1本の歯牙を残すために将来的に歯列の維持が難しくなる場合で，両隣在歯の骨レベルが高い位置にある場合は，抜歯を行うことにより骨のレベルを平坦にすることができる．4̄に再生療法を試みて，たとえ100%成功したとしても，3̄の遠心部の骨レベルとの段差は3mm以上残る可能性があり，また期間的にも，再生療法を行うと最終補綴物製作までに1年半以上かかることを考慮すると，抜歯も重要なオプションになってくる．

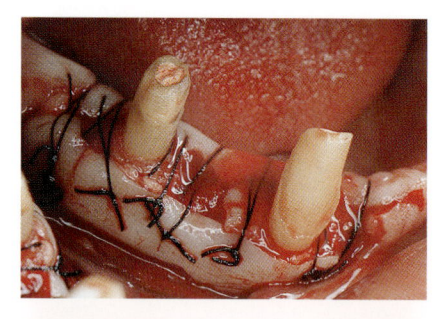

図17-3　抜歯と同時に骨外科処置により残存歯周囲の骨を可能なかぎり平坦にし，頬側の周囲組織に付着歯肉獲得のためfree gingival graftを行った．

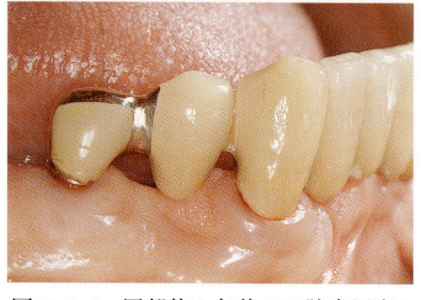

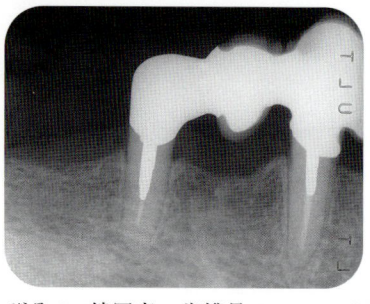

図17-4, 5　同部位9年後の口腔内写真およびそのX線写真．歯槽骨のレベルは平坦であり，最小のプロービング値を維持している．

第5章 骨の形態異常—切除

歯牙挺出

　1歯のみの縁下カリエスや垂直的骨欠損が認められる場合などで骨の平坦化を図るためには，隣在歯の骨を削除することになる．しかし，隣在歯の骨の犠牲が大きすぎて，骨の削除ができない場合がある．そのような場合，矯正治療により歯牙挺出を行い，その後歯周外科処置により骨の平坦化を図る．以下にその臨床例を呈示する．

症例5　矯正的歯牙挺出を用いて骨の平坦化を図った症例

図18-1 | 図18-2

図18-1, 2　初診時の口腔内写真とX線写真．4̲の近心に深い1壁性骨欠損があり，5̲4̲間に根近接も認められる．もし，この状態で骨外科処置を行えば，3̲の遠心の支持骨の犠牲が大きくなり，周囲骨との段差も大きくなってしまう．

図18-3 | 図18-4

図18-3　プロビジョナル・レストレーションを装着した後，4̲を挺出させながら近心に移動するように矯正治療を行った．その結果，根近接は改善し，4̲の近心に存在した深い骨欠損は5̲および4̲の近心の浅い骨欠損に分散された．この程度の骨欠損であれば骨外科処置が可能である．
図18-4　矯正治療終了後6か月．骨外科処置前の状態．付着歯肉はほとんどない．

図18-5 | 図18-6

図18-5　骨外科処置による歯槽骨の平坦化を行い，同時に付着歯肉を獲得するために遊離結合移植術を行った．
図18-6　術後6か月の状態．十分な量の付着歯肉が獲得されている．

図18-7 | 図18-8

図18-7, 8　最終補綴物装着時の口腔内写真とX線写真．歯槽骨は平坦になり，かつプロービング値は2mm以下である．

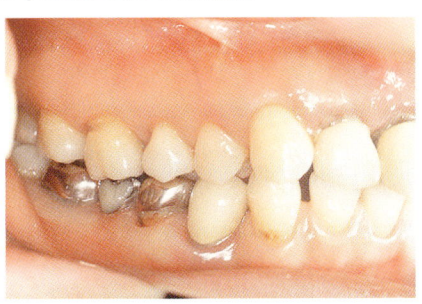

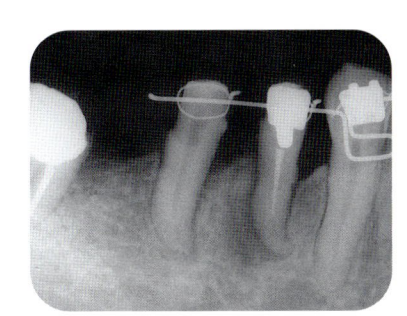

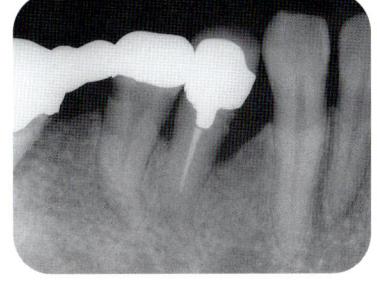

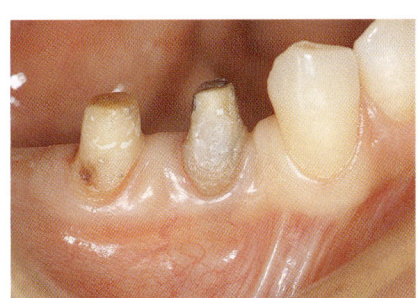

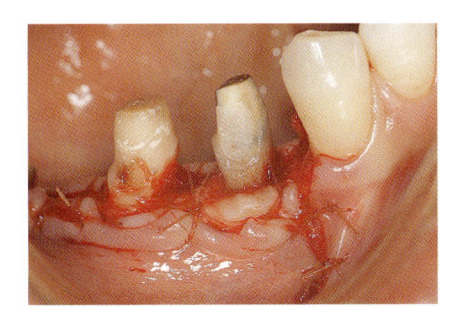

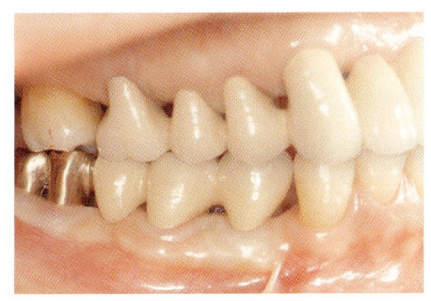

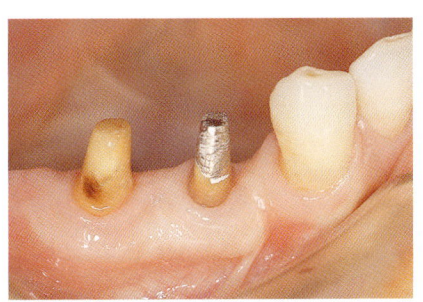

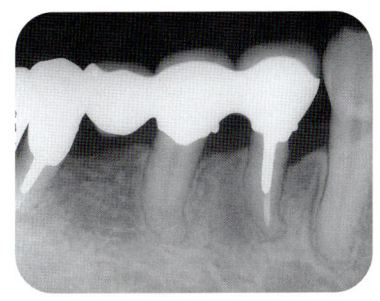

153

骨外科処置後の創傷治癒について

　骨外科処置前の歯牙周囲の骨の厚みは，治療結果に影響を与える重要な因子の1つである．厚い骨は海綿骨を含み，そのなかに骨髄が多く含まれている．骨髄は骨再生に関与する細胞を多く含み，血液供給も十分であるため，再生能力が大きいといえる．
　一方，薄い骨は海綿骨がほとんどないため，再生能力は厚い骨と比較すると劣ると考えられる．

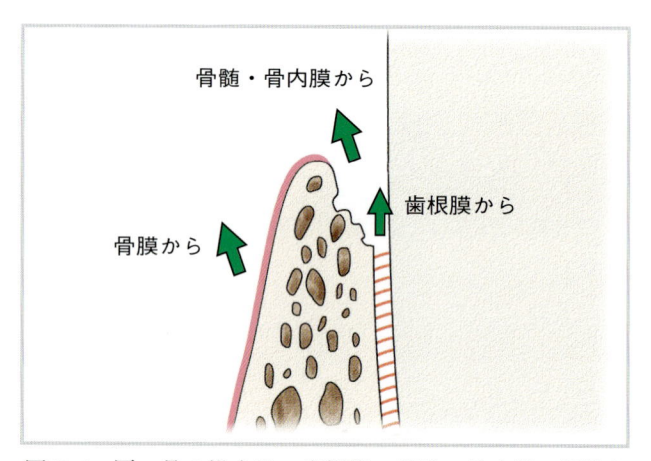

図19-1　厚い骨の場合は，歯根膜，骨髄，骨内膜，骨膜などが骨欠損周囲に多く存在し，そのなかに骨再生に関与する細胞が多く含まれているため，骨再生能力は高いと考えられる．

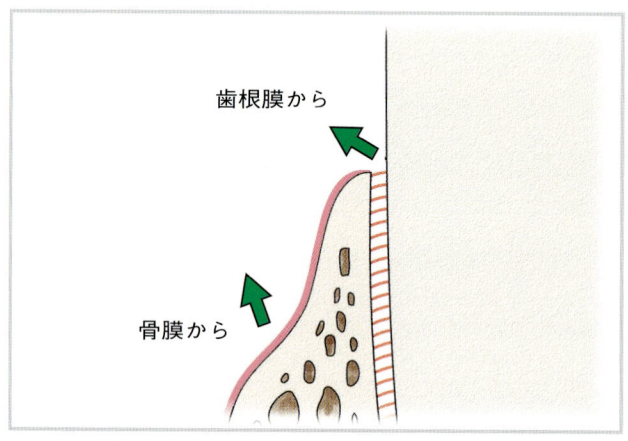

図19-2　前歯部の唇側のように薄い骨の場合は海綿骨が少なく，骨髄，骨内膜からの細胞の遊走は少なくなる．そのため厚い骨と比較すると骨再生能力は劣ると考えられる．

　Wilderman[11, 12]らの骨の治癒状態の組織学的研究によると，術前の固有歯槽骨が薄ければ，術後に固有歯槽骨の吸収が生じやすく，厚ければ吸収は骨髄とハバース組織に接する骨表面で起こる．骨の吸収量は骨の厚さによって異なるが，0.5mm前後の骨吸収が起こると報告されている．

骨頂部	平均0.6mm	Donnenfeld OW[13]	1970
	平均0.8mm	Wilderman MN[14]	1970
隣接面部	0.6mm	Caton and Nyman[15]	1981
唇舌面部	0.5〜0.8mm	Moghaddas H and Stahl SS[16]	1980

apically positioned flapの場合

術後4か月	平均0.46mm	Tavtigian R[17]	1970
full thickness	平均0.62mm	Wood D, et al[18]	1972
partial thickness	平均0.92mm	Wood D, et al[18]	1972
骨外科処置なし	0.16mm	Aeschlimann C, et al[19]	1979
骨外科処置あり	0.50mm	Aeschlimann C, et al[19]	1979

また，縫合後の骨の露出量にも影響を受けるという報告もされている．Pfeifer[20]によると，骨の露出が 2 mm 以下の場合は，骨が最初に血餅で保護されているので，明らかな付着の喪失は起こらないことが多い．これは，歯周靱帯から骨頂の上部 2 mm の部位まで再生に関与する細胞が遊走することが確認されている．しかし，骨の露出がより大きい場合は，動物実験によると重大な骨吸収が起こると報告されている．

骨の吸収量は，臨床においては他に術前の骨の形態，骨外科処置による骨の削除量，手術に要した時間，縫合の仕方などに左右される．

以上のように術後の骨吸収量は一定でなく，さまざまな要素に影響される．しかし，わずかな骨吸収が起こったとしても，その後の骨形態が長期的に安定した状態を獲得できれば，長期的予後からすれば，問題はないのではないかと考える．もともと骨は平坦であったものが，歯周病により凹凸のある形態に変化したものであるため，術後にできるだけ平坦な骨形態になるように，さまざまな術式を用いて骨外科処置を行う．

[骨外科処置に関する長期的な臨床研究についての文献考察]

骨外科処置に関する長期的な臨床研究として著名な文献として，つぎにあげるものがある．これは骨外科手術の有無が根尖側移動術の予後に与える影響（長期的研究）についての文献である．

[文献考察]

[文献 1]
Olsen C, Ammons W, Van Bell G：A longitudinal study comparing apically repositioned flaps, with and without osseous surgery. Int J Periodont Rest Dent, 1985[21]．

[目的]
・中等度の歯周疾患に対し，骨外科手術の有無において根尖側移動術の術後経過の差異を比較検討し，それぞれの手術法の適応症と利点を明確にする．

[研究の方法]
・被験者：8 名
・期間：5 年間（経時的記録の 2 回目の報告）．
・口腔内を 6 分割し，骨外科の有無を無作為に割り当てる（split mouth technique）．
・plaque index, gingival index, mobility, プロービング値，アタッチメント・レベル，付着歯肉の幅，サウンディングの値（隣接面中央部）について比較．
・術式の詳細が明記され，臨床写真が提示されている．

[結果]

	APF のみ	APF＋骨外科処置
歯肉辺縁の位置		わずかに低い
アタッチメント・レベル		わずかに低い
ポケットの深さ	有意に深い	長期間浅く維持
出血のある 4 mm 以上のポケット	42％	18％
歯槽骨レベル		わずかに低い

plaque index，gingival index，付着歯肉の幅に関しては有意な差はなかった．

もう1つの文献は骨外科処置をともなった歯肉弁根尖側移動術（APF）とopen flapの予後（6か月）を比較したものである．

[文献2]
Smith D. Ammons W, Van Belle G：A longitudinal study of periodontal status comparing osseous recontouring with flap curettage. Results after 6 months. J Periodontol, 51：367，1980[22].
[目的]
・12名の中等度の歯周疾患に対して，骨外科処置をともなった歯肉弁根尖側移動術（APF）と，open flapの術後6か月の状態を付着の変化で比較すること．
[結果]
・両方の術式ともプラークの付着状態，歯肉の炎症状態，プロービング値は改善したが，プロービング値はAPFの方が安定し，open flapでは歯周ポケットの再発傾向にあった．

骨外科処置をともなう根尖側移動術

　対合歯とのクリアランスがないような場合，歯肉縁下カリエスの処置を歯牙挺出と骨外科処置で対応すると，歯冠長が十分とれないため，良好な結果は得られにくい．状況によっては，抜歯して補綴的に対応することも考えなくてはならない．
　骨を削って歯を保存する方がよいのか，それとも抜歯して現在の骨の高さを維持して補綴するのがよいのかを，十分検討して治療計画を立てることが大切である．

[骨外科処置をともなう根尖側移動術の適応症と非適応症]

[適応症]
・軽度から中等度の骨欠損のある歯周ポケット
・歯肉縁下カリエス
・矯正的挺出後の骨の段差
・再生療法後に残った浅い骨欠損
・非対称性または審美的でない歯肉形態
・補綴治療の前処置

[非適応症]
・解剖学的な制限がある場合
・歯冠-歯根比が不良な場合
・審美的に問題を起こす場合
・過度の動揺がある場合
・付着の喪失が大きい場合
・角化歯肉が不十分な場合

[骨外科処置をともなう根尖側移動術（部分層弁）における骨膜の取り扱い方]

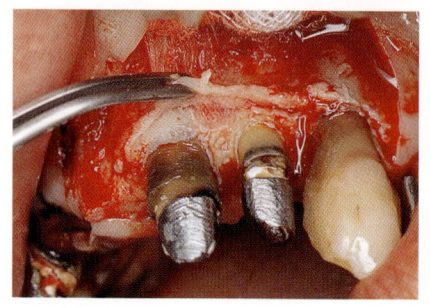

図20-1
図20-2 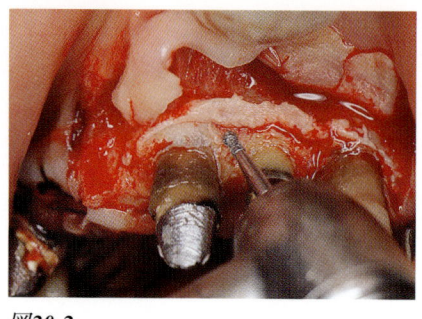

図20-1　部分層弁で歯肉弁を形成後，骨外科処置を行う部分の骨膜を剥離し，biologic widthの獲得に必要な健全歯質を確保する．
図20-2　ラウンドのダイヤモンド・バーを用いて十分な注水下で骨の整形を行う．その後，歯根面に残存する薄い骨をチゼル，キュレットなどを用いて除去し，歯根面に線維が残存していないことを確認する．

おわりに

　骨外科処置によって歯周組織の安定を図り，長期的に骨の高さを維持することは，歯周治療の目的であり，理想とするところである．しかし，実際にはさまざまな形態の骨欠損を切除的アプローチだけで対応することは不可能であり，その限界を認識しなければならない．骨外科処置の利点と欠点を十分に把握し，その欠点が大きくなると予想される場合は再生的アプローチで対応することも考慮すべきであろう．

参考文献

1. Kronfeld R : The condition of the alveolar bone underlying periodontal pockets. J Periodontol, 6 : 22-29, 1935.
2. Schluger S : Osseous resection a basic principle in periodontal surgery. Oral Surg, 2 : 316-325, 1949.
3. Friedman N : Periodontal osseous surgery : Osteoplasty and ostectomy. I. Rational. J Periodontol, 6 : 22-29, 1955.
4. Ochsenbein C, Bohannan HM : Palatal approach to osseous surgery. I. Rational. J Periodontol, 34 : 60-68, 1963.
5. Ochsenbein C, Bohannan HM : Palatal approach to osseous surgery. II. Clinical application. J Periodontol, 35 : 54-68, 1964.
6. Tibbetts L, Ochsenbein C, Loughlin D : Rational for the lingual approach to mandibular osseous surgery. Dent Clin North Am, 20 : 61-78, 1976.
7. Ochsenbein C : A primer for osseous surgery. Int J Periodont Rest Dent, 6 (1) : 8-47, 1986.
8. Nevins M, Mellonig JT : Periodontal therapy-Clinical approaches and evidence of success. Quintessence Publishing, Chicago, 1998.
9. Kramer GM : The case for ostectomy, A time tested therapeutic modality in selected periodontitis sites. Int J Periodont Rest Dent, 15 : 228-237, 1995.
10. Kramer GM : Periodontal therapy. 6th ed, Rational of periodontal therapy. Mosby, St Louis, 1980.
11. Wilderman MN, Pennel BM, King K, Barron JM : Histogenesis of repair following osseous surgery. J Periodontol, 41 : 551-565, 1967.
12. Wilderman MN : Exposure of bone in periodontal surgery. Dent Clin North Am, 8 : 23-35, 1964.
13. Donnenfeld OW, Hoag PM, Weissman OP : A clinical study on the effects of osteoplasty. J Periodontol, 41 : 131, 1970.
14. Wilderman M, Pennel B, King K, Barron L : Histogenesis of repair following osseous surgery. J Periodontol, 41 : 551, 1970.
15. Caton J and Nyman S : Histometric evaluation of periodontal surgery. III. The effect of bone resection on the connective tissue attachment level. J Periodontol, 52 : 405, 1981.
16. Moghaddas H, Stahl SS : Alveolar bone remodeling following osseous surgery. J Periodontol, 51 : 376, 1980.
17. Tavitigian R : The height of the facial radicular alveolar crest following apically repositioned flap operation. J Periodontol, 41 : 412, 1970.
18. Wood D, Hoag P, et al : Alveolar crest reduction following full and partial thickness flaps. J Periodontol, 43 : 141, 1972.
19. Aeschlimann C, et al : A short term evaluation of periodontal surgery. J Periodontal Res, 14 : 182, 1979.
20. Pfeifer J : The growth of tissue over denuded bone. J Periodontol, 34 : 10-16, 1963.
21. Olsen C, Ammons W, Van Belle G : A longitudinal study comparing apically repositioned flaps with and without osseous surgery. Int J Periodont Rest Dent, 5 : 11-33, 1985.
22. Smith D, Ammons W, Van Belle G : A longitudinal study of periodontal status comparing osseous recontouring with flap curettage. Results after 6 months. J Periodontol, 51 : 367, 1980.

第6章

骨の形態異常―再生

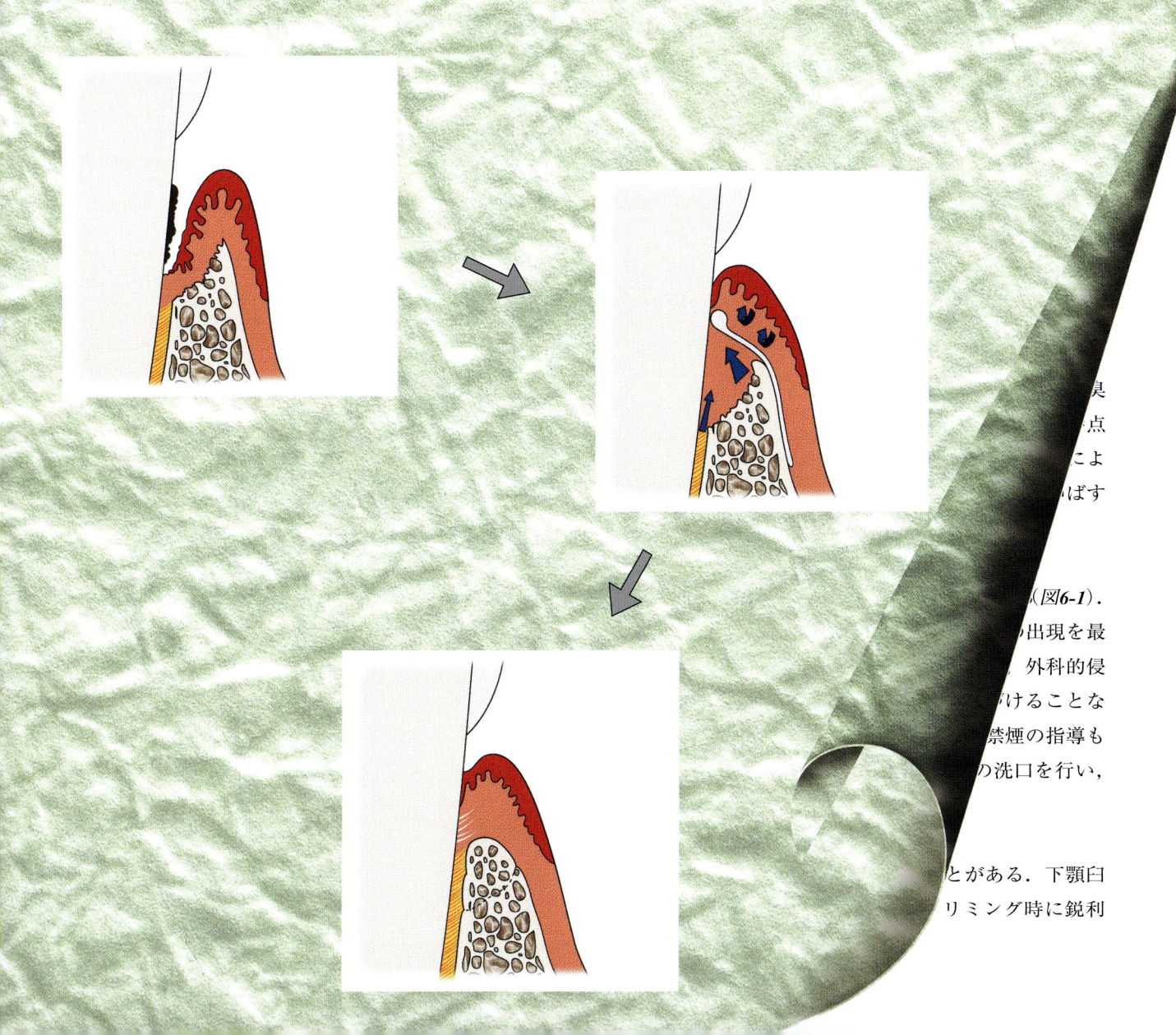

はじめに

[7つの問題点のなかでの「骨の形態異常（再生療法）」の位置づけとその選択肢]

[歯周組織の7つの問題点]
①深い歯周ポケット
②骨の形態異常
③根分岐部病変
④歯肉-歯槽粘膜の問題
⑤欠損部歯槽堤の形態異常
⑥歯肉縁下カリエス
⑦歯牙の位置異常

[歯周外科の選択肢]
・切除療法
・再生療法
・組織付着療法
・歯周形成外科手術

　歯周外科処置により病変部の十分な廓清を行うことによって，病因の除去は可能となるが，骨の形態異常が残存した場合，理想的な治癒形態は得られにくい．とくに垂直性の骨縁下欠損が残存している場合は，その治癒過程において上皮の深部増殖により長い上皮性付着となるか，状況によっては歯周ポケットが再発することもある．

　このような結果を避けるため，できるかぎり骨を生理的な形態にしたいが，骨欠損が深い場合，切除的アプローチではかなり多くの歯槽骨を犠牲にしなければならず，歯周治療の本来の目的にあわなくなる．このようなジレンマをなくすため，さまざまな再生的アプローチが試みられてきた．なかでも，骨移植法や組織誘導再生療法（GTR法）は現在では予知性の高い方法として広く普及している．また，最近では歯周組織の再生を誘導するタンパク質を含んだエムドゲイン®の臨床応用も始まっている．さらに，骨の再生を誘導するBMP（Bone Morphogenetic Protein）の臨床研究も進んでおり，近い将来一般臨床に応用可能な方法となるであろう．このように，歯周治療の再生的アプローチは急速な進歩を遂げているが，われわれ臨床医にとっては，どの方法がもっとも予知性の高い治療法であるのか判断しにくいのも事実である．

　そこで本章では，現時点において，骨欠損に対する再生的アプローチとして予知性が高いと思われる方法について報告し，その臨床応用法について述べてみたい．

再生療法

　再生療法とは歯周組織の再生を目的とした外科処置を意味するが，その術式を実践すれば必ず再生が起こるわけではない．失敗して歯周ポケットが深くなる場合は論外としても，一見成功したようにみえる場合でも再生が起こっているとは限らない．そこで，まず再生の定義について考えてみたい．

再生療法の定義と創傷治癒様式

再生療法の真の意味を理解するためには，組織の再生にかかわる用語の定義を理解する必要がある．

つぎに，それらの用語の定義について述べる．

[再生療法にかかわる用語の定義]

再生（Regeneration）
　失われたり，傷ついた組織がもとの状態に回復すること．歯周治療においては，セメント質，歯周靭帯，および歯槽骨の形態と機能がそれぞれ回復すること．

修復（Repair）
　創傷部の形態や機能が完全には回復しないで治癒すること．歯周治療においては長い接合上皮，結合組織線維の接合，歯根吸収，骨性癒着，あるいは不完全な骨の回復などを修復とみなす．

新付着（New attachment）
　歯周靭帯を喪失した根面に結合組織線維が再度結合すること．この再結合にはコラーゲン線維の埋入をともなった新生セメント質の形成が認められる．

再付着（Reattachment）
　歯周組織が生き残っている根面に結合組織が再度結合すること．新付着と混同してはならない．

(Proceedings of World Workshop in Periodontology, AAP, 1989)[1]

これらの定義をより正確に理解するため，以下に再生療法後に起こりうる創傷治癒様式を，模式図により解説する．

[再生療法後に起こりうる創傷治癒様式]

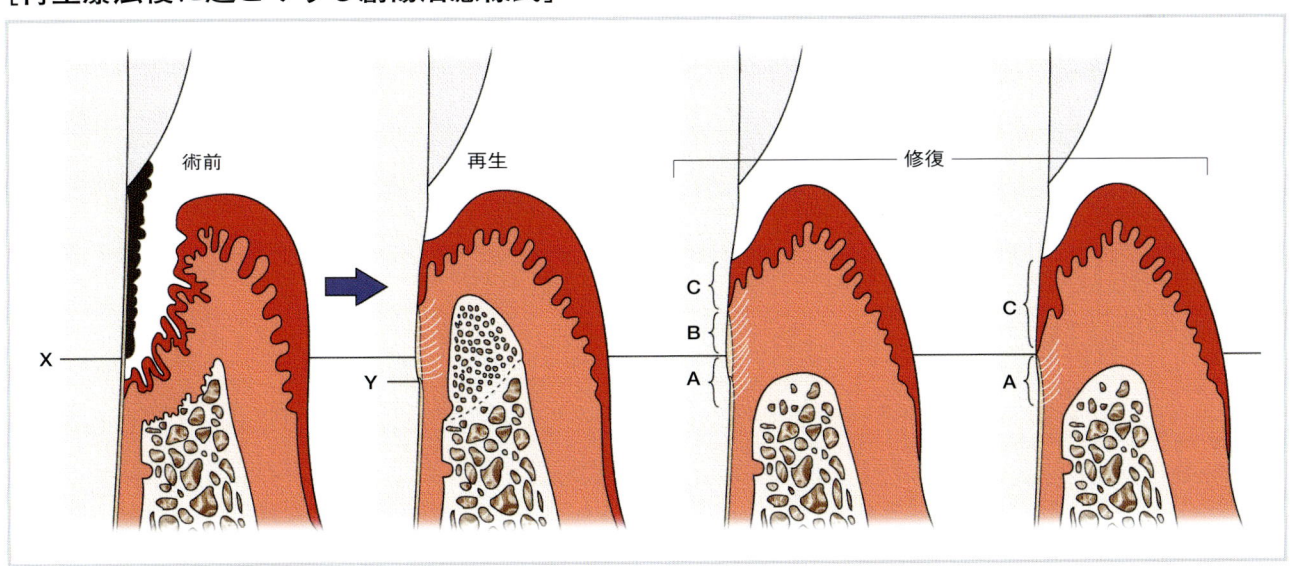

図1-1　根面に歯石の沈着がみられ，歯肉の炎症，歯槽骨の吸収も認められる．
図1-2　新付着．新生骨，新生セメント質が形成される．
図1-3　最根尖側に再付着は認められるが，新生骨はわずかである．
図1-4　新付着はなく，新生骨はほとんど認められない．

X：歯石・プラークの付着の最根尖部．
Y：ルート・プレーニングの最根尖部．

A：再付着．B：新付着．C：上皮付着．

再生療法の種類

現在，歯科臨床で用いられる再生療法には以下のような種類が考えられる．このうち，BMPなどは，現在開発中の材料を用いた療法であり，将来が期待される方法といえる．

表1 再生療法の種類．

- 歯間部骨面露出法（Interdental denudation technique）
- 骨移植法（Bone grafts）
  - 自家骨移植（Autografts）／他家骨移植（Allografts）／人工骨移植（Alloplasts）
- 組織誘導再生療法（Guided tissue regeneration）
  - 非吸収性メンブレン（Non-resorbable membrane）／吸収性メンブレン（Resorbable membrane）
- 組織誘導再生療法（メンブレン）と骨移植法の併用
- エムドゲイン®を用いた再生療法
- BMPなどのGrowth factor

［再生的アプローチの歴史］

1957年	Prichard：Interdental denudation technique（歯間部骨面露出法）[2]
	3壁性の骨欠損がもっとも予知性が高く，歯肉切除後に骨内欠損部を完全に掻爬する方法を提唱．

［Prichardの歯間部骨面露出法］

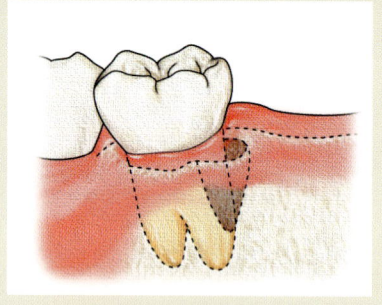

図2-1 術前．3壁性の骨欠損が存在する．

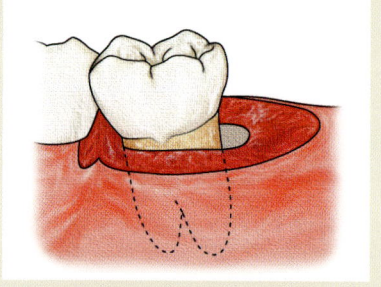

図2-2 歯肉切除にて歯肉縁上ポケットを除去するとともに，上皮を創面から排除する．骨欠損部は十分に掻爬し，肉芽組織，歯石を除去する．

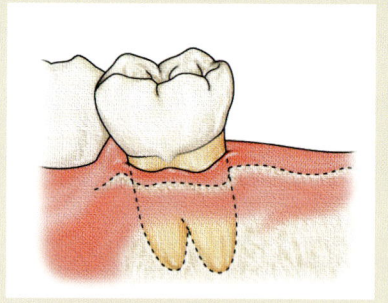

図2-3 治癒後．3壁性の骨欠損部に骨の再生がみられる．

1965年	Nabers：口腔内から自家骨移植[3]．
	Urist：脱灰凍結乾燥骨移植が新生骨を誘導することを発表[4]．
1967〜68年	Schallhorn R：根分岐部などの骨欠損部への腸骨移植[5]．
1968年	Hurt WC：イヌの骨欠損部への凍結乾燥他家骨移植[6]．
1974年	Ellegaard B, Karring Tら：上皮の排除を目的に骨欠損部上に遊離歯肉移植を行い，骨移植の有無にかかわらず，新生骨が認められたと発表[7]．
1975年	Libin Bら：脱灰凍結乾燥他家骨移植を行い，新生骨が認められたと発表[8]．
1976年	Mellonig JTら：非脱灰凍結乾燥他家骨移植材を歯周治療に応用[9]．
1976年	Melcher AH：「歯根膜の再生は歯根膜細胞のみから生じる」とした仮説を発表．組織誘導再生療法（GTR法）の基本的概念[10]．
1982年〜	Nyman Sら：ミリポアフィルターを用いて歯肉組織と歯根面を分離し，歯周組織の再生を図る組織誘導再生療法（GTR法）が発表された[11]．
1989年	Bowers：ヒトにおける組織学的評価で，脱灰凍結乾燥他家骨移植材（DFDBA）により，付着器官の再生が認められた[12]．
1995年〜	エムドゲイン®の臨床応用．

組織誘導再生療法(GTR法)

　失われた歯周組織を再生させることは，歯周治療を行っている者にとっては長年の夢であった．1957年Prichardが歯間部骨面露出法により上皮を除去し，骨髄，骨膜からの細胞を優先的に遊走させ，自家再生を促すことを発表[2]して以来，1976年にMelcherが表2に示すような仮説[10]を立て，それに基づき，再生に関する基礎的研究や臨床研究が数多く行われてきた(表2，図3-1～6)．そして，1982年にNymanやKarringおよびその共同研究者らにより，歯周組織の再生を目的とした組織誘導再生療法(Guided Tissue Regeneration＝GTR法)が発表[11]された．

表2　Melcherの仮説(1976)[10]

- 歯周組織の治癒には上皮細胞，結合組織細胞，骨細胞，歯根膜細胞が関与している
- 歯根膜の再生は歯根膜細胞からのみ起こる
- 骨再生には骨細胞，骨髄細胞，骨内膜細胞，骨形成細胞が関与している
- 骨膜組織に骨形成細胞が多く含まれている
- 歯根膜細胞には骨形成能，セメント質形成能がある

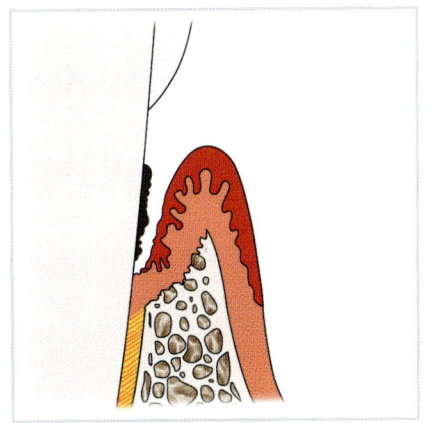

図3-1　治療前の骨欠損の状態．

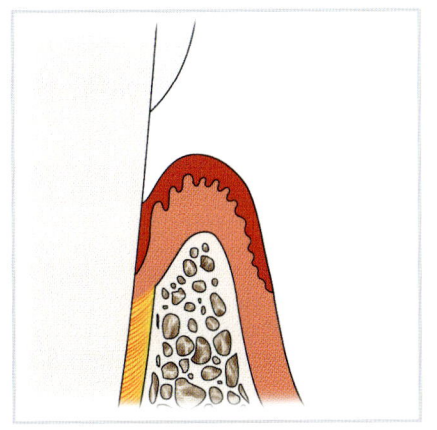

図3-2　通常の治癒形態は長い上皮による付着により治癒する．

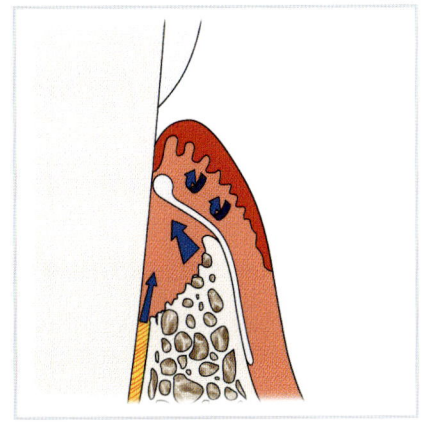

図3-3　GTR膜の設置により，上皮や結合組織の侵入を防ぎ，歯根膜や骨からの細胞による治癒を期待できる．

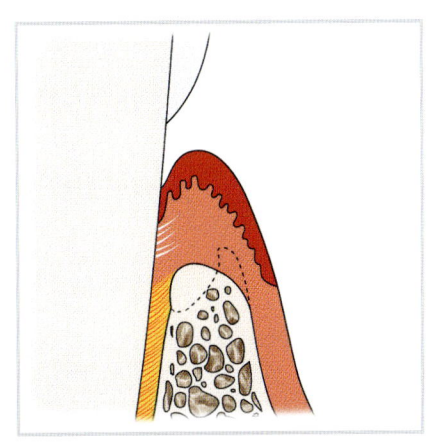

図3-4　GTR膜のみの治癒形態は根面下部では，新生骨，新生セメント質，歯根膜による治癒(新付着)は期待できるが，根面上部では結合組織線維のみによる治癒が起こっている．

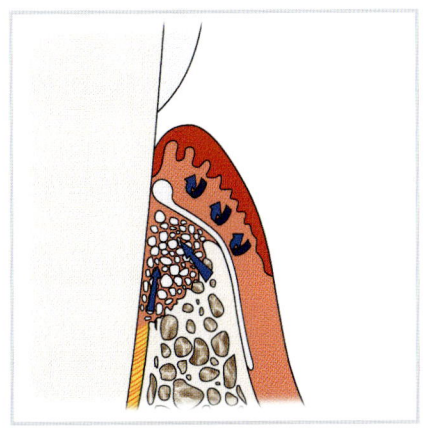

図3-5　GTR膜および骨移植材を併用することにより，根面上部(上端ではない)まで再生が期待できる．

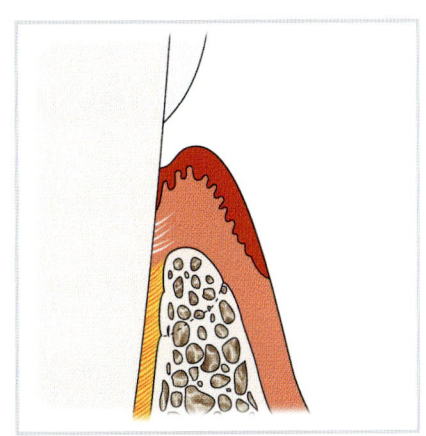

図3-6　再生された歯周組織を示す．

[組織誘導再生療法の文献考察]

いったん汚染されたセメント質には新生結合組織付着は起こらないと考えられていたが，つぎにあげる論文で，ヒトにおける歯周疾患罹患歯に歯周組織の再生（新生骨，新生セメント質，新生歯根膜）が認められることがはじめて示された[13]．

[文献]
Nyman S, Karring T, et al : New attachment following surgical treatment of human periodontal disease. J Clin Periodontol, 9 : 290-296, 1982.

[目的]
・歯根膜由来の細胞によって，歯周疾患に罹患した根面に新生結合組織付着が形成されるかどうかを調べること．

[方法]
・ヒトにおける歯周疾患に罹患した下顎側切歯の治療過程において上皮，結合組織を排除する目的でミリポアフィルターを用いて根面を覆い，術後3か月時に組織学的評価を行う．

[結果]
・新生骨，新生セメント質，新付着の形成が認められた．

[GTR法の適応症と非適応症]

[適応症]（予知性が高い↑）
・2～3壁性の深くて狭い骨欠損
・下顎ならびに上顎頰側Ⅰ～Ⅱ度の根分岐部病変
・1～2壁性骨欠損
・上顎の近遠心のⅡ度の根分岐部病変
・Ⅲ度の根分岐部病変

[非適応症]
・水平性骨欠損
・残存歯周組織がわずかな場合
・歯肉弁が穿孔している場合

以下にGTR法の利点，欠点を示す．

[GTR法の利点・欠点]

[利点]
・付着器官の再生が可能
・支持骨の増加にともなう審美性，機能性の改善
・歯周組織の再生により歯周疾患の進行の抑制が可能

[欠点]
・治療時間が長期になる
・切除療法に比べて予知性が低い
・手術の回数が多くなる

このGTR法の出現により，それまでにはないほどの骨の再生や新付着が得られるようになった．そして，現在GTR法はもっとも予知性の高い再生療法として認められている．上記に現在考えられる適応症および利点，欠点を整理してみた．

もっとも，現在までのGTR法に関する基礎的研究，臨床研究および臨床結果から，当初期待されていたほど常に良好な結果が得られるものではないことがわかってきた．そこで，ここでは再生療法としてのGTR法をより予知性の高い治療結果に導くために，どのようなことを考慮する必要があるのかについて，われわれの治療結果から考察してみたい．

第6章 骨の形態異常—再生

症例1　下顎前歯の骨欠損に対してGore-Tex膜（非吸収性膜）で対応した症例

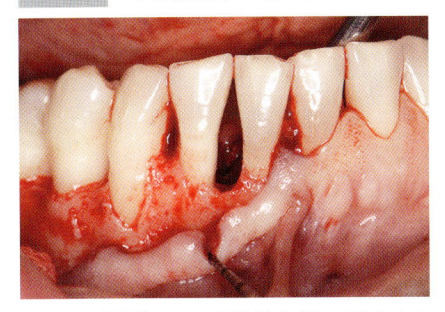

図4-1 ‾2｜1‾間に1壁性骨欠損が認められる．根面および骨欠損内を徹底してデブライドメントした状態．

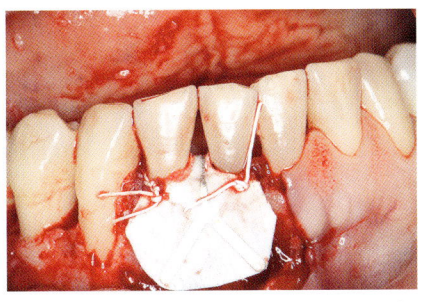

図4-2 骨移植材を充填した後．非吸収性膜を設置．根面と膜が緊密に接していることがポイント．

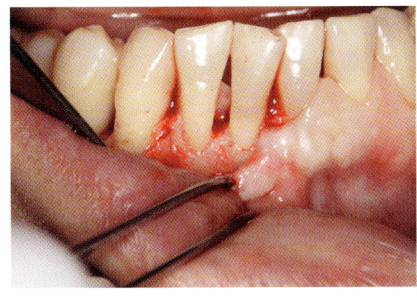

図4-3 1.5年後のリエントリー時の状態．臨床的に骨組織の改善が認められる．

症例2　GTR法の最適応症例（3壁性骨欠損）

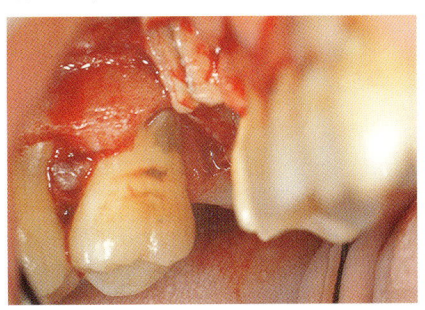

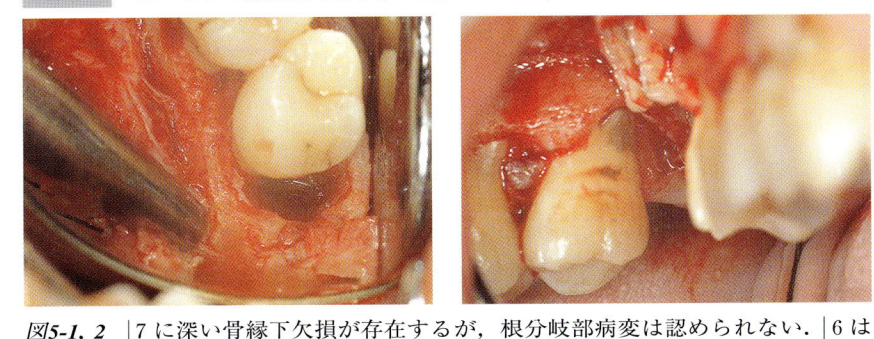

図5-1, 2 ｜7‾に深い骨縁下欠損が存在するが，根分岐部病変は認められない．｜6‾はⅢ度の根分岐部病変があり，口蓋根のみ残すことも検討したが，歯槽中隔部の骨レベルが低く｜6‾を抜歯し，｜7‾を再生療法により保存する方が治療後の予知性が高いと判断した．

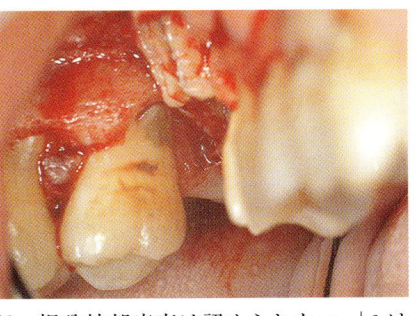

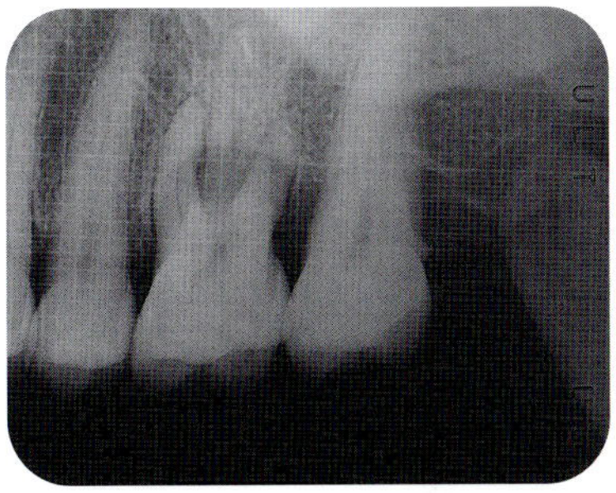

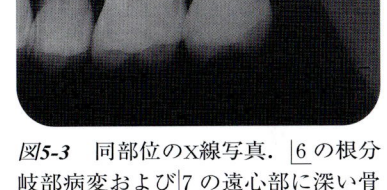

図5-3 同部位のX線写真．｜6‾の根分岐部病変および｜7‾の遠心部に深い骨縁下欠損を認める．

図5-4	図5-5
図5-6	図5-7

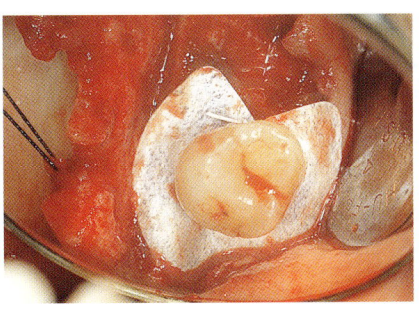

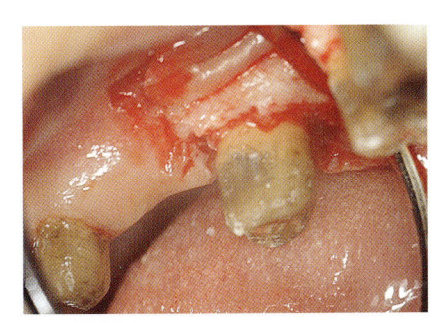

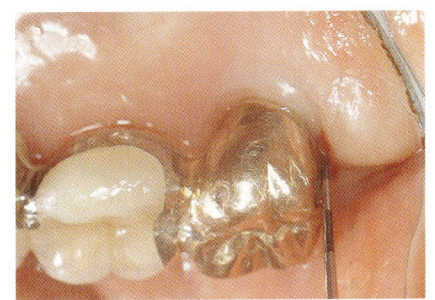

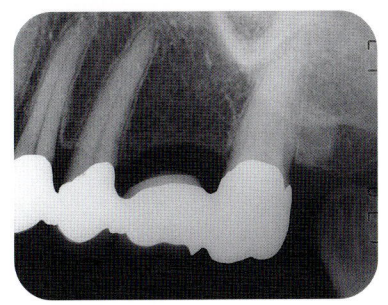

図5-4 ｜6‾抜歯後，｜7‾の遠心部の骨欠損部を掻爬し，自家骨およびGore-Tex膜（posterior wraparound）を使用した．

図5-5 1年3か月後，骨の形態修正を行い，骨の平坦化を図った．apically positioned flap法によりbiologic widthの獲得も同時に行った．

図5-6 治療後4年の同部位の口腔内写真．プロービング値は2mm以内である．

図5-7 同部位のX線写真．｜7‾の歯槽硬線も明瞭で，骨も平坦である．

GTR法を成功に導くポイント

①根面および骨面のデブライドメント

　GTR法を成功させるのにもっとも重要なことは，根面のデブライドメントが完全にできるかどうかである．そのためには，骨欠損内の不良肉芽を徹底的に除去し，根面を明視下におくことが重要である．ハンドスケーラー，超音波スケーラー，外科用バーなどを用いて，根面あるいは骨面の汚染物質を完全に除去する．

②スペース・メーキング

　歯周組織を再生させるためには，組織再生に必要な細胞が集合するスペースがなければならない．骨欠損が骨壁で囲まれていて，血餅が溜まりやすいような状態(contained lesion)の方が組織の再生が起こりやすい．また，メンブレンだけではスペースをつくりにくい場合は，骨移植材やチタン強化膜を用いることでスペース・メーキングを図ることもある．

③歯肉弁の形成

　術後，メンブレンの上の歯肉弁が壊死を起こしたり穿孔したりすると，メンブレンを早期に除去しなくてはならず，組織再生に影響を与えてしまうので慎重な取り扱いが必要である．まず歯肉溝切開を行い，全層弁でできるだけ歯肉弁を厚く残し，穿孔しないように慎重に剥離する．また，縦切開は欠損部から1歯分近遠心に離し，歯肉弁が歯冠側へ移動できるように深く入れる．歯間部の欠損では，歯間乳頭部を極力保存するように努める．術中の歯肉弁の乾燥は術後の歯肉弁の壊死につながるので，常に歯肉弁を湿潤状態に保つ．

④メンブレンの選択およびトリミング

　種々の形態のメンブレンが用意されているので，骨欠損の形態に適合したものを選択する．メンブレンは，骨欠損より少なくとも3mm外側まで被覆できるようにトリミングする．メンブレンに鋭利な角があると歯肉弁を穿孔してしまうので，丸みをもたせるようにする．また，唾液などの汚染は最小限にするように注意する．

⑤メンブレンの固定および歯肉弁の縫合

　メンブレンのカラー部と根面を確実に適合させ，間隙がないように懸垂縫合でメンブレンを歯牙に固定する．メンブレンが骨欠損内に落ちこまないように注意する．歯肉弁はメンブレンを完全にカバーするように歯冠側へ移動させて縫合する．

⑥術後管理

　通常，術後数日間抗生物質の投与を行う．歯周パックは術者の判断によるが，もし必要な場合は手術部位にあまり圧をかけないように注意する．術後のプラーク・コントロールにはクロルヘキシジンなどによる洗口剤の使用が効果的である．術後1〜2週間で歯肉弁の縫合糸を抜糸する．歯肉弁の創傷部が治癒したら，ソフトブラシにて軽圧でブラッシングを開始する．フロスは使用させない．メンブレンの除去まで1〜2週間に1度はprofessional tooth cleaningを行う．

⑦メンブレンの除去

　メンブレンは通常4〜8週間くらいで除去するが，最低でも3週間は保持するようにする．メンブレンの保持期間が長い方が再生量が多い傾向にあるので，できるだけ長く保持するように努めるが，メンブレンの露出や膿瘍などの術後併発症により再生組織に悪影響が予想される場合は，術者の判断でメンブレンを除去する．メンブレンの除去時には，新生組織を傷つけないように注意し，歯肉弁で新生組織をできるだけ被覆する．また，歯肉弁内面に入りこんだ上皮を慎重に切除しておく．

GTR法の術後併発症とその対応

①疼痛

GTR法の術後疼痛に関しては通常の歯周外科処置と同程度であると考えられるが，根面や骨欠損部の徹底したデブライドメントにより知覚過敏を引き起こすことがある．このような場合，歯髄診断を行う必要がある．上顎より下顎に強い疼痛が現われる傾向にあり，強い打診痛がある場合は暫間固定や咬合調整などを行う．通常，非ステロイド系鎮痛剤を投与する．

②腫脹

通常，術後3～7日間腫脹が現われ，疼痛を伴うことが多い．上顎より下顎に多い．消炎剤の投与や術後患部を冷やすことにより，いくぶん軽減させることができる．

③排膿

メンブレンを除去するまでの期間が長いほど，排膿を起こす頻度が高くなる傾向にある．これは，メンブレンの露出にともない，細菌感染の危険度が高くなるからである．通常，メンブレンと歯肉弁の間から不透明な滲出液がみられ，患者は患部の腫脹や異臭を訴えることがある．メンブレンの設置期間が十分（4週間以上）であれば，その時点でメンブレンを除去するが，4週未満の場合は抗生物質の投与やクロルヘキシジンによる洗口を行い，慎重に経過を観察しながらメンブレンの除去を術後4週まで引き伸ばすよう試みる．

④歯肉弁の壊死

歯肉辺縁部への血液供給不足が原因であり，歯間部や口蓋歯肉に多くみられる（図6-1）．歯肉弁の壊死が起こると再生組織の量が減少するという報告があるので，歯肉弁の壊死を最小限に抑える必要がある．その対応策として，術中には歯肉弁を湿潤状態に保ち，外科的侵襲を最小限にすることや，歯肉弁をメンブレンの2～3mm歯冠側に位置づけることなどがあげられる．また，メンブレンの設置期間中は，患部を安静に保ち，禁煙の指導も重要である．もし，メンブレンが露出した場合はクロルヘキシジンなどの洗口を行い，可及的に感染予防に努める．

⑤歯肉弁の穿孔

メンブレンの断端がとがっているような場合，歯肉弁を穿孔することがある．下顎臼歯舌側部や骨の豊隆部などで起こりやすい（図6-2）．メンブレンのトリミング時に鋭利な部分を残さないように注意が必要である．

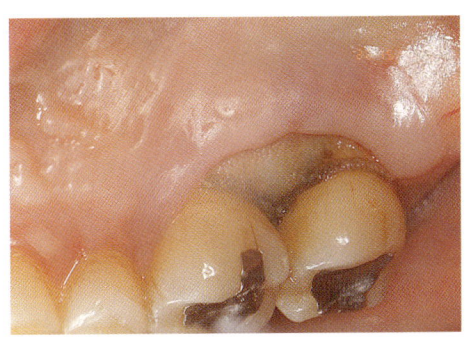

図6-1 歯肉弁の壊死は歯肉辺縁部への血液供給不足によって起こる．歯間部や口蓋歯肉で起こりやすい．

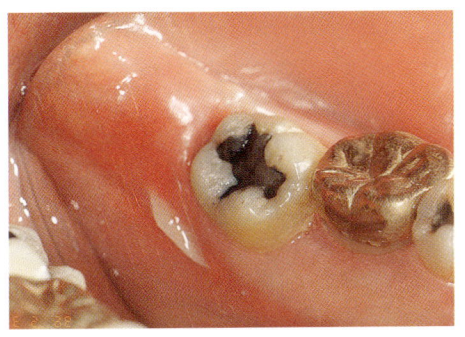

図6-2 下顎第二大臼歯の舌側の歯肉は非常に薄く，穿孔しやすい．

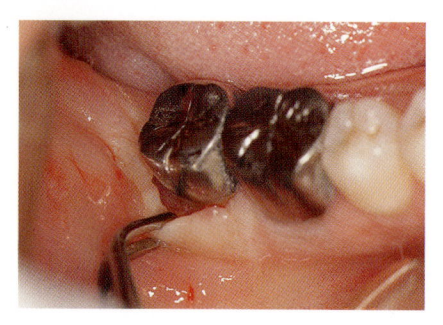

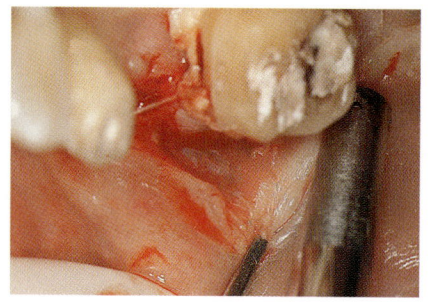

図6-3 膜除去後2週間の状態．内縁上皮を除去しなかったため，再生組織と歯肉弁とが接着せず，偽性ポケットが形成されている．

図6-4 膜除去時の歯肉弁の内側にみられる内縁上皮．メスを用いて慎重に除去する．

⑥偽性ポケット

メンブレンに面した歯肉弁の内側に上皮が深部増殖し，メンブレンの除去時にそのまま歯肉弁を戻すと再生組織と歯肉弁との間に上皮が残り，偽性ポケットを形成する（図6-3）．そのようなことのないように，メンブレンの除去手術時には内縁上皮を必ず除去する必要がある（図6-4）．また，メンブレンを設置するときに，歯肉弁をカラー部より2〜3mm歯冠側に位置づけることで上皮の深部増殖を抑えることができる．

症例3　3壁性の垂直性骨欠損に対して非吸収性膜を用いた再生療法を行い，リエントリー時に骨の形態修正を行った症例

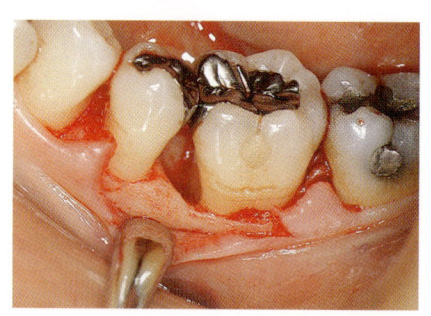

図7-1 ⌊6̄近心部に3壁性の垂直性の骨欠損が認められる．この症例では歯肉弁の血液供給を考慮して小臼歯部にかけて減張切開を行い，縦切開は入れていない．スケーラー，歯周外科用バーなどを用い，骨欠損部の搔爬を徹底的に行う．

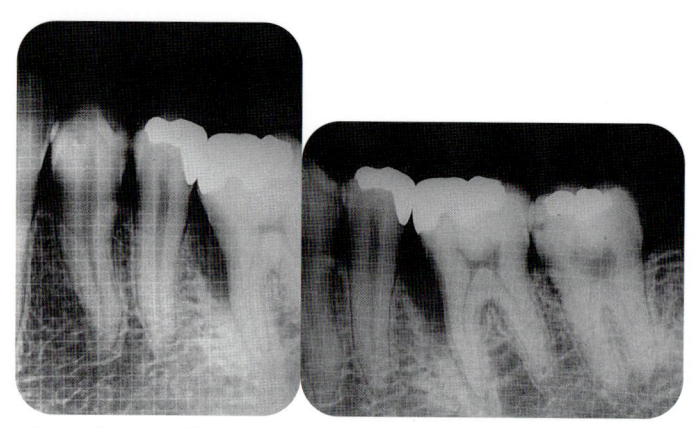

図7-2 術前のX線写真．垂直性の深い骨欠損が確認できる．

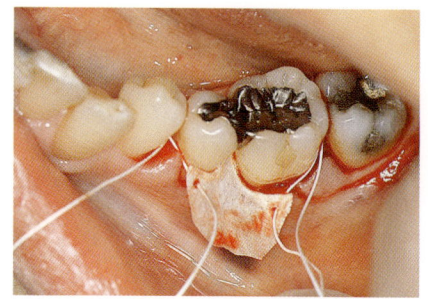

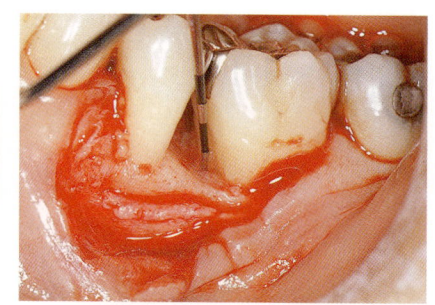

図7-3 Posterior interproximalタイプの非吸収性膜をトリミングして懸垂縫合で固定した．懸垂縫合後，メンブレンが動いていないことを確認し，歯肉弁を緊密に縫合する．

図7-4 術後1年2か月のリエントリー時の状態．図7-1の骨欠損部の状態と比較すると，臨床的に骨が再生しているのがわかる．

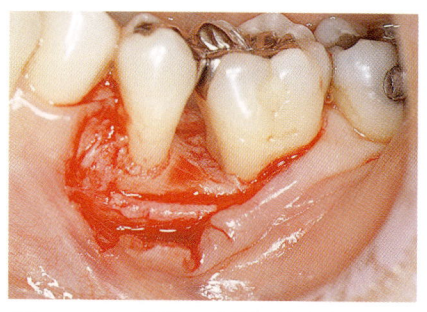

図7-5 この状態では⌊5̄の遠心部との骨の段差が残っているため，骨の形態修正を行った．同時に骨膜を残すことで，歯肉弁根尖側移動術を行い，ポケット除去も行った．

第6章 骨の形態異常—再生

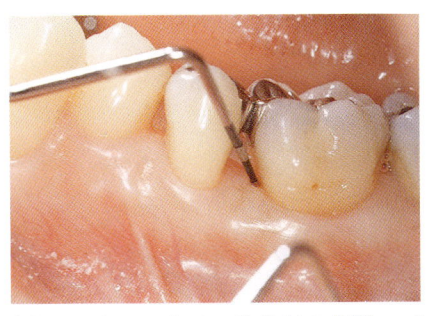

図7-6 リエントリー後半年の状態．プロービング時の出血もなく，付着歯肉も獲得されている．

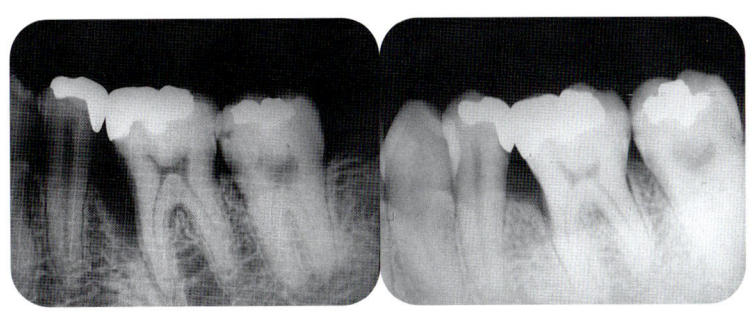

図7-7 術前，術後のX線写真．骨の再生が認められ，歯槽硬線も確認できる．

症例4 連続した骨欠損に対し，非吸収性膜を2枚用いて再生療法を行った症例

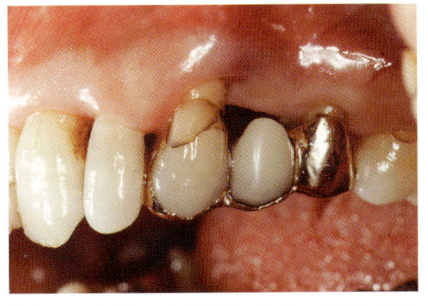

図8-1 52歳，会社員，女性．左上ポンティック下部の空隙が空いてきたことを主訴に来院．

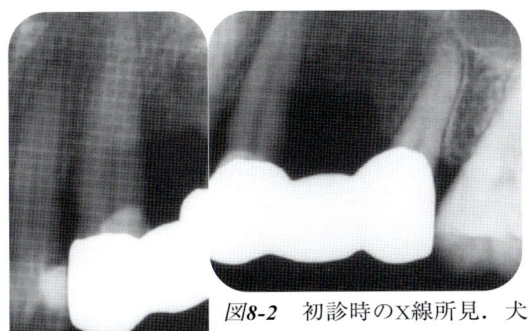

図8-2 初診時のX線所見．犬歯の遠心に垂直的な骨欠損が確認される．

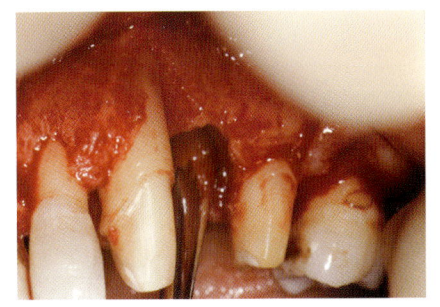

図8-3 全層弁にて剥離し，根表面の沈着物，骨欠損部の肉芽組織を徹底的に除去し，歯槽骨の形態を確認する．頬側から遠心にかけて，垂直的，水平的な骨欠損が認められた．

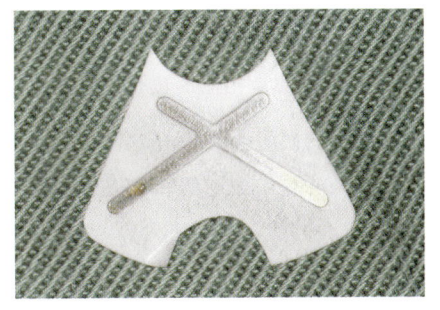

図8-4, 5 より確実に再生のためのスペースを確保する目的から，チタン強化型のGore-Tex膜を2枚使用した．

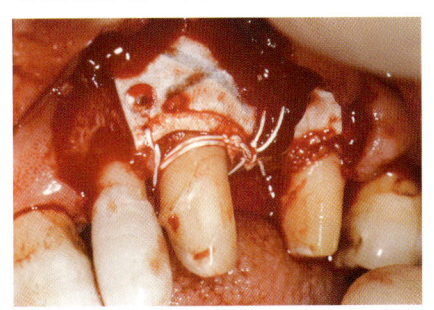

図8-6 通常，膜は縫合糸にて歯に固定するが，この場合，より根尖側に膜を固定する目的からピンを併用した．

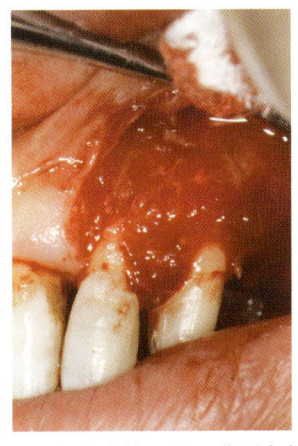

図8-7 再生療法後11週で非吸収性膜を除去した．術前の欠損部には，幼弱な新生肉芽組織の形成が認められた．

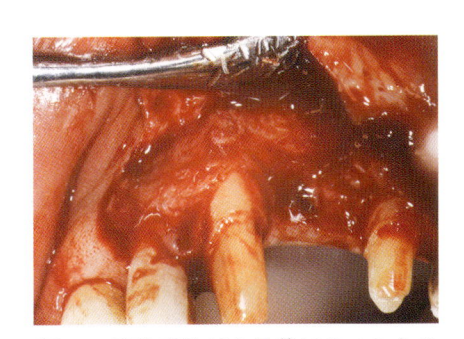

図8-8 再生療法12か月後にリエントリーを行い，骨欠損部に骨の再生を確認した．歯と歯槽骨の間にプローベが入らないことから，臨床的には支持組織が再生されたと考えられる．

図8-9 最終補綴物装着時のX線写真から，犬歯の近遠心部の歯槽骨の高さが同じレベルになっているのが確認される．

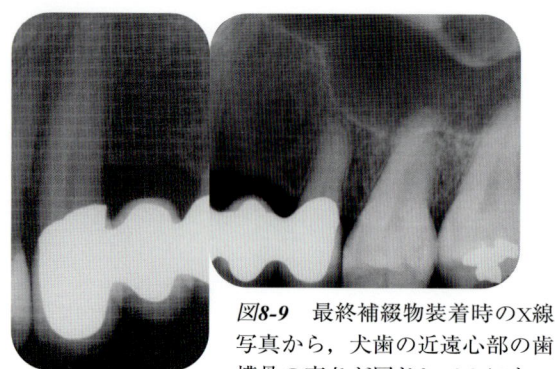

図8-10 術後11年経過時のX線写真．術後の骨レベルは維持されている．

［膜を用いた再生療法の有効性を示す文献（膜と骨移植材併用）[14]］

［文献］
Cortellini P, Pini Prato G, Tonetti MS : Periodontal regeneration of human intrabony defects with titanium reinforced membranes. A contorolled clinical trial. J Periodontol, Sep ; 66(9) : 797-803, Related Articles, Books, 1995.

［目的］
・深い骨縁下欠損に対し非吸収性膜，チタン補強非吸収性膜，open flapで対応し，それぞれの臨床的評価を行うこと．

［方法］
・第1グループ：チタン補強型非吸収性膜／第2グループ：非吸収性膜／第3グループ：open flap
　45人を3グループに分類し，術後1年で臨床的アタッチメント・レベル，プロービング値で評価

［結果］
・3つの術式とも術後1年で臨床的アタッチメント・レベルとプロービング値の改善が認められた．
・チタン補強非吸収性膜で対応した場合，もっとも大きな臨床的な付着の獲得が認められた．
　臨床的付着獲得量　チタン補強非吸収性膜＞非吸収性膜＞open flap
　術後1年では非吸収性膜を用いた場合の方が，用いない場合と比較して臨床的付着獲得量が大きかった．

［考察］
・臨床的な付着獲得に関して非吸収性膜は有効である．

［非吸収性および吸収性膜の利点・欠点］

非吸収性膜
- ［利点］
  - 再生効果の信頼度が高い
  - 膜除去時に，ある程度結果が予測できる
  - 必要に応じ，除去が容易にできる
- ［欠点］
  - 膜除去手術が必要
  - カラー部のトリミングは困難で，根面に適合させにくいことがある

吸収性膜
- ［利点］
  - 膜除去手術を必要としない
  - 材質が均質なため，トリミングしやすい
- ［欠点］
  - 治療結果の判定に長期間を要す
  - メンブレンが露出したときの対応が難しいことがある

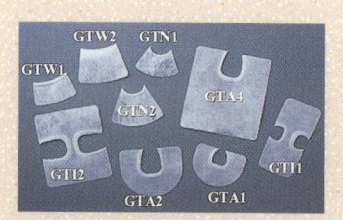

Gore-Tex非吸収性膜．

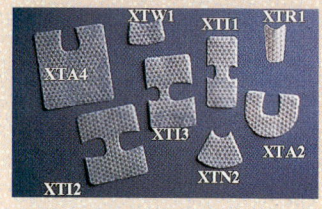

Gore-Tex吸収性膜．

第6章　骨の形態異常―再生

症例5　左右対称性の骨欠損に対し，一方を非吸収性膜で他方を吸収性膜で対応した症例

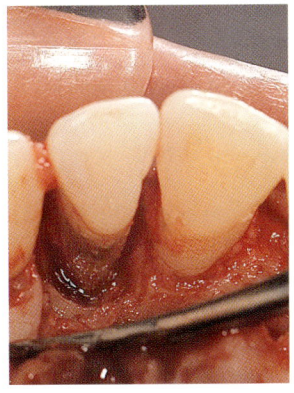

図9-1　58歳，女性．2|の口蓋側に広い3壁性骨欠損がみられ，術前のプロービング値は10mmであった．

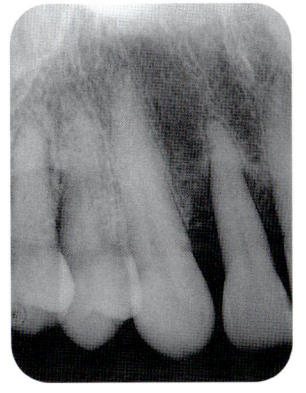

図9-2　術前のX線像．

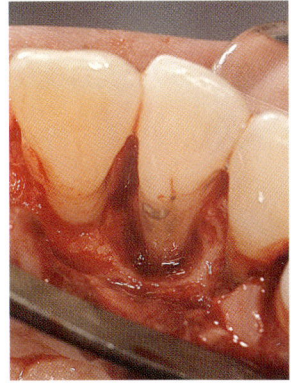

図9-3　同患者．反対側である|2にほぼ同様な大きさと形態の骨欠損が存在した．プロービング値は7mm．

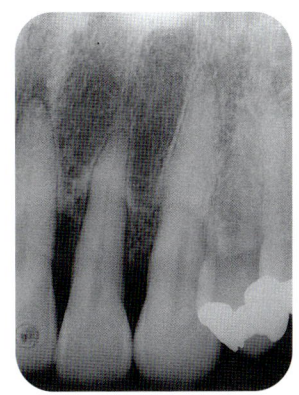

図9-4　術前のX線像．

|*図9-5*|*図9-6*|

図9-5　2|はGuidor吸収性膜と脱灰凍結乾燥骨（DFDBA）を使用した．

図9-6　|2の骨欠損部にDFDBAを填入した直後．

図9-7　|2にはGore-Tex非吸収性膜をトリミングして固定した．

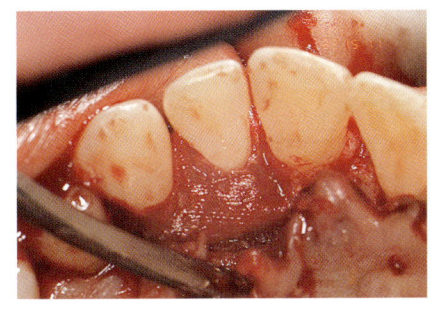

図9-8　術後5週．2|の吸収性膜の一部が露出，脱落したが，新生肉芽組織と吸収性縫合糸の一部が見えている．この後，歯肉整形を行った．

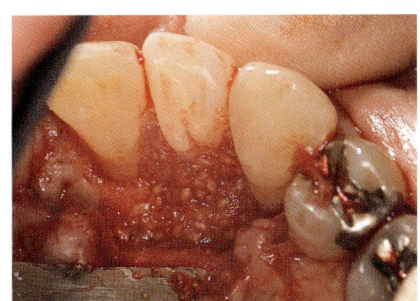

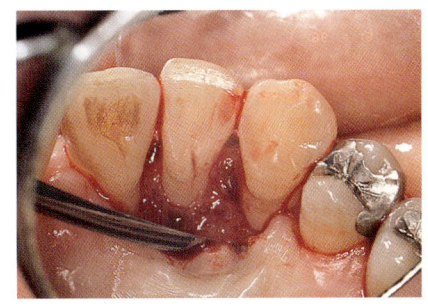

図9-9　術後5週．|2の非吸収性膜除去直後の状態．新生肉芽組織がみられる．

|*図9-10*|*図9-11*|

図9-10　2|術後約2年．プロービング値は遠心部で3mm，その他で2mm以下となった．

図9-11　同時期の|2のX線写真．プロービング値は全周2mm以下である．

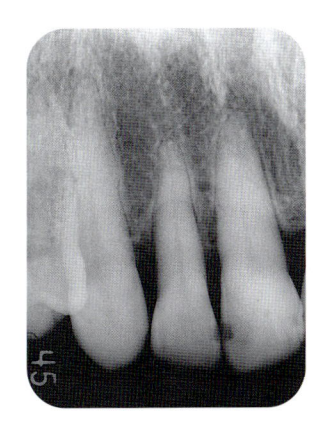

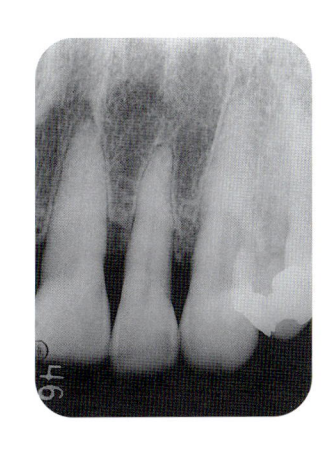

171

骨移植

1965年にNabersが自家骨移植を行って以来[4]，現在も種々の移植材による骨移植が再生療法の有効なオプションの1つとして行われている．多くの研究者によって骨移植後の治癒様式の組織学的評価が行われており，歯周組織の再生を示すものも多い[15, 16]．しかし一方では，移植骨と根面との間に接合上皮が侵入していることを示した報告もある．このような結果の違いは，骨欠損の形態や骨移植材の種類あるいは歯肉弁の取り扱い方などに大きく影響され，骨移植単独での治療は予知性が高いとは言いきれない．GTR法の開発により上皮の深部増殖がコントロールできるようになってからは，骨移植とGTR法が併用されるようになり，より良好な結果が得られるようになってきた．

骨の再生における骨移植材の役割として，以下に示す3つの作用が考えられている．

- 骨伝導能（Osteoconduction）‥‥移植床の細胞が骨を形成する足場としての役目をする．
- 骨誘導能（Osteoinduction）‥‥‥移植床からの未分化間葉系細胞が骨芽細胞に分化し，骨をつくるように誘導する．
- 骨増殖能（Osteoproliferation）‥‥移植骨中の細胞自体が増殖し，直接骨を形成する．

また，骨移植材の種類としては，自家移植骨（autograft），同種他家移植骨（allograft），異種他家移植骨（xenograft），人工骨（alloplast）があり，それぞれの特徴を有している．

●自家骨移植（Autograft）

自家骨移植材はもっとも再生能の高い移植材と考えられている[17]．口腔内では抜歯窩，欠損部顎堤，下顎臼歯部，上顎結節部，オトガイ部等から採取できる．口腔外からは，主に腸骨から採取するが，この部の移植骨は活性が非常に高く，根の吸収を起こす可能性がある[18]ので歯周組織再生にはほとんど用いられない．口腔内から採取された自家骨には骨伝導能および高い骨誘導能があり，腸骨には骨増殖能があると考えられている．

[自家骨移植の利点・欠点]
[利点]
- 組織細胞の活性が維持されている可能性がある
- 早期に脈管再生が生じる
  → 他の骨移植材に比べて有効
- 免疫反応が生じない

[欠点]
- 十分な量と質を得ることが困難な場合がある
- 手術部位が2か所になることがある

[移植骨片の大きさ]

移植材の大きさは，小さすぎれば非常に早く吸収されてしまい，大きすぎれば吸収されずに腐骨化したり，異物として排除されてしまう．ZanerとYukna（1984）の研究[19]では，もっとも小さいもので210×105μm，もっとも大きいもので1,559×789μmの移植片であれば使用可能であり，300〜500μmの大きさが適当であると報告している．他家移植

第6章　骨の形態異常―再生

材や人工骨はその大きさが調整されているが，自家骨の場合，破骨鉗子，ボーン・ミル，Osseous coagulum trap（OCT）などを利用して，移植骨片を適当な大きさに粉砕する必要がある．

症例6　術後の審美性を考慮して自家骨移植のみで再生を図った症例

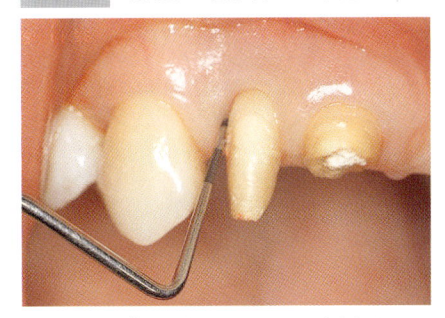

図10-1　2̲|遠心部に8mmの歯周ポケット．上顎前歯部など審美性を考慮すべき部位でGTR法を行った場合，歯肉弁の壊死により歯間乳頭が喪失し，かえって審美性が悪くなる場合がある．

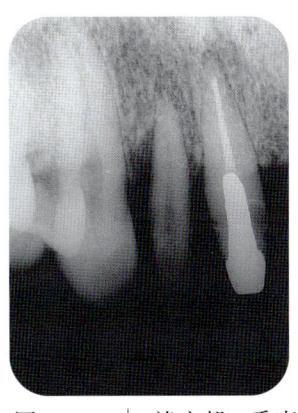

図10-2　2̲|の遠心部の垂直性骨欠損を示すX線写真．

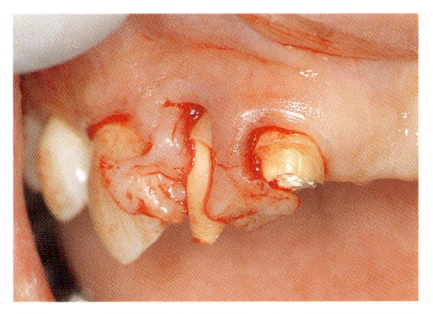

図10-3　審美性を考慮して，歯間乳頭保存術（Papilla preservation technique）を応用し，自家骨移植術を行うことにした．

図10-4｜図10-5

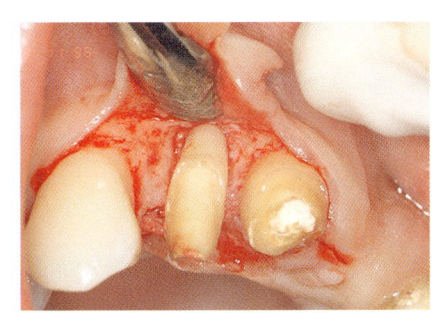

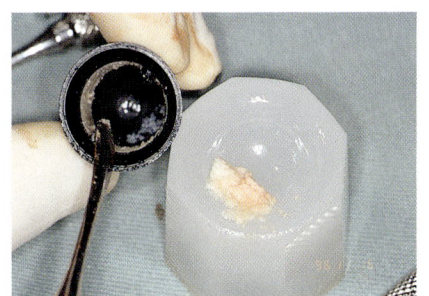

図10-4　骨欠損部のデブライドメントが終了した状態．
図10-5　Osseous coagulum trapを用いて，下顎臼後三角部から自家骨を採取した．

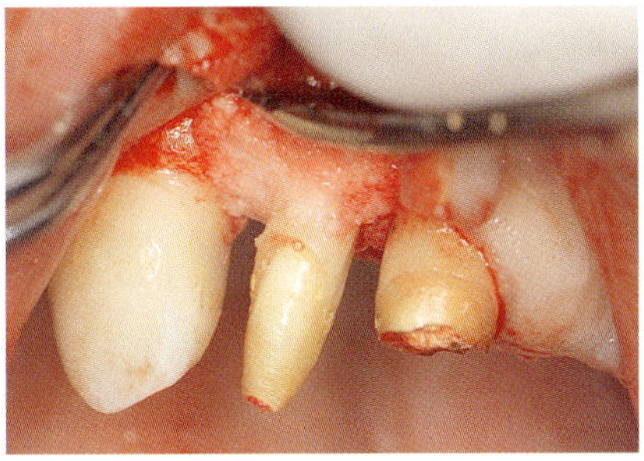

図10-6　自家骨移植を行った状態．
図10-7　根面に緊密に適合させて歯肉弁を戻した状態． 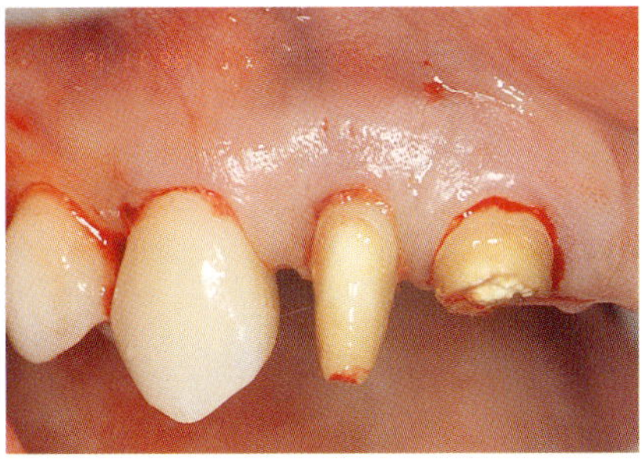
図10-8　口蓋側での縫合の状態．一次性創傷治癒を得るため，緊密に縫合する． 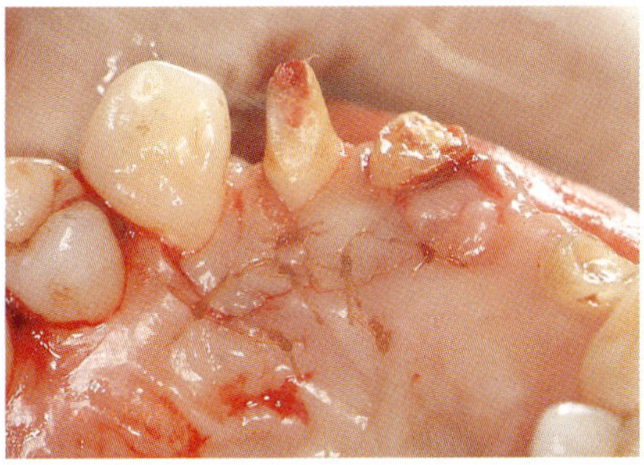

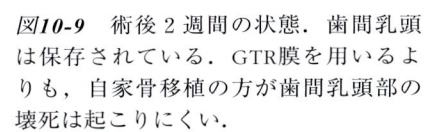

図10-9｜図10-10

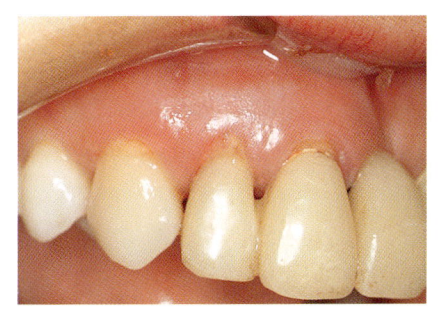

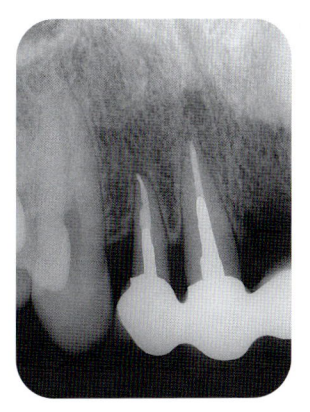

図10-9　術後2週間の状態．歯間乳頭は保存されている．GTR膜を用いるよりも，自家骨移植の方が歯間乳頭部の壊死は起こりにくい．
図10-10　術後2年のX線写真．骨レベルの改善が認められ，プロービング値は2mm以下である．

同種他家骨移植

1965年にUristが脱灰凍結乾燥他家骨（Demineralized freeze dried bone allograft：以下DFDBA）を生成し，骨誘導能を見いだした[4]．その後，多くの研究者によって歯周組織の再生に応用され，その有効性が報告されている[20-23]．自家骨移植のように，移植片採取のための外科的侵襲を増やすことなく，必要な量だけいつでも使用でき，かつ骨誘導能がある移植材として日常臨床に頻繁に使用されている．

通常，DFDBAは吸収置換が早く，血液幹細胞に富む骨髄を含む皮質-海綿骨を形成することから，歯周治療に応用されることが多く，FDBA（非脱灰凍結乾燥他家骨）は吸収置換にやや時間がかかるが，皮質骨を多く形成することからインプラント治療に応用されることが多い．

最近では，国内でもDFDBAやFDBAを海外から入手し，臨床応用されることも多くなっていると聞く．そこで，これらの移植材の生成法，安全性およびその有効性に関する情報を整理し，文献を参照してみたい．

［DFDBAの生成方法］（Mellonig, 1991）[24, 25]

1．ドナーを医学的，社会的にスクリーニング．
2．ドナーの死後12時間以内に皮質骨を無菌的に採取．
3．採取骨を0.5～1.0mmに粉砕し，100％エタノールに浸す（ウイルスはほとんど死滅）．
4．骨を凍結する（感染の危険性はさらに減弱）．
5．骨を300～800μmの大きさに粉砕する（この大きさは骨新生を促進するが，125μm以下の場合，マクロファージの反応を起こす）．
6．再度エタノールに浸す．
7．0.6Nの塩酸により脱灰する．
8．凍結乾燥する（抗原性の減弱，長期保存可能）．

［DFDBAの安全性］

・エイズ患者から採取した骨を，通常の処理法で精製し，調べた結果，HIVは不活性であった（Mellonig, 1992）[26]．
・年間500,000ケース（うち歯科関係で200,000ケース）が使用されている．25年以上感染の報告は1例もない（Mellonig, 1995）[27]．

［DFDBAの有効性を示す文献考察］

DFDBAに関する文献は多く出されてきたが，その有効性を示す文献[28]は以下のとおりである．

［文献］
Bowers GM, Chadroff B, Carnevale R, Mellonig J, Corio R, Emerson J, Stevens M, Romberg E : Histologic evaluation of new attachment apparatus formation in humans. Part Ⅲ, J Periodontol, Dec ; 60(12) : 683-93, 1989.

［目的］
・ヒトにおいてDFDBAの使用の有無による骨縁下欠損の治癒形態を比較すること．

［方法］
・12人に対し歯石の付着部位の最根尖側にノッチを付与し，DFDBAを充填後（実験側），上皮の排除を目的に遊離歯肉移植を行い，術後6か月で組織学的評価を行った．

［結果］

実験側（DFDBA充填）：32部位
・コントロール側より有意に新生骨，新生セメント質，新生結合組織付着の形成が認められた．

コントロール側（DFDBA充填なし）：25部位
・長い上皮性付着が形成された．

［結論］
・DFDBAによる付着器官の再生の可能性が示された．

● 異種他家骨移植（Xenograft）

　ウシやブタなどの動物から採取した骨を処理し，免疫反応を低くして，骨伝導能を期待した移植材である．人工骨より効果的だが，DFDBAよりも劣っているとの評価もあるが，今後の研究が待たれるところである．ex. Bio-Oss，ボーンジェクト．

［Bio-Ossに関する文献考察］

［文献］

Mellonig JT : Human histologic evaluation of a Bovine-Derived Bone Xenograft in the treatment of periodontal osseous defects. Int J Periodont Rest Dent, 20 : 19-29, 2000[29].

［目的］
・ヒトの骨欠損に対するウシ由来の異種骨移植材（Bio-Oss）の効果を調べること．

［方法］
・少なくとも1歯抜歯を必要とする4人に対し，抜歯予定歯にノッチを付与し，Bio-Ossと吸収性膜を併用し再生療法を行った．処置後4～6か月経過後，歯牙周囲の組織を含んで抜歯を行い，組織学的評価を行った．

［結果］
・組織学的評価ではノッチの歯冠側に新生骨，新生セメント質，新生歯周靱帯の形成が認められた．
・この研究より，ウシ由来の異種骨移植材による歯周組織の再生の可能性が示唆された．

● 人工骨（Alloplast）

　人工骨，おもにハイドロキシアパタイトを移植した場合の治癒は，上皮の深部増殖が起こると報告されており，再生療法における良好な評価は得られていない．しかし，最近の報告では，ガラスセラミックスなどの吸収性の移植材では，比較的良好な結果が示されている．ex. ハイドロキシアパタイト，3リン酸カルシウム，ガラスセラミックス（Bio-Glass，BioGran）．

● 移植骨の治癒過程

　移植された骨移植材がどのような過程を経て，受容床と同化していくのかを簡単に解説する．ただし，ここでは自家骨における治癒期間を表示するが，移植材の種類によって治癒にかかる期間は大きく異なる．

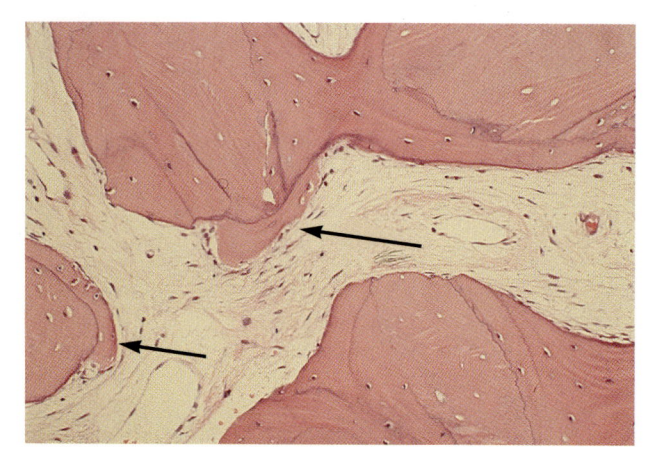

図11-1 第1期（骨移植～第3週）の組織図.
・骨内膜の骨芽細胞が増殖する.
・独立した島のように, 骨柱間に骨形成が起こる.
（類骨の形成が起こる：矢印）.
・組織学的には海綿骨.

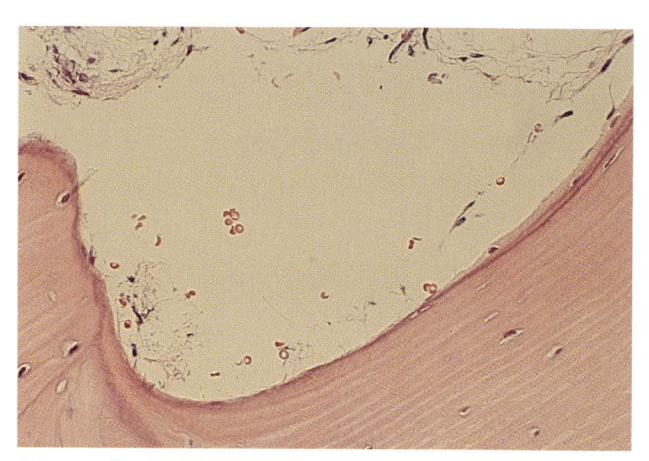

図11-2 第2期（第3週以降）の組織図.
・第1期の骨吸収により, BMP（骨誘導タンパク）などの growth factor が放出される.
・破骨細胞と骨芽細胞とのカップリングから, cutting corn が形成され, 層状の骨が形成される.

● GTR法による臨床的治癒

　GTR法の治癒は, 多くの要因に影響されるが, とりわけ技術的な面に負うところが大きい. 今まで述べてきた歯周外科処置の基本はもちろん根面および骨面のデブライドメント, 術後管理など, どれ1つ怠っても, よい結果は導かれない. 膜除去までの治癒経過にもいろいろなパターンがあり, そのパターンによりある程度予後が予測できる. 1994年にSchallhorn, McClainはつぎのように治癒パターンを分類した[30].

［GTR法による臨床的治癒に関する文献考察］

［文献］
Schallhorn RG, McClain P : Clinical and radiographic healing pattern observations with combined regenerative techniques. Int J Periodont Rest Dent, 14 : 391-403, 1994.

［目的］
・再生療法後の治癒経過を臨床的, X線的に分類し, その予後判定に応用すること.

［方法］
・無作為に100部位を選択し, 臨床的, X線的に治癒経過を分類した.

［GTRを行った場合の治癒パターン］
・急速な治癒パターン (rapid healing)
・典型的な治癒パターン (typical healing)
・遅延した治癒パターン (delayed healing)
・逆行した治癒パターン (adverse healing)

[結果]

表2参照.

表2

	メンブレンの露出	メンブレンの除去時の状態	X線写真的評価
rapid healing (13%)	6〜8週までまったく認められない	しばしばメンブレンに近接して，骨様組織が認められる	早期に骨の成熟がみられる
typical healing (76%)	初期に認められる	除去は比較的容易．軽度のプロービング圧に耐えうるピンク色のゴム様の組織が認められる	3〜12か月で骨再生が認められる
delayed healing (8%)	初期に認められる．メンブレン辺縁部には炎症が認められる	未成熟な肉芽組織	骨の成熟が確認されるまで，6〜24か月かかる
adverse healing (3%)	膜の露出は進行的	組織の壊死，退縮が認められる	骨の成熟がわずかにみられるか，まったく認められないこともある

(カッコ内はSchallhornらによるそれぞれの治癒パターンの発現頻度の割合を示す)

症例7　垂直的欠損に対してGTRを用いた症例

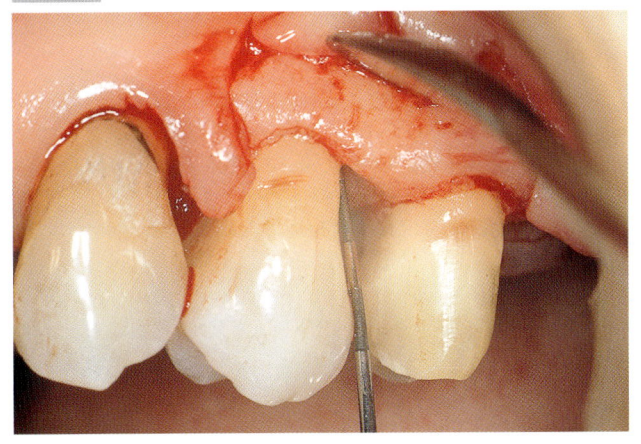

図12-1　|3 4 間の垂直的骨欠損に対し，骨移植材と非吸収性膜を併用し，再生療法を行った．写真は骨欠損の状態を示す．

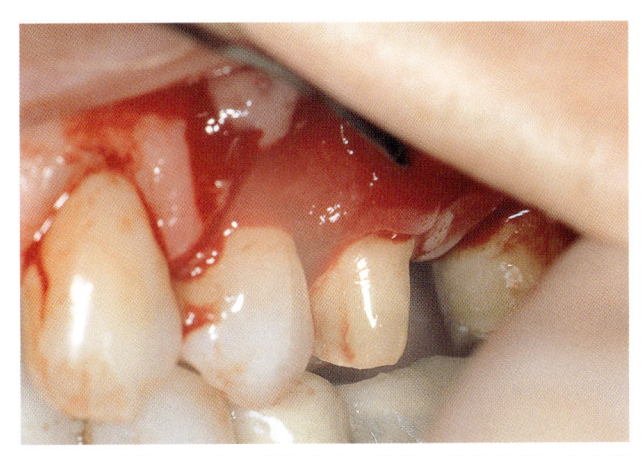

図12-2　術後1.5か月の膜除去時の状態．新生組織は赤く弾性のある組織が認められる．Schallhorn and McClain の分類では typical の状態と思われる．

エムドゲイン®

　エムドゲイン®とは，ブタの歯冠および歯根上の硬組織の形成に先だって生成されるエナメルタンパク質複合体を主成分とした，歯周組織再生を目的とする物質である．最近の研究[28]で，ヒトの歯根形成期にヘルトヴィッヒ上皮鞘からエナメルマトリックスの主成分であるアメロジェニンが分泌され，歯小囊の間葉細胞に作用して無細胞性セメント質を形成することが証明された．この無細胞性セメント質の形成に引き続き，歯根膜および歯槽骨の形成が起こることも明らかになっている．すなわち，ヒトの骨欠損をともなった歯根面にエムドゲイン®を作用させることで，セメント質，歯根膜，および歯槽骨を含んだ歯周支持組織をある程度再生させることができる．

症例8　エムドゲイン®単独使用例

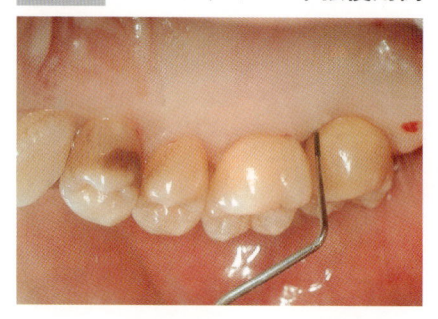

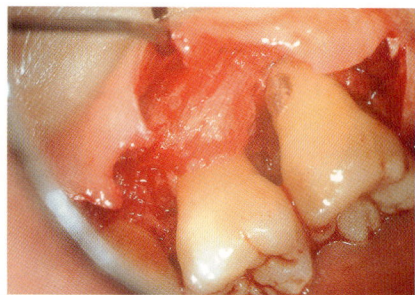

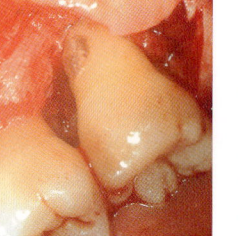

図13-1　図13-2

図13-1　7 近心口蓋側の術前のプロービング値は8mm．
図13-2　歯肉溝切開により，できるだけ歯肉組織を保存するようにフラップを形成する．根面に歯石の沈着が認められる．

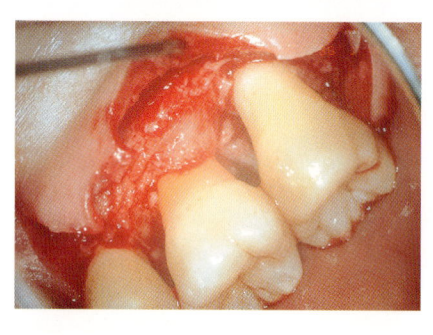

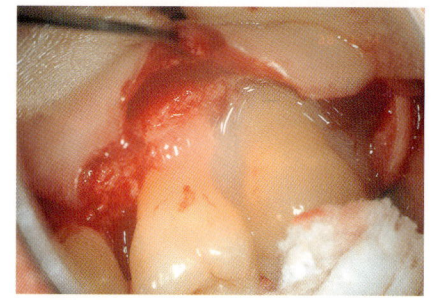

図13-3　図13-4

図13-3　郭清処置が終了した状態．骨欠損は 7 の口蓋根を取り巻くように広がっており，6 7 間では2壁性骨欠損となっている．
図13-4　根面処理後，エムドゲイン®を塗布した状態．

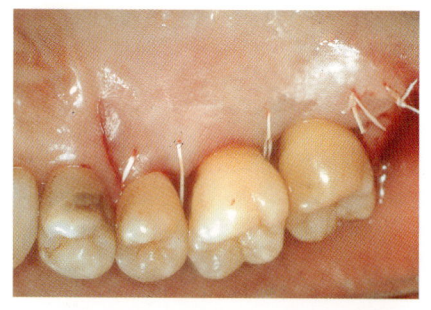

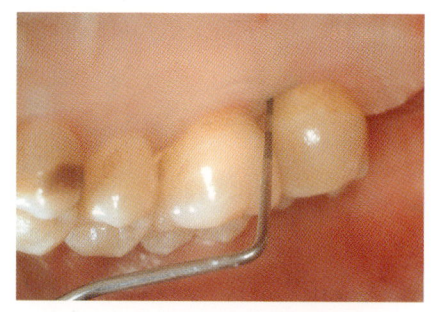

図13-5　図13-6

図13-5　垂直マットレス縫合にて緊密に縫合する．
図13-6　術後8か月の状態．プロービング値は4mmに改善しており，歯肉退縮もほとんどない．GTR法を行った場合，口蓋側歯肉の壊死が生じやすいが，エムドゲイン®で対応した場合，歯肉の壊死や退縮が起こりにくい．

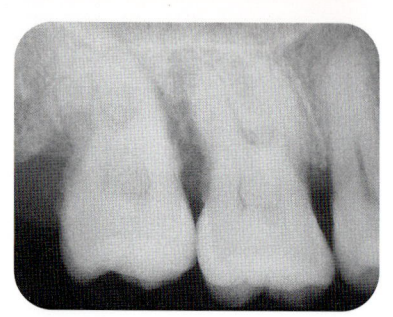

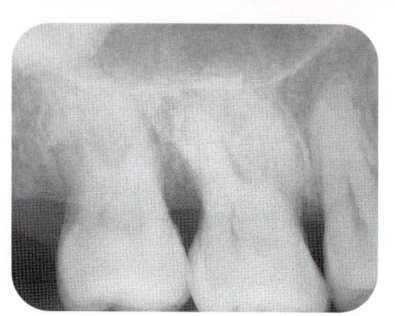

図13-7　図13-8

図13-7, 8　術前と術後8か月のX線写真．歯槽骨の改善が著しい．

第6章 骨の形態異常―再生

症例9 エムドゲイン®単独で治療したが，歯肉が陥没し，歯肉退縮が残った症例

図14-1 図14-2

図14-1 術前の状態．2|の近心部に10mmの歯周ポケットが存在する．
図14-2 歯間乳頭を保存するようにフラップを形成し，骨欠損部の廓清処置を終了した状態．骨欠損は歯間部から口蓋側へかけて広がっている．

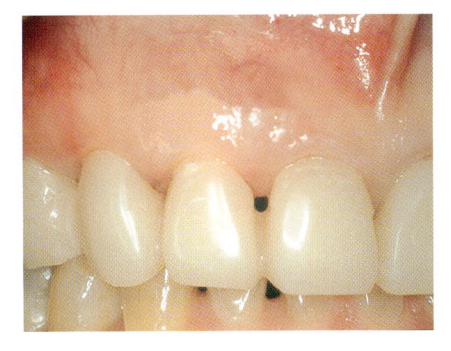

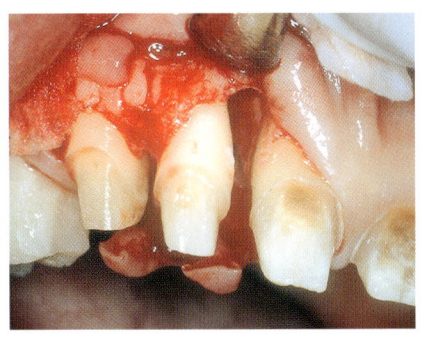

図14-3 図14-4

図14-3 エムドゲイン®を塗布した状態．
図14-4 歯間乳頭部が緊密に適合するように注意深く縫合した．

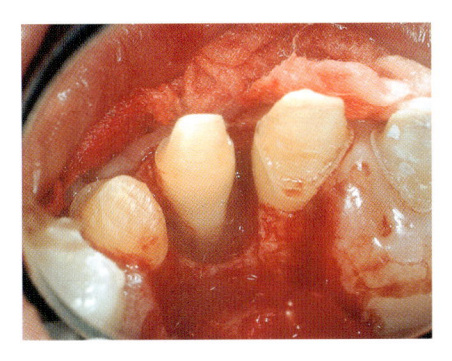

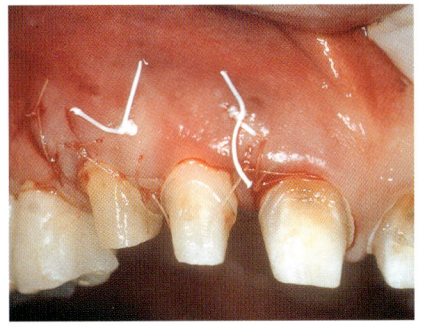

図14-5 図14-6

図14-5 同咬合面観．Gore-Texとバイクリル6-0の縫合糸を使用した．
図14-6 術後8か月の状態．プロービング値は3mmに改善したが，4mmの歯肉退縮が生じてしまった．エムドゲイン®単独使用は，骨欠損のタイプによってはスペース・メーキングが難しい場合があり，歯肉の陥没が生じることがある．

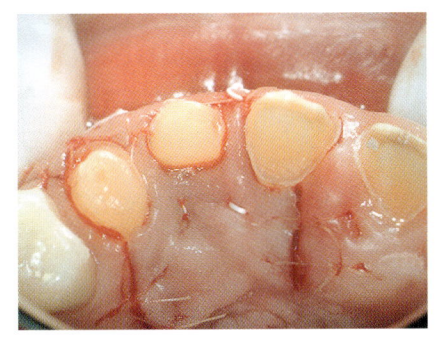

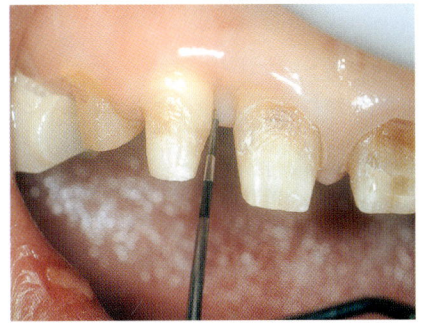

図14-7 図14-8

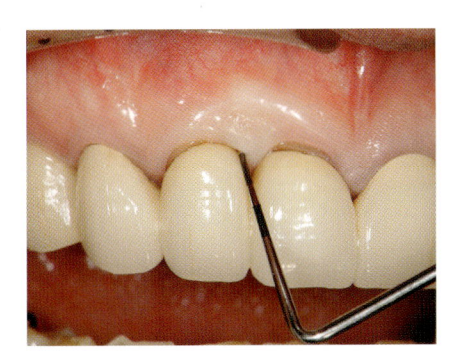

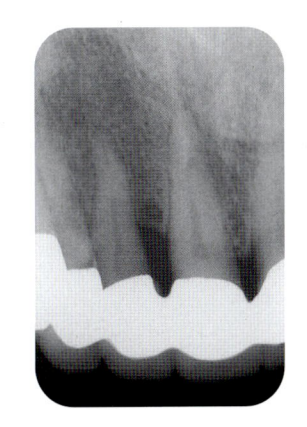

図14-7 術後9年の状態．
図14-8 同時期のX線写真．

図14-9〜13 術後2か月ごとにX線写真を撮り，歯槽骨の変化を調べた．顕著な骨の増加が確認できる．

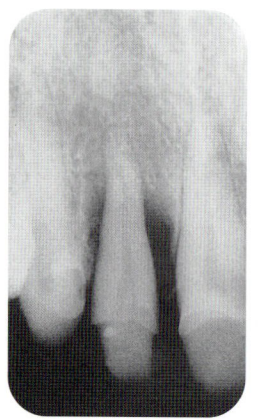

術前． 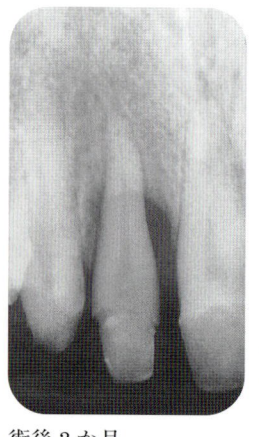　　　　術後2か月． 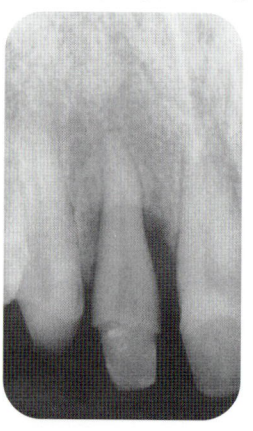　　　術後4か月． 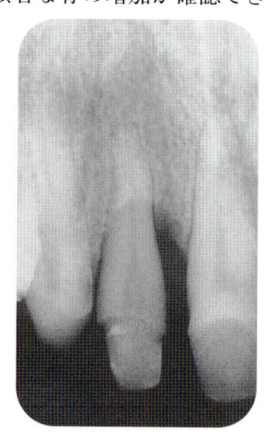　　　術後6か月． 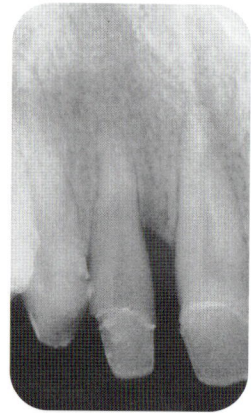　　　術後8か月．

症例10 エムドゲイン®と骨移植との併用療法

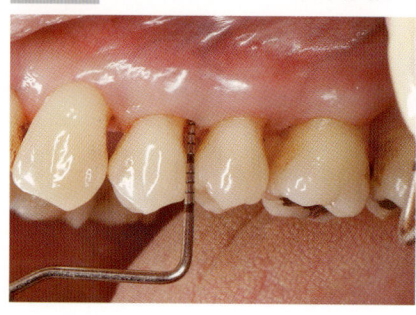

図15-1 初期治療終了時の所見．一見，歯肉はピンク色で健全に見えるが，全体的に5〜8mmの歯周ポケットが残存していた．

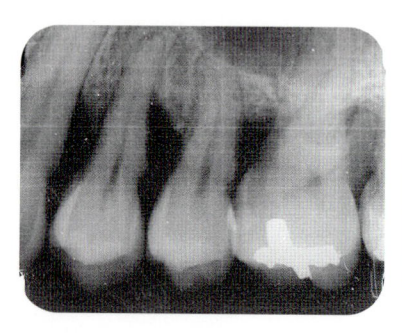

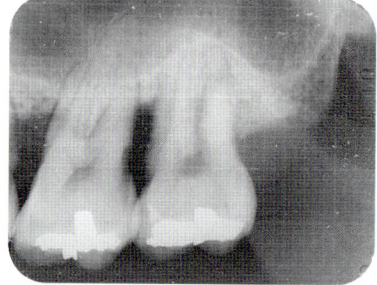

図15-2a | *図15-2b*

図15-2a, 2b 初診時のX線写真からも，歯槽骨の吸収が確認できる．また，上顎洞底が臼歯部根尖付近まで下がっており，このままでは切除療法での対応は困難である．

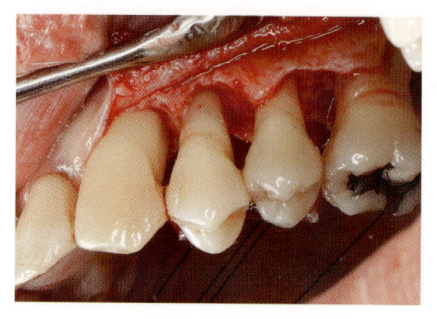

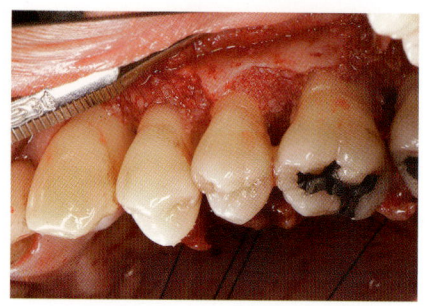

図15-3 | *図15-4*

図15-3 全層弁剥離後，徹底的なデブライドメントを行った．水平的，垂直的な歯槽骨の吸収が確認される．
図15-4 垂直的骨欠損部に対して，EMDとDFDBAを併用して再生療法を試みた．

第6章 骨の形態異常―再生

図15-5,6 縫合終了時．張力を受けるマットレス縫合と，歯肉弁の断端を緊密に封鎖させる単純縫合を併用した．また，術後の歯の動揺を抑えるため，頬側にワイヤーによる暫間固定を行った．

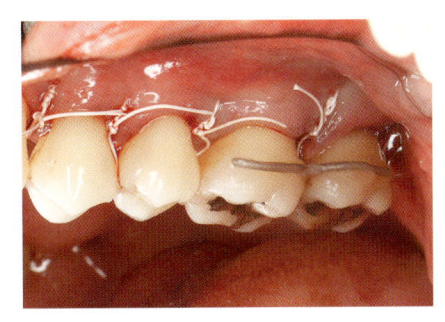

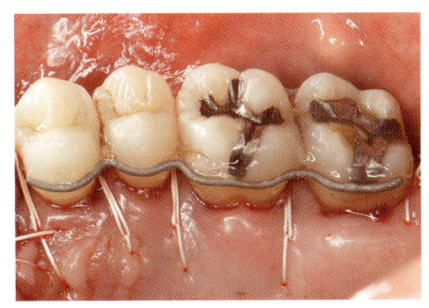

図15-7 再生療法後，12か月経過時にリエントリー処置を行った．術前と比較して，垂直的骨欠損が顕著に改善された．ただし，術直後のワイヤーによる連結固定のみでは動揺をコントロールできなかったので，歯冠修復による連結固定に変更した．
図15-8 第一大臼歯遠心の分岐部病変がⅡ度であったため，遠心頬側根を抜根した．また，わずかな骨の段差をなくすように骨外科処置を行った．

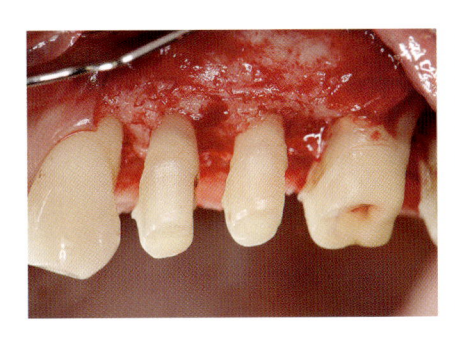

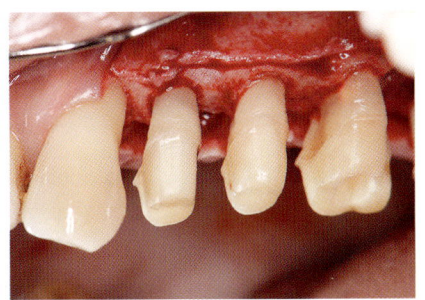

図15-9 生物学的幅径による治癒様式を目的とし，部分層弁による歯肉弁根尖側移動術を行った．
図15-10 最終補綴物装着時．

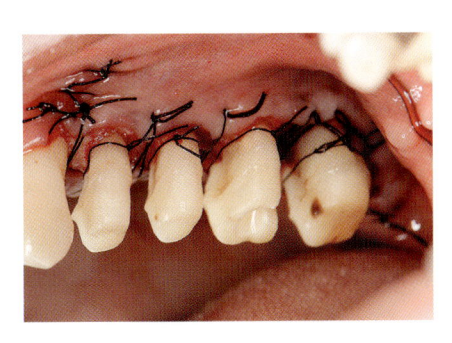

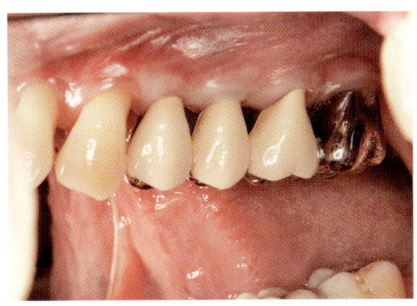

図15-11 最終補綴処置後，6年経過時．プロービング値は2mm以下に維持できている．
図15-12 同時期のX線写真．歯槽骨の段差がなく，補綴物マージンから約3mm根尖側に維持されているのがわかる．

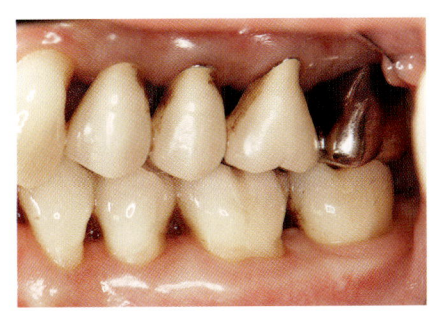

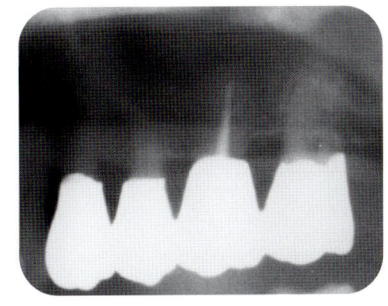

181

症例11 エムドゲイン®と骨移植との併用療法

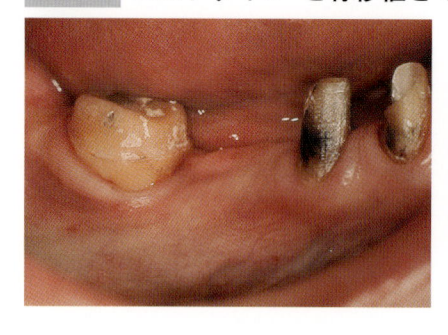

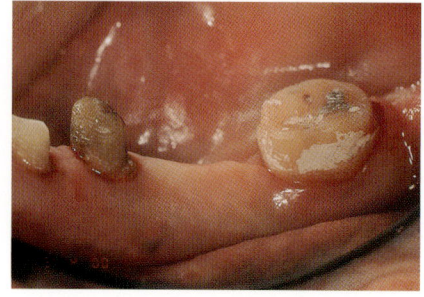

図16-1 | 図16-2

図16-1, 2　術前．7̄の近遠心に8〜10mm，5̄の周囲にも7〜8mmの歯周ポケットがみられる．

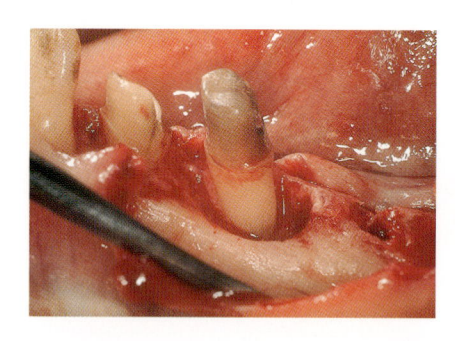

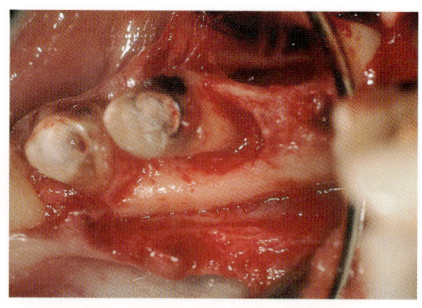

図16-3 | 図16-4

図16-3, 4　5̄掻爬後の骨欠損の状態．

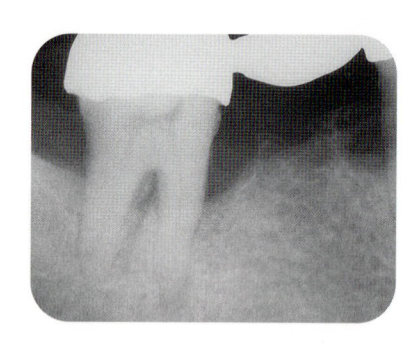

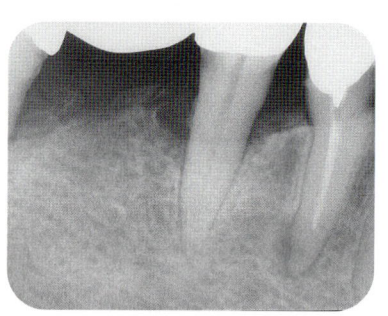

図16-5 | 図16-6

図16-5, 6　術前のX線像．

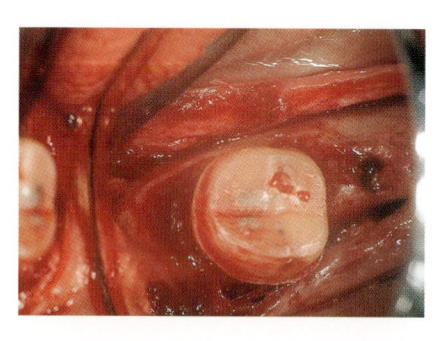

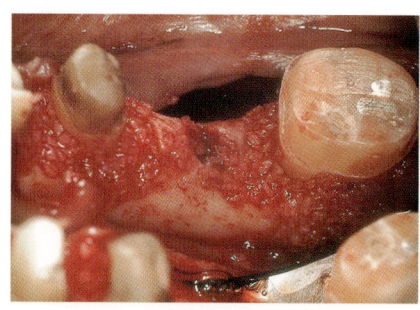

図16-7 | 図16-8

図16-7　7̄掻爬直後．
図16-8　根面処理後，エムドゲイン®を塗布，さらに骨移植（DFDBA）を行った．

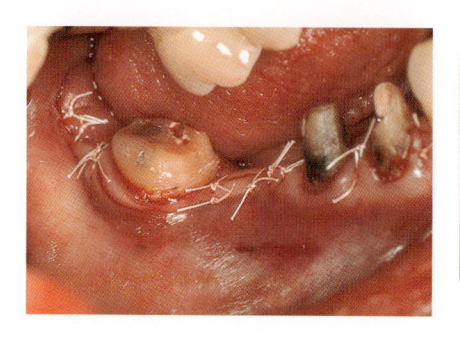

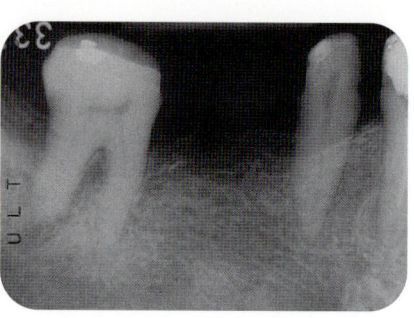

図16-9 | 図16-10

図16-9　縫合直後．
図16-10　術後6か月経過．骨欠損の改善が著しい．歯周ポケットも全周3mm以内．

第6章 骨の形態異常―再生

症例12　エムドゲイン®と骨移植との併用療法

図17-1 | 図17-2

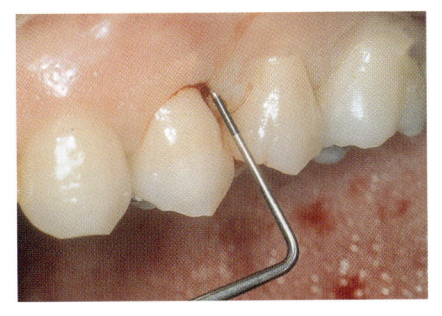

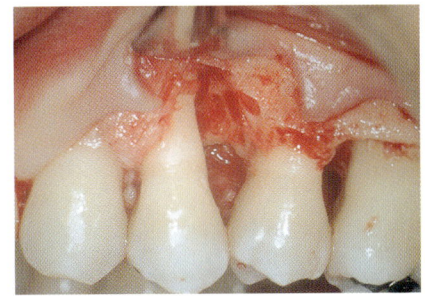

図17-1 患者は19歳の女性．|4，|6部に垂直性骨欠損が認められる．|4の術前のプロービング値は8mm．

図17-2 フラップを剝離し，廓清処置が終了した状態．|4遠心部に2壁性骨欠損，|6近心部に3壁性骨欠損が認められる．

図17-3 | 図17-4

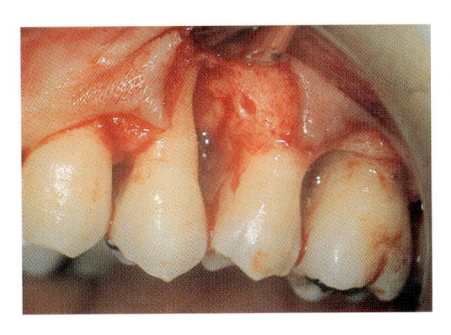

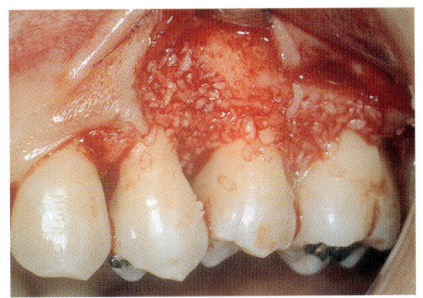

図17-3 根面処理後，エムドゲイン®を塗布．

図17-4 その後，欠損部に脱灰凍結乾燥骨を移植．

図17-5 | 図17-6

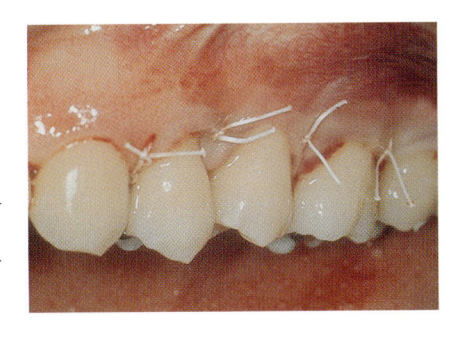

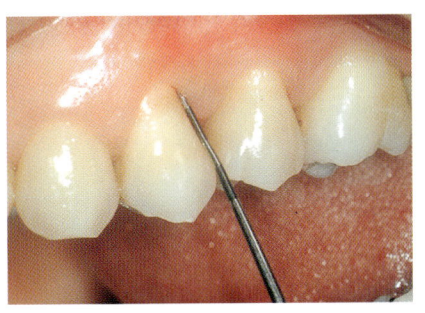

図17-5 歯間部は垂直マットレス縫合で緊密に縫合した．

図17-6 術後6か月の状態．プロービング値は2mm．

図17-7 | 図17-8

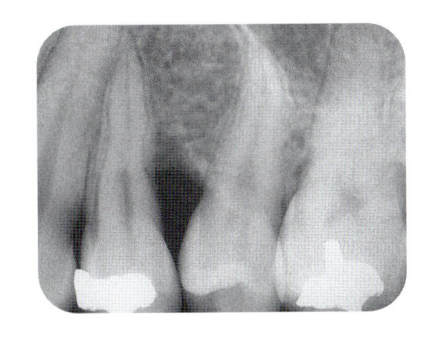

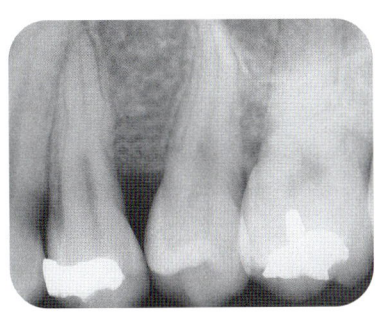

図17-7, 8 |4部の術前と術後6か月のX線写真．顕著な骨の改善がみられる．

図17-9 | 図17-10

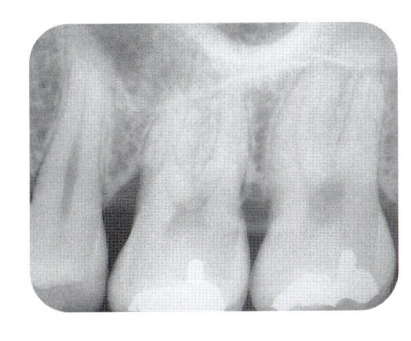

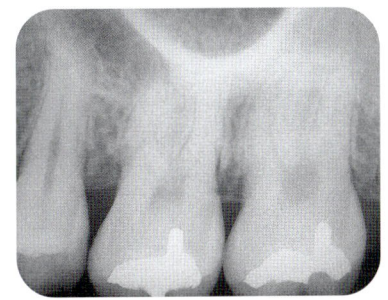

図17-9, 10 |6部の術前と術後6か月のX線写真．|4部と同様に良好な結果が認められる．若年者は高齢者に比べて再生能力が高いように思われる．

| 症例13 | エムドゲイン®と骨移植との併用療法 |

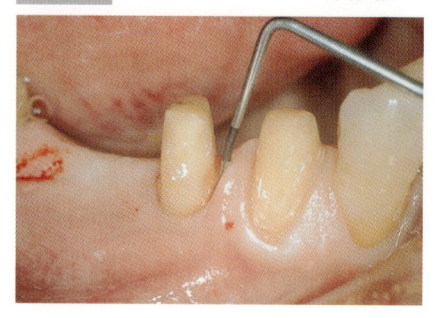

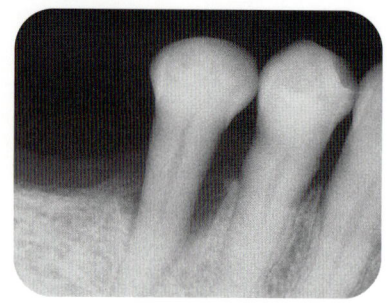

図18-1｜図18-2

図18-1 ⑤近心部に8mmの歯周ポケットが認められる．
図18-2 術前のX線写真．

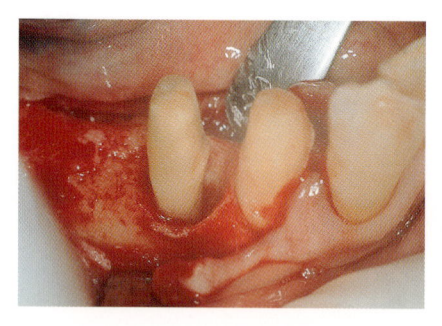

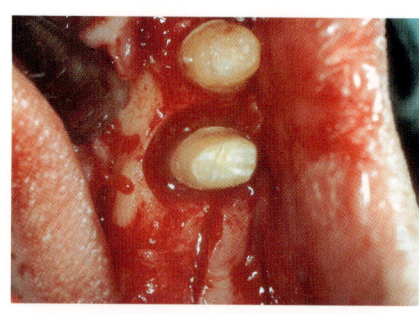

図18-3｜図18-4

図18-3 骨欠損は近心から舌側へと広がっている．
図18-4 このように広範囲に及ぶ骨欠損では術後に歯間乳頭の陥没が予想される．

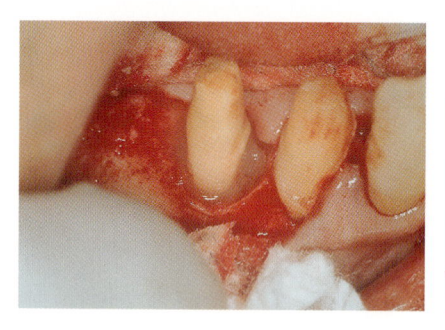

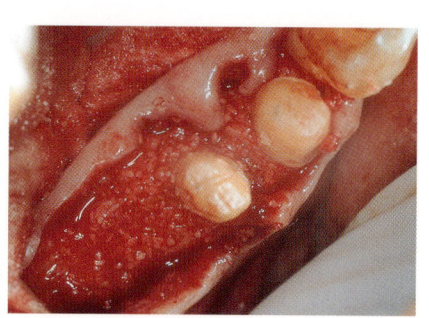

図18-5｜図18-6

図18-5 エムドゲイン®を塗布した状態．
図18-6 エムドゲイン®塗布後，迅速に骨移植を行い，フラップを緊密に縫合した．

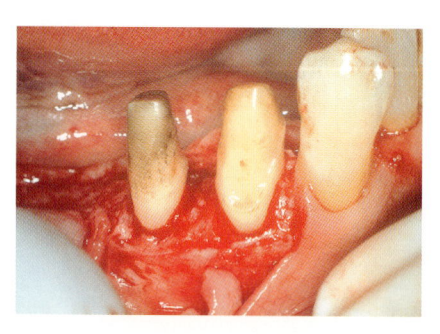

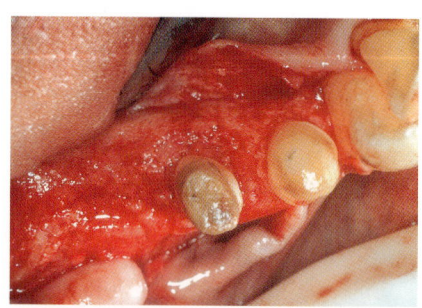

図18-7｜図18-8

図18-7, 8 術後6か月のリエントリー手術時の状態．欠損部は骨様組織で完全に満たされていた．

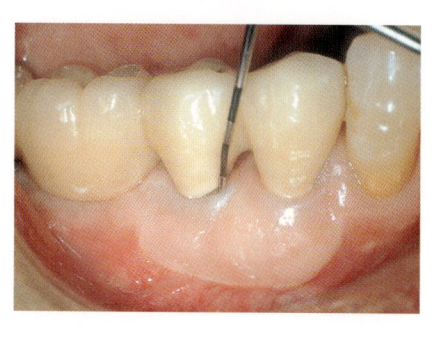

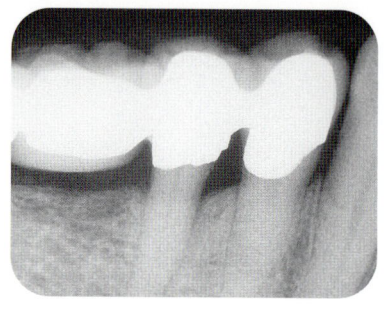

図18-9｜図18-10

図18-9 リエントリー手術時に遊離歯肉移植を行った．図はリエントリー後6か月の状態．プロービング値は2mm．
図18-10 術後1年のX線写真．顕著な改善が認められる．

第6章 骨の形態異常―再生

症例14 骨移植＋エムドゲイン®＋GTR膜の併用療法

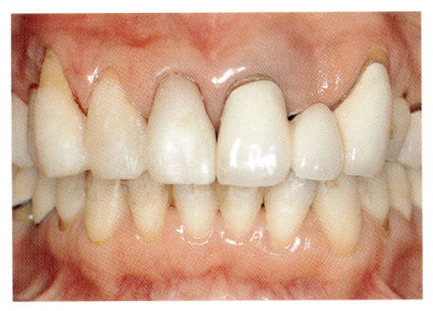

図19-1 初診時の正面観．補綴物マージン露出および左右不対称による審美的問題がある．

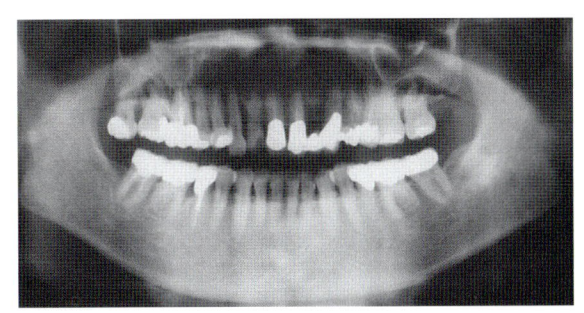

図19-2 初診時のパノラマX線写真．上顎全体に骨吸収像がみられる．

図19-3｜図19-4

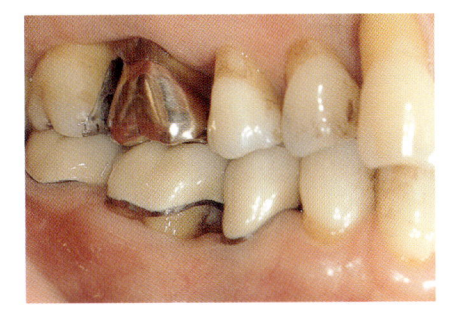

図19-3 初診時右側方面観．
図19-4 同時期のデンタルX線写真．6 5 3|に重度の骨吸収がみられる．

図19-5｜図19-6

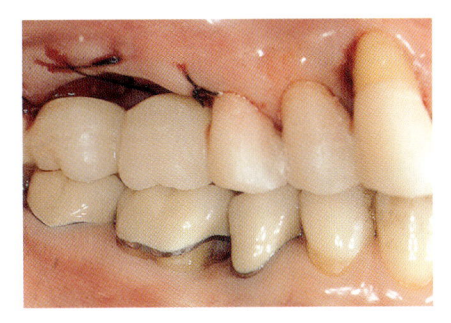

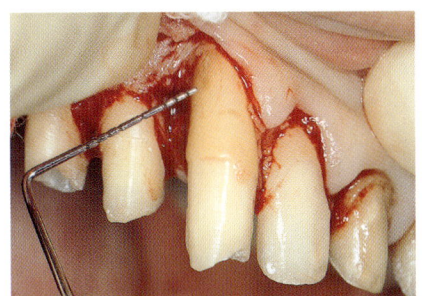

図19-5 初期治療時の右側方面観．
図19-6 歯肉剥離後，|3の頬側根面に多量の歯石の沈着を認める．

図19-7｜図19-8

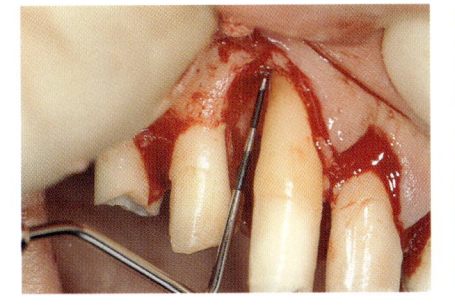

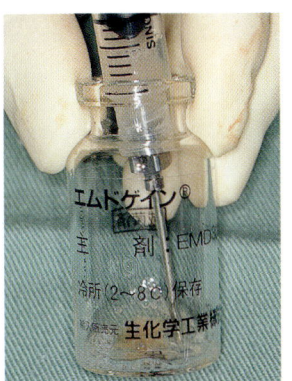

図19-7 プローブにて骨欠損状態を測定する．
図19-8 1液と2液を混合して，エムドゲイン®塗布まで15分間待つ．

図19-9｜図19-10

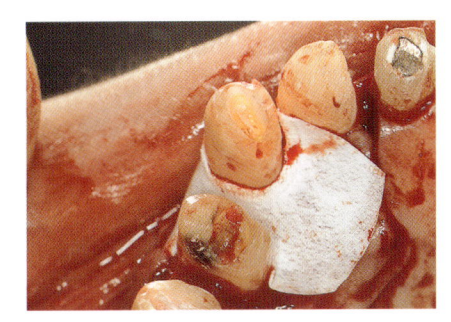

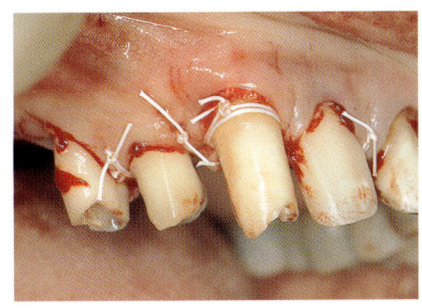

図19-9 DFDBA充填後，GTRメンブレン（非吸収性）を設置．
図19-10 歯肉弁をもとに戻す．

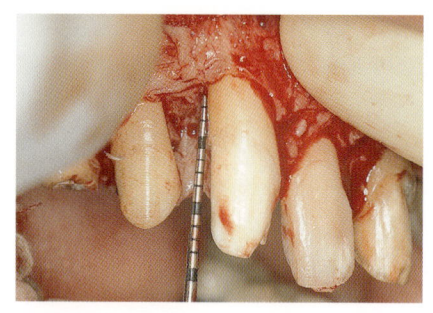

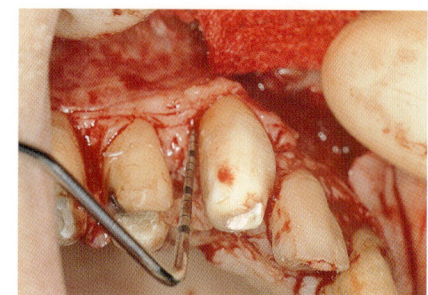

図19-11, 12 術後8か月．骨の再生を確認できる．

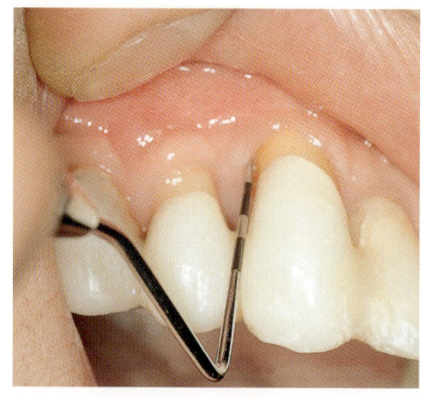

図19-13 メンブレン除去後8か月．プロービング値は1mm．

図19-14 同時期のX線写真．

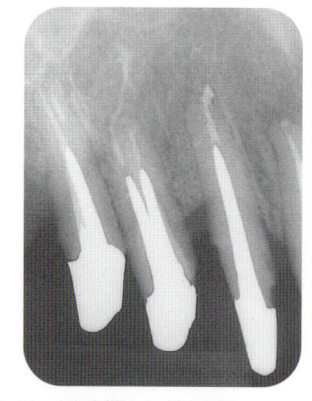

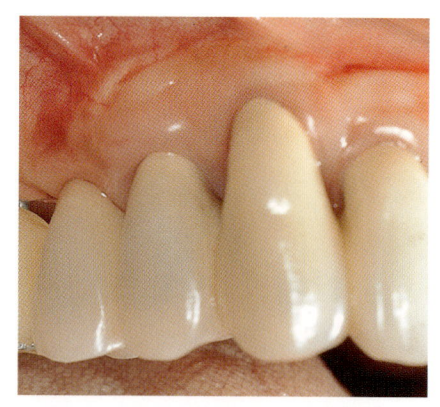

図19-15 プロビジョナルの状態．

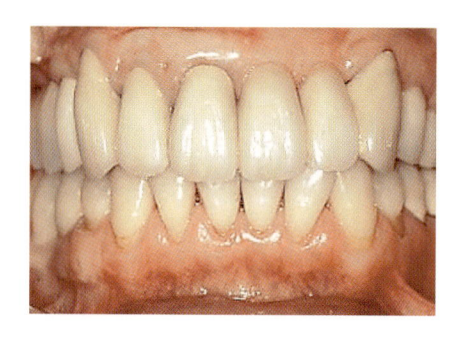

図19-16 最終補綴物装着時の正面観．

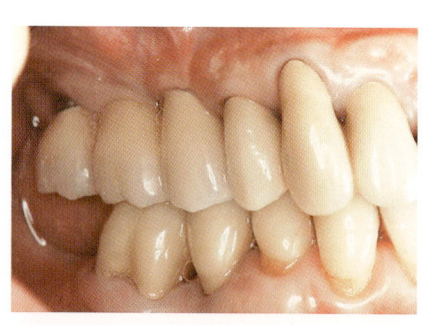

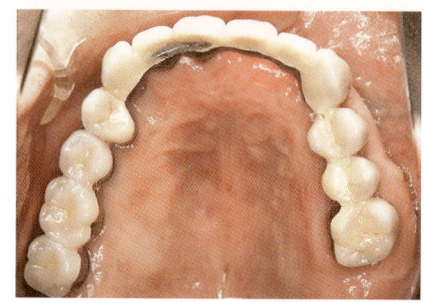

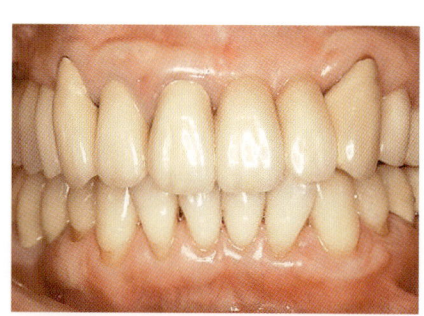

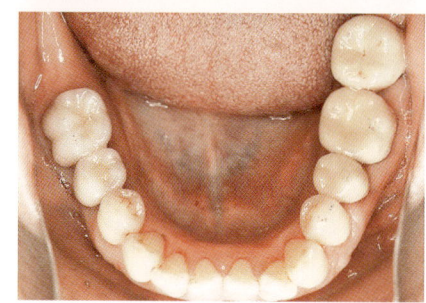

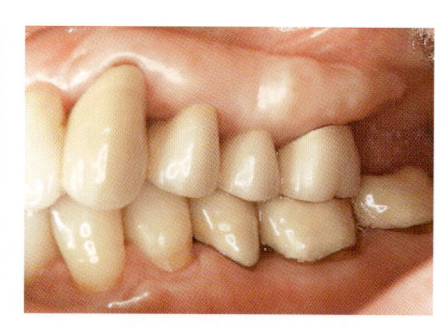

図19-17a｜図19-17b｜図19-17c
図19-17d｜図19-17e

図19-17 最終補綴物装着後10年の状態．歯周組織，咬合状態も安定している．

切除療法vs.再生療法の判断基準

 歯周外科治療を行う場合，切除療法で対応するか再生療法で対応するか迷うことがよくある．できれば，すべての場合において再生による治癒を期待したいが，適応症を十分考慮しながら，診断および診療計画を立てねばならない．
 どちらの処置法を選択するか判断を下す際に考慮しなければならない点について，以下に列挙する．

1．適応症の厳守
 骨欠損の形態を考慮し，再生療法の成功率を予測する．診査の結果，再生療法の適応症と判断した場合は，可及的に再生療法でアプローチするよう患者に説明する．

2．インフォームド・コンセント
 治療の成功率，治療期間，手術回数，治療費用などに関して患者に十分な説明を行い同意を得るが，1部位の再生療法（GTR法）を行うだけでも非吸収性膜を使用した場合，膜除去手術，場合によってはリエントリー手術（骨欠損の修正）を含めて2〜3回の手術が必要となり，期間も1年半くらいかかることが多い．それゆえ何か所も骨欠損がある場合は治療期間が相当長くなり，手術回数も増える．また治療が成功しなかった場合の対応なども，患者と話し合っておくことが望ましい．

3．治療範囲が局所的か全顎的か？
 常に再生療法で良好な結果が得られることが望ましいが，現実的には治療期間や治療費の制限などが存在することが多く，治療範囲を考慮して治療計画を立てる．

4．修復治療が必要か否か
 修復治療の必要性とその範囲によって，判断が変わることもある．広範囲な修復治療が必要な場合，治療期間はさらに長くなるので，その治療計画が現実的かどうかを考えなければならない．またすでに修復物が装着されており，修復物の再製作が難しい場合は，適応症であれば可及的に再生療法を試みる．

 上記の項目を考慮して，つぎに著者らが考える臨床的指標をまとめる．

［処置法の判断基準指標］
 ①天然歯の場合
 　再生療法の適応症である場合は，可及的に再生療法を行う．
 ②修復治療の必要な場合
 　狭い範囲：再生療法の適応範囲であれば，可及的に再生療法を行う．
 　広範囲：原則的には切除療法で対処する．
 　　　　　キーとなる歯牙が支台歯となる場合は，予知性の高い場合のみ行う．
 ③修復治療終了後
 　可能なかぎり再生療法で対応する．

症例15 天然歯あるいは補綴治療が小範囲の場合，可及的に再生療法で対応する

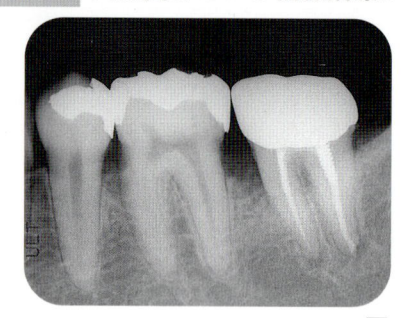

図20-1 初診時のデンタルX線写真．7̄近心部に骨欠損の透過像を認める．

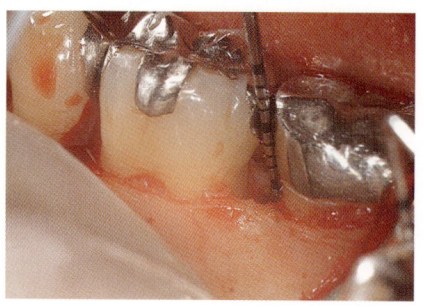

図20-2 歯肉弁を開いた後，7̄の近心部に5mmの骨縁下欠損を確認．

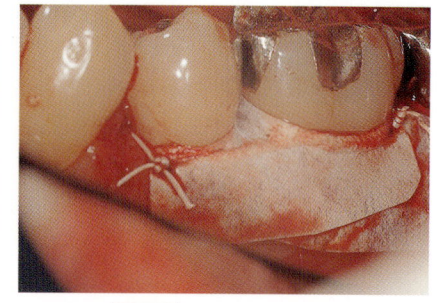

図20-3 5̄6̄7̄部に骨移植材を充填後，臼歯部用Interproximal typeを設置，縫合．

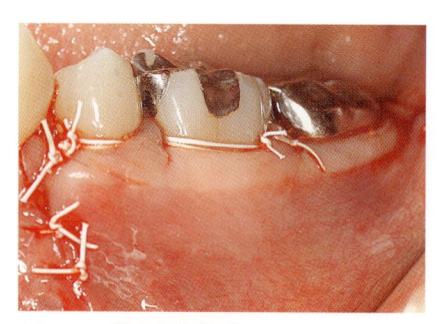

図20-4 歯肉弁を縫合．

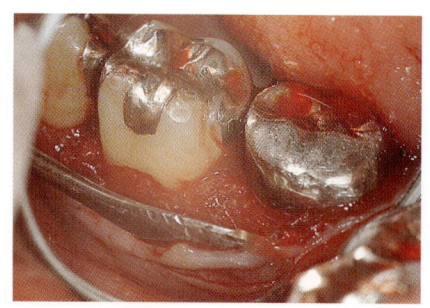

図20-5 4週間後GTR膜を除去．幼若な新生組織を確認．

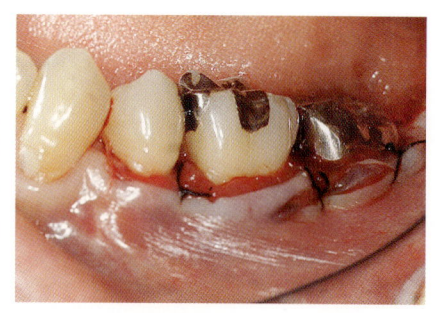

図20-6 歯肉弁を縫合．

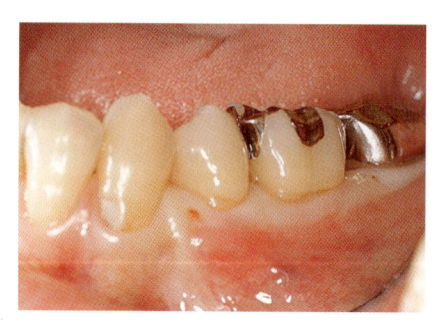

図20-7 GTR膜除去後1年2か月．

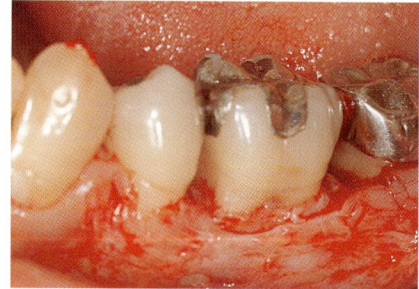

図20-8 頬側の角化歯肉の質，量の問題および残存する骨の不良形態を解決するため，部分層弁で歯肉弁を形成後，頬側の歯肉および粘膜の一部を除去した．

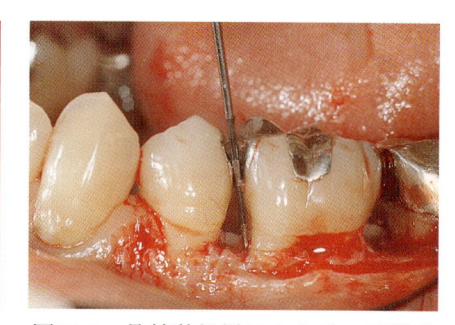

図20-9 骨外科処置により骨の平坦化を図る．プローブにて骨の不良形態が残っていないか確認．

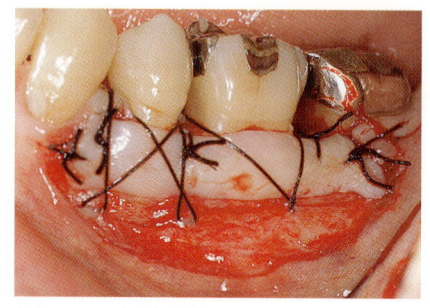

図20-10 付着歯肉獲得のために遊離歯肉移植片を縫合．

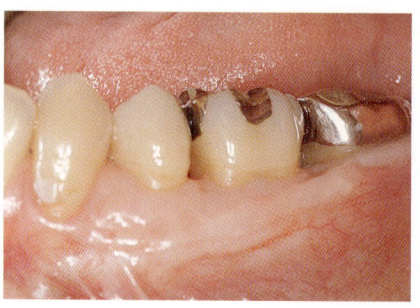

図20-11, 12 術後6か月の頬側面観およびデンタルX線写真．術前に比較して骨のレベルが上がっている．

第6章 骨の形態異常―再生

症例16 補綴治療が広範囲に及ぶ場合，原則的に切除療法で対応するが，キーとなる歯牙で予知性が高い場合のみ再生療法を行う

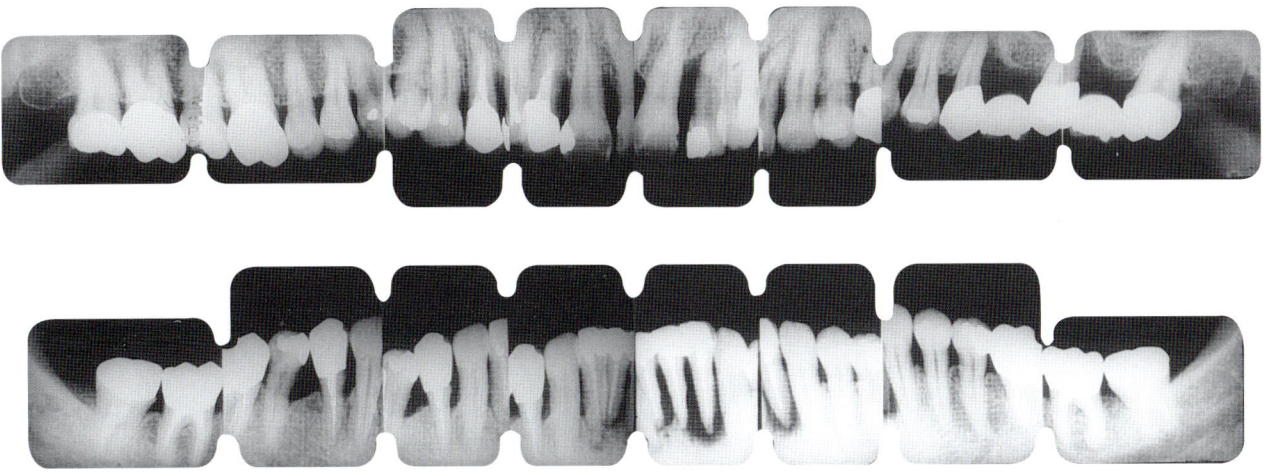

図21-1 初診時X線写真．|1 の近心に10mmの骨欠損，|5 遠心に10mmの根尖にいたる骨欠損，下顎前歯部全体に及ぶ骨欠損がみられる．|5 を抜歯すれば骨の平坦化は容易であるが，歯列全体を考慮すると，この歯牙はブリッジの支台歯としては重要な役割を担う．そのため，再生療法にて可及的に処置することにした．

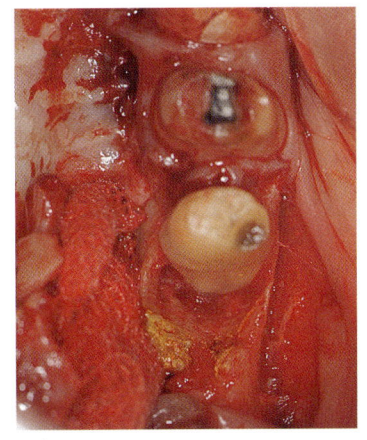

図21-2 |5 の遠心部に2～3壁性の骨欠損を認める．不良肉芽除去および根面のSC/RP，テトラサイクリンによる根面処理を行う．

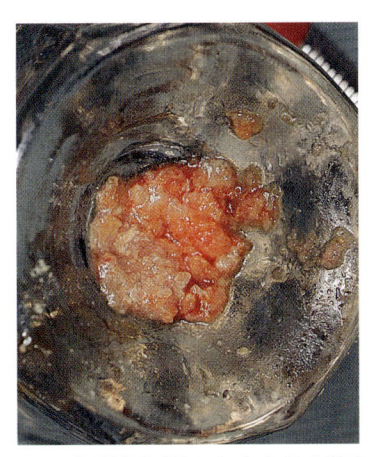

図21-3 欠損部顎堤から自家骨を採取．

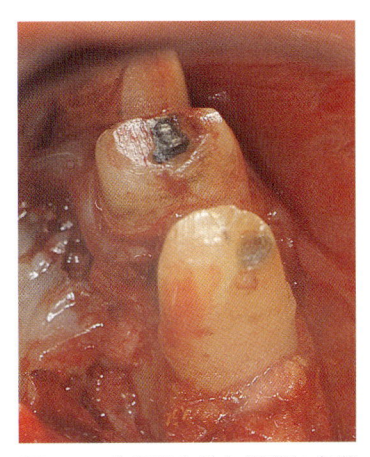

図21-4 自家骨を骨欠損部に充塡．

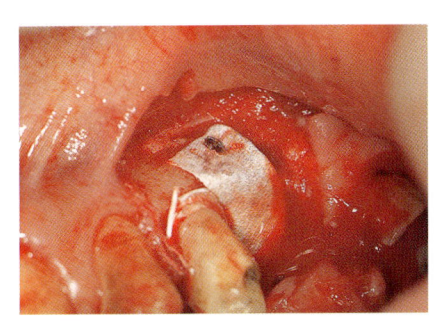

図21-5 GTR膜の縫合後，頰側にメンブレンをスクリューピンで固定．

図21-6 2か月後，メンブレンを除去．

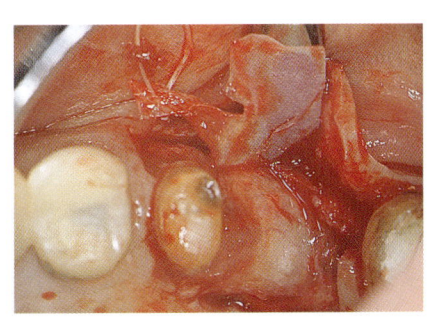

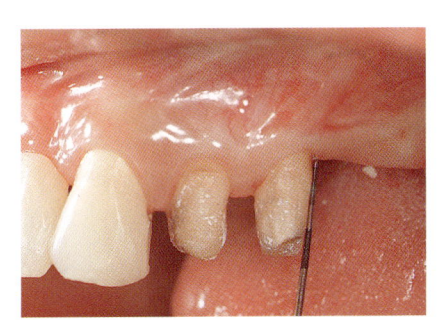

図21-7 1年4か月後，プロービング値は2mm以内であるが，骨の不整形と付着歯肉不足の問題が残っている．

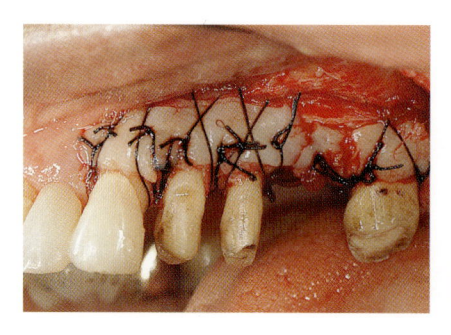

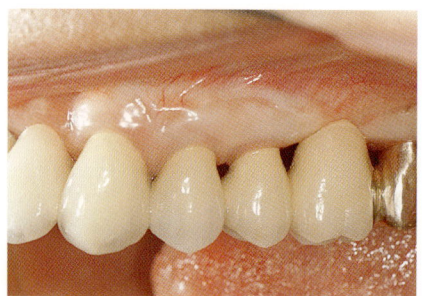

図21-8　*図21-9*

図21-8　全体の骨の平坦化，口腔前庭拡張，付着歯肉およびbiologic widthの獲得を目的として歯周外科処置を行う．
図21-9　歯周外科処置8か月後，最終補綴物装着．

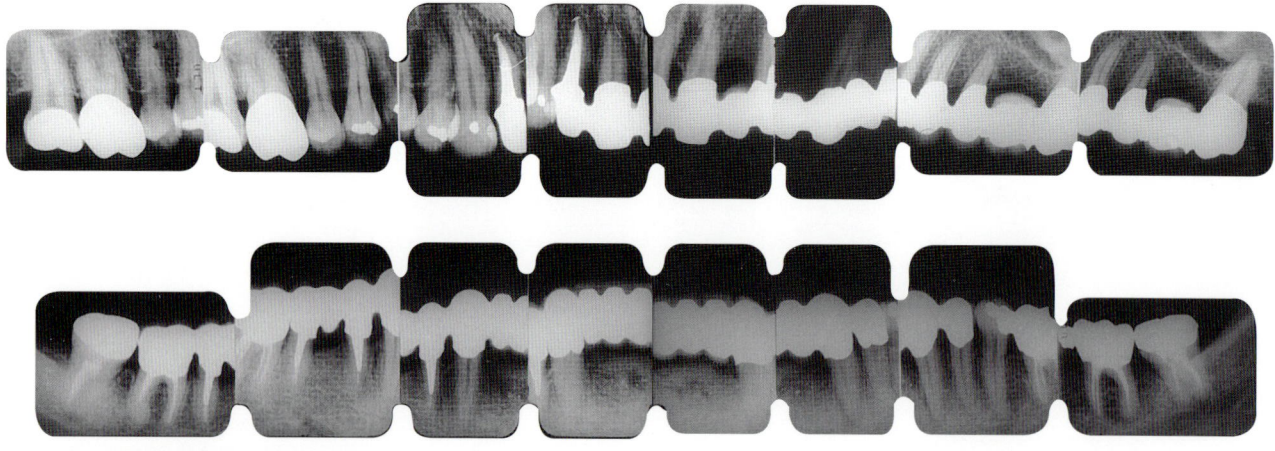

図21-10　最終補綴物装着後のデンタルX線写真．全顎的に骨が平坦になっている．

| 症例17 | 広範囲の補綴治療後のメインテナンス時に生じた骨欠損に対しては，可及的に再生療法を行う |

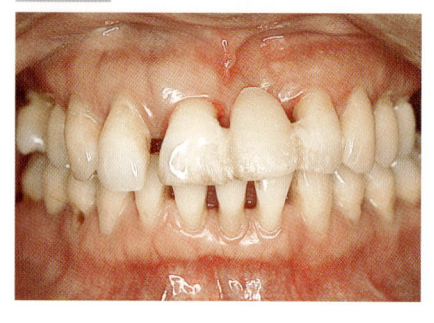

◀*図22-1*　55歳，女性．全顎的な骨吸収による咀嚼障害を主訴に来院．

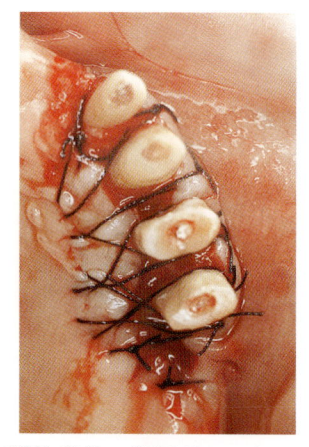

図22-3　初期治療後，歯周ポケットの除去を目的に歯周外科処置を全顎的に行った．2～5の歯周外科終了時の咬合面観．

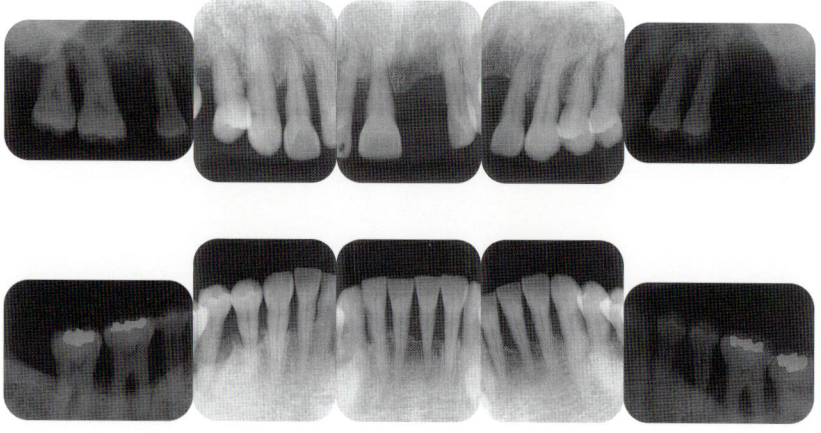

図22-2　初診時の全顎のデンタルX線写真．

第6章　骨の形態異常―再生

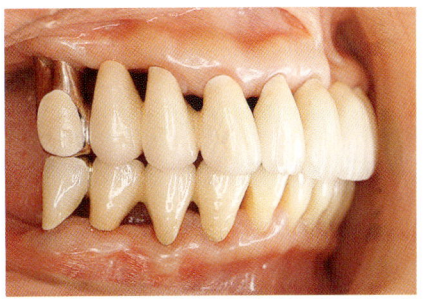

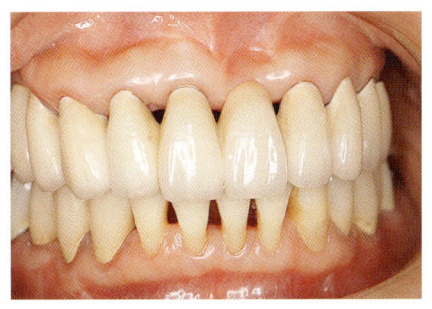

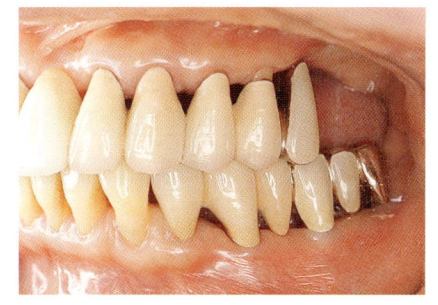

図22-4〜6　全顎に及ぶ歯周外科処置後6か月経過後，最終補綴物製作．両側性スプリンティングによる固定を行っている．

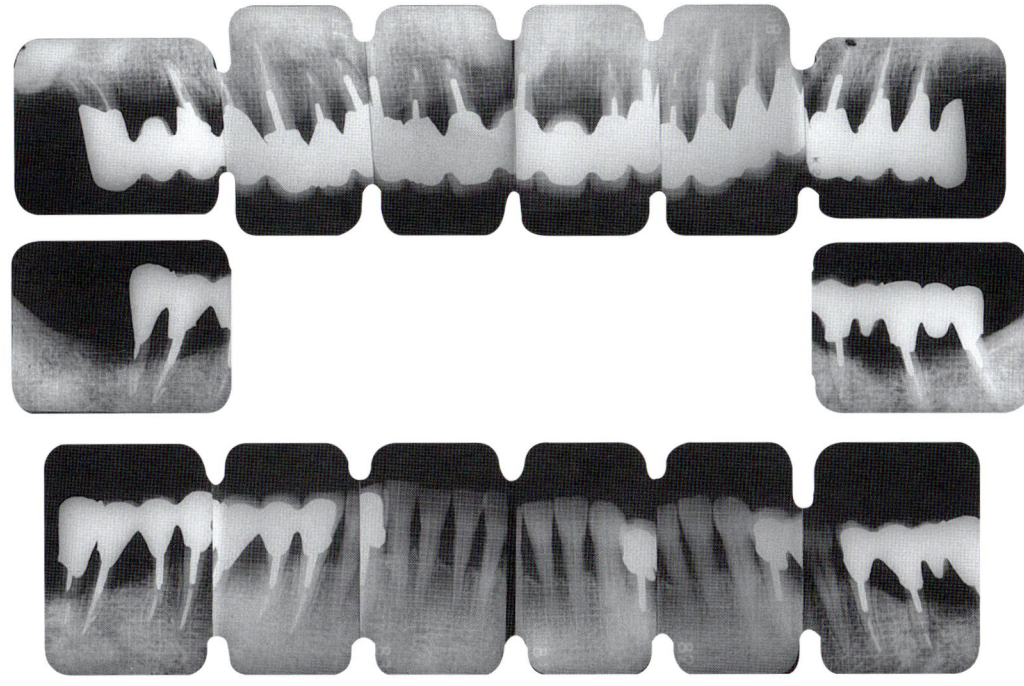

図22-7　最終補綴物装着後のデンタルX線写真．

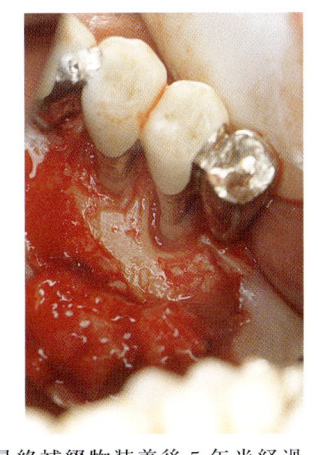

図22-8　最終補綴物装着後5年半経過後，|5 に歯周ポケットが4〜5mmとなり，再度の歯周外科処置を躊躇しながら観察していたが，6年経過した時点で骨縁下欠損に対して再生療法を行うことに患者が同意した．|5 の口蓋側に3mmの骨縁下欠損が存在している．

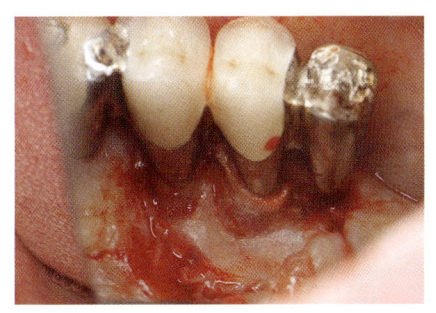

図22-9　骨移植材およびGTR膜を設置．

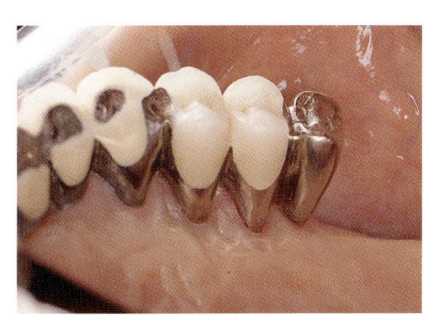

図22-10　術後1か月半にGTR膜を除去し，3年半経過した状態．プロービング値は2mm．

191

再生療法の限界

　GTR法の開発により骨欠損の治療の予知性は飛躍的に高くなった．さらに，BMPやエムドゲイン®の臨床導入により，組織再生の可能性はさらに大きくなるかもしれない．しかし一方では，依然として欠損部の廓清処置の限界という問題が残っている．根面形態や骨欠損形態の複雑さから，汚染された根面の廓清を完全に行うことが非常に難しい場合も多く，根面の完全な廓清が可能か否かが現時点での再生療法の限界を判断する基準と考えられる．

症例18　Ⅲ度の根分岐部病変に対する再生療法はデブライドメントが困難なため予知性が低い

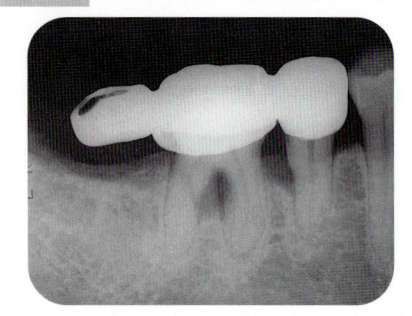

図23-1　6|のⅢ度の分岐部病変と6 5|間の垂直性骨欠損が認められる．

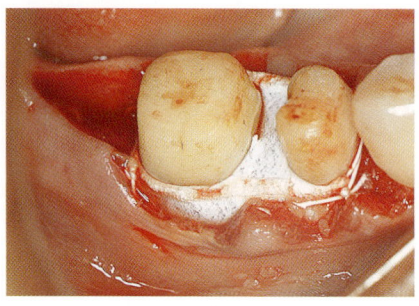

図23-2　Gore-Tex膜を用いてGTR法を行った．

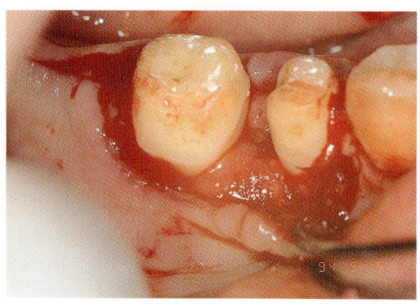

図23-3　膜除去手術時．新生組織が認められる．

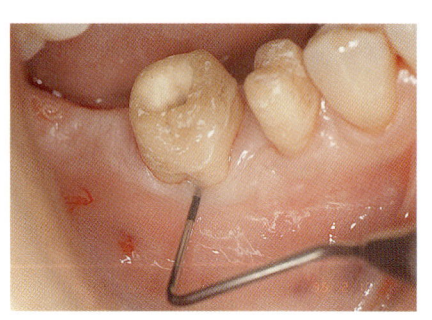

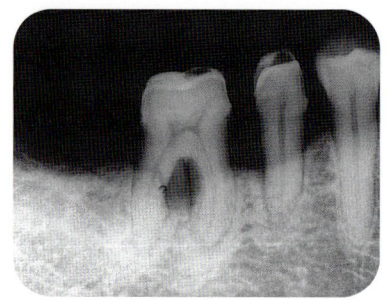

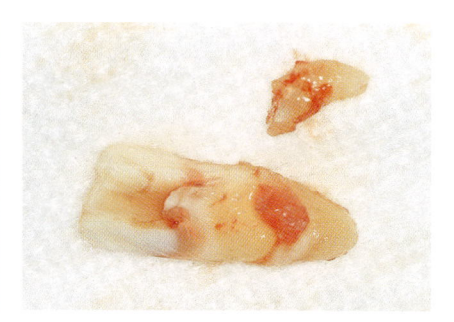

図23-4，5　術後1年の状態．X線的に改善は認められず，プローブは水平的に7mm入る．

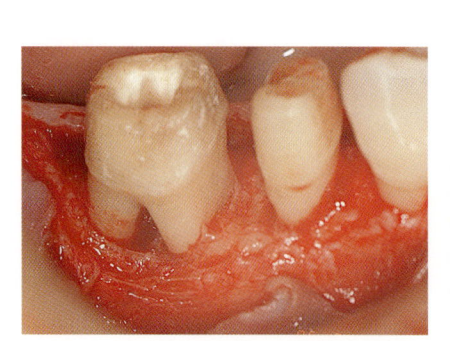

図23-6　根管治療を行った後，リエントリー手術を行った．6 5|間の骨欠損部では再生が確認できたが，6|の分岐部は不良肉芽組織で満たされていた．

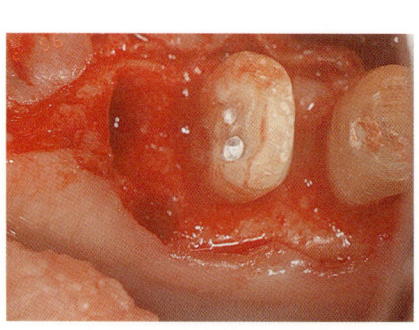

図23-7　やむなく遠心根を抜歯した．

図23-8　遠心根は2根に分岐しており，その分岐部に不良肉芽が認められた．Ⅲ度の分岐部病変では完全なデブライドメントは非常に困難である．病変部のデブライドメントが可能か否かが，再生療法の限界を判断する基準といえる．

●BMP

　1965年にUristが骨から抽出したタンパクを動物の腹腔内に移植し，骨形成が認められたことから，異所性に骨誘導性の存在（BMP：Bone Morphogenetic Protein）を証明した．現在では遺伝子工学の分野でBMPを人工的に合成できるようになり，rhBMP（ヒューマンリコンビナントBMP）として臨床応用されつつある[31]．

[BMPの主な性質]
・骨組織中に多く存在する（他の組織にも広く分布）
・未分化間葉細胞を骨芽細胞に誘導する
・他の成長因子と構造が類似している
・加齢にともないBMP活性は減少する
・生理的な骨形成や発生期の形態形成にも関与している

[BMPの臨床応用]
　BMP単体ではすぐに代謝されてしまうため，コラーゲンなどのキャリアーが必要となる．キャリアーとしては高分子材料，セラミック，金属などがあるが，現在のところ，高分子材料のコラーゲンにより良好な結果が得られている．
　つぎにヒトにrhBMP-2を応用した論文[29]をあげる．

[BMPに関する文献考察]
　BMPに関する文献は種々でているが，歯周外科臨床とのかかわりで発表されたものは，以下のとおりである[32]．

[文献]
Boyne PJ, Nevins M, et al : A feasibility study evaluating rhBMP-2 / absorbable collagen sponge for maxillar sinus floor augmentation. Int J Periodont Rest Dent, 17 : 11-25, 1997.
[要約]
・ヒトにおいてrhBMP-2を吸収性コラーゲンをキャリアーにして，上顎洞底挙上術（sinus lift）に臨床応用した結果，コンピュータ断層撮影で顕著な骨の増加が認められた．重篤な副作用はなく，インプラント埋入時に一部組織を生検した結果，新生骨が認められた．

おわりに

　失われた歯周組織をもとの健康な状態に再生することは，歯周治療の究極の目標である．しかし，切除療法はより治療結果の予測がしやすく，治療の予知性という観点では，依然として再生療法より高いと考えられる．つまり，再生療法は理想的な治癒が得られる可能性のある療法ではあるが，同時に失敗するリスクももち合わせた治療といえる．ゆえに，骨欠損に対する処置を考える場合，切除的アプローチと再生的アプローチのそれぞれの利点と欠点，そして確実性と可能性を十分考慮したうえで行う必要がある．

参考文献

1. Proceedings of the world workshop in clinical periodontics, 1989.
2. Prichard JF : The infrabony technique as a predictable procedure. J Periodontol, 28 : 202, 1957.
3. Nabers CL, O'leary TJ : Autogenous bone transplants in the treatment of osseous defects. J Periodontol, 36 : 5, 1965.
4. Urist MR : Bone morphogenetic proteins. Science, 150 : 893, 1965.
5. Schallhorn RG : The use of autogenous hip marrow biopsy implants for bony crater defects. J Periodontol, 39 : 145, 1968.
6. Hurt WC : Freeze-dried bone homografts in periodontal lesins in dogs. J Periodontol, 39 : 89, 1968.
7. Ellegaard B, Karring T, et al : New periodontal attachment procedure based on retardation of epithelial migration. J Clin Periodontol, 1 : 75, 1974.
8. Libin B, et al : Decalcified lyophilized bone allografts for use in human periodontal defects. J Periodontol, 45 : 51, 1975.
9. Mellonig JT, Bowers GM, et al : Clinical evaluation of freeze-dried bone allograft in periodontal osseous defects. J Periodontol, 47 : 125, 1976.
10. Melcher AH : On the repair potential of periodontal tissues. J Periodontol, 47 : 256, 1976.
11. Nyman S, Gottlow J, et al : The regenerative potential of the periodontal ligament, An experimental study in the monkey. J Clin Periodontol, 9 : 257, 1982.
12. Bowers GM, et al : Histologic evaluation of a new attachment apparatus formation in humans. Part 3. J Periodontol, 60 : 683, 1989.
13. Nyman S, Karring T, et al : New attachment following surgical treatment of human periodontal disease. J Clin Periodontol, 9 : 290, 1982.
14. Cortellini P, Pini Prato G, Tonetti MS : Periodontal regeneration of human intrabony defects with titanium reinforced membranes. A contorolled clinical trial. J Periodontol, Sep ; 66 (9) : 797-803, Related Articles, Books, 1995.
15. Mellonig JT : Autogenous and allogenic bone grafts in periodontal therapy. Crit Rev Oral Biol, 3 : 333-352, 1992.
16. Stahl SS : Repair potential of the soft tissue-root interface. J Periodontol, 48 : 545-552, 1977.
17. Dragoo MR : Clinical and histologic evaluation of autogenous bone grafts. J Periodontol, 44 : 123, 1972.
18. Dragoo MR, Sullivan HC : A clinical and histological evaluation of autogenous iliac bone grafts in humans. Part 1. Wound healing 2 to 8 months. J Periodontol, 44 : 599, 1973.
19. Zaner DJ, Yukna RA : Particle size of periodontal bone grafting materials. J Periodontol, 55 : 406-409, 1984.
20. Mellonig JT, et al : Comparison of bone graft materials. Part 2. New bone formation with autograft and allografts. A histological evaluation. J Periodontol, 52 : 297, 1981.
21. Mellonig JT, et al : Freeze-dried bone allografts in periodontal reconstructive surgery. Dent Clin North Am, 50 : 510, 1991.
22. Schallhorn RG, McClain P : Combined osseous composite grafting, root conditioning, and guided tissue regeneration. Int J Periodont Rest Dent, 8(4) : 8, 1988.
23. Schallhorn RG, McClain P : Long-term assessment of combined osseous composite grafting, root conditioning, and guided tissue regeneration. Int J Periodont Rest Dent, 13(1) : 9, 1993.
24. Syllabus Bone grafting in 90's, AAP.
25. Mellonig JT : Periodontal Therapy. 236-237, 1998.
26. Mellonig JT, Prewett A, Moyer M : HIV inactivation in a bone allograft. J Periodontol, 63 : 979, 1992.
27. Mellonig JT : Donor selection, testing, and inactivation of the HIV virus in freeze-dried bone allografts. Pract Periodontics Aesthetic Dent, 7(6) : 13, 1995.
28. Bowers GM, Chadroff B, Carnevale R, Mellonig J, Corio R, Emerson J, Stevens M, Romberg E : Histologic evaluation of new attachment apparatus formation in humans. Part Ⅲ, J Periodontol Dec ; 60 (12) : 683-693, 1989.
29. Mellonig JT : Human histologic evaluation of a Bovine-Derived Bone Xenograft in the treatment of periodontal osseous defects. Int J Periodont Rest Dent, 20 : 19-29, 2000.
30. Schallhorn RG, McClain P : Clinical and radiographic healing pattern observations with combined regenerative techniques. Int J Periodont Rest Dent, 14 : 391-403, 1994.
31. Lars Hammarström : Enamel matrix, cementum, development and regeneration. J Clin Periodontol, 24 : 658, 1997.
32. Boyne PJ, Nevins M, et al : A feasibility study evaluating rhBMP-2/absorbable collagen sponge for maxilla sinus floor augmentation. Int J Periodont Rest Dent, 17 : 11, 1997.

# 第7章

根分岐部病変

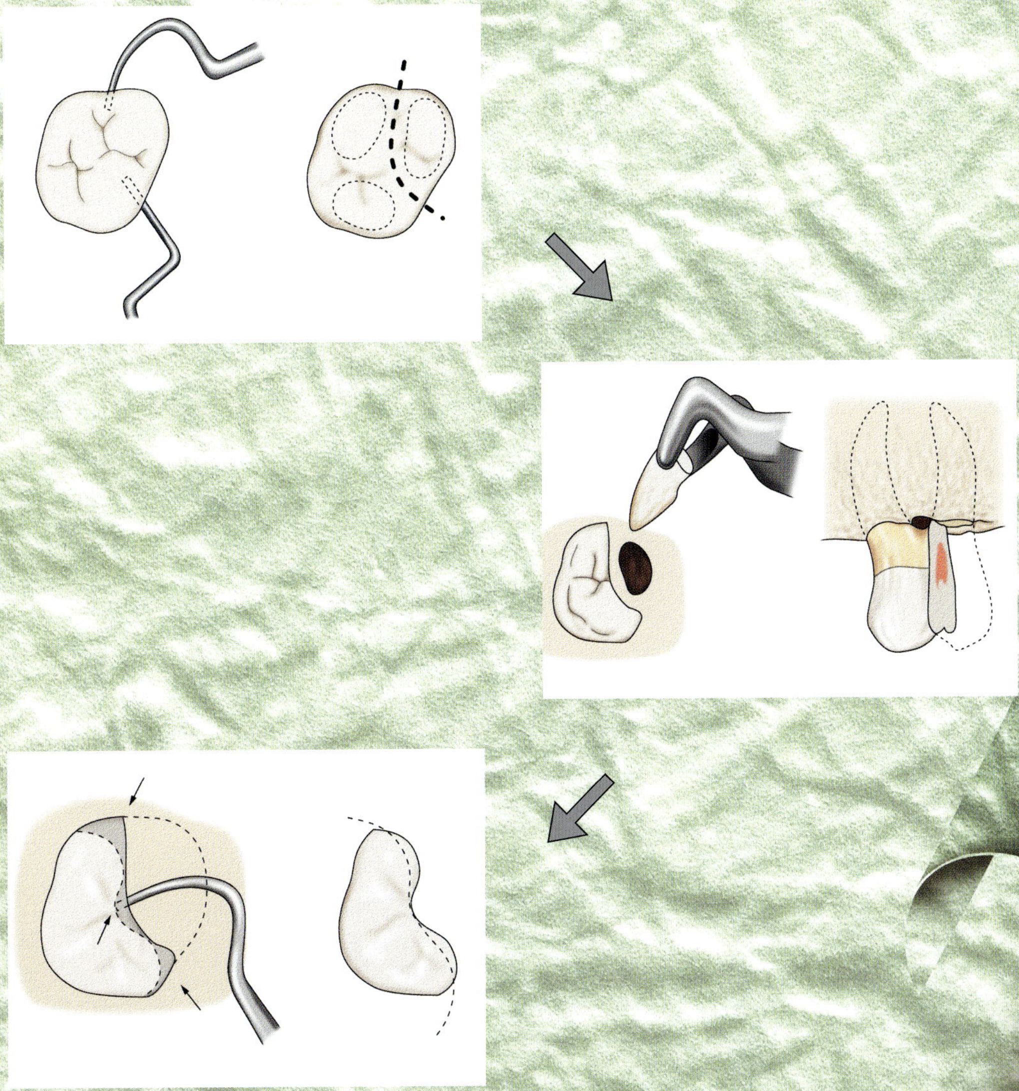

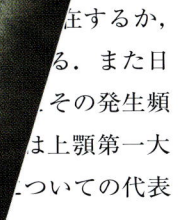

はじめに

[7つの問題点のなかでの「根分岐部病変」の位置づけとその選択肢]

[歯周組織の7つの問題点]
- ①深い歯周ポケット
- ②骨の形態異常
- ③根分岐部病変
- ④歯肉-歯槽粘膜の問題
- ⑤欠損部歯槽堤の形態異常
- ⑥歯肉縁下カリエス
- ⑦歯牙の位置異常

[歯周外科の選択肢]
- ・切除療法
- ・再生療法
- ・組織付着療法
- ・歯周形成外科手術

　歯周病の進行にともなう骨の喪失により，根間部の歯周組織も喪失する．それを"根分岐部病変"とよぶが，その部位にはプラークが停滞しやすく清掃が困難となるため，症状が悪化しやすい．また，さまざまな原因や誘発因子が考えられるため，その診断は難しく，歯周治療のなかでももっとも治療の難しい分野である．とくに，その診断，術式の選択，スプリンティングの範囲，メインテナンスの方法などには注意を払わなければならない．

　この病変の治療のゴールは，咬合の安定と炎症因子の除去およびその停滞をなくすような環境をつくることである．そのためには，根分岐部病変の原因，根分岐部の解剖学的形態や病変の診査法，そして適切な処置方法やメインテナンスの方法などを確実に習得しておかねばならない．

根分岐部周囲の基本的な名称

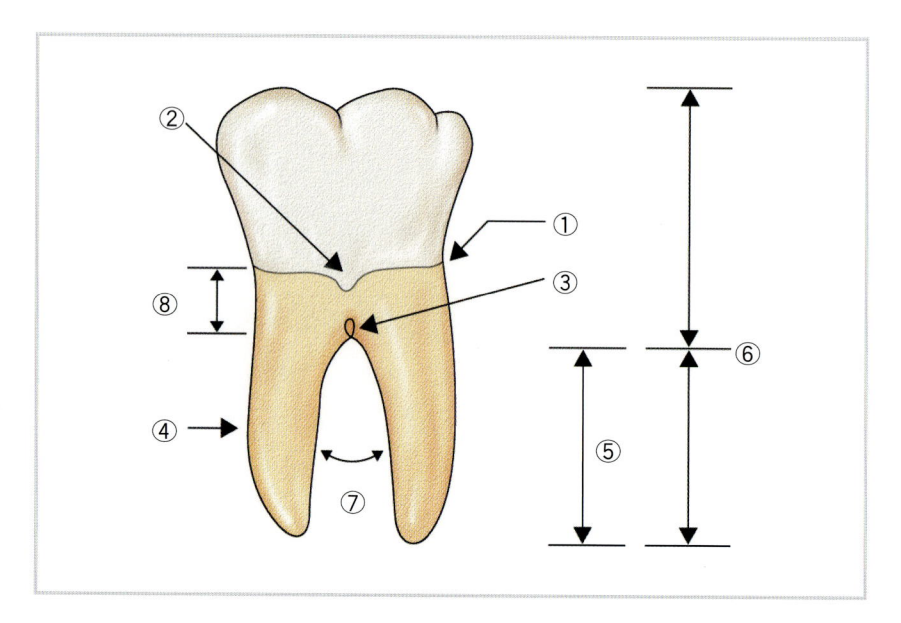

図1　各部位の名称．

① セメント-エナメル境
② エナメル突起
③ エナメルパール
④ 歯根の形態
⑤ 歯根の長さ
⑥ 歯冠-歯根比
⑦ 歯根の離開度
⑧ 根幹（ルート・トランク）の長さ

根分岐部の解剖学的考察事項

● 根面の陥凹の発生頻度

根面の陥凹の有無（root concavity）は歯周治療の成否に深く関係する[1,2]．つまり，陥凹が存在し，それが深ければ深いほど，プラークや歯石の停滞を促し，かつその除去が困難となる．また，陥凹が存在することにより根の外形とそのなかの根管は厚みを減じ，根管治療の難易度が増すとともにその物理的強度も低下する（図2-1, 2）．

したがって，歯周治療においては，該当歯の根面に陥凹部がどのように存在するか，どのくらいの陥凹量として存在するかを理解しておくことは重要な情報となる．また日ごろから解剖学的な知識として，とくに第一大臼歯の歯根面の陥凹の形態とその発生頻度を理解しておくことは，診断を的確に行うためにも重要である．図2には下顎第一大臼歯の2根と上顎第一大臼歯の近心根における陥凹の発生頻度，陥凹量についての代表的な文献データを示す．

根分岐部病変の治療では，治療後のメインテナンスの際にこの陥凹部が危険因子となるため，切除療法での分岐部根面と歯肉との関係や，分割された歯根の形成時に，これを極力フラットな状態にして清掃性を高めるような配慮が求められる．

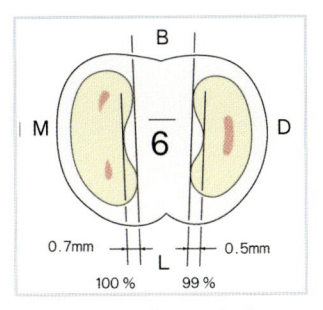

図2-1 下顎第一大臼歯における根面の陥凹（root concavity）の発生頻度．

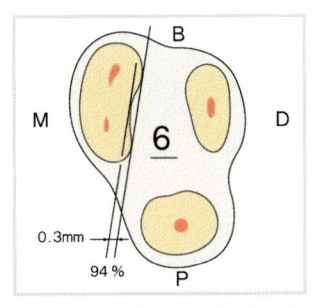

図2-2 上顎第一大臼歯における根面の陥凹（root concavity）の発生頻度（Bower RC, 1979）．

● 大臼歯の根の開口部位と分岐部の位置

根分岐部病変の診断においては，頰舌（口蓋），近遠心に形成される分岐部の開口する状態を理解し，各歯根面のどこに分岐部が存在しているかを正確に把握しておく必要がある．とくに臨床においては，歯冠側からみた状態で分岐部の開口位置，隣在歯との関係をイメージできるようにしておくことは，根分岐部病変のメインテナンス時に清掃性を考慮するうえで重要なファクターとなる．

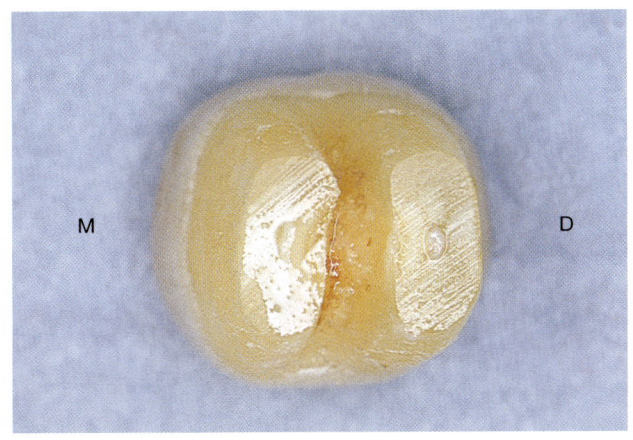

図3-1 下顎大臼歯では，分岐部は通常頰・舌側面の中央部に位置することが多い．

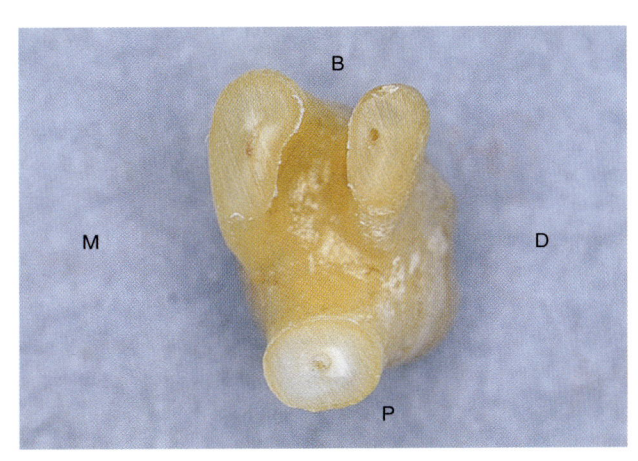

図3-2 上顎大臼歯では，3根が構成する分岐部は近心面が口蓋側1/3の位置に，頰側面と遠心面はほぼその中央に位置することが多い．

エナメル突起（エナメル・プロジェクション）

　エナメル突起は分岐部上方からエナメル質がのびている状態で，これは上下顎大臼歯に高頻度で認められる現象である．このエナメル突起が存在すると，その部分には結合組織付着が存在しない．そのためプラークの蓄積により歯周炎が進行し，アタッチメント・ロスが生じやすくなる．

　Greweらの文献によると，エナメル突起の存在をつぎのように分類している[3]．

- エナメル突起の分類
  - Ⅰ度：エナメル質が根分岐部方向にわずかにのびている状態．
  - Ⅱ度：エナメル質が根分岐部にまでいたっていない状態．
  - Ⅲ度：エナメル質が根分岐部にまでのびている状態．

- エナメル突起の発生頻度[4]
  - 下顎臼歯：約30％
  - 上顎臼歯：約17％

（Masters DH, Hoskins SW：Projection of cervical enamel into molar furcations. J Periodontol, 35：49-53, 1964）[4]

　すなわち歯周外科では，切除療法でも再生療法においても，この部を削除して根面のセメント質を露出させ，術後歯周組織の健全な付着を期待する方法がとられる．

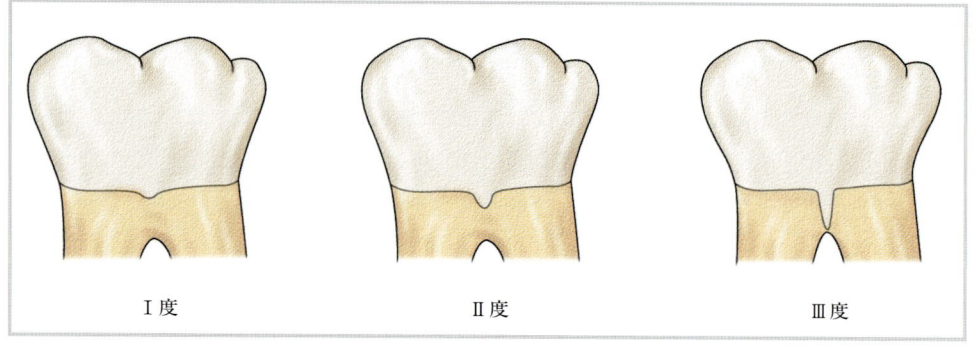

図4　エナメル突起の分類．

Bifurcation Ridge

　分岐部の近遠心的形態はX線で確認できるが，頰舌的形態はわかりにくい．この頰舌的形態は一般に想像されるほど平坦な面とは限らず，凹凸が存在することは珍しくない．Bifurcation ridgeとは，この部に形成された下顎大臼歯の近心根と遠心根を結ぶ隆線のことである．この隆線は，分岐部がいったん口腔内に露出するとプラークの除去が困難になる原因の1つとなる．ただし，必ずしも頰舌的中央に存在するとは限らず，頰側または舌側に1つまたは複数存在することもある．いずれにしても，歯根分割などを行った場合，清掃性を考えてこの部を平坦に削除することにより，治療後の予知性を高めることになる．

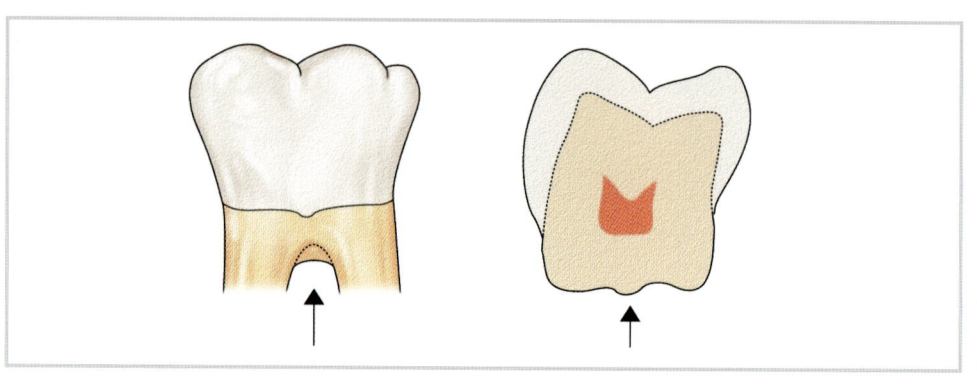

- 発現頻度
  - 73％（Everett FG, 1958）[5]
  - 76.8％（Burch JG and Hulen S, 1974）[6]

（Everett FG, Jump EB, Holder TD, Williams GC：The intermediate bifurcational ridge. A study of the morphology of the bifurcation of the lower first molar. J Dent Res, 17：62, 1958）[5]

（Burch JG, Hulen S：A study of the presence of accessory foramina and the furcation involvements. Oral Surg Oral Med Oral Pathol, 38：451, 1974）[6]

図5　Bifurcation ridge．分岐部がいったん口腔内に露出すると，プラークの除去が困難になる原因の1つ．

第7章 根分岐部病変

分岐部の異常形態

　根分岐部を構成する要素にはさまざまなものが存在し，これらに一定の診断，処置で対応することはきわめて困難である．臨床診断においては，予期せぬ異常形態に遭遇し，その予後を考えると歯周外科処置を断念し，抜歯のやむなきにいたるケースもある．
　ここでは，著者らが臨床で遭遇した，異常形態のために抜歯にいたったケースをいくつか紹介する．

- 下顎大臼歯遠心根の2根分岐
- 多根分岐，癒合，樋状根
- 第一小臼歯の根分岐部病変

[下顎大臼歯遠心根の2根分岐]

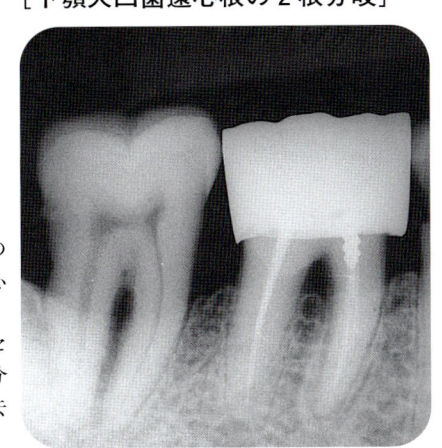

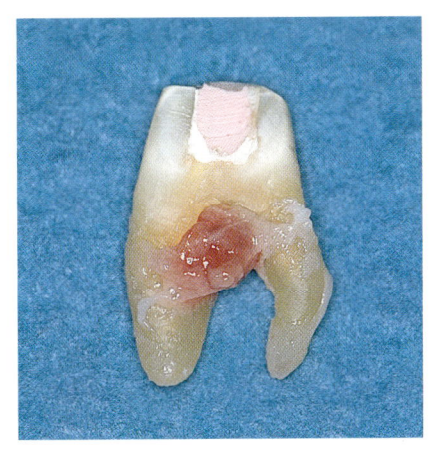

図6-1 下顎第一大臼歯は頬舌的にⅢ度の根分岐部病変が存在し，歯根分割後遠心根の保存を予定した．
図6-2 図6-1の下顎第一大臼歯をヘミセクションしたが，遠心根がさらに2根分岐していたためやむなく抜歯した（抜去した遠心根の近心面観）．

[多根分岐]　[癒合歯]　[第一小臼歯の根分岐部病変]

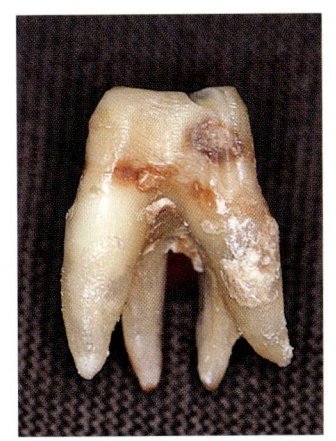

図6-3 上顎第一大臼歯の歯根形態異常．舌側面観．
図6-4 下顎第二大臼歯の癒合根．根間のグルーブ部に付着喪失が生じると，急速に悪化する．
図6-5 上顎臼歯部の骨欠損．左側第一小臼歯遠心部の垂直的骨欠損により抜歯を行った．この第一小臼歯は2根分岐していることが多く，ルート・トランクが長い．そのため，この状態で根分岐部が露出すると抜歯はやむをえなくなる．

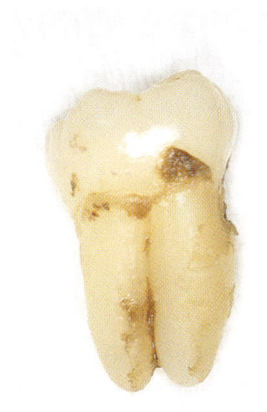

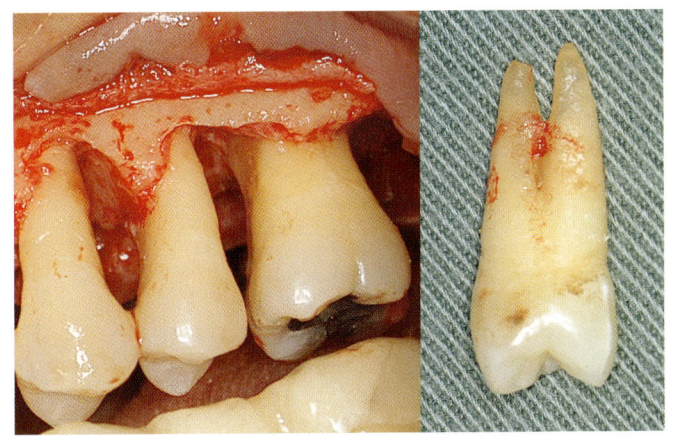

根分岐部病変の分類

　根分岐部病変は根間部の歯周組織の喪失にともなって起こり，その喪失した状態を，"水平的"，"垂直的" に分類し，それぞれの状態に応じた治療術式を選択する臨床的指標として利用されている．

水平分類

　1983年，Lindheはこれまでの分岐部病変のとらえ方に対する整理を行い，分岐部における病変の進行と骨の喪失状態を "水平的" にとらえて3つに分類した[7]．この分類は，現在もっとも代表的な分類として広く使用されている．
Ⅰ度：頰舌的に骨の1/3以下の欠損．
Ⅱ度：頰舌的に骨の1/3以上欠損しているが，完全には貫通していない．
Ⅲ度：頰舌的に完全に貫通している．

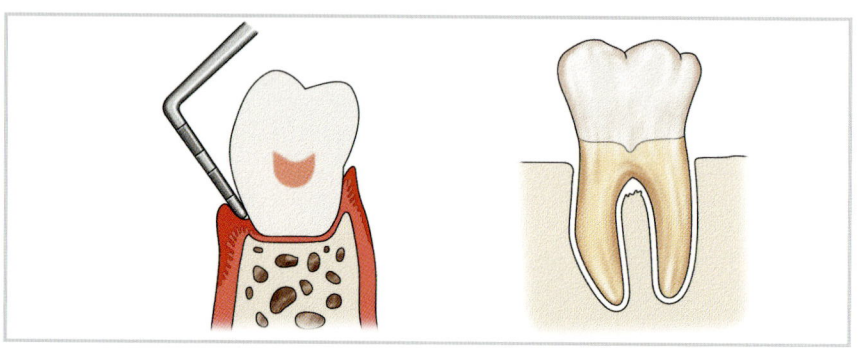

図7-1　根分岐部病変Ⅰ度．

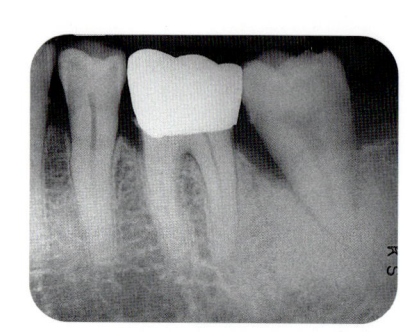

図7-2　6̲の根分岐部病変Ⅰ度を示すデンタルX線写真．

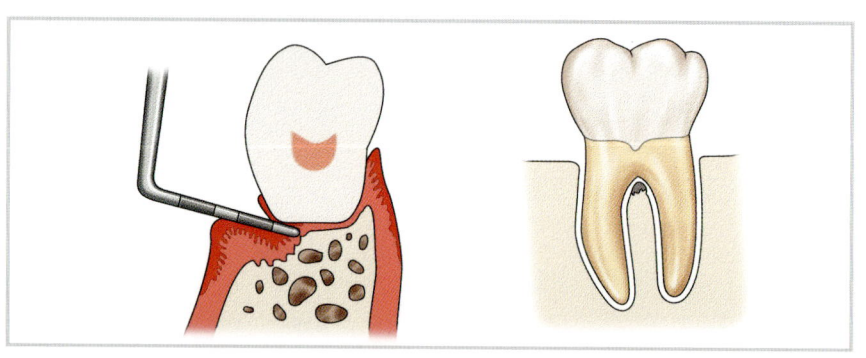

図7-3　根分岐部病変Ⅱ度．

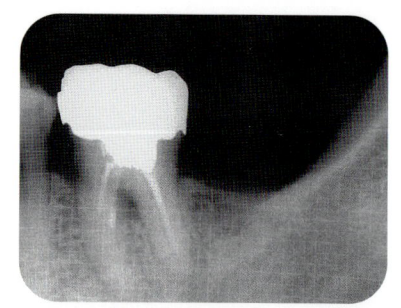

図7-4　6̲の根分岐部病変Ⅱ度を示すデンタルX線写真．

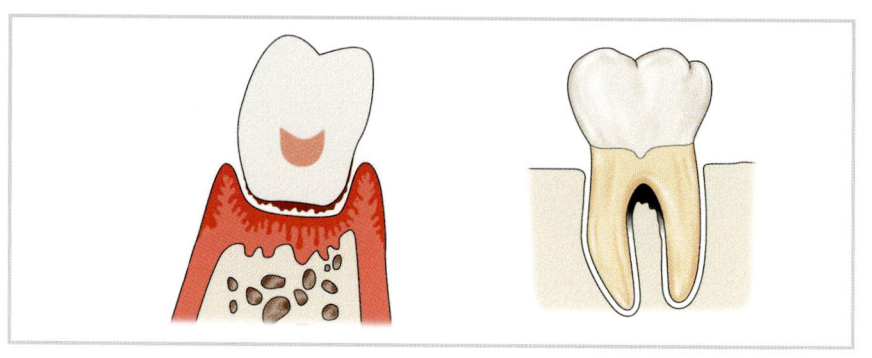

図7-5　根分岐部病変Ⅲ度．

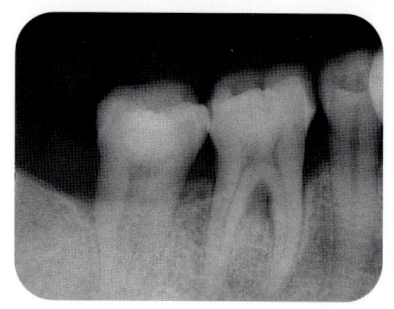

図7-6　6̲の根分岐部病変Ⅲ度を示すデンタルX線写真．

垂直分類

"水平分類"に対し，より分岐部全体を十分に把握できるようにと"垂直分類"が発表された．こちらも3つのタイプに分けられ，歯槽中隔の骨欠損の状態で，臨床上の指標を求めたものとなっている．

A：垂直的骨欠損が1〜3mm存在する．
B：垂直的骨欠損が4〜6mm存在する．
C：垂直的骨欠損が7mm以上存在する．

このような"垂直分類"は，単独で用いられることなく，"水平"と"垂直"を併用して用いるのが一般的となっている．たとえば，ⅠaとかⅡbなどと表現して用いる．図9に，垂直分類で，臨床上とくに重要と思えるタイプを示す．

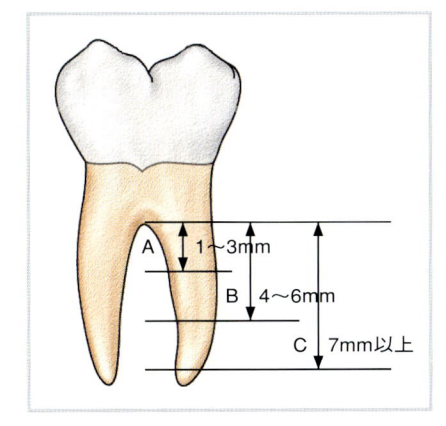

図8 垂直分類（Tarnow D and Fletcher P : J Periodontol, 55：283, 1984）[8].

根分岐部病変の分類法には上に示したもののほかにもGlickmanの分類やRicchettiの分類も存在するが，どの分類法を用いるにしてもそれが普遍的でわかりやすく，実際の治療を行うときに治療法の選択基準となりうるものが要求される．分岐部病変の進行過程から考えると，通常，垂直性骨吸収に先立って分岐部の水平方向への骨吸収が進むため水平分類の方が，初期の変化を知るのにふさわしい．また分岐部病変は早期発見・早期治療が予知性を高くする重要なポイントとなる．

しかしその反面，歯槽中隔部の垂直的骨欠損がBやCの段階では，その治療後の予知性は低い．

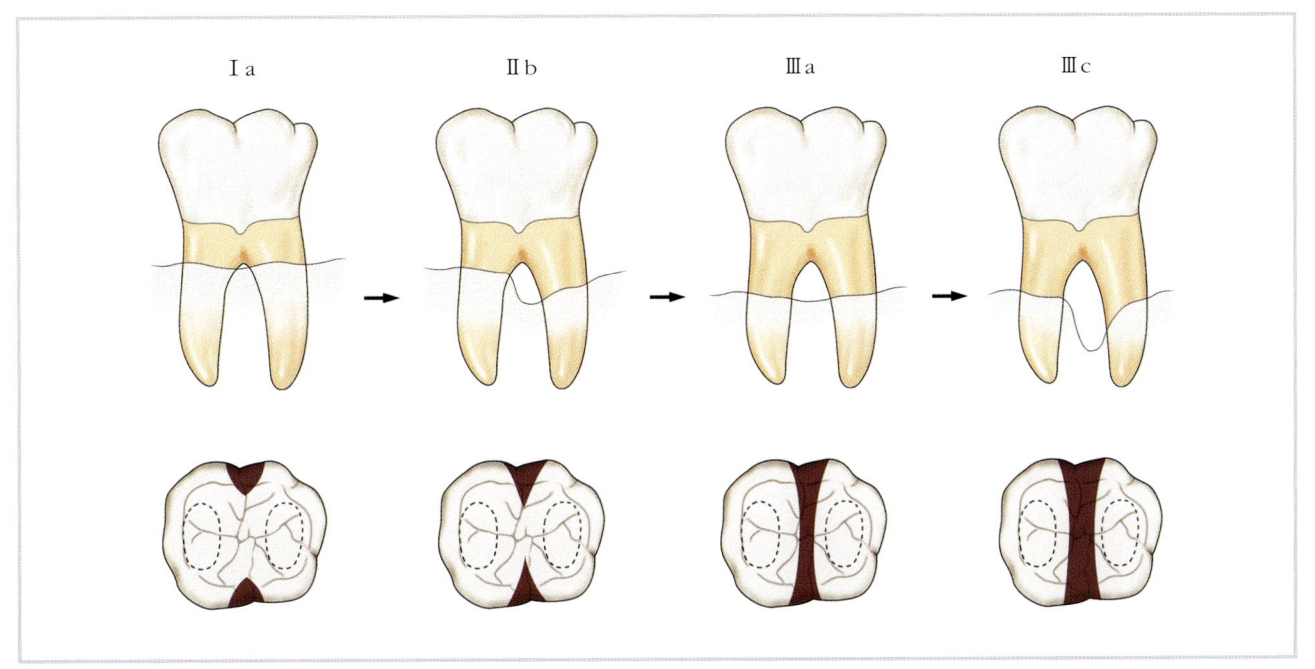

図9 根分岐部病変の進行状態に合わせた分類例．垂直的な欠損（歯槽中隔の骨喪失）が大きい場合は，予後不良となることが多い．根分岐部病変に対しては，三次元的な診査が必要である．

● 根分岐部病変の原因

　根分岐部病変の治療を始める前に，必ずその原因を考えなければならない．歯周炎によるものばかりでなく，根管内からの感染も原因となりうる．歯周組織にわずかな炎症しかなくても，過大な咬合力により分岐部の組織破壊が急激に進むこともある．根管治療時のバーやリーマーによる穿孔，ポスト・コアの穿孔，あるいは歯牙破折なども原因となりうる．また，カリエスが髄床底まで波及した場合などは歯根分割などの処置が必要となるので，根分岐部病変の原因の1つにあげるべきであろう．現在，考えられる根分岐部病変の原因をつぎに示す．

> [根分岐部病変の原因と考えられるもの]
> ・プラーク由来の炎症性病変
> ・咬合由来
> ・根管由来
> ・それらの合併症
> ・歯質の損傷によるもの（カリエス，歯根の穿孔，歯根破折など）

　このように，根分岐部病変の原因は，複数の病因と，それらが相互に関係し合ったものと考えることができる．したがって，原因を単一のものに特定し，画一的な診断を行うことは難しいのが現状である．

　治療においては，考えられる根分岐部病変の原因を1つ1つ診査し，その原因が単一のものか，複数のものかなど，的確な診断が求められる．また，根分岐部病変の原因を可能なかぎり排除することで，治療の予知性とmaintenabilityが向上するであろう．

　これらの関係は，図10に示したようにとらえることができる．

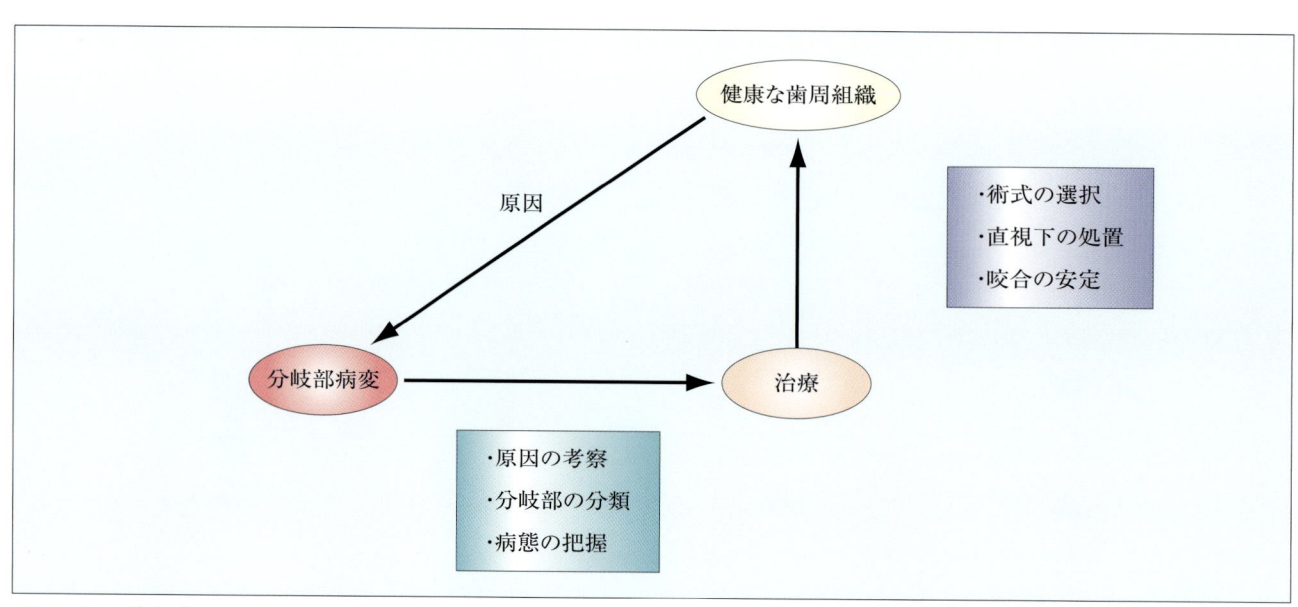

図10 根分岐部病変に対する治療の流れ．

根分岐部病変の治療法の種類

根分岐部病変のタイプ別の治療法の選択肢

　根分岐部病変の進行の程度により，それを3段階に分類し，各段階に応じてどのような選択肢があるのかを把握する．それにより，オーバー・トリートメントやアンダー・トリートメントを少なくし，適切な治療を行うことが可能となる．なかでもⅡ度の場合がもっとも選択肢が多く，個々の条件により，どの方法が最適かを選びださなければならない．以下にその治療法の選択肢を列挙する．

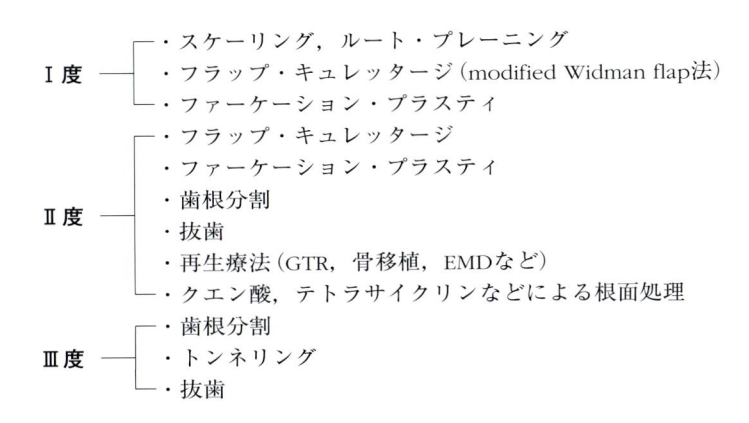

- Ⅰ度
  - ・スケーリング，ルート・プレーニング
  - ・フラップ・キュレッタージ（modified Widman flap法）
  - ・ファーケーション・プラスティ
- Ⅱ度
  - ・フラップ・キュレッタージ
  - ・ファーケーション・プラスティ
  - ・歯根分割
  - ・抜歯
  - ・再生療法（GTR，骨移植，EMDなど）
  - ・クエン酸，テトラサイクリンなどによる根面処理
- Ⅲ度
  - ・歯根分割
  - ・トンネリング
  - ・抜歯

治療法を決定する際に考慮すべき事項

　どの治療法を選択するかは，単に根分岐部の侵襲の程度だけではなく，下記の事柄を総合して判断する必要がある．たとえば，残存骨量が同じでも動揺度によっては隣在歯との連結固定が必要な場合もあるし，対合歯がなければ複雑な処置をせずに抜歯した方が短期間で治療が終わり，予後がよい場合もある．また，根分岐部病変に対する再生療法の予知性は決して高いとはいえず，治療期間も長くなる欠点もある．歯根分割をともなう切除療法では抜髄という長期的な点からは不利な処置が必要な場合もある．また根の長さ・形態によっては歯根分割ができない場合もある．このように，治療法の選択に際しては複数の要因を考慮しつつ，十分な検討が必要である．以下に，治療法を決定する際に考慮すべき事項を列挙する．

[治療法を決定する際に考慮すべき事項]
- ・根分岐部病変の程度（水平，垂直）
- ・残存骨量
- ・歯牙の動揺度
- ・有髄か無髄か
- ・歯冠修復の有無，必要性
- ・隣在歯の状態
- ・咬合関係（対合歯の有無，状態）
- ・時間的要素
- ・患者の理解度・協力度，患者の希望
- ・解剖学的形態（歯根の長さ，太さ，形態，彎曲度，歯冠-歯根比，根の離開度，その他）

根分岐部病変の治療の実際

根分岐部病変Ⅰ度の治療法

病変が初期の段階では，病変の進行を阻止する予防的処置が主体となる．まず，SC/RPによる病変部の廓清を行うが，病変部への器具の到達が難しい場合は歯肉弁を翻転する必要がある．病変の水平的な侵襲程度によっては，術後のメインテナンスが難しい場合もある．このような場合，ファーケーション・プラスティを行い，清掃しやすい根面の形態に修正する．

1. スケーリング，ルート・プレーニング
2. フラップ・キュレッタージ（modified Widman flap法）
3. ファーケーション・プラスティ＝分岐部骨整形＋歯牙形態修正

[ファーケーション・プラスティ（＝分岐部骨整形＋歯牙形態修正）]

これは主に分岐部における歯根から歯槽骨の移行形態を清掃しやすい形態へと改善するために，エナメル突起を除去したり根面の形態を修正する術式である．根分岐部病変Ⅰ度の代表的治療法として，以下に説明する．

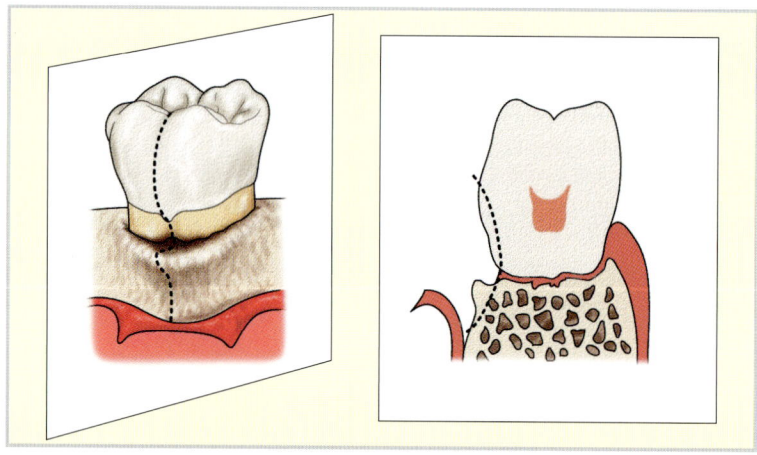

[根分岐部病変Ⅰ度におけるファーケーション・プラスティの概念図]

図11-1　左図は分岐部を通る垂直平面における根面と骨面の移行形態を示している．右図はその横断面．軟組織の掻爬とスケーリング，ルート・プレーニングのみでは術後に生理的な形態を得られないことがある．

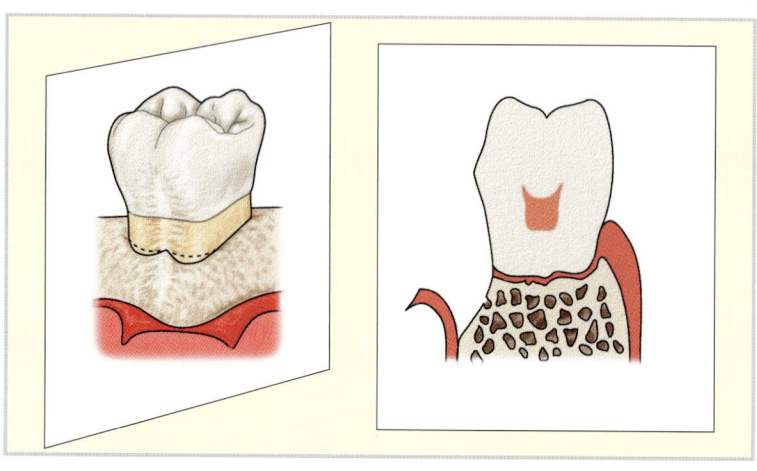

図11-2　ファーケーション・プラスティ後における根面と骨面の移行形態．術後に根面と骨面が自然に移行し，清掃のしやすい生理的形態が得られる．

症例1 Ⅰ度の根分岐部病変に対するファーケーション・プラスティの症例

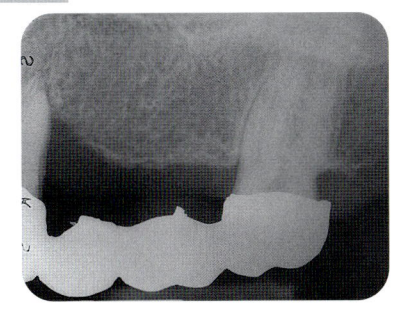

図12-1 ⌊7に4～5mmの歯周ポケットとⅠ度の根分岐部病変が存在する.

図12-2 歯周外科直前の状態.

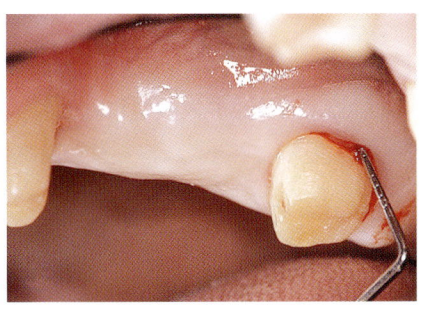

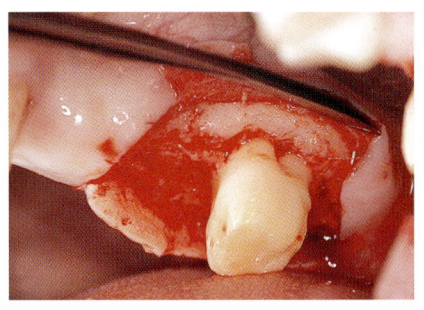

図12-3 歯肉弁を剥離,軟組織を掻爬後の状態.Ⅰ度の分岐部病変と棚状の骨形態が認められる.

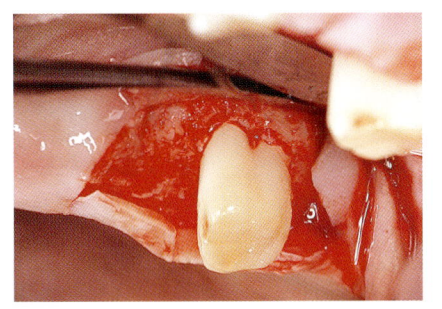

図12-4 ファーケーション・プラスティ(分岐部骨整形+歯牙形態修正)終了後.

図12-5 縫合直後.

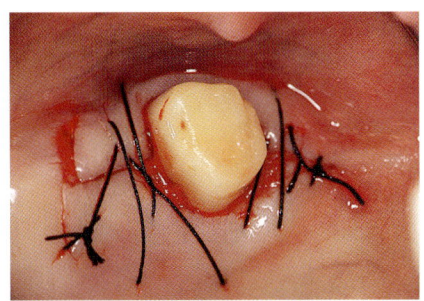

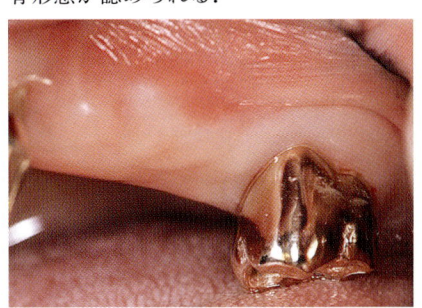

図12-6 最終補綴物装着後.

根分岐部病変Ⅱ度の治療法

　この段階の治療法の選択がもっとも難しい.Ⅰ度の病変に比べて,より積極的な治療(歯根分割やGTR法)が必要となることが多い.有髄か無髄か,歯冠修復の有無,病変部の廓清が可能か否か,隣在歯の状態などが治療法の選択にとくに大きく影響する因子になると考えられる.

1．フラップ・キュレッタージ	4．抜歯
2．ファーケーション・プラスティ	5．再生療法(GTR,骨移植,EMDなど)
3．歯根分割	6．クエン酸,テトラサイクリンなどによる根面処理

　以上の治療法で,とくに選択基準が多岐にわたる歯根分割と再生療法を説明する.

歯根分割(Root Resection)について

　歯根分割(root resection)にはヘミセクション,ルート・セパレーション,ルート・アンプテーションが含まれる.ヘミセクションとルート・セパレーションは,ともに下顎の大臼歯の歯根分割で,どちらも歯牙を含めて中央で切断する術式である.2根とも保存する場合を,とくにルート・セパレーションとよび,ヘミセクションと区別することがある.

　2根とも保存する場合は,
1) 2根の骨植,支持骨量,根管治療の難易度などが同等で,2根とも保存できる場合
2) 隣在歯が片側または両側に欠損しており,分割した2根の根近接の問題を矯正治療により解決可能な場合

①ヘミセクション（Hemi-section）
　下顎の大臼歯に行われるもので，歯根を歯冠部とともに近心根と遠心根の半分に切断する方法で，通常1根は抜去される．

②ルート・セパレーション（Root separation）
　歯根分割を行った後，両方の根とも保存する方法．分割後に根近接の問題が残ることが多く，矯正治療により根間距離を広げる場合もある．

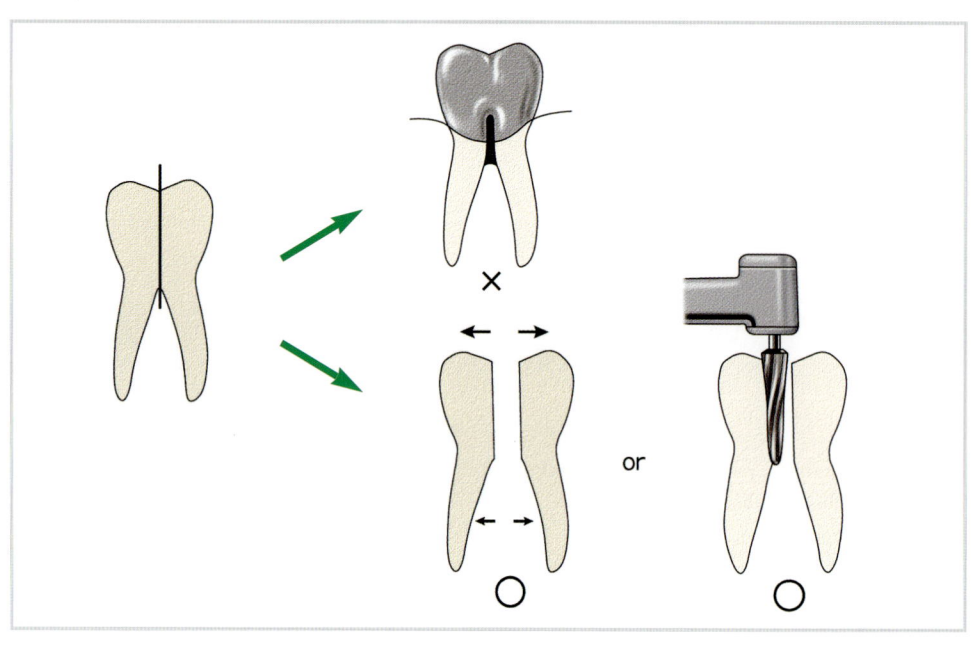

図13 切断後の根近接の問題にどう対処するか．
　ルート・セパレーション後そのまま歯冠修復を行うと根近接による問題を起こし，歯周ポケットが再発しやすい（上図）．このため矯正により歯間を離開させるか，歯根が太い場合には歯牙形成によってこの問題を解決する．

[根分岐部の高さと近遠心部における骨頂部の高さの違いが大きい場合]

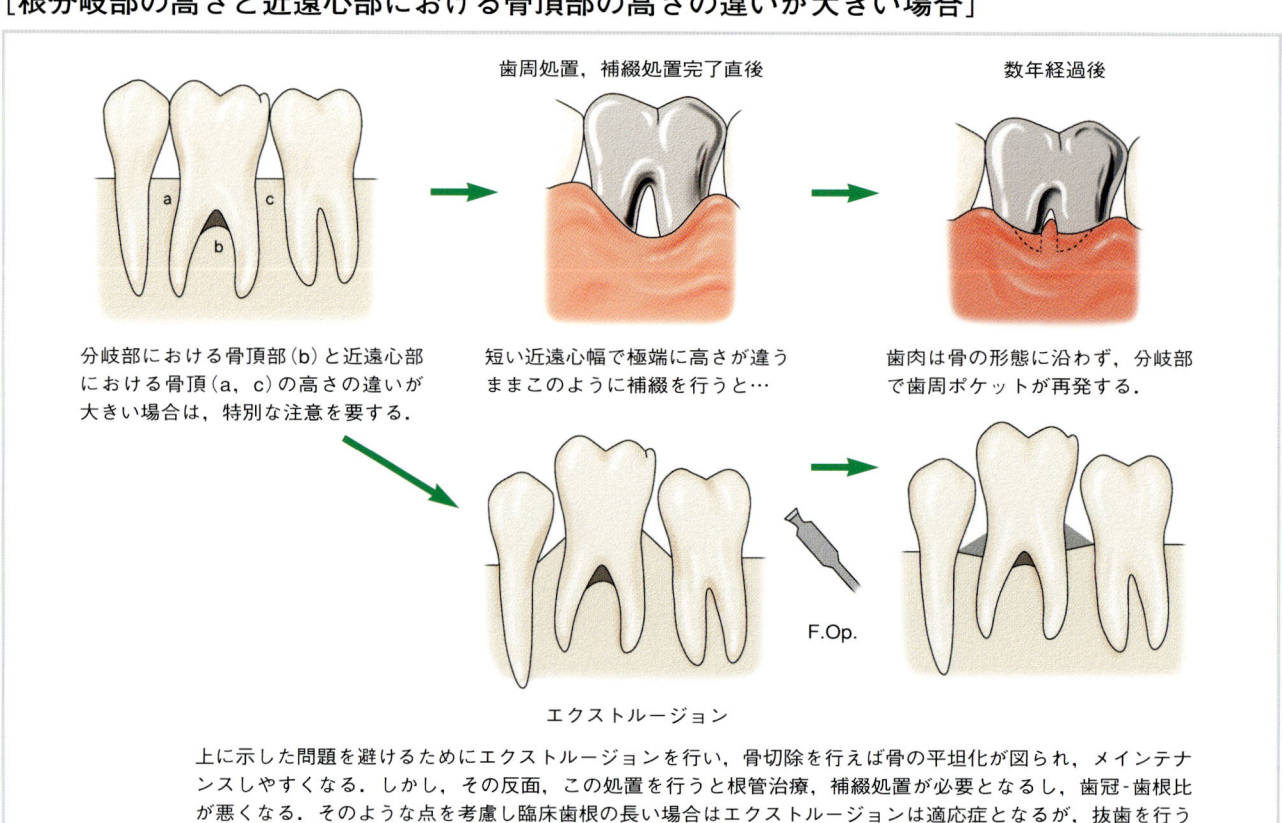

歯周処置，補綴処置完了直後　　　数年経過後

分岐部における骨頂部（b）と近遠心部における骨頂（a, c）の高さの違いが大きい場合は，特別な注意を要する．

短い近遠心幅で極端に高さが違うままこのように補綴を行うと…

歯肉は骨の形態に沿わず，分岐部で歯周ポケットが再発する．

F.Op.

エクストルージョン

上に示した問題を避けるためにエクストルージョンを行い，骨切除を行えば骨の平坦化が図られ，メインテナンスしやすくなる．しかし，その反面，この処置を行うと根管治療，補綴処置が必要となるし，歯冠-歯根比が悪くなる．そのような点を考慮し臨床歯根の長い場合はエクストルージョンは適応症となるが，抜歯を行う方が治療としては単純化され，予知性が高まる場合もあるので，その判断は十分に考慮されるべきである．

図14

③ルート・アンプテーション（Root amputation）

歯根を歯冠部との境界部から切断し，歯冠部を残す方法．主に上顎臼歯部において行われる．

[Vital root resection]

vital root resectionとは生活歯の状態で歯根切除を行う術式．通常切断した歯根断面部を水酸化カルシウム製剤で覆髄する．歯牙を生活歯の状態で維持することにより，歯牙の強度を維持できるとしている（Haskell, 1980）[9]．

歯周外科処置前に根分割を行うことが明らかな場合は，術前に根管治療を行う．根分割処置を行うかどうか不明な場合は，歯周外科処理中にvital root resectionを行うが，通常歯周外科処置後数週間で根管治療を開始する場合が多い．

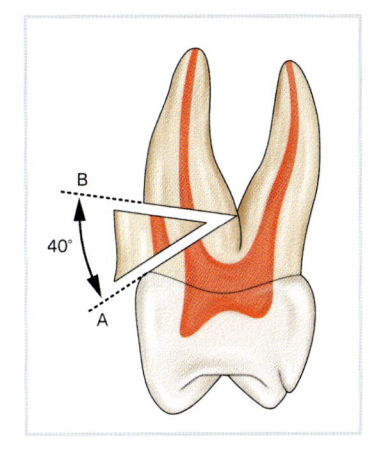

図15 分岐部から頰側表面への切りこみの角度を示す（A）．第2の切りこみはやはり同じ分岐部の点をとおり，約40°高く行う（B）（Haskell EW, Stanley H, Goldman S : J Periodontol, 51 : 217-224, April, 1980. より）．

歯根分割においては，以下のような適応症が考えられる．十分に予後を考慮して，適応か否かを検討すべきである．

[歯根分割（Tooth Sectioning, Root Resection）の適応症]
- Ⅱ度・Ⅲ度の分岐部病変
- 骨吸収が少なく，動揺が少ない
- 根が太く，長く彎曲が少ない根
- Ⅱ度でオドント・プラスティを行っても，清掃性が改善できないと考えられる場合

一般に，歯根分割は，以下のような非適応症があげられる．

[歯根分割（Tooth Sectioning, Root Resection）の非適応症]
- 歯冠-歯根比が不適当な場合
- 残存している根を支持している骨が不十分な場合
- 根の解剖学的形態が適当でない場合
- ルート・トランクが長い
- 根の癒着がある場合
- アヒルの水掻きのような形態の根
- 部位的に手術が困難な場合
- スプリントが不可能な場合
- 根と根の間の垂直性骨吸収が著しい場合

分割抜歯（Tooth Sectioning）におけるポイント

根分岐部Ⅱ～Ⅲ度の段階で分割抜歯を行う場合は，治療後の清掃性をいかに高め，咬合をいかに安定させるかがその予後を左右する．そのため，歯周外科時に治療後の良好な清掃性を達成するためにどのような点に注意しなければならないかについて，上顎と下顎に分けてつぎに示す．

［上顎の場合のポイント］

第一大臼歯の根分岐部は近心にも遠心にも開口しているため，病変が進行した場合は両隣接歯の骨喪失に対する処置も考慮する必要がある．治療後の清掃性を高めるためには，歯周ポケットの除去と骨の平坦化を図ることが大切である．分岐部病変当該歯の2～3歯の歯肉弁を部分層弁にて形成し，分割抜歯後の残存歯歯槽中隔部の骨の高さを基準に両隣接歯の骨との移行がスムーズになるように骨外科処置を行い，部分層弁によるapically positioned flapにて歯肉弁を骨頂に位置づけ縫合固定する．

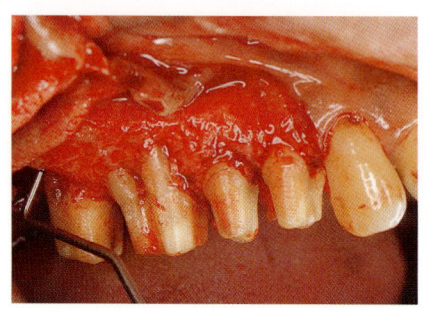

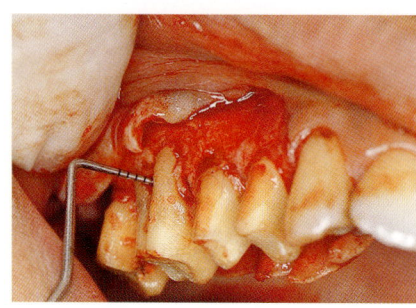

図16-1｜図16-2

図16-1　7 6|の分岐部病変を処理する場合，5 4|まで部分層弁にて歯肉弁を形成し，骨欠損状態を確認する．7|の頰側は骨縁下欠損が12mm存在している．

図16-2　6|は水平的に分岐部病変がⅢ度になっている．

分岐部病変で骨を直視下で処置する場合，歯槽中隔の骨のレベルが垂直分類のBやCの場合は，長期的には治療後の予知性が低いということがLangerらの文献でも明示されている．したがって，場合によっては戦略的抜歯も考慮に入れた診断が必要となる．

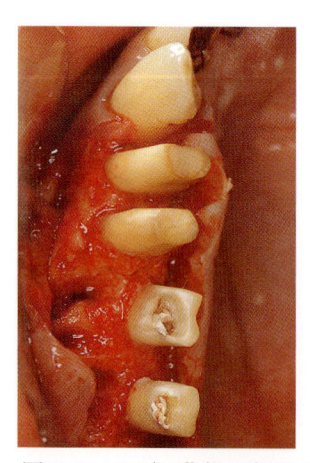

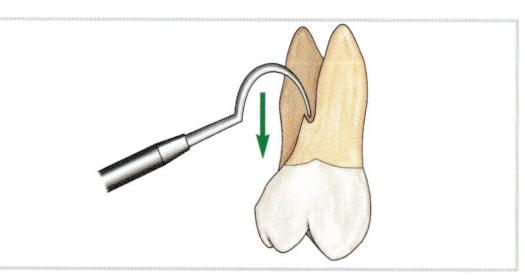

図16-4　歯牙分割を行う場合，この図に示すように分割抜去する根のエッジが歯槽中隔部に残ることのないように確実に処理をしなければならない．もし歯槽中隔部にエッジが残っている場合は，その部位の軟組織が赤味を帯びて炎症状態を呈する．

図16-3　7 6|口蓋根の頰側の歯槽中隔部骨欠損を確実に処置し，その骨の高さに応じて5|の遠心部の骨を少し切除する．その後，5|の遠心部の骨の高さに応じて5|の近心部および4|の骨外科処置を行う．全体として骨の形態を可及的に平坦にし，骨の極端な段差を残さないようにする．その後，apically positioned flapにて縫合固定する．その結果，術後に清掃性の高い歯周環境が得られる．

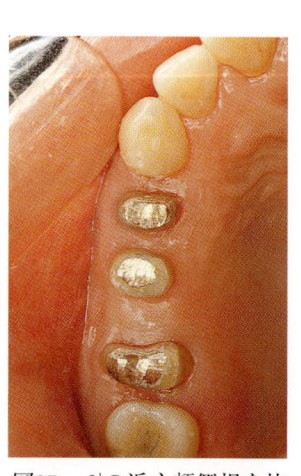

図17　6|の近心頰側根を抜去し，オドント・プラスティを行って補綴物の清掃性を考慮した形態にする．歯牙分割後にエッジが残っている場合は，切断面の歯肉が発赤したまま治癒が起こりにくい．

第7章　根分岐部病変

[下顎の場合のポイント]

下顎第一大臼歯は分岐部が歯牙中央部に存在し，稀に遠心根が2根に分岐している．そのため，遠心根が分岐しているかどうかを確認する必要がある．もし，遠心根が2根に分岐していなければ，歯牙中央の分岐部病変は両隣在歯に影響は少ない．しかし，中央部の分岐部病変の骨欠損が垂直的に大きい場合はその予後はあまり期待できない．

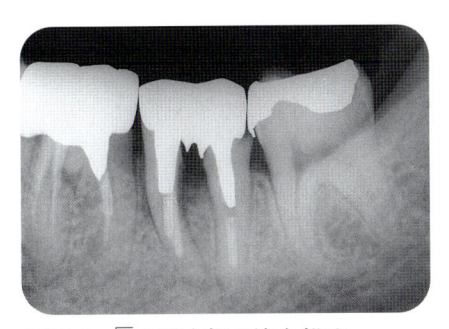

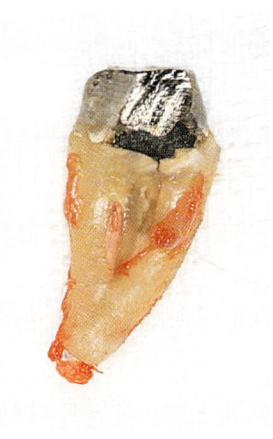

図18-1　6̄の近心根の遠心部はconcave（凹面）になっていることが多く，いったんそのような部位が口腔内に露出すると，プラーク・コントロールは難しくなる．

図18-2　近心根を抜去した歯牙の遠心面．

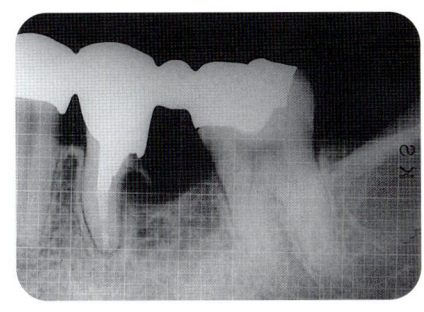

図18-3　他院でなされた補綴処置．第一大臼歯遠心根抜去のケース．近心根遠心面のエッジが一部残っている．このような部位にプラークが停滞しやすく，プラーク・コントロールも難しい．

[抜去する根の選択基準]

抜去歯の選択基準は，以下のような項目を示すことができる．しかし，これらの基準から，歯周外科処置前にあらかじめ抜去が必要か否か，またどの根を抜去するかを決めることは難しい．

[抜去する根の選択基準]
- 動揺度
- 残存骨量
- 歯冠-歯根比
- 歯槽中隔部の骨形態
- 残存歯牙の実質欠損状態
- 欠損無歯顎部の長さ

どの根を抜去するかをいつ判断し，どのような基準で決定するか．一般的には，外科処置前にX線やプロービングによりある程度の予測をしておくが，最終決定は歯周外科処置時に行うべきである．その理由は以下のとおりである．

[どの根を抜去するかの決定を歯周外科時にする理由]
- 歯周病による根分岐部病変は，骨の形態変化をもたらす．
- 術後の最小の歯肉溝の深さと理想的な骨の形態を得るために，どの根を除去するかを予想するには，それぞれの根の周りの骨の形態を知らなければならない．
- 根分岐部病変部の骨の形態は，手術時に直接診査する以外，確認が非常に困難である．
- それぞれの根の動揺度を術前に確認することは不可能である．
- もし根の癒合があっても，術前に確認するのは困難である．

[ファーケーション・プラスティか歯根分割かの判断は]

　ファーケーション・プラスティで保存できるか，あるいは歯根分割をすべきかという判断は，術後の清掃性の状態を予測して決定する．分岐部は除去できても治療後にその部位に清掃器具が届かなければ予後は悪くなる[10]．したがって，清掃性も考え，修復物が装着できるかをも考慮に入れて，術式を選択すべきである．

　その際，分岐部病変が歯冠部の1/3を超えるか否かは，1つの目安となる．ここでは，Kastenbaumが示した判断基準を紹介する[10]．

(Kastenbaum FB : The restoration of the sectioned molar. Int J Periodont Rest Dent, 6 (6) : 9-23, 1986)[10]

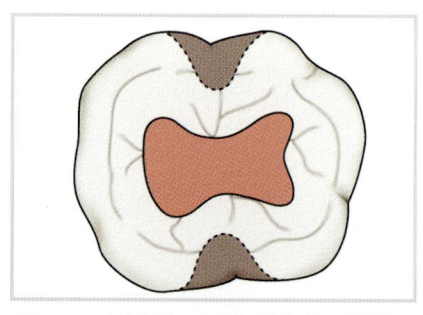

図19-1　歯冠幅の1/3を超えない程度の分岐部病変（Ⅱ度）では，オドント・プラスティにより食物の流れを改善し，清掃が行いやすい形態に変えることができる．

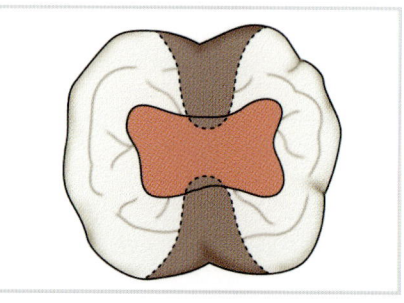

図19-2　分岐部病変が歯冠幅の1/3を超えると，オドント・プラスティを行っても清掃性のよい形態にするのは難しく，1/2を超えるとほとんど不可能になる．この場合は歯根分割すべきである．

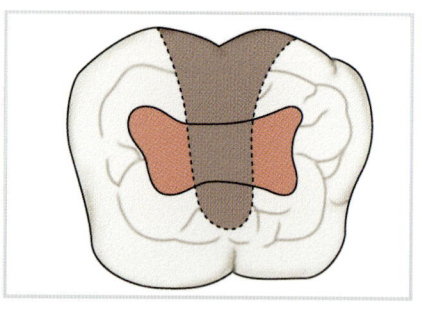

図19-3　このような場合はオドント・プラスティでは清掃ができないので，分割すべきである．

症例2　歯肉縁下カリエスの処置のために骨切除を行ったが，生物学的幅径（Biologic Width）を得るために歯根分割抜歯を必要とした症例

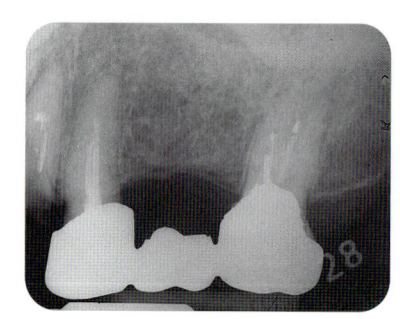

図20-1　術前のX線像．

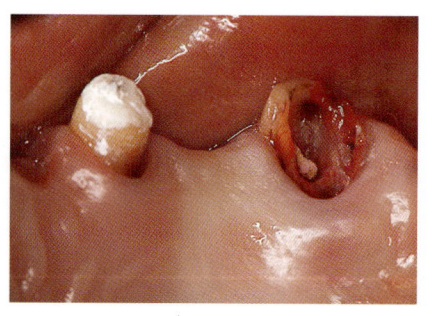

図20-2　術前．|7 は歯冠の崩壊が著しく，歯肉縁下深くまでカリエスが進行している．外科処置を行う前に可及的に軟化牙質を除去しておく．

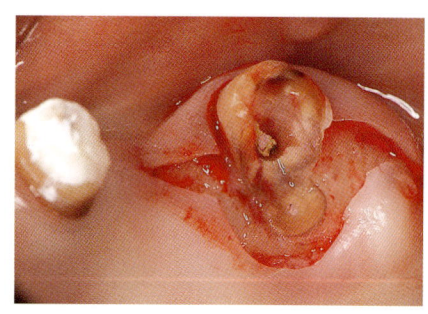

図20-3　歯肉弁を剥離し，軟化牙質を完全に除去した状態．歯質と骨縁が同じ高さになった．

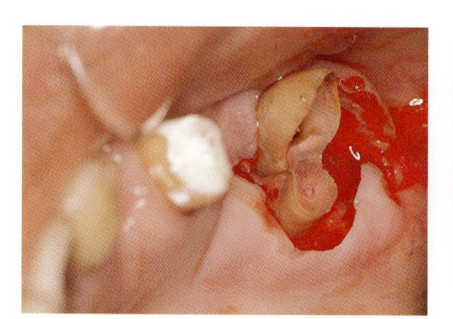

図20-4　生物学的幅径を得るために，根面に沿って注意深くバーにて骨切除を行った．健全な歯質を2mm露出させた段階で，すでに根面の形態は清掃が困難である．

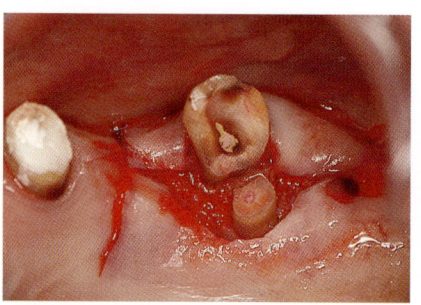

図20-5　健全歯質を3mm露出するためにはやむなく歯根分割が必要であった．口蓋根は長さも不十分なため保存不可能と判断した．

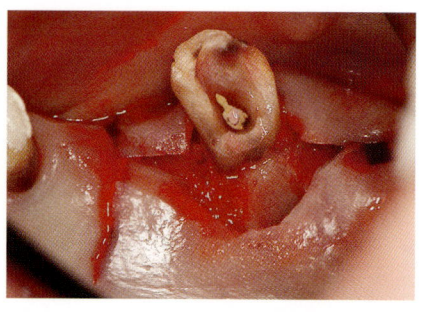

図20-6　口蓋根抜歯後．頰側根の口蓋側に約3mmの平滑な根面が形成された．

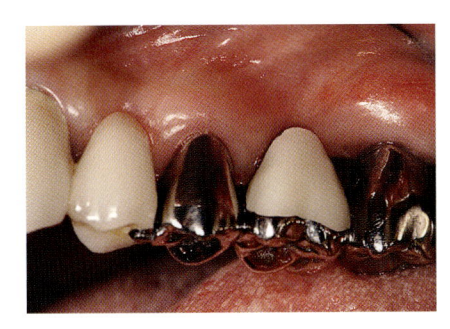

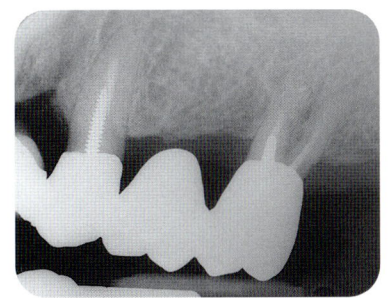

図20-7 最終補綴終了後.
図20-8 最終補綴終了後12年経過.

[分割処置を長期に成功させるための鍵――長期経過の文献から]

図21, 表1の7つの研究の評価は，失敗が齲蝕，歯根破折，根管治療の失敗および歯周病に分類される．全体としてみると，ほとんどの失敗は歯周病以外の問題によるものである．歯根分割後の予後は，分割歯の残存骨量，動的治療の処置の差，咬合力，連結の有無，メインテナンス，プラーク・コントロールなど多くの要因に影響を受けるため，的確な診査，診断のうえ，適応症の選択を行う必要がある[11-17]．長期にわたる良好な予後を達成する鍵は，これらの要素への十分な配慮ということになろう．

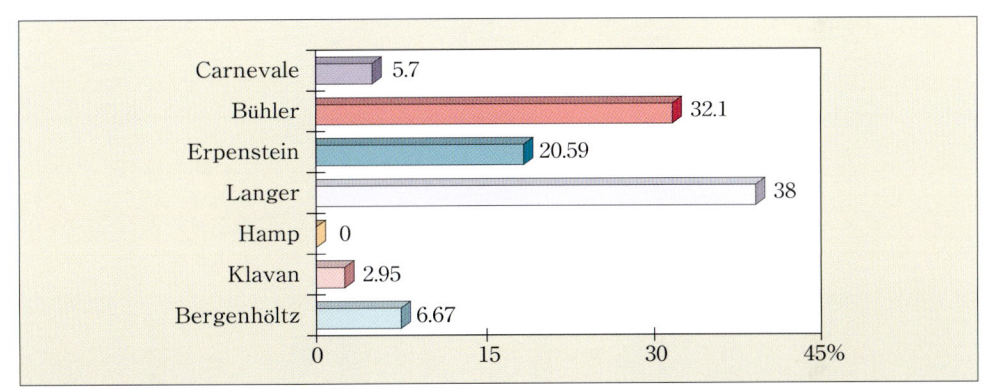

図21 歯根切断術後の失敗の比較.

より具体的なデータとして，Carnevaleの分析を下に示す．データは一般に，症例数の多いものほど信頼性が高いが，単純にこのことからだけみても，"歯根破折"が大きな比率となっているのがわかる．歯根破折を生じさせる原因として，分割根に対する過大な咬合力やダウエル・コアの形態，長さ，連結の有無などがあげられる．歯根破折を生じさせないために，これらの要素が検討されるべきであろう．

表1 歯根切断後の経過分析（Carnevale）.

著者		歯根破折	歯周病	根管療法	根面齲蝕	失敗例	症例数
Carnevale	1990	12	3	4	9	28	448
Bühler	1988	1	2	5	1	9	28
Erpenstein	1983		1	6		7	34
Langer	1981	18	10	7	3	38	100
Hamp	1975					－	87
Klavan	1975		1			1	34
Bergenhöltz	1972		2			3	45

このような統計をみる場合，上記にあげたさまざまな要因により，治療後の予後が左右されるため，これらの結果のみで治療結果の予後を判断するのは難しい．

以下に，参考にJIADS講師陣によるデータを挙げる．

[目的]
　根分岐部病変を有する歯に対しヘミセクション，歯牙分割処置を行った患者の臨床的，X線的評価．

[方法]
・75名の患者（男性30名，女性45名）．
・2～3度の根分岐部病変を有する歯を対象（Lindheの分類）．
・歯周組織の状態により，骨外科処置をともなった歯肉弁根尖側移動術，あるいは遊離歯肉移植術を行った．
・最終補綴物装着後7年以上の歯周組織の臨床的，X線的評価で状態を評価．

[結果]

・上顎77歯　　　　　　　　　　　　・下顎53歯
・予後良好　┌上顎：66歯（85.7%）
　　　　　　└下顎：46歯（86.8%）

経過年数と予後良好な歯数

(JIADS講師陣によるデータ，2010)

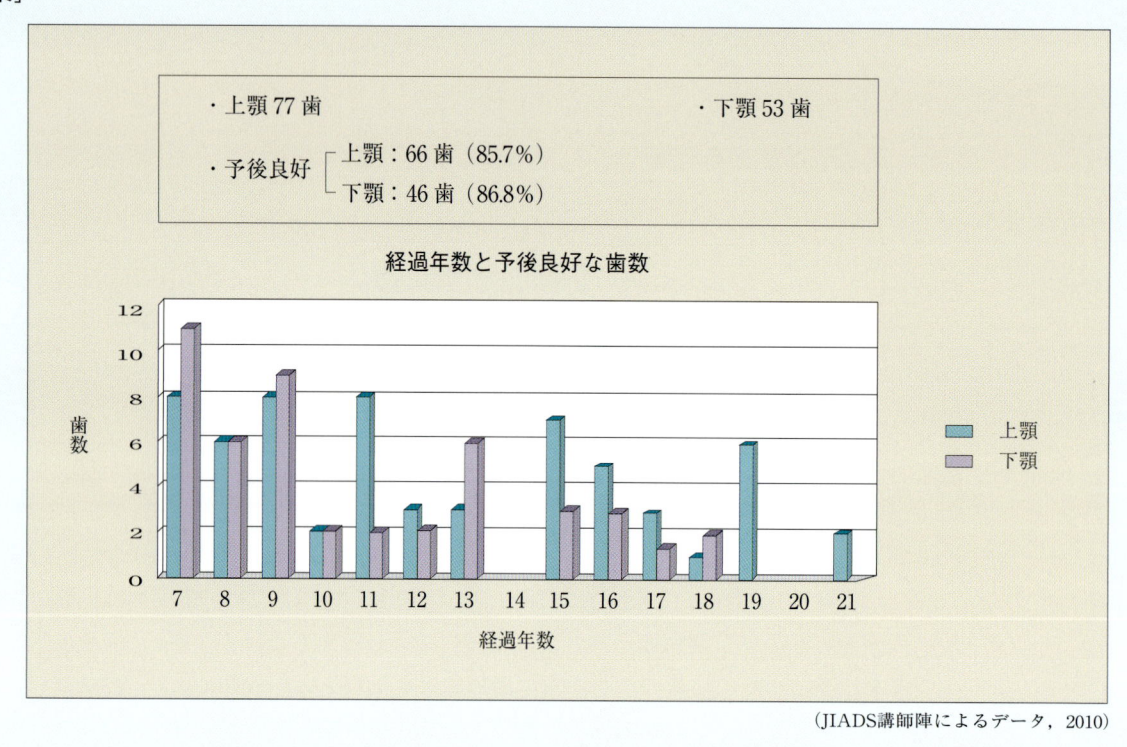

再生的アプローチについて

　垂直性骨欠損に対する再生療法（とくにGTR法）の予知性はかなり高いものとなってきたが，根分岐部病変に対する再生療法の予知性は必ずしも高いとはいい難い．その原因として，分岐部の複雑な解剖形態，廓清処置が難しいことなどが考えられるが，適応症を選べば良好な結果が得られる場合も多い．以下に根分岐部病変での再生的アプローチの適応症をあげるが，失敗するリスクもあるだけに，患者の理解が十分に得られた状況で行わなければならない．

　再生療法は根分岐部病変Ⅱ度に対して適応となるが，その際の適応症について，以下にまとめる．

[根分岐部病変Ⅱ度に対する再生的アプローチの適応症]

- 垂直性骨吸収が少ない
- 水平距離が深すぎない
- 分岐部の形態が単純なこと（3根分岐，エナメル突起などがない）
- 歯冠修復がされていない方が望ましい（クラウン・マージンが歯肉縁下に設定されていないこと）
- 動揺が少ない
- 隣接面の骨の高さが高い
- プラーク・コントロールがよく，協力的な患者

症例3 Ⅱ度の根分岐部病変に対し，GTR膜を用いて再生療法を行った症例（中家麻里先生のご厚意による）

図22-1 ｜ 図22-2

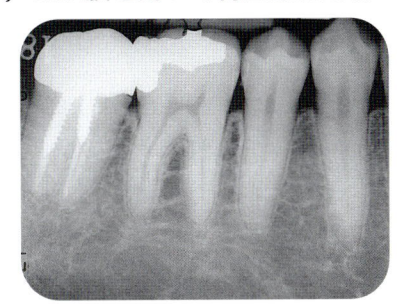

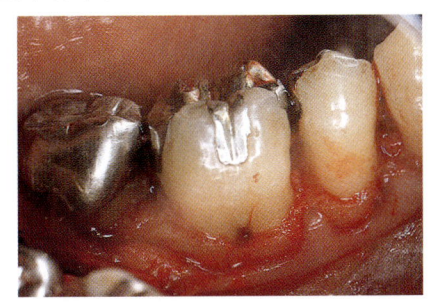

図22-1 初診時X線像.
図22-2 38歳，男性．歯肉弁剥離後．エナメル突起Ⅲ度（6̄インレー修復後）.

図22-3 ｜ 図22-4

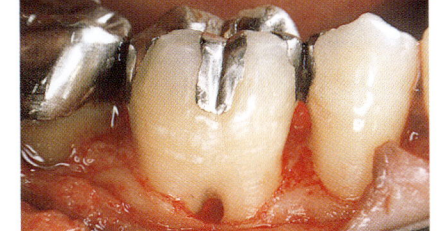

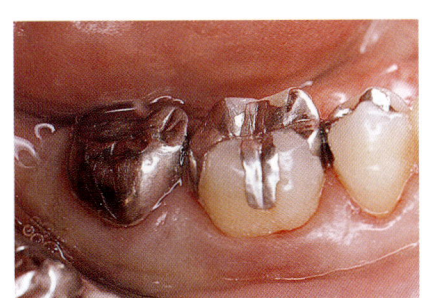

図22-3 エナメル突起除去後．分岐部水平骨欠損5 mm.
図22-4 2か月後，二次手術直前の状態．GTR膜の露出はない．

図22-5 ｜ 図22-6

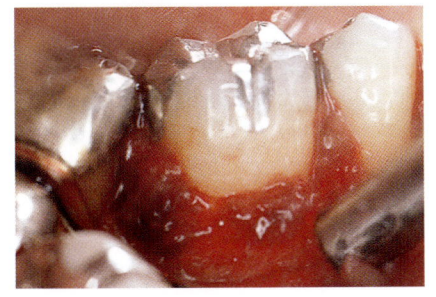

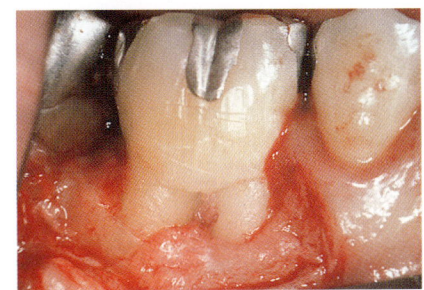

図22-5 膜除去時，やや赤みのある新生肉芽組織がみられた．
図22-6 1年後のリエントリー手術時．水平骨欠損は2 mm（3 mmの骨再生）になった．

図22-7 ｜ 図22-8

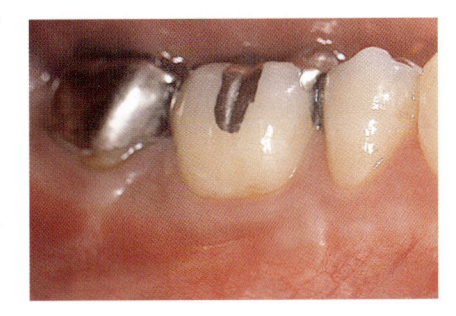

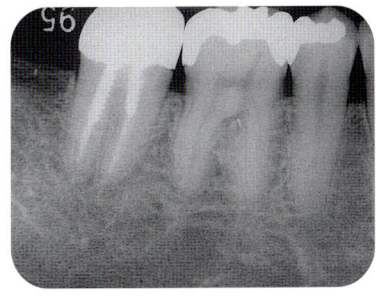

図22-7 2年3か月後の状態．プロービング値は2 mm．
図22-8 3年後のX線像．

では，根分岐部病変Ⅱ度に対しては，再生療法で対応するか切除療法で対応するかについて，つぎにその選択の基準をまとめてみる．

> **[根分岐部病変Ⅱ度に対する治療法の選択基準（再生療法 vs. 切除療法）]**
> ・生活歯か失活歯か？
> ・切除を行うと不利な場合（細い歯根）
> ・骨レベルが高い（とくに近遠心の骨が高い）場合
> ・根分岐部のSC/RPが可能な形態（手術時），つまり器具が届く場合
> ・歯肉の状態がよい場合（歯肉退縮がない，付着歯肉が十分厚い）

以下に，この根分岐部病変に対して，近年再生材料として注目されるエムドゲイン®を用いた場合の症例と，GTRを行ったが良好な結果が得られなかった症例を呈示する．

症例4　下顎大臼歯舌側分岐部病変Ⅱ度にエムドゲイン®を用いて再生を図った症例

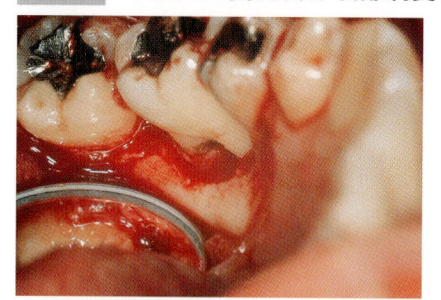

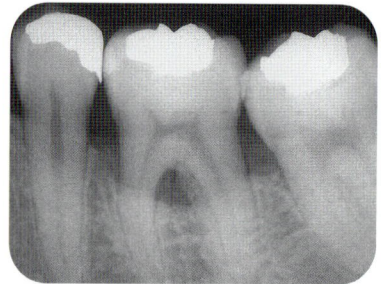

図23-1 | *図23-2*

図23-1 ⎿6 舌側分岐部病変Ⅱ度．分岐部に歯石が認められる．廓清処置後，エムドゲイン®を塗布した．
図23-2 同部の術前のX線写真．分岐部周囲の骨吸収像が認められる．

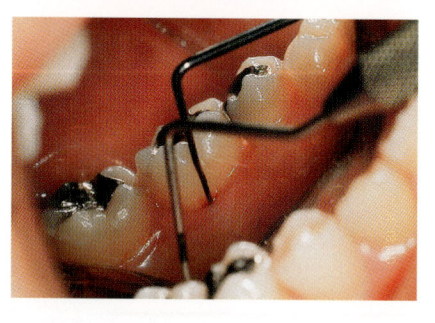

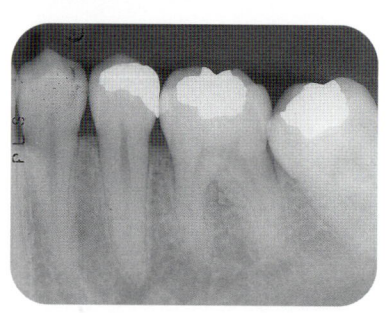

図23-3 | *図23-4*

図23-3 術後2年の状態．プロービング値は3mmに改善している．
図23-4 術後2年のX線写真．骨の改善が認められる．

症例5　再生療法（GTR）の失敗例

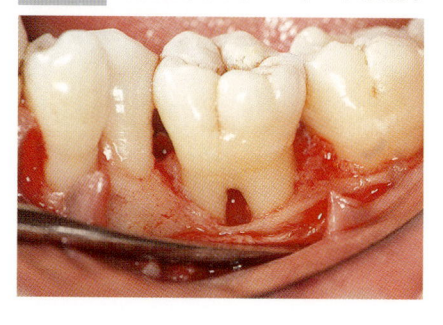

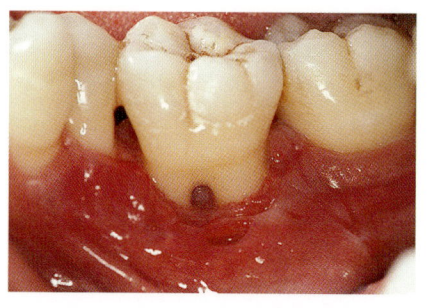

図24-1 | *図24-2*

図24-1 根分岐部病変Ⅲ度．
図24-2 GTR膜を用いたが，膜除去時にすでに新生肉芽組織はみられず，当然再生も起こらなかった．分岐部病変（とくにⅢ度）に対する再生療法の予知性は高いとはいえない．

[根分岐部病変Ⅱ度に関する文献考察]

つぎにあげる論文[18]は，上・下顎大臼歯根分岐部病変Ⅱ度に対して膜を用いた再生療法と，open flap debridementの治療結果を比較したものである．

[文献]
Mellonig JT, et al : Clinical evaluation of guided tissue regeneration in the treatment of grade Ⅱ molar furcation invasions. Int J Periodont Rest Dent, 14 : 255-271, 1994.

[方法]
- 13人の上顎臼歯部根分岐部病変Ⅱ度-16部位，下顎臼歯部根分岐部病変Ⅱ度-22部位に対して，上顎-8部位，下顎-11部位に膜を用いた再生療法．残りの部位はopen flap debridement．
- 術後6か月時にアタッチメント・レベル，リエントリー時の変化した骨量の評価を行う．

[結果]（表2参照）

表2

	垂直的アタッチメントゲイン	リエントリー時の垂直的骨量の変化	リエントリー時の水平的骨量変化
再生療法 11部位	上顎 1.3mm 下顎 1.6mm	1.8mm 2.4mm	1.0mm 4.5mm
Open flap debridement 11部位	上顎 0.4mm 下顎 1.1mm	0.9mm 0.9mm	0.3mm 1.3mm

この研究において上顎の根分岐部病変Ⅱ度に対する再生療法は下顎と比較すると，結果はよくない．上顎の根分岐部の開口位置により，徹底したデブライドメントが困難であることが影響しているのであろう．

根分岐部病変Ⅲ度の治療法

根分岐部病変がⅢ度まで進行して支持骨が喪失した状態では，歯牙を保存することが難しくなる．しかし，歯根が長く，残存骨量が多い歯牙であれば保存可能ではあるが，通常その予後は必ずしも高いとはいい難い．再生療法の予知性は，現在のところわれわれが期待するほど高くはない．それに対して，トンネリングは清掃しにくい場合が多く，カリエスになる可能性も高い．そのため臨床では歯根分割で対応する頻度が高くなる．抜歯後にブリッジまたはインプラントなどによる対応も考慮して治療法を選択すべきである．

---

1. 歯根分割
2. トンネリング
3. 抜歯

症例6　上顎第二大臼歯のⅢ度の根分岐部病変に対し，遠心頬側根を歯根分割した症例

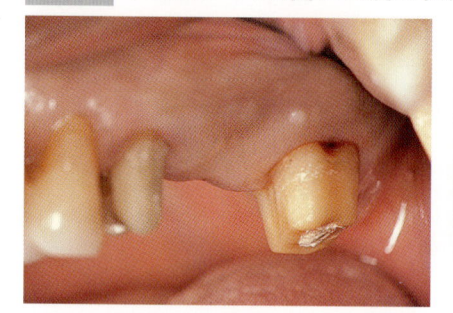

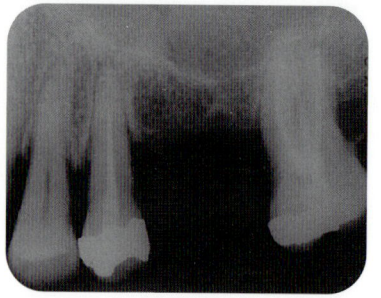

図25-1, 2　術前．全顎的に高度の歯周ポケットとカリエスが存在していた．

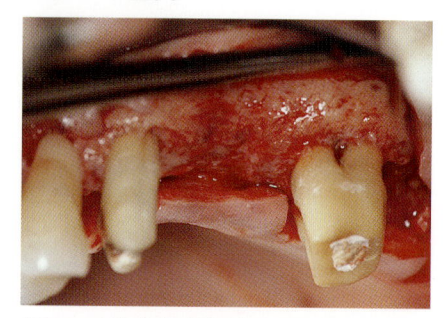

図25-3　歯肉弁を剥離した状態．

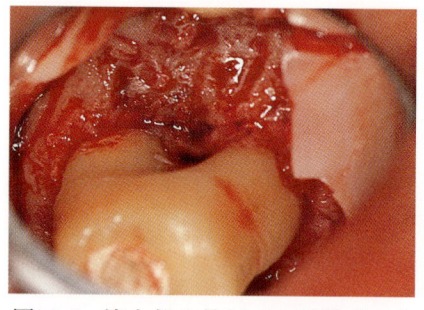

図25-4　遠心部の骨レベルは低く，分岐部は完全に露出していた．この遠心部の分岐部と頬側の分岐部が交通しており，Ⅲ度の根分岐部病変である．

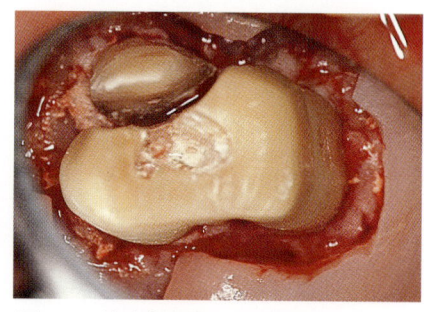

図25-5　遠心頬側根の分割直後．

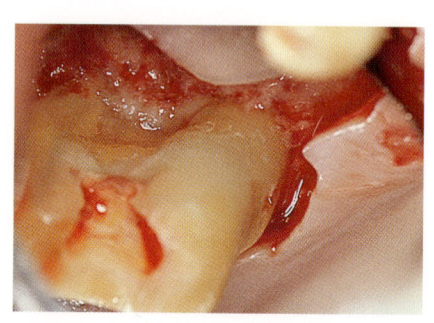

図25-6　遠心頬側根の抜歯後，中隔部の骨が残存していることを確かめ，分割面直下にアンダーカット（エッジ）が残らないように探針で確認しながら，残った歯牙のプレパレーションを行う．

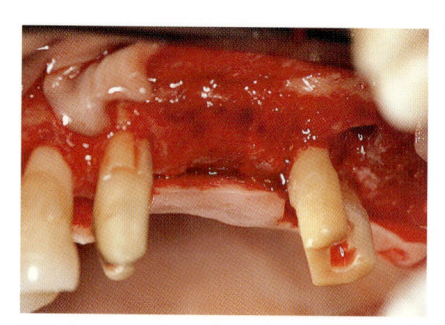

図25-7　ルート・リセクション後の状態．

図25-8　縫合直後．

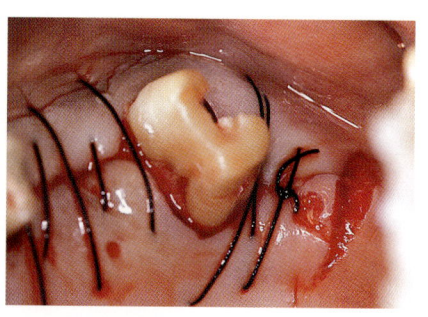

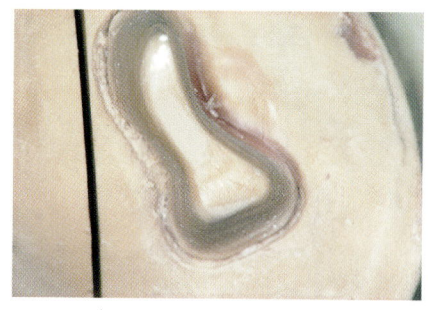

図25-9　|7 の支台歯形成後の模型面．

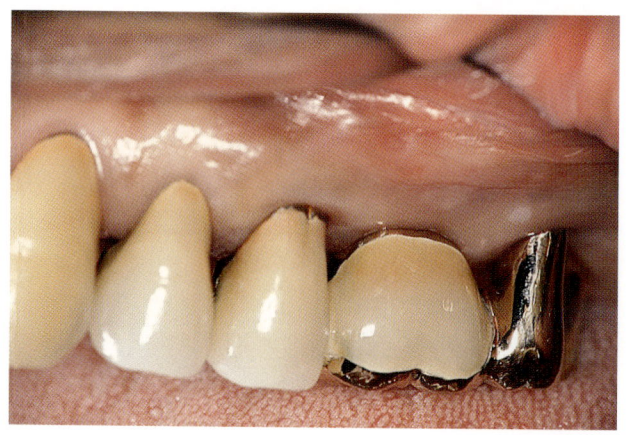

図25-10　最終補綴物装着後．

[上顎大臼歯の歯根分割を効果的に行うためのポイント]

根分岐部病変Ⅲ度ではroot resectionを行うことがあるが，ここでは，そのポイントを紹介する．

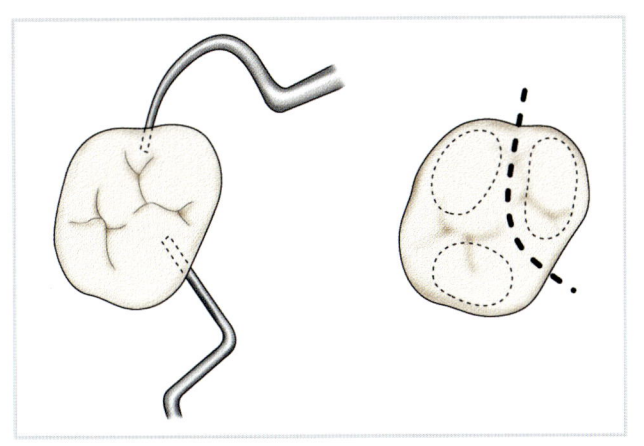

図26-1 術前に分岐部の診査を十分に行い，適応症の再確認をした後，どの方向に切り進めるかイメージしておく．

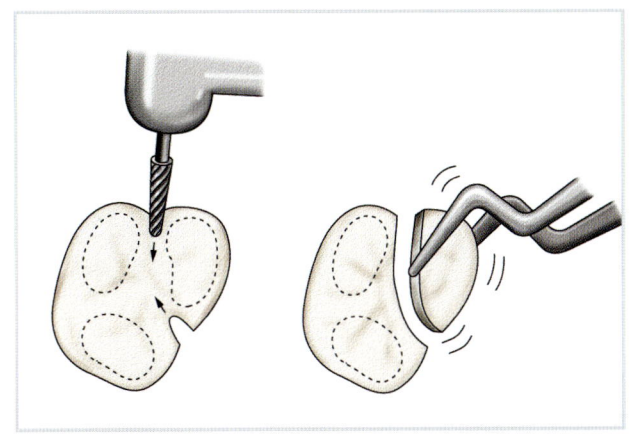

図26-2 スムーズなカーバイド・バーを用いて，両方の分岐部から注意深く少しずつ切り進める．このとき歯冠部からではなく，分岐部から切りあげるようにする方がよい．また保存する方の歯根に誤って切りこまないように注意する．確実に切断できたかどうか確かめるためには，ピンセットで動揺度を調べる．

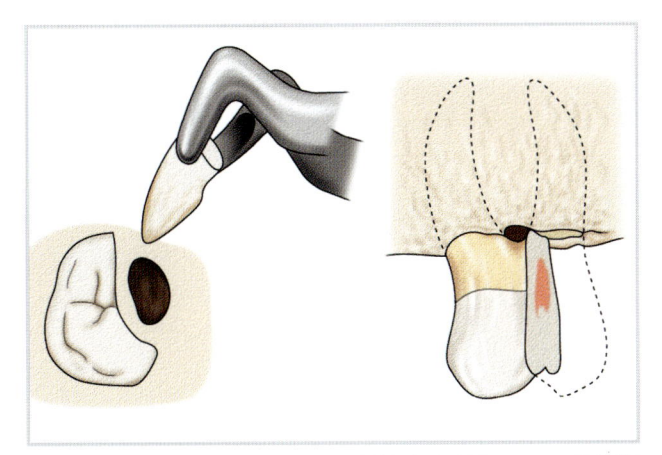

図26-3 破折に注意しつつ，分割抜歯を行う．この後切断面をよく観察し，切り残し（エッジ）ができないようにする．

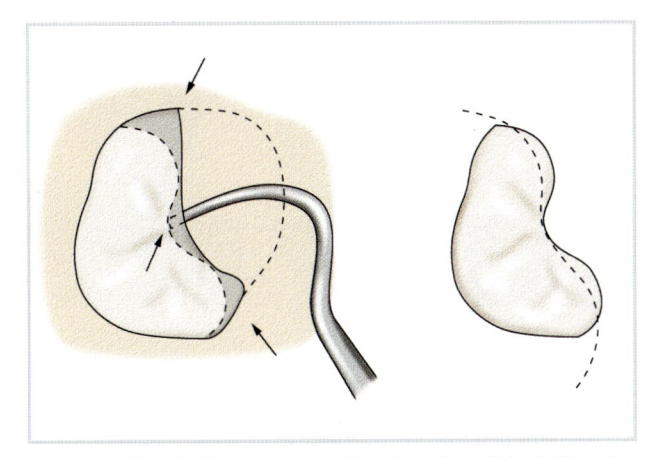

図26-4 探針を用いて，アンダーカットの有無を調べる．アンダーカットはカーバイド・バーで除去する．また切断した隅角部に鋭縁が残らないように，角を丸める（矢印）．
　その後，分割面の清掃性を高めるため，L字型の内面を少しでも直線的になるように突出部の歯面を削合（右図）する．

[外科処置の有無による大臼歯分岐部のスケーリングの効果に関する文献考察]

　根分岐部病変がⅡ～Ⅲ度の場合，非外科処置のみでは限界がある．つぎの論文は手用スケーラー，超音波スケーラーを用いた場合のスケーリングの効果を外科処置の有無で比較した論文[19]である．

[文献]
Matia J I, et al : Efficiency of scaling of the molar furcation area with and without surgical access. Int J Periodont Rest Dent, 6 (6) : 25, 1986.

[方法]
- 抜歯予定の下顎臼歯50歯．
- Lindhe，Nymanの分類　Ⅱ～Ⅲ度．
- 手用スケーラーと超音波スケーラーを比較．
- キュレッタージまたはフラップ・キュレッタージ．

[結果]
- 外科処置を行わなければ，分岐部の歯石除去は不完全．
- 外科処置を行わない場合は手用も超音波も除石効果に差はない．
- 外科処置を行った場合，超音波の方が手用より良好．

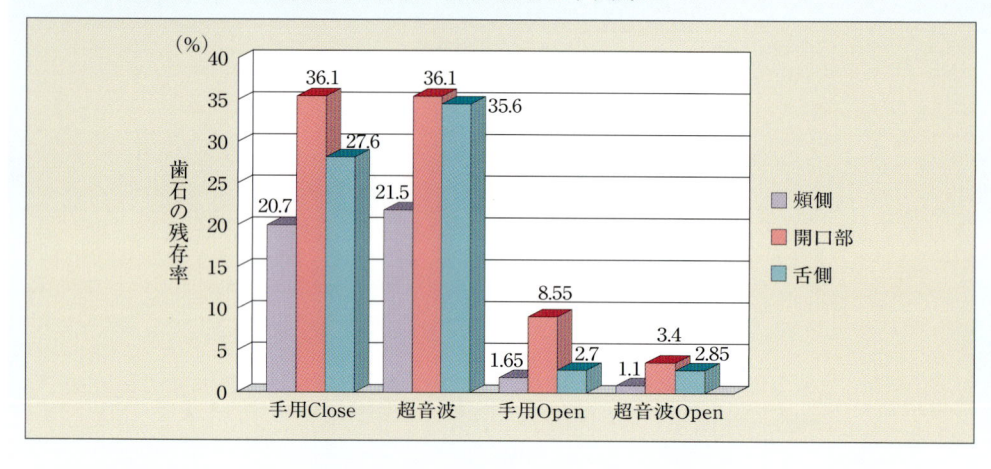

図27　外科処置の有無による臼歯分岐部のスケーリングの効果（Matia JIら，1986）[19]．

[その他のオプション――抜歯]

　根分岐部病変がⅢ度で，当該歯を歯周外科処置により保存するのは，長期的にみてデメリットの方が大きいと考えられる場合は，その歯牙を抜歯して両隣在歯を支台歯としたブリッジにする場合もある．

第7章 根分岐部病変

症例7 根分岐部病変Ⅲ度の歯牙を抜歯し，ブリッジで対応した症例

図28-1 | 図28-2

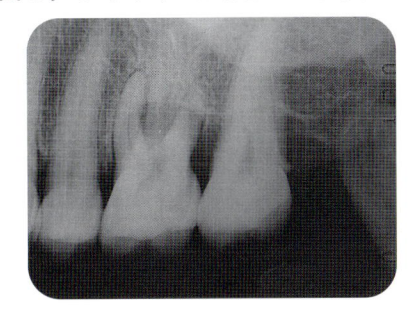

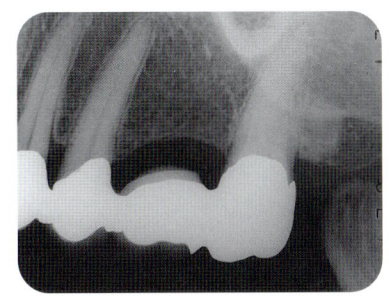

図28-1 6̲にⅢ度の根分岐部病変が存在する．
図28-2 6̲を抜歯した後，1年半経過後ブリッジにて修復．分岐部病変の存在していた部位の骨の高さも，両隣在歯とほとんど同じ高さに回復している（骨の平坦化）．

　根分岐部病変がⅢ度でその歯牙を保存するのが難しく，かつ残存している骨を現在の高さに保つことが将来的に有利と考えられる場合，両隣在歯が存在するときは，症例7のようにブリッジで対応できるが，支台歯となる歯牙が存在しない場合はインプラントも1つのオプションとなる．

症例8 根分岐部病変Ⅲ度の歯牙を抜歯し，インプラントで対応した症例

図29-1 | 図29-2

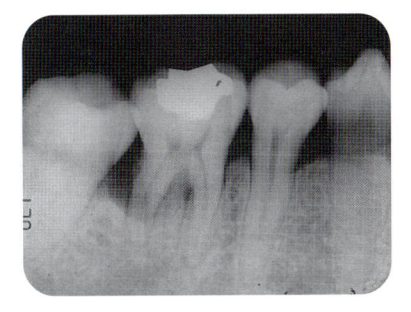

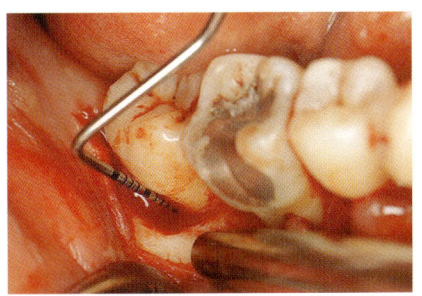

図29-1 初診時の7̲6̲部のX線写真．6̲の骨吸収が顕著であることがわかるが，7̲の周囲の骨形態は把握しにくい．
図29-2 掻爬時．7̲の頰側には骨壁があるが，根尖近くの低位で根分岐部病変Ⅲ度が認められたため，抜歯となった．6̲に関しても歯槽中隔部の骨吸収が認められ，根分岐部病変Ⅲ度のため結局抜歯となった．このように歯肉を剥離してデブライドメント後に骨形態の確認を行い，最終的な診断を下す場合は多い．

図29-3 | 図29-4

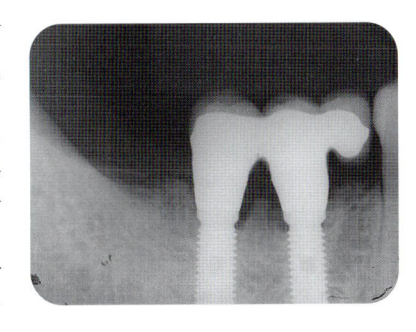

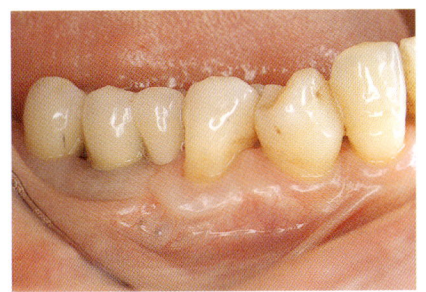

図29-3 インプラント上部構造装着時のX線写真．根分岐部病変Ⅲ度に対する再生療法の予知性は低く，この症例のように頰舌側の骨壁が残存している場合は，抜歯後にインプラント治療を行う方が予知性が高いと思われる．
図29-4 7̲6̲部のインプラント処置終了後1年の状態．インプラント周囲に角化歯肉も獲得され，プラーク・コントロールも行いやすい状態である．

根分岐部病変の長期症例

切除療法による根分岐部病変の対応

　根分岐部病変を保存的治療でメインテナンスしようとしても，病変部の廓清処置の困難さや長期的に高い清掃性を維持することの困難さから，病変を再発させる結果となることが多い．一方，歯根分割処置の予後も必ずしも良好ではないという報告もある．しかし，文献的考察から，歯根分割の失敗の主な原因は，歯根破折，カリエス，根管治療の失敗など，歯周病以外の原因も多い．注意深い診査，診断に基づいて，失敗の原因を考慮した総合的治療（歯内療法，歯周治療，補綴治療，矯正治療など）を行えば，長期的な予後が可能となる．また，歯周治療においては，骨の異常形態を可及的に残さないようにしてポケット除去を行えば，その予後はより確実なものとなると思われる．
　歯根分割を行い，比較的長期的に良好な結果を維持している症例をいくつか呈示し，解説してみたい．

症例9　上顎近心頬側根抜根の症例

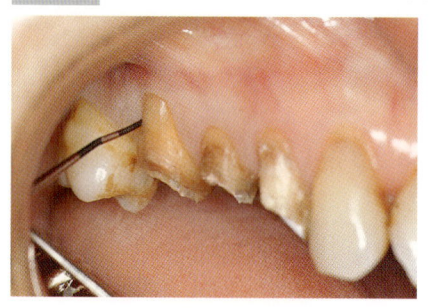

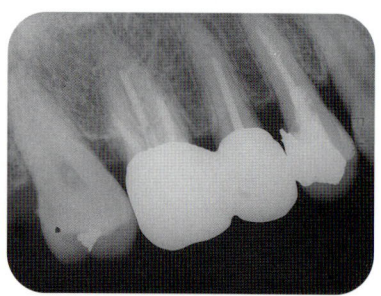

図30-1｜*図30-2*

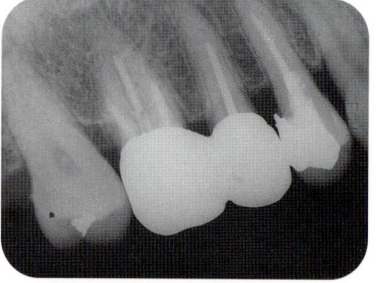

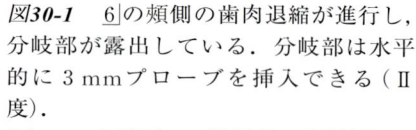

図30-1　6|の頬側の歯肉退縮が進行し，分岐部が露出している．分岐部は水平的に3mmプローブを挿入できる（Ⅱ度）．
図30-2　初診時のX線写真．上顎頬側の分岐部病変はX線では確認しにくい．

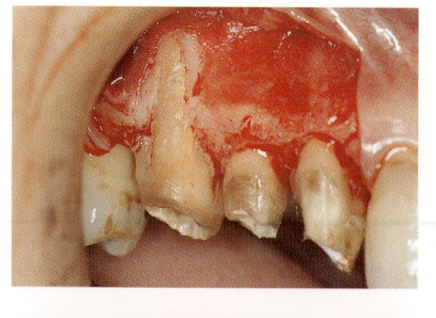

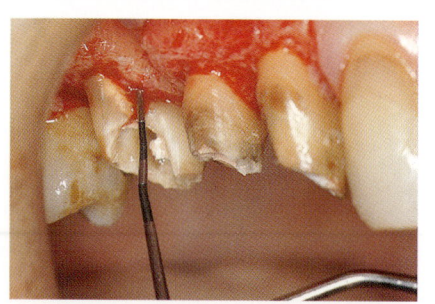

図30-3｜*図30-4*

図30-3　歯肉弁を剥離した状態．近心根の根尖近くまで骨の裂開がみられる．
図30-4　近心根を抜去後，骨整形およびオドント・プラスティを行う．この際，biologic widthを考慮し，骨縁上の残存歯質を約3mm確保する．

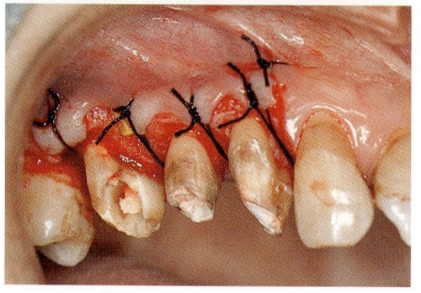

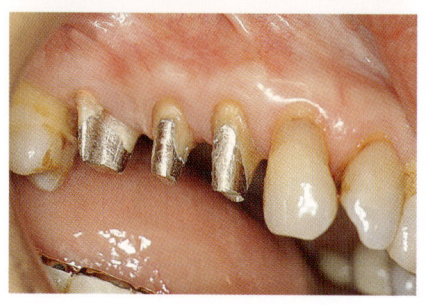

図30-5｜*図30-6*

図30-5　Partial thicknessによるapically positioned flapを行い，ポケット除去を図る．
図30-6　術後6か月の印象直前の状態．歯肉溝は約1mmで，十分な量の付着歯肉が獲得されている．

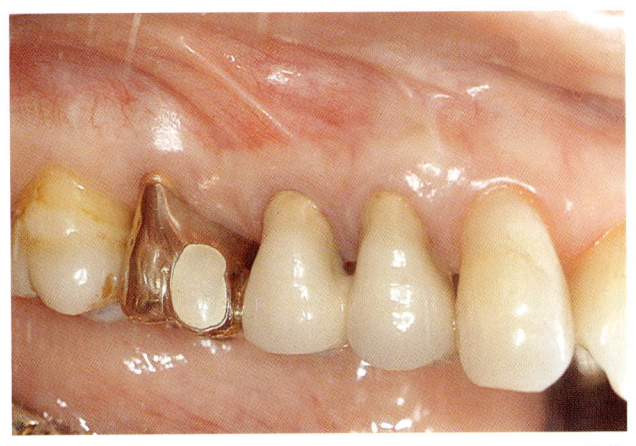

第7章 根分岐部病変

図30-7 術後5年の状態．プラーク・コントロールの状態もよく，歯肉溝も浅く維持されている．

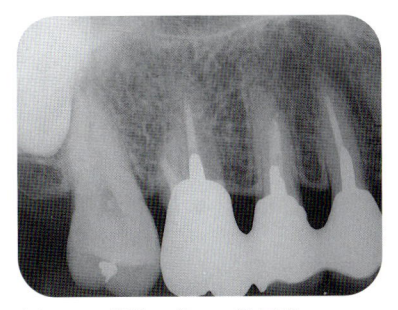

図30-8 術後5年のX線写真．

症例10 下顎左右大臼歯部分岐部病変に切除療法で対応した症例

図31-1 | 図31-2

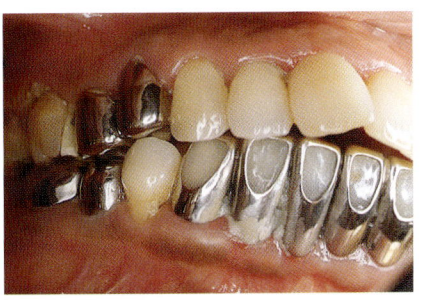

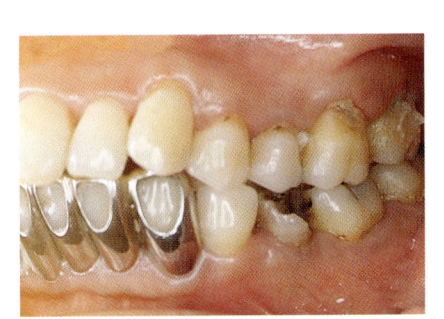

図31-1, 2 50歳，女性．プラーク・コントロールが悪く，全顎的に歯周炎が認められ，補綴物にも問題が多い．

図31-3 | 図31-4

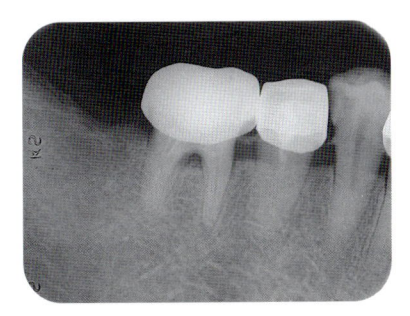

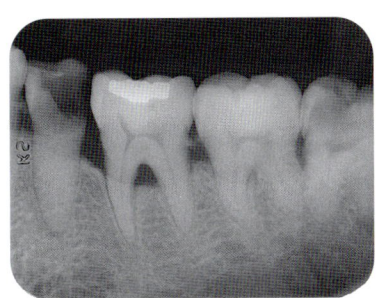

図31-3 $\overline{6}$にはⅡ度の分岐部病変が認められる．
図31-4 $\overline{6}$にはⅢ度，$\overline{7}$にはⅠ度の分岐部病変がある．

図31-5 | 図31-6

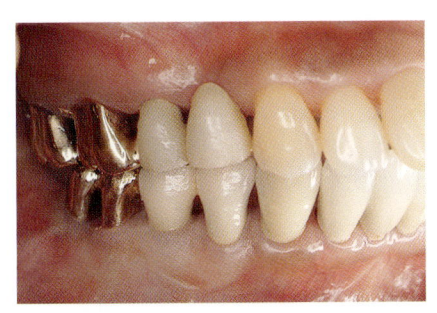

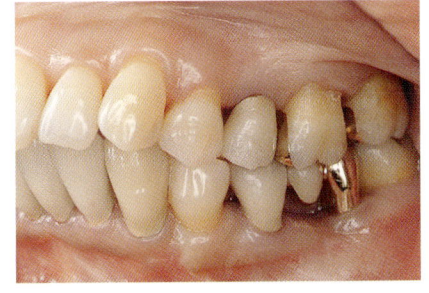

図31-5 $\overline{6}$はルート・セパレーションを行った（ポケット除去も同時に行った）後，歯根近接を矯正治療で改善し，修復物を装着した．
図31-6 $\overline{6}$の近心根は骨吸収の程度，動揺度，術後の清掃性などを考慮し，抜根した．$\overline{7}$に対してはファーケーション・プラスティを行った．

図31-7 | 図31-8

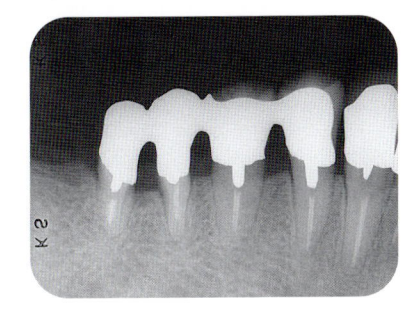

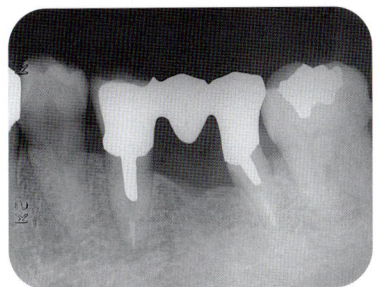

図31-7, 8 修復物装着時のX線写真．

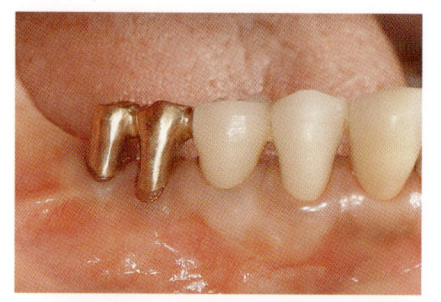

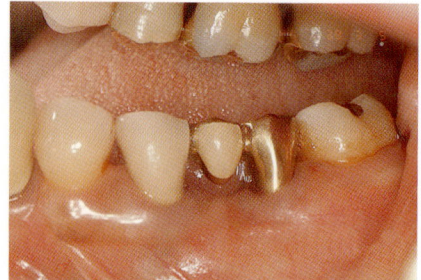

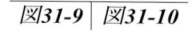

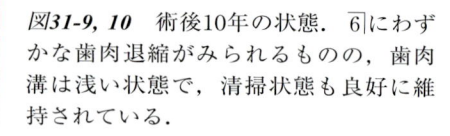

図31-9, 10　術後10年の状態．6̲にわずかな歯肉退縮がみられるものの，歯肉溝は浅い状態で，清掃状態も良好に維持されている．

図31-11, 12　術後10年のX線写真．骨レベルの変化はみられない．

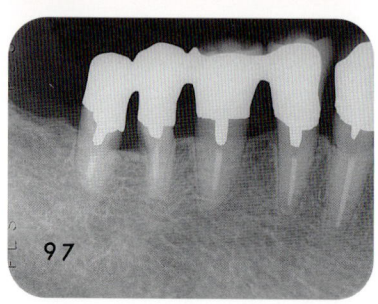

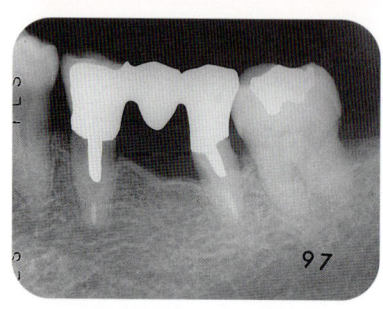

症例11　根分岐部病変を分割抜歯と骨外科処置をともなったApically Positioned Flapで対応した症例

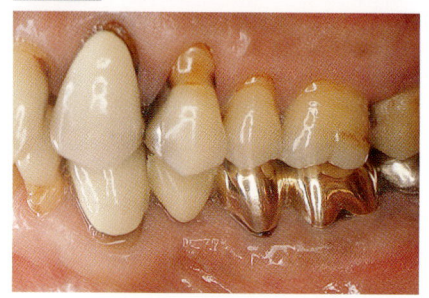

図32-1　55歳，男性．6̲ 7̲部は根分岐部病変Ⅲ度の状態である．

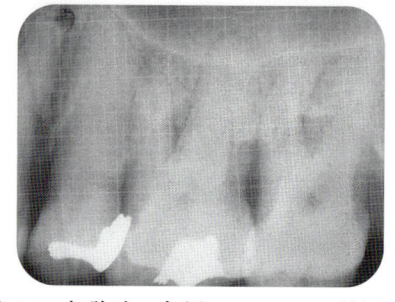

図32-2　初診時の左側のデンタルX線写真．全顎におよぶ骨吸収があり，大臼歯部にはⅢ度の根分岐部病変が存在している．

▶図32-3　初診時およびメインテナンス時の歯周チャート．

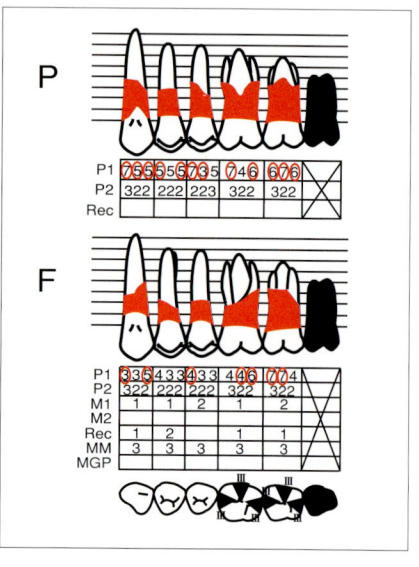

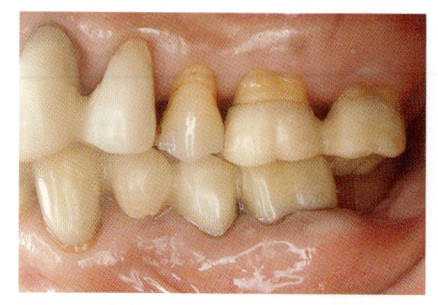

図32-4　初期治療後の左側方面観．

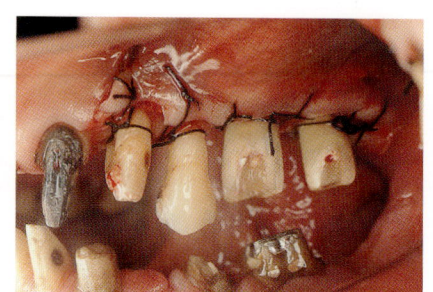

図32-5　骨外科処置を含むapically positioned flapにて歯周ポケットの除去を行った．大臼歯部は口蓋根のみを残し頬側2根を抜去し，切除療法で対処した．

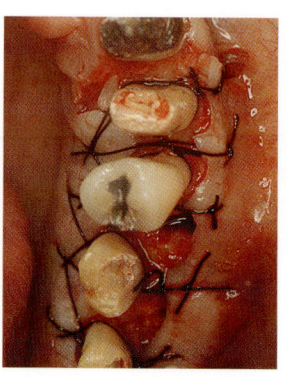

図32-6　歯周外科処置後の咬合面観．

第7章 根分岐部病変

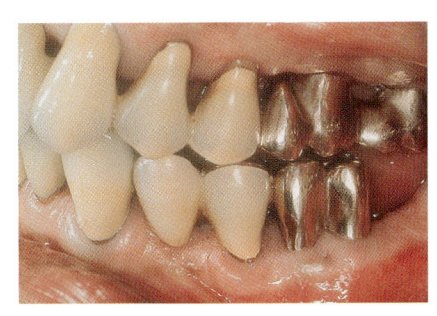

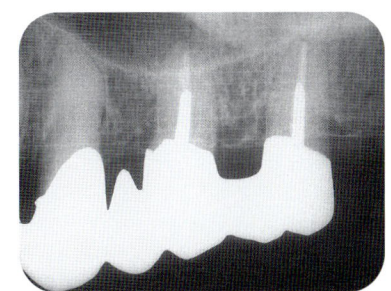

図32-7 最終補綴物装着時の左側方面観.
図32-8 同時期のX線写真.

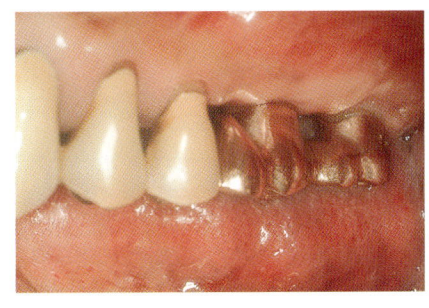

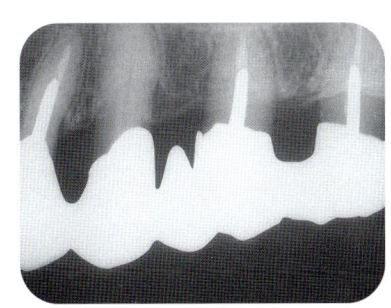

図32-9 最終補綴物装着10年後の状態.
図32-10 同時期のX線写真. 骨の高さが維持されている.

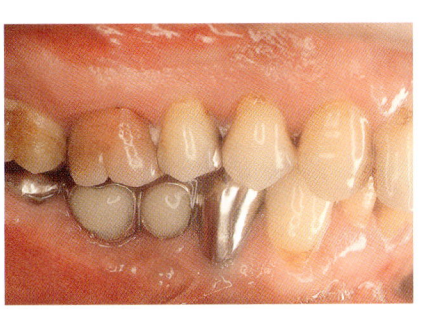

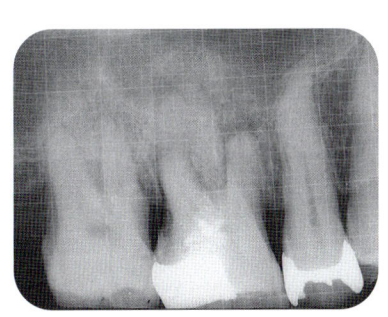

図32-11 同患者の初診時右側方面観.
図32-12 同部位の初診時X線写真.

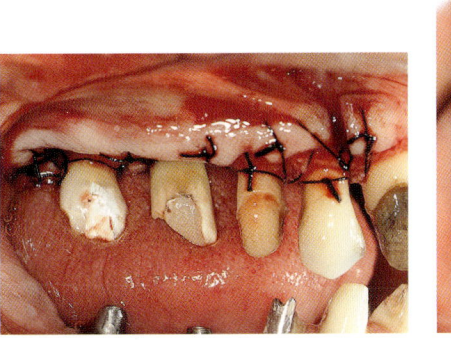

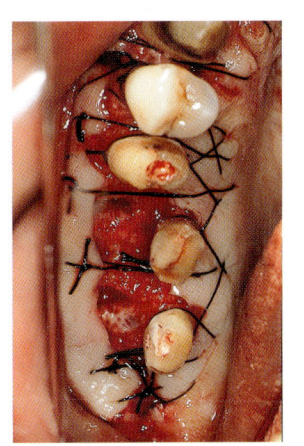

図32-13 歯周外科処置直後の状態. 7̲6̲|頰側根を抜歯し, 歯肉弁を歯槽骨頂に位置づけし, ポケット除去, 付着歯肉増大を図った.
図32-14 同部位の咬合面観.

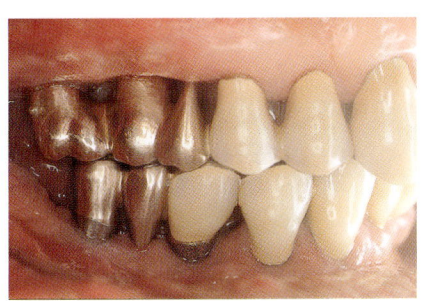

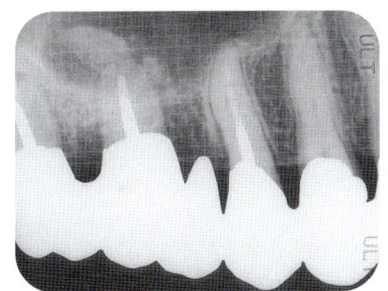

図32-15 最終補綴物装着時の右側方面観.
図32-16 同時期のX線写真.

223

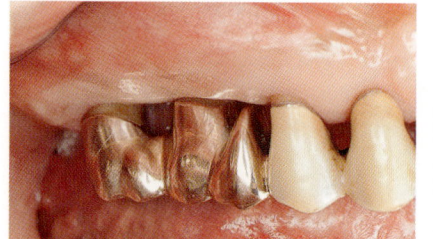

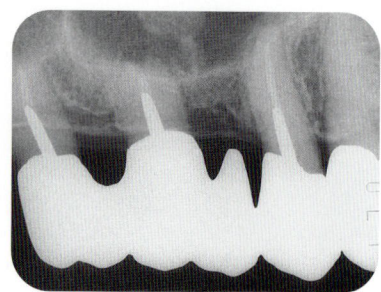

図32-17 最終補綴物装着10年後の状態．
図32-18 同時期のX線写真．骨の高さは最終補綴物装着時と変化していない．

おわりに

　根分岐部病変も他の歯周疾患と同様，早期発見・早期治療が大切である．しかし，一般に初期の根分岐部病変はX線診査やプロービング検査においても見逃しやすく，また，発見できたとしても，患者に症状がないことから積極的な治療は敬遠されがちである．このような理由により，根分岐部病変はかなり進行した状態で処置されることが多い．当然，初期症状よりも複雑な処置が必要となり，予後も悪くなっていく．このような悪循環が，さらにこの病変の治療を難しいものにしているのではないだろうか．

　このような悪循環を断ち切るためには，正しい診査・診断と確実な治療法を習得することにより，初期病変の段階で適切に処置できるようにする必要がある．また，不幸にして進行してしまった病変に対しても，総合的な治療レベルを上げることにより，その予後を高めるよう努力すべきであろう．

参考文献

1. Bower RC : Furcation morphology relative to periodontal treatment. Furcation entrance architecture. J Periodontol, 50 : 23-27, 1979.
2. Bower RC : Furcation morphology relative to periodontal treatment. Furcation root surface anatomy. J Periodontol, 50 : 366-374, 1979.
3. Grewe JM, Meskin LH, Miller PD : Cervical enamel projections : prevalence, location, and extent ; with associated periodontal implications. J Periodontol Nov-Dec ; 36 (6) : 460-5, 1965.
4. Masters DH, Hoskins SW : Projection of cervical enamel into molar furcations. J Periodontol, 35 : 49-53, 1964.
5. Everett FG, Jump EB, Holder TD, Williams GC : The intermediate bifurcational ridge. A study of the morphology of the bifurcation of the lower first molar. J Dent Res, 17 : 62, 1958.
6. Burch JG, Hulen S : A study of the presence of accessory foramina and the furcation involvements. Oral Surg Oral Med Oral Pathol, 38 : 451, 1974.
7. Lindhe J : Textbook of clinical periodontology. Munksgaard, Copenhagen, 433-449, 1983.
8. Tarnow D and Fletcher P : Classification of the vertical component of furcation involvement. J Periodontol, 55 : 283-284, 1984.
9. Haskell EW, Stanley H, Goldman S : A new approach to vital root resection. J Periodontol, 51 : 217, 1980.
10. Kastenbaum FB : The restoration of the sectioned molar. Int J Periodont Rest Dent, 6 (6) : 9, 1986.
11. Bühler H : Evaluation of root resected teeth - Results after 10 years. J Periodontol, 59 : 805, 1988.
12. Carnevale G, et al : Management of furcation involvement. Periodontol 2000, 9 : 69-89, 1995.
13. Erpenstein HJ : A three year study of hemisected molars. J Clin Periodontol, 10 : 1, 1983.
14. Langer G, Stein SD : An evaluation of root resection - A 10 year study. J Periodontol, 52 : 719, 1981.
15. Klavan B : Clinical observation following root amputation in maxillary molar teeth. J Periodontol, 46 : 105, 1975.
16. Hamp, et al : Periodontal treatment of multirooted teeth - Results after five years. J Clin Periodontol, 2 : 126, 1975.
17. Bergenholtz A : Radectomy of mutirooted teeth. J Am Dent Assoc, 85 : 870, 1972.
18. Mellonig JT, et al : Clinical evaluation of guided tissue regeneration in the treatment of grade II molar furcation invasios. Int J Periodontal Rest Dent, 14 : 255-271, 1994.
19. Matia JI, et al : Efficacy of scaling of the molar furcation area with and without surgical access. Int J Periodont Rest Dent, 6 (6) : 25, 1986.

第8章

歯肉 - 歯槽粘膜の問題

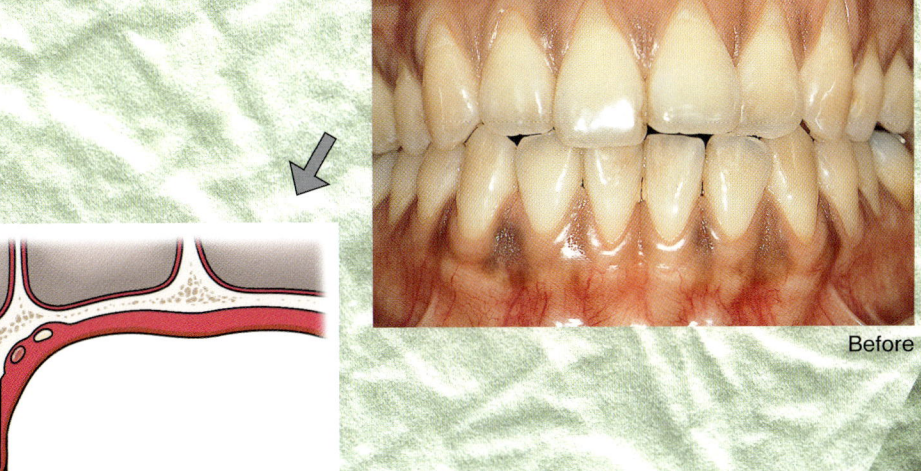

Before

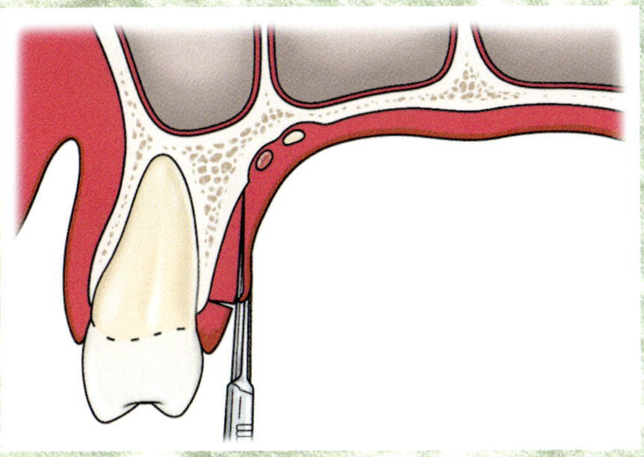

After

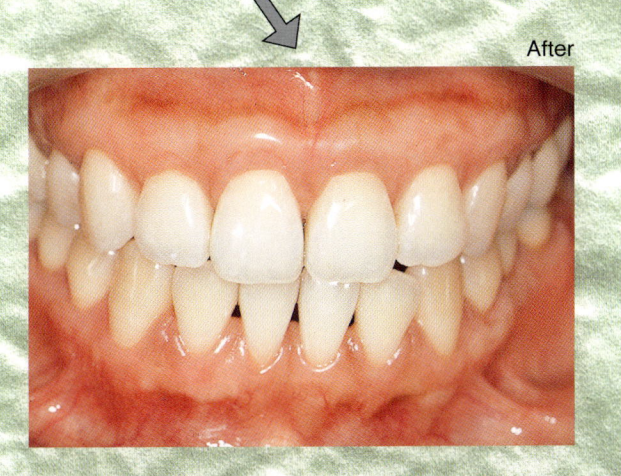

はじめに

[7つの問題点のなかでの「歯肉-歯槽粘膜の問題」の位置づけとその歯周外科処置の選択肢]

[歯周組織の7つの問題点]
① 深い歯周ポケット
② 骨の形態異常
③ 根分岐部病変
④ 歯肉-歯槽粘膜の問題 →
⑤ 欠損部歯槽堤の形態異常
⑥ 歯肉縁下カリエス
⑦ 歯牙の位置異常

[歯周外科の選択肢]
・切除療法
・組織付着療法
・再生療法
・歯周形成外科手術

　われわれ歯科医師はカリエスや歯周疾患の予防のため，患者にプラーク・コントロールを指導しなければならない．しかし，熱心にプラーク・コントロールを行う患者にも，歯肉退縮というかたちで付着の喪失が起こることがある．また，解剖学的問題により清掃が非常に困難な場合や，審美的な問題を引き起こしている場合もある．このように，歯周組織にみられる問題は細菌性疾患，すなわち歯肉炎や歯周炎だけではない．解剖学的・発生学的な形態異常，外傷による欠損，あるいは，歯周炎などの治療後に残った形態的問題などを是正，あるいは予防するような処置も必要とされる．このような歯肉-歯槽粘膜の問題に対する外科的対処法を"歯周形成外科手術"とよぶ．

[歯周形成外科手術（Periodontal plastic surgery）の定義]
Annals of periodontology. Section 8, Mucogingival Therapy, 672, AAP, 1996[2].
　歯肉-歯槽粘膜あるいは骨における解剖学的，発生学的，外傷性あるいは歯周炎などの治療後に残った形態異常を是正，あるいは予防するために行う歯周外科処置

　患者からの審美的要求が高くなっている今日，原因除去療法を中心とした歯周炎の治療だけでなく，審美的な配慮を取り入れた歯周治療を行う必要がある．また，歯周組織と調和のとれた審美的な補綴物の作製およびその長期的な維持のためにも歯肉-歯槽粘膜への配慮は必要不可欠であり，歯頸線の不揃いの改善，歯肉退縮によるマージンの露出の予防，清掃性の高い歯周環境づくりなどに対する考え方とその対処法の習得が必要である．
　本章では，歯肉-歯槽粘膜の問題を天然歯と修復歯に分けて，その必要性を文献などにより詳細に解説する．また，「歯肉退縮を起こさないための付着歯肉の考え方」を整理して，歯周形成外科手術の考え方と処置方法について解説する．

歯肉-歯槽粘膜の問題とは

　従来から，主に①付着歯肉の不足，②口腔前庭の狭小，③小帯の高位付着の3つが"歯肉-歯槽粘膜の問題"と考えられてきた．しかし，これらは常に"問題"となるわけでなく，その存在自体は単なる形態的な特徴と考えるべきである．これら3つの形態的特徴のみられる部位に，歯肉退縮・清掃不良・歯間離開などの"審美的・機能的・形態的問題"が生じてはじめて"歯肉-歯槽粘膜の問題"となる．すなわち，従来の3つの形態的特徴（付着歯肉の不足・口腔前庭の狭小・小帯の高位付着）のみられる部位に，"歯肉-歯槽粘膜の問題"（歯肉退縮・清掃不良・歯間離開など）が起こりやすいと解釈すべきである．また，さらに重要なことは，これらの"問題"はさまざまな続発的な問題（知覚過敏，楔状欠損，根面カリエス，歯周炎，歯頸線の不揃い，補綴物マージンの露出，歯間乳頭の喪失）を引き起こし，より深刻な問題へ発展する可能性があることを認識することである．

[歯肉-歯槽粘膜の問題の要素とそれぞれの関係]

付着歯肉の不足　口腔前庭の狭小　小帯の高位付着　→　形態的特徴

歯肉退縮　清掃不良　歯間離開　→　審美的・形態的・機能的問題

知覚過敏・楔状欠損・根面カリエス・歯周炎
歯頸線の不揃い・補綴物マージンの露出・歯間乳頭の喪失　→　続発的問題

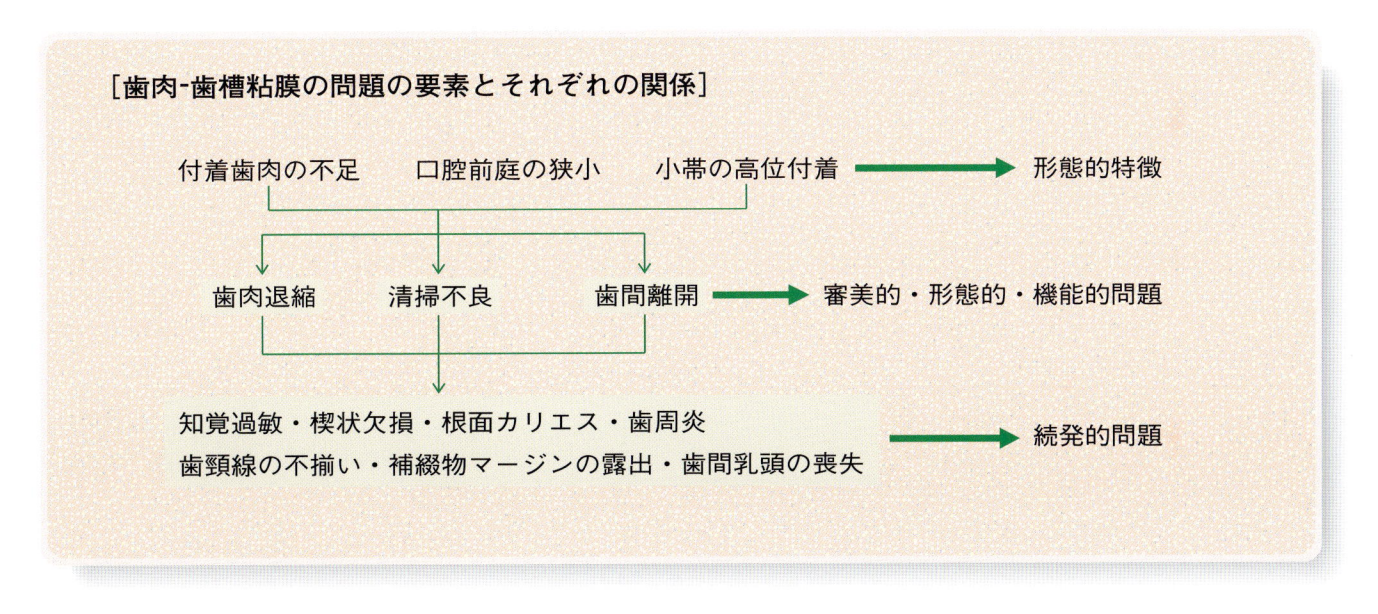

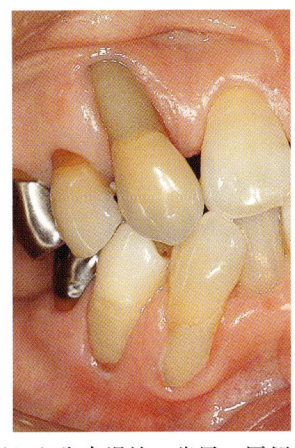

図1-1　進行した歯肉退縮．歯牙の唇側転位，誤ったブラッシング，医原性因子などが複雑に絡み合い，このような結果を招いたと思われる．

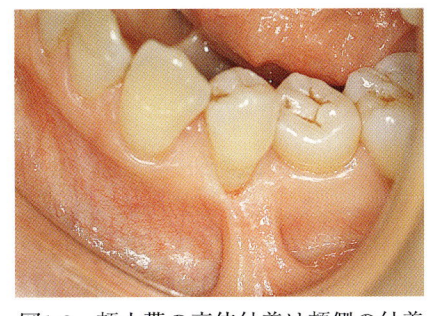

図1-2　頬小帯の高位付着は頬側の付着歯肉の欠如と考えることができる．歯肉退縮の原因となっていたり，清掃の障害となっている場合は除去し，付着歯肉を獲得すべきである．

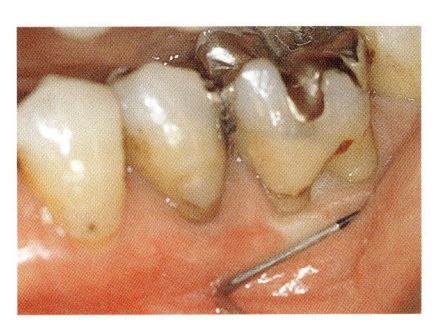

図1-3　浅い口腔前庭は清掃不良を招きやすく，歯周炎や根面カリエスの原因となりやすい．

歯肉-歯槽粘膜の問題における口腔前庭狭小による清掃不良，小帯による歯間離開の2つは解剖学的な形態異常が原因であり，その形態修正により問題は比較的容易に解決できる．しかし，歯肉退縮という問題には付着歯肉以外にも非常に多くの要因が複雑に絡みあっており，その診断は容易ではない．そこで，歯肉退縮についての問題点をその原因ならびに原因と深くかかわる素因とに分けて，以下にまとめてみた．

［歯肉退縮の原因と素因］
　［原因］・誤ったブラッシング　　　　　［素因］・付着歯肉の不足
　　　　　・プラークによる炎症　　　　　　　　　・歯牙の位置異常
　　　　　・医原性因子　　　　　　　　　　　　　・頰舌側の薄い骨（裂開，開窓）
　　　　　・咬合性外傷

　かなり高齢の患者でも，歯肉退縮がほとんどみられない場合がある(図2-1)．このような事実を考えると，歯肉退縮は必ずしも加齢によるものではないことがわかる．すなわち，歯肉退縮は生理的に生じるものではなく，何らかの原因が存在するのである．歯肉退縮の治療は，まず，原因の考察から始まる．

　歯周炎を除いてもっとも大きな歯肉退縮の原因は，誤ったブラッシングによるものであろう．歯周炎をコントロールするためのブラシが，使い方を誤れば歯肉を傷つける凶器となるのである．ブラッシングの過度の圧力，硬すぎる歯ブラシの使用などによって歯肉に外傷として働くようなブラッシングは，改善する指導が必要である．

　歯周炎にまで至らないようなわずかな炎症でも，歯肉が脆弱な状態であれば，通常のブラッシングの圧力でも歯肉に裂傷を起こすこともある．また，歯科医師も辺縁歯肉に対して不注意な治療を行って外傷を加えているかもしれない．

　咬合性外傷と歯肉退縮の直接的な因果関係は科学的には証明されていないが，プラークの存在により，咬合性外傷は付着の喪失および骨の吸収を促進させ，結果として歯肉退縮につながると考えられる．

　一方，患者の素因として，付着歯肉の不足，歯牙の位置異常，頬舌側の薄い骨などが歯肉退縮に深く関係している．すなわち，歯肉－歯牙－歯槽骨のバランスが悪い場合に歯肉退縮のリスクが高くなる．たとえば歯槽骨に裂開があり，その部の付着歯肉が少なければ，歯肉退縮が生じるリスクは非常に高い(図2-2)．そして，そのような部位に「誤ったブラッシング」などの原因が加わったときに歯肉退縮が生じる．

　このような，歯肉と歯槽骨の関係の診断に，「Maynardの分類」(後出参照)は非常に有益である．

　歯肉退縮の治療は，まず原因を考察し，原因を排除することから始まる．

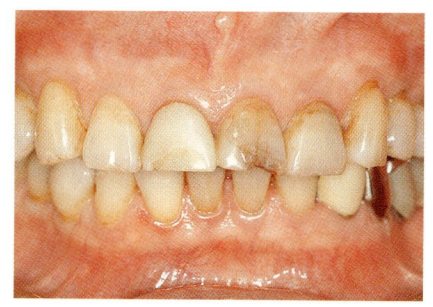

図2-1 85歳の女性．歯肉退縮はほとんどみられない．加齢＝歯肉退縮が必ずしも真実でないことがわかる．歯肉退縮の原因を考慮すべきである．

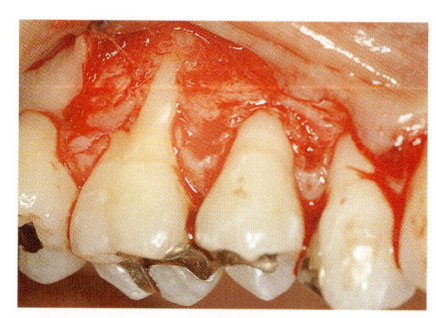

図2-2 歯周外科処置時にみられた歯槽骨の裂開．約20％の歯牙に裂開や開窓があり，歯肉退縮の原因の1つになる．上顎第一大臼歯＞犬歯＞第一小臼歯の順で多くみられる．

付着歯肉の臨床的意義を知る

角化歯肉と歯槽粘膜との違い

　口腔粘膜は角化歯肉と歯槽粘膜から成り立っているが，歯周治療で重要視されるのは主に角化歯肉の部位である．角化歯肉は付着歯肉と遊離歯肉から成り立つものであるが，この部のコラーゲン線維に富む組織と厚く角化した上皮には，歯牙と歯周組織維持のために有利な特徴が多く備わっている．

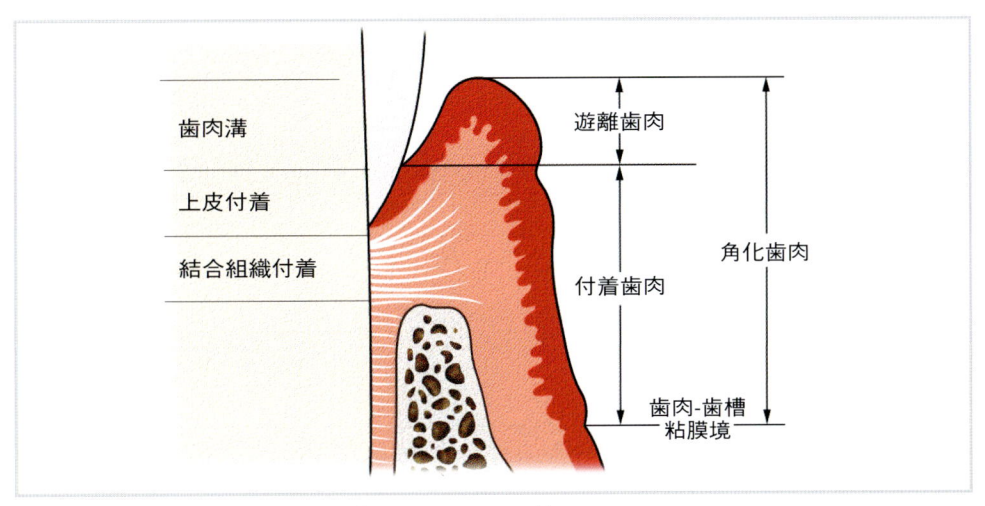

図3　臨床付着歯肉の幅＝角化歯肉－プロービング値．

　ここで，角化歯肉と歯槽粘膜の違いを考えてみる（表1参照）．角化した歯肉や口蓋歯肉は咀嚼粘膜とよばれているように，角化した組織は硬い食べ物や熱い飲み物に対する抵抗性が高い．一方，歯槽粘膜は上皮が薄く機械的刺激に弱く，傷つきやすい．プラーク・コントロールは，通常歯ブラシを用いて物理的にプラークを除去することが基本である．とくに付着歯肉の幅が少なく粘膜が多い場合，ブラッシング時に疼痛が生じたり，辺縁歯肉が傷ついて退縮を起こしたりしているのを臨床で経験する．このようなことから，長期にわたって付着の喪失を防ぎ，プラーク・コントロールしやすい環境をつくるという観点で，角化歯肉のなかでも，とくに重要な付着歯肉の必要性が古くから求められてきたのである．

表1

	角化歯肉	歯槽粘膜
上皮	厚く，角化した上皮	薄い，非角化（または錯角化）上皮
結合組織	密なコラーゲン線維に富む	弾性線維に富む，疎性結合組織
血管	少なく，細い	多く，太い
炎症の波及	広がりにくい	広がりやすい

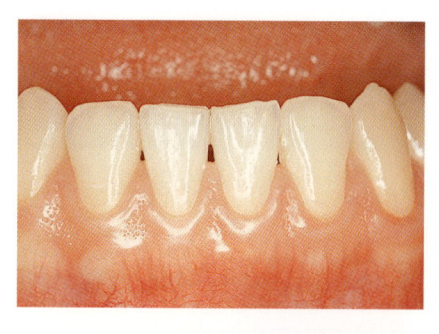

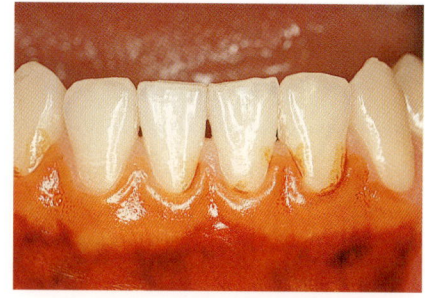

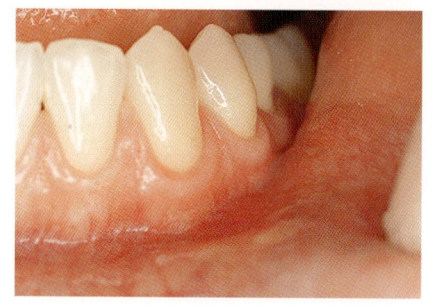

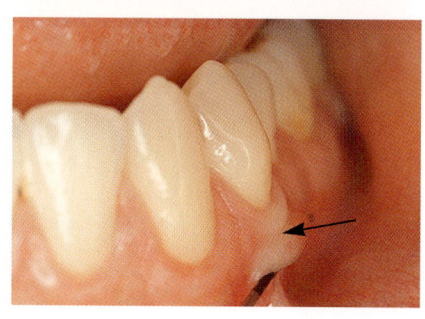

図4-1 歯肉と歯槽粘膜は通常，色の違いで識別できる．
図4-2 歯肉-歯槽粘膜にヨード溶液を塗付すると，粘膜部分のみ濃染し，歯肉-歯槽粘膜境界が容易に識別できる．
図4-3 牽引テスト．粘膜は可動性，付着歯肉は非可動性であることから頬粘膜を牽引することで境界部がわかる．
図4-4 ロール法．プローブを粘膜に軽く当て歯冠側に押し上げると，粘膜がロール状を呈し，歯肉-歯槽粘膜境界（矢印）が明示できる．

歯肉（角化歯肉）と歯槽粘膜との境界について，臨床での判断を図4-1～4に示す．

臨床的付着歯肉の重要性

[臨床的付着歯肉と炎症との関係]

Orbanにより付着歯肉の定義が発表されて以来，その重要性が注目され，歯周治療上の重要項目とされている．

[Orbanの「付着歯肉」の定義]
根面と歯槽骨に強固に結合していて，角化した上皮に覆われているコラーゲンの密度の高い結合組織である
Orban B（1948）[3]

このように，古くから付着歯肉の意味とその有効性が取り上げられ，論じられてきたが，いわゆる歯周疾患との関係においては，単なる解剖学的付着歯肉ではなく"臨床的付着歯肉"の概念を理解すべきである．

この"臨床的付着歯肉"とは，以下のように定義できる．

[臨床的付着歯肉と組織学的付着歯肉の定義]
臨床的付着歯肉＝角化歯肉（歯肉辺縁から歯肉-歯槽粘膜境までの距離）
－プロービング値（clinical probing depth）
組織学的付着歯肉＝角化歯肉－歯肉溝の深さ

臨床的付着歯肉を組織学的付着歯肉と区別したのは，臨床におけるこの部の付着歯肉のあり方が歯周疾患での炎症の度合いと深い関係にあるからである．歯肉炎，歯周炎に罹患していると，付着歯肉の幅は正常時のものと異なることがある（図5）．これは歯肉に炎症があるとプロービング値が実際よりも深く測定されてしまうため，組織学的付着歯肉よりも臨床的付着歯肉の方が少ない値として認識されるためである．

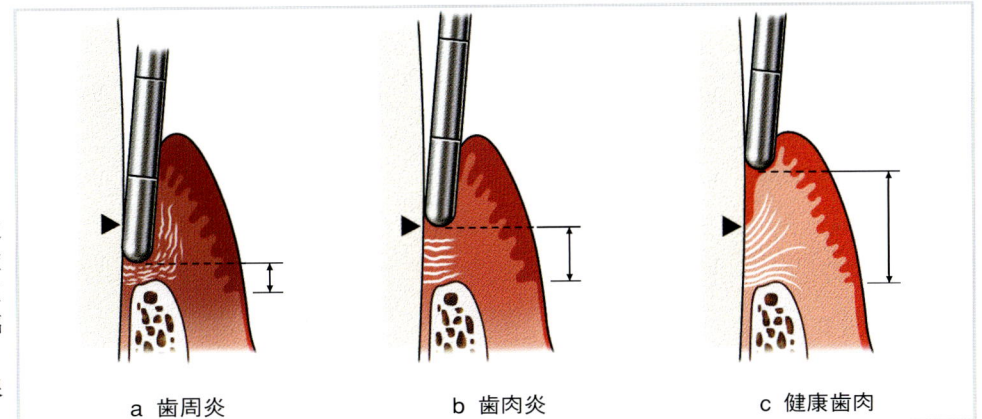

図5 臨床的付着歯肉の測定と組織の炎症との関係．炎症の度合いとプロービングの圧によって臨床的付着歯肉の幅（角化歯肉－プロービング値）が変わる．▶：上皮付着最根尖部．

a 歯周炎　　b 歯肉炎　　c 健康歯肉

［臨床的付着歯肉と歯周外科術式との関係］

上記の"臨床的付着歯肉"の幅は，歯周外科における術式の選択とも深くかかわり，臨床的付着歯肉の幅，厚みの程度によって，選択する術式が異なる．

［付着歯肉がない，または少ない場合］

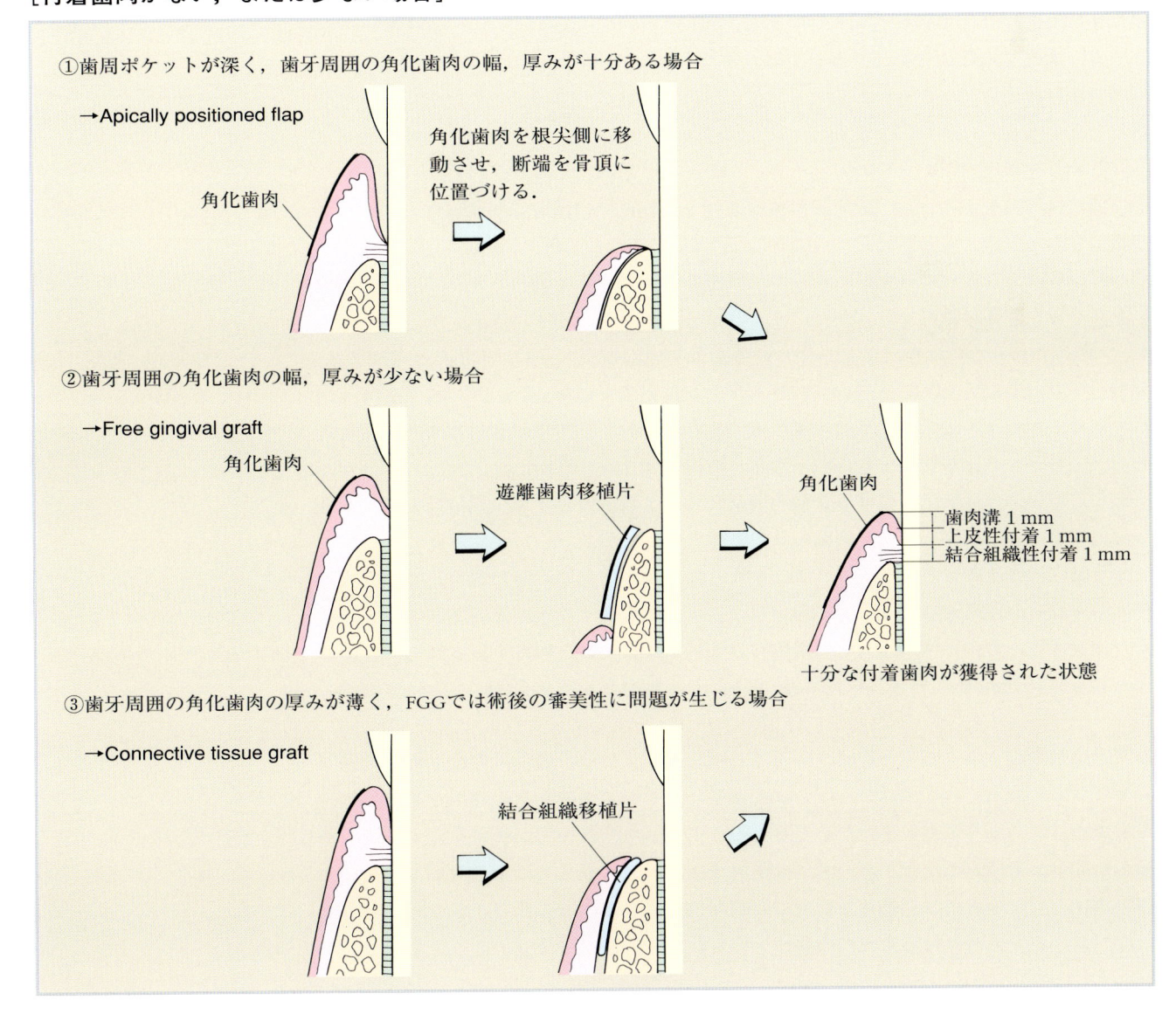

①歯周ポケットが深く，歯牙周囲の角化歯肉の幅，厚みが十分ある場合

→Apically positioned flap

角化歯肉を根尖側に移動させ，断端を骨頂に位置づける．

②歯牙周囲の角化歯肉の幅，厚みが少ない場合

→Free gingival graft

角化歯肉　　遊離歯肉移植片　　角化歯肉

歯肉溝 1 mm
上皮性付着 1 mm
結合組織性付着 1 mm

十分な付着歯肉が獲得された状態

③歯牙周囲の角化歯肉の厚みが薄く，FGGでは術後の審美性に問題が生じる場合

→Connective tissue graft

結合組織移植片

付着歯肉の必要性について

　付着歯肉が必要か否かについては，長い間論争の的になり，必要論と不必要論が対立するかたちとなり，それはいまだに続いているようである．歴史的に振り返ってみると1950年代にGoldman[1]がはじめて付着歯肉の必要性を説いて以来，歯周病専門医は付着歯肉がなくならないようにと歯肉切除の適応を著しく制限するようになった．また1960年代には遊離歯肉移植の方法が確立され，付着歯肉が2mm以下なら，付着歯肉獲得のための手術が積極的に行われるようになった．

　さらに1972年にLang and Löe[4]は付着歯肉が1mm未満（角化歯肉が2mm未満）の部位では十分なプラーク・コントロールが行われていても炎症が残存したという報告を行い，この文献が引き金となり，付着歯肉の必要性が重要視されるようになった．

　しかし，Dorfmanら（1980）[5]は，遊離歯肉移植の有無により，付着歯肉の必要性と歯肉の健康との関連の評価を行い，その結果はLang and Löe（1972）の結果と異なり，付着歯肉が1mm以下でも歯肉の健康維持が可能であると報告した．この研究はさらに引き続きKennedyら（1985）[6]が6年後の結果を報告している．その報告によると，長期にわたる観察においても，"不十分な付着歯肉"部位でも歯肉退縮や付着の喪失が進むことはなかったとのことである．

　一方，遊離歯肉移植を行った部位では，クリーピング・アタッチメントなどにより，臨床的な付着の増大が認められている．さらに，この研究から脱落した患者，つまり定期的なリコール（3か月ごと）に応じることができなかった患者のデータ（平均27か月メインテナンス継続）では，プラーク・コントロールが悪化しており，付着歯肉が少ない部位では歯肉退縮が進行し，遊離歯肉移植を行った部位では付着レベルは保たれていたと報告されている．

　われわれは，これらの研究のどちらの結果を参考にすべきであろうか．プラーク・コントロールが非常に良好で，3か月ごとのリコールを欠かさず6年間続けてくれる患者が，実際にわれわれの診療所でどれくらいの割合でいるのだろうか．ほとんどの患者は，努力しているとはいえ，プラーク・コントロールは完全ではないし，リコールをキャンセルすることもある．このような現実を考えると，この研究では研究対象から脱落したグループのデータを重要視する方が，より現実的ではなかろうか．

　また，Wilsonらは臨床における長期的観察から，付着歯肉の少ない部位において急速な歯周組織の崩壊が高い頻度で認められたと報告している．

　付着歯肉の臨床的意義を調べるには，かなり長い調査期間が必要であり，被験者の選択基準や患者の歯肉退縮の危険度の違いなど，正当に評価する基準を設定することが難しい．ゆえに，著者らはより実際の臨床に近い状態で行われた報告を参考にしている．

　さらには，修復物マージンを歯肉縁下に設定した場合も考慮しなくてはならない．Silness[11]やEricssonら[12]は，歯肉縁下に修復物マージンを設定すると歯肉に炎症を起こし，歯肉退縮が生じやすくなると述べている．しかし，現実には，審美的理由から歯肉縁下にマージンを設定しなくてはならない状況は多く，その審美的な治療結果を長期間維持するためには，より慎重な診断が必要となる．すなわち，修復物マージンによる刺激が加わっても，歯肉退縮が生じないような歯周環境を確立しなくてはならない．治療後の修復物マージンの露出は，患者と術者の信頼関係を失うことにもなりかねない．天然歯と比べて，より厳密に付着歯肉の必要性を判定しなくてはならない．

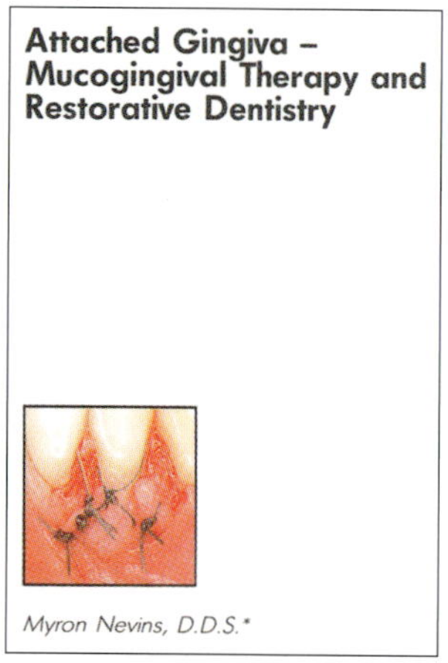

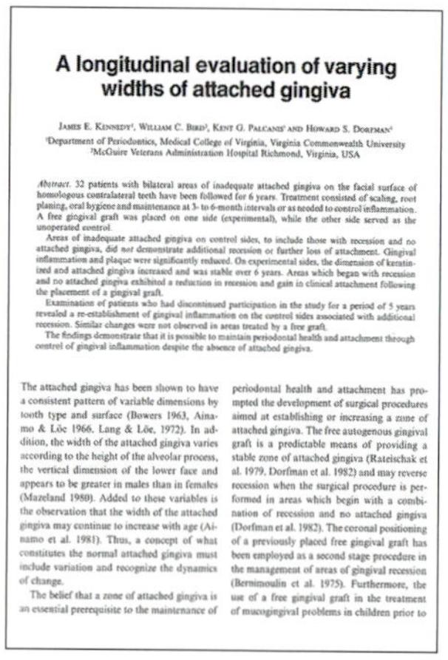

天然歯における付着歯肉獲得の必要性

　実際の臨床では，付着歯肉はどのような場合に獲得されるべきなのか．まず，天然歯の場合を考えてみたい．
　天然歯の場合，付着歯肉を獲得すべきか否かは，つぎの点を考慮し判断する．

[付着歯肉を獲得すべきか否かの考慮点]
- 付着の喪失がないか
- 炎症所見がないか
- 進行性の歯肉退縮がないか
- プラーク・コントロールが十分に行えるか

● 付着歯肉を獲得する必要がない場合

　つぎに付着歯肉を獲得する必要がない場合について以下に列挙する．これらの条件を満たし，他に問題がなければ，天然歯で付着歯肉がほとんどないような場合でも，さらなる付着歯肉を獲得する必要はないと思われる．しかし，そのような場合でも，後述するMaynardの分類のType 4（付着歯肉が少なく，歯槽骨も薄い）のような症例は多いことから，長期的なモニタリングを行い以下のような条件を満たしているかどうかを十分検討すべきである．

[付着歯肉を獲得する必要がない場合]
- 歯牙への付着が確実な場合
- 炎症の臨床症状がない場合
- 継続的な歯肉退縮がない場合
- ブラッシング時に疼痛がない場合

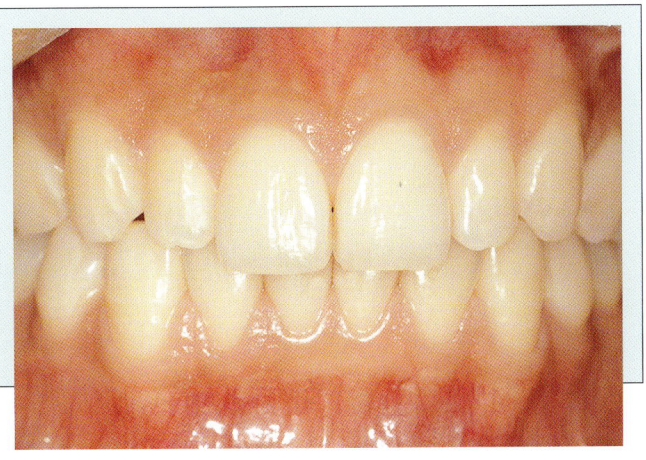

図6

　予知性の高い臨床結果を維持するためには，つぎにあげるような患者サイド，歯科医院サイドの条件が必要と考える．

```
患者サイド　　　：患者によるプラーク・コントロールが確実
　　　　　　　　　定期的な来院が確実
歯科医院サイド：メインテナンス・プログラムの確立
　　　　　　　　　スタッフの数
　　　　　　　　　Professional tooth cleaningの技術
　　　　　　　　　診断能力　　など
```

付着歯肉の獲得が必要な場合

[付着歯肉を獲得することが必要な場合]
1. 十分な観察期間において退縮の進行が確認できる場合
2. 付着歯肉が少なく，清掃時に疼痛をともなったり，繰り返し炎症を起こす場合
3. 根面の露出により，知覚過敏や審美的問題を引き起こしている場合

[遊離歯肉移植後10年の症例]

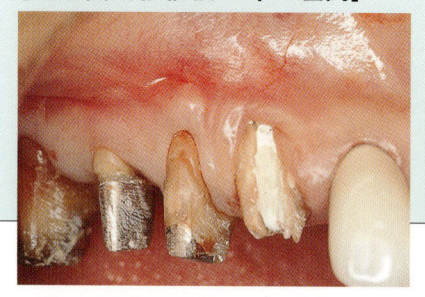

図7-1 術前の状態．3|に歯肉縁下カリエスが認められ，付着歯肉が欠如している．

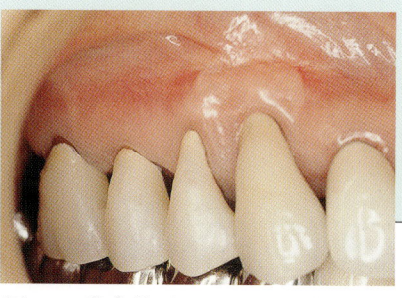

図7-2 歯肉縁下カリエスに対する処置と同時に遊離歯肉移植を行い，術後1年の状態．

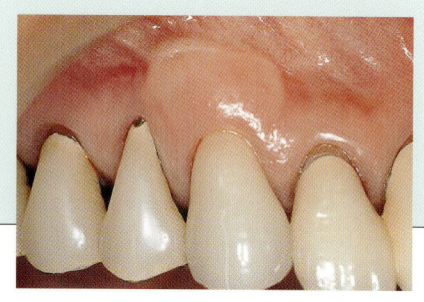

図7-3 術後10年．周囲の歯牙の歯肉退縮は進行しているが，歯肉移植を行った犬歯にはまったく変化がみられない．付着歯肉の臨床的意義はこのような長期症例で示されることが多い．

つぎのような臨床的所見の場合は，天然歯の場合でも付着歯肉獲得処置が必要である．

天然歯において付着歯肉を獲得した症例

症例1　17歳，女性．下顎前歯部歯牙周囲の角化歯肉がほとんどなく，付着の喪失が起こっている．歯科衛生士の指導のもと，ブラッシングを熱心に努力していたが，受験のため磨く時間が少なくなり，出血しやすい状態になっている

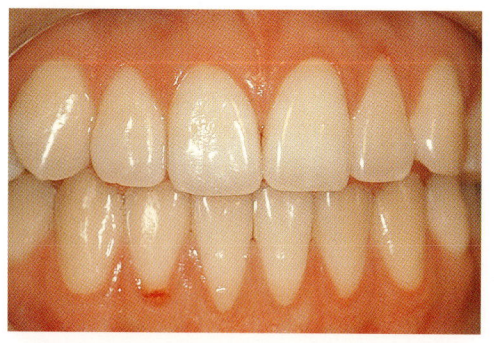

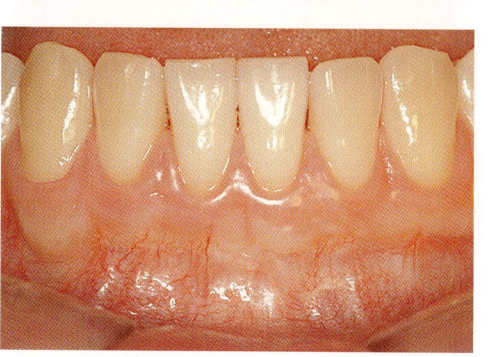

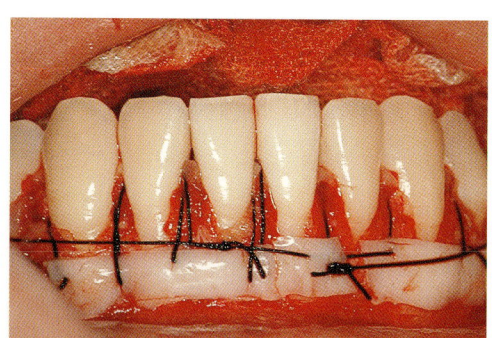

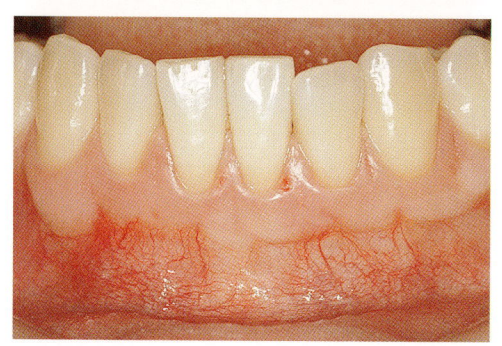

図8-1 | 図8-2

図8-1 初診時．下顎前歯部には付着歯肉の存在がなく，ブラッシングが難しい．
図8-2 角化歯肉および付着歯肉獲得のため，遊離歯肉移植（free gingival graft）を行う．

図8-3 | 図8-4

図8-3 外科処置後3年半の状態．
図8-4 治療後14年．その後，結婚や子育てなどでブラッシングにかける時間はあまり多くなかったが，付着の喪失は起こっていない．

第8章　歯肉 - 歯槽粘膜の問題

症例2　矯正治療後に歯肉退縮が生じ，ブラッシングが行いにくい状態を，遊離歯肉移植術で改善を図った症例．

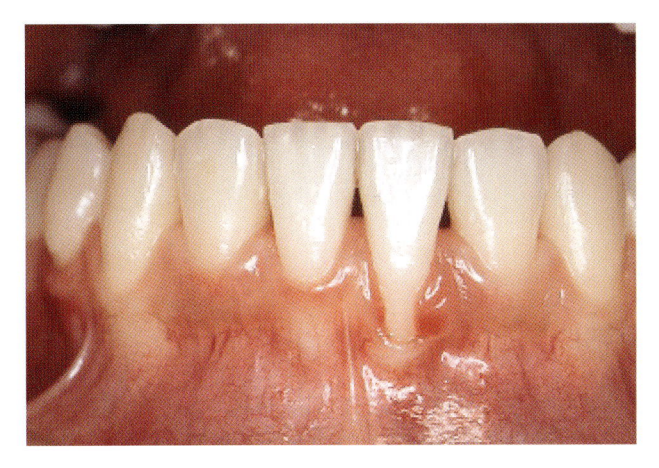

図9-1　18歳，女性．矯正治療後に著明な歯肉退縮が見られ，周囲組織も脆弱である．

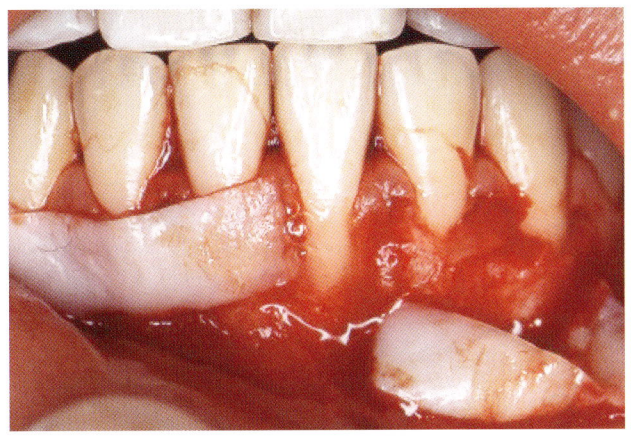

図9-2　上顎両側より遊離歯肉移植片を採取した．1 の根面上には骨組織が見られない．

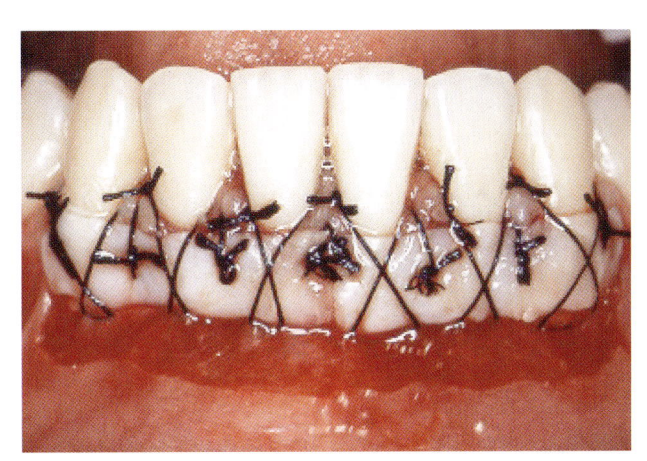

図9-3　遊離歯肉移植片を骨膜縫合により固定した．この際，口唇を動かしても移植片が動かないことが重要である．

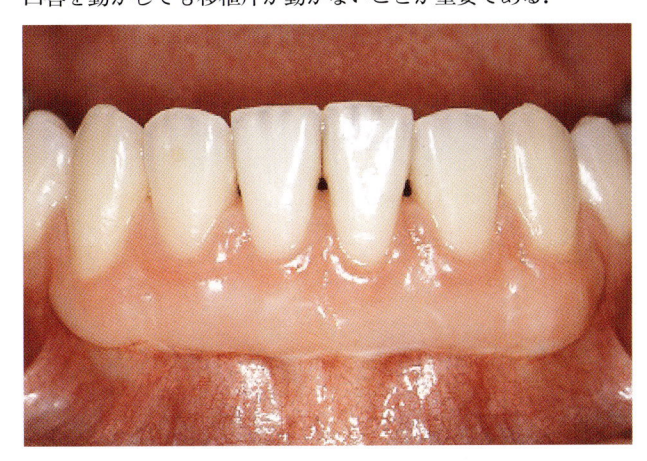

図9-4　術後5年の状態．歯肉退縮も改善され，ブラッシングしやすい環境である．

症例3 11年前，来院時に根面露出はあったが，術者が根面被覆を成功させるための技術的な自信がなく，それ以上の付着喪失の防止を目的として付着歯肉獲得を行った症例

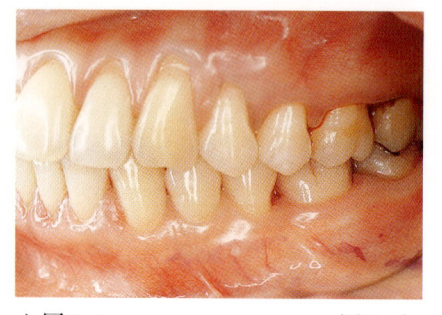

▲図10-1　　　　　　　図10-2▶

図10-1, 2　初診時の左側方面観と同部位のデンタルX線写真．上顎左側臼歯部の咀嚼障害を主訴に来院．同部位にはⅠ～Ⅲ度の根分岐部病変を認め，｜2 3 の根面も露出している．

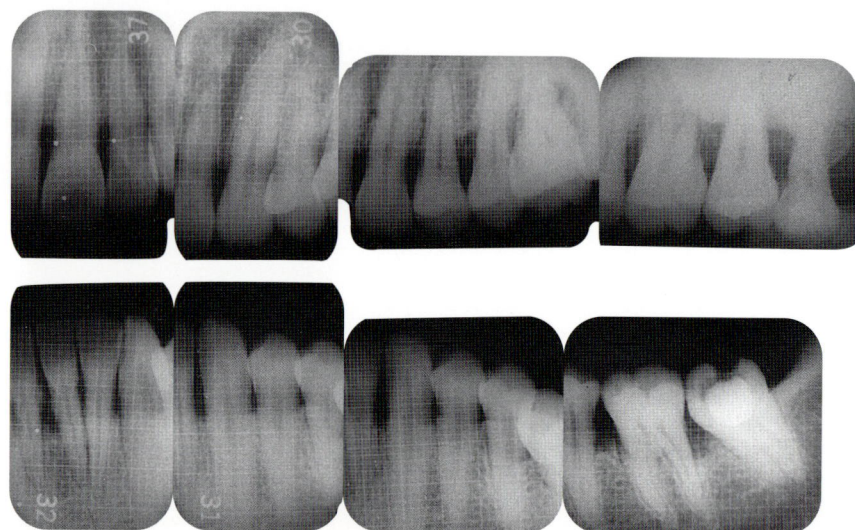

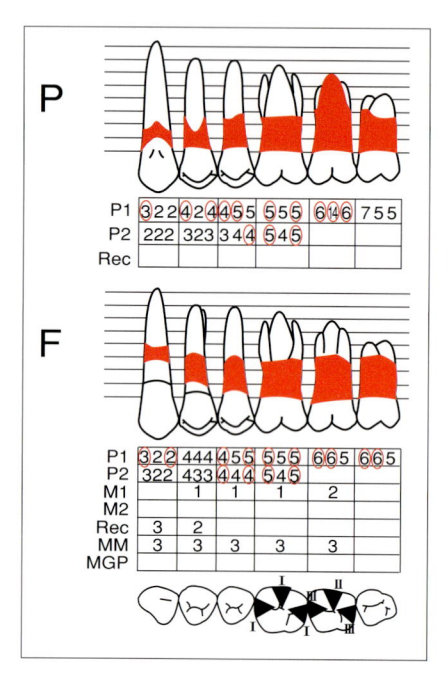

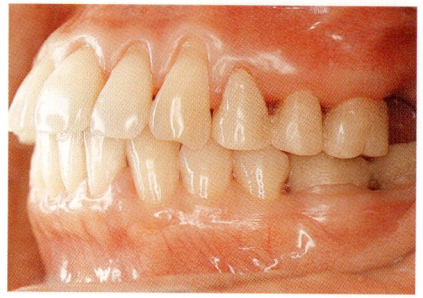

図10-4　初期治療終了時の左側方面観．｜4 5 6 はプロビジョナル・レストレーションによる連結がされている．｜2 3 の根面露出部位は，それ以上の付着喪失の防止を目的として付着歯肉の獲得を行う．

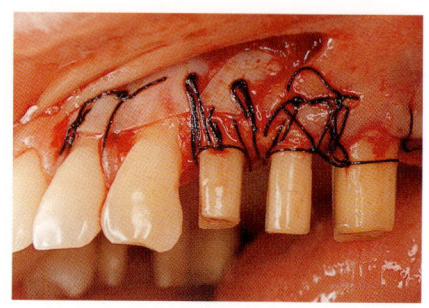

図10-5　｜6 の根分岐部病変の処置，｜4 5 6 の歯周ポケットの除去，｜2 3 4 の付着歯肉獲得を目的として，｜2 3 4 はfree gingival graft，｜5 6 はapically positioned flapを行った．

◀*図10-3*　上顎左側の歯周チャート．

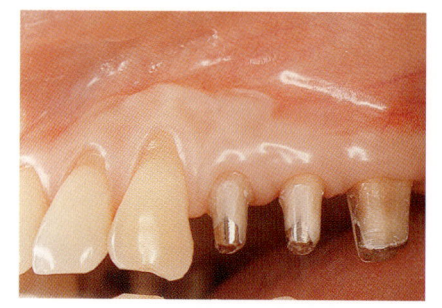

図10-6　術後4か月．

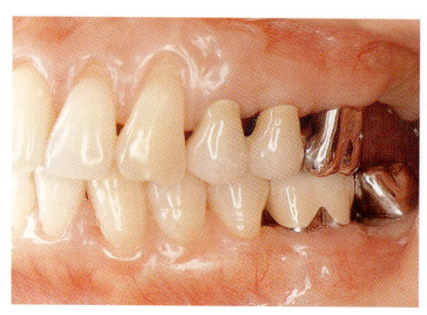

図10-7　最終補綴物仮装着後．

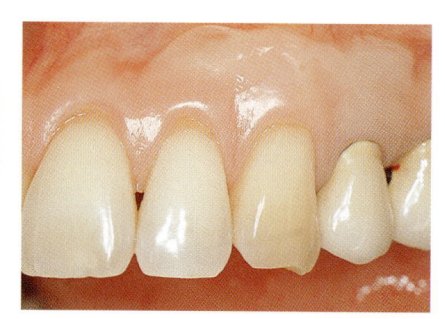

図10-8　患者の転居により経過観察が行えなかったが，10年後再度来院．｜3 の根面がcreeping attachmentにより被覆されているのが確認できる．

修復歯における付着歯肉獲得の必要性

　修復物のマージンをどの位置に設定するかは症例にもよるが，審美的な要求などから，マージンを露出させないため歯肉縁下に設定することが多い．前述したように，付着歯肉が不足している場合，歯肉縁下にマージンを設定するとプラークの蓄積，炎症，ブラッシングなどによる機械的刺激にともない，付着の喪失や歯肉退縮につながることが臨床で経験される．

　Biologic widthが獲得されている歯周組織では，歯肉辺縁と骨頂までの間の付着様式は明確で，歯肉辺縁の位置も安定しているため，適切に補綴処置やメインテナンスを行えば，歯肉溝内にマージンを設定しても付着の喪失は起こりにくい．しかし，付着歯肉が少ない場合は，将来歯肉退縮が生じる可能性が高い．そのため修復歯においては，付着歯肉の幅，厚みとも十分であるかどうかの診査が重要となり，それに対する適切な処置が必要となる．

　実際の臨床において，患者はわれわれの希望するとおりに口腔清掃を行い，3か月ごとのメインテナンスを確実に行ってくれるだろうか．仕事，家庭，その他さまざまな理由により清掃状態が悪くなることもあるし，3か月ごとのメインテナンスも何らかの理由で1～2回休む患者もでてくるのが現状ではないだろうか．そのような場合，多少われわれの望む状態でなくても，十分な付着歯肉があれば歯肉退縮は予防できる．したがって，付着の喪失が起こらないような環境をつくることの方がより現状に即していると思われる．

　しかしながら，天然歯と修復歯とでは付着歯肉に対する考え方はまったく異なる．修復歯のマージンを歯肉縁から離した位置に設定する場合は，天然歯と同様の考え方で対応が可能であるが，その場合の欠点も十分理解しておかねばならない．しかし，修復物のマージンを審美的な理由から歯肉縁下に設定する場合は，そのマージンの不適合に関与する要因が数多く存在することを十分自覚し，その後の対応を考慮する必要がある．

[マージンの不適合に関与する要因]
- 歯の動揺度と残存骨量
- 連結の範囲
- 歯牙の形成
  (形成面の粗さ，軸面の角度，支台歯間の平行性)
- 印象採得
  (印象の技術，印象材)
- 技工操作
  (歯型材の種類と処理の仕方，精密度，鋳造精度，研磨の程度)
- 支台歯の数
- セメントの材料および合着操作
- セメント流出孔の有無

　また，マージンにはプラークが存在しやすい要因が多い．どの程度の補綴物のマージンを目指しているかにより，そのマージン部のプラークの付着状態も違ってくるが，どんなに歯科技工士が努力しても，セメント合着後のマージンは数十ミクロンのギャップがでてくる．したがって，そのような補綴物自体の欠点を補い，それ以上骨を失わないように歯周組織をより強固にし，かつ補綴物の長期的な安定を得るためにも付着歯肉の獲得は必要と考える．そうすることで，補綴物の予知性を高めることができると考える．

> [マージン部にプラークを停滞させる要因]
> - 補綴物マージン部の不適合
> - 不適切なエマージェンス・プロファイルおよびカントゥア
> - 患者のブラッシング・レベル
> - 清掃性に問題のあるエンブレジャー
> - セメントの残存

　歯肉縁下に修復物のマージンを設定した場合，マージン部にプラークが蓄積しやすい．これは物理的にマージン部に間隙が存在するためで，修復物の場合，天然歯と比べて歯肉辺縁部にプラークによる炎症が起こりやすく，歯肉の退縮も生じやすくなる．しかし，審美的要求や根面カリエスなどの問題から，マージンを歯肉縁下に設定せざるをえない状況が多いのも現実である．このような場合，いかに清掃しやすい口腔内環境を確立するかが大きなポイントとなる．付着歯肉の少ない脆弱な歯肉では，ブラッシングも十分に行いにくく，また歯肉退縮がいったん生じると，知覚過敏，根面カリエスなどの二次的な問題が引き起こされる．

　以下にあげる文献は，修復物マージンを歯肉縁下に設定した場合の付着歯肉について述べた論文である．

[文献1]

Silness J : Periodontal condition in patients treated with dental bridge. Ⅱ. The influence of full and partial crowns on plaque accumulation, development of gingivitis and pocket formation. J Periodont Res, 5 : 219, 1970[11].

・歯肉溝内に修復物マージンを設定した場合，プラークが停滞しやすく，付着の喪失を起こす可能性が高い

　上記の文献から，修復物マージンを歯肉縁下に設定することの危険性が示唆された．しかし，臨床においては審美的な理由や歯質の崩壊が歯肉縁下に及んでいる場合，あるいは修復物の維持が少ない場合など，歯肉縁下に修復物マージンを設定せざるをえない場合が多い．このような状況では，できるだけ修復物が歯周組織に為害性を与えない努力をすると同時に，抵抗性の高い歯周組織を獲得する必要がある．

[文献2]

Ericsson I, Lindhe J : Recession in sites with inadequate width of the keratinized gingiva. An experimental study in the dog. J Clin Periodontol, 11(2) : 95-103, 1984[12].

・付着歯肉の幅が狭い部位では，十分な幅の付着歯肉が存在する部位に比べて修復物周囲に炎症が生じやすい．また，炎症が生じる結果，歯肉組織の喪失（歯肉退縮）を招くことが多くみられた．

・付着歯肉が少ない，または欠如している部位で，歯肉縁下に補綴物マージンを設定した場合，歯肉退縮が起こりやすい

[文献3]

Maynard JG, Wilson RD : Physiologic dimensions of the periodontium significant to the restorative dentist. J Periodontol, 50(4) : 170-174, 1979[13].

[研究内容]

・修復物のマージンを歯肉縁下に設定したい場合，付着歯肉はどのくらい必要かについて文献的考察と臨床的観察を行った．

[結論]
- 付着歯肉の幅や厚みが十分でない部位に歯肉溝内マージンを設定した場合，歯肉退縮が生じる．
- 5mmの角化歯肉（2mmの遊離歯肉と3mmの付着歯肉）がある方が臨床的に有利である．修復物マージンを歯肉縁下に設定する場合は，付着歯肉の厚みについても配慮すべきである．

歯肉縁下のマージンのあり方と角化，付着歯肉の幅との関連についての研究も多く存在する．

[文献4]
Steler KJ and Bissada NF：Significance of the width of keratinized gingival on the periodontal status of teeth with submarginal restorations. J Periodontol, 58(10) : 696-700, 1987[14].
[目的]
- 角化歯肉の幅が狭い場合と広い場合において，歯肉縁下に修復物マージンを設定した場合の歯周組織の状態を評価すること．

[研究内容]
- 歯肉縁下にマージンを設定した58歯のプラーク付着状態と角化歯肉の幅（2mm以上と2mm以下）の相関関係を調べる．

[方法]
- 26人の58歯に対し，唇側中央の角化歯肉の幅が2mm以上のグループ（30歯）と2mm未満のグループ（28歯）に分類し，さらに，それぞれのグループにおいて，修復物マージンを歯肉縁下に設定するグループと設定しないグループに分類した．修復物装着後少なくとも2年経過した状態で，つぎの項目の評価を行った．
  ①プラーク，歯肉指数／②歯肉溝滲出液／③プロービング値／④歯肉からの出血状態／⑤骨レベル

[結果]
- 歯肉縁下にマージンを設定した場合，角化歯肉の幅が狭い方が，広い場合と比較して有意に歯肉指数が高かった．
- 歯肉縁下にマージンを設定しない場合，角化歯肉の幅の違いで有意差は認められなかった．

[結論]
- 角化歯肉の幅が2mm以下の狭い部位では，幅の広い部位と比較して，有意にプラーク指数が高い．
- 角化歯肉が2mm以下の部位に歯肉縁下マージンを設定する場合，角化歯肉を増大させた方がよい．

これらの研究の集約ともいえる長期的な観察と臨床での成功例を示した文献がNevinsによって1986年に発表された．

[文献5]
Nevins M : Attached gingiva-Mucogingival therapy and restorative therapy. Int J Periodont Rest Dent, 6(4), 1986[15].
- 補綴物のマージンを歯肉溝内に設定する際，角化歯肉が3mm以下の場合は，biologic widthを考慮すると炎症の波及を防ぐうえでは実際の付着はほとんどない．
- マージン周囲の歯周組織には，より抵抗性のある十分な付着歯肉が存在する方がよい．支台歯となる歯牙に付着歯肉がわずかしか存在しないならば，付着歯肉獲得などの歯周治療が必要となる．
- 口腔前庭が狭い場合，口腔前庭拡張術が必要である．

ここでいうbiologic widthとは，つぎに示す非付着性歯肉と付着性歯肉の考え方に基づいている．

[文献6]

Nevins M, Mellonig JT : Periodontal therapy. Clinical approaches and evidence of success. vol.1. Quintessence Publishing, Chicago, 1998[16].

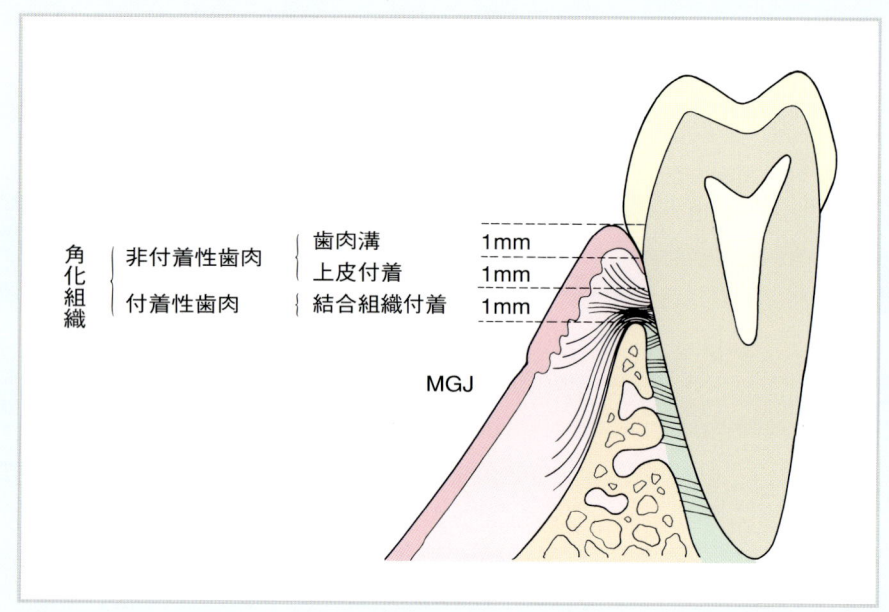

図11

　Biologic widthが確立された歯周組織では，歯肉溝，上皮付着，結合組織付着が，それぞれ約1mmであるが，上皮付着は付着力が弱く，プラークに対して抵抗性が弱いと思われる．そのためNevinsは上皮付着部を非付着性歯肉とよび，付着性歯肉とは分けて分類した．

　以上のような考えをまとめると，Gartrell, Mathews, Schmidらも述べているように，付着歯肉に対する考え方の結論として，つぎに示す考え方が現在も推奨されるものとなろう．

[文献7]

Gartrell JR, Mathews DP : Gingival recession. The condition, process, and treatement, Dent Clin North Am, 20(1) : 199-213, 1976[17].

[文献8]

Schmid MO : The subperiosteal vestibule extension. Literature review, rationale and technique. J West Soc Periodontal Abstr, Fall, 24(3) : 89-99, 1976[18].

> 付着歯肉の存在は
> 　1．健康な歯肉の維持
> 　2．歯肉退縮の防止　——　などのために必須のものである．
> 　3．結合組織性付着の維持

歯肉退縮を起こさないための付着歯肉の考え方

修復物装着後に歯肉退縮を起こさないための基本的な考え方—とくに歯肉溝,歯肉縁下にマージンを設定した場合に,歯肉退縮を起こさないための付着歯肉のあり方についての基本的な考え方を述べる.

付着歯肉の幅,厚みや歯槽骨の厚みを考慮して,将来の歯肉退縮の可能性をMaynardが以下のように分類した.絶対的な数値の比較ではないが,歯肉退縮が生じる危険性が少なくなるよう臨床的に付着歯肉の幅,厚み,歯槽骨の厚みを判断し,歯周外科処置の必要性を判断する指標となるものである.

[Maynard の分類][19] 歯肉退縮に関係する歯槽骨と歯肉の関係

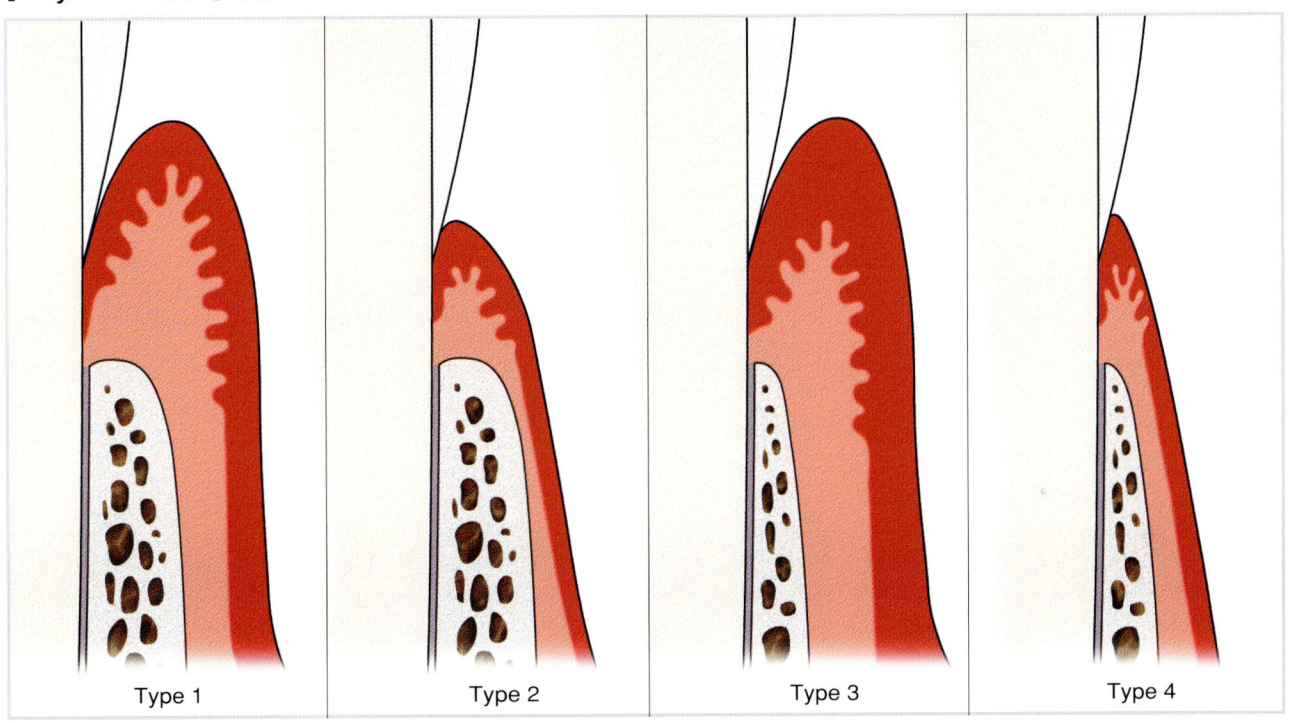

図12　Type 1:歯槽骨が厚く,付着歯肉も十分ある → 歯肉退縮は起こらない.
　　　Type 2:歯槽骨は厚いが,付着歯肉は少ない → 歯肉退縮は起こりにくい.
　　　Type 3:歯槽骨は薄いが,付着歯肉は十分ある → 歯肉退縮は起こりにくい.
　　　Type 4:歯槽骨が薄く,付着歯肉も少ない → 歯肉退縮は起こりやすい.

日常の臨床で一見角化歯肉の幅は十分存在しているようにみえても,歯肉退縮が生じていたり,歯頸部の炎症が持続していることがある.このような場合,角化歯肉が薄いことやその質的状態がよくないことが考えられる.臨床的に歯槽骨の厚みを増すこと (Type 4 → Type 2) は困難であるが,歯肉の厚みを増すこと (Type 4 → Type 3) は,結合組織移植または遊離歯肉移植などを行えば可能となる.

しかし,前歯部の審美性を要求されるような部位においては,遊離歯肉移植では審美的結果が得られにくいため,結合組織移植にて対応する場合も多い.

歯肉および歯槽粘膜は歯槽骨や歯根を守るためのバリアーと考えることができる.このバリアーをより抵抗性のあるものにできれば,歯周支持組織の長期的安定が図れるであろう.

付着歯肉増大および根面被覆のためのFGGの応用

　歯周治療においてFree gingival graft（FGG）を成功させたのはBjorn[20]（1963）がはじめてであった．この術式は供給側が比較的多く，適応範囲が広いので，現在でも頻繁に用いられている．また，根面被覆を除いたその他の予防的移植処置においてはほぼ100％の成功率が期待できるのも一般に受け入れられている理由の1つであろう．
　以下にFGGの適応症を示す．

> **[FGGの適応症]**
> ・1歯～数歯において付着歯肉の幅が狭く，歯肉退縮のリスクが高い場合や歯肉退縮が進行している場合
> ・付着歯肉の増幅と同時に口腔前庭を拡張したい場合
> ・欠損部歯槽堤の増大
> 　（ridge augmentation）

　歯周ポケットが深くて角化歯肉がある場合には，apically positioned flapで対応できるが，歯周ポケットがあり，なおかつ角化歯肉が少ない，また，歯周ポケットは存在しないが角化歯肉がない場合において，術後の清掃性および歯肉退縮の予防という観点から，付着歯肉の増大を考慮するケースは多い．このような場合には，free gingival graftの移植片を固定し，縫合することにより，付着歯肉の増大が図れる．
　このようにFGGは応用範囲が広く，予知性の高い術式の1つといえるが，その利点，欠点を理解したうえで実施していくべき手術といえる．

> **[FGGの利点・欠点]**
> ［利点］・比較的広範囲の付着歯肉の幅を広げることができ，成功率が高い
> 　　　　・供給側歯肉が豊富に存在している
> 　　　　・口腔前庭拡張術やridge augmentationにも応用できる
> ［欠点］・手術部位が2か所になる．とくに供給側は開放創となり，患者の不快感が大きい
> 　　　　・移植片と受容側の歯肉との色調の不調和が審美的問題を起こすことがある

　以下に，「付着歯肉」との関係でのFGG症例を紹介する．

第8章 歯肉-歯槽粘膜の問題

FGGにより付着歯肉を獲得した症例

症例4 口腔前庭が浅く付着歯肉もないため，プラークが停滞しやすくブラッシングも難しい症例

図13-1｜図13-2

図13-1 ヨード溶液で染色したところ頬側角化歯肉はまったくなく，口腔前庭がない状態であった．

図13-2 口腔前庭拡張，付着歯肉獲得のために遊離歯肉移植術を行うこととした．受容床が動かないことが重要で，可能なかぎり厚みも均一にする．

図13-3｜図13-4

図13-3 術直後の状態．骨膜縫合に加え，水平マットレス縫合により移植片が動かないように固定する．

図13-4 術後2年の状態．口腔前庭も拡張され，矯正治療中でもブラッシングが行いやすい状態である．

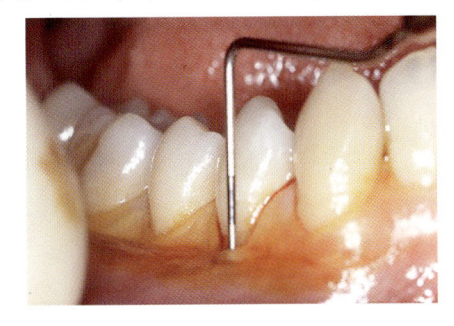

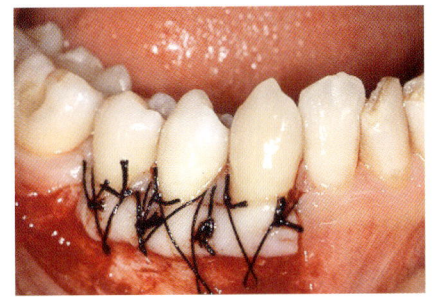

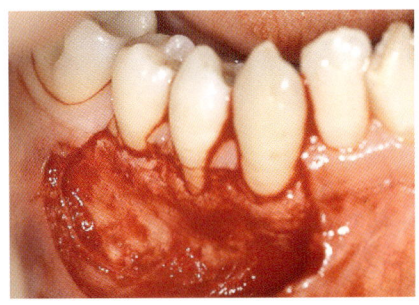

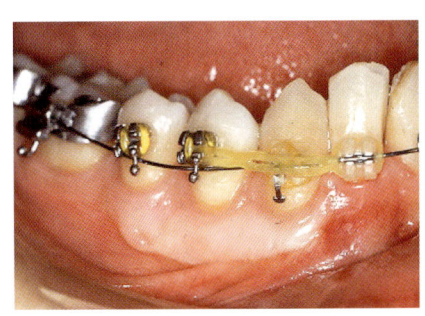

症例5 補綴物の予知性を高めるため，biologic width，付着歯肉の獲得を目的として遊離歯肉移植を行った症例

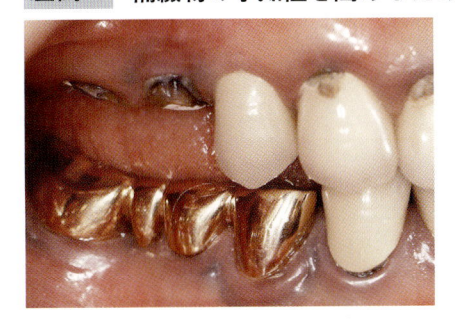

図14-1 補綴物周囲に角化歯肉が少なくブラッシングが行いにくい状態で，縁下カリエスも進行している．

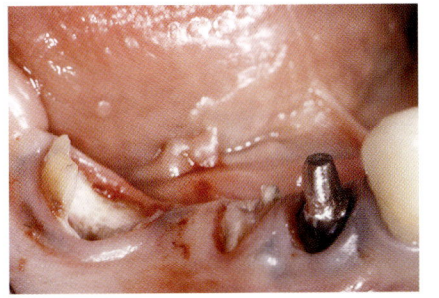

図14-2, 3 徹底したカリエス除去後，遊離歯肉移植によりbiologic widthと付着歯肉の獲得を図った．

図14-4｜図14-5
図14-6｜図14-7

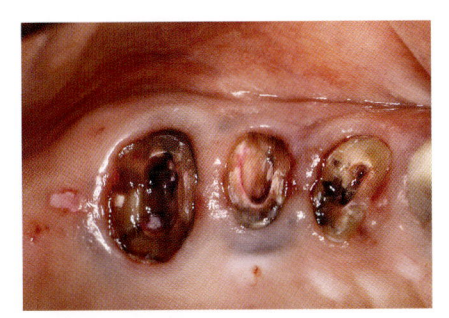

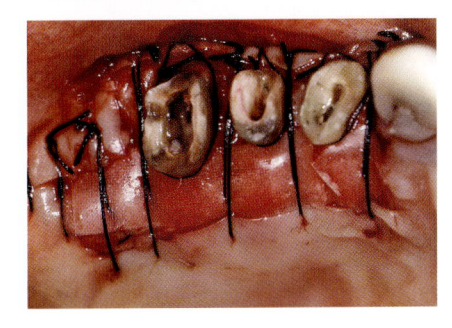

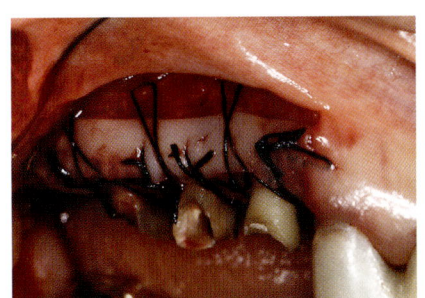

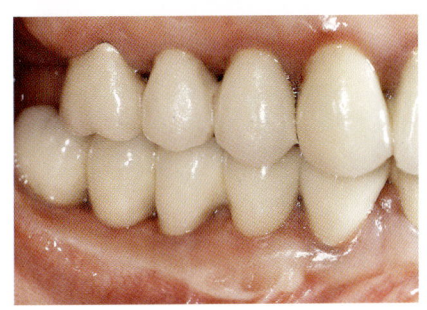

図14-4～6 上顎も下顎と同様に，付着歯肉獲得を目的に遊離歯肉移植術を行った．

図14-7 最終補綴物装着後5年の状態．良好な状態が維持されている．

症例6　高位に付着した頬小帯があり，その周囲の付着歯肉も欠如している症例

　頬小帯が遊離歯肉にまで及び，付着歯肉も欠如した症例においては，後の修復物の清掃性の面からの長期安定を考えると，小帯切除，FGGによる付着歯肉の付与が効果的である．

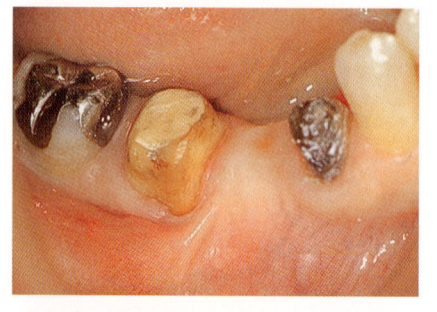

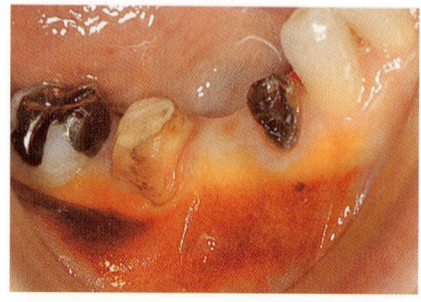

|図15-1|図15-2|

図15-1, 2　6̲|の近心部の頬小帯は遊離歯肉にまで及んでおり，付着歯肉も欠如している．この状態で補綴すれば，清掃しにくく歯肉退縮も起こりやすい状況となる．

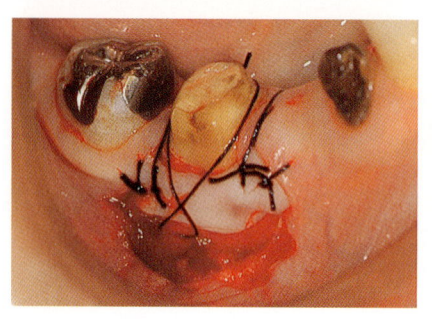

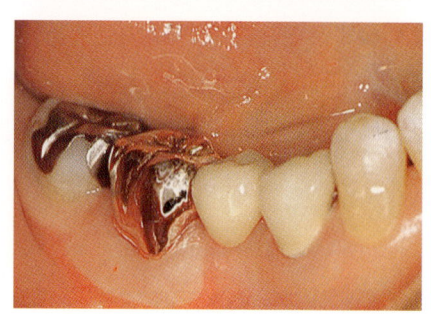

|図15-3|図15-4|

図15-3　小帯の除去と付着歯肉の獲得のため，遊離歯肉移植を行った．
図15-4　術後約6か月，修復物装着時の状態．

症例7　補綴物周囲の環境整備を行うために，FGGより付着歯肉を獲得した症例

　3〜4mmのポケットが存在し，付着歯肉の存在もなく，小帯も歯頸部近くに位置している症例．FGGで付着歯肉を獲得するとともに小帯の切除を行った結果，長期にわたって歯肉辺縁が安定している．

図16-1　4̲3̲|のポケット測定値は3〜4mmであり，付着歯肉はほとんどない．3̲|部の小帯は歯頸部近くに付着し，清掃が困難で炎症が認められる．
図16-2　臼歯部欠損に対し，固定性補綴物を希望したため6̲|部にインプラントを植立し，6̲5̲④③|部に固定性ブリッジを作製した．その支台歯となる4̲3̲|の付着歯肉を増やすためにFGGを行うと同時に小帯を除去した．

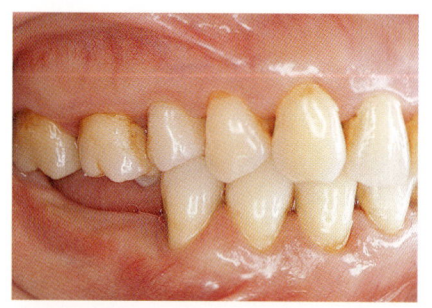

図16-1

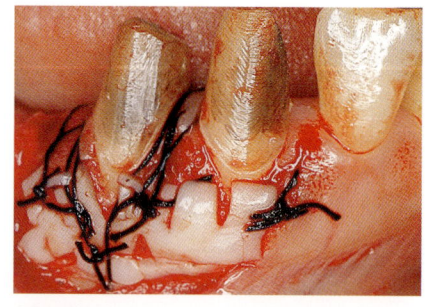

図16-2

図16-3　十分な量の付着歯肉が獲得でき，ブラッシングなどの外的刺激に対し，抵抗できる状態である．
図16-4　付着歯肉が十分獲得され，清掃しやすい状態である．連結された補綴物の鼓形空隙の大きさが均一であることも清掃性を向上させるポイントである．

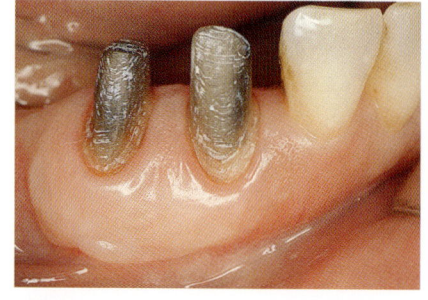

図16-3

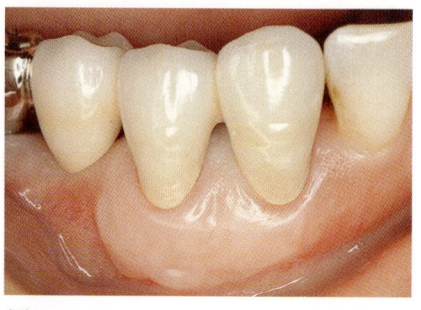

図16-4

第8章 歯肉-歯槽粘膜の問題

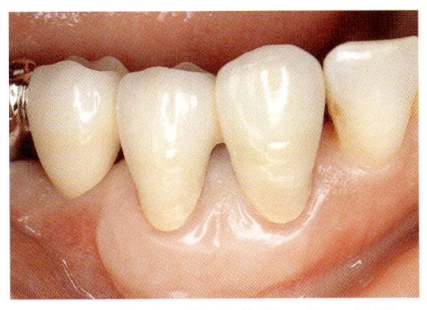

図16-5　最終補綴物装着後3年の状態．

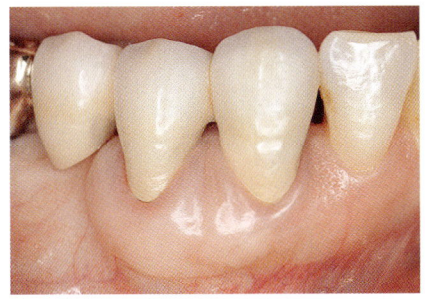

図16-6　同11年後の状態．歯肉退縮もなく安定した状態を保っている．

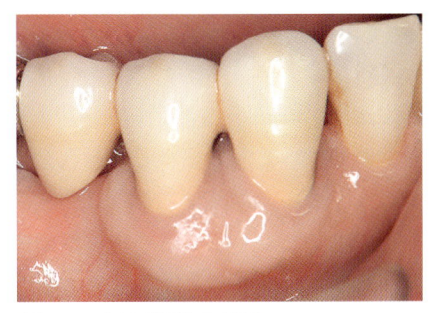

図16-7　同18年後の状態．

症例8　|1 2 3 4部の付着歯肉獲得のため，|1 2部はApically Positioned Flapを用い，|3 4部は遊離歯肉移植を行った症例

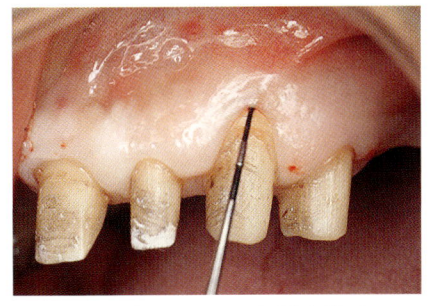

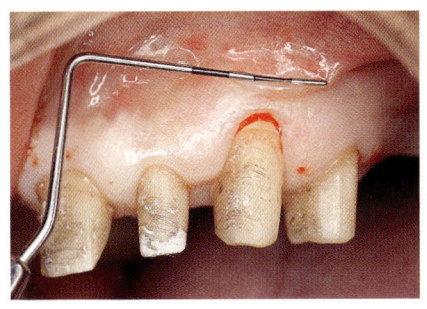

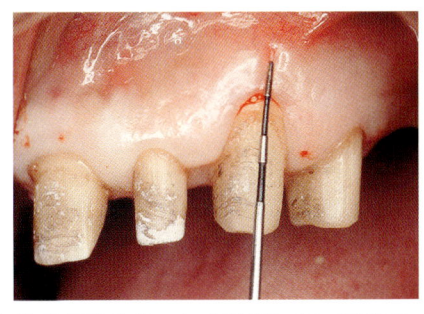

図17-1〜3　|3のポケット測定値は3mmで，角化歯肉の幅も2mmである．すなわち付着歯肉はまったく存在しない状態で，このまま補綴物を装着するとマージンの露出など問題が生じる可能性が高い．

図17-4　|1 2は歯肉弁根尖側移動術で|3 4は遊離歯肉移植術で対応し，ポケット除去と同時に付着歯肉獲得を行った．

図17-5　歯周外科処置後の正面観．|3 4部の遊離歯肉移植片の上端を頬側の骨頂部に骨膜縫合で位置づけた．このようにすることで，同部も歯肉弁根尖側移動術と同様の治癒を期待できる．

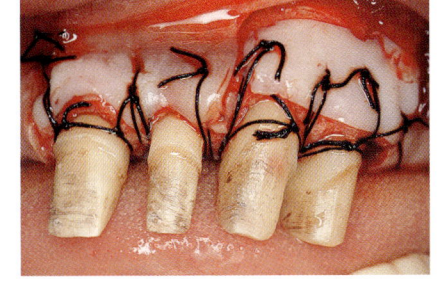

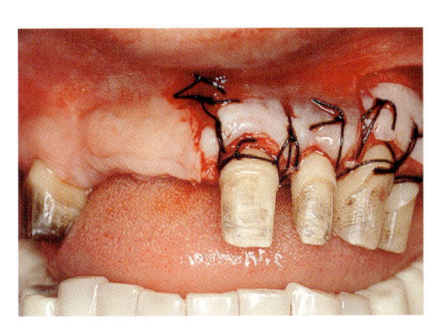

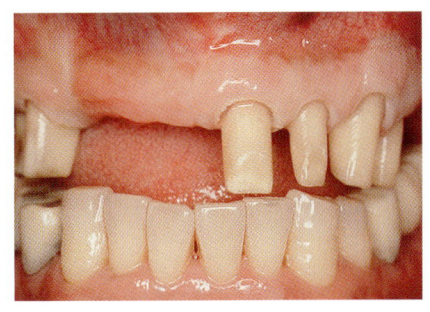

図17-6　歯周外科処置後6か月の印象採得前の状態．十分な付着歯肉が獲得され，右側の歯肉との段差もない状態である．

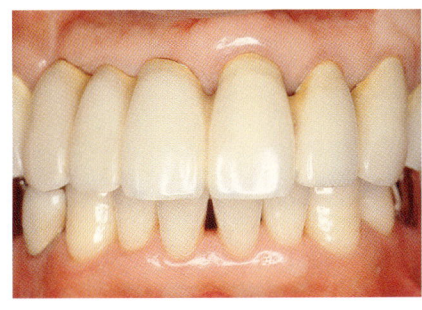

図17-7　最終補綴物装着時の正面観．プロビジョナル・レストレーションで審美性，機能性，清掃性を十分確認し，最終補綴に移行する．

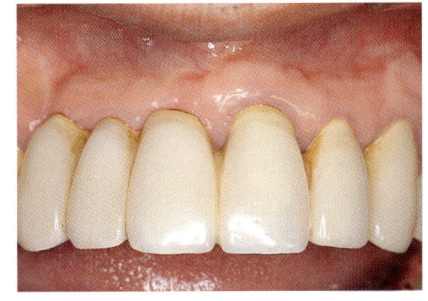

図17-8　装着後8年半経過した状態．歯周組織は健全な状態が維持されている．この患者の都合で定期的なメインテナンスを行うことができなかったが，患者自身による清掃のみでも付着の喪失は認められなかった．

245

[FGGによるポケット除去および付着歯肉の獲得]

　臨床において歯周ポケットが存在し，かつ角化歯肉がほとんどないような状況にしばしば遭遇する．このような場合，部分層弁によるapically positioned flapでポケット除去手術を行っても十分な付着歯肉を得ることはできない．従来，ポケット除去手術を行った後，遊離歯肉移植を行う2回法が行われることもあった．しかし，患者の苦痛を最小限にするため骨膜を残して頬側歯肉および粘膜部を除去し，FGGの供給片上端部を骨頂部に固定縫合することにより，ポケット除去と付着歯肉の獲得を同時に行うことができる．

症例9　58歳の女性．補綴治療前にポケット除去と付着歯肉の獲得を目的に，頬側をAPF，FGG，舌側をAPFにて対応した症例

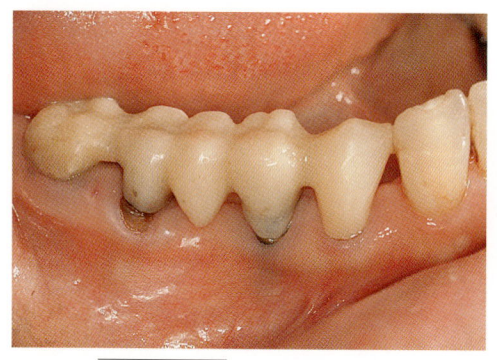

図18-1　⑦⑥'6⑤④部，初期治療終了時の歯肉の状態を示す．

図18-2　術前の同部位のデンタルX線写真．

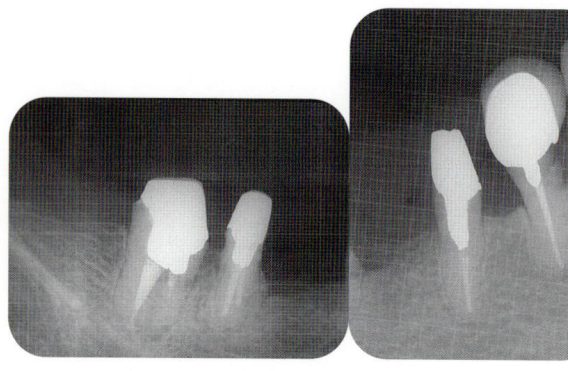

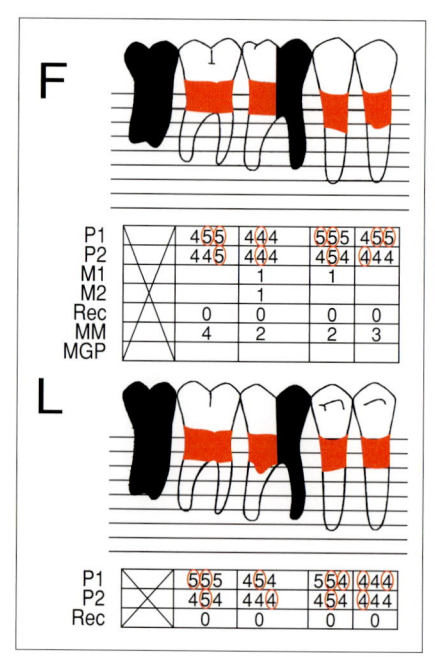

図18-3　歯周チャート．

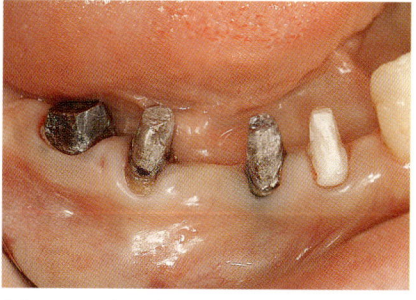

図18-4　プロビジョナル・レストレーションを除去した頬側面観．7 6 5のメタルコアは術前に撤去しておいた方が手術しやすい．6 5部の角化歯肉はほとんど認められない．

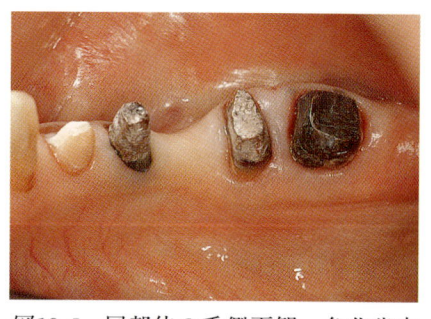

図18-5　同部位の舌側面観．角化歯肉が少なく，歯槽骨頂予測切開を行うと角化歯肉はほとんどなくなる可能性が高い．

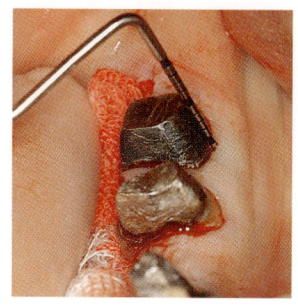

図18-6　7舌側の骨頂の位置をサウンディングにて確認．

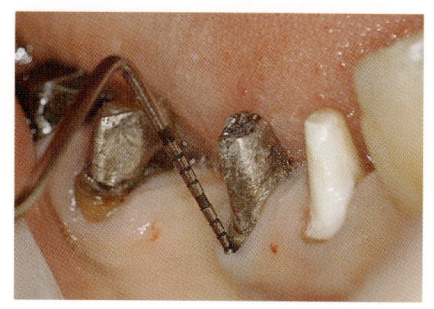

図18-7　5頬側の歯肉の質および量をチェック．

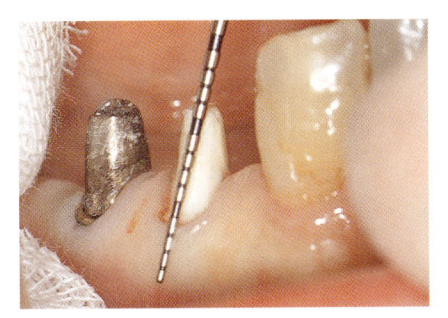

第8章 歯肉 - 歯槽粘膜の問題

図18-8 4｜頬側の歯肉の幅はあるが，厚みは薄くその質は動きやすい歯肉である．

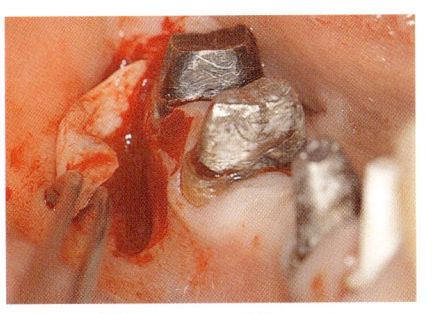

図18-9 6｜の遠心から7｜の遠心にかけては，現在ある角化歯肉を利用して，歯肉弁根尖側移動術により付着歯肉の獲得およびポケットの除去を行う．

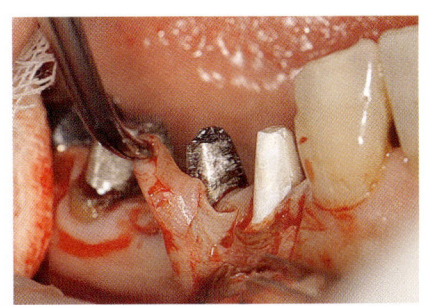

図18-10 3｜の遠心部より6｜の遠心部までの歯肉および粘膜を部分層弁にて剥離除去する．

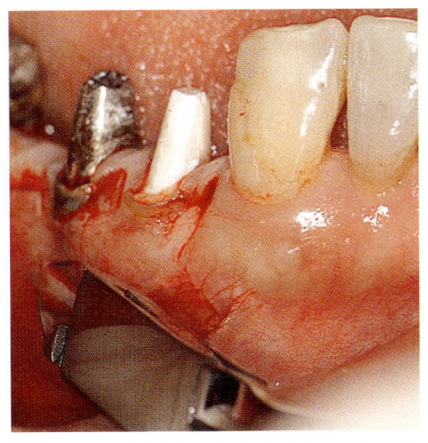

図18-11 受容側の余分な動きやすい線維や脂肪組織をティッシュ・ニッパーで慎重に除去する．

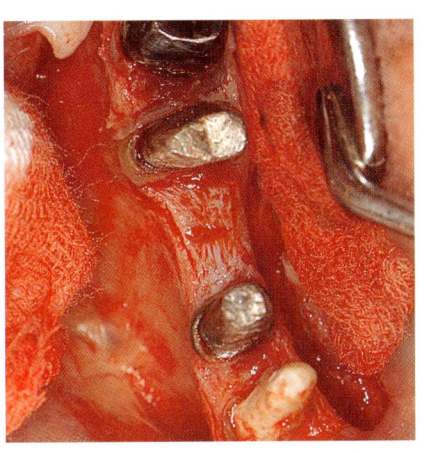

図18-12 頬側の受容側の形成が終了したら，生理食塩水を浸したガーゼで一時的な止血処置を行う．

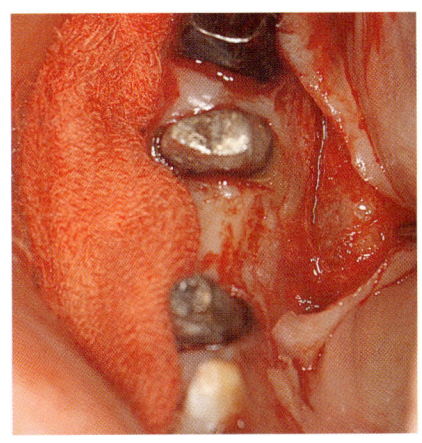

図18-13 舌側の歯肉弁根尖側移動術のため，部分層弁にて歯肉弁を形成する．

図18-14｜図18-15

図18-14 骨外科処置を先の丸いダイヤモンド・バーで行う．
図18-15 根面に残存している線維をカーバイド・バーを用いて除去する．

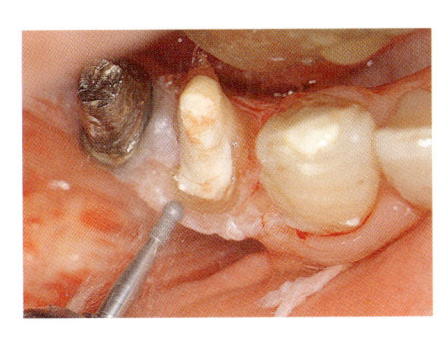

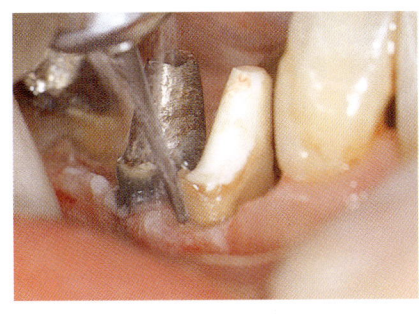

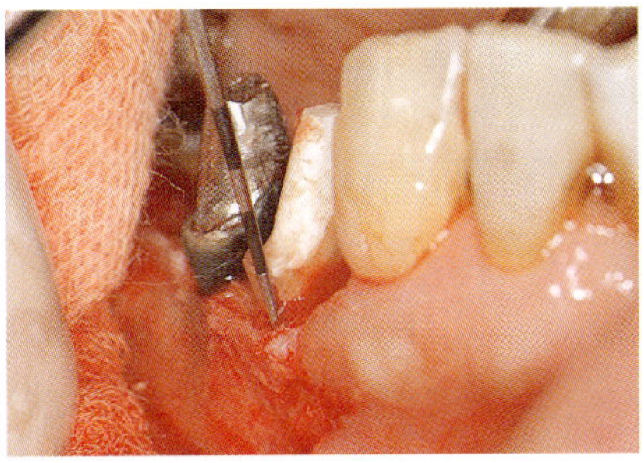

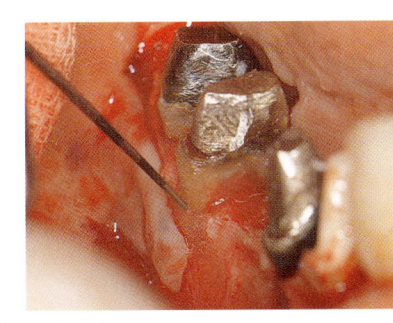

図18-16, 17 残存する骨欠損がないかどうか確認する．

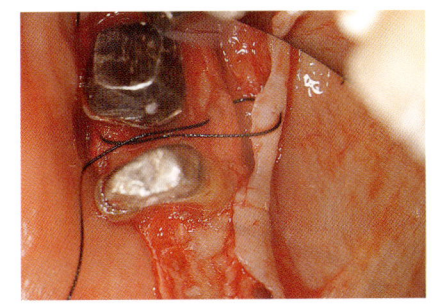

図18-18 頬側と同様に舌側も骨膜をつかみ，歯肉弁の上端が最終的に骨頂に位置するように縫合する．

247

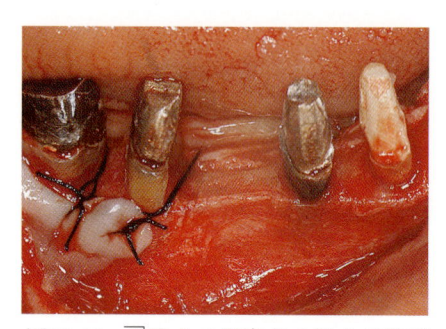

図18-19 6|遠心の歯肉弁の縫合が終了した時点.

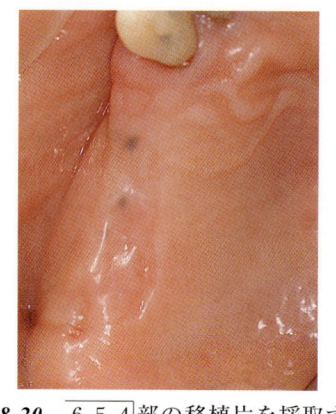

図18-20 |654部の移植片を採取する口蓋部を示す.

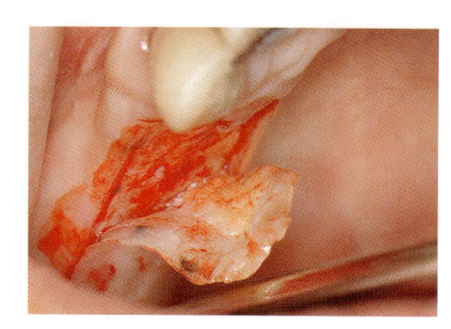

図18-21 上顎右側欠損部歯槽堤から移植片を採取しているところ.

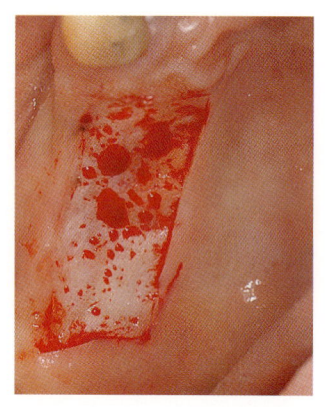

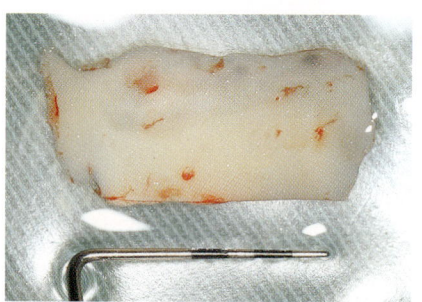

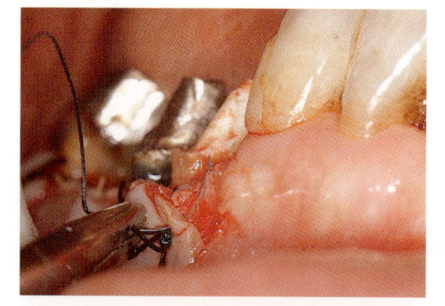

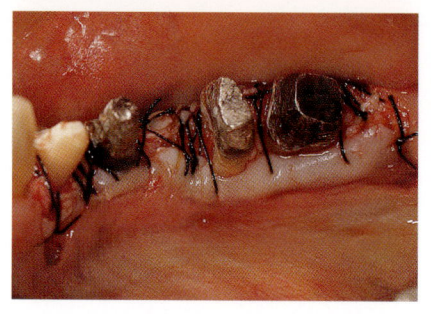

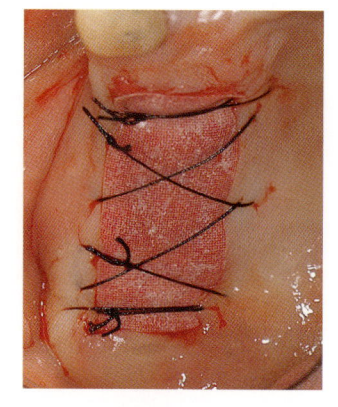

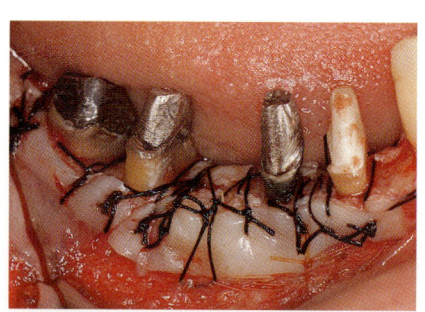

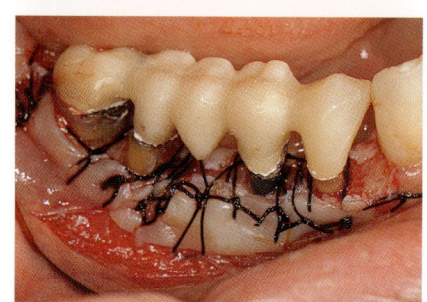

図18-22 | 図18-23

図18-22 口蓋部の供給側の創傷部.
図18-23 テルダーミス®（コラーゲン＋シリコン膜）を創傷部に置き，その上から縫合する.

図18-24 | 図18-25

図18-24 採取した移植片.
図18-25 脂肪組織を可及的に取り除きながら，移植片の厚みを一定にする.

図18-26 | 図18-27

図18-26 移植片の上端部が歯槽骨頂に位置するよう縫合する.
図18-27 |654部の縫合が終了した時点の頰側面観. 縫合後，移植片を確実に固定し，死腔が残っていないことを確認する.

図18-28 | 図18-29

図18-28 同部位の舌側面観. 角化歯肉が根尖側に移動されている.
図18-29 プロビジョナル・レストレーションを仮着.

第8章 歯肉 - 歯槽粘膜の問題

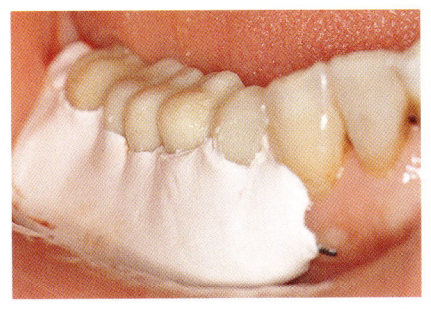

図18-30 ペリオドンタル・パックを頬側および舌側に行う．その後，咬合面を少し削除しておく．

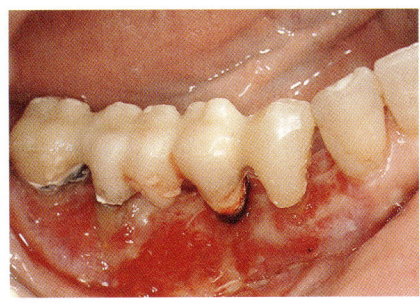

図18-31 術後1週間の頬側面観．

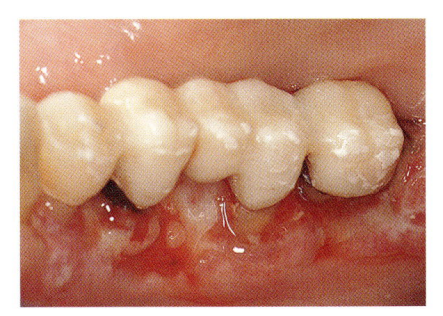

図18-32 同部位の舌側面観．

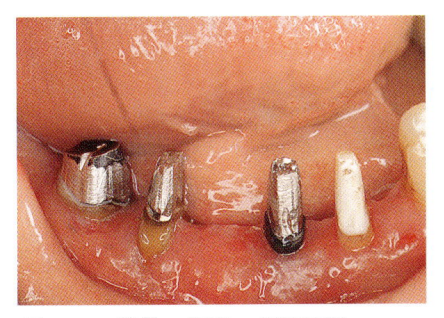

図18-33 術後3週間の頬側面観．

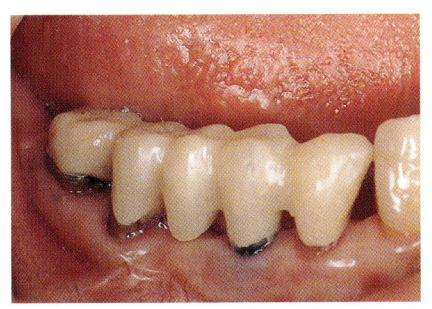

図18-34 術後3か月．

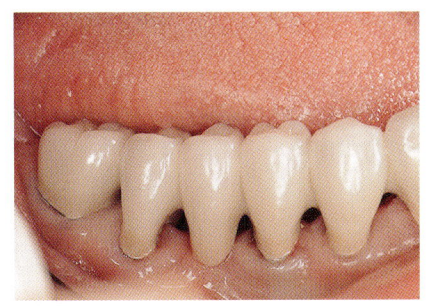

図18-35 術後1年．

症例10 少数歯残存の症例で，補綴処置が必要な場合，支台歯や鉤歯になる歯牙に対してポケット除去と付着歯肉獲得を目的に頬舌側ともFGGで対応した症例

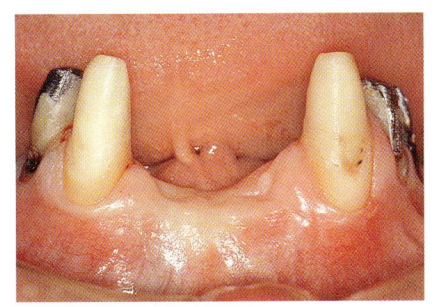

図19-1 4 3│3 4 5 残存歯頬側面観．唇頬側の付着歯肉は存在していない．

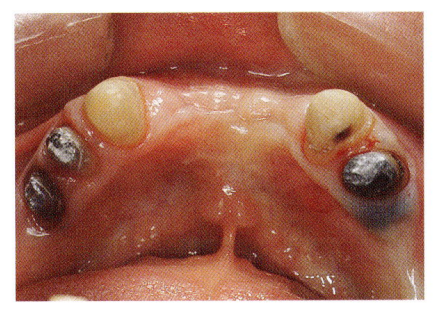

図19-2 同部位の舌側面観．1mmくらいの角化歯肉は存在するが，歯槽骨頂予測切開を行うと，まったく角化歯肉はなくなってしまう．

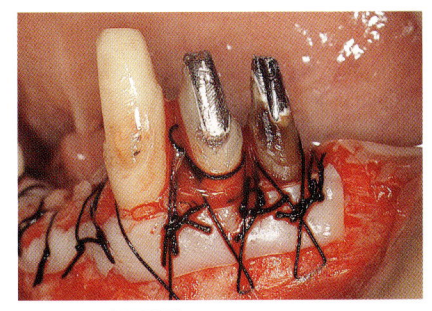

図19-3 │3 4 5 部のFGGによる歯周ポケットの除去および付着歯肉の獲得を行った．骨外科処置も同時に行っている．反対側も同様の処置を行っている．

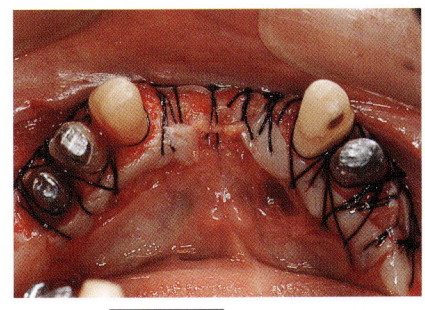

図19-4 4 3│3 4 5 の舌側も移植片を骨膜に固定し，歯周ポケットの除去および付着歯肉の獲得を行っている．

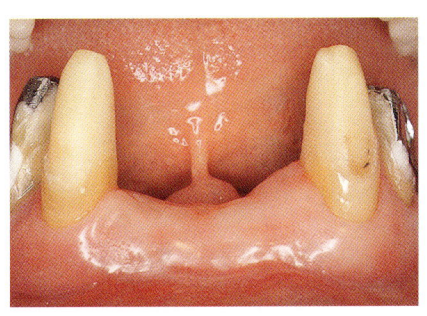

図19-5, 6 術後1か月の唇舌側の治癒状態．十分な付着歯肉が唇舌側とも獲得されている．

249

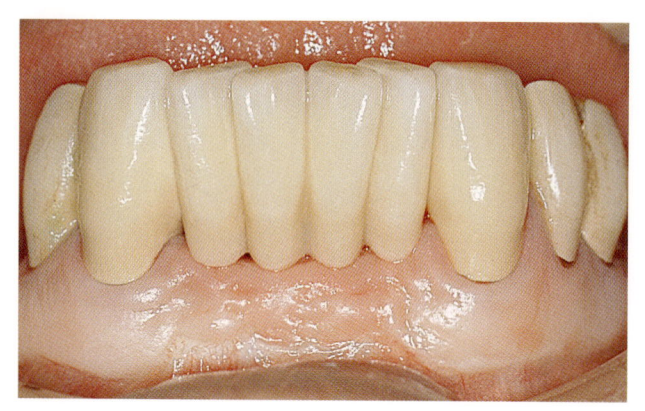

図19-7　最終補綴物装着後5年の唇頰側面観.

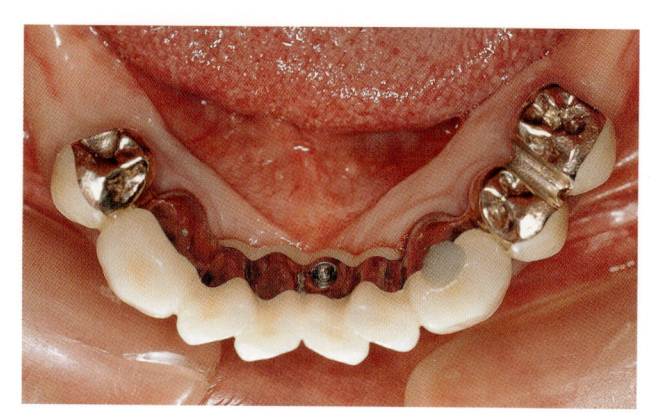

図19-8　同時期の下側咬合面観.

付着歯肉増大のためのCTGの応用

　付着歯肉増大のためには結合組織移植（Connective tissue graft＝CTG）も有効な術式である．これについては，Karringの以下のような文献が有名であり，臨床応用の際には指標となるであろう．

> 上皮の質を決定するのは，その下の結合組織である．　　　　　　　　　　　　　　　　Karring T[22-25]

　Karringらは一連の研究（1971[22]，1972[23]，1974[24]，1975[25]）により，歯肉移植後の治癒過程で起こる上皮化の際に，上皮の質を決定するのは供給側の結合組織であることを証明した．すなわち，角化組織下の結合組織を移植すれば，その部位には角化上皮が形成され，粘膜下の結合組織を移植すればその部位は非角化上皮になるということである．そして，この上皮下結合組織を粘膜歯肉弁の下に置いても，その上の粘膜組織は経時的に角化上皮に変わることも示された．図20-1～4で示すように，Langer techniqueのように角化組織の少ない歯肉弁と骨膜との間に上皮下結合組織をサンドイッチした場合でも，経時的に角化上皮に置き換わっていくのがわかる．

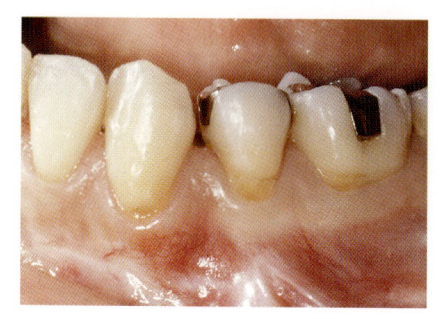

図20-1　矯正治療後に$\overline{3}$～$\overline{6}$にかけて歯肉退縮が生じている．

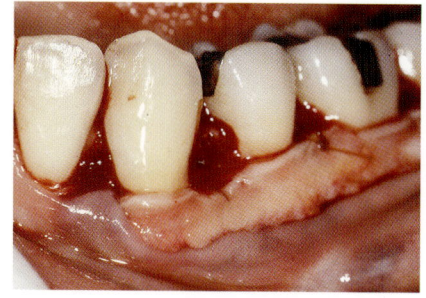

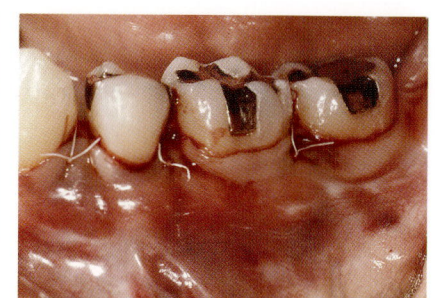

図20-2, 3　上皮下結合組織移植により根面被覆術を行った．

第8章　歯肉-歯槽粘膜の問題

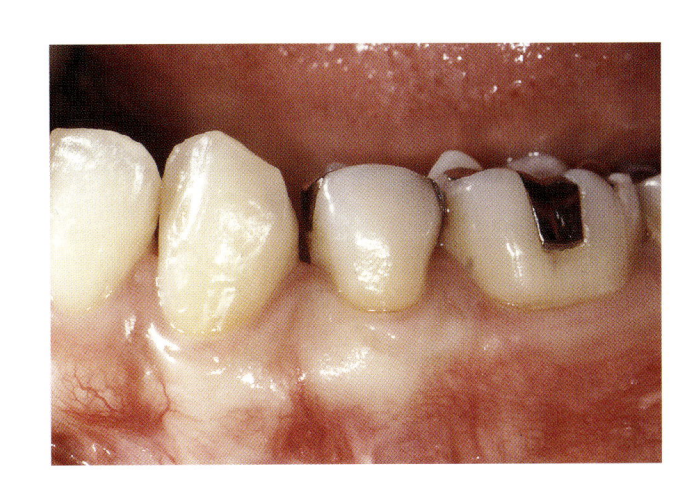

図20-4　根面被覆術後2年の状態．歯肉の厚みが増大し，安定した歯周環境が得られている．

症例11　上顎前歯部の歯肉は薄く，補綴物のマージンは審美的な理由から歯肉縁下に設定せざるをえない状況であるが，遊離歯肉移植による術後の歯肉の色合いに問題が生じやすいため，結合組織移植にて対応した症例

図21-1 | *図21-2*

図21-1　|3 4 5部には歯肉縁下カリエスや歯周ポケットが存在し，歯周外科が必要な状態である．|3部の付着歯肉は少なく歯肉も薄い（MaynardのType 4）．
図21-2　歯周外科処置時，歯槽骨頂予測切開を行い，歯冠周囲組織を切除するが，この組織から移植片として結合組織を採取する．

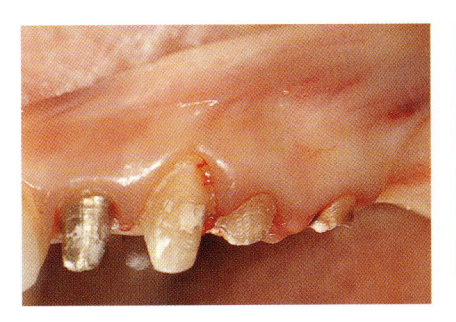

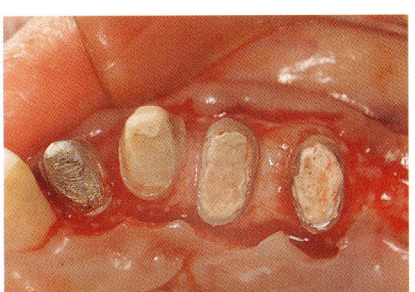

図21-3 | *図21-4*

図21-3　約1mmの厚さに調整した結合組織移植片．
図21-4　付着歯肉の少ない|3部の歯肉弁内に移植片を挟みこみ，縫合する．

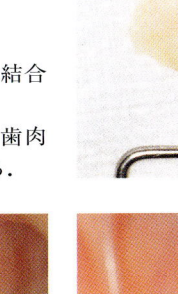

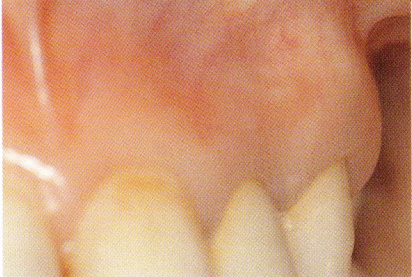

図21-5　術後2年，補綴物が装着された状態．十分な量の付着歯肉が獲得されている．

図21-6　|3の唇側歯肉の側方面観．歯肉の厚さが増加しているのがわかる．

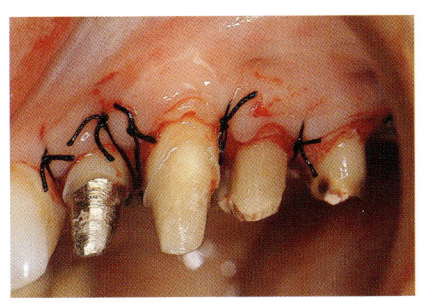

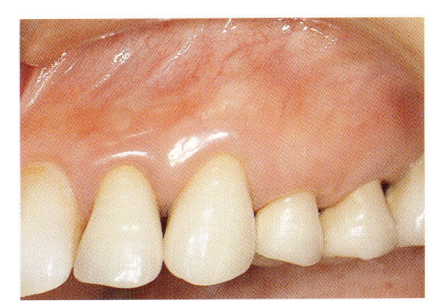

図21-7　術後5年の状態．辺縁歯肉の位置も安定しており，審美的な状態が維持されている．

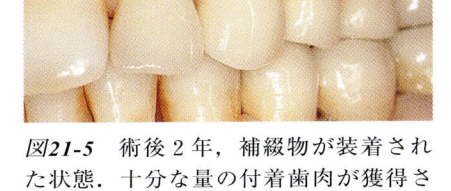

移植片の採取

●FGGおよびCTGの移植片採取

　FGG，CTGにおける移植片は，角化歯肉が豊富にある口蓋歯肉から採取することが多いが，手術部位を2か所にしないために，受容側に隣接する欠損部顎堤などから採取することもある．

　口蓋歯肉の場合は，通常図22-1に示す部位から移植片を採取する．この部位の前方には口蓋皺襞があり，皺襞を含んだ移植片は治癒後に歯肉の不良形態をつくることがあるので適当でない．また，後方には大・小口蓋孔が存在しており，その周辺には太い血管が走行しているので，あまり深い切開を入れないように配慮する必要がある（図22-2）．

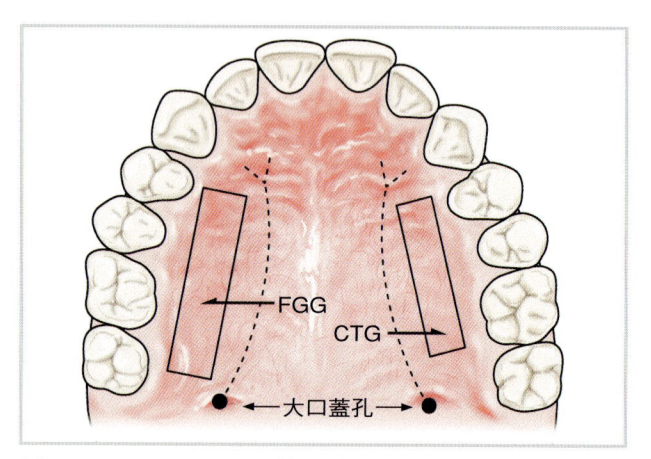

図22-1　FGG，CTGの移植片採取部位．FGGでは口蓋皺襞を含まない平坦な角化歯肉を採取する．CTGでは深部組織を採取するため，大口蓋神経血管叢を損傷させないようにFGGよりやや前方の組織を採取する．

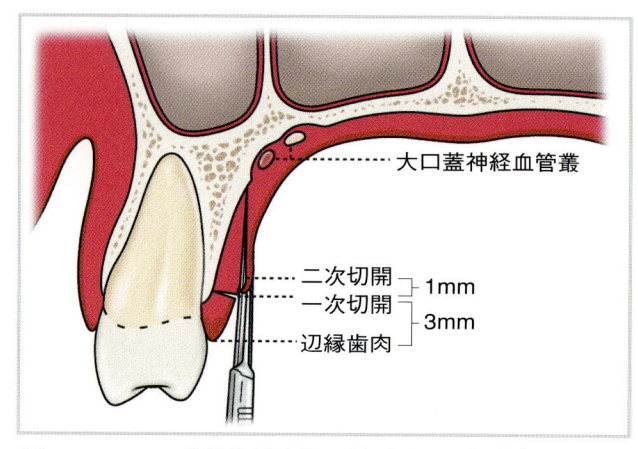

図22-2　CTGの移植片採取部の断面図．辺縁歯肉から約3mm離れた部位に一次水平切開を骨面に垂直に入れ，続いて1mm幅の上皮を残すように二次水平切開を図のような角度で入れる．この際，大口蓋神経血管叢の位置に注意が必要である[26]．

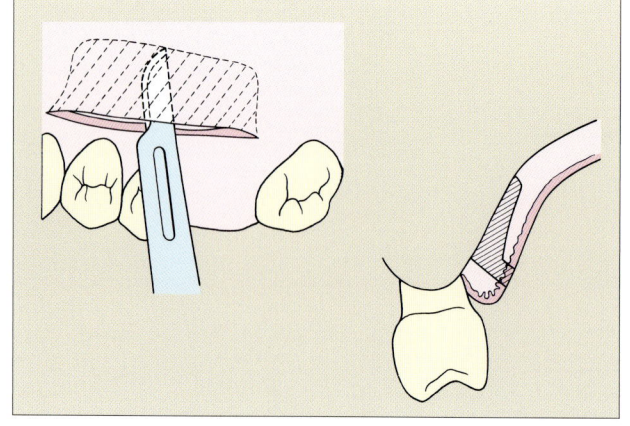

図23-1　移植片の採取方法を示した模式図．一次水平切開は歯肉に対して垂直に，骨に達するまで入れる．約1mm根尖側に二次水平切開を角度をつけて入れる．縦切開は入れないでpouch flapを形成するように行う．

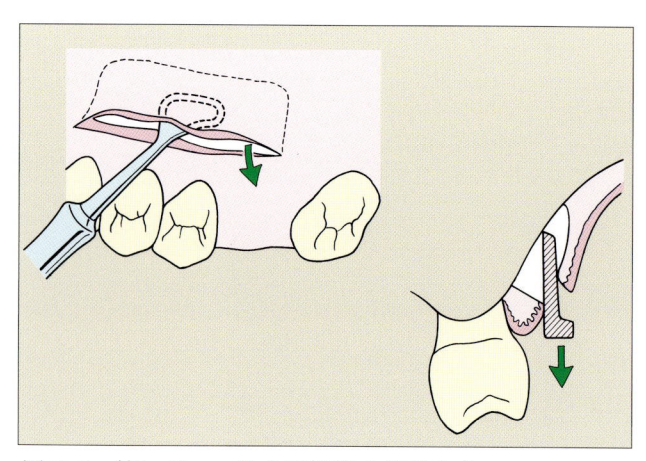

図23-2　続いて，一次水平切開の位置からKidney shape knifeなどを用いて骨膜より剝離する．移植片を採取した後に残る口蓋歯肉は少なくとも1mmの厚さが必要で，それより薄いと壊死を起こす可能性が高くなる．

[遊離歯肉移植片および上皮下結合組織移植片の厚み]

付着歯肉獲得を目的に行う遊離歯肉移植では，採取する移植片の厚みは1〜1.5mmであるが，根面被覆を目的にする場合は，少し厚めの約2mmの移植片を上顎口蓋より採取する．採取する予定部位の口蓋歯肉の厚みは，浸麻針に根管治療用のリーマーストッパーをつけ骨に当たるまで浸麻針を刺入し，その長さを測定すると判断しやすい(図24)．上皮下結合組織移植を行う場合，この測定は必ず行う必要がある．

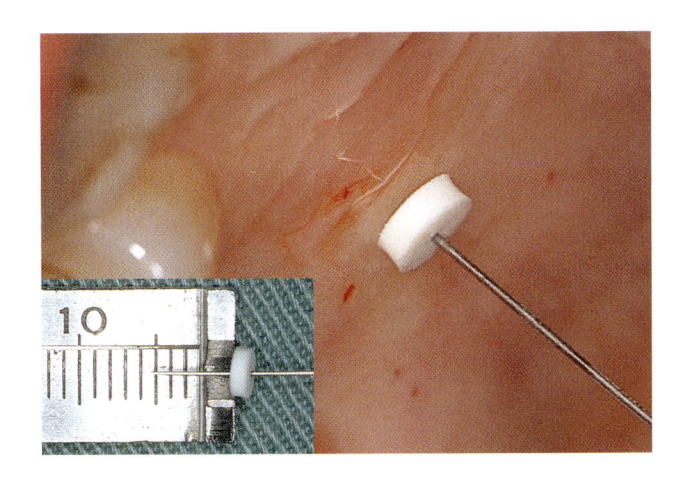

図24 浸麻針にリーマーストッパーをつけ，骨に達するまで刺入する．移植片採取予定部位の数か所を測定する．歯肉の厚みが薄い場合(〜3mm)は，口蓋から移植片採取の適応にならない場合もある．

口蓋歯肉の薄い場合(〜3mm)，遊離歯肉移植術および上皮下結合組織移植術の適応にならない場合もある(日本人の口蓋歯肉の平均厚さは3.5mm)[27]．遊離歯肉移植片が受容側に定着するか否かを左右する因子に血液供給の問題があり，移植片から血液供給の妨げになる脂肪組織などは極力除去した方がよい．

【全体および性別の平均値】

全体	男性	女性
3.44mm	3.66mm	3.24mm

【年代別平均値】

20歳代まで	30歳代	40歳代	50歳代	60歳以上
2.73mm	3.37mm	3.61mm	3.60mm	3.38mm

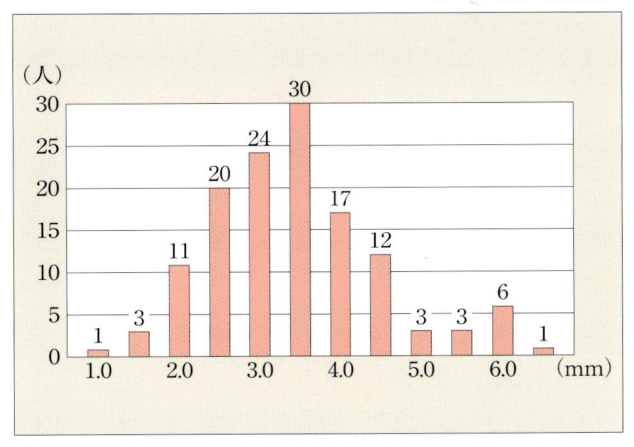

図25 日本人の口蓋歯肉の厚さに関する調査．被験者131名(男性61名，女性70名；年齢15歳〜77歳)に対し，左右第二小臼歯の歯頸部から根尖側約5mmの部位の口蓋歯肉の厚さを0.5mm単位で測定した．

また，遊離歯肉移植では移植片の厚みにより術後の移植片の収縮や治癒の速度が異なってくる．Mormanら[28]の報告によると，移植片の厚みが薄いほど治癒は早いが，術後の収縮は大きくなり，厚さ1.0mmの移植片でも術後の収縮は約30%起こるとしている．それゆえ，術後の収縮量を予測して採取する移植片の大きさを決めなければならない．

歯周形成外科——MGSからPPSへ

● 歯周形成外科とは

　歯周形成外科は，1996年に出版された"Annals of Periodontology（AAP：米国歯周病学会編）"のなかで以下のように定義されている．

　歯肉-歯槽粘膜手術は1950年代にFriedmanら[29]によってその必要性が説かれて以来，多くの改良を経てめざましい発展を遂げ，現在，歯周形成外科という1つの治療体系を確立するにいたった（1988年，Millerにより提唱）．

　歯肉-歯槽粘膜手術は付着歯肉の不足，小帯の高位付着，口腔前庭の狭小などにより引き起こされる諸問題（歯肉退縮，根面露出，知覚過敏，楔状欠損など）を改善するために用いられ，付着歯肉の増大，小帯切除，口腔前庭拡張などが主な処置であるのに対し，歯周形成外科はこれらの処置に加え，根面被覆や歯槽堤増大，歯間乳頭形成など，より審美的配慮や予防的観点を重視した治療術式も含むものと考えられている．

　本章で述べてきた「歯肉-歯槽粘膜手術」と「歯周形成外科」との関係は，以下のように整理して示すことができる．

歯肉-歯槽粘膜手術
　「歯牙周囲の歯肉の位置や量，あるいは形態異常を是正するために行う歯周外科処置」
　　　　　　　　　　　　　　　　　　　　　—Grossary of periodontal terminology, 1992, AAP

　　付着歯肉の増大，口腔前庭の拡張，小帯切除など

⬇

歯周形成外科
　「歯肉または歯槽粘膜に現われる解剖学的，発生学的，外傷性あるいは歯周治療後の形態異常を是正あるいは予防するために行う歯周外科処置」
　　　　　　　　　　　　　　　　　　　　　—Grossary of periodontal terminology, 1996, AAP

　　Reconstructive Surgery（歯周組織の再建）＋Cosmetic Surgery（審美性の獲得）
　　根面被覆術，付着歯肉増大術，口腔前庭拡張術，歯槽堤増大術，歯槽堤保存術，歯冠長延長術，歯間乳頭形成術，小帯形成術など

歯周形成外科の根面被覆への応用の歴史

歯周形成外科の歴史的背景を理解するために，ここでは根面被覆の歴史的な流れを表にして紹介する．

表2　Periodontal Plastic Surgery（根面被覆術）の歴史[24, 25, 30-59]．

年代	有茎弁移植術（LPF・CPF）の歴史		年代	遊離歯肉・結合組織移植術（CTG・FGG）の歴史	
1926	Norberg	歯根を被覆するためのCoronally Positioned Flap（CPF）を報告			
1956	Grupe & Warren	Lateral sliding flap（現在のLaterally Positioned Flap：LPF）を開発【25年にわたり，唯一の根面被覆法として利用】			
1958	Patur & Glickman	CPFは根面被覆には有効でないと報告	1963	Bjorn	Free Gingival Graft（FGG）のはじめての成功例を写真による図解を用いて発表した
1964	Robinson & Corn	LPFの改良法を提唱	1964	King	FGGを"Gingival augmentation procedure"として提唱
1965	Wilderman & Wentz	有茎弁移植後の治癒は，結合組織付着と上皮性付着からなると報告（動物実験）	1966	Nabers	FGGによる根面被覆術を報告
	Pennel	Obliquely Positioned Pedicle Graft（歯肉弁斜方移動術）を提唱	1967	Garguilo & Arrocha	FGGの治癒過程の組織学的検討を行う．"移植片中の血管と新生毛細血管の吻合が認められる"
1968	Cohen & Ross	Double Papilla Pedicle Graft（両側歯間乳頭歯肉弁）を提唱	1968	Sallivan & Atkins	歯肉退縮の分類を提唱．FGGによる根面被覆術の術式と結果を報告
			1969	Pennel	SullivanとAtkinsのFGGによる根面被覆術の改良法を提唱．FGGは根面被覆術よりも付着歯肉の幅の増大が主目的と報告
			1970	Hawley & Staffileno	FCGは広範囲の根面被覆術には不適であると報告
1975	Bernimoulin	Combination technique（FGG + CPF）を提唱	1974	Edel	Connective Tissue Graft（CTG）をはじめて提唱
1976	Karring Melcher	有茎弁移植の組織学的検討を行う．"付着様式は再付着であり，真の意味での新付着ではない"		Karring, et al	上皮の性質を決めるのは，上皮下結合組織であると報告（結合組織の重要性を強調）
1977	Maynard	Combination techniqueは根面被覆に有効であると報告			
1978	Caffesse	Combination techniqueによる根面被覆の成功率は65％（6か月）と報告	1979	Rateitschak, et al	FGGの目的は，根面被覆よりも付着歯肉の幅を増大させ，歯肉退縮の進行を予防することであると報告
1980年以前の根面被覆の成功率は30％に満たず，FGGの目的は「付着歯肉の幅の増大（予防的処置）＞根面被覆」が主流					
			1980 1982 1983	Langer & Calanga Miller Cohn & Marks Holbrook & Ochsenbein	CTGのRidge augmentation（歯槽堤増大術）への応用をはじめて提唱 FGGによる根面被覆術を改良（成功率を90％程度に高める）
			1985	Langer & Langer	CTGによる根面被覆術をはじめて提唱（Langer technique）
1986	Tarnow	Semilunar Coronally Positioned Flap（半月状歯肉弁歯冠側移動術）を提唱		Raetzke Miller	CTG envelop techniqueを提唱 歯肉退縮の分類を提唱（根面被覆の指標に必要不可欠となる）
			1987	Nelson	Langerの根面被覆法とLPFの併用法を提唱
1989	Allen & Miller	CPFの改良法を提唱	1992 1994	Harris	CTGとDouble Papilla Graftの併用法を提唱
			1994	Allen	CTG envelo techniqueの変法を提唱（多数歯にわたる根面被覆が可能となる）
				Bruno	Langer & Langerによる根面被覆術の変法を提唱（Modified Langer technique）
			1995	Pasquinelli	FGGによる根面被覆術によって結合組織性の新付着が得られたと報告

歯周形成外科の種類と術式の選択

　歯周形成外科にはつぎのような種類がある．これらの術式を用いて，根面被覆術，付着歯肉増大術，口腔前庭拡張術，歯槽堤増大術，歯槽堤保存術，歯冠長延長術，歯間乳頭形成術，小帯形成術などの外科療法を行う．

表3　歯周形成外科の術式の種類．

- **Apically Positioned Flap（APF）**
 ポケットを除去し，かつ角化歯肉の保存が図れる．

- **Laterally Positioned Flap（LPF）**
 隣在歯周囲の角化歯肉を側方へ移動する術式．色調の調和は図りやすいが，適応範囲に制限があり，隣接部位に適切な歯肉が存在しない場合は適応症ではない．

- **Free Gingival Graft（FGG）**
 クエン酸やテトラサイクリンなどの根面処理や的確な適応症の選択により，根面被覆の成功率は向上したが，色調の調和が困難である．

- **Connective Tissue Graft（CTG）**
 根面被覆の成功率が高く，色調の調和も図れる．

- **Coronally Positioned Flap（CPF）**
 現在ではGTR法やCTGとの併用で根面被覆を行う術式が多く報告されているが，CPF単独での成功率はあまり高くないようである．

- **Guided Tissue Regeneration（GTR）**
 歯牙周囲の骨欠損や露出根面に対して歯周組織の再生を図る術式で，通常単独歯に行う．

- **Guided Bone Regeneration（GBR）**
 骨移植材やGBR膜などを用い，歯槽骨増大を図る術式．

　それぞれの術式の長所，短所を十分に理解し，状況に応じて術式の選択を行う．
　これらの術式を実際に選択する際に注意すべき点を，以下に整理して示す．

［術式の選択時に考慮すべき事項］
- 目的（予防的外科処置，根面被覆など）
- 手術部位の状態（角化歯肉の量，退縮の程度，歯数，乳頭の位置）
- 供給側の状態（歯肉の厚み，幅，質）
- 患者の苦痛（移植片の採取部位，手術の回数）
- 手術の成功率
- 血液供給の状態
- 移植片の色調
- テクニックの難易度

根面被覆(Root Coverage)

歯周形成外科で根面被覆を行うには，歯肉退縮の状態を診査し，根面被覆の適応症かどうかを診断する必要がある．

つぎにわれわれ臨床家にとって臨床的指標となるMillerの分類について述べる．

歯肉退縮の分類

歯肉退縮によって露出した根面に対して根面被覆を考慮する場合，まず第1にその歯肉退縮がどのタイプに属し，その予後はどうなのかを判定しなくてはならない．これらのタイプは歯間部の骨または軟組織とCEJとの位置関係と，退縮した歯肉辺縁とMGJとの位置関係とによって分類される．これらを表したのが"Millerの歯肉退縮の分類"[61]である（図26）．根面被覆の予知性を高めるためには適応症を厳選しなくてはならないが，Millerの分類は適応症の選択に大変有益である．

Class 1はもっとも成功率が高く，露出した根面を完全に被覆することが可能である．Class 2では成功率は多少下がるかもしれないが，露出した根面を完全に被覆することが可能である．Class 3では歯間部の骨または軟組織の位置がCEJより下がっているため，部分的にしか根面を被覆できない．Class 4は歯牙の全周の歯肉が退縮していたり，歯間部の支持組織の喪失がかなり根尖側まで及んでいる状態で，このような根面被覆はほとんど期待できない．

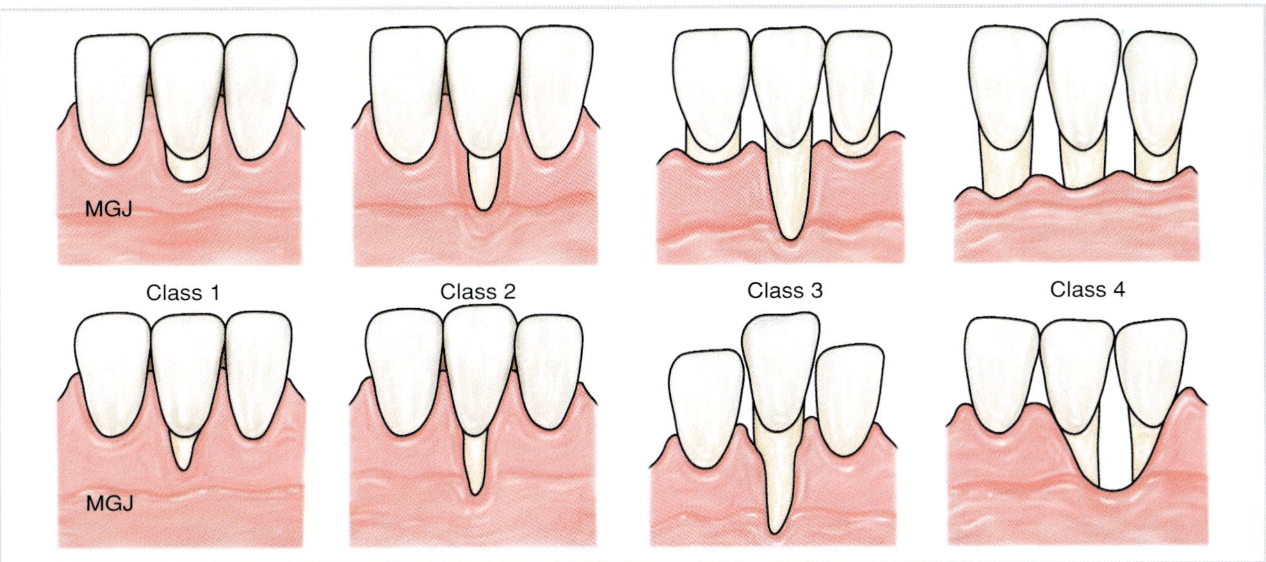

図26 Millerの歯肉退縮の分類．
Class 1：歯肉退縮がMGJを越えないもので，歯間部の骨または軟組織の喪失のないもの．→完全な根面被覆が期待できる．
Class 2：歯肉退縮がMGJに達するか，越えているもので，歯間部の骨または軟組織の喪失のないもの．→完全な根面被覆が期待できる．
Class 3：歯肉退縮がMGJに達するか，越えている．歯間部の骨または軟組織の位置はCEJより根尖側にあるが，退縮した辺縁歯肉のレベルまで達していないもの．→部分的な根面被覆しか期待できない．
Class 4：歯肉退縮がMGJに達するか，越えているもので，歯間部の骨の位置が退縮した辺縁歯肉のレベルまで喪失してしまったもの．→根面被覆はほとんど期待できない．

根面被覆のためのFGG

　根面被覆においてもFGGによる成功は多く報告されているが，当初はそれほど高い成功率ではなかった（30％以下）．FGGによる根面被覆の成功率の向上はMillerによるところが大きい．彼は適応症の選択から技術的な問題まで細かく研究し，1987年の報告[21]ではその成功率を約90％にまで上げている．また，FGGは他の手術法よりも口腔前庭拡張術に効果的であり，欠損部顎堤の増幅にも応用できる．

［FGG法による根面被覆術の利点・欠点］

［利点］・多数歯の根面被覆が可能
　　　　・付着歯肉の増大が図れる
　　　　・口腔前庭の拡張が可能

［欠点］・手術部位が2か所になる
　　　　・供給側が開放創となり患者の不快感が大きい
　　　　・移植片と受容側の色調の不一致が生じる可能性が高い
　　　　・術者の技術に左右される

　FGG法による根面被覆では，その利点，欠点を十分に理解するとともに，少しでも成功率を上げるために，あらゆる角度からの十分な配慮が必要である．

症例12　矯正治療中に生じた歯肉退縮に対し，FGGで角化歯肉獲得と根面被覆を行った症例

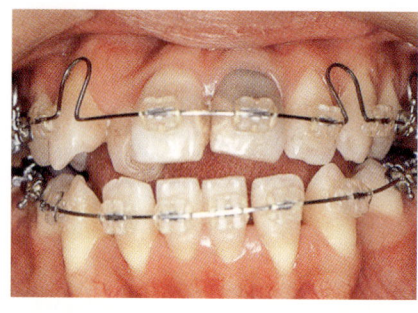

図27-1　他院での矯正治療中に下顎前歯部の歯肉退縮が進行してきた．頬側には角化歯肉がない状態である．

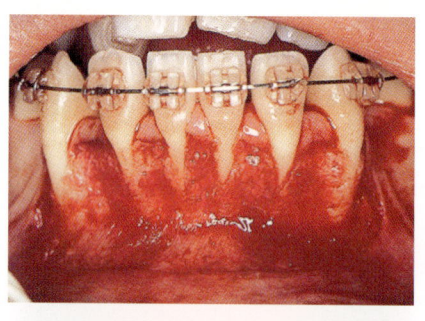

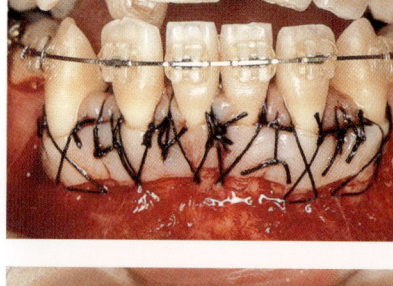

図27-2 | *図27-3*

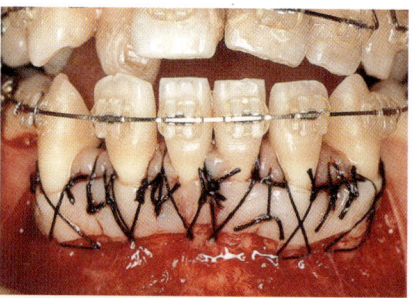

図27-2　矯正力がかからない状態で遊離歯肉移植術を行った．受容床形成後の状態．

図27-3　術直後の状態．両側から遊離歯肉移植片を採取し，骨膜縫合，水平マットレス縫合で移植片を固定した．

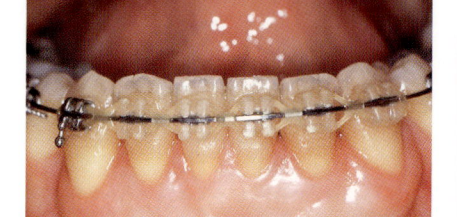

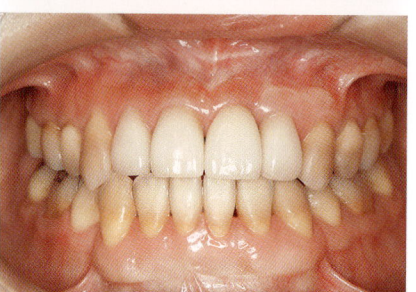

図27-4 | *図27-5*

図27-4　術後1年の状態．歯周組織が安定し，矯正治療が終了した状態．

図27-5　術後7年の状態．歯周組織に変化は見られない．

CTGの根面被覆応用への発展

[CTGの適応症]

　CTGは，1980年，Langer and LangerのCTGの歯槽堤増大術への応用によりはじまり，Millerらがその後，根面被覆に応用して発展してきた術式である．その適応症は，現在，以下のように整理して示すことができる．

[CTGの適応症]
- 歯肉退縮により露出した根面を被覆したい場合（根面被覆）
- 欠損部歯槽堤の増大（ridge augmentation）
- 付着歯肉の幅が狭く，歯肉退縮のリスクが高い場合や歯肉退縮が進行している場合（予防的外科処置）

　CTGの利点，欠点は，以下のように示すことができる．

[CTGの利点・欠点]
[利点]
- 移植片は十分な血液供給を受けることができ，根面被覆の成功率が高い
- 供給側の創面が小さく，患者の疼痛や不快感が少ない
- 術式は1回法で，複数歯に適応できる
- 周囲組織との色の差がなく，瘢痕を形成することもほとんどない
- 欠損部歯槽堤の増大に効果的である

[欠点]
- 供給側歯肉の厚さが不足しているときは行えない
- 手術部位が2か所である
- 口腔前庭拡張には効果的でない
- FGGに比べて移植片の取り扱いが難しい

[CTGによる根面被覆]

　CTGは現在，根面被覆への応用で発展を遂げているが，近年Coronally Techniqueなどへの広がりのなかで，より広範な応用が可能になってきている．CTGの各種テクニックを整理すると，以下のように示すことができる．

①Langer法（Langer and Langer, 1985）[53]
　上皮を排除した結合組織移植片を受容側の歯肉弁で覆い，移植片の両面から血液供給を受けることにより，根面被覆の成功率を飛躍的に上げることに成功した．

②Modified Langer法（Bruno, 1994）[59]
　Langer法の利点である両側性血液供給を生かし，受容側と供給側の切開，剥離法を工夫した．結合組織片に約1mm幅の上皮部を残し，バットジョイントにて縫合時の固定が確実にできるよう改良を加えた．

③エンベロップ・テクニック（Raetzke, 1985）[62]
　歯肉退縮部の周囲の軟組織を骨膜上で垂直，水平切開を加えずに剥離し，その空隙に上皮下結合組織移植片を滑りこませるようにして固定し，根面被覆を図る方法．歯肉弁を剥離しないため，さらに血液供給が阻害されない．

CTGで根面被覆を行った症例

症例13　矯正専門医から紹介された28歳男性の患者で，矯正治療後に1234部に歯肉退縮が認められ，根面被覆を希望して来院，modified Langer法によるステップバイステップ（Miller-class 2）

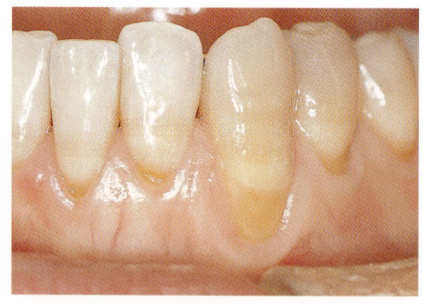

図28-1　矯正処置終了後，1234部に歯肉退縮による根面露出が認められ，とくに12部に冷水に対する知覚過敏を主訴に来院．

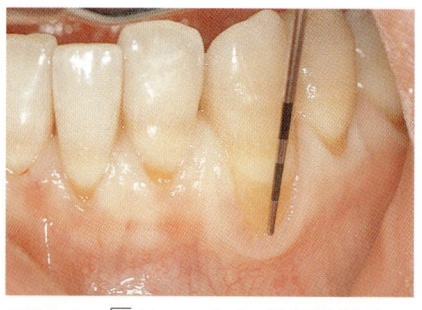

図28-2　3はCEJより歯肉辺縁まで4.5mmの退縮を認める．

図28-3　1および5の近心部に縦切開を行い，部分層弁にて歯肉弁を形成する．

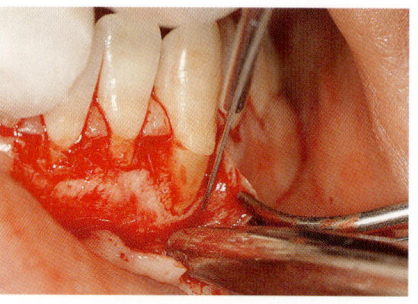

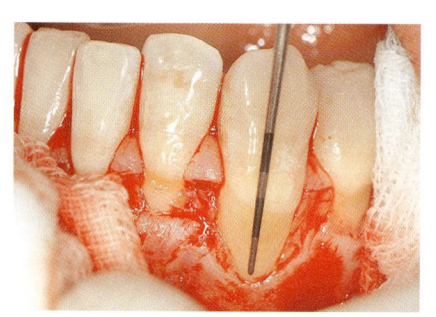

図28-4　3の歯根露出は6mm．

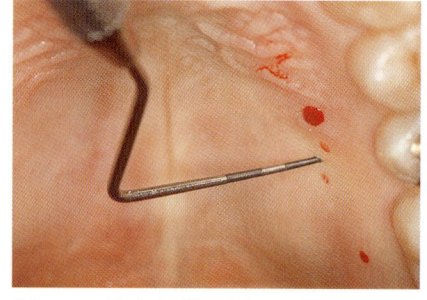

図28-5　結合組織の採取部位の歯肉の厚みをプローブで測定．4mm以上厚みがある方が望ましい．

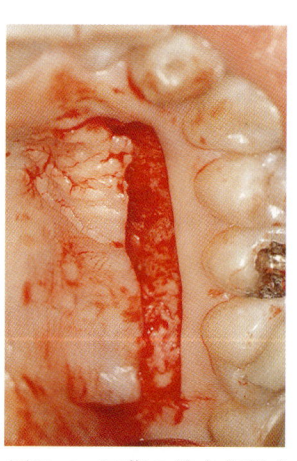

図28-6　口蓋の結合組織を採取する直前．

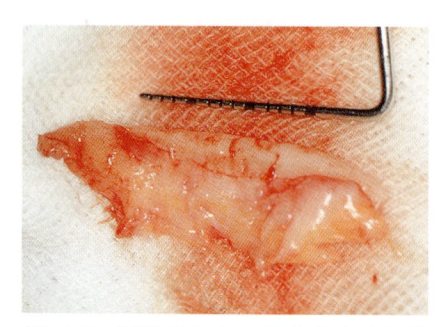

図28-7　採取された一部上皮を含む結合組織．

図28-8　口蓋部の縫合後．

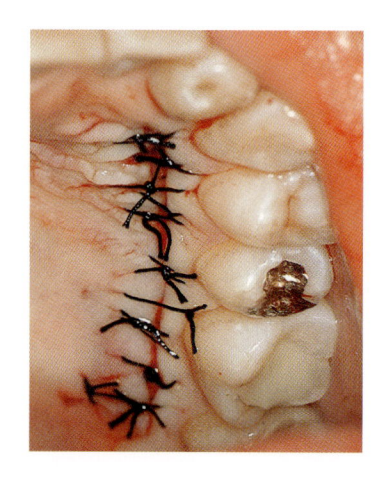

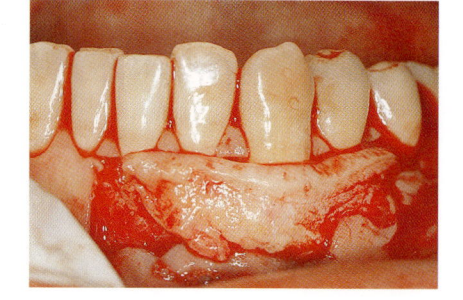

図28-9　根面処理および移植片のトリミングを行った後，受容側に適合させる．

第8章 歯肉-歯槽粘膜の問題

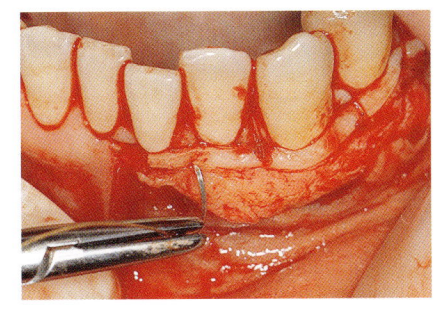

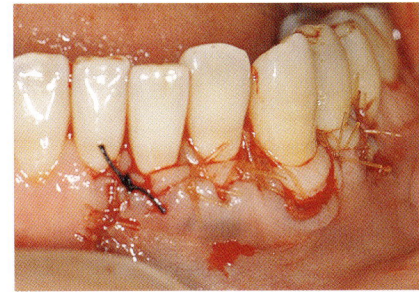

図28-10 移植片上部の上皮部分から縫合針を入れ，骨膜をつかんで舌側に通し唇側で結紮する．
図28-11 結合組織の縫合終了後．

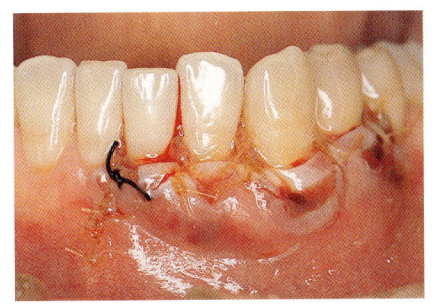

図28-12 唇側の歯肉弁を縫合．移植片の上皮部分は一部露出している．
図28-13 術後3か月． 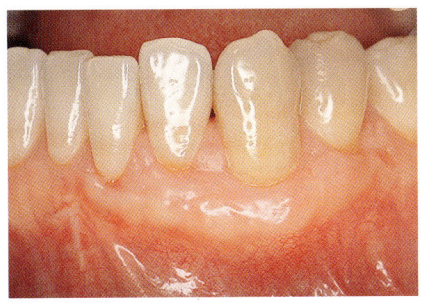
図28-14 術後7年，|1 2 3 4部根面は被覆されている． 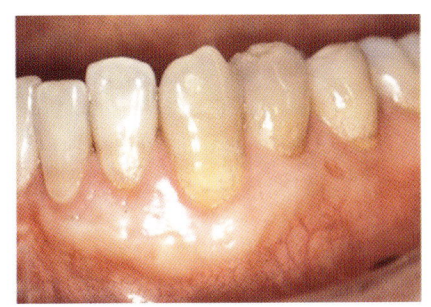

症例14 歯肉退縮による審美障害を主訴として来院，上皮下結合組織移植（modified Langer法）にて対処した症例

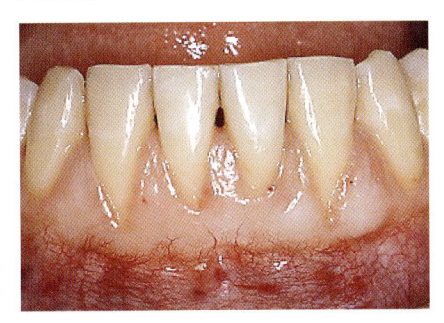

図29-1 30歳，女性．下顎前歯部に歯肉退縮が見られ，知覚過敏によりブラッシングがしにくい状態である．

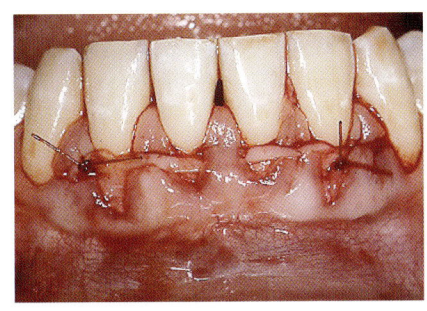

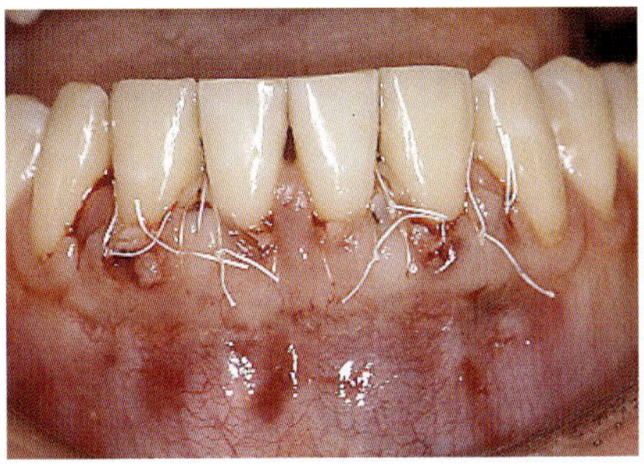

図29-2, 3 中切歯間の歯肉はトンネリングを行い，他はバットジョイントを形成し，modified Langer法により根面被覆術を行った．

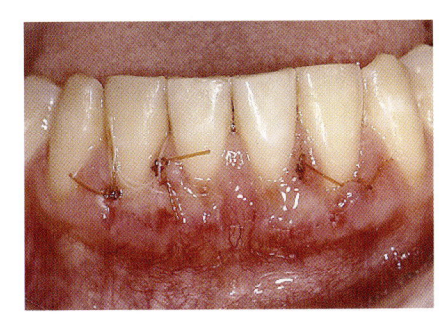

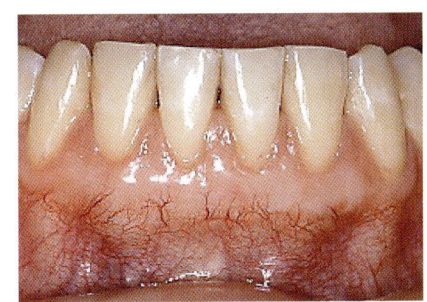

図29-4 術後1週の状態．
図29-5 術後8か月の状態．

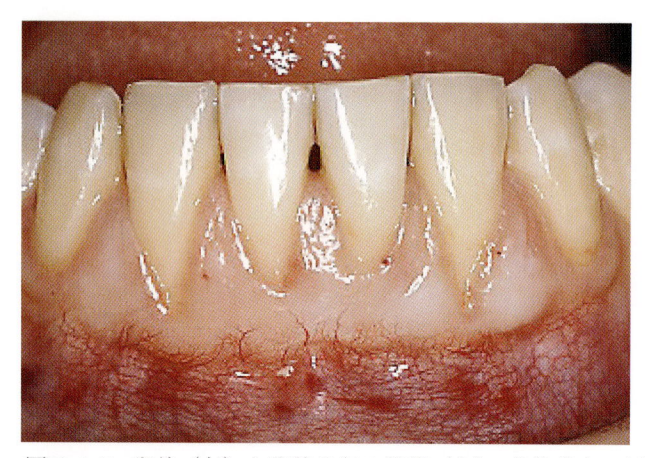

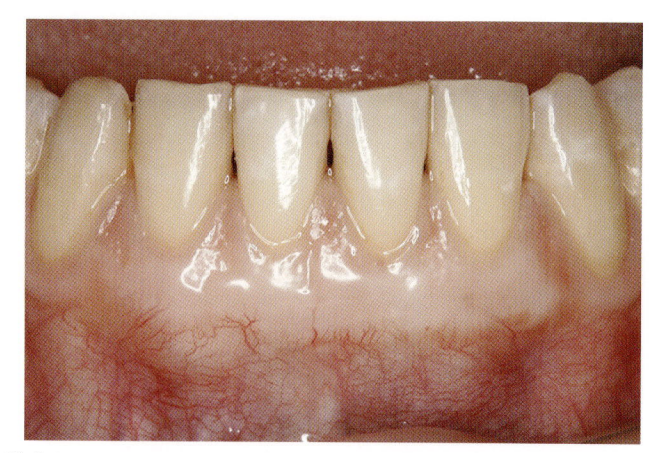

図29-6, 7　術前（左）と術後2年の状態（右）．角化歯肉の幅も増大し，ブラッシングが行いやすい状態である．

症例15　矯正治療中に生じた歯肉退縮（Miller-class2）

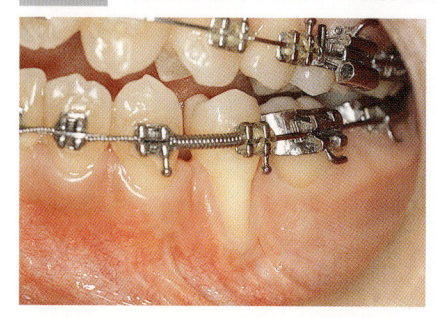

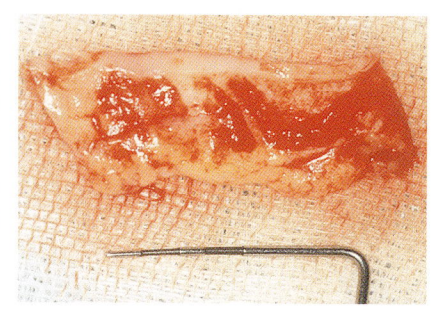

図30-1｜図30-2

図30-1　矯正治療により約7mmの歯肉退縮を引き起こしてしまった症例．4⏌の抜歯後に5⏌を近心移動させた際，その部の歯槽堤の幅が狭く，かつ付着歯肉が狭かったことが原因と考えられる．

図30-2　露出した根面の面積が大きい場合，できるだけ大きく厚い移植片を採取する．

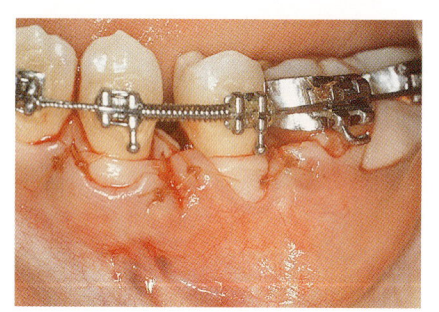

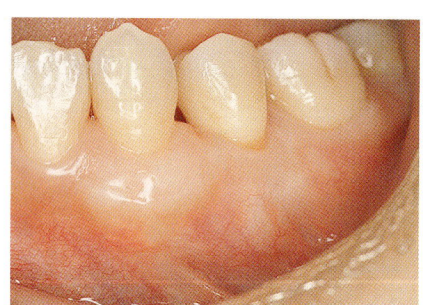

図30-3｜図30-4

図30-3　3⏌部の唇側歯槽骨および付着歯肉も少なかったため，4⏌の根面被覆を行うと同時に，3⏌の付着歯肉の増大も図った．

図30-4　術後約4年の状態．完全な根面被覆が得られており，安定した状態を維持している．

症例16　28歳，女性．矯正専門医から紹介．根面露出している歯牙の移動を行う前に，根面被覆を行った症例

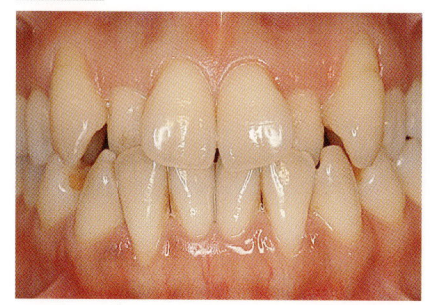

図31-1　3⏌3/2⏌2に歯肉退縮による根面露出を認める．矯正治療中に歯肉退縮の進行を防止する目的と，ブラッシングをしやすくするために根面被覆を行うこととした．

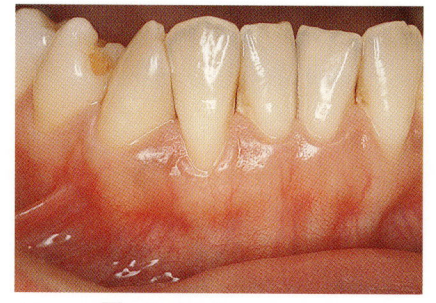

図31-2　⏌2の歯肉退縮．

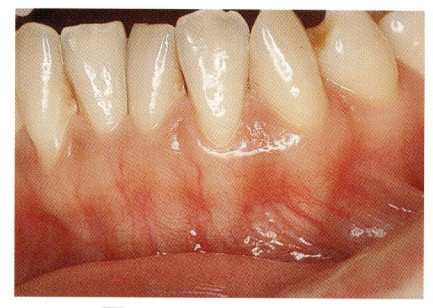

図31-3　2⏌の歯肉退縮．

第8章 歯肉-歯槽粘膜の問題

図31-4 | 図31-5

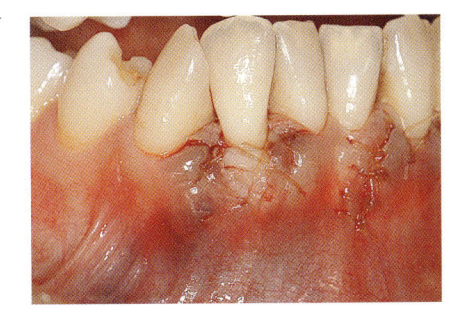

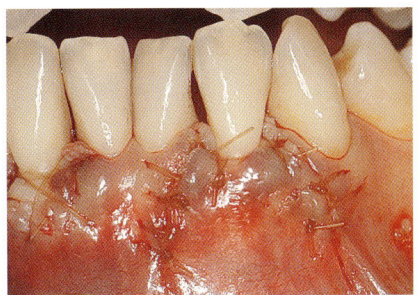

図31-4 2|の上皮下結合組織移植直後.
図31-5 |2 の上皮下結合組織移植直後.

図31-6 | 図31-7

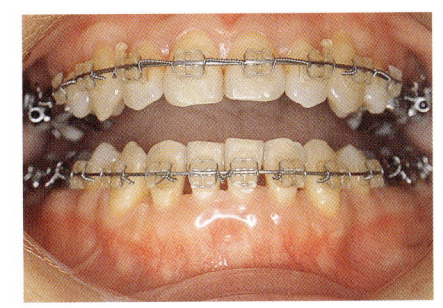

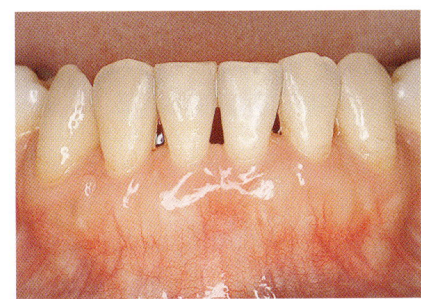

図31-6 根面被覆後,矯正治療を行う.
図31-7 矯正治療終了後3年.歯肉辺縁はCEJに位置しており,プロービング値も2mm以内.

図31-8 | 図31-9

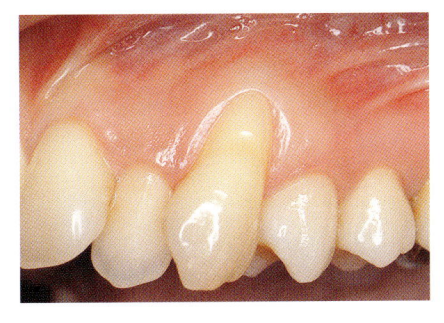

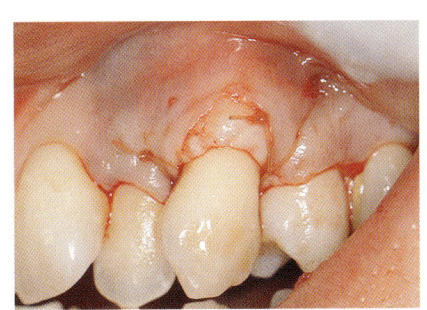

図31-8 |3 の根面露出.
図31-9 上皮下結合組織移植直後.

図31-10 | 図31-11

図31-10 根面被覆は完全にはできなかったが,歯肉の厚みが得られたので矯正治療を開始.矯正治療後2年.依然として,一部根面が露出しているため,患者の同意を得て再度根面被覆を行う.
図31-11 上皮下結合組織移植と歯肉弁歯冠側移動術を併用して行った.

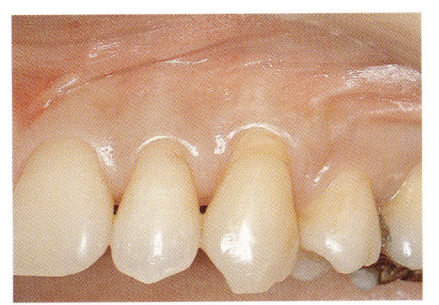

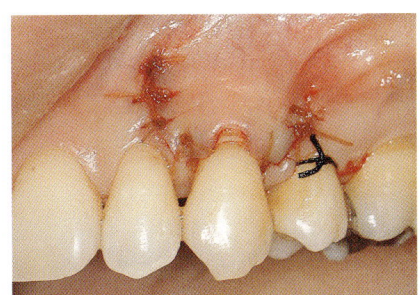

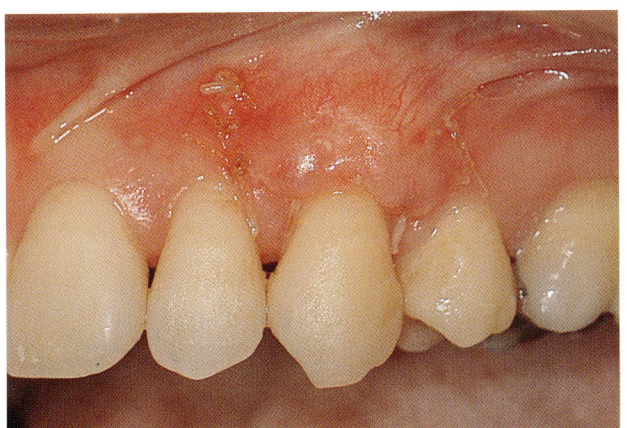

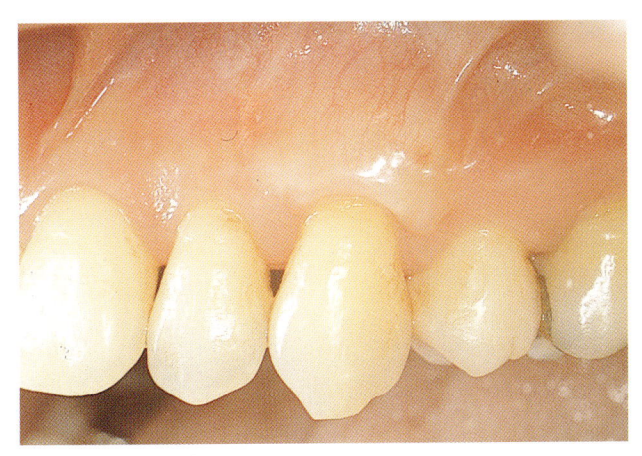

図31-12 術後2週間.

図31-13 術後1年.

症例17　全顎的な歯肉退縮に対し根面被覆を行い，メラニン除去，歯牙漂白，矯正治療も含めて審美的回復を図った症例

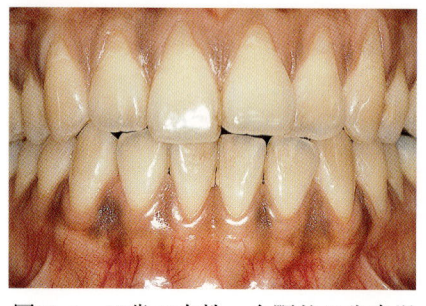

図32-1　33歳の女性．全顎的に歯肉退縮が認められ，歯牙の色も濃く，歯肉にはメラニン色素沈着による着色が著明である．

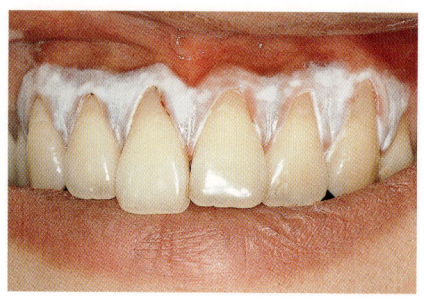

図32-2（左），*32-3*（右）　歯肉の色の改善を目的にフェノールによるメラニン除去を上下顎前歯部に行った．この際，フェノールが粘膜に付着しないように注意する．

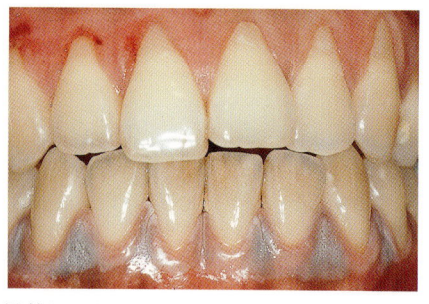

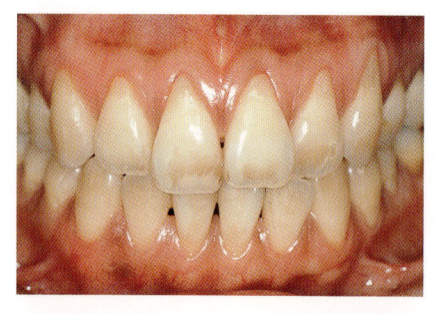

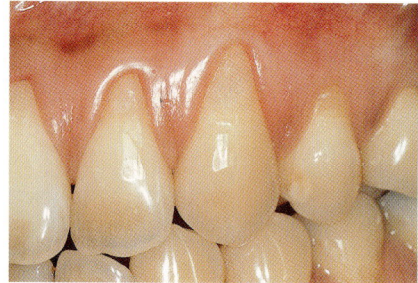

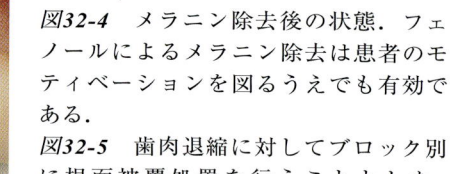

図32-4 | *図32-5*

図32-4　メラニン除去後の状態．フェノールによるメラニン除去は患者のモティベーションを図るうえでも有効である．

図32-5　歯肉退縮に対してブロック別に根面被覆処置を行うこととした．|2 3 4はMillerの分類Class 1の状態である．

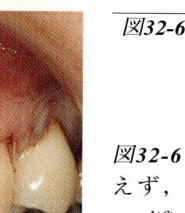

図32-6 | *図32-7*

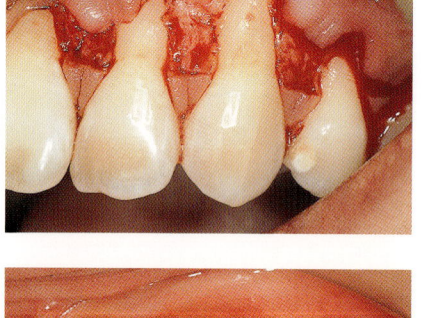

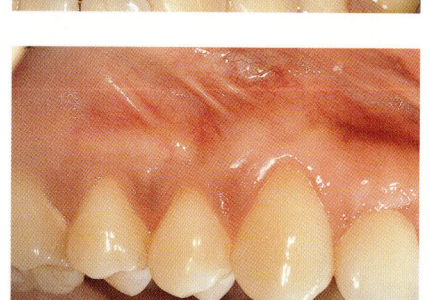

図32-6　|2 3 4に対しては縦切開を加えず，歯間乳頭部に水平切開を行うmodified Langer techniqueで対応．写真は根面処理後の状態である．

図32-7　術直後の状態．

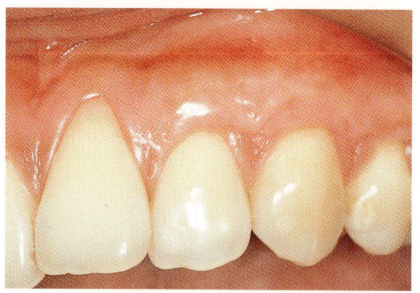

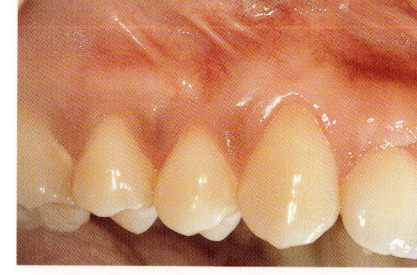

図32-8 | *図32-9*

図32-8　術後4か月の状態．審美的にも満足のいく結果が得られている．

図32-9　5 4 3|もMillerの分類Class 1の歯肉退縮で，CTGとCPFの併用で根面被覆処置を行った．

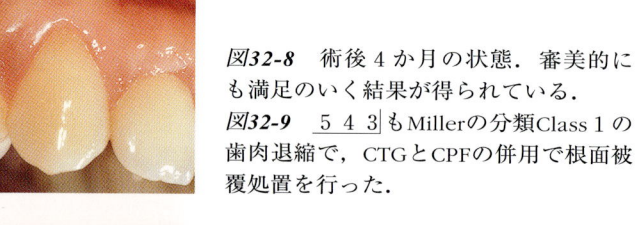

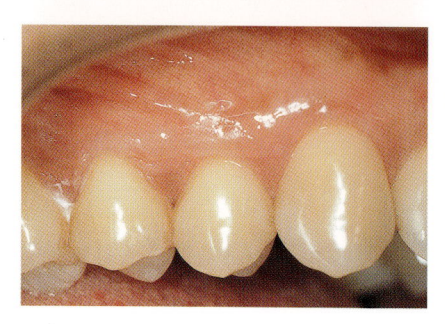

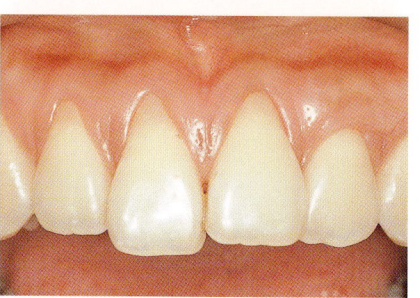

図32-10 | *図32-11*

図32-10　術後3か月の状態．

図32-11　2 1|1に対しては術後に歯肉の段差が残らないようにするために，tunneling techniqueで対応．

第8章 歯肉-歯槽粘膜の問題

図32-12 | 図32-13

図32-12 歯肉溝切開を行い，歯間乳頭部の歯肉を穿孔しないよう注意深く部分層弁を形成した．写真はプローブにより剝離した部分の確認を行っているところである．
図32-13 テトラサイクリン溶液を根面上に塗布し，3分間根面処理を行った．

図32-14 | 図32-15

図32-14 結合組織を剝離した歯肉弁内面に挿入し，吸収性縫合糸で結合組織を固定した．
図32-15 2 1|1 の根面被覆処置後4か月の状態．上顎全体にわたり歯肉退縮が改善されている．

図32-16 | 図32-17

図32-16 歯周形成外科処置後，歯列不正を改善するために 1| の圧下を目的とした矯正治療を行う．
図32-17 矯正治療終了時の状態．2 1|1 2 の口蓋側にワイヤー固定している．その後，患者の希望により歯牙漂白を行う．

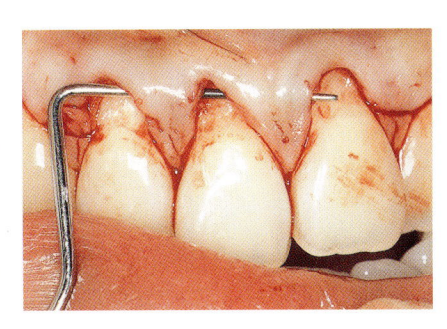

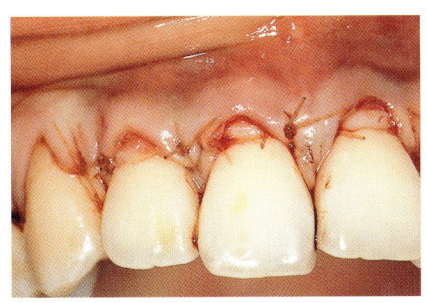

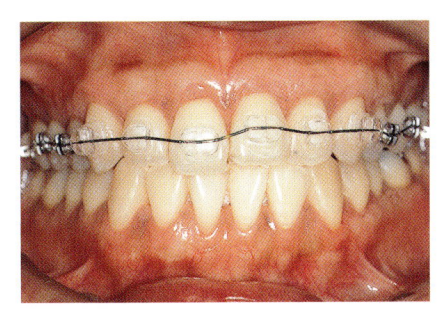

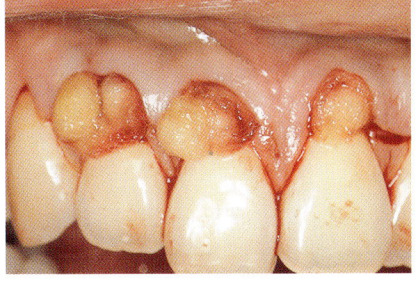

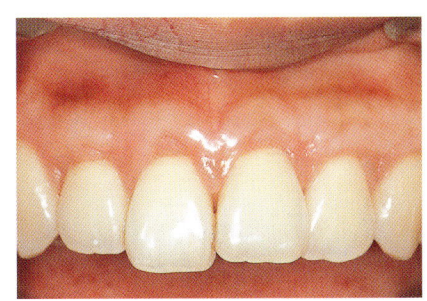

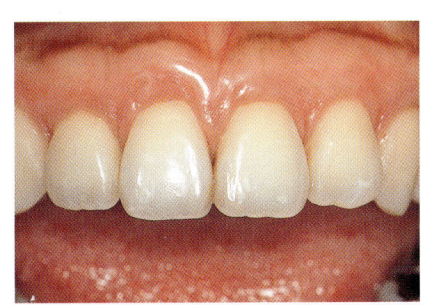

　　　　　| 図32-18
図32-19 | 図32-20

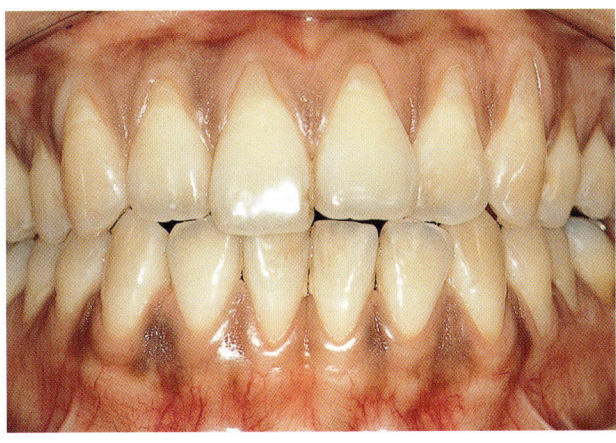

図32-18 術前の状態．
図32-19 術後2.5年の状態．術前と比べ，歯牙，歯肉の色の改善および根面露出に対するCTGによる根面被覆，矯正による歯牙の位置の改善などにより，患者は治療結果に大変満足している．
図32-20 術後6年の状態．

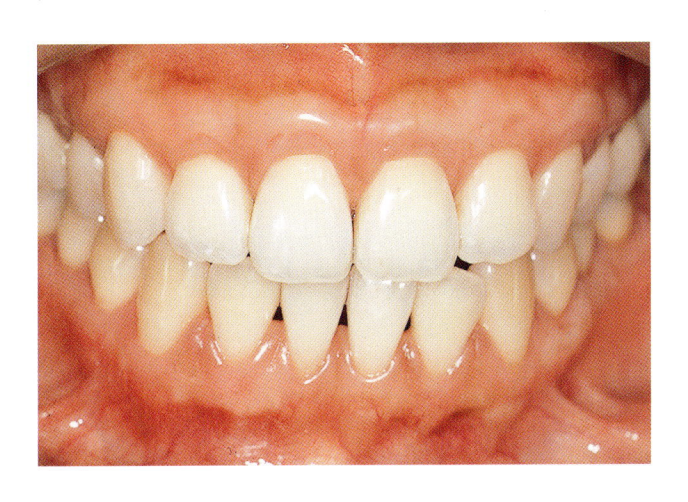

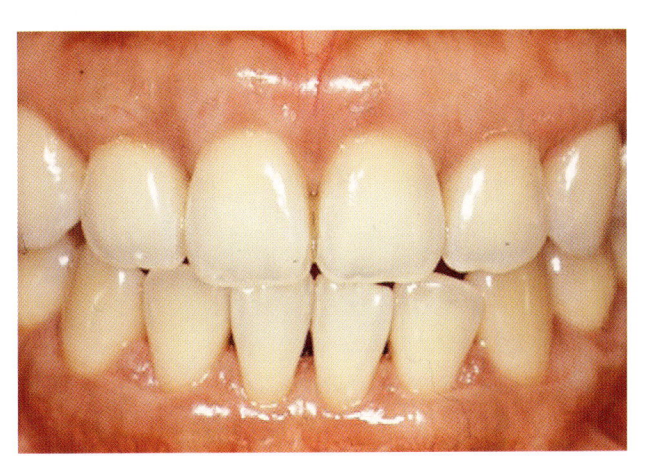

265

根面被覆のためのGTR法

根面被覆には，再生療法としてGuided Tissue Regeneration（GTR）法が用いられることもある．つぎにGTR法による根面被覆の利点，欠点を整理する．

[GTR法による根面被覆術の利点・欠点]

[利点]
- 供給側を必要とせず，外科的侵襲が少ない
- 線維性付着が獲得できる可能性が高い

[欠点]
- 複数歯を同時に行うのは困難
- 角化歯肉の増加がほとんどない
- 術後の感染が生じる可能性がある
- 患者が負担する費用が高くなる
- 非吸収性膜を用いた場合は膜除去手術が必要となる

さらに，現在GTR法では2つのタイプのメンブレンによる再生療法が行われている．

[メンブレンのタイプ別GTR法による根面被覆]
- 吸収性メンブレンによるGTR
- 非吸収性メンブレンによるGTR

以下，メンブレンのタイプ別に，GTRでの根面被覆例を示す．

症例18 吸収性メンブレン（Guidor®）による根面被覆

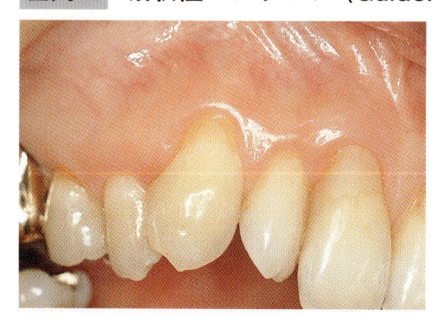

図33-1 3｜に約3mmの歯肉退縮が認められ，患者は知覚過敏を訴えている．

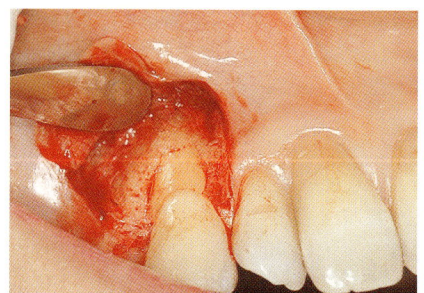

図33-2 3｜の両側に縦切開を入れ，歯冠側移動術のための全層弁を形成する．

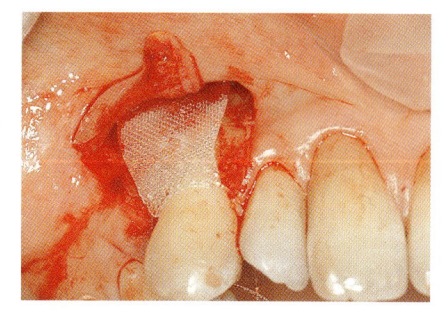

図33-3 吸収性メンブレン（Guidor®）を根面を被覆するように装着する．

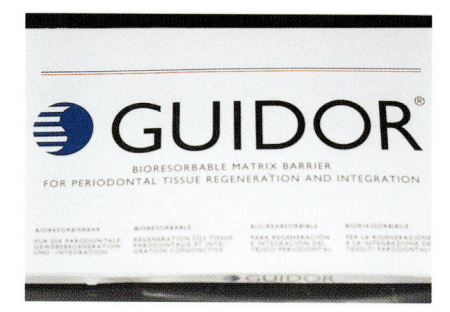

図33-4 吸収性メンブレン（Guidor®）．

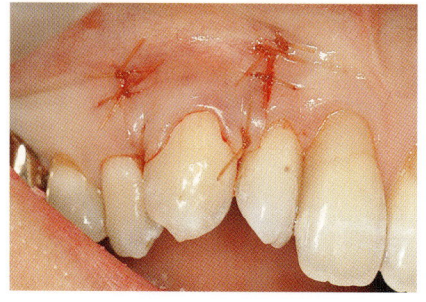

図33-5 完全にメンブレンを被覆するように歯肉弁を歯冠側へ移動させて縫合する．

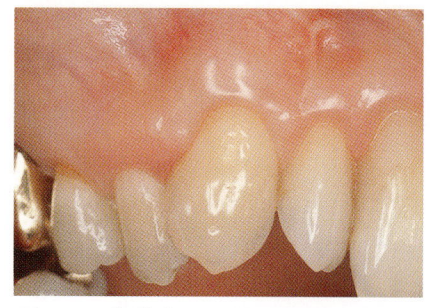

図33-6 術後約6か月の状態．露出根面は完全に被覆され，知覚過敏も消失している．

第8章　歯肉-歯槽粘膜の問題

症例19 非吸収性メンブレンによる根面被覆（Dr. Myron Nevinsのご厚意による）

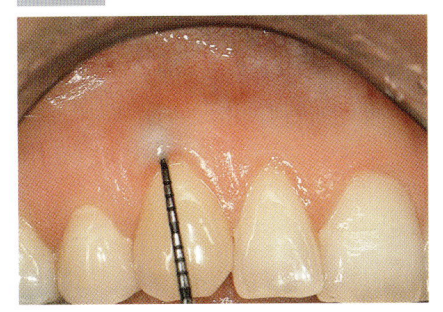

図34-1 ③の唇側中央に4mmのポケットが認められ，唇側の角化歯肉の厚みは薄い状態である．

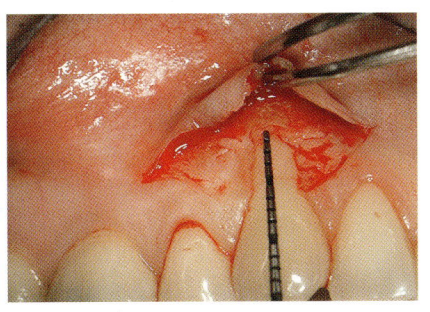

図34-2 ③唇面に5mmの露出根面が認められる．

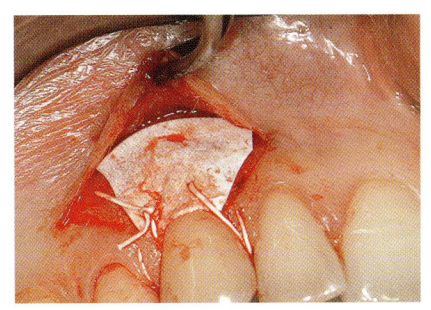

図34-3 根面上にDFDBAを置き，組織が再生できるスペースを確保した後，非吸収性メンブレンでCEJまでカバーする．

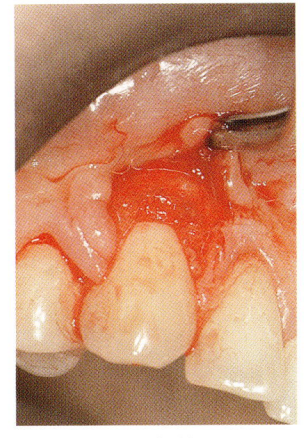

図34-4 5週間後，非吸収性メンブレンを除去した状態．付着していると考えられる結合組織で根面は被覆されている．

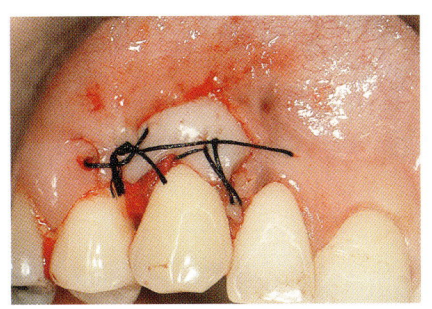

図34-5 膜除去後，付着歯肉の幅を増やす目的でFGGを行った．

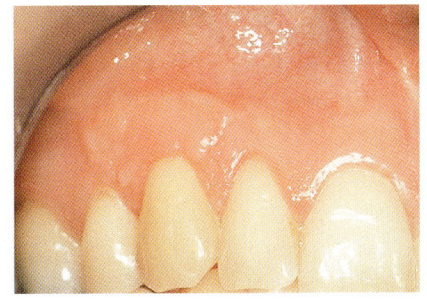

図34-6 2段階の処置の結果，角化歯肉の幅も十分で，プロービング値も1mmである．

●FGGおよびGTRにおける根面被覆後の治癒様式

［根面被覆後の治癒に関する文献考察］

　臨床においては，根面被覆後の歯周組織の治癒様式は，大変興味のあるところである．ここでは，近年発表された代表的な治癒に関する文献を，FGGとGTRの2つに分けて紹介する．まず，FGGについては，

［文献1］

Pasquinelli KL：The histology of new attachment utilizing a thick, autogenous soft tissue graft in the area of deep recession ; A case report. Int J Periodont Rest Dent, 15：248, 1995[63].

［目的］
・矯正治療のために抜歯予定で著明な歯肉退縮の認められる歯牙に遊離歯肉移植を行い，術後10.5か月において歯肉を含んで抜歯を行い，その組織学的評価を行うこと．

［結果］
・術前には付着歯肉は存在せず，歯肉退縮量は6.0mmであったが，術後10.5か月の評価では，5mmの根面被覆が獲得されていた．組織学的評価では4.4mmの新付着，4mmの新生骨が認められた．新生セメント質は既存のセメント質上にのみ認められた．

267

一方，GTR法を用いた場合は，

[文献2]
Cortellini P, Clauser C, Pini Prato GT：Histologic assessment of new attachment following the treatment of a human buccal recession by means of a guided tissue regeneration procedure. J Periodontol, 64：387, 1993[64].

[目的]
・矯正治療のために抜歯予定の根面露出している下顎前歯に，メンブレンを用いた再生療法を行い，抜歯後に組織学的評価を行うこと．

[結果]
・術前には角化歯肉は存在せず，プロービング値は1mmで唇側に8mmの根面露出が認められた．膜除去を再生療法後1か月で行い，その後5か月経過して，歯肉を含んで抜歯を行った組織切片の評価では，4mmの根面被覆，3mmの頬側角化歯肉の獲得，さらに2.48mmの新生セメント質，1.84mmの新生骨の形成が認められた．

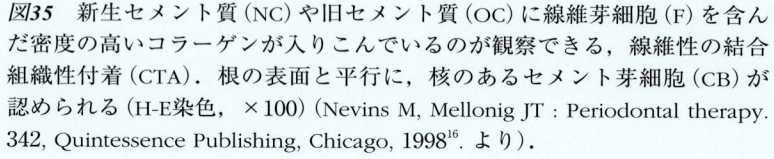

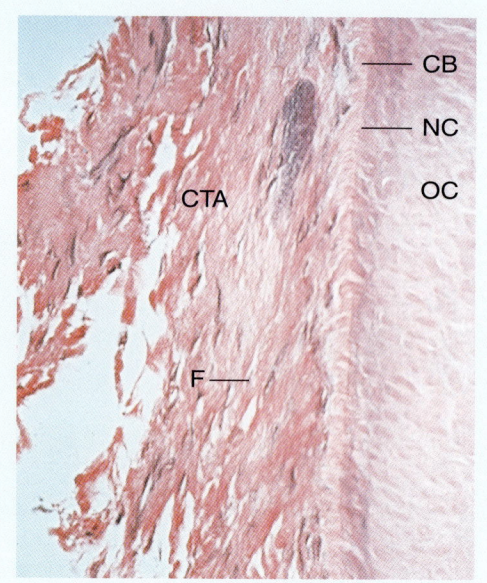

図35 新生セメント質（NC）や旧セメント質（OC）に線維芽細胞（F）を含んだ密度の高いコラーゲンが入りこんでいるのが観察できる．線維性の結合組織性付着（CTA）．根の表面と平行に，核のあるセメント芽細胞（CB）が認められる（H-E染色，×100）（Nevins M, Mellonig JT : Periodontal therapy. 342, Quintessence Publishing, Chicago, 1998[16]．より）．

[根面被覆におけるCTG法とGTR法の比較]

根面被覆におけるCTG法とGTR法の臨床的相違点を以下にまとめてみた．

表4

CTG法	GTR法
単独歯あるいは多数歯	通常は単独歯
自家組織を利用	合成のバリアー・メンブレンを利用
術後感染の危険性：小	術後感染の危険性：大
バリアー・メンブレンの除去不要	非吸収性の場合は除去必要
術野は2か所	術野は1か所
歯間部に骨欠損がある場合は非適応症	歯間部に骨欠損がある場合でも応用可

現在，根面被覆の治療を行う際に，何をもって成功とすべきか，1987年にMillerがまとめた「根面被覆成功の基準」を示す．

[根面被覆成功の基準]（Miller[21]）

1．知覚過敏がない
2．Class 1 または Class 2 の症例では，CEJまでの被覆が得られている
3．歯肉溝の深さは2mm以下
4．プロービング時に出血しない
5．歯肉の色調が周囲と一致している
6．付着歯肉の幅が十分にある

根面被覆における根面の処理について

　長期間露出していた根面に対して根面被覆を行う場合は，その根面がどのような状態にあるのかを考慮する必要がある[16]．すなわち長期露出根面の特徴としては，

[長期露出根面の特徴]
　・石灰化の進行
　・セメント質の減少
　・毒素や酵素の浸透
　・細菌との抗原抗体反応
　・セメント芽細胞の活性化の減少

　このようなプラークや細菌などに汚染された根面の環境を改善する目的で，スケーリング，ルート・プレーニングなどの機械的な根面処理や薬剤などによる化学的な根面処理が多くの臨床家により行われている．しかし，薬剤を用いた根面処理（化学的根面処理）の必要性に関しては，動物実験をはじめ数多くの研究[65-68]がなされてきているが，現在でも臨床においてはその必要性が論議されている．そのなかでも動物実験などで有効性が示されている根面処理剤にクエン酸，テトラサイクリン溶液などがあげられる．
　組織を再生させるうえで，根面の脱灰は重要である．根面を脱灰することでタンパク質や血液の吸着を促進し，コラーゲンが根面に吸着しやすくなると考えられている．
　Register，Burdick[67]により有効性が報告されているクエン酸はpH 1の状態で3〜5分間の使用が有効であるが，クエン酸のみでは根面に薄く浸透している内毒素の除去は十分でなく，機械的な根面処理を行った後にクエン酸などの化学的な根面処理を行うことにより，根面のコラーゲン線維を露出させ，結合組織の付着を促進させると考えられる．しかし，クエン酸はかなりの強酸であるため，根面周囲の組織に悪影響を及ぼす可能性があり，最近では為害作用の少ないテトラサイクリンが使用されることが多い．テトラサイクリンはクエン酸よりも酸性度が低いが，抗菌作用や抗コラゲナーゼ作用を有しており，創傷治癒を促進するように作用すると考えられている．

[テトラサイクリンの効果]
　・根面の脱灰
　・抗菌作用
　・コラーゲンの安定化
　・線維芽細胞の付着および成長を促進

　根面処理剤としてテトラサイクリンが話題にされることが多いが，近い将来，pH 7に調整されたEDTA液も根面処理剤として使用できるようになるであろう．

おわりに

　これまで述べてきたように，歯周治療の新しいトレンドとして審美性のための歯周外科処置が注目されている．本章では，歯肉-歯槽粘膜の問題のなかでもとくに重要と考えられる歯肉退縮を中心に解説した．一般に，歯肉退縮は患者にとっても歯科医師にとってもあまり大きな問題として捉えられていないようだ．歯肉退縮は大きな痛みを伴うものではないし，直接歯を喪失する原因とはなりにくいからであろう．しかし実際には，その続発的な問題は意外に多くみられる．根面露出→楔状欠損→知覚過敏→根面カリエスまたは歯周炎，というお決まりのコースを歯科医師は自然の成り行きと解釈し，その場の状況を一時的に改善することだけが治療だと思っているのかもしれない．歯頸部の楔状欠損やカリエスに対する治療を，レジン充填が最善の処置と考えてはいないだろうか．もし，「予防」を重要視するのであれば，これらの一連の疾病の出発点である歯肉退縮の予防を考えるべきである．これらを予防するには2つの手段が考えられる．ひとつは非外科的対応法で，たとえば誤ったブラッシング法などのような改善しうる問題をなくすよう指導すること，もうひとつは予防的外科処置により歯肉退縮のリスクを減少させることである．

　付着歯肉の必要性に関する議論はこの予防的外科処置に集中していると思われる．付着歯肉の必要性を支持していない研究者らには，非外科的な対応で歯肉退縮は防げるとする意見が多い．そして，この考えを正当化するために動物実験やヒトの研究でそのことを示そうとしているのである．しかし，現実にはかなりの頻度で歯肉退縮は起こっているし，歯肉退縮に起因する続発的問題は日常的にみられる．また，歯肉退縮の進行を止めたいと思っている患者や根面被覆を望んでいる患者も多い．そして，審美的な改善を望む患者も急増している．このような現実から考えても，21世紀の最大のテーマである「予防」という観点からも，歯肉-歯槽粘膜の問題に対する外科処置は積極的に対応する方がよいのではないかと考える．今後この分野はさらに進歩していくものと思われるが，適応症を吟味し，適切な術式を選択することが肝要と思われる．

参考文献

1. Goldman H, Schluger S, et al : Periodontal therapy. 3rd ed, 560, C V Mosby, St Louis, 1964.
2. Annals of periodontology. Section 8 Mucogingival Therapy, 672, AAP, 1996.
3. Orban B : Clinical and histologic study of the surface characteristics of the gingiva. Oral Surg, 1 : 827, 1948.
4. Lang NP and Löe H : The relationship between the width of keratinized gingiva and gingival health. J Periodontol, 43 : 623-627, 1972.
5. Dorfman HS, Kennedy JE, Bird WC : Longitudinal evaluation of free gingival autografts. J Clin Periodontol, 7 : 316-324, 1980.
6. Kennedy JE, Bird WC, Palcanis KG, Dorfman HS : A longitudinal evaluation of varying widths of attached gingiva. J Clin Periodontol, 12 : 667-675, 1985.
7. Miyasato M, Crigger M, Egolberg J : Gingival condition in areas of minimal and appreciable width of keratinized gingiva. J Clin Periodontol, 4 : 200, 1977.
8. Wennström J, Lindhe J, Nyman S : Role of keratinized gingiva for gingival health : Clinical and histological study of normal and regenerated gingival tissue in dogs. J Clin Periodontol, 8 : 311, 1981.
9. Wennström J, Lindhe J : The role of keratinized gingiva and plaque associated gingivitis in dogs. J Clin Periodontol, 9 : 75, 1982.
10. Wennström J, Lindhe J : Role of attached gingiva for maintenance of periodontal health. J Clin Periodontol, 2 : 206, 1983.

11. Silness J : Periodontal condition in patients treated with dental bridge. II. The influence of full and partial crowns on plaque accumulation, development of gingivitis and pocket formation. J Periodont Res, 5 : 219, 1970.
12. Ericsson I, Lindhe J : Recession in sites with inadequate width of keratinized gingiva. An experimental study in the dog. J Clin Periodontol, 11 : 95, 1984.
13. Maynard JG, Wilson R : Physiologic dimensions of the periodontium significant to the restorative dentists. J Periodontol, 50 : 170, 1979.
14. Steler KJ, Bissada NF : Significance of the width of keratinized gingiva on the periodontal status of teeth with submarginal restorations. J Periodontol, 58 : 696-700, 1987.
15. Nevins M : Attached gingiva-Mucogingival therapy and restorative therapy. Int J Periodont Rest Dent, 6 (4), 1986.
16. Nevins M, Mellonig JT : Periodontal therapy. Clinical approaches and evidence of success. vol.1. Quintessence Publishing, Chicago, 1998.
17. Gartrell JR, Mathews DP : Gingival recession. The condition, process, and treatment, Dent Clin North Am, 20 (1) : 199-213, 1976.
18. Schmid MO : The subperiosteal vestibule extension. Literature review, rationale and technique. J West Soc Periodontal Abstr, Fall, 24 (3) : 89-99, 1976.
19. Maynard JG : PRD symposium in Boston, 1989.
20. Bjorn H : Free transplantation of gingiva propria. Seven Tandlak Tidskr, 22 : 684, 1963.
21. Miller PD : Root coverage with the free gingival graft. Factors associated with incomplete coverage. J Periodontol, 58 : 674, 1987.
22. Karring T, Ostergaard E and Löe H : Consevation of tissue specificity after heterotopic transplantation of gingiva and alveolar mucosa. J Periodont Res, 6 : 282, 1971.
23. Karring T, Lang NP and Löe H : Role of connective tissue in determining epithelial specificity. J Dent Res, 51 : 1303, 1972.
24. Karring T, Lang N P and Löe H : The role of connective tissue in determining epithelial differentiation. J Periodont Res, 10 : 1, 1974.
25. Karring T, Cumming B R, Oliver R C and Löe H : The origin of granulation tissue and its impact on postoperative results of mucogingival surgery. J Periodontol, 46 : 577, 1975.
26. Reiser GM, Bruno JF, Mahan PE, Larkin LH : The subepithelial connective tissue graft palatal donor site : Anatomic considerations for surgeons. Int J Periodont Rest Dent, 16 (2) : 133, 1996.
27. 宮本泰和，小野善弘，畠山善行，山本浩正：MGSの術式．ザ・クインテッセンス，13 (3) : 68-85, 1994.
28. Momann W, Schaer F, Fireatone AR : The relationship between success of free gingival grafts and transplant thickness. Revascularization and shrinkage. A one year clinical study. J Periodontol, 52 : 74, 1981.
29. Friedman N : Mucogingival surgery. Tex Dent J, 75 : 358, 1957.
30. Norberg O : Ar en utlakning utan vovnadsfortust otankbar vid kirurgisk behandling av. s. k. alveolarpyorrhoe ? Sven Tandlak Tidskr, 19 : 171, 1926.
31. Grupe H and Warren R : Repair of gingival defects by a sliding flap operation. J Periodontol, 27 : 92, 1956.
32. Patur B and Glickman I : Gingival pedicle flaps for covering root surfaces denuded by chronic destructive periodontal disease. J Periodontol, 29 : 50, 1958.
33. Robinson R E : Utilizing an edentulous area as a donor site in the lateral repositioned flap. Periodontics, 2 : 79, 1964.
34. Corn H : Edentulous area pedicle grafts in mucogingival surgery. Periodontics, 2 : 229, 1964.
35. Wiedman M N and Wentz F M : Repair of a dentogingival defect with a pedicle flap. J Periodontol, 36 : 218, 1965.
36. Pennel B M, Higasson J D, Towner J D, King K O, Fritz B D and Sadler J F : Oblique Rotated flap. J Periodontol, 36 : 305, 1965.
37. Cohen D W and Ross S E : The double papilla repositioned flap In periodontal therapy. J Periodontol, 39 : 65, 1968.
38. Bernimoulin J P, Luscher B and Muhlemann H R : Coronally repositioned periodontal flap. J Clin Periodontol, 2 : 1, 1975.
39. Melcher A H : On the repair potential of periodontal tissues. J Periodontol, 47 : 256, 1976.
40. Maynard J G : Coronally positioning of a previously placed autogenous gingival graft. J Periodontol, 48 : 151, 1977.
41. Guinard E A and Caffesse R C : Treatment of localized recessions. Part III : Comparison of results obtained with lateral sliding and coronally repositioned flaps. J Periodontol, 49 : 457, 1978.
42. Tarnow D P : Semilunar coronally repositioned flap. J Clin Periodontol, 13 : 182, 1986.
43. Bjorn H : Free transplantation of gingiva propria. Sven Tandlak Tidskr, 22 : 684, 1963.
44. Nabers J M : Free gingival grafts. Periodontics, 4 : 243, 1966.
45. Garguilo A and Arrocha R : Histochemical evaluation of free gingival grafts. Periodontics, 5 : 285, 1967.
46. Sallivan H C and Atkins J H : Free autogenous gingival grafts. I Principles of successful grafting. Periodontics, 6 : 121, 1968.

47. Rateitschak K H, Egli U and Fringelli G : Recessio. A four year longitudinal study after free gingival grafts. J Clin Periodontol, 6 : 158, 1979.

48. Langer B and Calagna L J : Subepithelial graft to correct ridge concavities. J Prosthetic Dent, 44 : 363, 1980.

49. Miller P D : Root coverage using a free soft tissue autograft following citric acid application. I. Technique. Int J Periodontics Restorative Dent, 2 : 65, 1982.

50. Corn H and Marks M H : Gingival grafting for deep - wide recession — A status report. Part I Rationale, case selection and root preparation.Compend Cont Educ Dent, 4 : 53, 1983.

51. Corn H and Marks M H : Gingival grafting for deep - wide recession — A status report. Part II Surgicalproblems. Compend Cont Educ Dent, 4 : 167, 1983.

52. Holbrook T and Ochsenbein C : Complete coverage of denuded root surface with a one - stage gingival graft. Int J Periodontics Restorative Dent, 3 : 9, 1983.

53. Langer B, Langer L : Subepithelial connective tissue graft technique for root coverage. J Periodontol, 56 : 715-720, 1985.

54. Raetzke P B : Covering localized areas of root exposure employing the envelop technique. J Periodontol, 56 : 397, 1985.

55. Miller P D Jr : A classification of marginal tissue recession. Int J Periodontics Restorative Dent, 5 : 5, 1985.

56. Nelson S W : The subepithelial connective tissue graft. A bilaminar reconstructive procedure for the coverage of denuded root surfaces. J Periodontol, 58 : 95, 1987.

57. Harris R J : The connective tissue and partial thickness double pedicle graft : A predictable method of obtaining root coverage. J Periodontol, 63 : 477, 1992.

58. Harris R J : The connective tissue with partial thickness double pedicle graft : The results of 100 consecutively - treated defects. J Periodontol, 65 : 448, 1994.

59. Bruno JF : Connective tissue graft technique assuring wide root coverage. Int J Periodont Rest Dent, 14 : 127-137, 1994.

60. Hall WB : Pure mucogingival problems. IL, 27, Quintessence Publishing, Chicago, 1984.

61. Miller PD : A classification of marginal tissue recession. Int J Periodont Rest Dent, 5 (2) : 8-13, 1985.

62. Raetzke PB : Covering localized areas of root exposure employing the "envelop" technique. J Periodontol, 56 : 397-402, 1985.

63. Pasquinelli KL : The histology of new attachment utilizing a thick, autogenous soft tissue graft in the area of deep recession ; A case report. Int J Periodont Rest Dent, 15 : 248,1995.

64. Cortellini P, Clauser C, Pini Prato GT : Histologic assessment of new attachment following the treatment of a human buccal recession by means of a guided tissue regenaration procedure. J Periodontol, 64 : 387, 1993.

65. Teranova VP, Franzetti LC, Hie S, et al : A biochemical approach to periodontal regeneration. Tetracycline treatment of dentin promotes fibroblast adhesion and growth. J Periodont Res, 21 : 330, 1986.

66. Wikesjo UME, Baker PJ, Christersson LA : A biochemical approach to periodontal regeneration; Tetracycline treatment condition dentin surfaces. J Periodont Res, 21 : 322, 1986.

67. Register AA, Burdick FA : Accelerated reattachment with cementgenesis to dentin, demineralized in situ, 1. optium range. J Periodontol, 46 : 646, 1975.

68. Caffesse RG, Holden MJ, Kon S, Nasjleti C : The effect of citric acid and fibronectin application on healing following surginal treatment of naturally occuring periodontal disease in beagle dogs. J Clin Periodontol, 12 : 578, 1985.

第9章

欠損部歯槽堤の形態異常

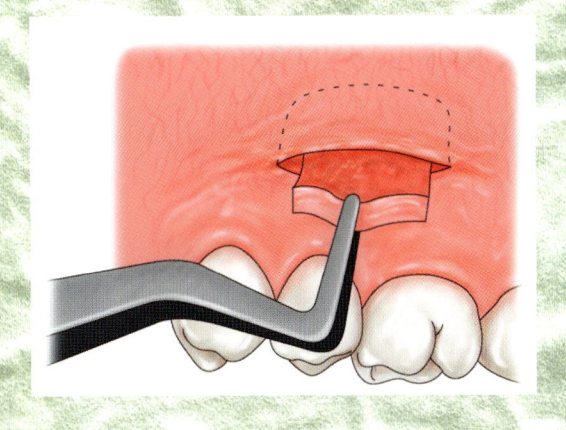

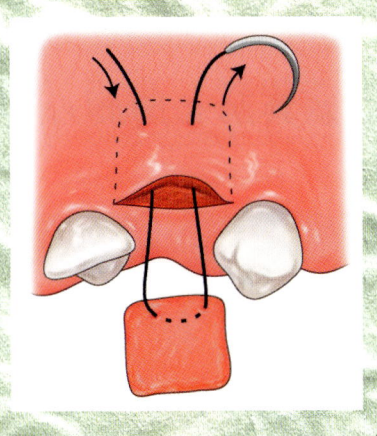

くらな
それを
各種の方
のようにす
歯槽堤増大術
ードティッシ
この分野に応

の歯周外科的ア

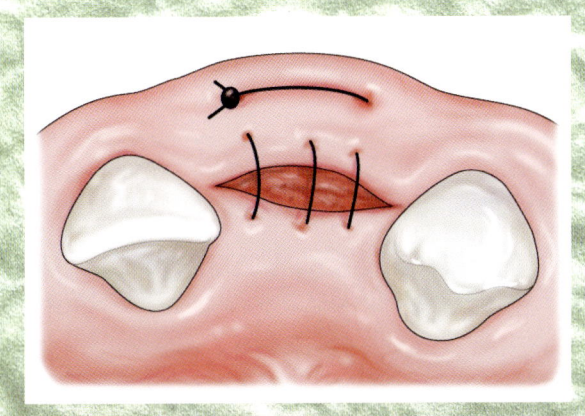

はじめに

[7つの問題点のなかでの「欠損部歯槽堤の形態異常」の位置づけとその選択肢]

[歯周組織の7つの問題点]
①深い歯周ポケット
②骨の形態異常
③根分岐部病変
④歯肉-歯槽粘膜の問題
⑤欠損部歯槽堤の形態異常
⑥歯肉縁下カリエス
⑦歯牙の位置異常

[歯周外科の選択肢]
・切除療法
・再生療法
・歯周形成外科手術
・組織付着療法

　歯周疾患や根管治療の失敗，外傷などで歯牙と歯槽骨を喪失した場合，歯槽堤の形態異常を生じる可能性が高くなり，その結果，口腔内の審美性，清掃性，機能性に問題が生じ，歯周組織はさらなる喪失の危険性が増える．とくに歯周治療の立場からは，このような形態で維持される歯槽堤を"Negative Architecture"とよび，プラークが停滞しやすく，清掃も困難な状態として問題視されることが多い．

　このような形態であるにもかかわらず，歯周組織の問題点を放置したまま，補綴的な処置のみで対応しようとしても，良好な結果は得られにくい．本章では，欠損部歯槽堤の形態異常について，その予防と対応について述べる．

● 歯槽堤の形態異常と歯周外科

　歯槽堤の形態異常には数多くの病因が考えられるが，その多くは歯周疾患や歯内療法の失敗，あるいは外傷などと関連がある．歯牙の喪失や歯槽骨の頬側皮質骨板の吸収により生じた陥凹部を長期間放置した場合，または抜歯時の操作で歯槽骨を喪失した場合，その修復は容易ではない．

[抜歯による歯槽堤の陥凹]

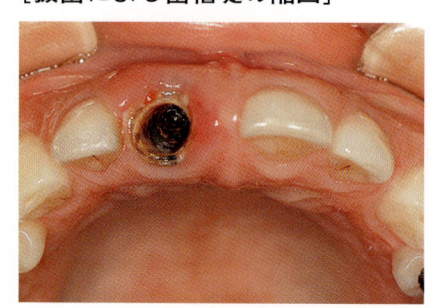

図1-1　1|の抜歯前の状態．

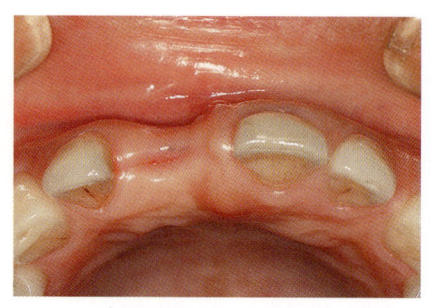

図1-2　1|抜歯後2か月の状態．唇側骨板が薄い場合，抜歯後の歯槽骨の吸収が著しい．

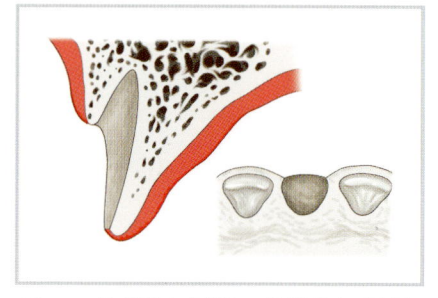

図1-3　抜歯時に唇側の歯槽骨を破壊してしまうと，唇側からの血餅が浸潤しないため，抜歯窩に陥凹部ができ，その結果補綴物のポンティック部に審美的な問題が生じやすい．

まず術者が考慮しなければならないことは，治療により歯槽堤の不良形態をつくらないことである．つぎに，抜歯時に歯槽堤の不良形態が残ると考えられる場合に，それを防ぐためのオプションをもっておくことである．

歯周外科においては，この術式は歯槽堤保存（ridge preservation）とよばれ，各種の方法がとられている．しかし，歯槽堤の不良形態がすでに存在する場合は，どのようにすればそれを解決できるかを考えなければならない．歯周外科においては，歯槽堤増大術（ridge augmentation）として，ソフトティッシュ・マネージメントからハードティッシュ・マネージメントまで，また，近年は再生療法の応用まで，幅広い術式がこの分野に応用されている．

本章では，これら2つの方法をもとに「歯槽堤の形態異常」についての歯周外科的アプローチを述べたい．

歯槽堤の形態異常を予防する

歯槽堤の形態異常を予防する方法―抜歯時の注意点

抜歯後に頰側骨板が喪失するケースの多くは，抜歯時にヘーベルなどの外科器具の誤用によって歯槽骨を破壊してしまうことが多い．歯牙周囲の歯槽骨壁を少しでも保存するため，抜歯を行う際には，分割抜歯法などにより，唇側骨板を可能なかぎり喪失しないように注意深く抜歯を行うべきである（ridge preservation）[1]．

［歯槽堤の形態異常を予防する］
・歯槽骨を破折させないように抜歯する
・同時に連続した2歯を抜歯しない
・抜歯と同時に骨移植を行う

以下に，ridge preservation の症例を示す．

歯槽堤の形態異常を予防する術式の症例

症例1　唇側歯槽骨が薄い症例

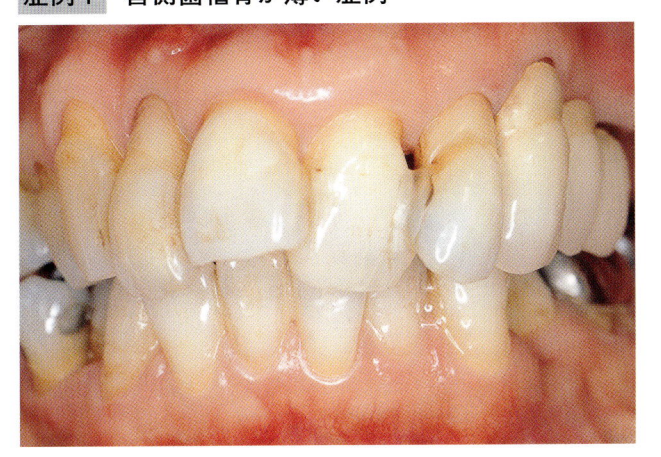

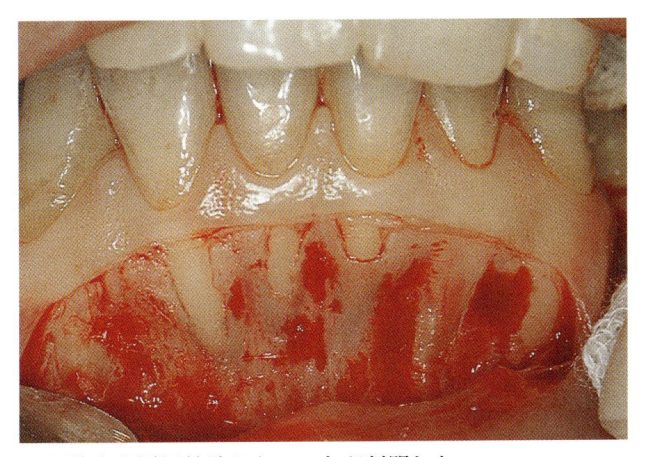

図2-1, 2　自家骨採取のため下顎骨オトガイ部を剝離したところ，下顎前歯部唇側骨壁がないことが判明した．

症例2 抜歯時にできるだけ歯槽骨の保存を図る

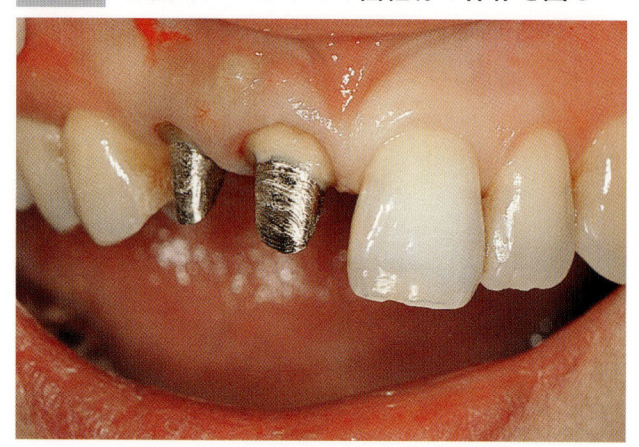

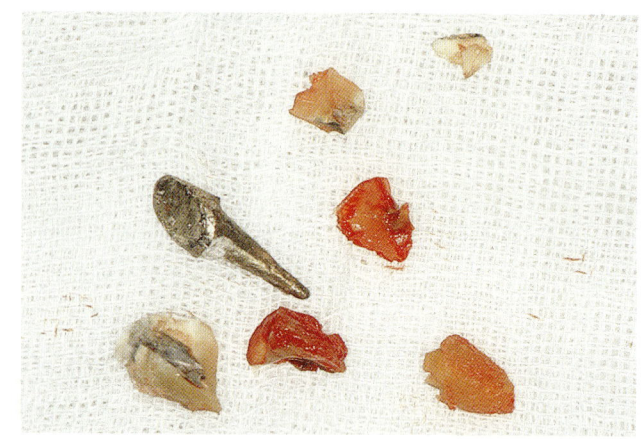

図3-1, 2 上顎中切歯に歯牙破折が認められ，できるだけ歯槽骨を保存するように抜歯した．ヘーベルの使用は歯槽突起を破壊しやすいため，できるだけバーを用いて歯牙を分割抜歯する．

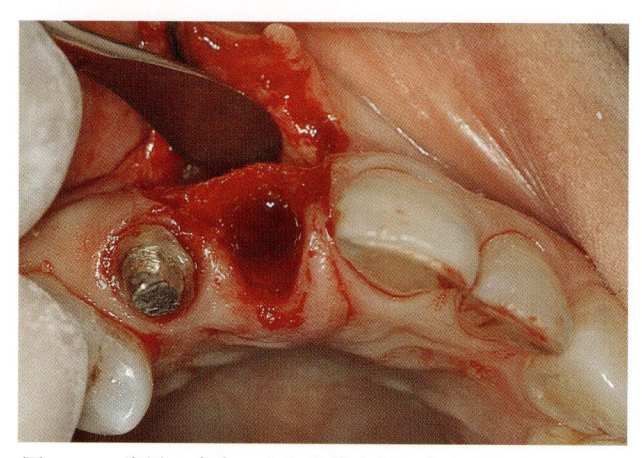

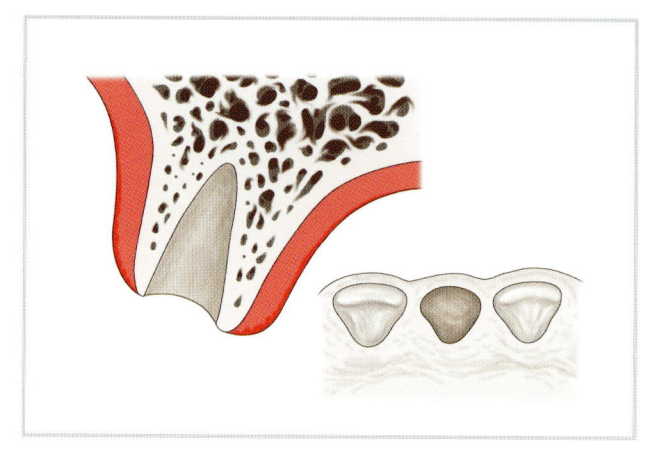

図3-3, 4 歯牙の喪失により歯槽突起は多少吸収するが，抜歯時のダメージを減らすことで唇側の歯槽突起は可及的に残すことができる．その結果，少しでも骨吸収を防ぐことができる．

抜歯と同時に行う歯槽堤保存術 (Ridge Preservation)

Ridge preservationとは抜歯時にできるだけ歯槽骨の吸収を起こさせないようにする方法[2]をいう．

Carlssonらは抜歯した歯槽堤の印象採得を各段階で行い，その結果，抜歯後1か月の間に頬側の骨壁の約1/3が喪失していたと報告した．また，骨吸収は抜歯後1週間で始まり，3週間で唇側の骨がかなり薄くなり，5〜6週で完全に吸収したと報告している（Carlssonら，1967）[3]．

以上の報告により，抜歯時に抜歯窩の吸収を防ぐための処置として，抜歯と同時に行う歯槽堤保存術が必要になってくる[4]．

第9章　欠損部歯槽堤の形態異常

抜歯と同時に骨移植材を用いて行った歯槽堤保存術

症例3　抜歯と同時に，骨移植材，結合組織移植片を用いて顎堤保存を図った症例

図4-1　|1 に深い歯周ポケットが見られ，歯牙破折が疑われる．2| には歯肉退縮が見られる．

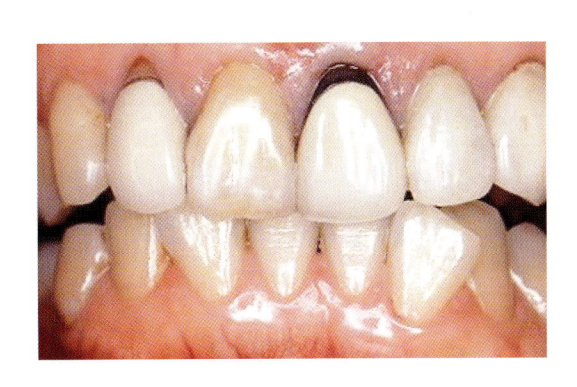

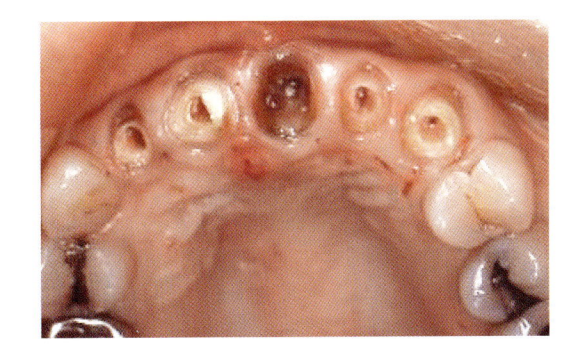

図4-2　補綴物除去後，カリエスを除去した状態．|1 の健全歯質は歯肉縁下で2| にも縁下カリエスが見られる．

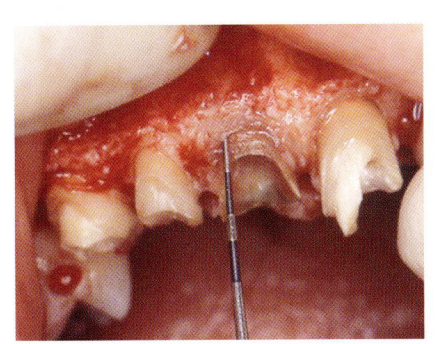

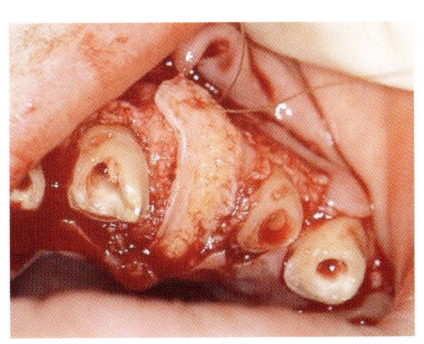

図4-3　部分層で歯肉弁を剥離した後の骨外科処置前の状態．|1，2| 唇側はbiologic widthを侵害している状態であった．
図4-4　|1 には破折が見られ，抜歯と同時に骨移植材，結合組織移植片による顎堤保存術を行った．
図4-5　術直後の状態．

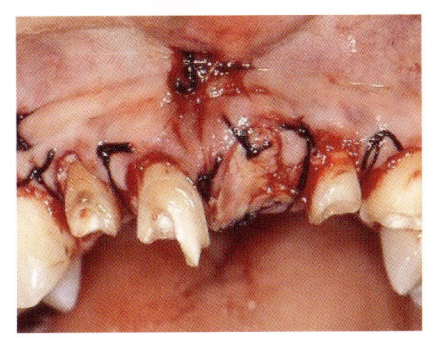

277

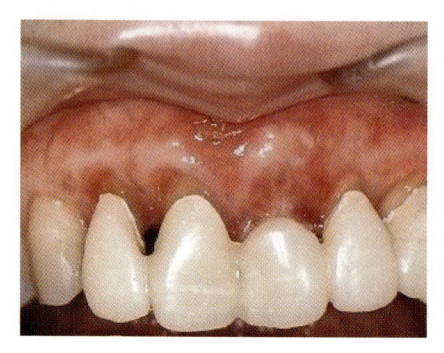

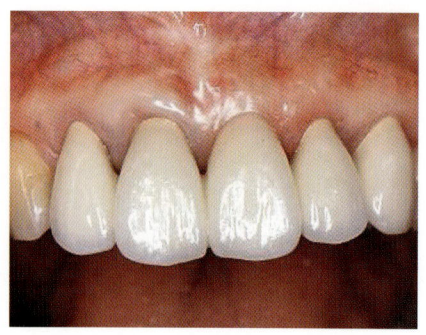

図4-6 歯周外科処置後3週の状態．歯周パックを除去し，ソフトブラシの使用を開始した．
図4-7 最終補綴物装着後1年の状態．

症例4　骨移植材＋結合組織を用いて歯槽骨の吸収を防いだ症例

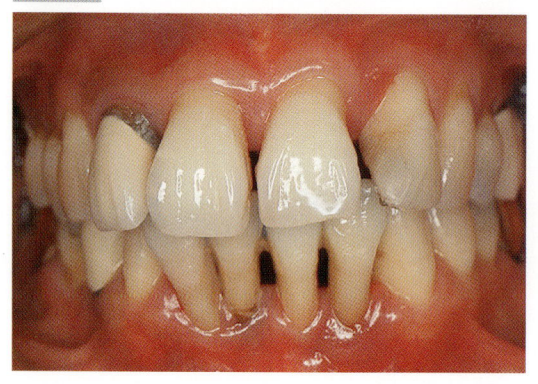

図5-1　47歳，女性．全顎にわたる骨吸収による咀嚼障害を主訴に来院．

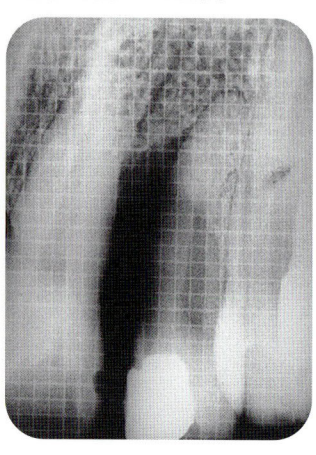

図5-2　|2の近心部は根尖近くまで骨吸収が進行している．|1の遠心部はその影響により骨吸収が進行し始めている．

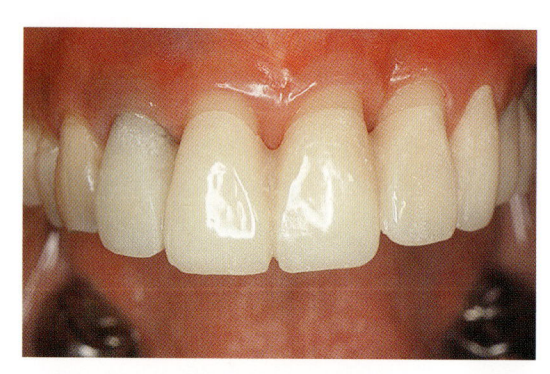

図5-3　初期治療終了時のプロビジョナル・レストレーション．

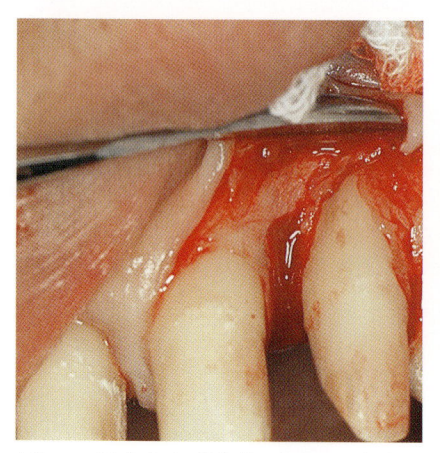

図5-4　歯肉弁を形成後，|2の不良歯牙組織除去後近心部骨吸収量および根面上の多量の歯石沈着を確認．

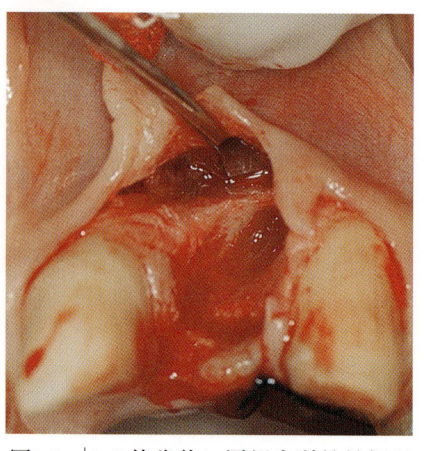

図5-5　|2の抜歯後．唇側皮質骨骨板が相当量喪失している．

図5-6　骨欠損部に骨移植材を塡入．

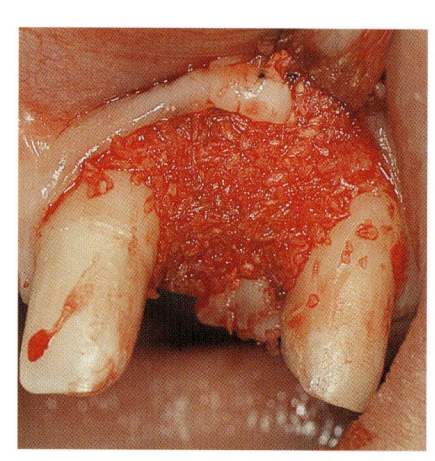

第9章　欠損部歯槽堤の形態異常

図5-7｜図5-8

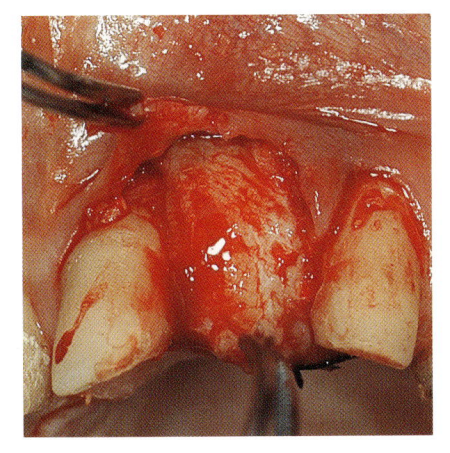

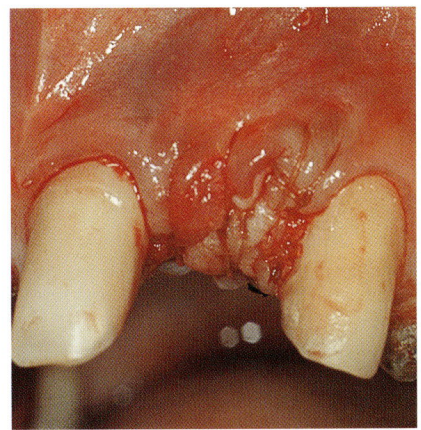

図5-7　GTR膜を使用すると膜の露出が懸念されるので，バリアーとして結合組織を使用した．
図5-8　術直後の状態．

図5-9｜図5-10

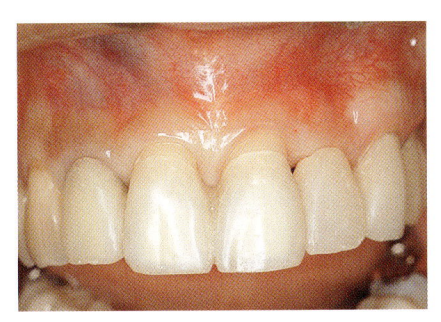

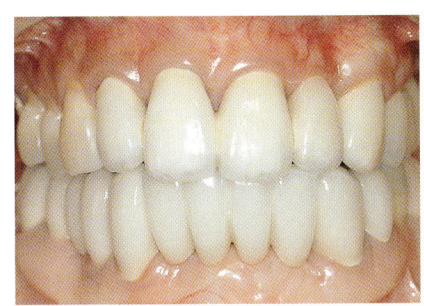

図5-9　1年半後プロビジョナル・レストレーション装着時の状態．陥凹もなく，審美的に良好な歯槽堤が獲得できている．
図5-10　最終補綴物装着後2年の状態．ポンティック部の歯肉形態に変化はなく，清掃性も良好である．

● 歯槽堤の形態異常に対する切除療法

　歯槽堤の形態異常に対しては，切除療法が適用されることがある．
　歯槽堤の形態異常には，歯槽骨の吸収などによる歯槽堤の陥凹によるものと歯槽堤の過度の膨隆によるものとがあり，結果的にポンティック部の審美性や清掃性に問題が生じることが多い．つぎにあげる症例は，ポンティック部の審美性を向上させるために膨隆した歯肉組織に対して切除的に対応した症例である．

症例5　歯槽堤形態異常に対して切除療法で対応した症例

図6-1｜図6-2

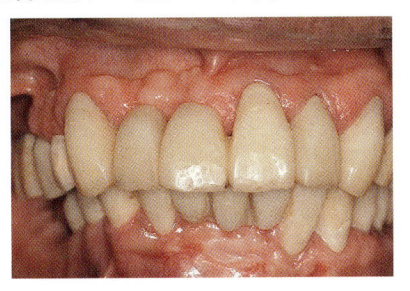

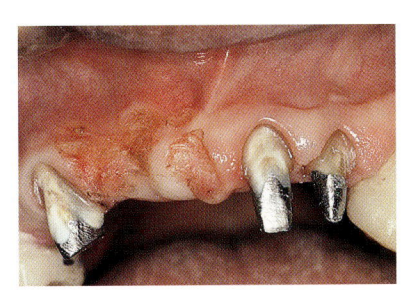

図6-1　術前．2 1｜ポンティック部の形態が左右非対称である．
図6-2　軟組織の処置のみで形態の改善を図れると判断し，歯肉切除を行う．

図6-3｜図6-4

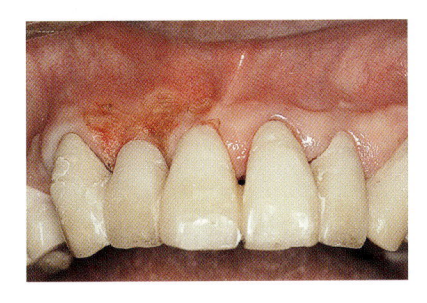

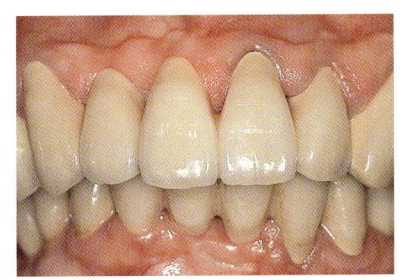

図6-3　2 1｜ポンティック部粘膜切除，プロビジョナル・レストレーションの形態修正を行う．
図6-4　約1年4か月後の状態．

279

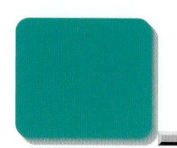

欠損部歯槽堤の分類

● Seibertによる歯槽堤の欠損形態の分類

1983年にSeibertは歯槽堤の欠損形態をつぎのように分類[5]した.

このSeibertの分類は顎堤の欠損形態を増大させようとする際に,難易度を予測するのに有効である.つまり,欠損部の量が同じなら,Class 1 はClass 2 より容易であり,Class 2 はClass 3 より容易であるといえる.

Class 1
頬舌的な歯槽堤の喪失で,歯冠-歯根方向では正常な高さを保つ

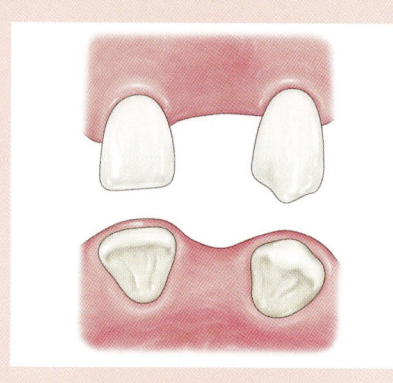

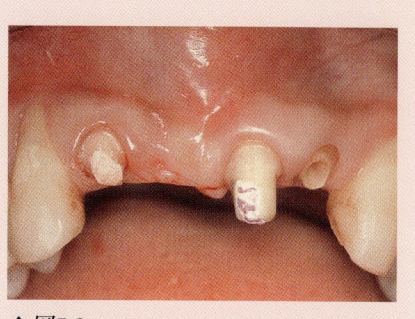

▲図7-2
◀図7-1

Class 2
歯冠-歯根方向での歯槽堤の喪失で,頬舌的な幅は正常な場合

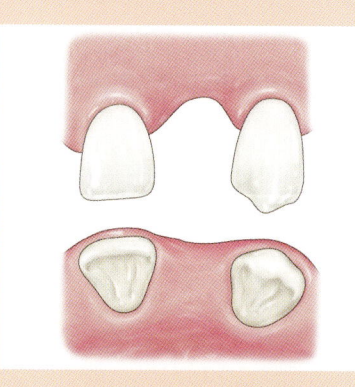

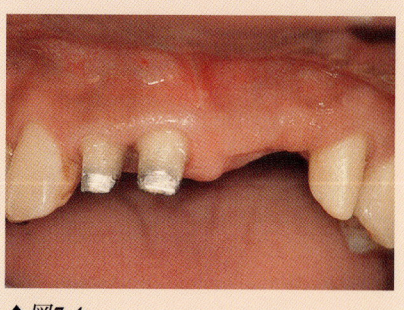

▲図7-4
◀図7-3

Class 3
歯槽堤の高さと幅の両方の喪失

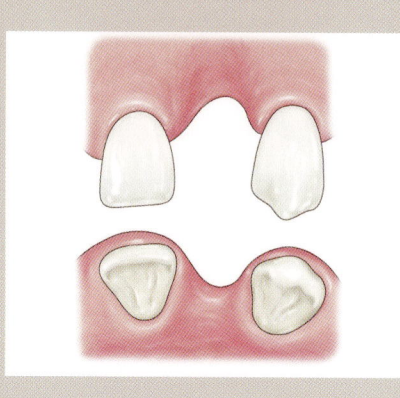

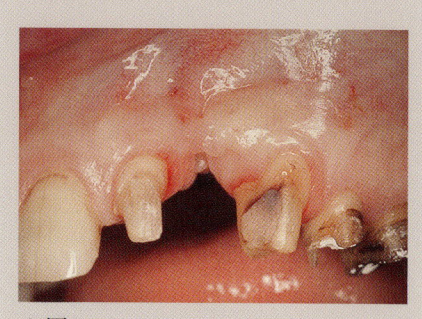

▲図7-6
◀図7-5

歯槽堤増大術

欠損部顎堤に凹みが生じ，プラークの停滞や審美性の問題が生じた場合，軟組織または硬組織を利用した"歯槽堤増大術"が用いられる．その臨床上の目的は，以下のように整理することができる．

[歯槽堤増大術の目的]
- 審美性の改善
- 発音の改善
- 清掃性の向上
- 骨造成によりインプラントが可能
- 可撤性義歯の維持・安定の改善

歯槽堤増大の術式

この歯槽堤増大術には各種の方法があるが，これらを整理すると以下のようになる．

[歯槽堤の形態異常に対する処置法（Ridge Augmentation：歯槽堤増大法）]
1. パウチ法（pouch法）
   a）hydroxyapatite ──────────── Cohen, 1983. Allen, et al, 1985.
   b）connective tissue ──────────── Langer, et al, 1980.
2. ロール法（roll法） ──────────── Abrams, 1980.
3. free soft tissue graft ──────────── Seibert, 1983.
   a）インレーグラフト
   b）オンレーグラフト
4. GBR法 ──────────── Dahlin, et al, 1989. Buser, 1990.

歯槽堤増大術を行う際に考慮すべき事項

歯槽堤増大術を行う際には，さまざまな技術的配慮が求められる．そのため，この方法を用いる際に考慮すべき項目を検討する必要がある．

[歯槽堤増大術を行う際に考慮すべき項目]

●必要な増大の量，または大きさ
　実際の量，大きさを測定する．

●インプラントの可能性があるか否か
　インプラントを埋入する予定部位においては，軟組織およびハイドロキシアパタイトのような人工骨移植材は使用できない．このような場合，自家骨または他家骨移植材を用いるか，あるいは，GBR膜の単独使用，または前者との併用が望ましい．

●組織を採取する十分な供給側があるか否か

　自家移植を行う場合の最大の問題は，移植する材料をいかにして確保するかである．つまり，移植材としてはもっとも理想的なものが自家骨であり，自家歯肉結合組織であるが，それを採取することは困難を伴うことが多い．この方法を有効に生かすためには，治療計画や処置の順序などに周到な準備が必要であり，もし適当な供給側がなければ他の方法を選択しなければならない．

●1回法か2回法あるいはそれ以上か

　1回法による手術には，骨移植や軟組織移植があり，さらに吸収性膜を用いればGBR法も可能である．また2回法あるいはそれ以上の回数を要する手術には，非吸収性膜を用いるGBR法がある．ただし，1回法の手術であっても，目的を達成できなければ2回以上手術を繰り返さなければならないこともあるので，その点を考慮する必要がある．

●時間的要素

　一般的に骨を増加させるのは軟組織のみの増加より時間がかかる．GBR法で骨の増大を図る場合は，方法および欠損の量にもよるが，約半年～1年間は待つことが望ましい．

●技術的要素

　技術的な要素のなかに患者の審美性に対して満足な結果が得られるか，自分の技術レベルが水準に達しているか，またどの術式が予知性が高いのかを考慮する必要がある．

　さらに，Seibertは歯槽堤増大術を行ううえで考慮すべき点を整理し，以下のようにまとめた．

[Ridge Augmentationを行う際に考慮すべき要素（Seibert）][5]
- リップラインの高さ
- 不整形のタイプと程度
- 歯列弓の形態，歯牙の形態，歯牙の位置
- ポンティックと支台歯と歯肉に求められる関係

歯槽堤増大術を行うための各種術式

[オンレー，インレーグラフト]

　この方法は遊離歯肉移植片あるいは結合組織移植片を用い，とくに顎堤欠損部の表層に凹凸や深い溝などが存在するときに有効とされる．欠点は，供給側に大きな実質欠損ができることと，移植片が定着する率が他の方法と比較してやや劣ることである[5-7]．

[インレーグラフト]

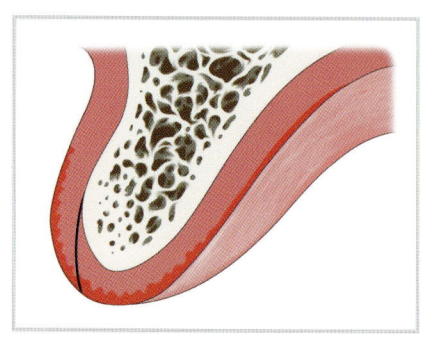

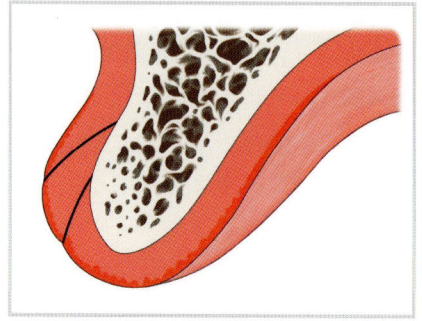

図8-1 | 図8-2

図8-1　歯槽骨の増大を図る部位（この場合は唇側方向）を剥離するように切開を行う．
図8-2　剥離した部分に上皮つきの結合組織移植片を挟みこむようにして固定する．移植片と歯肉弁との段差ができないように注意する．

第9章　欠損部歯槽堤の形態異常

[オンレーグラフト]

図8-3 | 図8-4

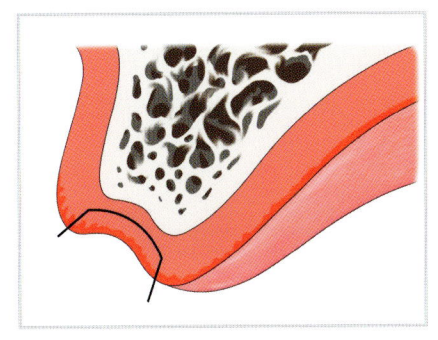

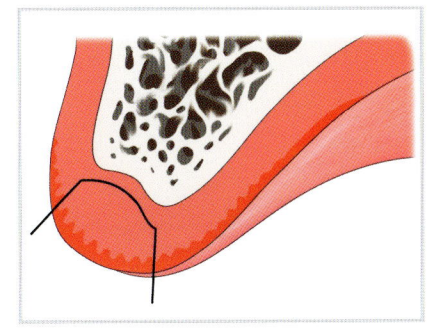

図8-3　オンレーグラフトの術前．実線に示すように上皮部分を除去する．
図8-4　厚めの上皮つき結合組織移植片を採取し，できるだけ広い面積で下部組織と接触するようにして縫合固定する．移植床からの血液供給が得られるように切れ目を多数入れることもある．

[ロール法]

　主に上顎前歯部に適応が限られ，唇舌方向の欠損に有効である．ロール法には全層弁法と部分層弁法とがあり，全層弁法は部分層弁法と比較して組織の増大量は多く，術式も容易であるが，供給側に開放創が生じ，侵襲が大きい[8]．

[全層弁法]

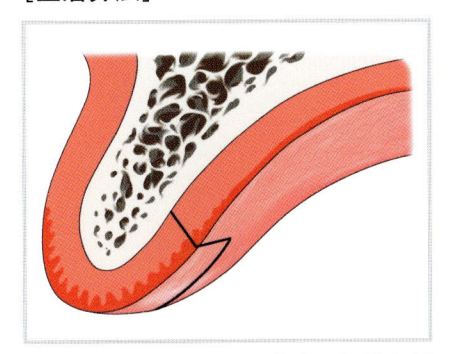

図9-1　口蓋側に骨面に達する切開を行う．
図9-2　内面に折り曲げる部分を除去し，全層弁で剥離する． 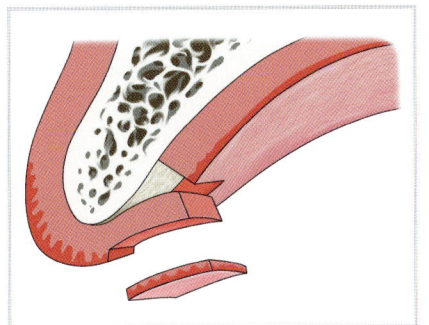
図9-3　有茎弁を折り曲げた状態で縫合する． 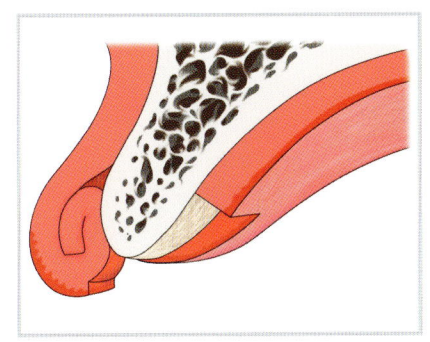

[部分層弁法]

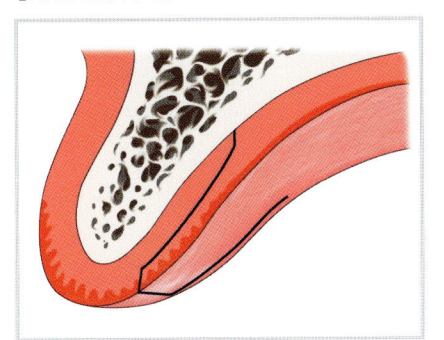

図9-4　口蓋側に向けて長いベベルをつけて切開する．
図9-5　口蓋側の部分層弁を剥離後，唇側の粘膜骨膜弁を剥離する． 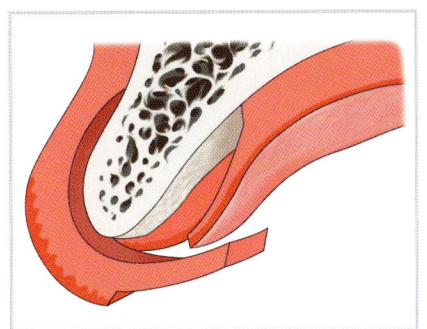
図9-6　有茎弁を折り曲げて縫合する．口蓋の歯肉弁も死腔ができないようにして縫合する．

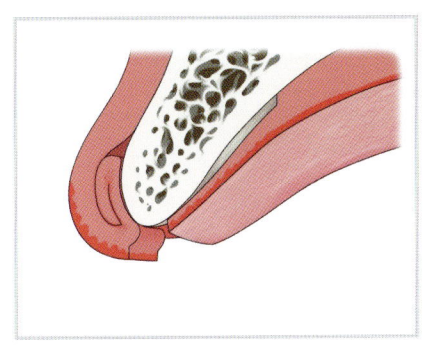

[パウチ法]

通常はClass 1の欠損が適応であるが，軽度のClass 2にも応用できる．利点は，比較的容易に行えるという点と，移植材料として結合組織のほかに自家骨，ハイドロキシアパタイトなどを自由に使えるという点である．欠点は増大できる程度が限られる点と，歯肉の薄い部位には行いにくいという点である[9-11].

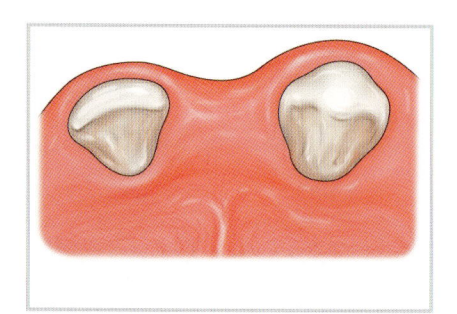

図10-1　術前．

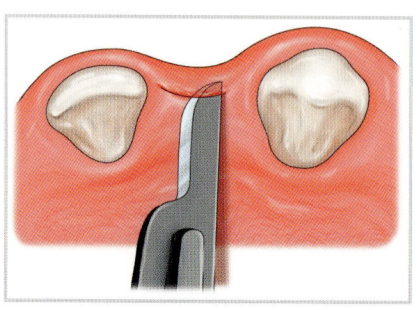

図10-2　陥凹部に向けて骨面に達する切開を行う．

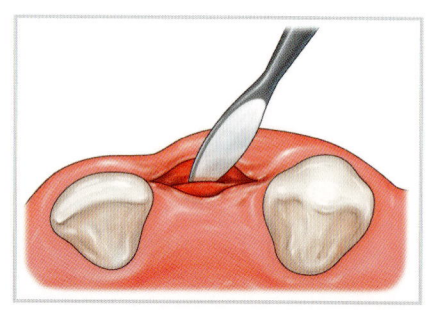

図10-3　骨膜剝離子にて軟組織を骨面より剝離する．

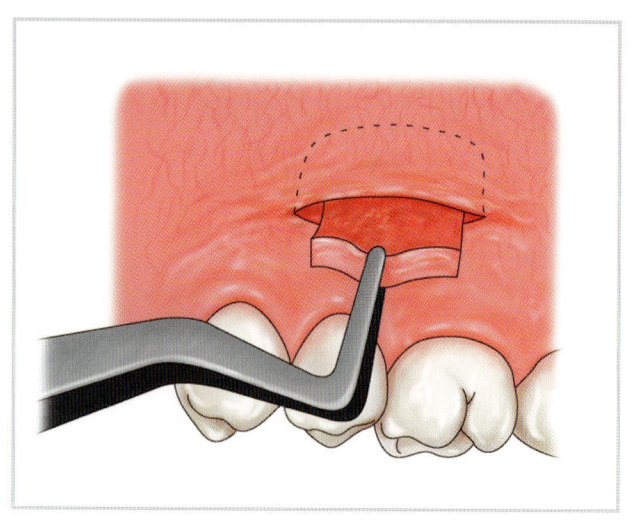

図10-4　上顎口蓋側より結合組織片を採取．

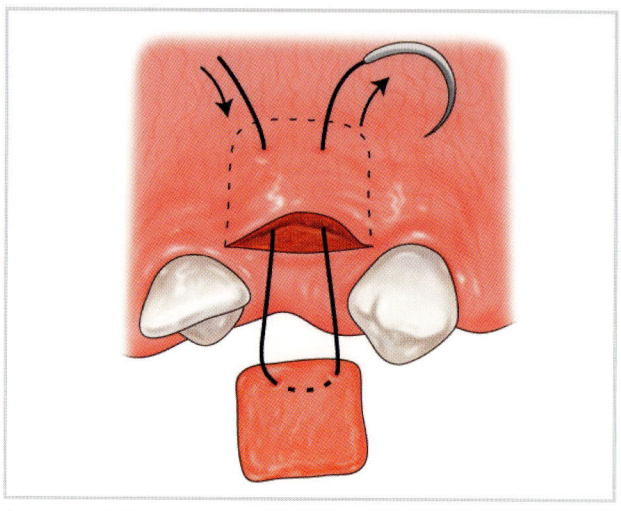

図10-5　移植片の上皮を0.5mmほどの厚みで取り除き，このように縫合糸でパウチのなかに引きこむ．

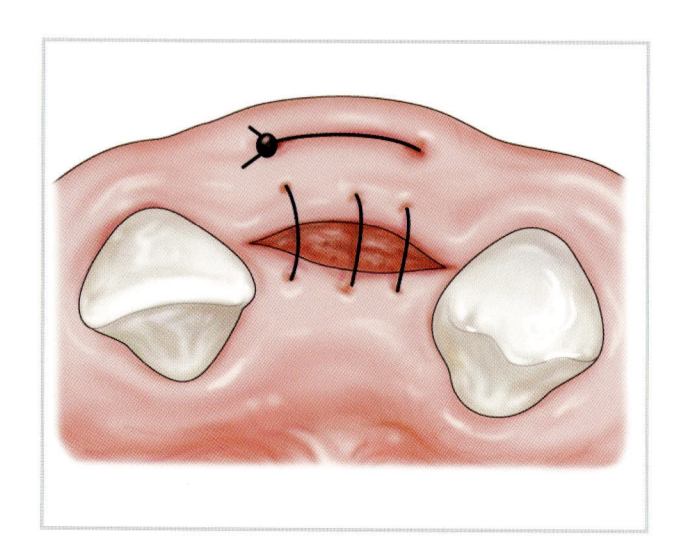

図10-6　糸の緊張に注意して縫合する．

第9章　欠損部歯槽堤の形態異常

[GBR（Guided Bone Regeneration）法]

歯周治療における組織誘導再生療法（GTR法）の原理を歯槽堤増大に応用したもので，非吸収性または吸収性のGBR膜で歯槽堤の欠損を被覆することにより，骨再生が図れる[12].

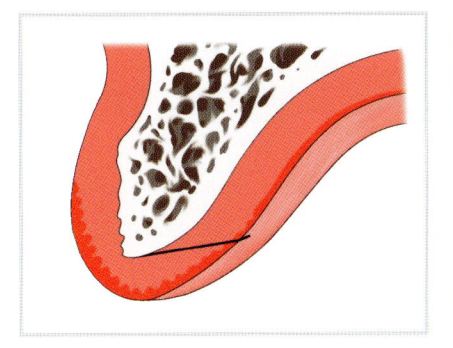

図11-1　口蓋側（骨頂部より約10mmほど根尖側）より骨頂部に向かい，部分層弁となるように切開する．

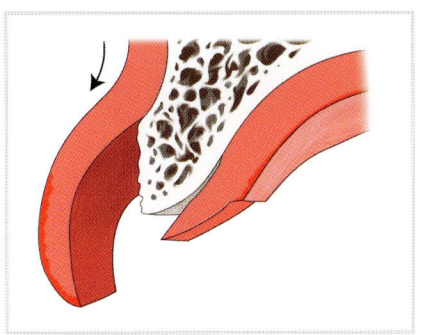

図11-2　唇側および舌側の歯肉剥離弁を剥離し，骨面を露出させる．頬側歯肉弁の根尖側に減張切開を入れ，歯肉弁を伸展できるようにする．

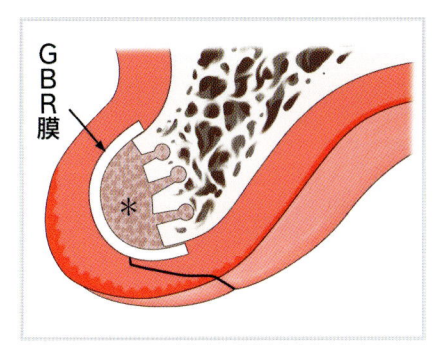

図11-3　増大させたい骨面に#2のラウンド・バーで穿孔し，必要に応じて骨補填材を置き，GBR用膜で完全に覆い，歯肉粘膜弁を閉じて縫合する．

日常臨床においては，比較的容易に行える方法として，軟組織（結合組織）を利用したridge augmentationがある．そのなかでつぎのような方法がある．

[軟組織を利用したRidge Augmentation]
- CTG
- ロール法

歯槽堤増大術の症例

Class 1 の症例（症例6）：歯根嚢胞による骨欠損のため，顎堤吸収を起こした症例

図12-1 | 図12-2

図12-1　26歳，女性．他医院からの紹介．2|のポンティック基底部に食物残渣が停滞しやすい．
図12-2　唇側の歯肉弁を形成したところ，2|根尖相当部に歯根嚢胞による骨欠損を認める．

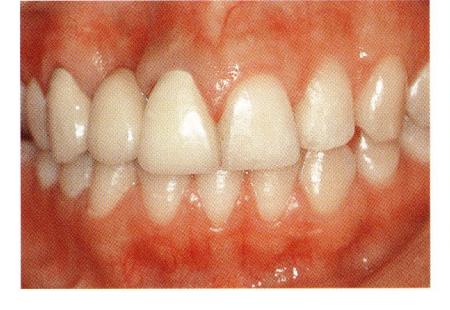

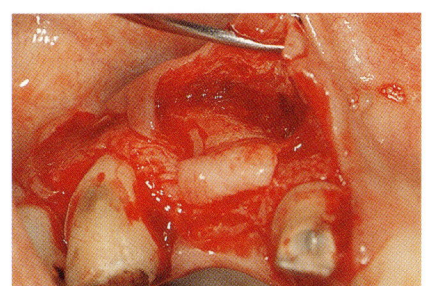

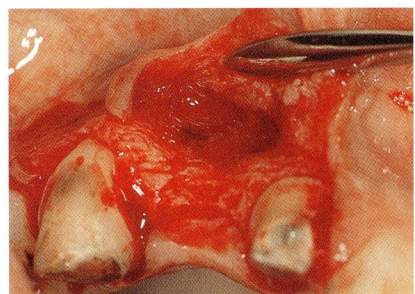

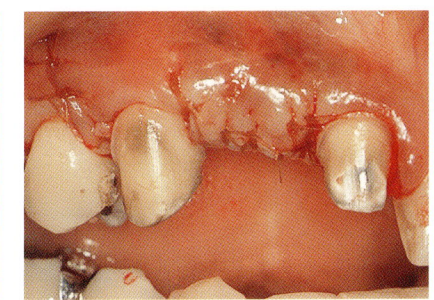

図12-3 | 図12-4

図12-3　右側口蓋部から結合組織片を採取し，吸収性縫合糸を用いて骨欠損部に骨膜縫合で固定した．
図12-4　歯肉弁を戻し，縫合した状態．

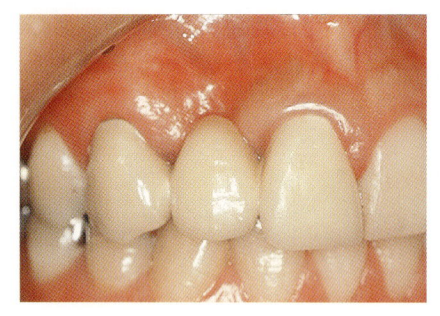

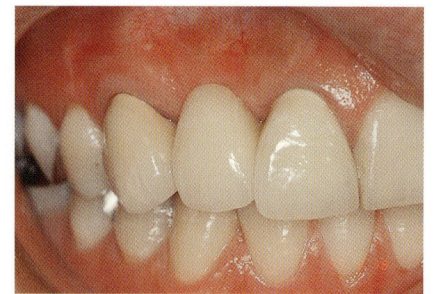

図12-5 初診時.
図12-6 最終補綴物装着後.

Class 1 の症例（症例7）：ポンティック部の歯槽堤が陥凹している症例

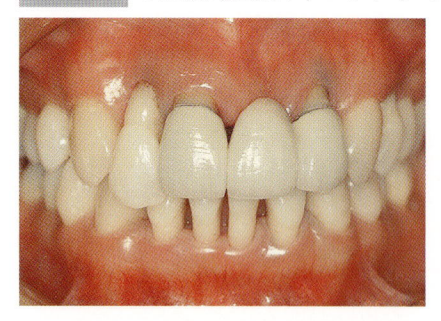

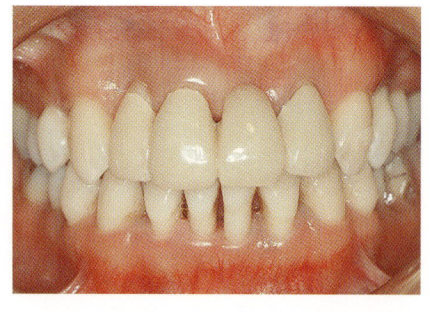

図13-1 ①｜② のブリッジに歯肉退縮がみられ，ポンティックと歯槽堤との間に間隙がある．また，2｜の歯牙挺出がみられ，歯頸線の不揃いが審美的な問題を引き起こしている．
図13-2 初期治療後，プロビジョナル・レストレーションを装着した状態．2｜2 は歯頸線を根面被覆によって揃えるために歯肉縁上マージンとしている．

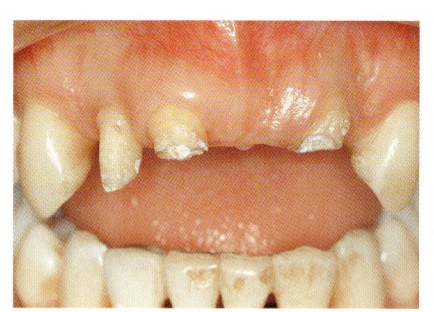

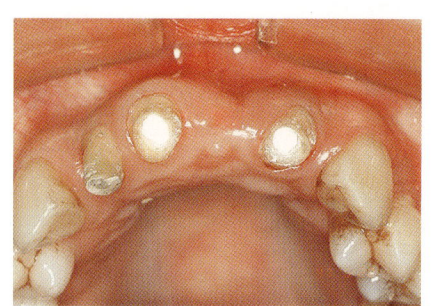

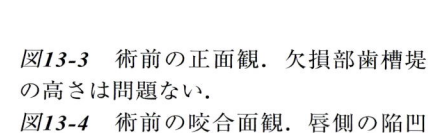

図13-3 術前の正面観．欠損部歯槽堤の高さは問題ない．
図13-4 術前の咬合面観．唇側の陥凹が認められる．

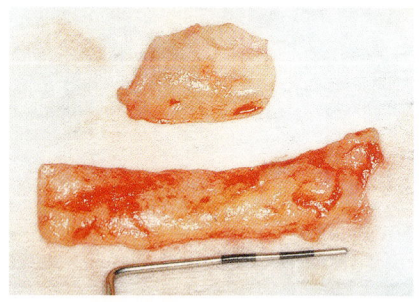

図13-5 両側口蓋側より，2つの結合組織移植片を採取した． 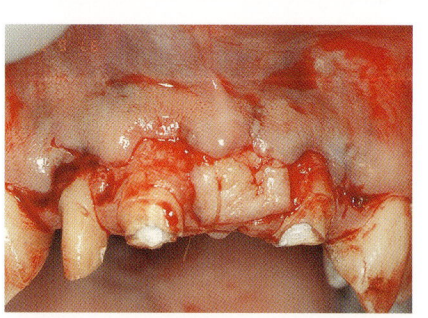
図13-6 小さい移植片を欠損部歯槽堤増大のために用いた． 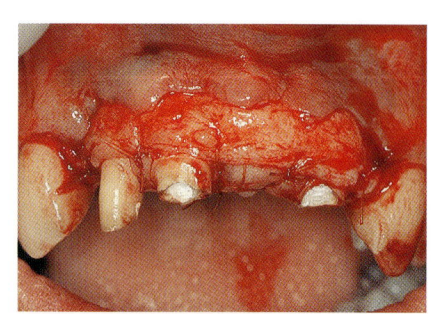
図13-7 大きい移植片は根面被覆および付着歯肉の増大を目的として用いた．

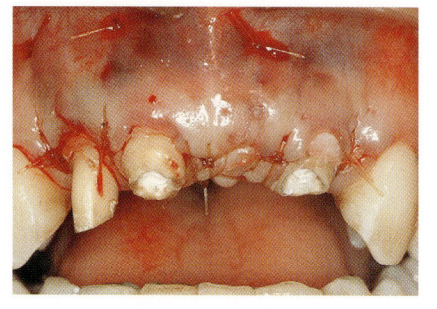

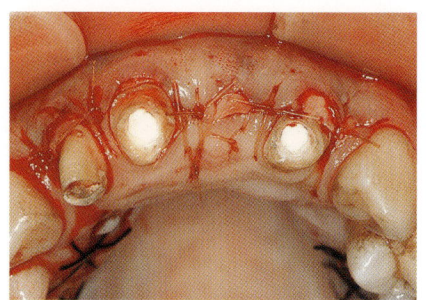

図13-8 術直後の正面観．
図13-9 術直後の咬合面観．

286

第9章　欠損部歯槽堤の形態異常

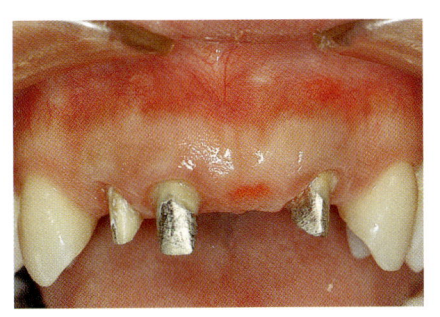

図13-10　印象前の正面観．十分な量の付着歯肉が獲得されている．

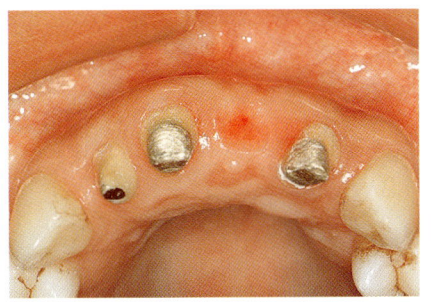

図13-11　印象前の咬合面観．左右対称な歯槽堤の形態が得られている．

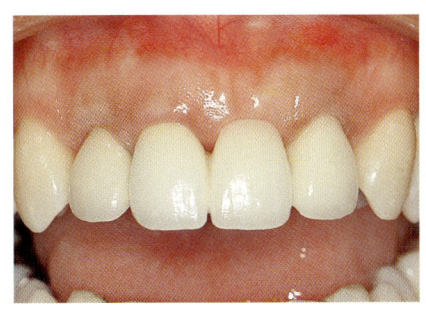

図13-12　最終補綴物装着後の状態．歯頸線の不揃いも解消し，審美的に良好な結果が得られている．

Class 3 の症例（症例8）：埋伏犬歯の抜歯後に顎堤の欠損が生じた症例

図14-1 | 図14-2

図14-1　Seibertの分類Class 3．術前．
図14-2　プロビジョナル・レストレーションのポンティック部を審美的に満足できる形態に削合し，欠損部歯槽堤とのスペースを確認．

図14-3 | 図14-4

図14-3　欠損部をユーティリティー・ワックスにて覆い，必要な移植片の量を推測する目安とした．
図14-4　口腔外に取りだしたプロビジョナル・ブリッジとユーティリティー・ワックス．

図14-5 | 図14-6

図14-5　厚みのある硬い結合組織をdistal wedge法にて上顎結節部より採取．
図14-6　採取した厚みのある結合組織移植片．

図14-7 | 図14-8

図14-7　移植片をトリミングして受容側に入れ，縫合固定する．
図14-8　術後1年2か月．プロビジョナルのポンティック部の形態を調整しながら，歯槽堤の形態を整える．

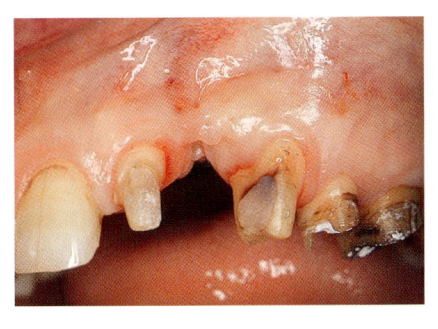

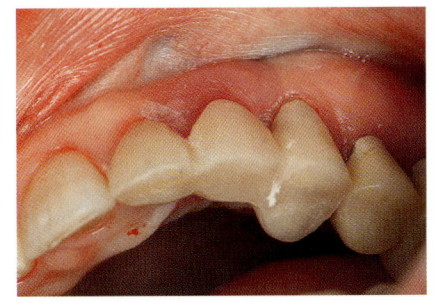

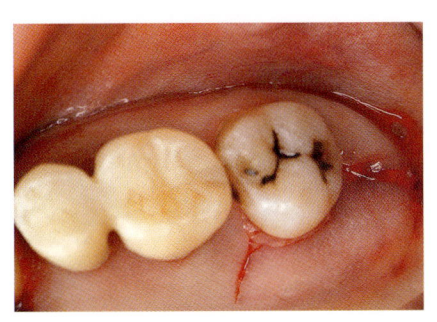

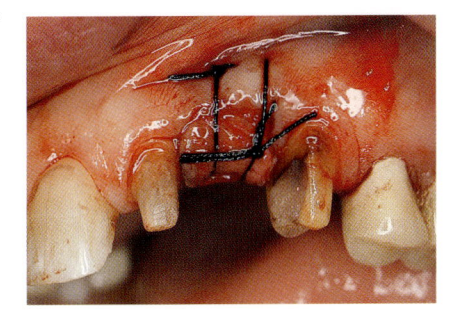

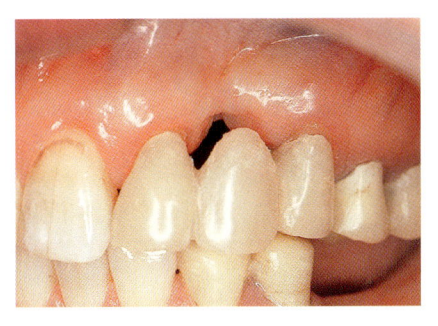

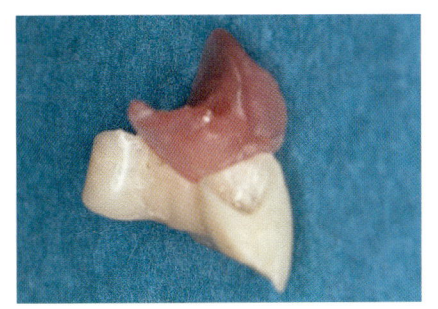

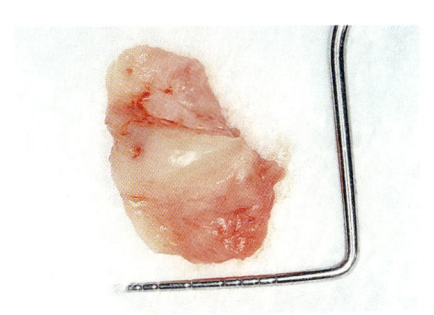

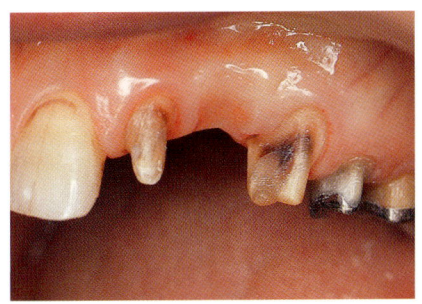

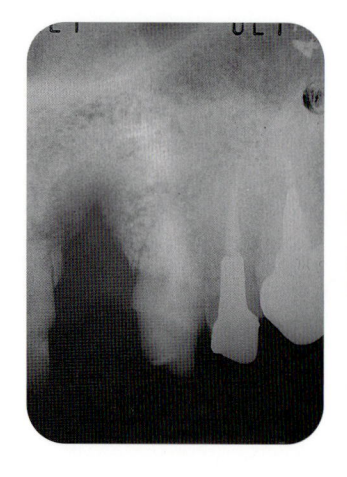

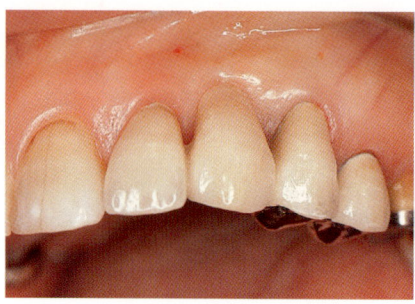

図14-9 | 図14-10

図14-9 印象時のX線像．硬組織ではなく，軟組織による治癒が明らかである．
図14-10 最終ブリッジ装着時．

Class 3 の症例（症例9）：1̲|の欠損部歯槽堤に対し，CTGによるRidge Augmentationで対応した症例

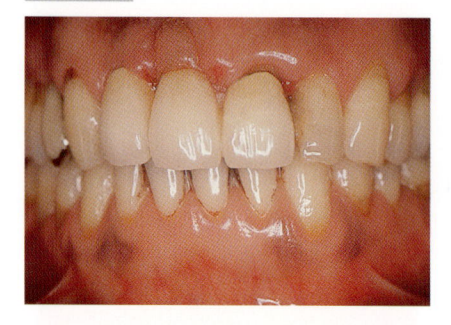

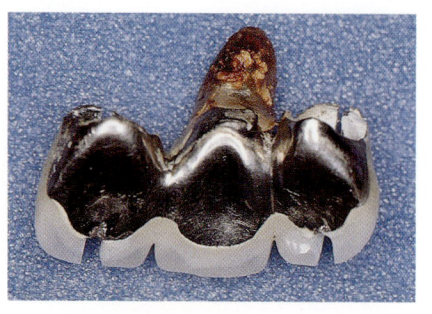

図15-1 | 図15-2

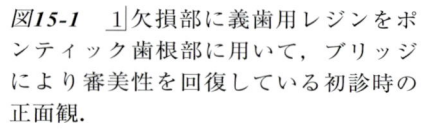

図15-1 1̲|欠損部に義歯用レジンをポンティック歯根部に用いて，ブリッジにより審美性を回復している初診時の正面観．
図15-2 撤去したブリッジの舌側面．ポンティックの裏面には多量の歯石の沈着を認める．

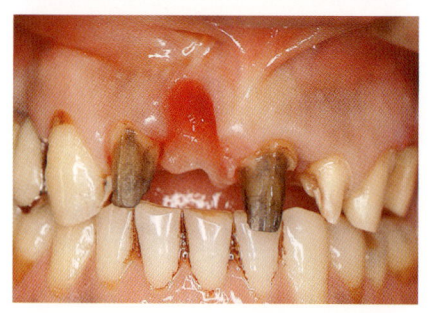

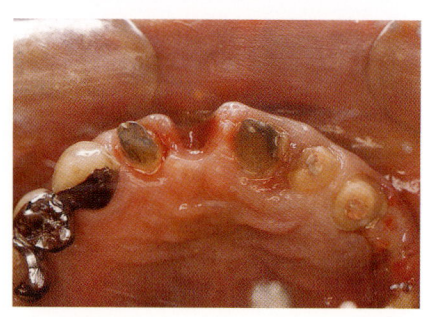

図15-3 | 図15-4

図15-3 ブリッジを撤去した直後の正面観．ポンティック部の歯肉は炎症により発赤している．
図15-4 ブリッジ撤去後の咬合面観．ポンティック部の凹面に注目．

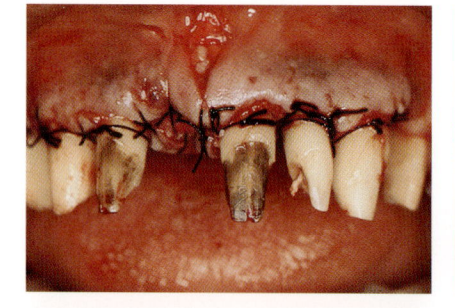

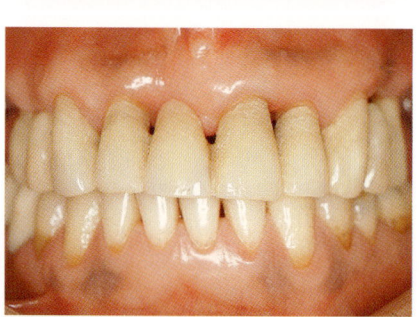

図15-5 | 図15-6

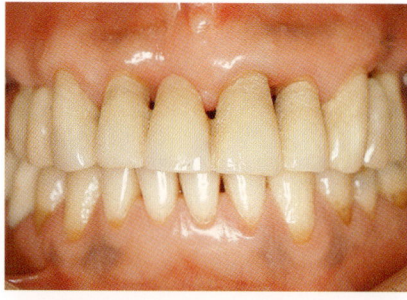

図15-5 ポンティック部の増大を図ると同時に隣在歯のポケット除去をAPFにて行う．上唇小帯の切除も同時に行う．
図15-6 治癒期間中はプロビジョナル・レストレーションの修正を行う．

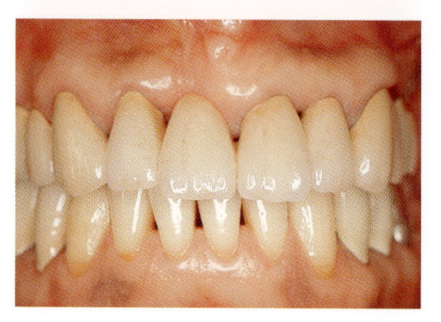

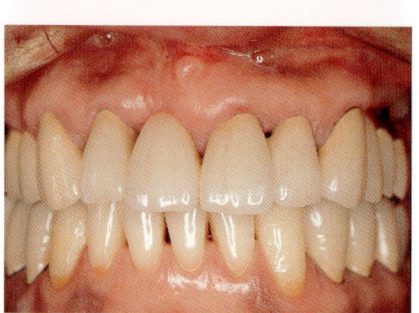

図15-7 | 図15-8

図15-7 術後5か月で最終補綴物の製作を開始し，最終補綴物装着後2年が経過した状態．
図15-8 術後8年．

第9章 欠損部歯槽堤の形態異常

Class 3 の症例（症例10）：欠損部歯槽堤に対し，水平的および垂直的なRidge Augmentationを上皮つき結合組織にて対応した症例

図16-1 | 図16-2

図16-1, 2　術前．垂直および水平の顎堤の吸収がある（Seibert, Class 3）．また，2 3には深い歯周ポケットが存在し，付着歯肉も不足している．

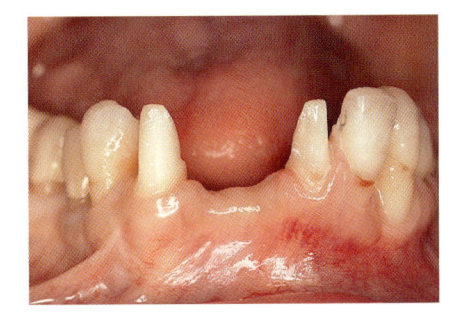

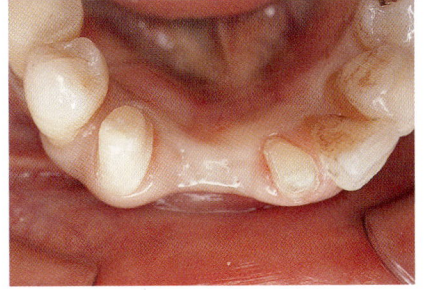

図16-3 | 図16-4

図16-3　ポケット除去，付着歯肉獲得，歯槽堤増大のための歯周外科を行った．
図16-4　口蓋側より結合組織片を採取．

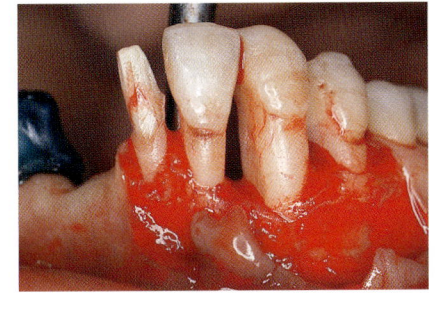

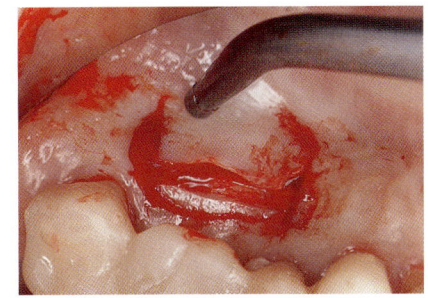

図16-5 | 図16-6

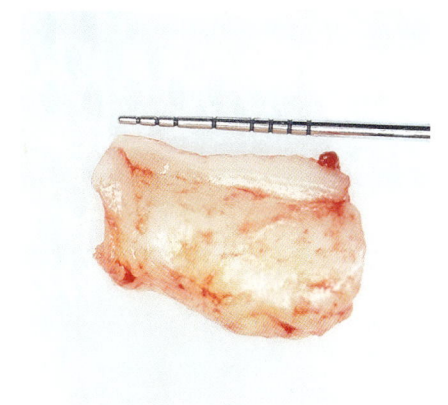

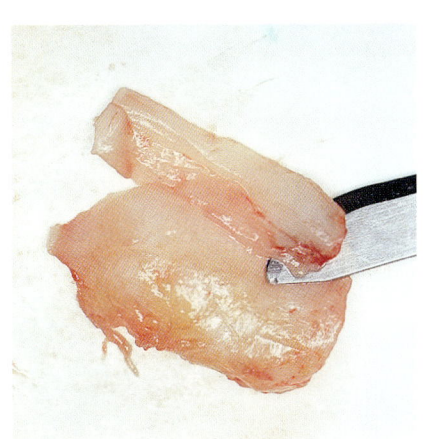

図16-5　採取した結合組織片．
図16-6　上皮部分を切り離しているところ．

図16-7 | 図16-8

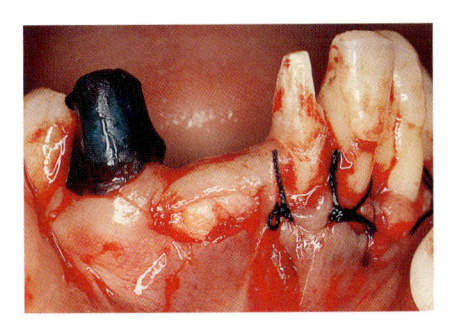

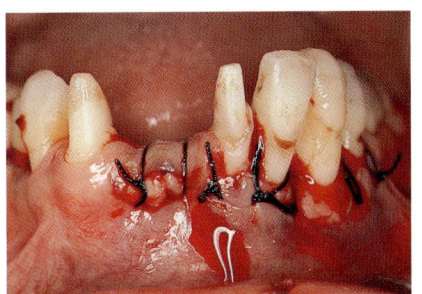

図16-7, 8　結合組織部分は歯槽堤増大のためにパウチ法を行い，上皮つきの移植片は2 3の付着歯肉獲得に用いた．

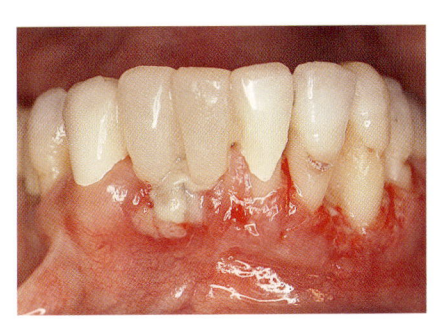

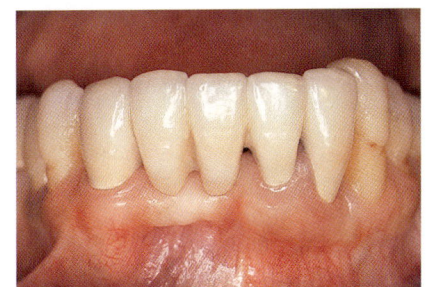

図16-9 | 図16-10

図16-9　術後1週間．
図16-10　最終補綴物装着時．

歯槽堤の吸収が大きいため，軟組織を利用できないような場合に骨移植材，骨補塡材などを用いることにより，ポンティック部の形態を修正できる場合もある．

症例11 人工骨補塡材と結合組織移植を用いて歯槽堤の増大を図った症例

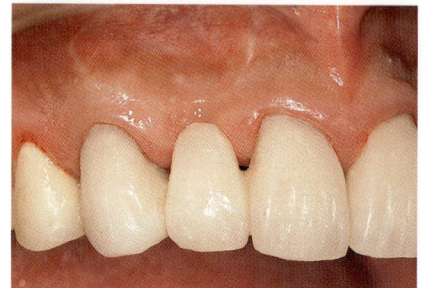

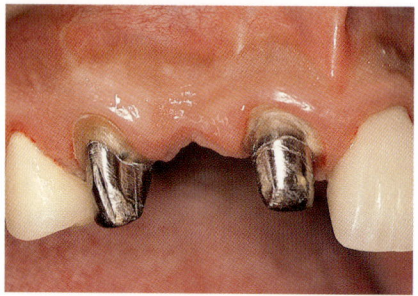

図17-1, 2　術前．2|のポンティック部の唇側に陥凹がみられる．

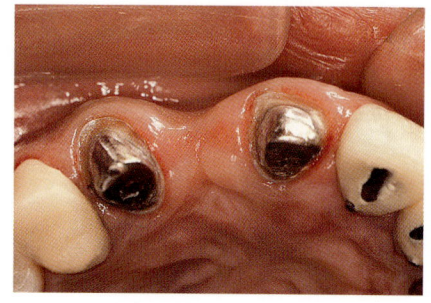

図17-3　咬合面観．

図17-4	図17-5
図17-6	

図17-4（左上）　ハイドロキシアパタイト顆粒．

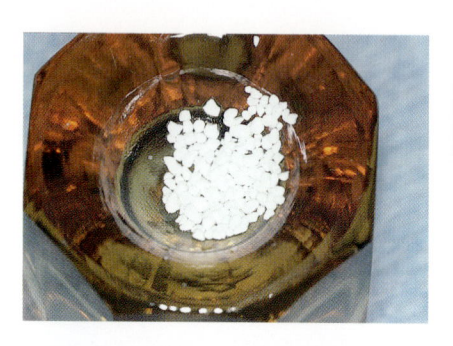

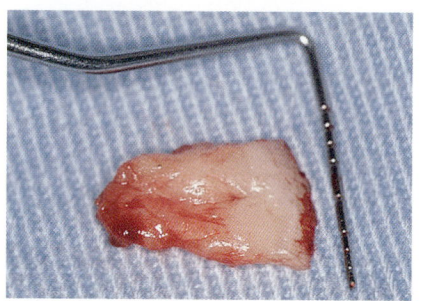

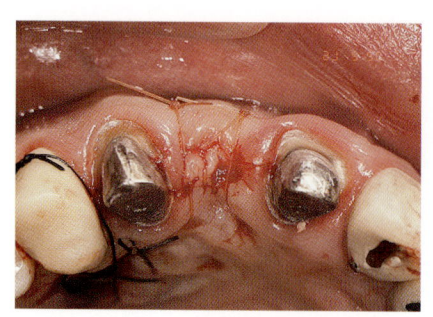

図17-6　十分にハイドロキシアパタイトを充塡した後，創面を閉鎖するため，口蓋側より結合組織片を採取した．

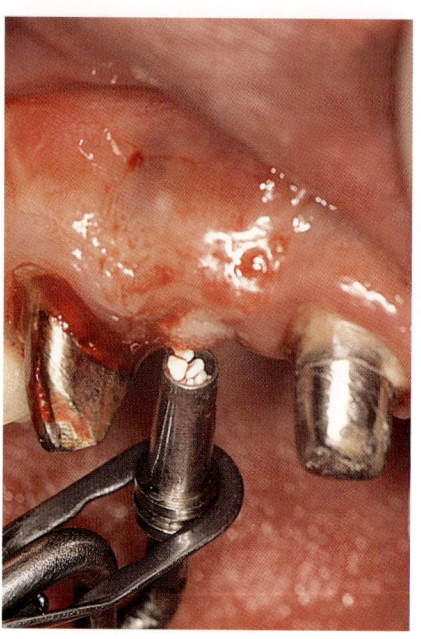

図17-5　歯槽堤に水平の切開を入れ，骨膜剝離子で剝離した後，ハイドロキシアパタイトを充塡した．

図17-7　ハイドロキシアパタイトと結合組織を入れて，閉鎖した直後．

図17-8　治癒後10か月．

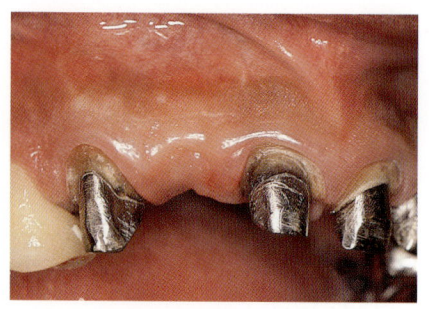

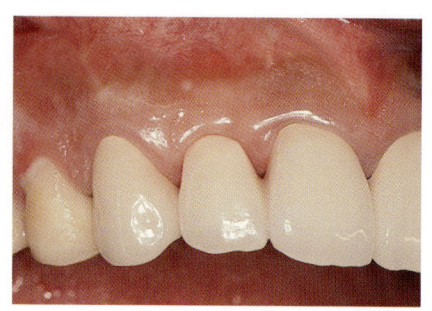

図17-9　最終補綴物装着時．ポンティック部の歯肉がより自然にみえる点に注目．

第9章 欠損部歯槽堤の形態異常

症例12 インプラントを目的とした歯槽堤増大術（Guided Bone Regeneration）

図18-1｜図18-2

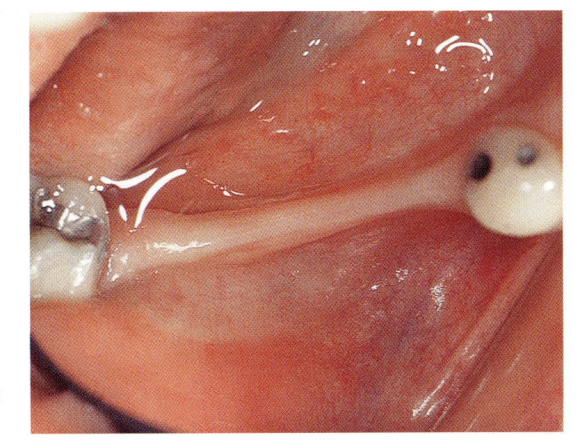

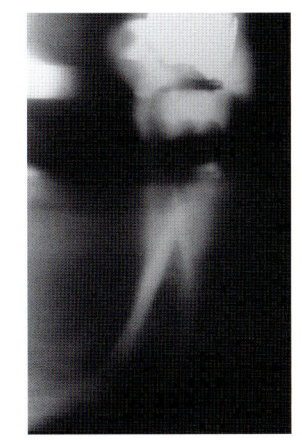

図18-1 右下臼歯部歯槽堤が頬舌的に極度に吸収している．
図18-2 同部の断層X線写真．鋭利に尖った歯槽頂の形態がわかる．

図18-3｜図18-4

図18-3 粘膜を剥離し，歯槽堤を露出させた状態．非常に薄い歯槽骨が見える．歯槽骨からの出血を促すために皮質骨に穿孔を行っている．
図18-4 骨移植を行った後，Gore-Texチタン強化膜をピンで固定する．

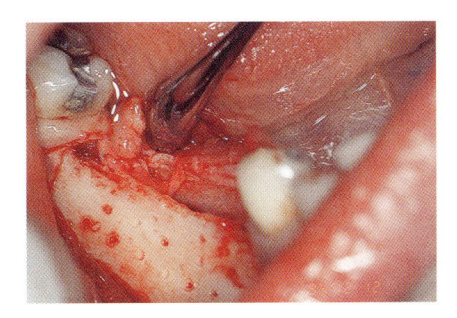

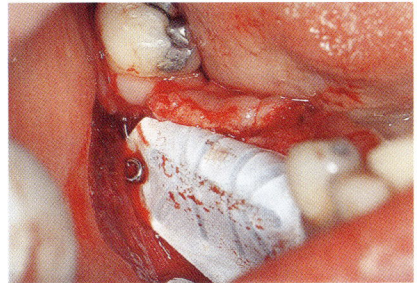

図18-5｜図18-6

図18-5 術後1か月の状態．メンブレンの露出はみられない．
図18-6 術後約1年．十分な幅の歯槽骨が獲得できている．

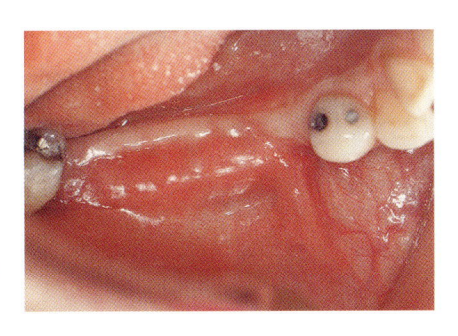

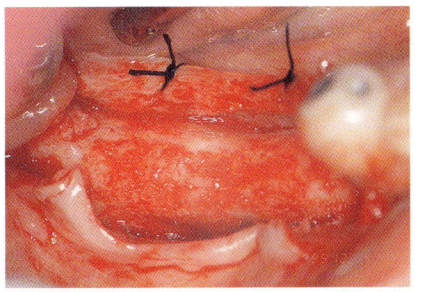

図18-7｜図18-8

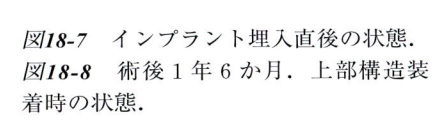

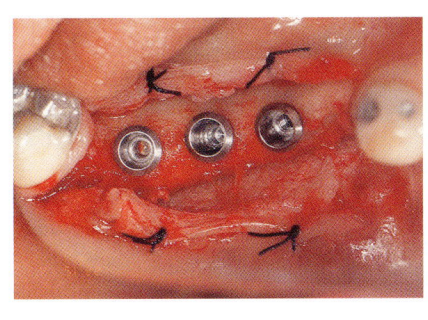

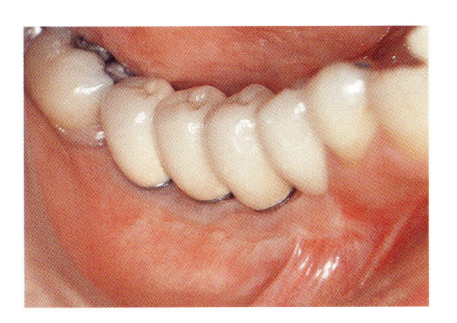

図18-7 インプラント埋入直後の状態．
図18-8 術後1年6か月．上部構造装着時の状態．

図18-9｜図18-10

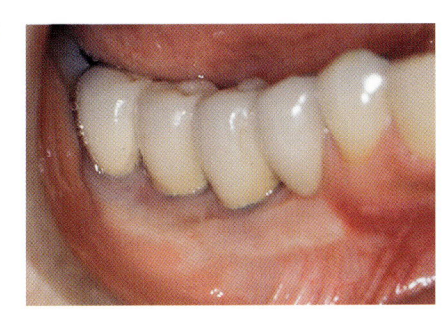

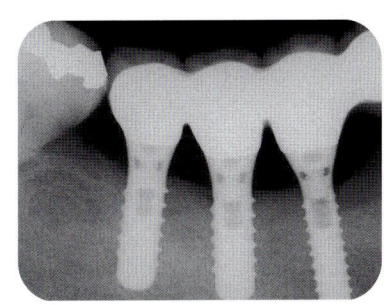

図18-9, 10 GBR後10年．

症例13　ゴールドフレーム＋骨移植材を利用して歯槽堤の形態を改善した症例

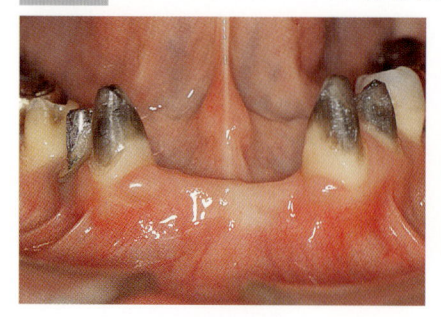

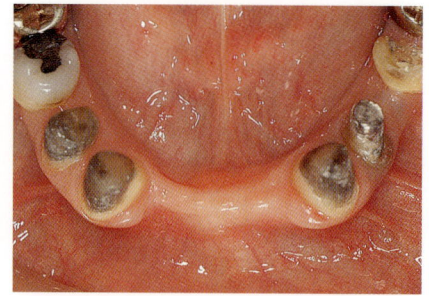

図19-1 | 図19-2

図19-1　 $\overline{2\,1\,|\,1\,2}$ の抜歯後4か月の正面観.

図19-2　同時期の咬合面観．プロビジョナル・レストレーション装着後，食物残渣が停滞しやすく，かつ口紅が塗りにくいと不満をもらす．

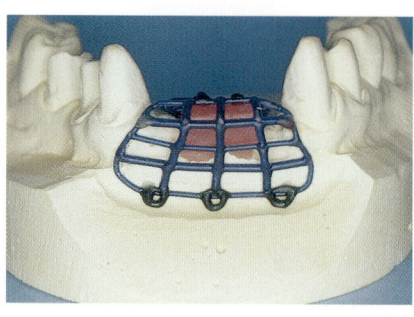

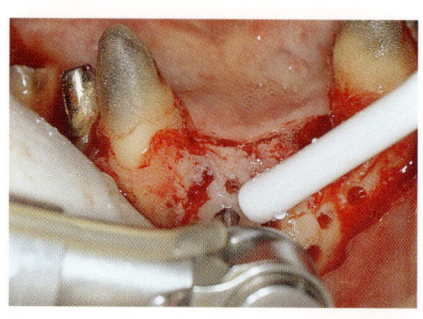

図19-3 | 図19-4

図19-3　この症例では，膜と骨移植材を併用するGBR法では，新生骨の形成量に制限があると判断し，膜を落ちこまないようにするためゴールドフレームを支柱として用い，GBR法を行うこととした．事前に印象採得を行い，希望する骨量および骨形態をワックスにて作製し，その上からゴールドフレーム用のワックスアップを行い，鋳造作製した．

図19-4　血液供給の確保のため既存骨にデコルチケーションを行い，その際，OCTを用いて自家骨を採取した．

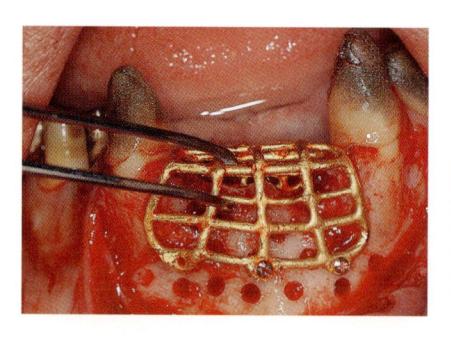

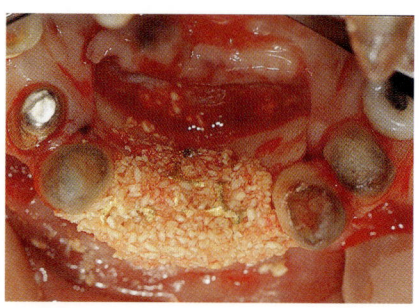

図19-5 | 図19-6

図19-5　デコルチケーション後，鋳造作製したゴールドフレームをピン(Osseofix pin)で固定した．骨欠損状態に注目．

図19-6　採取した自家骨とFDBAとミノマイシンを混和し，欠損顎堤上に充填した．

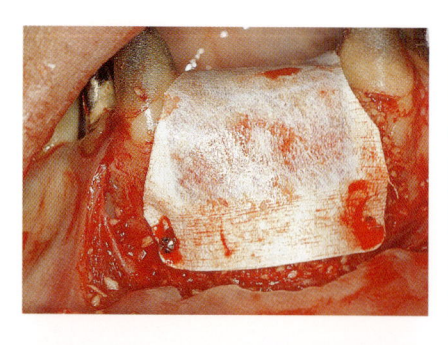

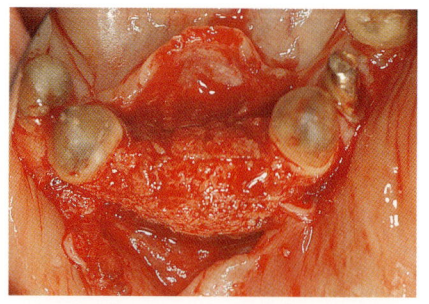

図19-7 | 図19-8

図19-7　ゴールドフレームと骨移植材の上から非吸収性膜を置き，ピンで固定をした．

図19-8　GBR後1か月で膜およびゴールドフレームを除去，その時点での咬合面観．

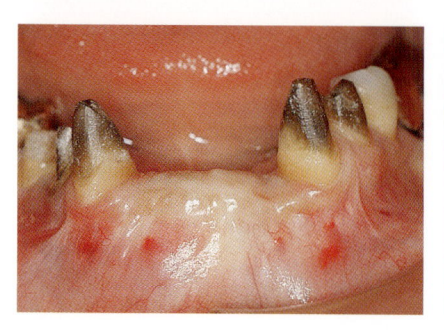

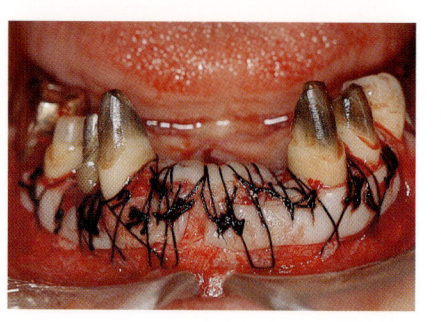

図19-9 | 図19-10

図19-9　GBR後1年2か月の状態．ブリッジの支台歯周囲に付着歯肉がほとんど存在していないため，歯肉辺縁が炎症状態を呈している．

図19-10　支台歯周囲の付着歯肉の獲得のため，頬側および舌側にFGGを行った．

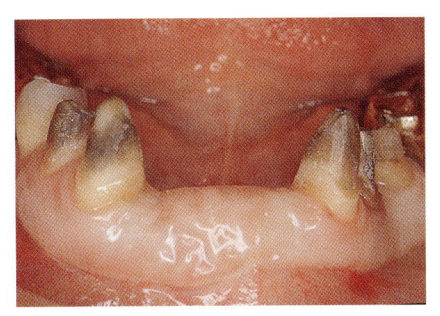

図19-11 FGG後4か月の状態．歯牙周囲に十分な幅の付着歯肉が獲得された．

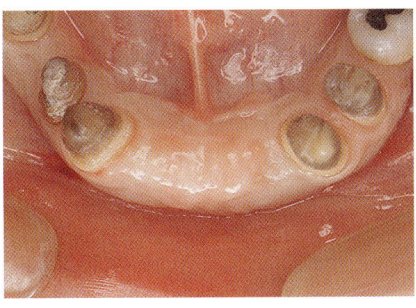

図19-12 同時期の咬合面観．図19-2と比較すると幅も高さも十分回復され，ポンティック部の審美性，清掃性も向上した．

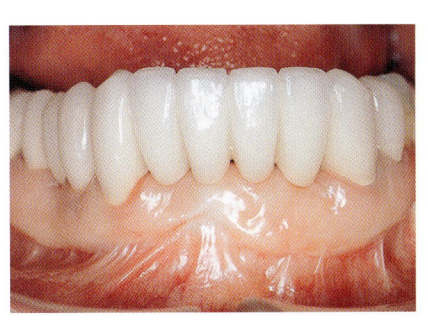

図19-13 FGG後2年5か月．疼痛もなく，清掃しやすい状態が維持されている．

おわりに

　これまで述べてきたように，歯周治療の新しいトレンドとして審美性のための歯周外科処置が注目されている．歯槽堤形成という方法についても，歯周治療の分野においては歴史が浅く，軟組織による方法は約15年ほど，またGBR法については10年しか経過していない．歯槽堤形成後の長期経過については今後の報告を待たねばならないが，最近の学会では，軟組織（結合組織）移植後，顎堤の吸収はほとんどなく，安定した状態であるとの報告もなされている[13,14]．今後この分野はさらに進歩していくものと思われるが，適応症を吟味し，適切な術式を選択することが肝要と思われる．

参考文献

1. Bahat O, et al : Preservation of ridges utilizing hydroxyapatite. Int J Periodont Rest Dent, 7(6) : 35, 1987.
2. Bahat O and Handelsman M : Estetic reconstruction of alveolar ridge defects. Advances in periodontics (Wilson/Kornman/Newman, ed), 261, Quintessence Publishing, Chicago, 1992.
3. Carlsson GE, Thilander H, Hedegard G : Histologic change in the upper alveolar process after extractions with or without insertion of an immediate full denture. Acta Odontol Scand, 25 : 1-31, 1967.
4. Seibert JS, Salama H : Alveolar ridge preservation and reconstruction. Periodontology 2000, 11 : 69-84, 1996.
5. Seibert JS : Reconstruction of deformed, partially edentulous ridges, using full thickness onlay grafts, Part 1. Technique and wound healing. Compend Cont Educ Dent, 4 : 437, 1983.
6. Cohen ED : Atlas of cosmetic & reconstructive periodontal surgery. 2nd ed, Lea & Febinger, Philadelphia, 1994.
7. Garber DA : The edentulous ridge and fixed prosthodontics. Compend Cont Educ Dent, 2 : 212,1981.
8. Abrams L : Augmentation of the deformed residual edentulous ridge for fixed prosthesis. Compend Cont Educ Dent, 1 : 205, 1980.
9. Allen EP, Gainza GS, Farthin GG, et al : Improved technique for localized ridge augmentation, A report of 21 cases. J Periodontol, 56 : 195, 1985.
10. Langer B, Calanga L : The subepithelial connective tissue graft. A new approach to the enhancement of anterior cosmetics. Int J Periodont Rest Dent, 2 : 22, 1982.
11. Seibert J : Ridge augmentation to enhance aesthetics in fixed prosthetic treatment. Compend Cont Educ Dent, 12 : 548,1991.
12. Dahlin C, et al : Membrane - induced bone augmentation at titanium implants. Int J Periodont Rest Dent, 11(4) : 273, 1991.
13. Seibert JS : Ridge augmentation, presentation at Symposium in Boston, 1995.
14. Seibert JS : Reconstruction of the partially edentulous ridge. Gateway to improved prosthetics and superior aesthetics. Pract Periodontics Aesthet Dent, 5 : 47-55, 1993.
15. 畠山善行：顎堤形成（ridge augmentation）．ザ・クインテッセンス別冊，デンタルエステティック パートⅣ：美しさこそ歯科治療の原点．214-222, クインテッセンス出版，東京，1996．
16. 中村公雄，小野善弘，畠山善行，宮本泰和：予知性の高い補綴治療のための歯周外科の考え方と実際．クインテッセンス出版，東京，1994．

第10章

歯肉縁下カリエス

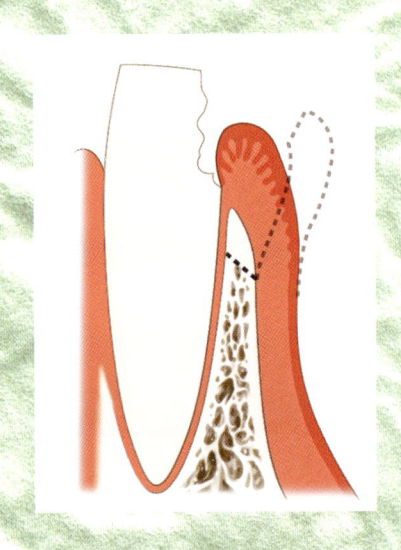

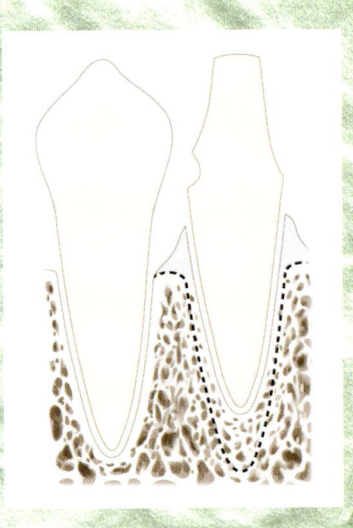

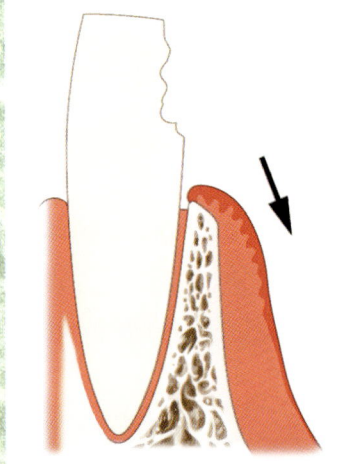

はじめに

[7つの問題点のなかでの「歯肉縁下カリエス」の位置づけとその選択肢]
[歯周組織の7つの問題点]
　①深い歯周ポケット
　②骨の形態異常
　③根分岐部病変
　④歯肉-歯槽粘膜の問題
　⑤欠損部歯槽堤の形態異常　　　　　　[歯周外科の選択肢]
　⑥歯肉縁下カリエス ───────・切除療法
　⑦歯牙の位置異常　　　　　　　　　　・組織付着療法
　　　　　　　　　　　　　　　　　　　・再生療法
　　　　　　　　　　　　　　　　　　　・歯周形成外科

　歯周治療は歯周支持組織のみを取り扱うだけでなく，歯牙の修復治療や咬合の問題にも十分配慮しなくてはならない．歯肉縁下カリエスの修復治療に際しては，歯肉や歯槽骨の処置が必要となることもある．この際，歯周組織に対する適切な処置が行えないとカリエスを取り残してしまったり，精密な印象採得ができないなど，的確な修復処置が難しくなる．また，歯周組織の生物学的原則を無視して無理に修復物マージンを歯肉縁下に設定すると，炎症が長期間残存し，歯周組織の破壊を招くことになる．修復治療の予知性を高めるためにも，歯周組織の生物学的原則を十分理解し，歯肉縁下カリエスに対する適切な歯周外科の処置法を身につける必要がある．

削った部分は確実にカバーする──修復物の長期安定は精密な適合から

　患者のプラーク・コントロールの問題や修復物マージンの不適合などにより，歯肉縁下カリエスが生じている症例に多く遭遇する．歯肉縁上縁下にかかわらず，修復物を作製する場合，マージンの適合を確実に行うことはいうまでもない[1,2]．しかし，実際の臨床では形成，印象，模型の作製，材料の特性，鋳造精度などにおいて，その適合性を不確実にする要素は多い（図1-1, 2）．しかし，現実の補綴物作製過程のシステムを十分理解し，修復物の適合を与えられた条件で最良のものとするのは歯科医師の務めである．修復物の予後を左右するのは，修復物そのものの精度である．われわれは，歯肉縁下カリエスを生じさせない適合のよい修復物を作製する責任があることを，肝に命じる必要がある．本章では，その点を踏まえながら歯肉縁下カリエスの歯周外科的対応を詳述したい．

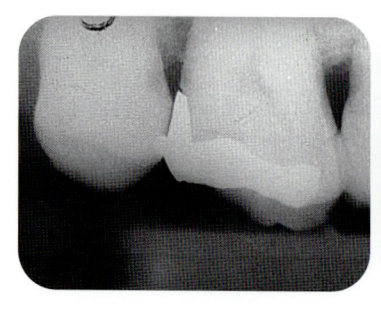

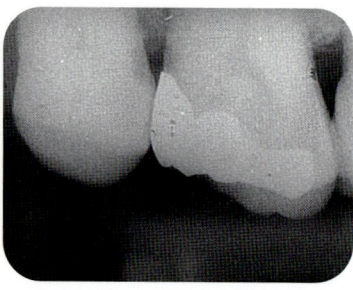

症例1　隣接面の修復物の適合は精査が必要である

図1-1　7⏋がカリエスのため隣接面部を含む2級窩洞（OD）のメタルインレーで修復することとした．旧インレーでは隣接面の適合が悪く，段差が認められた．
図1-2　隣接面部のメタルの厚みを確保できるよう再形成を行い，再度メタルインレーを作製した．

Biologic Widthを考慮した治療法

　第4章（深い歯周ポケットの治療）で述べたように，健康な歯周組織を維持するためには，歯槽骨頂上に結合組織付着のための健全歯質が約1 mm，その上部に上皮性付着のための歯質が約1 mm，さらにその上部には歯肉溝に対応する歯質が約1 mm必要である[4,5]．これがいわゆるbiologic widthの原則であり，もし，その原則を無視して歯肉縁下カリエスの治療を行い，修復物マージンを歯肉縁下に深く設定した場合，歯周組織のバランスが破壊されることが多い．これは日常臨床でもよくみられることである．たとえば，適合の悪い修復物を装着した結果，歯肉縁下にカリエスが生じ，再び修復物を作製しようとしても骨頂から約3 mmの健全歯質（biologic width）が失われており，適切な修復物がつくれない場合が多い[3,4]．

　そのようなことからも，一度失われた健全な歯周組織に対して，修復物と歯周組織の長期的安定を確保するためには骨頂からのbiologic widthをいかに構築するかが重要になってくる．そのために，歯周外科によってbiologic widthの構築を目指す方法を解説していく．

歯肉縁下カリエスへの処置法

　修復物を装着する歯牙周囲の歯周組織に対しては，biologic width確保のために以下のような歯周外科的処置法がある．

---

1. 歯肉の切除
2. 骨の切除（外科的方法）
3. 歯牙の挺出

つぎに，これらの処置法について症例をとおして考察を行う．

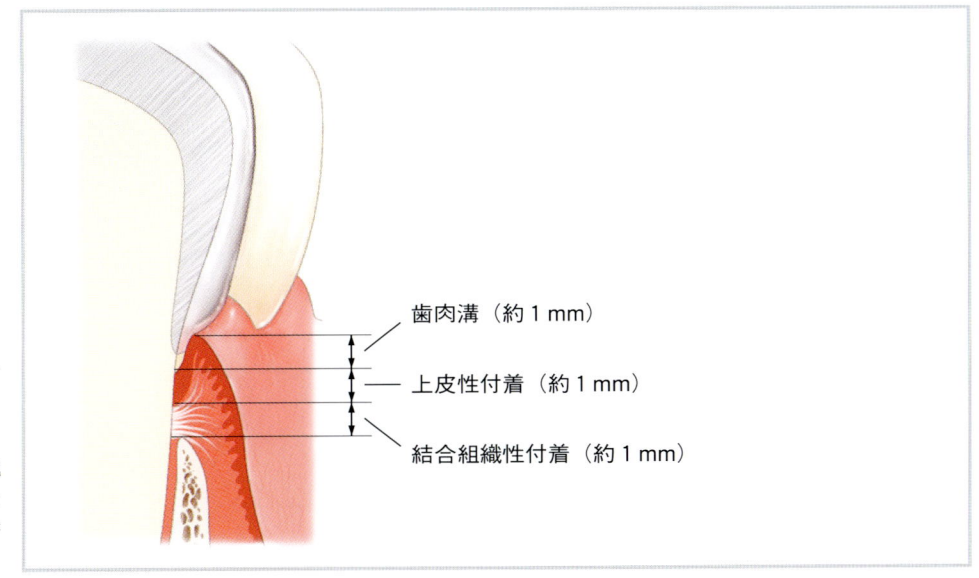

図2　クラウン・マージンとbiologic width．クラウン・マージンは骨頂から約2.5〜3 mmは離れている必要がある．クラウン・マージンは軟組織の付着領域を侵してはならない．biologic widthの原則を守る必要がある．

歯肉溝（約1 mm）
上皮性付着（約1 mm）
結合組織性付着（約1 mm）

1. 歯肉の切除

カリエスの除去後に作製する修復物マージンと骨頂との間に十分な幅の健全歯質が存在する場合，歯肉の切除のみで対応できる．ただし，そのような場合，術後に角化歯肉を喪失することから，付着歯肉が不十分な場合はその適応症とならない．

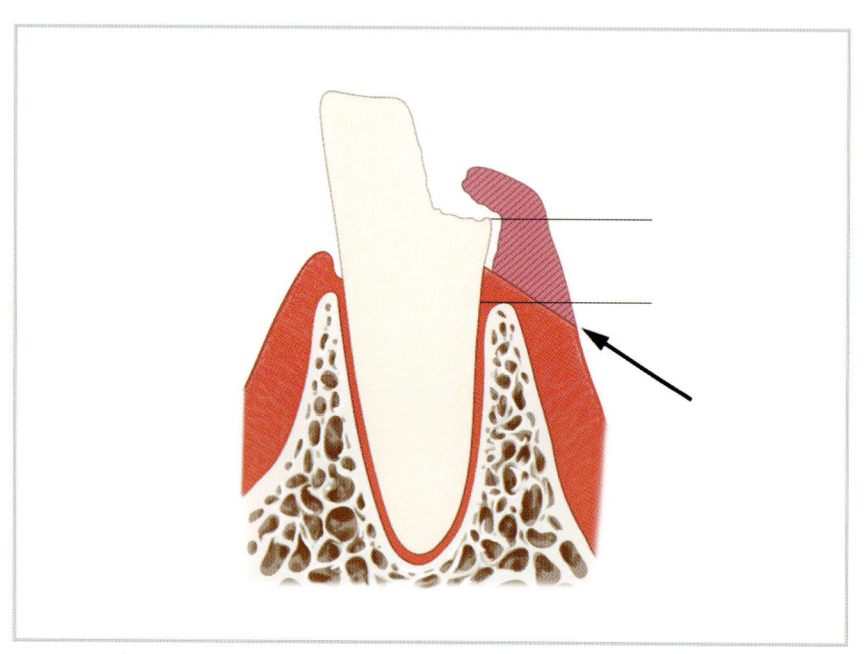

図3-1 歯肉縁下カリエスが存在しても骨頂部までの健全歯質が十分にあり，十分な角化歯肉が存在する場合は歯肉切除で対応できる．

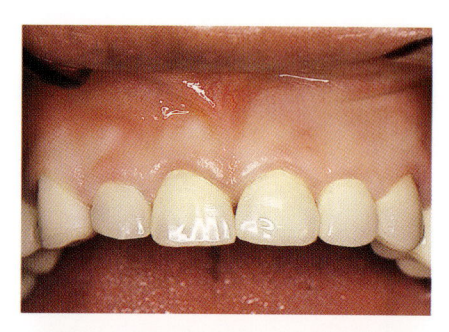

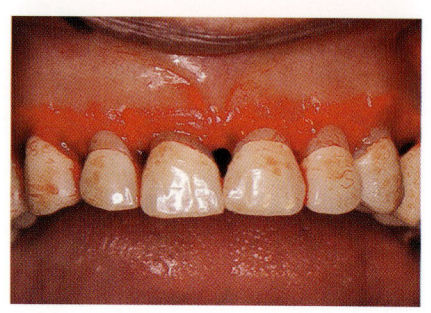

図3-2, 3 比較的浅い歯周ポケットと歯肉縁下カリエスが存在するが，歯肉辺縁から骨頂まで十分な健全歯質が存在し，かつ角化歯肉も十分に存在するため，歯肉切除にて対応した．

2. 骨の切除

[隣接歯の骨切除が可能な場合]

カリエスが骨頂に近い部分まで及んでいる場合，歯肉切除のみではbiologic widthを獲得することができない．そのため健全歯質の高さが骨頂から3mm以上確保できるよう，骨を削除する必要がある．

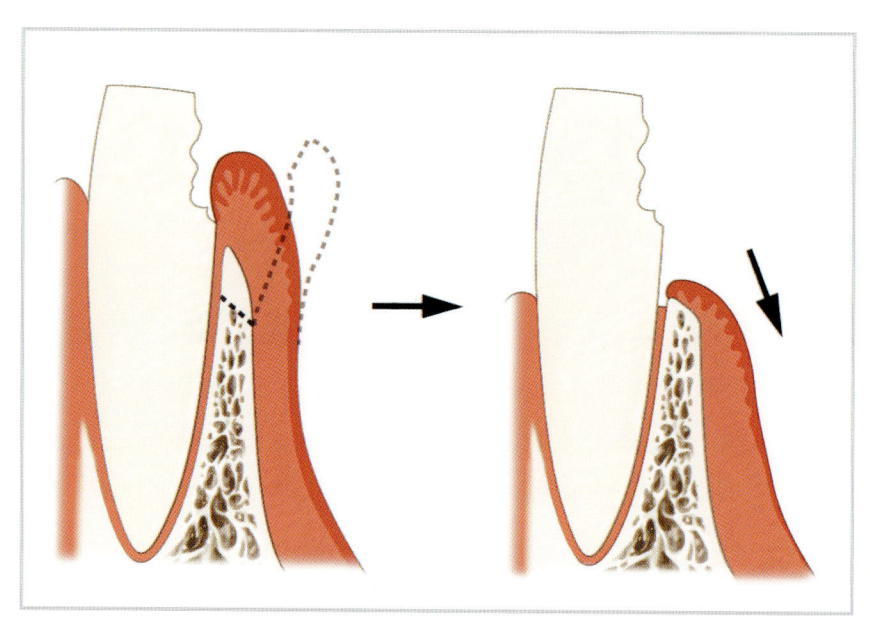

図4 カリエスが深く，骨頂部近くに及ぶ場合は骨を削除し，健全歯質を3mm以上骨頂部から露出するようにする．

症例2　骨切除による歯肉縁下カリエス処置のステップバイステップ

図5-1｜*図5-2*

図5-1, 2　歯肉縁下カリエスが存在する．術前のサウンディング診査では，歯肉辺縁から骨頂までの距離は2mm以内である．角化歯肉の幅は5mm程度存在する．

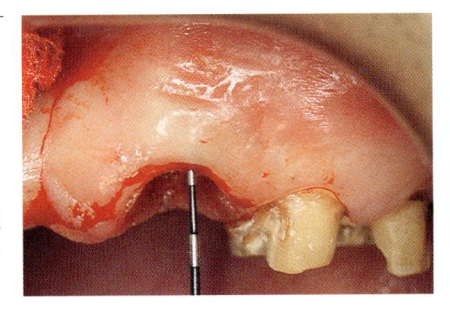

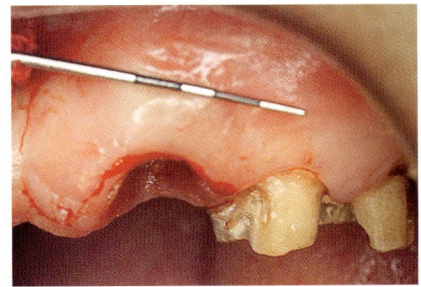

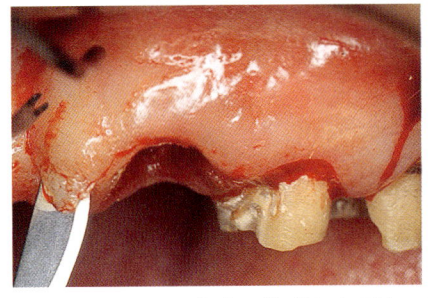

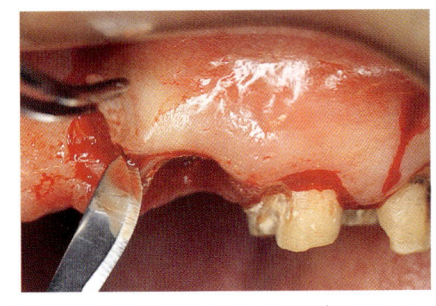

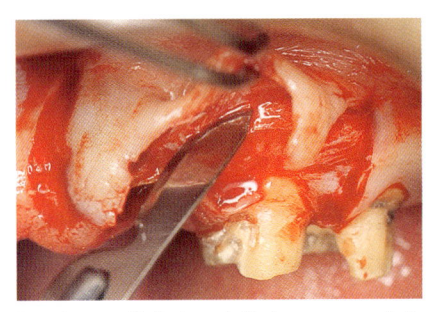

図5-3〜5　メスの角度に注意しながら，ライニング，ディープニングを行い，MGJのあたりで，歯肉弁の穿孔（perforation）を起こさないよう慎重に部分層弁を形成する．

図5-6｜*図5-7*

図5-6, 7　メス，キドニー・メス，スピアー・メス，ロンジャーを用いて歯根周囲の軟組織をできるかぎり一塊として除去する．

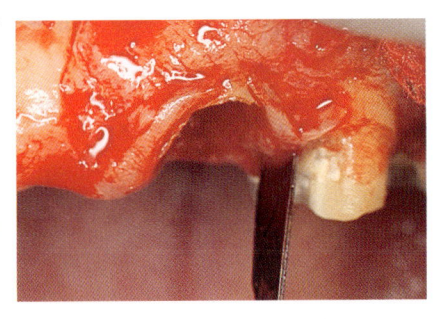

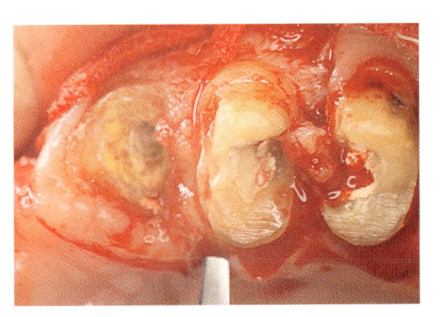

図5-8｜*図5-9*

図5-8, 9　ダイヤモンド・バーにて歯根周囲の骨を削除し，健全歯質を骨頂より最低3mm露出させる．

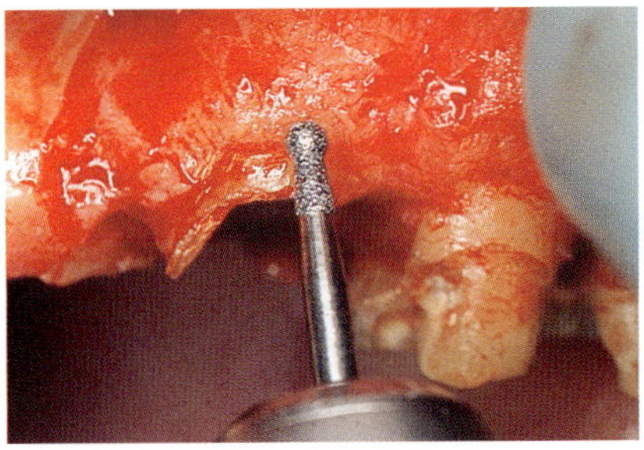

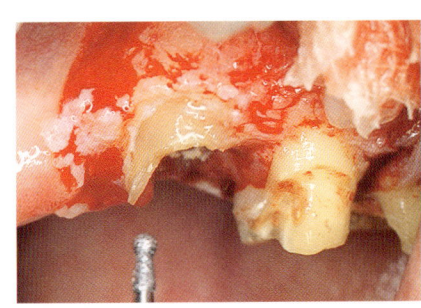

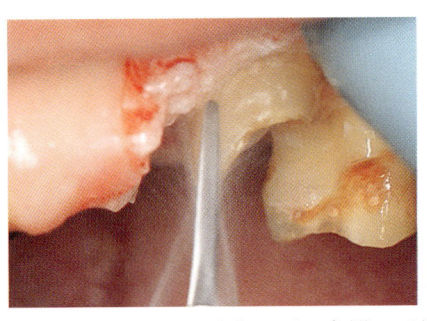

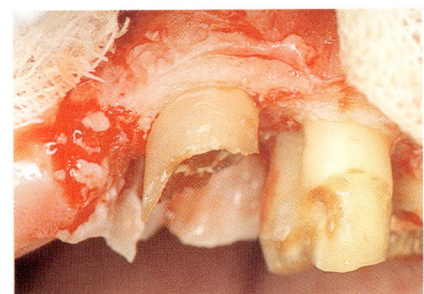

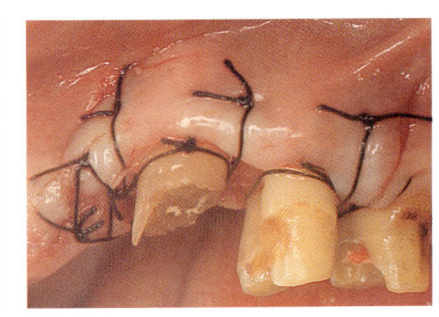

図5-10, 11　カーバイド・バーを用いて歯根表面に近い部分の骨および線維を削除する．その後，骨と歯牙の移行部をチゼルを使用してできるかぎりスムーズに移行させる．

図5-12　歯肉弁の上端部を骨頂部に一致させ，骨膜縫合にて固定する．biologic widthを構築するために必要な健全歯質が確保でき，正常な歯肉の治癒が期待できる．

症例3　上顎前歯部の歯肉縁下カリエスに対し，APF，FGGにて対応した症例

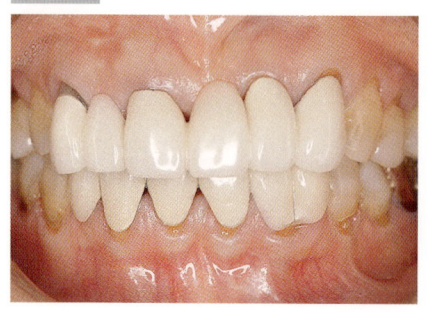

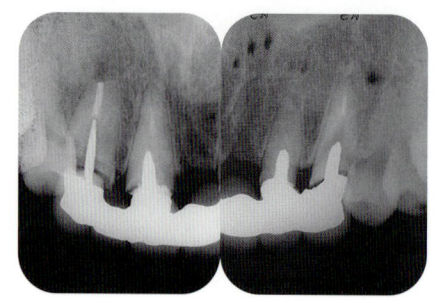

図6-1 | 図6-2

図6-1　上顎前歯に歯頸部および歯肉縁下カリエスがみられる．
図6-2　初診時のX線写真．骨頂にまで及ぶ歯肉縁下カリエスが存在し，根管治療も不十分な状態である．

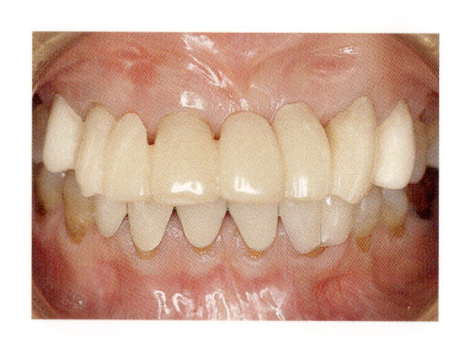

図6-3　旧補綴物を撤去し，プロビジョナル・レストレーションを装着した状態．

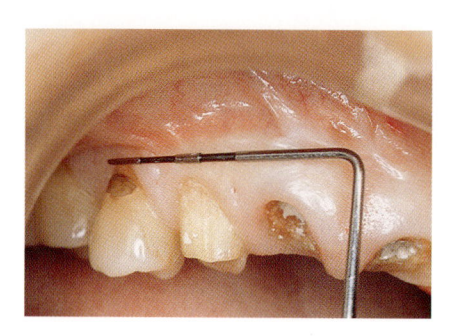

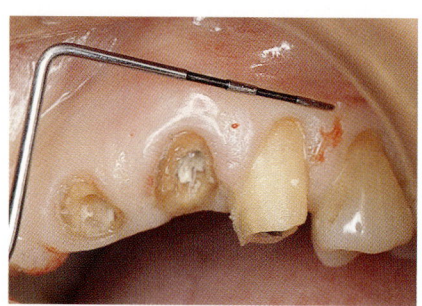

図6-4 | 図6-5

図6-4, 5　3 1|2 3は歯肉縁下カリエスが認められるが，歯牙周囲には十分な角化歯肉が存在する．4|4は頰側の角化歯肉が少ない状態である．

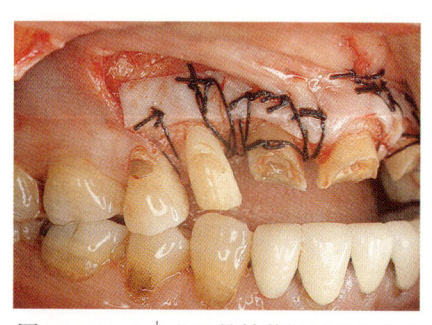

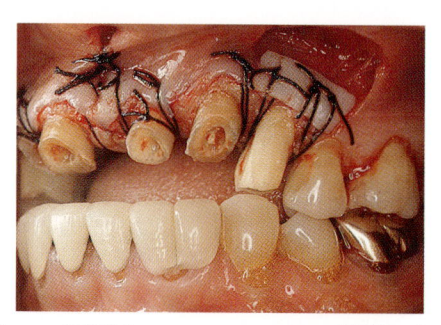

図6-6〜8　3+3は骨外科処置をともなうAPFで対応し，biologic widthの獲得に必要な健全歯質を骨頂から3mm以上確保した．4|4はbiologic width，付着歯肉の獲得を目的としてFGGにて対応した．

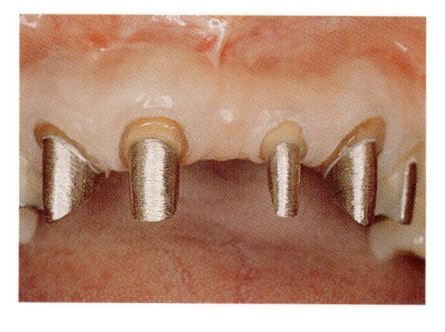

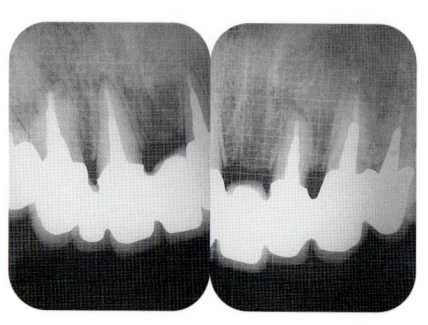

図6-9 | 図6-10

図6-9　歯周外科処置後5か月の最終印象前の状態．支台歯周囲には十分な付着歯肉が獲得されている．
図6-10　最終補綴物装着時のX線写真．

3. 歯牙の挺出
［隣接歯の骨切除が行えない場合］

　骨を削除すると隣在歯の支持骨を犠牲にしなければならない場合がある．そのような場合，歯牙を矯正的に挺出させることで歯槽骨を持ちあげ[6-8]，その時点で隣在歯の骨の高さと同じになるように骨外科処置を行うことにより，歯槽骨頂から適切な量の健全歯質が確保でき，隣在歯の骨を犠牲にする必要がなくなる．

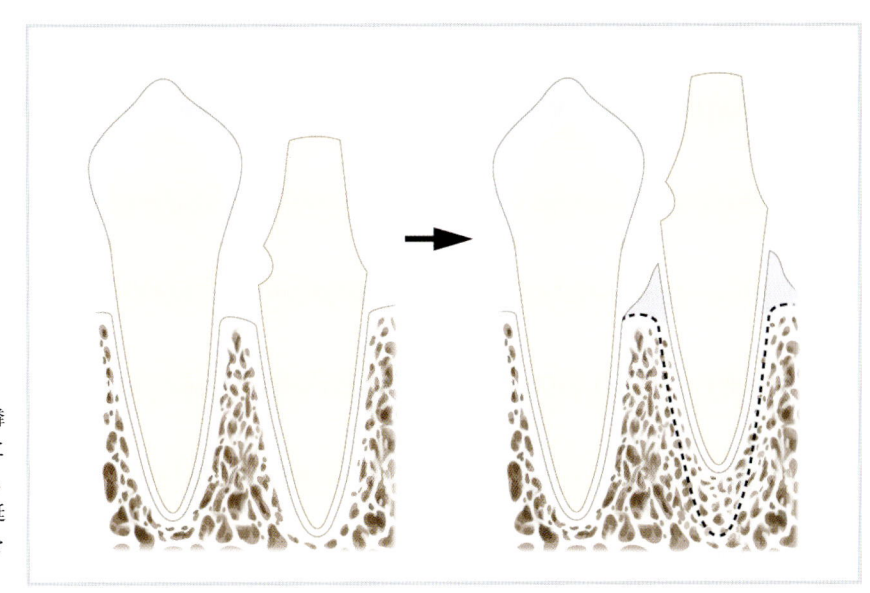

図7　Biologic widthを獲得するために隣在歯の骨切除ができない場合，矯正的に歯牙挺出を行う．その結果，歯肉組織，骨とも歯冠側方向に上がるため，歯牙挺出後に歯周外科処置により骨の平坦化を図る．

症例4　1歯の歯肉縁下カリエスに対し，歯牙挺出後，biologic width，付着歯肉獲得を目的にCTGを行った症例

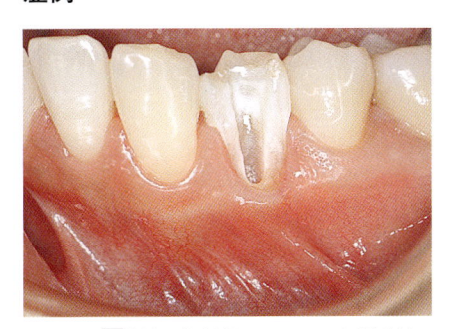

図8-1　|4頬側歯頸部カリエスが進行し，抜髄となった症例．歯肉縁下に，まだ感染歯質が残存している．

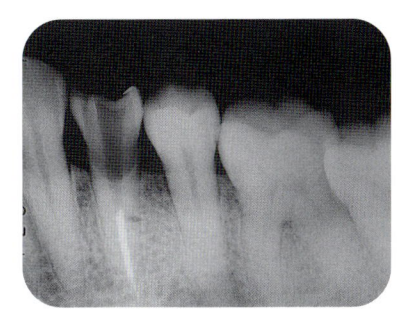

図8-2　|4のX線写真．この状態で骨切除を行うと，隣在歯の支持骨を削除しなくてはならない．

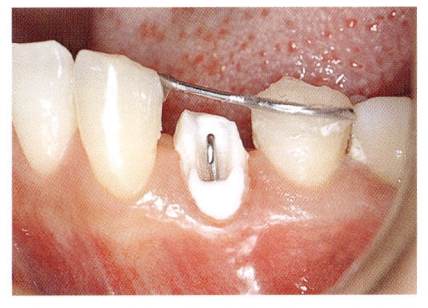

図8-3　ワイヤーとパワーチェーンを用いて歯牙を矯正的に挺出させる．

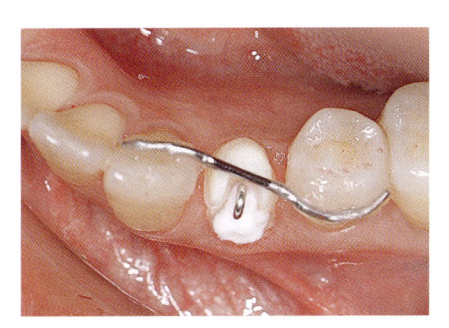

図8-4　S字状ワイヤーを接着性レジンで隣在歯に固定する．

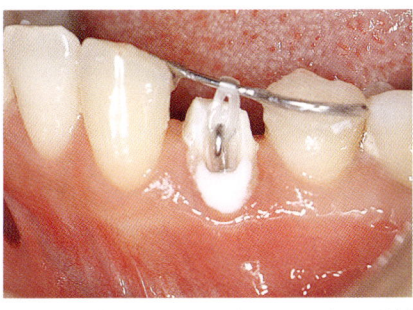

図8-5　S字状ワイヤーとフックとの距離を約2.5mmに調整し，パワーチェーンで牽引した．

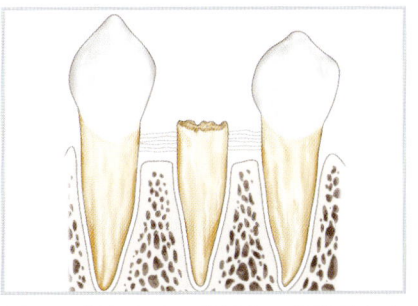

図8-6　挺出させる歯牙と，歯槽骨および歯間水平線維を示した図．

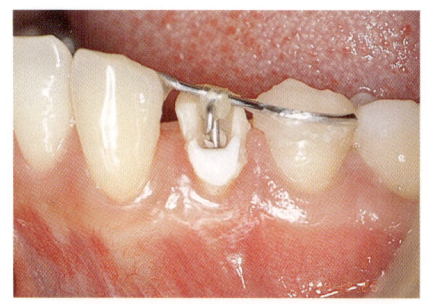

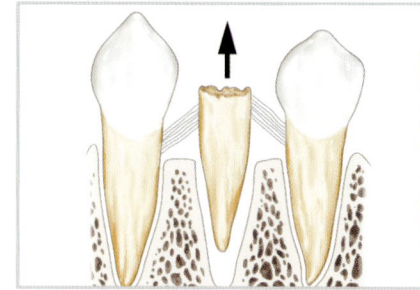

図8-7 | 図8-8

図8-7 矯正開始後約3週間で歯牙の挺出は完了．
図8-8 この状態では挺出した歯牙の歯間水平線維が伸展されているだけで，骨の変化は生じていない．

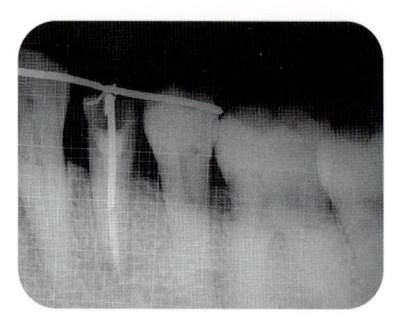

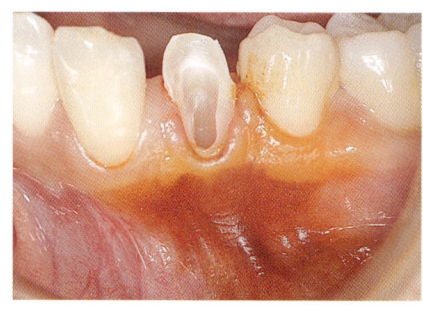

図8-9 | 図8-10

図8-9 同時期のX線写真．歯槽骨のX線的変化はみられない．
図8-10 約1か月後．歯周外科を行う直前の状態．付着歯肉の量は少ない．

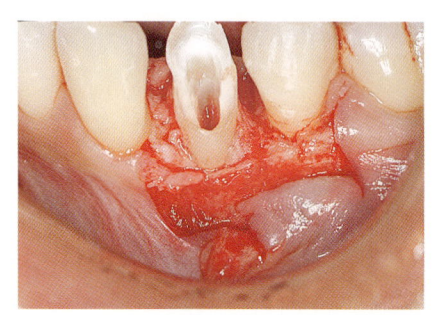

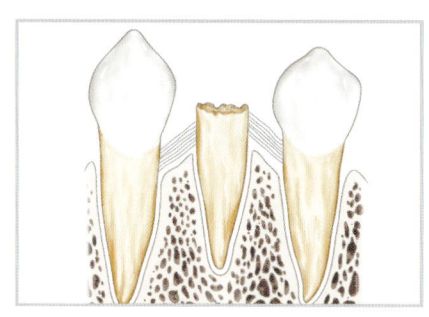

図8-11 | 図8-12

図8-11 歯肉弁を翻転した状態．X線写真ではわからなかったが，歯間線維の伸展にともなって骨の添加が生じている．
図8-12 歯牙の挺出を行った数か月後の状態を示した図．隣在歯との間に骨の段差が残ってしまう．

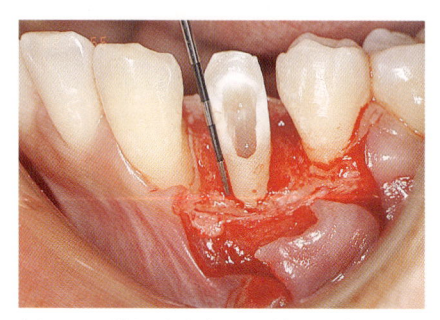

図8-13 骨切除を行った後の状態．歯槽骨頂から3mmの健全歯質を確保する．

図8-14 付着歯肉の増大のために，結合組織移植術を行った．

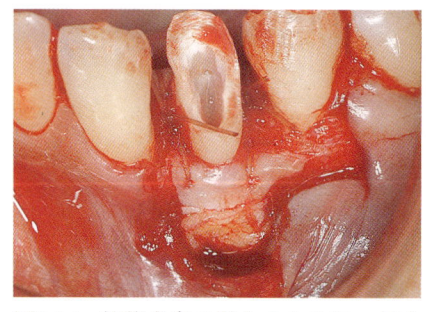

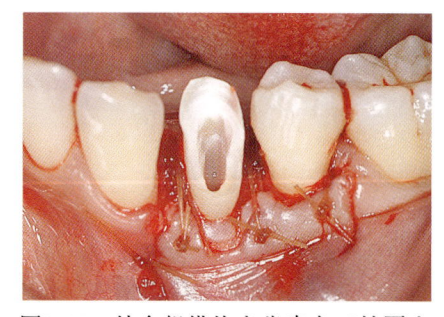

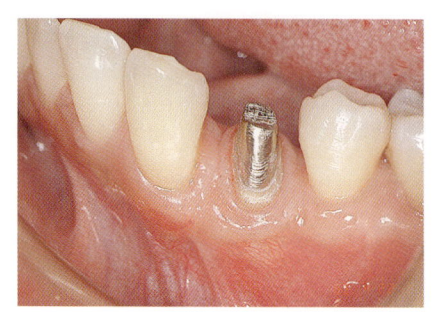

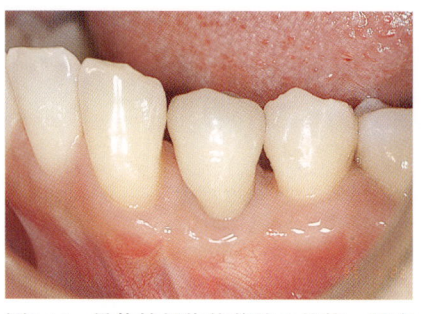

図8-15 結合組織片を歯肉弁で被覆する．

図8-16 補綴物の印象時の状態．歯肉溝は約1mm，付着歯肉の量も増加している．

図8-17 最終補綴物装着時の状態．隣在歯の歯周組織にほとんど影響を与えることなく修復できた．

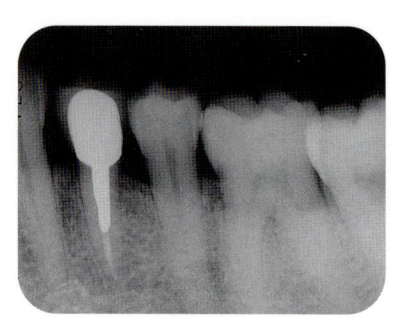

図8-18 補綴物装着時のX線写真．

おわりに

　日常臨床で歯肉縁下カリエスは頻繁にみられるにもかかわらず，歯周組織に配慮した適切な処置がされているとはいい難い．生物学的原則に基づいた対応をしなければ，問題をさらに大きくしてしまう．また，歯肉縁下カリエスの原因には歯肉退縮による根面露出なども考えられる．カリエスと歯周疾患との関係を十分に把握したうえで，その予防処置および対処方法を考えなければならない．

参考文献

1. Maynard JG, Wilson RD : Physiologic dimensions of the periodontium fundamental to successful restorative dentistry. J Periodontol, 50 : 170, 1979.
2. Lytle JD, Skurow HM : The interproximal embrasure. Dent Clin North Am, 15 : 641, 1971.
3. Kramer GM : A consideration of root proximity. Int J Periodont Rest Dent, 2(6) : 51, 1982.
4. Nevins M, Skurow HM : The intracrevicular restorative margin, the biologic width, and the maintenance of the gingival margin. Int J Periodont Rest Dent, 4(3) : 31, 1984.
5. Maynard JG, Wilson RD : Physiologic dimentions of the periodontium fundamental to successful restorative dentistry. J Periodontol, 50 : 170, 1979.
6. Ingber JS : Forced eruption. Part 1. A method of treating isolated one and two infrabody osseous defects-rational and case report. J Periodontol, 45 : 199, 1974.
7. Ingber JS : Forced eruption. Part 1. A method of treating nonrestorable teeth-periodontal and restorative considerations. J Periodontol, 47 : 203, 1976.
8. Van Venrooy JR, Yukna RA : Orthodontic extrusion of single-rooted teeth affected with advanced periodontal disease. Am J Orthod Dentofac Orthop, 87 : 67, 1985.

第11章

歯牙の位置異常

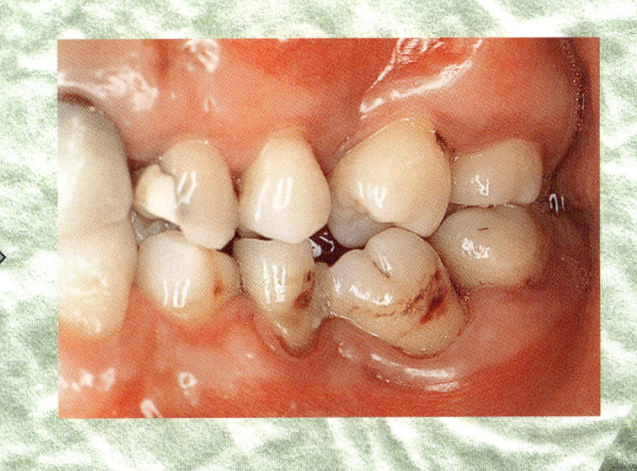

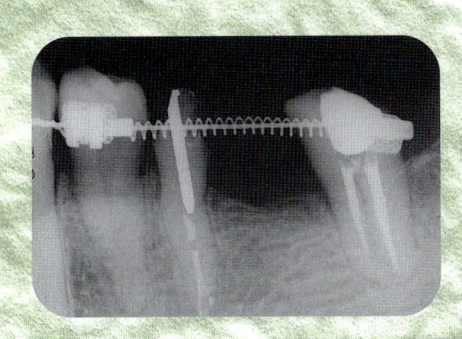

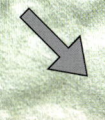

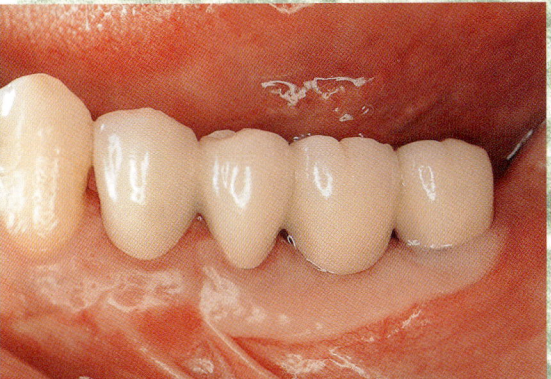

であ
置し，
指摘さ
が多く
る場合が
牙の欠損
している場
腔内環境を

からは「歯牙

その治療法につ

はじめに

[7つの問題点のなかでの「歯牙の位置異常」の位置づけとその歯周外科処置の選択肢]

[歯周組織の7つの問題点]
① 深い歯周ポケット
② 骨の形態異常
③ 根分岐部病変
④ 歯肉-歯槽粘膜の問題
⑤ 欠損部歯槽堤の形態異常
⑥ 歯肉縁下カリエス
⑦ 歯牙の位置異常

[歯周外科の選択肢]
・切除療法
・再生療法
・組織付着療法
・歯周形成外科手術

　歯周治療は患者のもっているさまざまな歯周病学的問題点を把握し，適切な術式によって治療を行い，失われた機能および審美性を回復することを目的としている．そして，その治療結果を長期にわたり維持，安定させることも重要なことである．本章では，7つの問題点のなかで歯牙の位置異常を取り上げるが，ここで扱う"歯牙の位置異常"は，歯周病を進行させる要因となると同時に，歯周治療の結果を良好に維持させるのを妨げる因子ともなる可能性のある根近接や歯の傾斜，コンタクト・ポイントの位置異常などが対象である．歯牙の位置異常に対しては一般に矯正治療が行われるが，とくに成人になった段階で歯周疾患が進行している場合などでは，歯周外科を適応しなければならない．歯周外科の選択肢としては「歯周形成外科（PPS）」が適用される．矯正治療とのかかわりに関しては次章において述べる．

歯周組織に影響を及ぼす歯牙の位置異常

● 歯牙の位置異常とは

　歯列不正がカリエス，咬合異常，歯周疾患の誘因となっていることは周知のことである．できれば若年者の段階で改善することが望ましいが，多くの患者はそのまま放置し，中高年になってからカリエスや歯周治療のために歯科医院を訪れて，その問題を指摘されることが多い．そのようなことから近年，成人においても矯正治療を行うことが多くなっているが，成人患者は若年者と比較して，①歯周疾患にすでに罹患している場合が多い，②顎成長が期待できない，③歯周組織の細胞の活性レベルが低い，④歯牙の欠損がある場合が多いなど，成人患者特有の問題がある．とくに歯周疾患に罹患している場合は，歯周治療の目的とその手技（歯周外科）との併用で予知性をもった口腔内環境を獲得することが求められるようになってきた．

　このような歯周疾患に罹患している歯列不正の状態を，歯周外科の立場からは「歯牙の位置異常」とよび，歯周外科処置の適応と考えられている．

　本章では，歯周組織に悪影響を与えやすい歯牙の位置異常に焦点をあて，その治療法について考察してみたい．

[歯周組織に悪影響を及ぼす歯牙の位置異常]
1. 根近接
2. 歯牙の傾斜
3. コンタクト・ポイントの異常 ── ・open contact
　　　　　　　　　　　　　　　 ・辺縁隆線の高さの不揃い
　　　　　　　　　　　　　　　 ・コンタクト・ポイントの位置，大きさの異常

　以下に，歯牙の位置異常の実際例を示す．

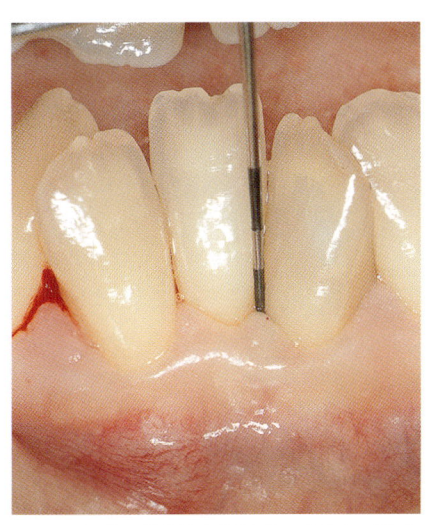

図1 歯牙の位置異常例①．歯牙の叢生による根近接．

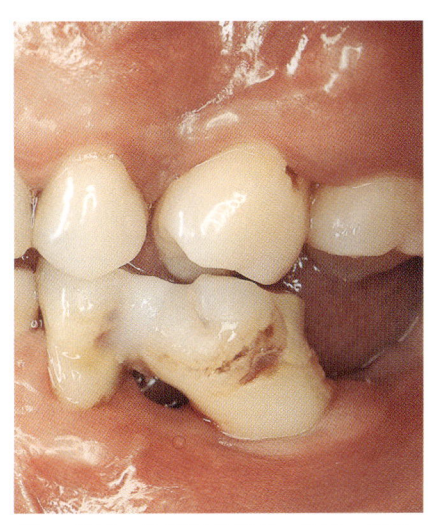

図2 歯牙の位置異常例②．歯牙の傾斜．

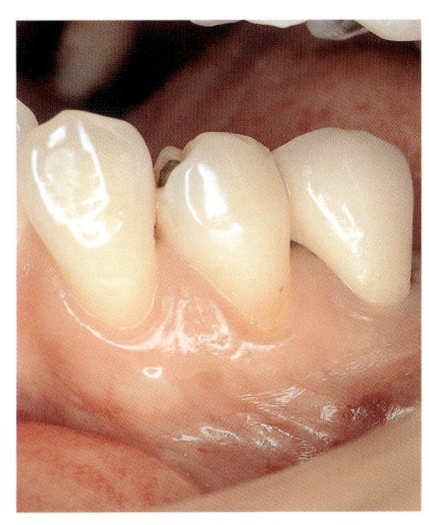

図3 歯牙の位置異常例③．辺縁隆線の高さの不揃い．

歯牙の位置異常への歯周外科処置

● 根近接

　歯間部歯周組織は歯周病の初発部位の1つとして，常に清掃が十分行われているか注意を要する．すなわちこの部位はコンタクト・ポイント直下であり，コルとよばれる角化していない上皮に覆われていて，細菌性プラークの侵襲を受けやすい組織である[1]．

　そのような部位に歯牙近接や根近接が存在すると，清掃が困難になり，プラークの停滞を招きやすい．また，歯牙周囲での歯槽骨，歯根膜，歯肉組織のスペースがなくなり，必要な血液供給が受けられないため，外的刺激に対する防御機構が働きにくくなる．このようなことからカリエスや歯周疾患に罹患しやすくなる．さらに，根近接の部位ではもともとの歯槽骨の厚みが薄く，いったん歯周病により歯槽骨の破壊が進行すると，その少ない骨の急速な喪失につながりかねない．

　そのようなことから，根近接を正常または歯周組織維持に問題のない状態に改善する治療法が積極的にとられるようになった．

［歯周治療と矯正治療の関連性］

　矯正治療や歯周治療の究極的な目的は口腔機能や審美性の改善であり，かつその治療結果が長期的に維持されることである．そのための治療として矯正治療が行われるが，成人矯正を行う場合，上記にあげた事項を考慮しながら，治療期間中は歯周組織の問題を起こさないようにして矯正治療を行わなければならない．また，矯正治療終了後にも確定的な歯周治療を行うことによって，治療後の長期的な歯列の維持，安定を図る必要がある．

　ここで歯周治療の目的と矯正治療の目的について簡単に比較した表を示す．

［歯周治療の目的］	［矯正治療の目的］
・歯周病の予防および治療による，歯牙の保存 ・口腔清掃性の改善 ・咀嚼機能の回復 ・歯周組織の審美性回復 ・発音機能の回復	・審美性の改善 ・補綴前処置 ・口腔清掃性の改善 ・咬合性外傷の改善 ・顎関節症の治療や予防

　では，どのような状態が根近接とよばれる臨床的に問題となる治療対象なのであろうか．具体的に数字で示すことは難しいが，一般的にはつぎのような項目が検討されて要治療の範囲の根近接と判定される．

第11章　歯牙の位置異常

[根近接とは具体的に何ミリか？]
・歯間部の空隙で，スケーラーや歯間清掃用具（歯間ブラシ，スティムデントなど）が無理なく操作できるか否か
・臼歯部か前歯部か．臼歯部の方が前歯部に比べ，歯間空隙を広く設定しなくてはならない（つまり根近接の問題が起こりやすい）．

　以上のことから，一般的に歯間空隙が前歯部において0.5〜1.0mm以内，臼歯部において1.0〜2.0mm以内であれば，臨床的に問題がない一応の目安になるのではないかと考えられる．ただし，審美性，残存歯の状態，個人差などにより，この値は変化する．
　根近接に対する処置法としては，以下のようなものが考えられる．

[根近接に対する治療法]
・矯正的方法
・オドント・プラスティ（通常歯周外科をともなう）
・抜歯
・歯根切除

　以下に，それぞれについて詳述する．

[根近接に対する矯正的方法]
　支持骨がかなり残っており，歯牙を移動させるスペースがある場合には，L.O.T.（Limited Orthodontic Treatment：限局性矯正治療）によって根近接を解決できる．天然歯列で処理できれば，補綴処置の必要がある場合に比べて種々の点で有利である．

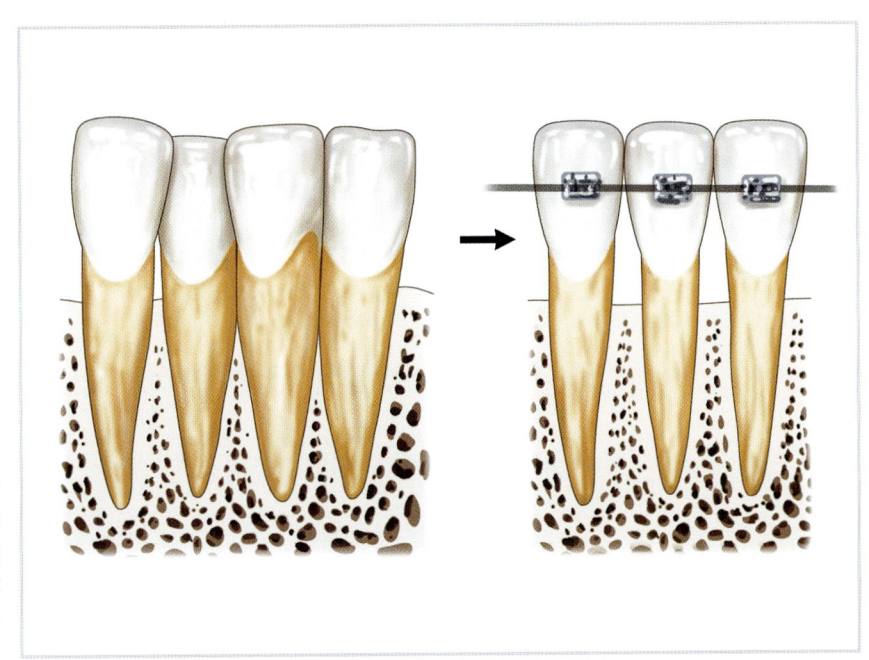

図4　歯牙周囲の支持骨が十分あり，歯牙移動のスペースがある場合，矯正治療により根近接が解決できる．しかし下顎前歯の場合は唇舌側間の骨の厚みが薄く，矯正治療による付着歯肉の幅や厚みの変化に注意する必要がある．

つぎに示す症例は，根近接を含めた問題点に対し，矯正，歯周外科処置，補綴処置などを包括的に行った．

症例1 歯列不正および歯周組織に種々の問題があり，矯正治療，歯周外科処置，補綴治療を包括的に行った症例

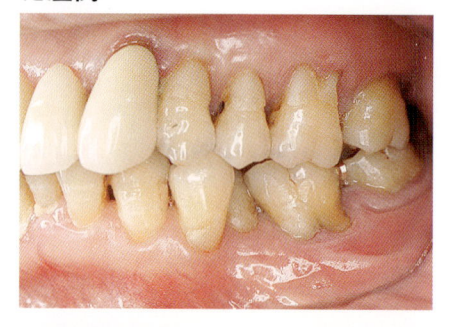

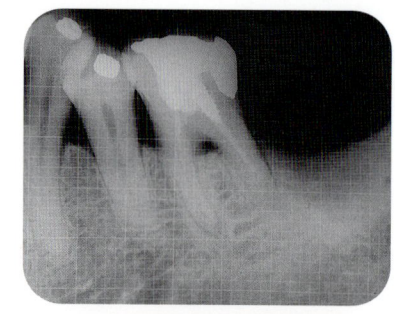

図5-1｜図5-2

図5-1 5の舌側転位，頰小帯の高位付着，付着歯肉不足，口腔前庭の狭小，6の根分岐部病変，7の根尖に及ぶびまん性の骨吸収など，問題点が非常に多い．

図5-2 7は根尖に及ぶ骨吸収が認められるため，初期治療時に抜歯を行った．7の抜歯後のX線写真．

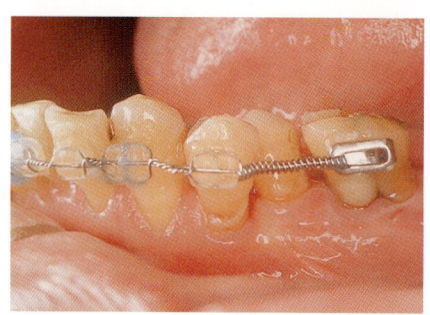

図5-3 矯正治療開始時の側方面観．6を遠心方向に，5を頰側方向に移動させる予定である．

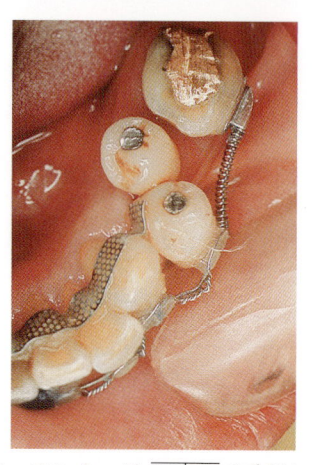

図5-4 アンカーは3─4で舌側にメッシュで固定を行い，補強している．

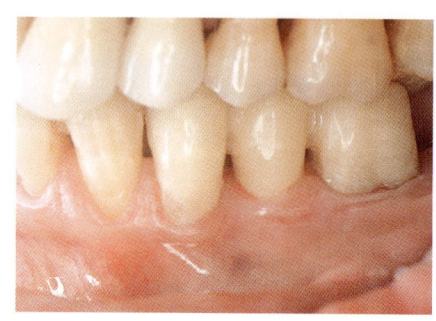

図5-5 矯正治療終了後，プロビジョナル・レストレーションにて保定．

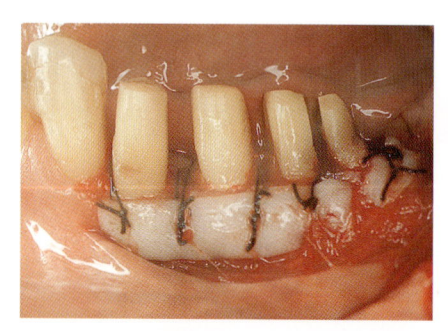

図5-6 深い歯周ポケット，矯正治療後に残存する骨の段差，6の根分岐部病変，付着歯肉の不足などの問題を，骨外科処置をともなうFGGにより改善を図った．6は根分割処置で対応した．

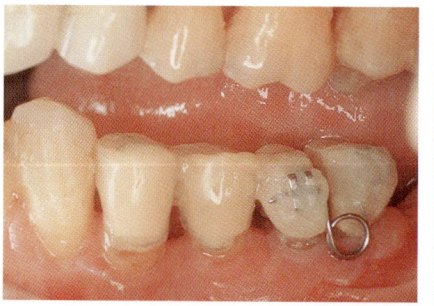

図5-7 歯周外科処置後，根分割処置を行った6 6'のプロビジョナル・レストレーションを分割し，6 6'間の清掃性を高めるため，6'を遠心方向に傾斜移動させた．

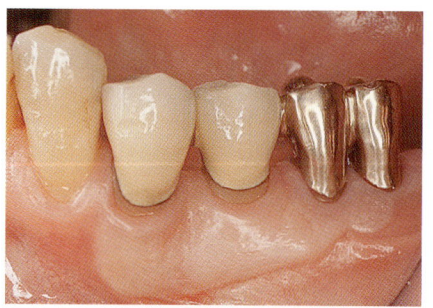

図5-8 最終補綴物装着後の側方面観．十分な付着歯肉が獲得されている．

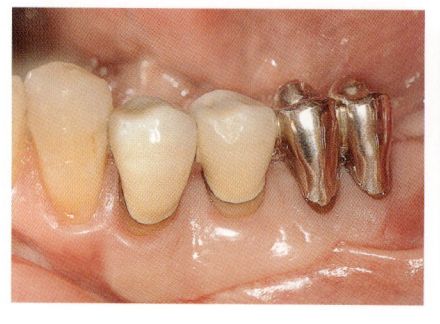

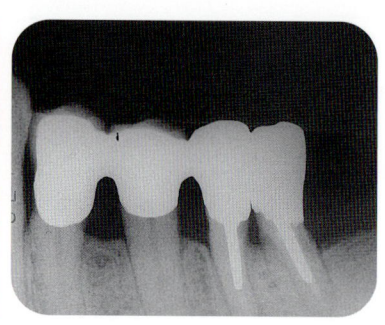

図5-9｜図5-10

図5-9 補綴物装着後9年の状態．プロービング値も約2mmで出血もなく安定している．

図5-10 同時期のX線写真．骨の平坦化が図られている．

[根近接に対する歯周外科処置──オドント・プラスティ（歯牙形成）]

根は一般に根尖側が細くなっているため，根の近接は根尖に向かうにつれて減少する．歯周外科的処置としては，骨をある程度削除できる場合には，骨切除とオドント・プラスティ（歯牙形成）により根近接を解決できる[2]．

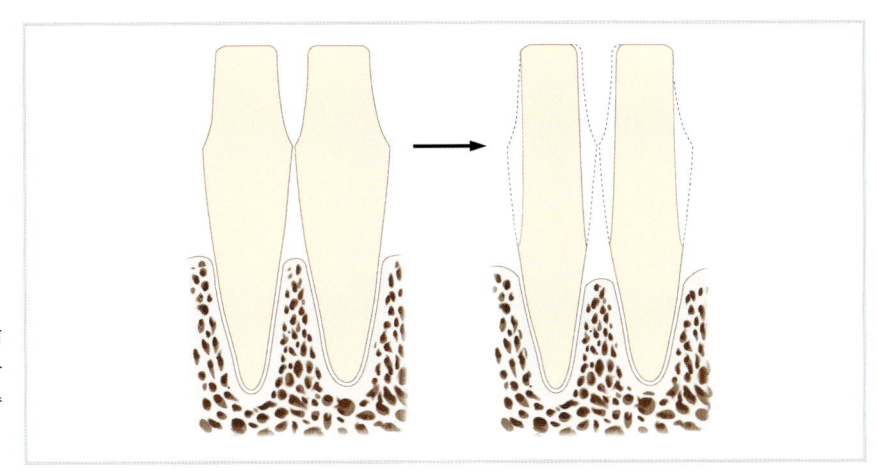

図6 骨をある程度削除できる場合，歯牙形成（オドント・プラスティ）と骨外科処置を行うことで，biologic widthを獲得し，根近接の問題も解決することができる．

以下，前歯の根近接を骨外科（骨切除）とオドント・プラスティ（歯牙形成）を行った症例を示す．

症例2　根近接をオドント・プラスティと骨外科処置で治療した症例

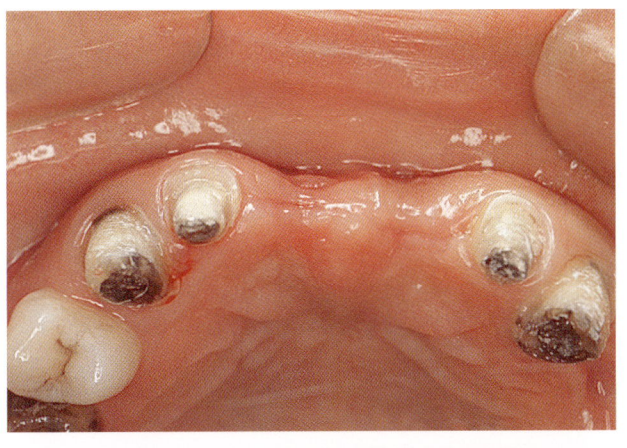

図7-1 上顎前歯の初期治療後の咬合面観．3 2|に炎症が認められる．

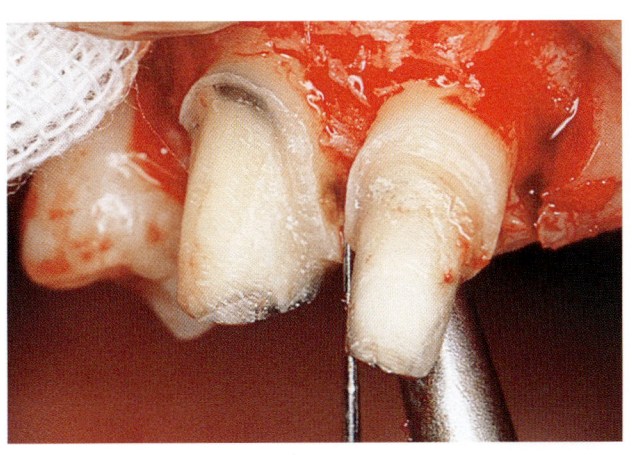

図7-2 歯肉弁の剥離後，3|の近心側に多量の歯石沈着がみられた．根近接によりキュレットが入らないため，骨外科処置およびオドント・プラスティを行い，3 2|間のスペースを確保した．

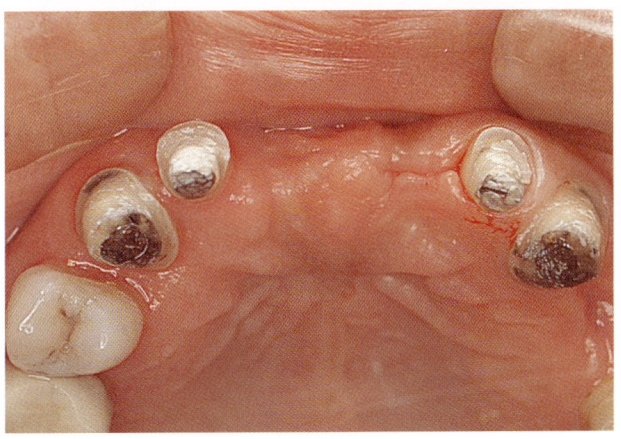

図7-3 歯周外科処置後の治癒期間中の状態．3 2|間は十分な角化歯肉により治癒している．

［根近接に対する戦略的抜歯］

単根歯で近接している場合，もっとも単純な解決法は抜歯である[3]．つまり戦略的に抜歯することによって骨はほぼ隣接歯のレベルにまで回復し，かつ清掃しやすい状態になる[4]．しかし，抜歯したままでよい場合は稀であり，ほとんどの場合限局矯正（L.O.T.）あるいは補綴処置などが必要となる．

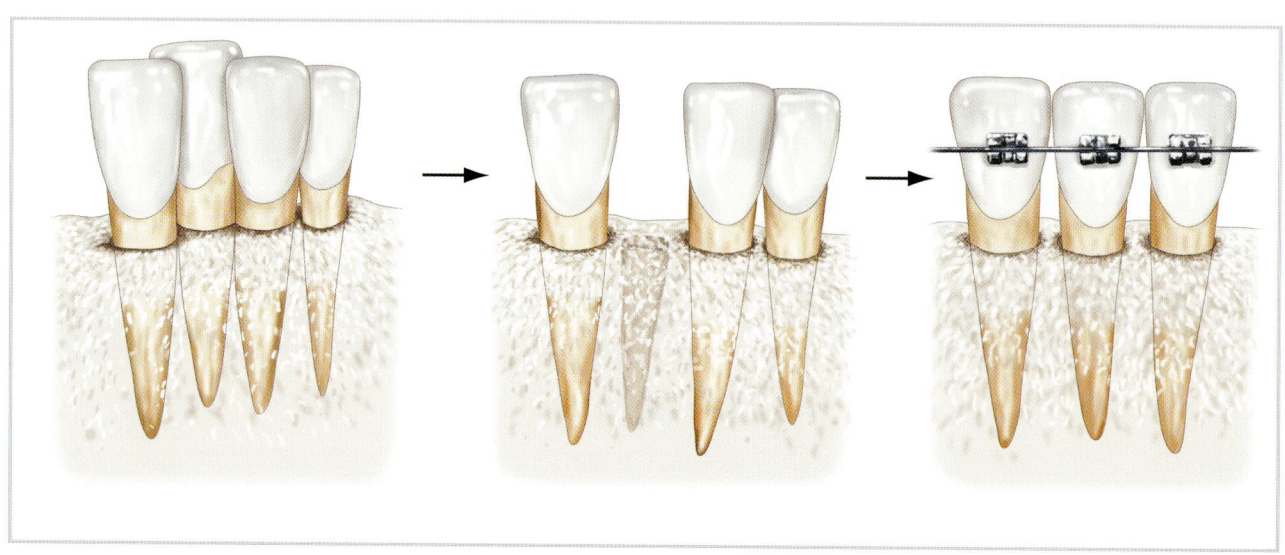

図8 根近接とともに歯周病の問題が存在する場合，その歯牙の長期的な保存に関してさまざまな角度から検討して診断することが大切であり，抜歯処置も1つのオプションとして考慮することが必要である．

症例3　根近接の問題を戦略的抜歯で対応した症例

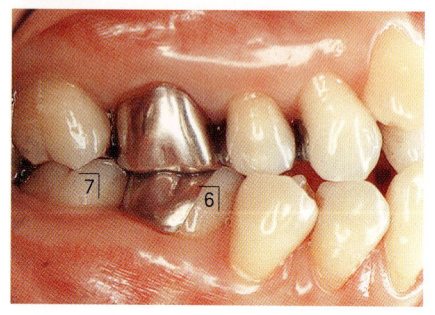

図9-1 矯正治療予定の患者で，下顎臼歯部 7 6 に根近接，7 の遠心に垂直性の骨欠損が認められる．歯牙の状態，歯周組織，咬合状態などを診査した結果，6 を抜歯し，7 の遠心の骨欠損に対しては再生療法にて対応した．

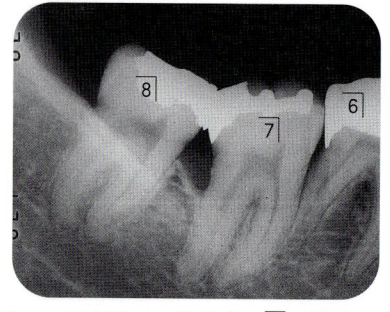

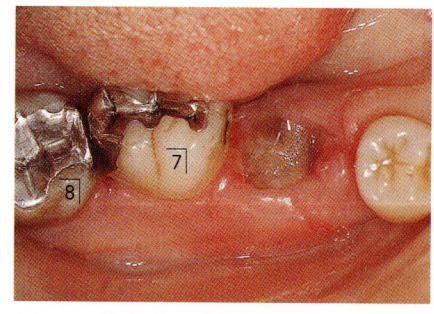

図9-2 同部位のX線写真．6 の遠心には根近接，深い骨欠損，Ⅲ度の根分岐部病変があるため，抜歯を行う．

図9-3 抜歯後1週間の状態．治癒後，矯正治療により歯列の安定を図る予定である．

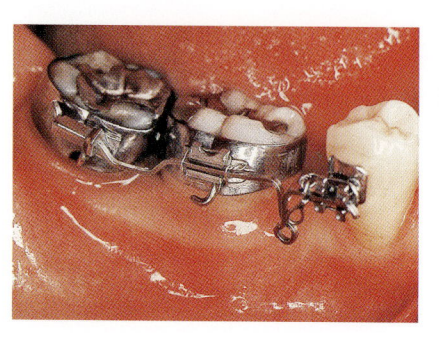

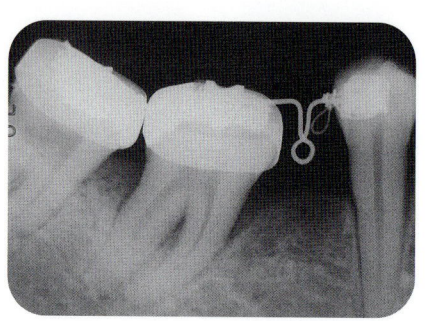

図9-4 ｜ 図9-5

図9-4 抜歯後10か月経過した時点で矯正治療を開始した．
図9-5 現在の状態．歯牙移動にともなう硬組織，軟組織の変化のチェックは重要である．

[根近接に対する歯根切除]

多根歯の1根が隣在歯に近接している場合，1根を切除することによって，清掃しやすい状態となり，該当歯および隣在歯のメインテナンスが容易となる．

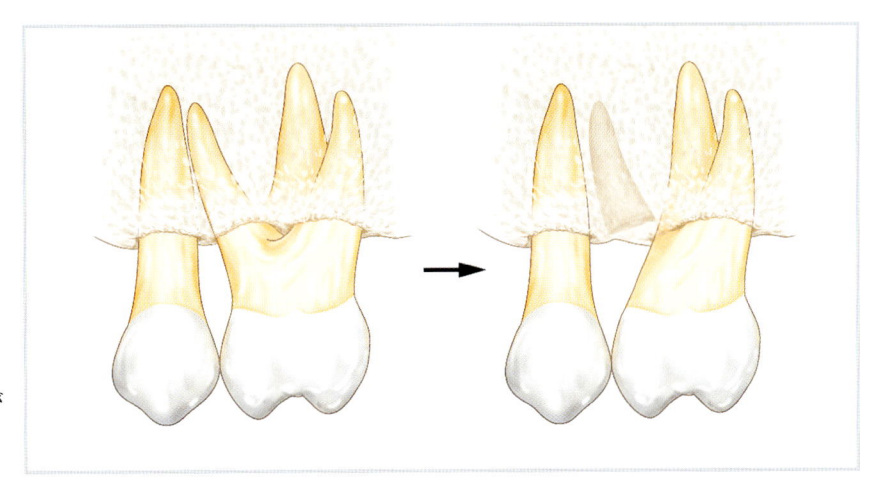

図10 臼歯部において，根近接の問題が存在するが，矯正治療が行えない場合，多根歯の1根を分割抜歯することがある．

症例4　根近接と深い垂直性骨欠損の存在する大臼歯部でヘミセクションと骨移植およびGTRを行った症例

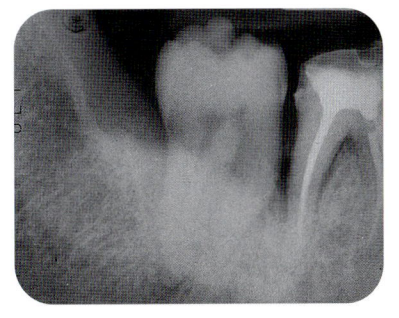

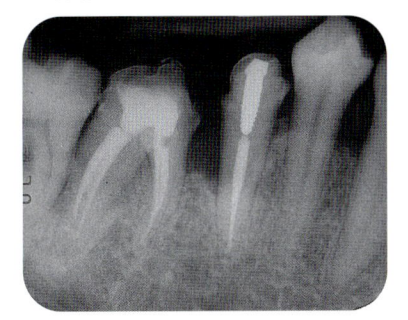

図11-1, 2　術前のX線像．7 6|間に根近接があり，10mmのポケットが存在している．

図11-3, 4　歯肉弁を剥離掻爬した状態．6|の遠心根には深い垂直性骨欠損（広い3壁性），7|の頰側にはⅡ度の根分岐部病変と近遠心側に垂直性骨欠損が存在する．

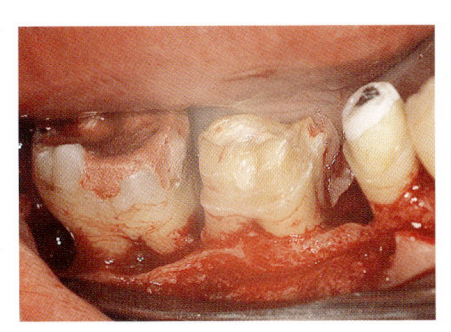

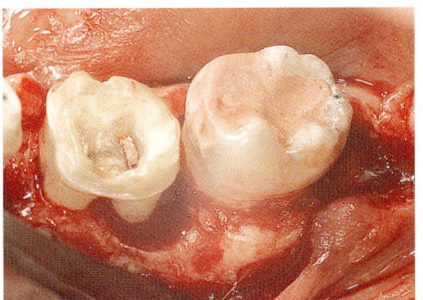

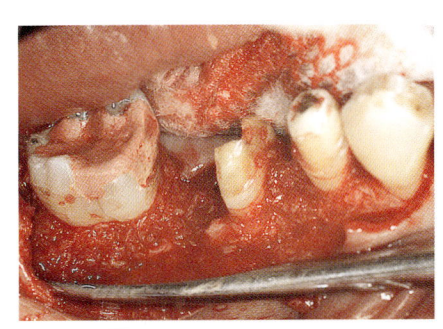

図11-5　6|のヘミセクションを行い遠心根を抜根した．7 5|の骨欠損部に骨移植を行い，さらに7|はGTR（wraparound）を行った．

図11-6　補綴完了後6か月．

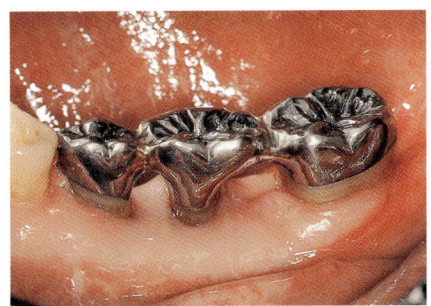

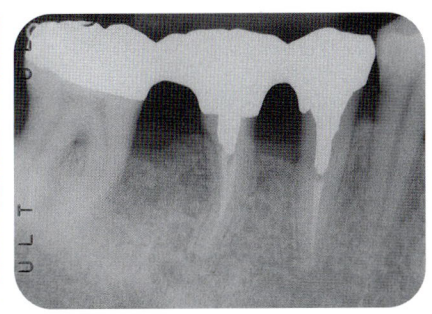

図11-7　術後2年4か月．

傾斜歯

　歯牙が傾斜していると咬合力が歯牙の長軸方向にかからず，側方力がかかる．長期間にわたり持続的な強い側方力がかかると，歯槽骨の吸収や歯牙の動揺を引き起こす．また歯牙の咬耗を促進し，それがさらに側方力を起こしたりブラキシズムを誘発する．また歯牙が傾斜していると隣接する歯牙のセメント-エナメル境の高さに段差ができ，歯間部の歯槽骨の形態が平坦ではなく，楔状欠損のような形態となる．この形態そのものは異常とはいえないが，プラークの蓄積，咬合性外傷により，真の骨欠損に進行しやすくなる．

　歯牙が傾斜している位置異常に対しては，通常，以下のような治療法が考えられる．

[歯牙の傾斜に対する治療法]
　　・矯正　　　・抜歯

[傾斜歯に対する矯正的方法——アップライト]

　隣在歯の欠損により歯牙が転位または傾斜した症例では，プロービングとX線写真による診査・診断が重要で，この診査を怠ると，矯正治療にともなう歯槽骨と歯周組織の変化を予測できない．機械的な矯正治療によって結合組織付着部が受けるストレスは物理的なもので，その部位の歯槽骨を外科的に処置することは理想的な歯槽骨の再生機転を阻害することが多いと考えられる．矯正治療後（とくに移動量が大きい場合など）に付着歯肉の獲得や歯槽骨の平坦化を目的に歯周外科処置を行う場合は，矯正治療後少なくとも9〜12か月の経過観察を行ってから，歯周外科処置を行う[5,6]．

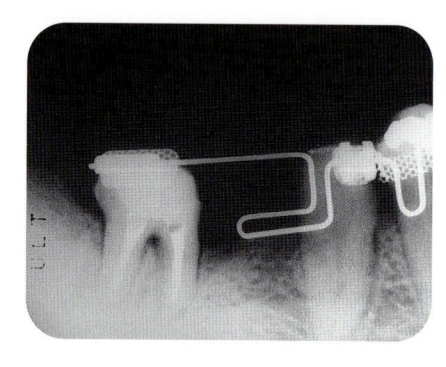

図12-1　アップライト治療時にみられる牽引側のX線透過像を示したX線写真．付着の喪失の有無をプロービングにて確認する必要がある．

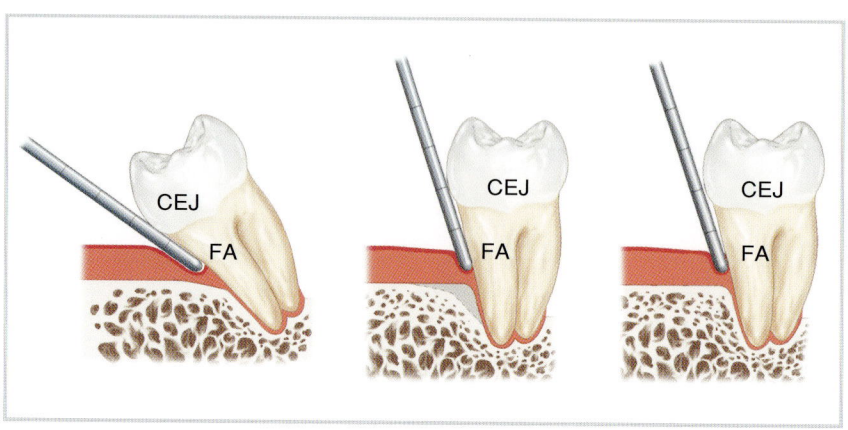

図12-2　アップライト治療時に生じる歯槽骨と線維性付着（FA）の変化を示す模式図．治療後3〜4か月ごろに骨透過像がみられるが，炎症がコントロールされていれば，CEJ〜FAの長さは変化せず，FAの最歯冠側の位置あたりまで歯槽骨は添加され，アップライト後9〜12か月でX線写真でも確認できるようになる．

第11章　歯牙の位置異常

症例5 ６欠損にともなう７の近心傾斜に対し，矯正治療で対応した症例

図13-1　図13-2

図13-1 ６欠損にともない，７が近心傾斜している状態．この状態ではプラーク・コントロールが困難で，咬合も不安定な状態である．
図13-2 同部位のX線写真．

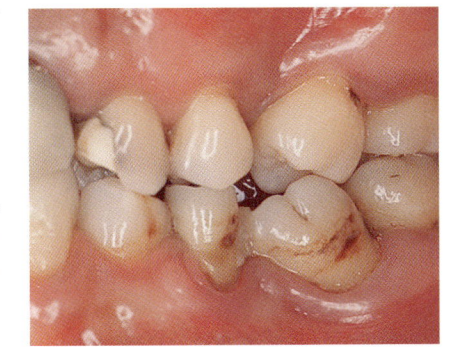

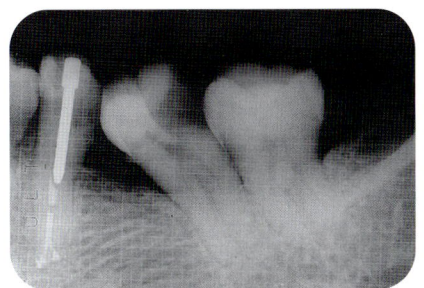

図13-3　図13-4

図13-3 矯正治療前にopen flapにより徹底したデブライドメントを行う．
図13-4 矯正治療中の側方面観．矯正治療中のプラーク・コントロールを維持するため，定期的なprofessional tooth cleaningが必要である．

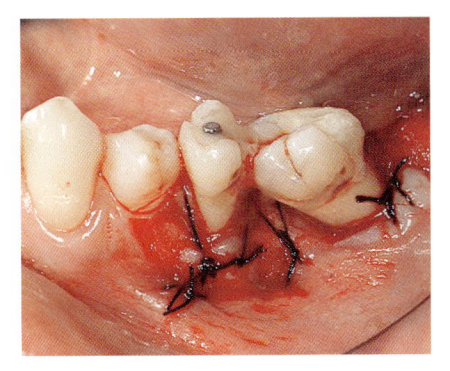

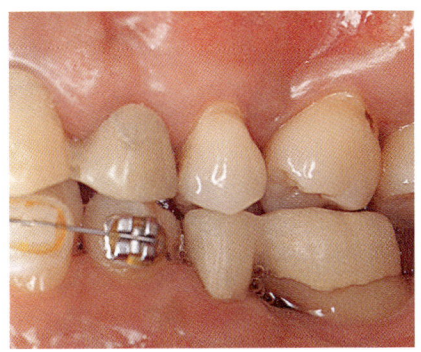

図13-5　図13-6

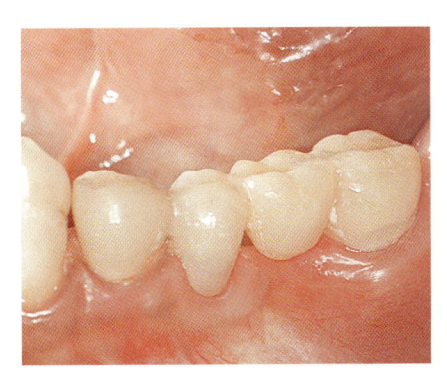

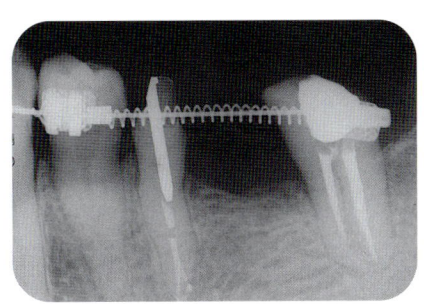

図13-5 矯正治療が終了し，プロビジョナル・レストレーションで保定を行い，咬合状態や清掃性，審美性などをチェックする．
図13-6 矯正治療終了時のX線写真．

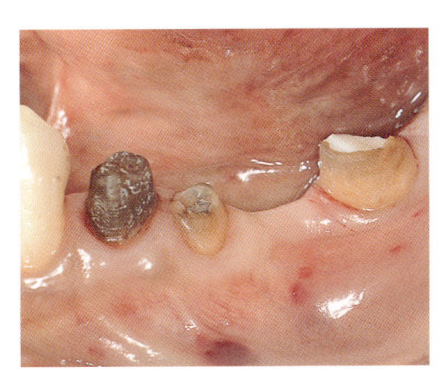

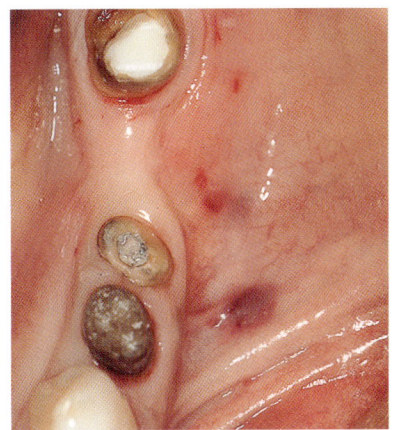

図13-7　図13-8

図13-7, 8 矯正治療後10か月の状態．６部に歯槽堤の陥凹がみられ，角化歯肉も少ない状態である．

315

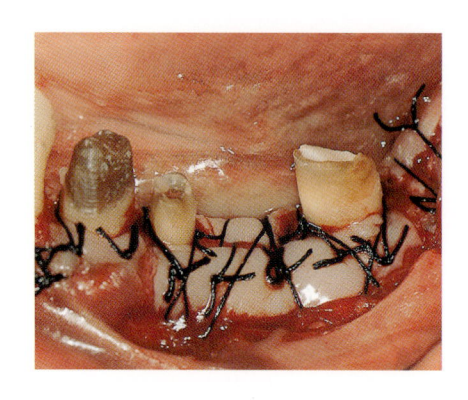

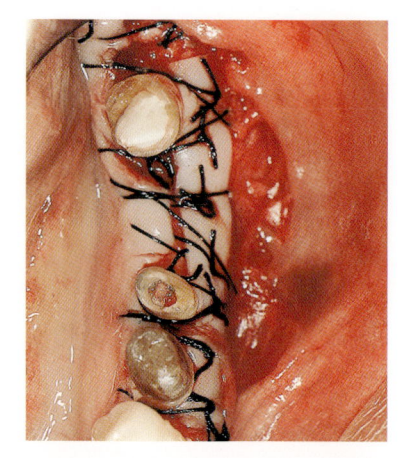

図13-9, 10　矯正治療後の骨の形態修正，付着歯肉獲得，歯槽堤増大を目的に |4 はCTG＋APFで |5 6 7 部はFGGで対応した．

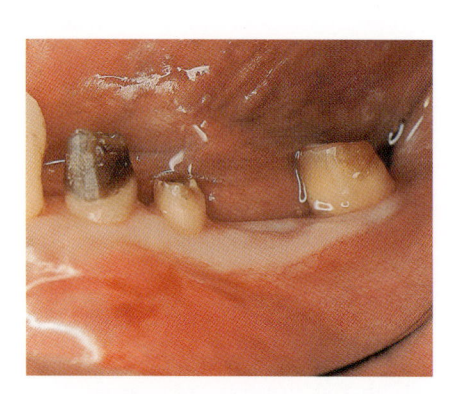

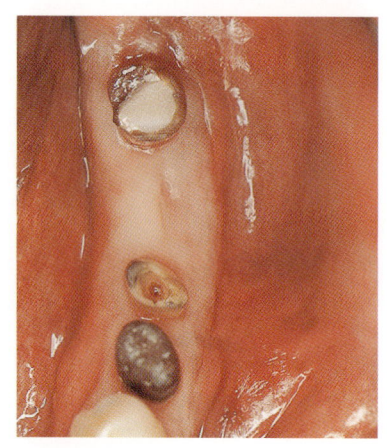

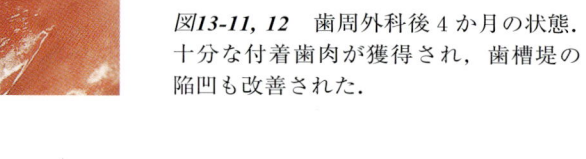

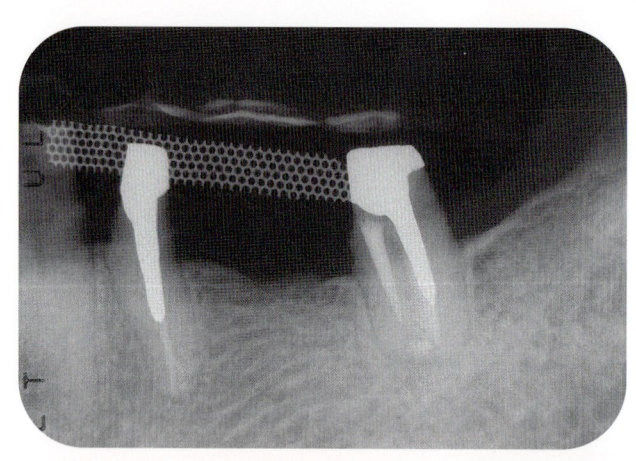

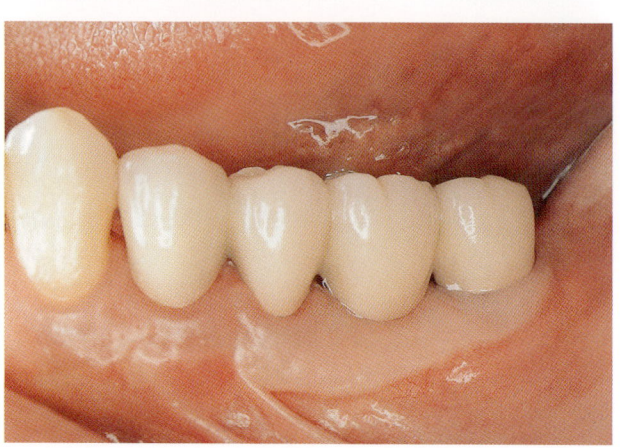

図13-11, 12　歯周外科後4か月の状態．十分な付着歯肉が獲得され，歯槽堤の陥凹も改善された．

図13-13　最終補綴物装着直前のX線写真．骨の平坦化が図られている．
図13-14, 15　最終補綴物装着時の状態．

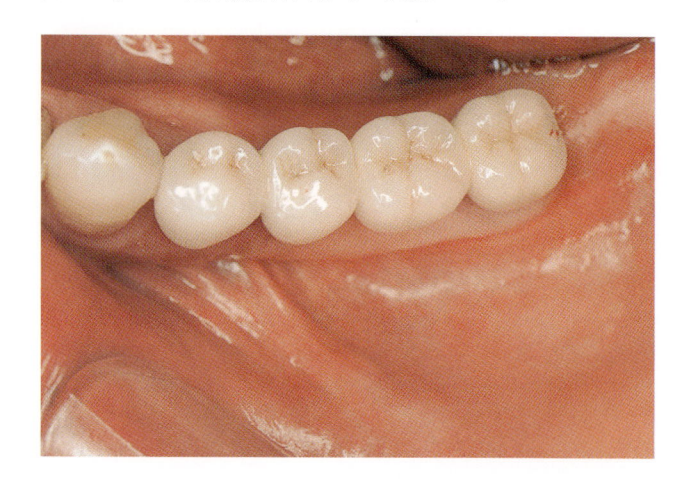

第11章　歯牙の位置異常

症例6 傾斜歯にインプラントをアンカーとしてアップライトした症例（横山隆道先生のご厚意による）

図14-1　初診時のX線写真．5 6欠損により7が近心傾斜している状態．5 6の欠損部に対してはインプラント処置で対応し，7はアップライトを行う予定である．

図14-2　5 6部にインプラント埋入後のX線写真．

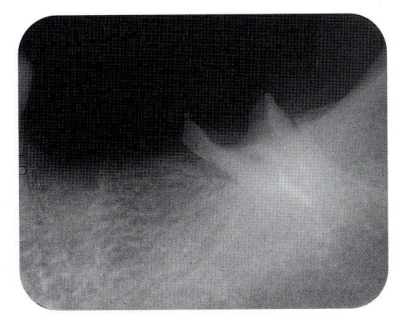

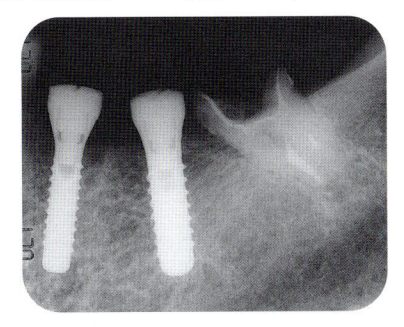

図14-3　プロビジョナル・レストレーションで咬合回復を行う．

図14-4　インプラント埋入後4か月のX線写真．7の近心でプロビジョナル・レストレーションを切断し，7の近心にレジンを追加し，インプラントをアンカーにして7をアップライトする．

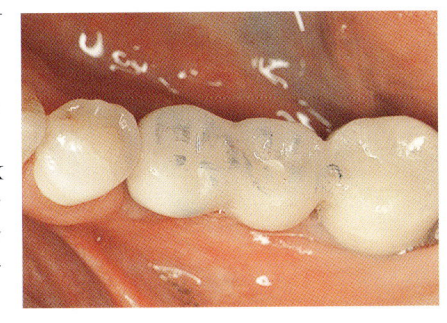

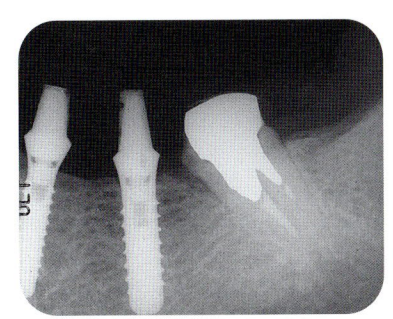

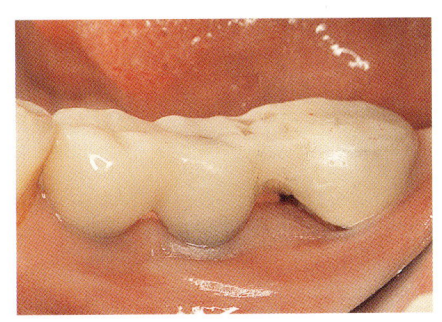

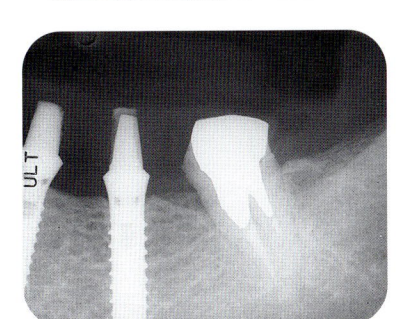

図14-5　アップライト開始後2か月の側方面観．

図14-6　同時期のX線写真．初診時と比較して7の歯軸に変化が認められる．

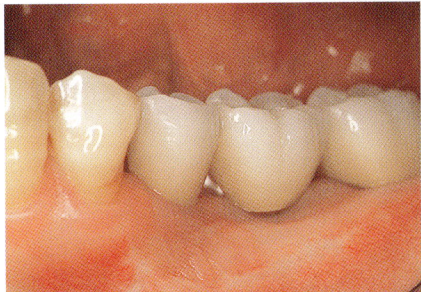

図14-7　最終補綴物装着後の側方面観．7の近心に適切な鼓形空隙を設けることができ，清掃しやすい状態である．

図14-8　インプラント埋入後11か月，アップライト後7か月のX線写真．歯槽骨の吸収もなく，安定した状態である．

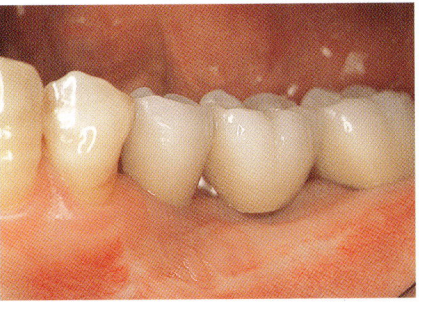

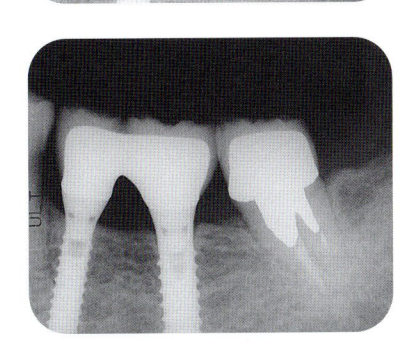

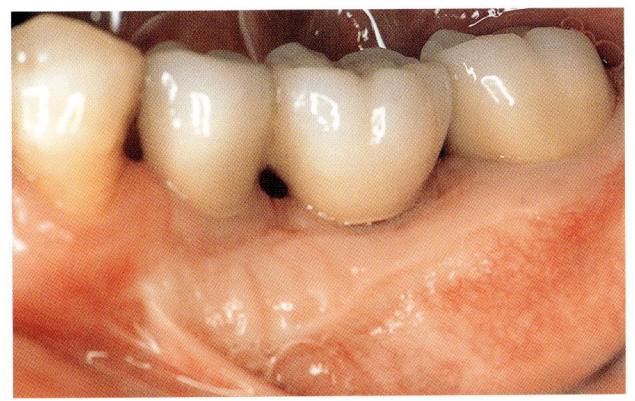

図14-9　最終補綴装着後2年10か月の状態．清掃しやすい状態が維持できている．

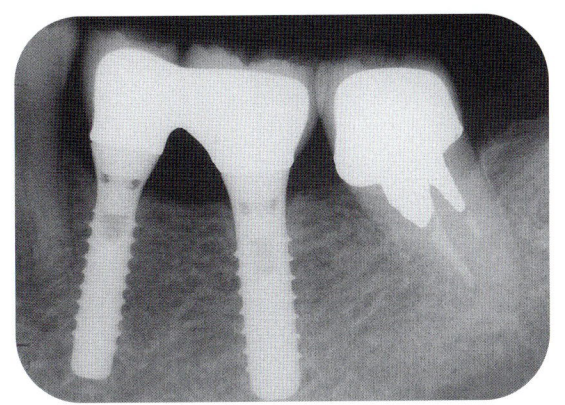

図14-10　同時期のX線写真．骨の平坦化も図られ，安定した状態である．

コンタクト・ポイントの異常

[Open Contactについて]

　Open contact が存在すると食片圧入が起こりやすく，垂直的骨吸収が起こることがある[7]．歯間乳頭部が平坦になり，鼓形空隙が大きくなりやすく，審美的に問題となることも多い．

症例7　矯正治療終了後にOpen Contactが残っていた症例

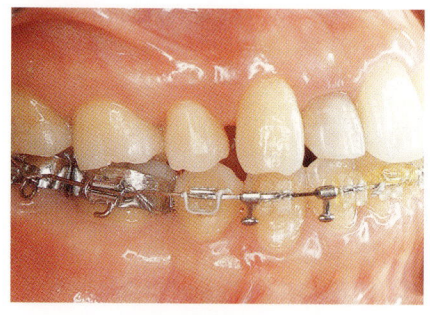

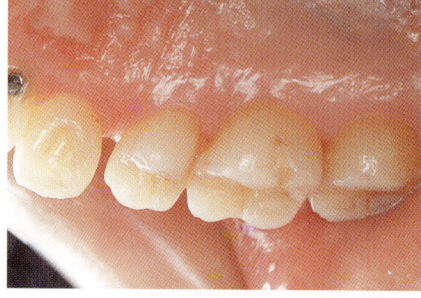

図15-1, 2　矯正専門医により矯正治療を受け，上顎の矯正治療は終了したとのことであるが，臼歯部の辺縁隆線が不揃いで，歯列に空隙が残存している．この状態では，歯周組織および咬合のメインテナンスは困難である．矯正専門医と一般歯科医とが共通のゴールを目指すことが大切である．

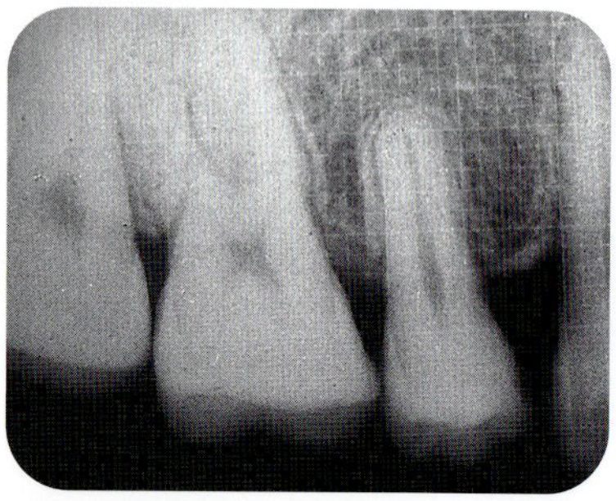

図15-3　同部位，同時期の上顎臼歯部X線写真．

症例8　上顎前歯部のフレアーアウトを歯周外科処置後に改善した症例

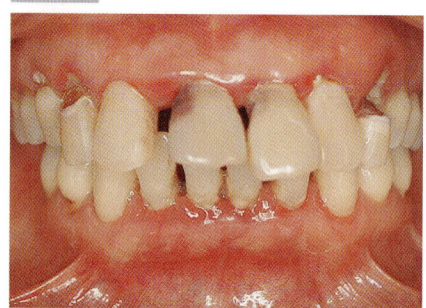

図16-1 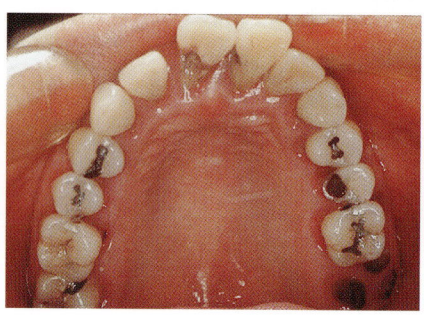　　*図16-2* 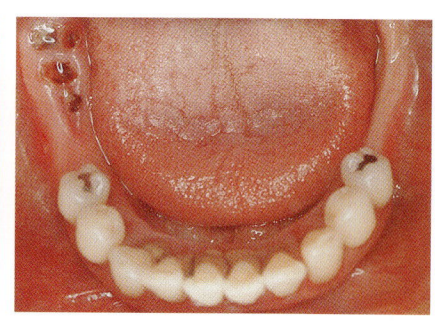　　*図16-3*

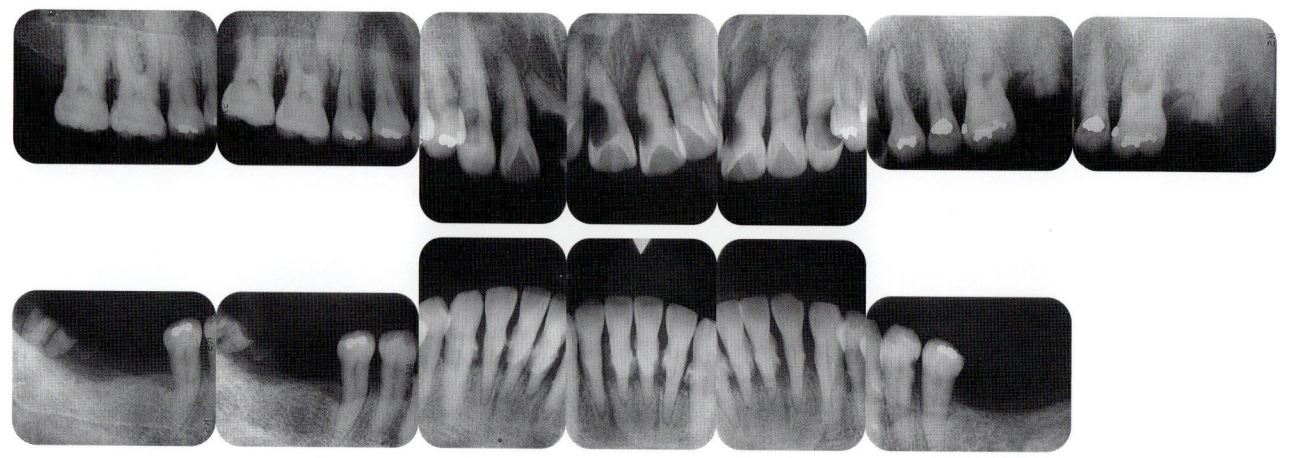

図16-4

図16-1〜4　患者は56歳，女性．全顎にわたる歯周炎および下顎臼歯部の喪失により，上顎前歯部にフレアーアウトがみられる．1|1 は保存不可能な状態である．

第11章　歯牙の位置異常

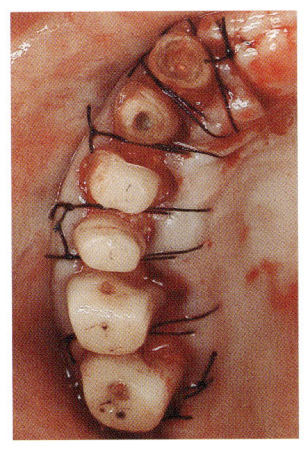

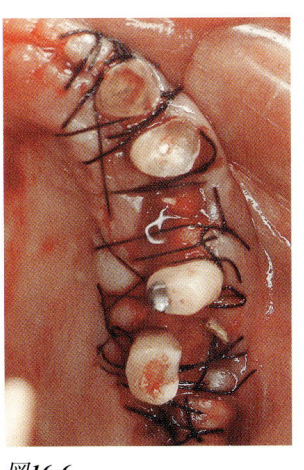

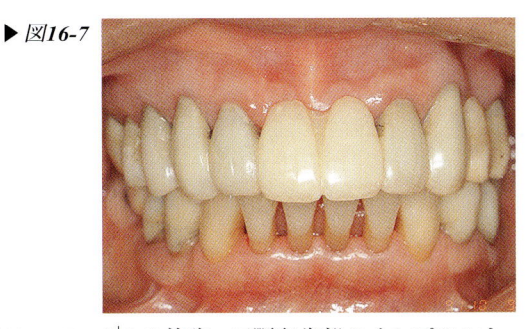

▶図16-7

図16-5　図16-6

図16-5〜7　1|1の抜歯，下顎臼歯部のインプラント．全顎的な歯周外科処置を行い，プロビジョナル・レストレーションを装着した状態．3 2|2 3のフレアーアウトが残っているため，オーバージェットが大きい．

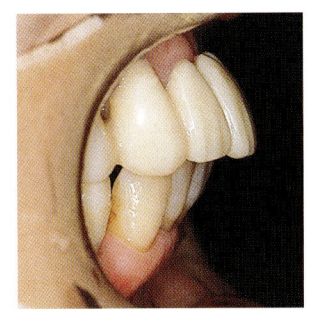

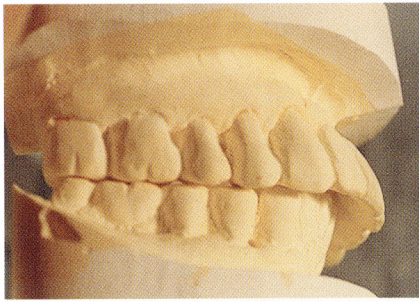

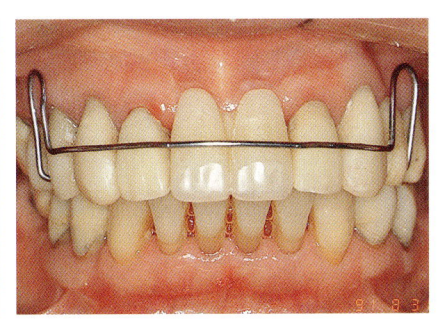

図16-8〜10　3 2|2 3部の連結部を切断し，ホーレータイプの装置で矯正治療を開始した．

図16-11 | 図16-12

図16-11　矯正治療後のスタディモデル．オーバージェットは改善されている．
図16-12　最終補綴物装着後の状態．

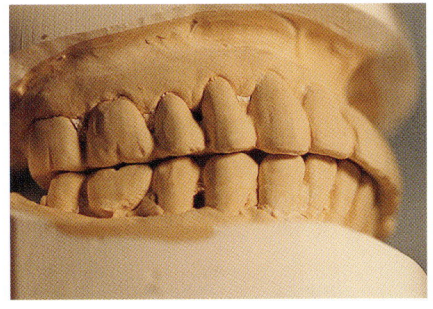

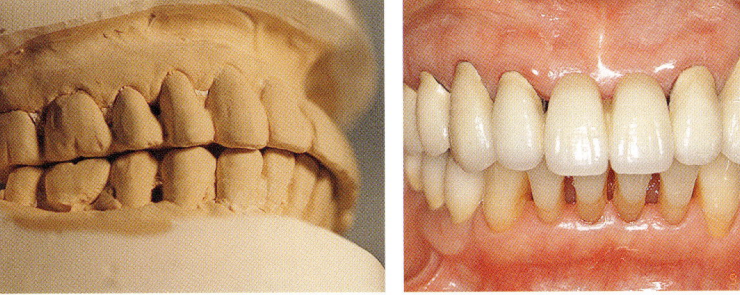

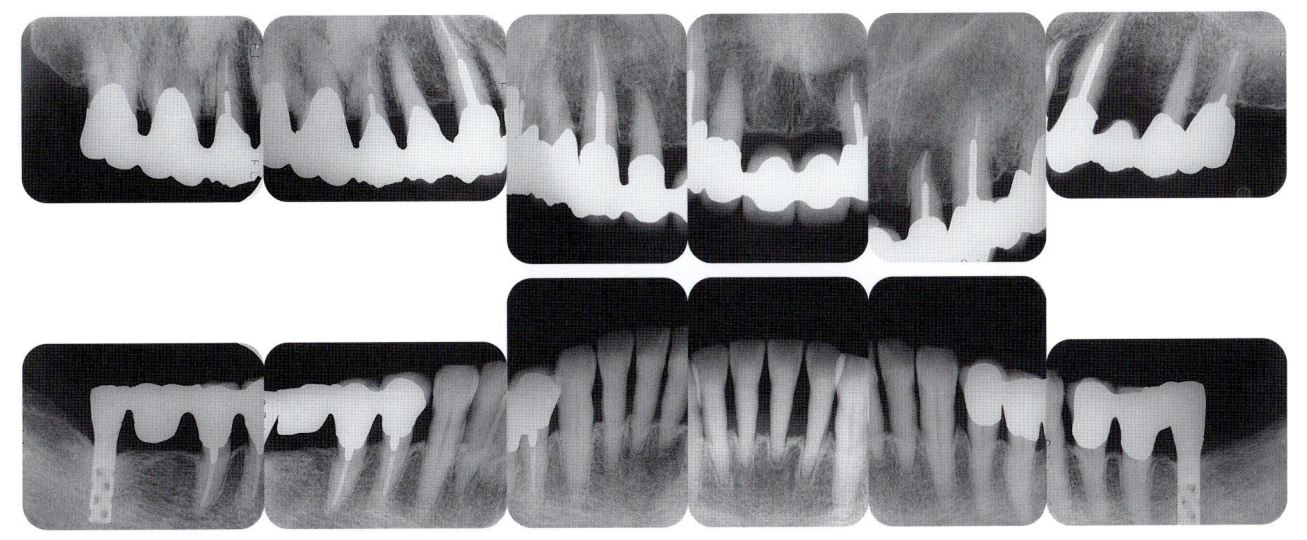

図16-13　最終補綴物装着後のX線写真．

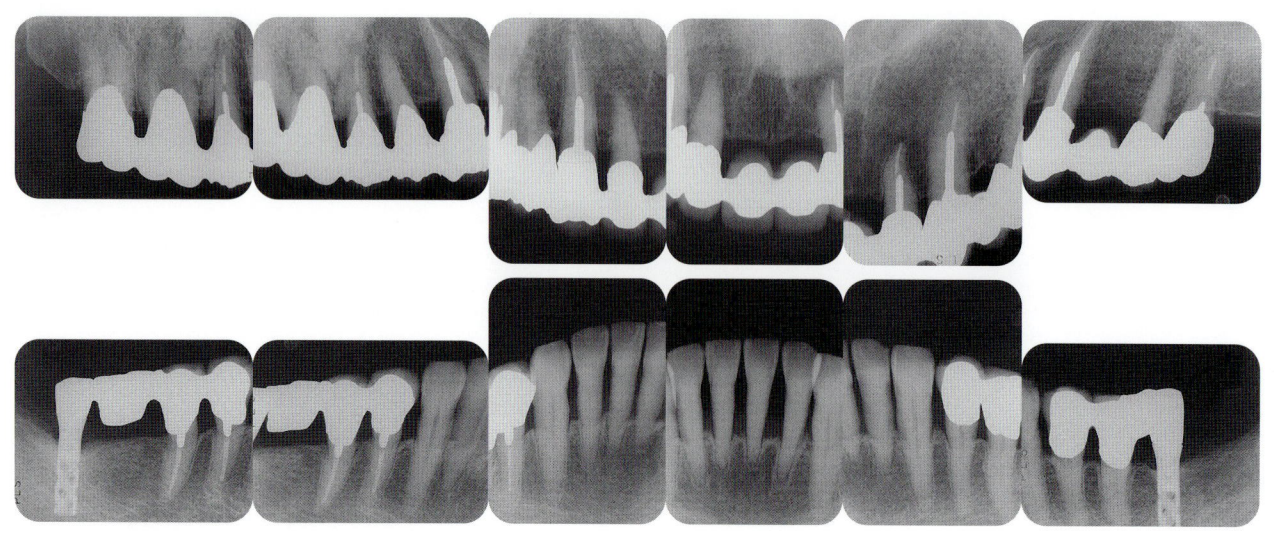

図16-14 最終補綴物装着後9年のX線写真.

［辺縁隆線の高さの不揃い（*図17-1, 2*）およびコンタクト・ポイントの位置，大きさの異常について（*図18-1, 2*）］

　辺縁隆線の高さが不揃いの場合，①緊密で調和のとれた咬合関係が得られない，②食片圧入が起こりやすい，③歯牙の長軸方向に咬合力がかかりにくい，などの問題があり，結果的に咬合性外傷を引き起こしやすい．

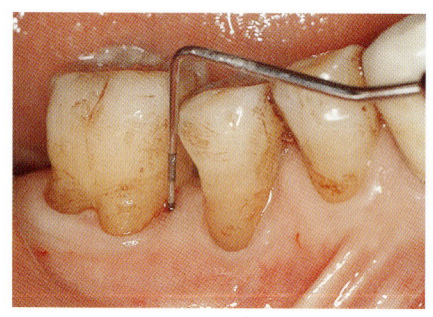

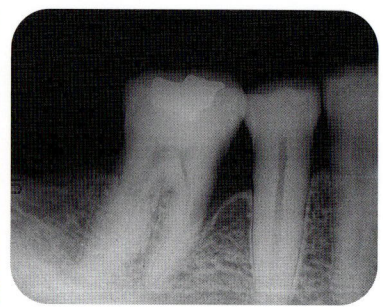

| *図17-1* | *図17-2* |

図17-1　下顎右側臼歯部に辺縁隆線の高さの不揃いがみられ，6̅近心は6 mmのポケットが認められる．このように辺縁隆線に段差があると食片圧入が起こりやすくなる．
図17-2　同部位のX線写真．6̅近心に骨縁下ポケットが認められる．

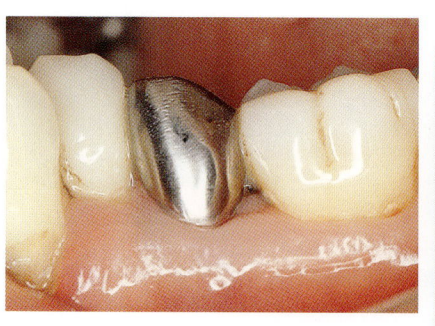

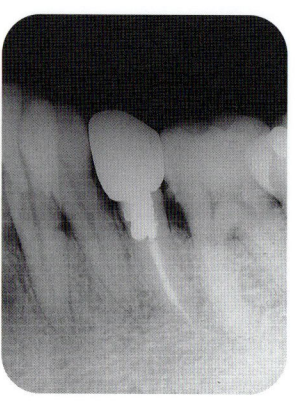

| *図18-1* | *図18-2* |

図18-1　5̅にクラウンが装着されているが，近遠心のコンタクト・ポイントの位置，大きさが適当でなく，鼓形空隙がほとんどない状態である．
図18-2　同部位のX線写真．歯肉縁下に歯石の沈着がみられ，骨吸収も認められる．

　以下，辺縁隆線の高さの不揃いおよびコンタクト・ポイントの位置，大きさの異常の臨床ケースを示してみたい．

第11章　歯牙の位置異常

症例9　重度の歯周疾患に対し，矯正，歯周，インプラント，補綴治療を包括的に行った症例

図19-1　40歳女性．歯肉からの出血，歯牙動揺を主訴として来院．非喫煙者で全身的な問題はない．歯周炎の進行が著しく，歯牙の移動が生じ，前歯部にフレアーアウトがみられる．下顎右側大臼歯の欠損があり，歯周補綴，矯正治療，インプラント治療などの包括的な治療が必要と思われる．

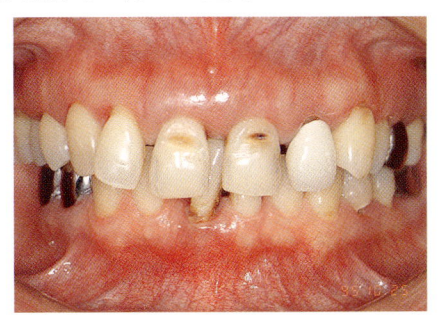

図19-2｜*図19-3*

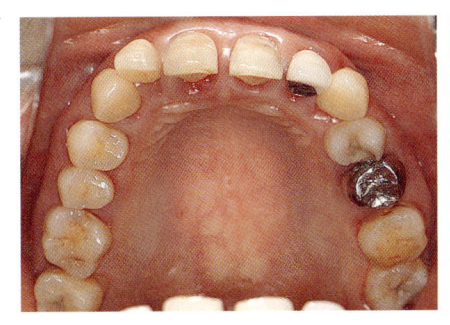

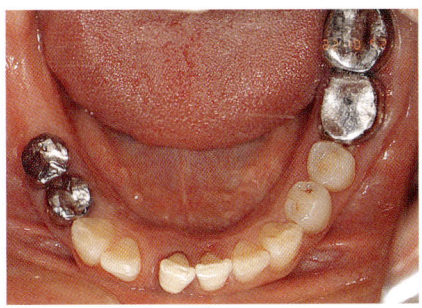

図19-2, 3　上下顎咬合面観．

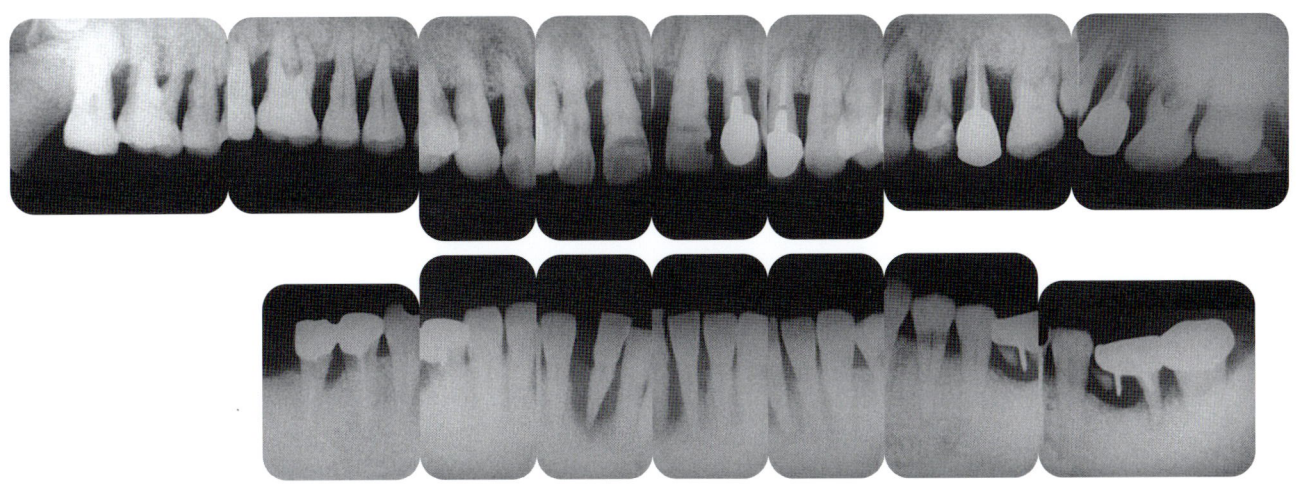

図19-4　X線写真．歯槽骨の喪失が著しい．

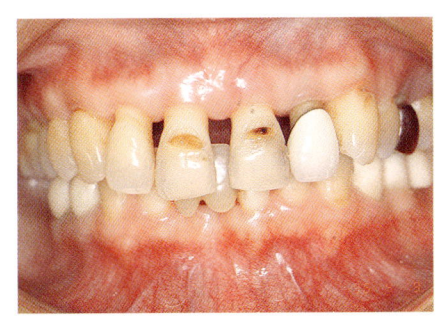

図19-5　初期治療終了時の状態．炎症はかなりコントロールされた．

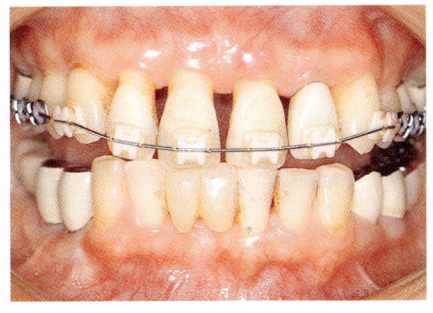

図19-6　下顎右側臼歯部にインプラントを植立してからバーティカル・ストップおよびアンカーを確保し，矯正治療を開始した．

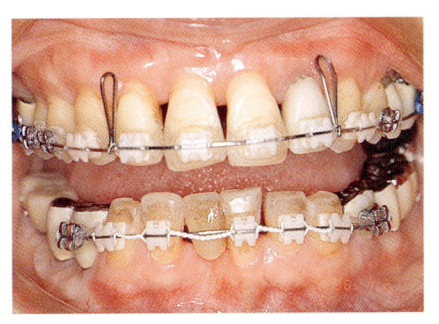

図19-7　矯正治療終了時．

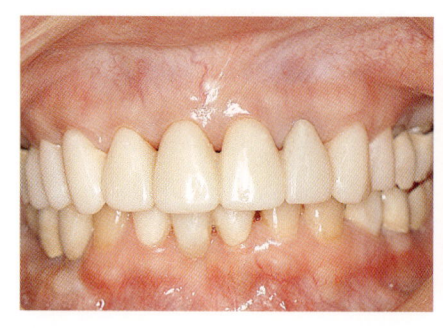

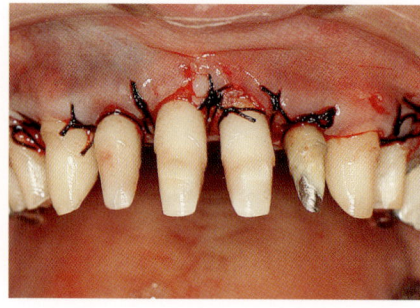

図19-8｜図19-9

図19-8 プロビジョナル・レストレーション装着．この状態でも歯周ポケットは残存している．
図19-9 歯周外科直後の状態．

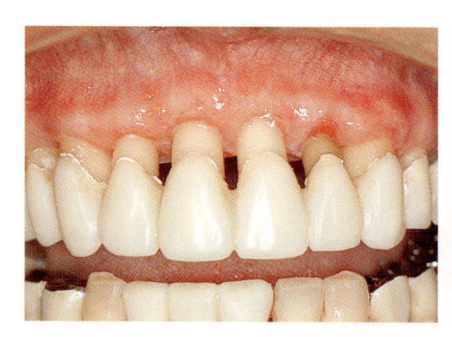

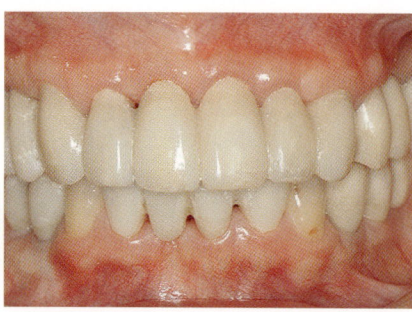

図19-10｜図19-11

図19-10 歯周外科後3週の状態．ポケット除去の量がわかる．
図19-11 数か月後，プロビジョナル・レストレーションを修正した状態．

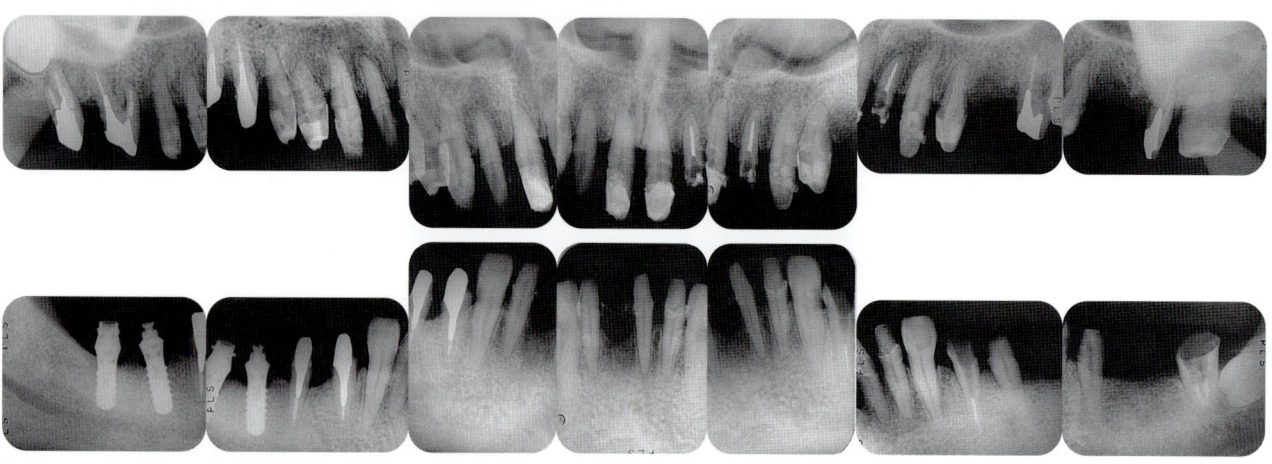

図19-12 同時期のX線写真．

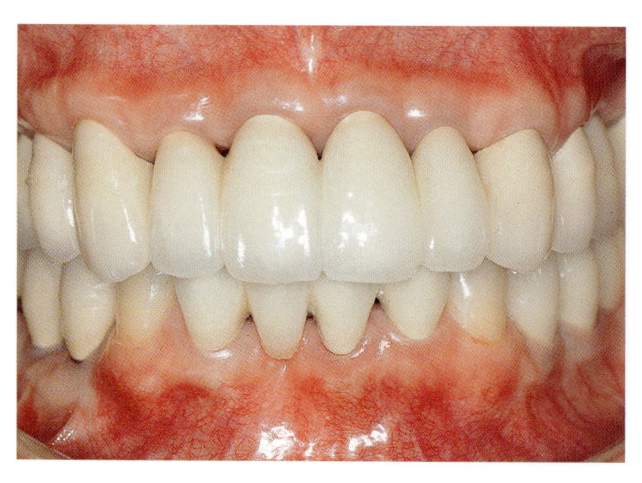

図19-13 最終補綴物装着時の正面観．

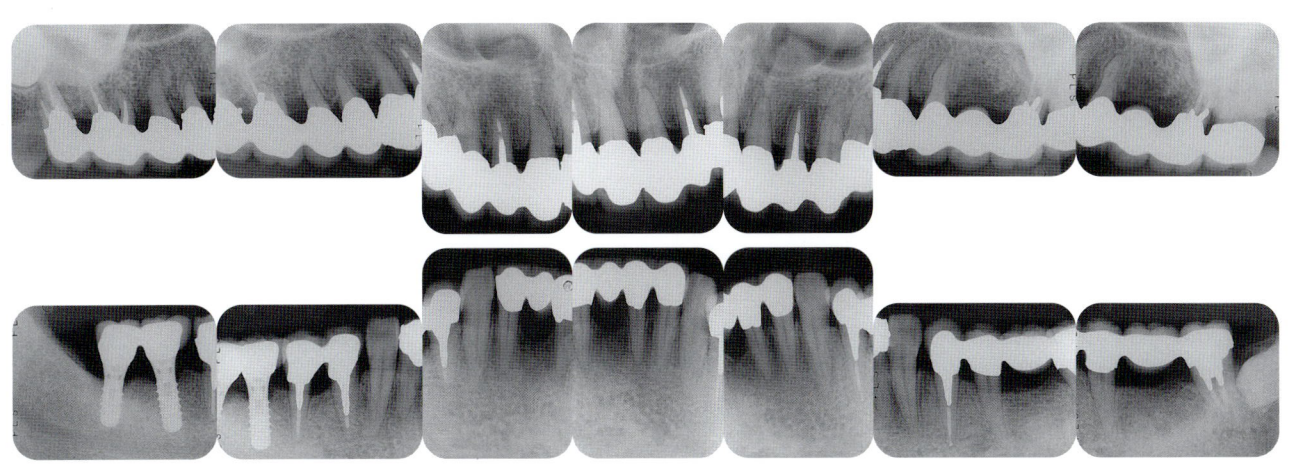

図19-14　最終補綴物装着時のX線写真．骨レベルは平坦になり，プロービング値は1〜2mmに維持されている．

症例10　歯肉縁下カリエス，歯肉退縮，傾斜歯の問題に対し包括的治療を行った症例

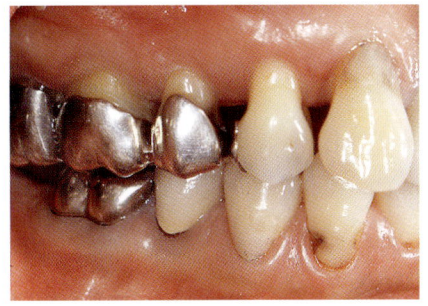

図20-1　47歳，女性．歯列不正があり，全顎的な歯の動揺を主訴に来院．特に5 4|の動揺が著明な状態であった．

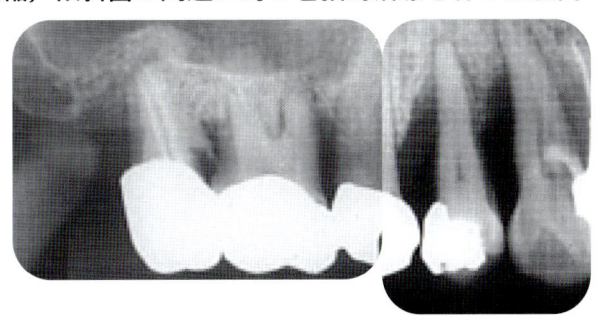

図20-2　上顎右側には垂直的骨欠損が見られ，7 4|はホープレスと診断し，抜歯することとした．6 3|は再生療法を行い，その後矯正治療を予定した．

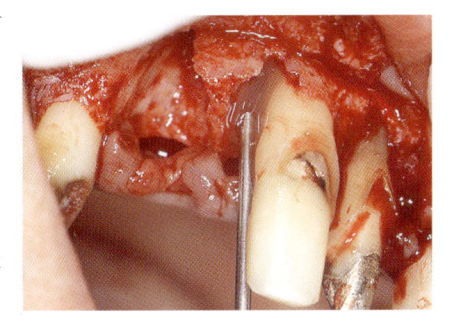

図20-3, 4　6|の近心根の抜根と3|の再生療法を施術した．

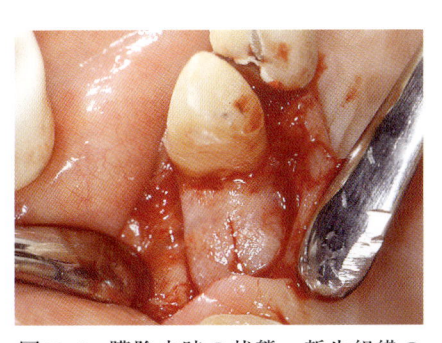

図20-5　膜除去時の状態．新生組織の形成が認められた．

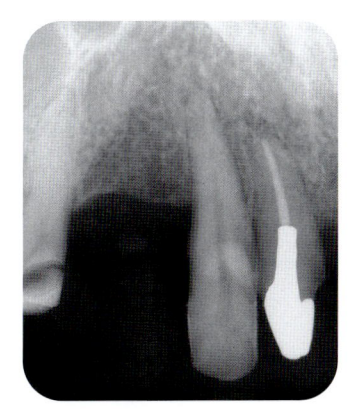

図20-6　2回目の再生療法後10か月のX線写真．

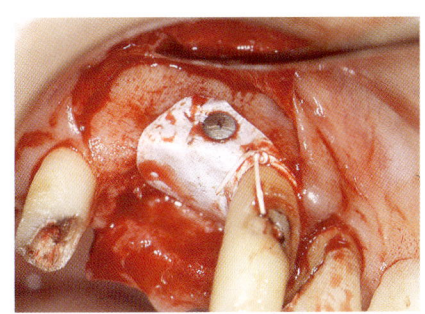

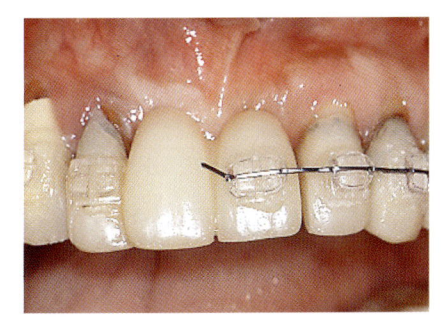

図20-7　矯正治療により歯軸，位置の改善を図る．

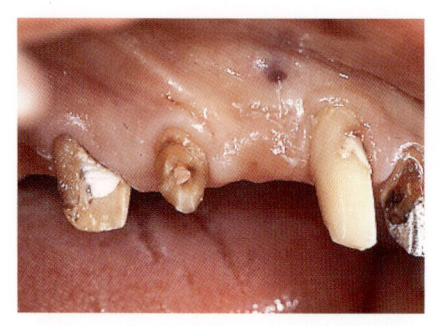

図20-8　矯正治療後の確定的歯周外科処置（リエントリー）前の状態．角化歯肉の不足が見られる．

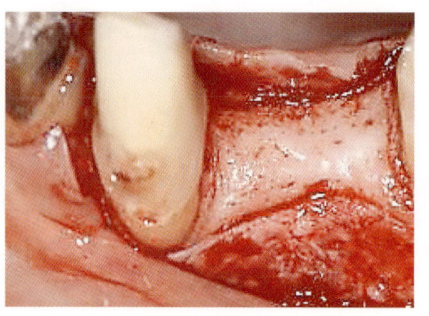

図20-9　3┘周囲の骨状態．臨床的に骨形態の改善が認められた．

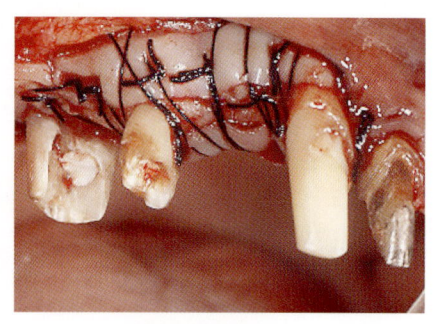

図20-10　遊離歯肉移植によりポケット除去，付着歯肉の獲得を図った．

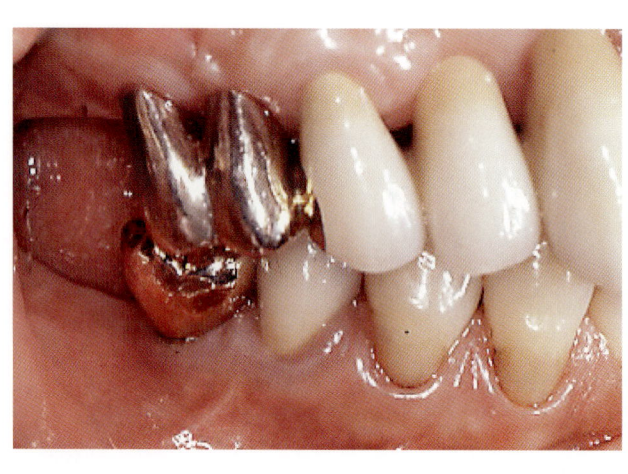

図20-11　最終補綴物装着時の状態．

症例11　歯肉縁下カリエス，傾斜歯に対し，歯周，矯正，補綴治療で対応した症例

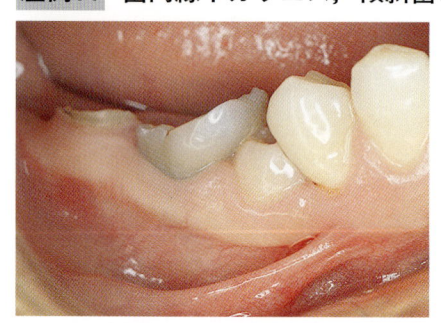

図21-1　7 6┘には歯肉縁下カリエスがあり，5┘は半埋伏の状態である．

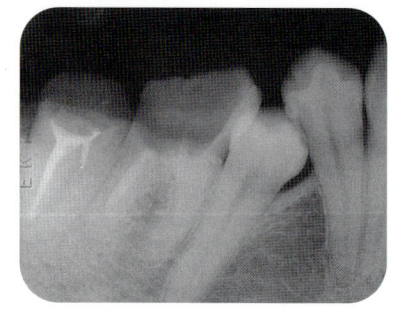

図21-2　同部位のX線写真．4┘の遠心面歯肉縁下にもカリエスが認められる．

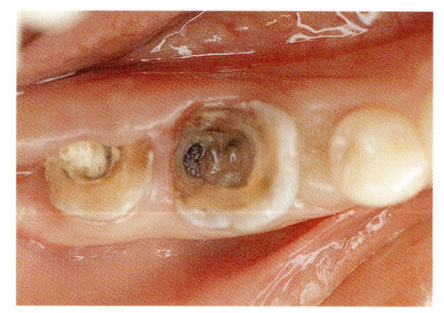

図21-3　咬合面観．6┘は髄床底にカリエスが及んでいる．

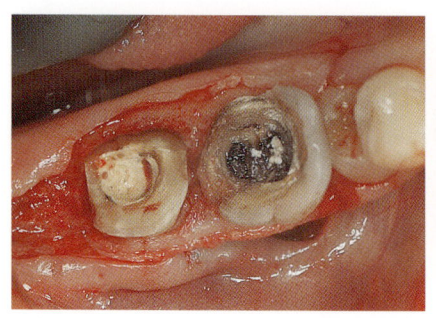

図21-4　まず，骨切除により7 6┘の歯冠延長術を試みる．

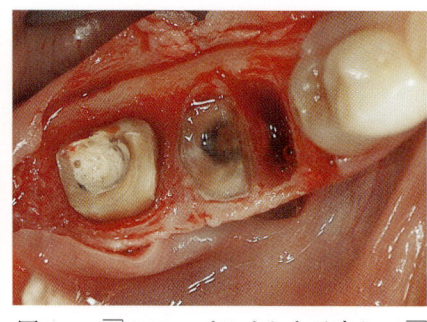

図21-5　5┘のアップライトを予定して6┘の近心根を抜歯したが，遠心根のカリエスの進行が著しく，抜歯となった．

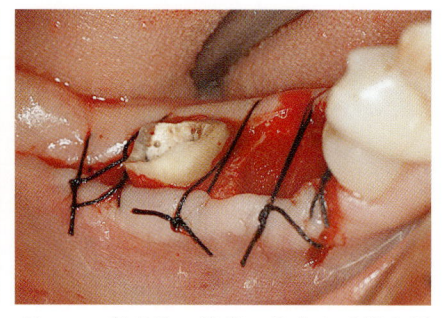

図21-6　術直後の状態．歯肉弁は根尖側に移動させ，骨膜縫合を行っている．

第11章 歯牙の位置異常

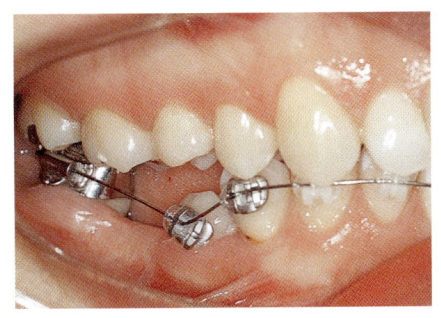

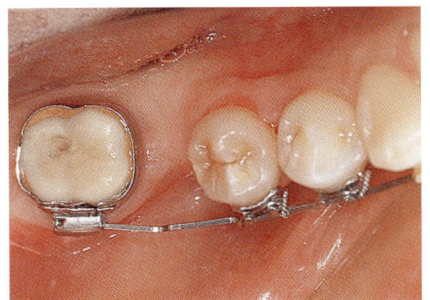

図21-7 抜歯窩の治癒を待ち，5|のアップライトを開始した．
図21-8 アップライト終了時の状態．

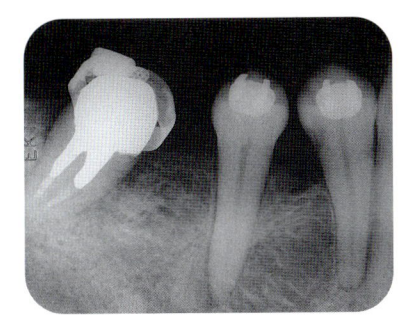

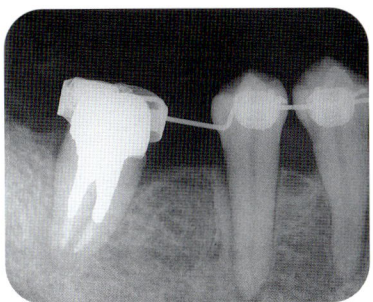

図21-9 5|の傾斜移動を行っている状態を示すX線写真．
図21-10 5|の歯体移動を行っている状態を示すX線写真．

図21-11 矯正治療終了時の頰側面観．4|の遠心面には縁下カリエスが残っている．
図21-12 5 4|部の歯冠延長術を行い，4|の遠心部カリエスを歯肉縁上に露出させる．

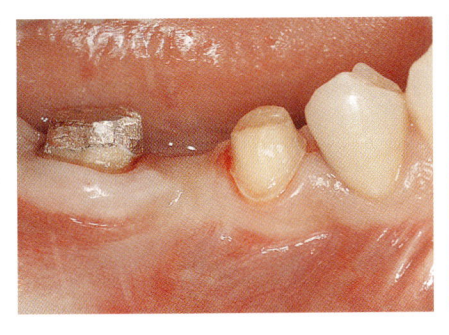

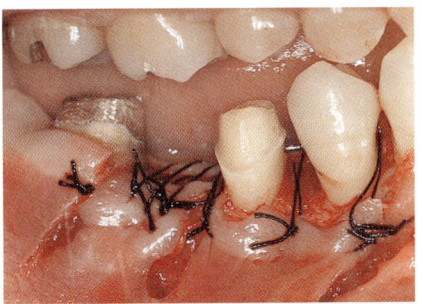

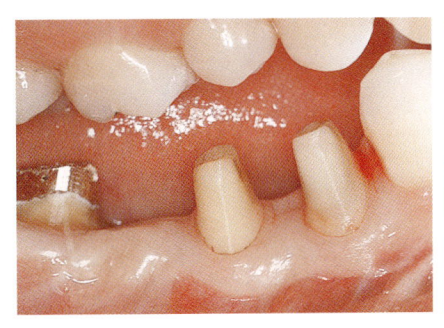

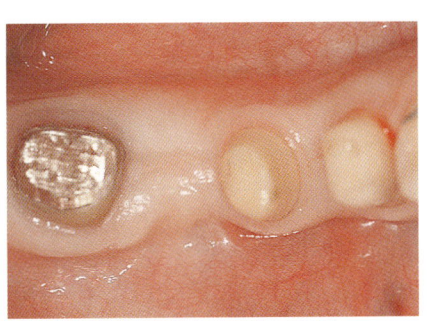

図21-13 術後約4か月．印象直前の状態．
図21-14 同部位の咬合面観．

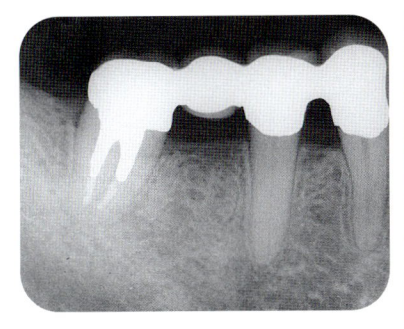

図21-15 補綴物装着時のX線写真．
図21-16 補綴物装着時の状態．

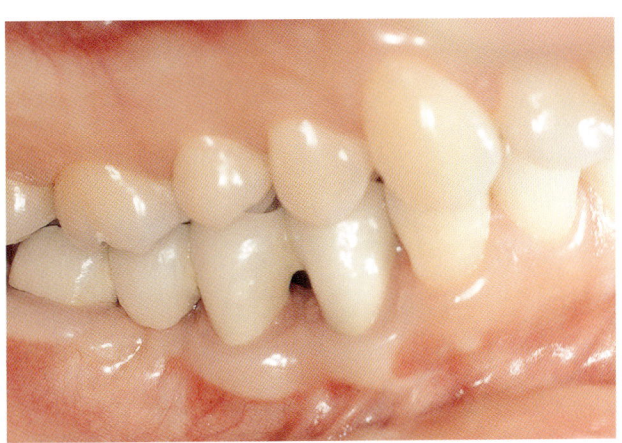

325

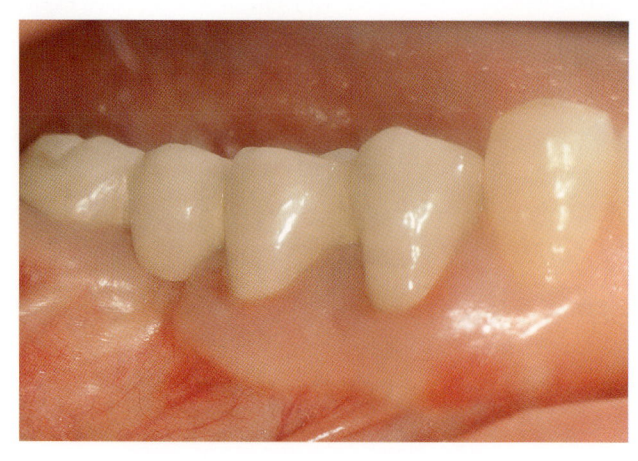

図21-17 約6年後．安定した状態が維持されている．

おわりに

　歯牙の位置異常に関しては，従来から歯周疾患の誘因の1つにあげられているが，アップライトや挺出などの矯正治療を適切に行い歯牙の位置を改善することにより清掃性の高い口腔内環境が確立される．そのためには問題点を正確に把握し，矯正治療によりどのような点が改善できるかを十分認識しておく必要があり，実際に治療を進めるにあたっては矯正治療の利点，欠点を十分に理解し，予知性の高い結果を得るために的確で効率のよい治療計画を立案することが重要である．

　次章で矯正治療前，中，後において考慮すべき歯周組織への配慮について考察する．

参考文献

1. Cohen B : Morphological factors in the pathogenesis of periodontal disease. Br Dent J, 107 : 31, 1959.
2. Ross SE, Gargiulo A : The surgical management of the restorative alveolar interface. Int J Periodont Rest Dent, 2 (3) : 9, 1982.
3. Yulzari J : Strategic extraction in periodontal prosthesis. Int J Periodont Rest Dent, 2 (6) : 51, 1982.
4. Nevins M : Periodontal therapy, Chapter 2. The interdental embrasure and interproximal periodontal disease. Quintessence Publishing, Chicago, 1998.
5. Wise RJ, Kramer GM : Predetermination of osseous changes associated with uprighting tipped molars by probing. Int J Periodont Rest Dent, 3 (1) : 69, 1983.
6. Kessler M : Interrelationships between orthodontics and periodontics. Am J Orthod, 70 : 154, 1976.
7. Nevins M : Interproximal periodontal disease-The embrasure as an etiologic factor. Int J Periodont Rest Dent, 2 (6) : 9, 1982.

第12章

矯正とペリオ

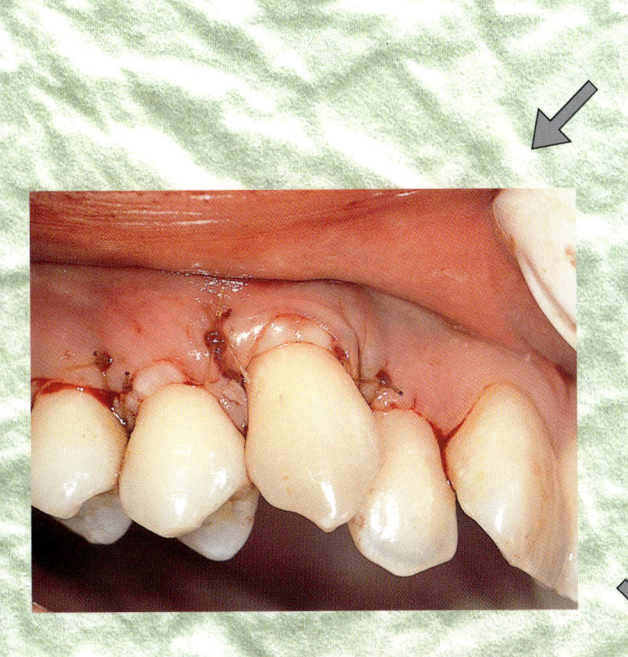

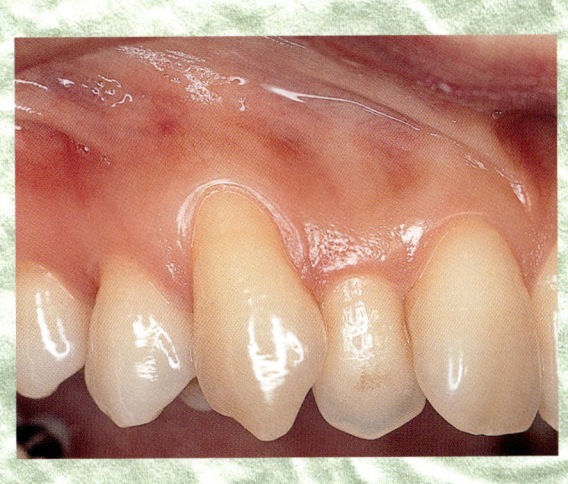

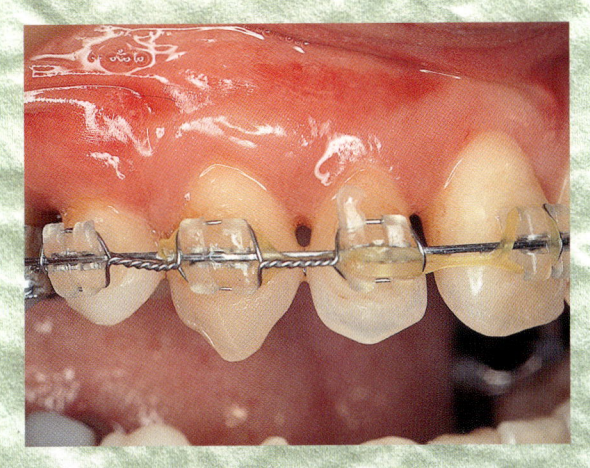

　場
られ
歯牙
るため

程度，原因
のため動揺度
，矯正治療を

織に問題が生じ
療を再開する．

はじめに

近年，歯の健康に対する意識や審美的意識の向上により，成人においても矯正治療を受ける患者が多くなってきた．しかし，それにともない，成人矯正によるトラブルが急増しているのも事実である．なかでも，歯周病にかかわるトラブルがかなり多くみられる．若年者と異なり，成人患者では歯周疾患に罹患している割合が高いことがその原因となっている．

歯牙の位置，傾斜，咬合関係のみに目を奪われて矯正治療を進めていると，歯槽骨の吸収，付着の喪失，歯肉退縮などを引き起こし，歯牙を喪失してしまう結果にもなりかねない．このようなトラブルを避けるためにも，成人矯正に際しては歯周病学的な配慮が必要である．歯周治療を行う者は成人矯正の利点，欠点を知らずして治療を進めるべきではないし，成人矯正を行うにあたって，矯正家は歯周病を有する患者の治療を歯周治療を知らずして行うべきではない．専門分野が分かれてそれぞれの分野をより深く追究することに異議を唱えるものではないが，それぞれの分野をお互いが十分理解し，それぞれの専門を有効に利用することを考えなければならない．

前章の歯周組織の7つの問題点の1つ"歯牙の位置異常"の項で，歯周治療における矯正治療の必要性について述べた．

本章では，成人矯正に際しての歯周病学的配慮を中心に，さらには，成人矯正により生じた問題の対処法について述べる．

歯周組織を配慮した矯正治療のゴール

矯正治療を行うことにより，患者の審美性および機能が改善されることはもとより，その治療結果が長期的に安定しなくてはならない．そのためにも，歯周治療の目的である"清掃性の高い口腔内環境の確立"が重要となる[1,2]．すなわち，歯周治療を行うものと矯正治療を行うものの治療のゴールは一致していなくてはならない．以下に矯正治療を行う際の"歯周組織を配慮した矯正治療のゴール"を示す．

[歯周組織を配慮した矯正治療のゴール]
- 審美性，機能性において患者が満足している
- 健全な歯周組織が得られている（歯周ポケットがない，炎症がない，骨欠損がない，など）
- プラーク・コントロールしやすい状態が得られている
- 歯牙動揺がない
- 臼歯部咬合面辺縁隆線がスムーズに移行している
- 後戻りがない
- 咬合が安定している

以上の基準を目標にしながら，矯正治療と歯周治療の効果を最大限に利用し，清掃性の高い口腔内環境を確立することが重要である．

矯正治療においては辺縁隆線の不揃いや歯列に空隙が残存しないように配慮する

図1-1 矯正治療終了後に犬歯，小臼歯間に空隙が残存し，かつ臼歯部の辺縁隆線の不揃いが認められる．この状態では将来歯牙の移動や咬合の問題が生じる可能性が高く，また良好なプラーク・コントロールの維持が困難である．

図1-2 同時期のX線写真．根尖部の吸収が認められ，臨床歯根も短い．辺縁隆線の段差が明らかで，コンタクト・ポイントの位置も不揃いである．

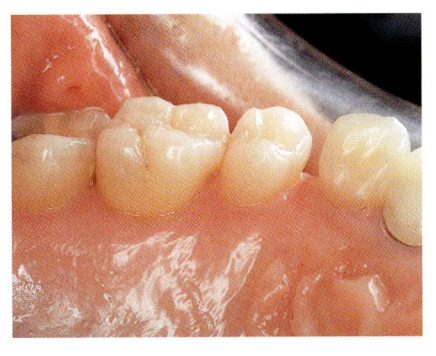

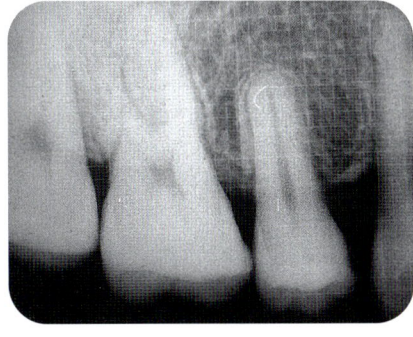

歯牙どうしの関係は最終的には歯周組織と調和のとれたものでなくてはならない．たとえば，辺縁隆線がスムーズに移行していないと，コンタクト・ポイントの位置が不揃いでプラーク・コントロールしにくく，また歯牙の傾斜が残っているためスピーの彎曲も鋭角になり，咬合力が側方へ作用することになる．また，歯列に空隙が残るとコンタクト・ポイントが回復されずにプラークの停滞を招きやすくなる．

成人矯正で配慮すべき点

成人患者に矯正治療を行う場合は，患者の社会的背景や口腔内環境が，若年者と異なる点が多いことを認識する必要がある．以下に成人矯正を行う際に配慮すべき点をあげる．

[成人矯正を行う際の配慮点]
- 顎成長の可能性がない
- 歯周組織の細胞活性レベルが低い
- 歯周疾患に罹患している場合が多い
- 歯牙の欠損や歯髄疾患がある場合が多い
- 顎関節症をともなう場合がある
- 矯正装置や咬合の変化に順応するのに時間を要する
- 矯正装置による審美・発音の問題などに対する抵抗が大きい
- 定期的・長期的来院が難しい場合がある

しかし，成人患者では治療に対する理解・協力が得られやすい，あるいは発育による変化を考慮しなくてよい，などのメリットもあるため，一概に成人矯正治療が難しいというわけでもない．患者の十分な理解のもとに治療を進めることが重要であると考えられる．

一般開業医が成人矯正を行う場合に注意すべき点

治療ゴールを明確に設定する──限局矯正治療と全顎矯正治療のゴール

　成人に対して矯正治療を行う場合，まず限局矯正か全顎矯正かが問題とされることが多いが，どちらの矯正であるにしても，もっとも重要なことは治療ゴールの設定である．
　その際，複雑な補綴物があり，またほとんどの場合，歯周病を有するような条件の成人の患者では，天然歯のみで正常咬合を再構築することが困難であったり，歯周組織の改善や保護のためには咬合関係を変えることが必要であるとされる場合がある．さらに壮年以降の患者の矯正治療では，上記の問題にさらに患者の主訴や社会的要因などいくつかのファクターが重なり，画一的には治療ゴールの設定がしにくい．ここでは治療ゴールの設定に関する要因を整理してみたい．

[治療ゴールの設定に関与する要因]

　成人矯正の治療ゴールのあり方を示すために，これに関する因子を患者側によるもの，術者側によるものに分けて示す．

[治療ゴールの設定に関与する要因]

[患者側によるもの]
・医学的制約
・主訴の重視（子どもより要求が強く，主観が大きい）
・社会的許容量（時間，費用，発音障害，審美障害）

[術者側によるもの]
・治療オプションの多様性

　成人矯正においては，とくに歯周病学的配慮がなされるべき場合には，患者と術者とのそれぞれの条件を取り入れ，可能なかぎり，より理想的なゴールを目指すことが望ましい．この点で，治療前に十分時間をとってインフォームド・コンセントを得ることが重要である．

矯正専門医の知識・技術をいかに生かすか

　矯正専門医はまず矯正治療として歯列不正の全顎的な改善を考慮する．そして歯周病学的な問題点に対して積極的に関わり，補綴治療による改善の可能性についても十分考慮する必要がある．一般開業医においては，全顎的な歯列の改善が必要な場合，そのような視点に立った矯正専門医の知識および技術を有効に利用することは，予知性の高い治療結果につながる．そのような観点に立って，お互いの利点を生かしながら，患者のより満足できる結果を求めることが必要である．

第12章　矯正とペリオ

[矯正治療を行うときの注意点]
・治療のゴールを決定し，それを目標とした治療計画を立てる．可能であれば，治療計画の立案の段階から専門医が関与することが望ましい
・矯正治療中も定期的なprofessional tooth cleaningを行う
・矯正期間中も歯周組織に配慮し，チェックを行う
・補綴治療を予定しているならば，それに必要な歯の位置や傾斜を詳細に伝える
・矯正専門医と密な連絡をとる
　　　　　　　　　　　　　　　　など

　つぎに示す症例は矯正治療中に歯周病が進行したため，矯正治療を中断した症例である．矯正治療中もX線診査を含めた全顎的なチェックは重要である．

症例1　他院で2年にわたり矯正治療を行ってきたが，歯周病が進行したため，矯正治療を中断した症例

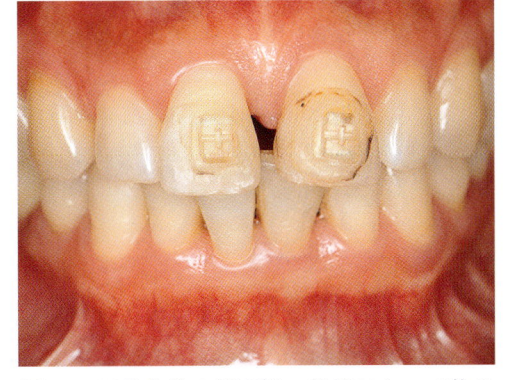

図2-1　53歳女性の正面観．他院において約2年間にわたり，上顎前歯のフレアーアウトの改善を目的に矯正治療を行ってきたが，治療中に骨の喪失が進行し，矯正治療を中断した症例．

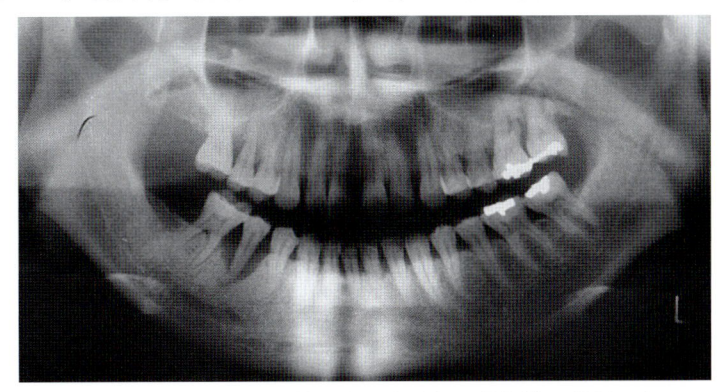

図2-2　初診時のパノラマX線写真．臼歯部の骨欠損が著明である．

[一般開業医が矯正治療を行う場合の注意点]
　・自分で実行可能なフォース・システムで治療ができること
　・固定源を十分とる（加強固定，最大固定と最小固定）
　・ディスクレパンシーを把握し調整できること
　・歯は頰舌方向より近遠心方向の移動が難しい（とくに歯体移動）
　・トルク・コントロールは非常に難しい
　・中心咬合位を変えないこと

　現在，一般診療のなかに頻繁に矯正治療が取り入れられるようになっている．矯正専門医と一般開業医とのそれぞれの長所・短所を補完するにはどうすればよいか，よりよい治療を目指すために考えたい問題である．

成人矯正における歯周病学的配慮

矯正治療で歯牙が移動するメカニズムは，"歯牙に外傷力を加え，圧迫側の骨を破壊すると同時に，牽引側に骨を造成する一連の反応"と説明することができる．もし，歯周疾患などにより歯周組織に炎症がある場合，その歯牙に外傷力が加われば，その"炎症と外傷"は歯周組織に対して共同破壊因子として働き，骨吸収および付着の喪失が進行する[3,4].

それゆえ若年者のように十分な歯槽骨が存在し，かつ歯周疾患に罹患していない場合は歯周組織に問題は生じにくいが，歯周疾患などに罹患している成人の場合は，矯正治療を行う前に，歯牙周囲に付着している歯周疾患骨破壊因子としてのプラークや歯石を確実に除去しておかなければ，矯正治療により骨吸収や付着の喪失が起こる可能性が高くなる．成人の場合はとくに，矯正治療を行う前に歯周初期治療は徹底して行わなければならない[5].

症例2　矯正治療前に徹底したプラーク，歯石の除去が必要な症例

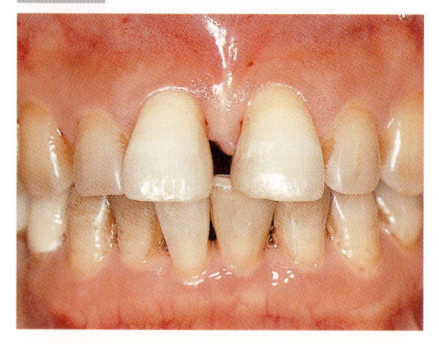

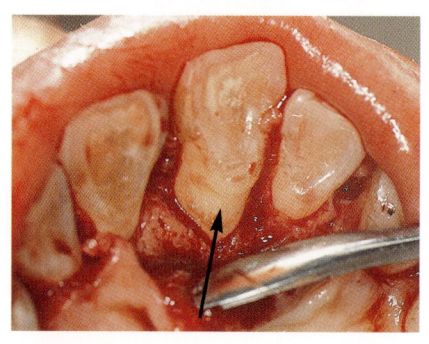

図3-1｜図3-2

図3-1　上顎前歯のフレアーアウトを改善するために矯正治療を行う予定であるが，1|1間の歯間乳頭部には炎症がみられ，プロービング値は約6 mmである．
図3-2　矯正治療に先立ちopen flapにて残存歯石（矢印部）の除去を行った．口蓋側に歯石の残存が認められる．

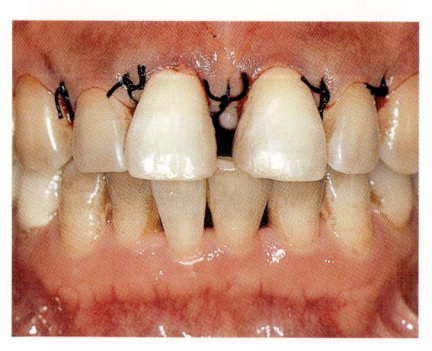

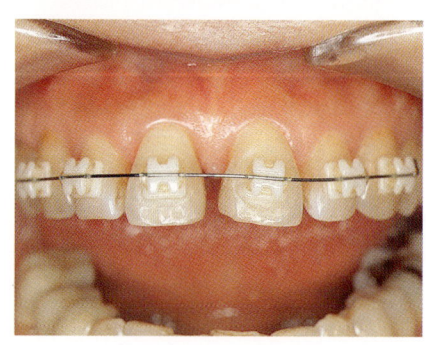

図3-3｜図3-4

図3-3　Open flap終了後の正面観．できるかぎり歯間乳頭部の歯肉は保存するように注意する．
図3-4　Open flap後約3か月経過して矯正治療を開始した際の正面観．

歯周ポケットが深く，廓清処置がclosed therapyでは十分行えないと思われる場合は，歯肉を剥離し，直視下で根面に付着しているプラークや歯石を徹底して除去すべきである．矯正治療前に歯周外科処置を行う場合は，根面の廓清のみを行い，骨や歯肉線維などは可及的に保存し，骨外科処置などの確定的な処置は矯正治療後に行う方がよい．また，矯正治療後の歯周外科処置は，歯周組織の安定が得られる時期，すなわち矯正治療後9～12か月程度待ってから行うのが一般的である[4,6,7].

第12章　矯正とペリオ

症例3　矯正治療前にOpen Flapで歯石，プラークを除去し，骨形態を確認した症例

図4-1｜図4-2

図4-1, 2　32歳の女性で全顎的な矯正治療を行う予定である．矯正治療前の歯周組織の診査でプロービング値が5～6mmであった．

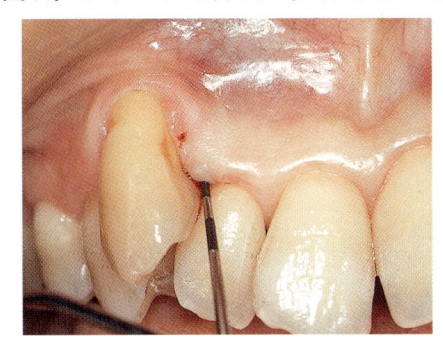

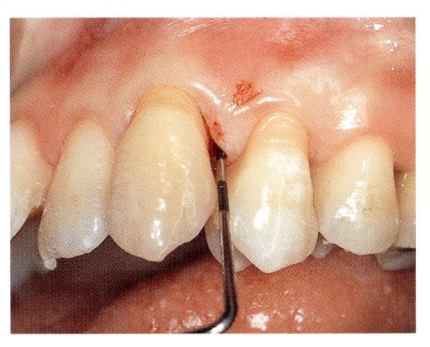

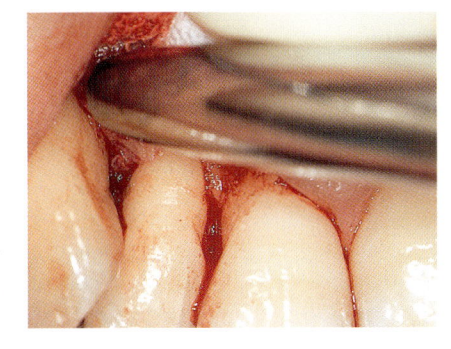

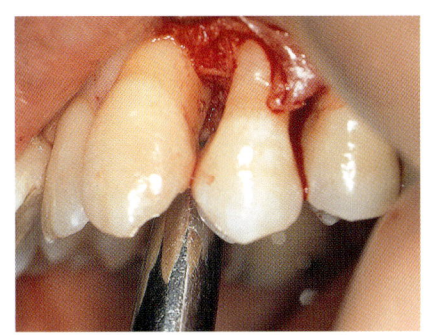

図4-3｜図4-4

図4-3, 4　叢生部位のため，closed therapyによるSC/RPのみでは対応できず，外科処置で確実に歯石の除去を行った．

　　また，歯槽骨が存在しない方向への歯牙移動は避けるべきであり[8, 9]，とくに抜歯後すぐに抜歯窩方向への歯牙移動は行うべきでない．周囲に骨がない場合，無理に矯正を行うと移動した歯牙周囲に骨が造骨されていないことが多い．場合によっては根面露出が生じてしまうので注意を要する．

症例4　抜歯により歯槽骨が喪失した部位へ歯牙移動しようとしたため，根面露出が生じた症例

図5-1｜図5-2

図5-1　矯正治療により大臼歯を近心移動させる予定であるが，欠損部顎堤の頬舌的な厚みが薄い．
図5-2　矯正治療後根面露出が生じた．露出根面周囲にはほとんど角化歯肉が認められなかったため，付着歯肉の獲得と根面被覆を目的としてFGGを行った．

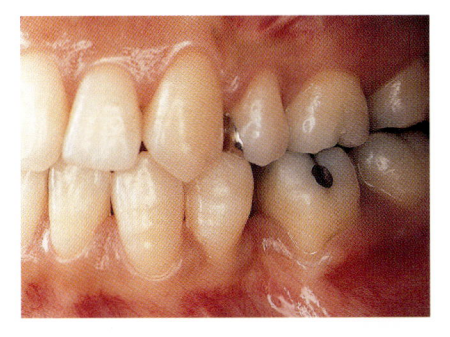

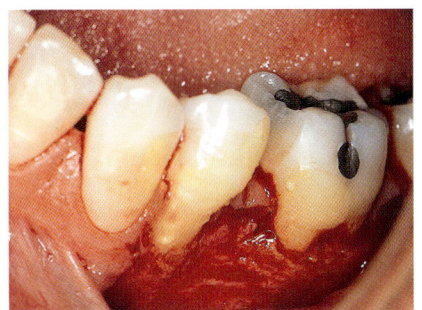

図5-3｜図5-4

図5-3　FGG後の側方面観．歯間乳頭部の縫合だけでなく，根尖部の骨膜をつかんで水平マットレス縫合を追加することで，移植片の固定がより強固なものになる．
図5-4　FGG後6か月経過した状態．根面も被覆され，十分な付着歯肉が獲得されている．

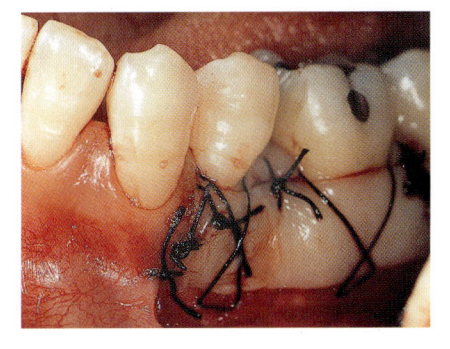

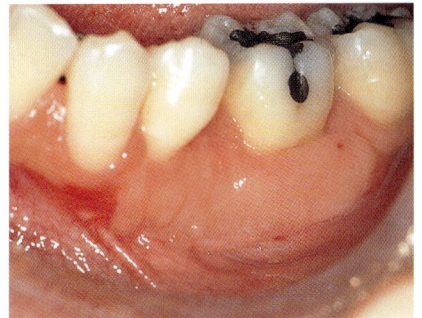

抜歯後頰側骨板がなくなるケースの多くは，抜歯時にヘーベルの誤用によって破壊してしまうことによる．歯牙周囲の歯槽骨壁を少しでも保存するため，抜歯を行う際には分割抜去法などにより，頰側骨板を可能なかぎり失わないように注意深く抜歯を行うべきである[4]（図6参照）．

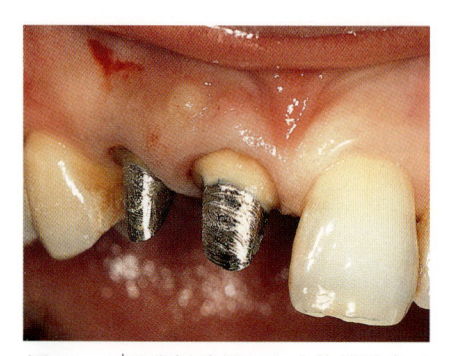

図6-1 1|は歯根破折のため抜歯予定である．

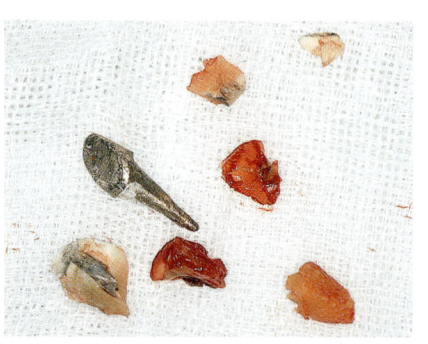

図6-2 抜歯した歯牙の状態．唇側の骨壁が薄く，ヘーベルを用いて強引に抜歯を行うと唇側骨壁を破壊しやすく，分割抜歯法で慎重に抜歯を行う必要がある．

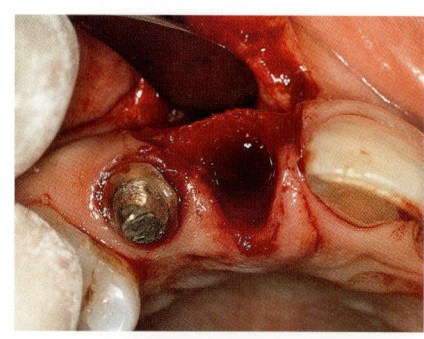

図6-3 抜歯後の唇側骨壁の状態．高い位置で骨が保存されており，唇側からの骨細胞が供給されることにより，歯槽骨の高い位置での回復を期待できる．

抜歯した歯牙周囲に骨の高さや幅が十分あるかないかは，歯槽堤の保存と深く関係する．場合によっては抜歯窩へ骨移植材の填入など，再生療法も考慮されることになる．

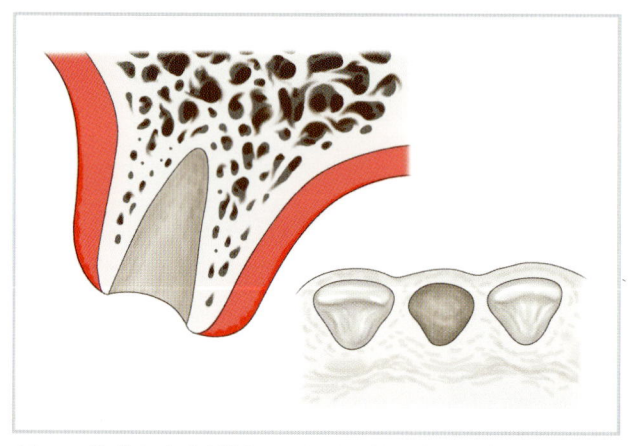

図6-4 抜歯した歯牙周囲に十分な骨の高さが存在する場合は，抜歯後GBRなど再生療法を行わなくても骨の再生が期待できる．しかし，抜歯後の骨吸収を可及的に少なくしようとする場合は，抜歯窩へのGBR（骨移植材の填入）が必要であろう．

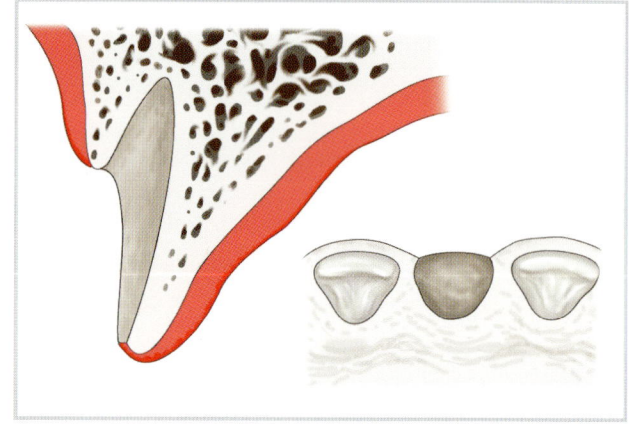

図6-5 抜歯した歯牙周囲の骨壁がない場合は，そのままの状態では歯槽堤の形態異常が生じるため，GBRなどの処置が必要となることが多い．

前歯部における唇舌的な傾斜の改善を行う際にも，同部位の唇舌的な骨量を考慮しなければならない．矯正治療により歯槽骨から歯根が唇側に突出してしまうようであれば，治療後に骨の開窓や付着の喪失などの結果を招きかねないため注意を要する[10]．

また前歯で歯肉，骨が薄い場合に無理に歯牙移動を行うと，歯肉退縮が起こる場合もある．とくに下顎前歯の歯根が歯槽骨から突出しているような場合，矯正治療を行うと歯肉退縮を起こす可能性が非常に高い．

第12章 矯正とペリオ

症例5 歯根が歯槽骨から突出している症例

図7-1｜図7-2

図7-1 下顎にも矯正治療を行う予定であるが，下顎前歯部の歯肉は薄く，歯根の豊隆がわかる状態である．
図7-2 Sinus liftを行う際に自家骨をオトガイ部から採取するため，下顎前歯部の歯肉を剝離した状態．このように下顎前歯の歯根が歯槽骨から突出しているような場合，矯正治療を行うと歯肉退縮を起こす可能性が非常に高い．

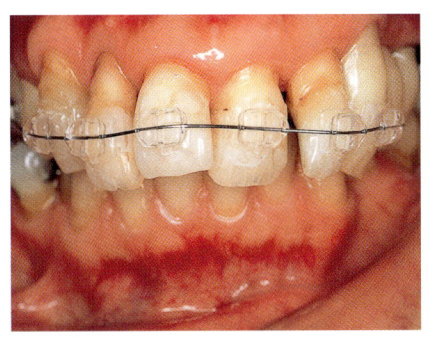

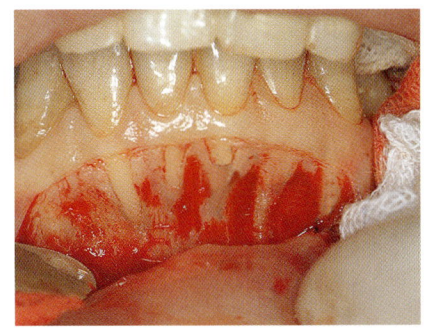

症例6 歯肉，骨が薄く矯正治療後に歯肉退縮が生じた症例

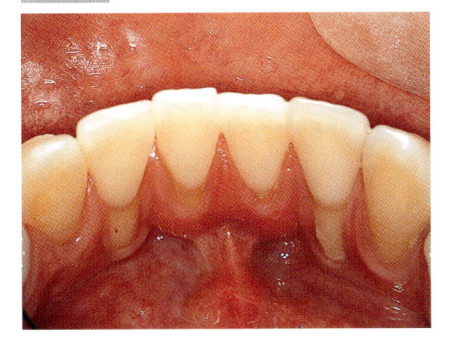

図8-1 アングルⅢ級の患者の治療後に歯肉退縮が生じたため，矯正専門医より紹介されたケース．下顎前歯の舌側移動により 2|2 に口腔底に達する歯肉退縮（約8 mm）がみられる．プラーク・コントロールが困難で，プラークの停滞がみられる．

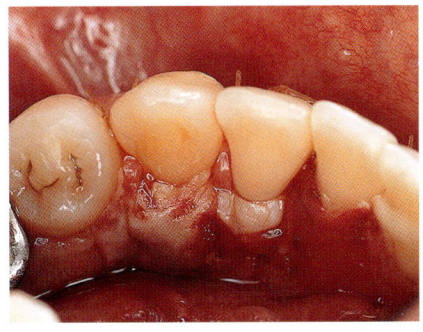

図8-2 結合組織移植による根面被覆を行った．

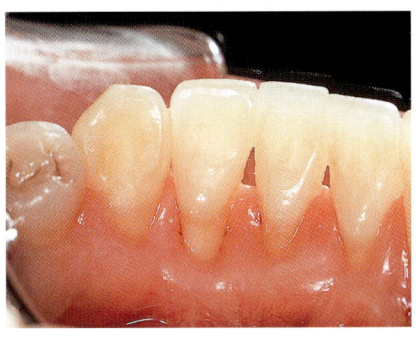

図8-3 術後1年半の状態．2～3 mmの露出根面が残っているが，プラーク・コントロールしやすい環境に改善されている．

また，大臼歯部のアップライトを行う際は，術前に根分岐部病変がないことを確認しておく必要がある．もし，根分岐部病変が存在していれば，矯正治療によって根分岐部病変が進行してしまう可能性があるので，注意が必要である．

［成人矯正における歯周組織の診査項目］

成人矯正治療においては治療前に十分に歯周組織を診査し，歯周病学的問題点を把握しておかなければならない．そして矯正治療によりこれらの問題が悪化しないように対処し，矯正治療を行える環境を整えておく必要がある．

［歯周組織の診査項目］

・歯周組織検査
　プロービング値，プロービング時の出血の有無，
　根分岐部病変，歯肉-歯槽粘膜の問題，
　口腔清掃状態，歯牙の動揺度など

・X線診査
　パノラマX線，咬翼法を含む全顎デンタルX線
・口腔内写真
・咬合診査　など

診査の結果をもとに歯周組織の状態を把握し，矯正治療にかかれる口腔内環境であるかを判断する．歯周病学的な問題点が認められる場合，その問題点が矯正治療中にどのような影響を与えるかを考慮し，またその問題点に対処する方法や，いつ行うべきかを考える必要がある．

矯正治療前に改善すべき歯周病学的問題点

　矯正治療を行う前には，可及的に歯周組織の問題点を解決することが望ましい．とくに治療後に矯正装置が装着されることにより清掃が困難になり，プラーク・コントロールが不良になることで，矯正治療中に歯周病学的問題が生じる可能性にも注意する．

　以下に矯正治療前に改善すべき歯周病学的問題点の項目をあげ，それぞれについて考察する．

[矯正治療前に改善すべき歯周病学的問題点]
- プラーク・コントロールのレベル
- 深い歯周ポケット
- 歯肉-歯槽粘膜の問題（付着歯肉不足，根面露出など）
- 根分岐部病変（再生療法が適応の場合）
- 骨形態異常（再生療法が適応の場合）
- 動揺歯
- 不良補綴物（マージン，コンタクト・ポイント，カントゥア）

● プラーク・コントロールのレベル

　矯正装置（ブラケット，ワイヤー）を装着した後は，当然，清掃が困難となる．また矯正バンドは歯肉縁下に入りこむ場合が多く，物理的，生物学的に歯肉の炎症を引き起こしやすい．このように矯正治療中のプラーク・コントロールは難しい場合が多く，矯正治療前にプラーク・コントロールのレベルを向上させることは，とくに重要である．

● 深い歯周ポケット

　初期治療が不十分で深いポケットが残存した状態で矯正治療を行うと，付着の喪失を招く可能性が高い[11]．矯正治療を行わない場合は，多少深いポケットが残存しても徹底したプラーク・コントロールによりポケット・メインテナンスできるケースもあるが，複雑な矯正装置が装着された状況では，その状態を維持することは困難である．

　理想的にはプロービング値は3mm以内であることが望ましい．しかし，実際には3mm以上のポケットが存在する場合でも矯正治療を始めなければならないことが多く，そのような場合，最低でも炎症の存在を示すプロービング時の出血がない状態を維持しておかなければならない．

歯肉-歯槽粘膜の問題（付着歯肉不足，根面露出など）

歯牙の位置異常と歯肉退縮には深い相関がある[12]．とくに，唇側に突出した歯牙は付着歯肉の幅が狭く，歯槽骨も薄いことが多く（Maynardの分類／Type 4），歯肉退縮が起こるリスクが高い．このような歯牙に矯正力のような大きなストレスが加われば，歯肉退縮が起こる可能性はさらに高くなる．

また，正常な位置にある歯牙でも，唇側方向へ歯牙移動を行う場合は唇側の歯槽骨が薄くなり，歯肉退縮のリスクが高くなる[10]．このような部位では，矯正治療を行う前に歯肉移植などにより，十分な幅，厚みの付着歯肉を獲得しておくべきである．このように矯正治療前に予測できる歯肉-歯槽粘膜の問題は可及的に解決しておかなければならない．

症例7　矯正治療前に根面被覆を行ったケース

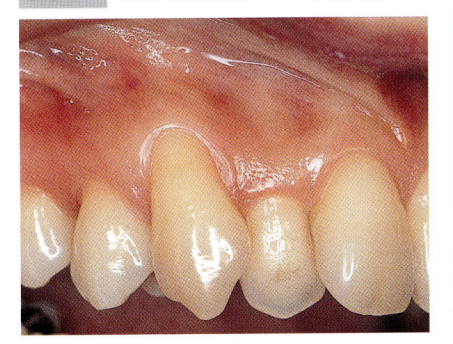

図9-1　上顎右側前歯部の叢生改善のため矯正治療を予定している．犬歯の唇側歯槽骨が薄く，付着歯肉も少ない．現段階で約3 mmの歯肉退縮が起こっており，この状態で矯正力をかければ，歯肉退縮が進行する可能性がある．

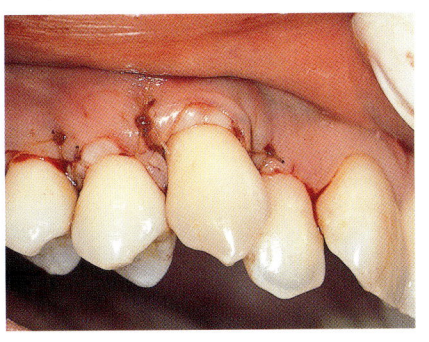

図9-2　上皮下結合組織移植による根面被覆を行った．

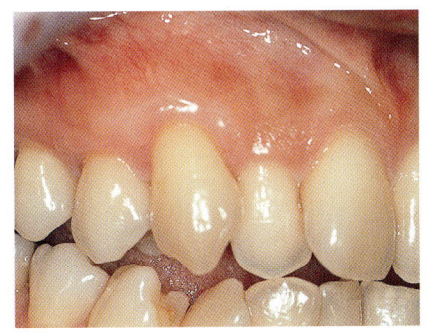

図9-3　上皮下結合組織移植後約6か月の状態．露出根面はCEJまで被覆されている．

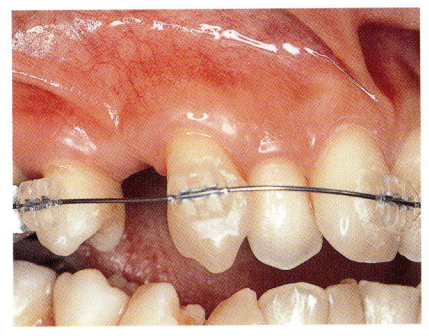

図9-4　第一小臼歯の抜歯後，矯正治療を開始した．矯正治療中にも歯周組織の変化が生じないよう，注意深い観察が必要である．

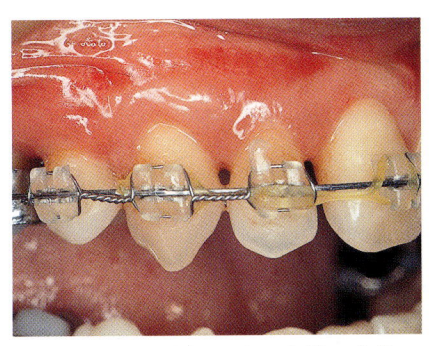

図9-5　矯正治療終了時の状態．犬歯の付着歯肉は確保されており，根面は被覆された状態を維持している．

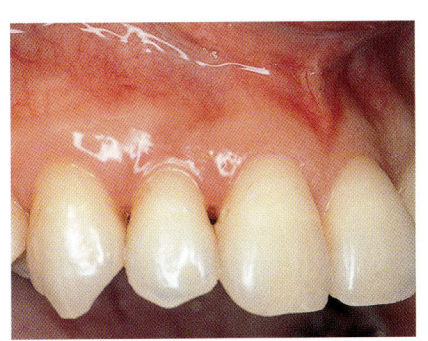

図9-6　矯正治療後2.5年の状態．犬歯周囲の歯周組織にも変化がみられず，プラーク・コントロールも良好に行われている．

根分岐部病変（再生療法が適応の場合）

　大臼歯が歯牙移動の対象やアンカーとなる場合，大きなストレスが加わる．もし，アンカーとなる歯牙に根分岐部病変があれば，根分岐部には"炎症と外傷"の共同破壊因子が加わり，急速な付着の喪失や歯槽骨の吸収などの予期せぬ事態を招くことが多い．

　根分岐部病変に対して切除療法で対応する場合は，できるだけ炎症をコントロールしながら矯正治療を行い，矯正治療後にroot resectionなどの確定的処置を行うのが一般的である．しかし再生療法が可能であると判断された場合，矯正治療前に行う方が治療の予知性は高いと考えられる．ただし，矯正治療の開始時期は再生療法後少なくとも1年は待たなければならない．

症例8　矯正治療中に根分岐部病変が進行した症例

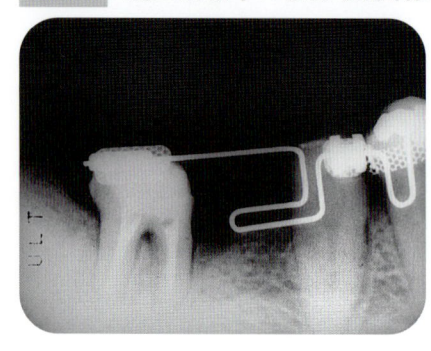

図10　下顎大臼歯のアップライトを目的とした矯正治療中のX線写真．このX線写真から根分岐部病変が進行している可能性が推測される．矯正治療中の炎症のコントロールは必須で，矯正治療後に確定的な歯周治療が必要である．

骨形態異常（再生療法が適応の場合）

　歯槽骨の形態異常，とくに垂直性の骨欠損がある場合，非外科的なアプローチでは廓清処置の限界を超えていることが多い．再生療法の適応症であれば，矯正治療前にGTR法などの再生療法を行い，歯槽骨の形態の改善を図る．この場合も，術後最低1年経過してから矯正治療を開始する．

　切除療法が適応と考えられるような骨欠損は，矯正治療後に確定的歯周外科処置を行うべきである．なぜなら矯正治療により骨形態が改善し，切除する骨量が少なくなることもありうるからである．

症例9　再生療法後に矯正治療を行った症例

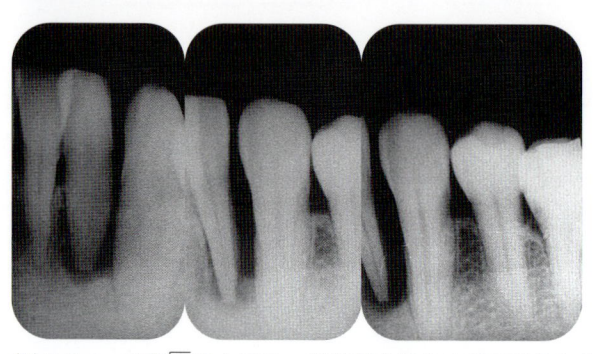

◀図11-1

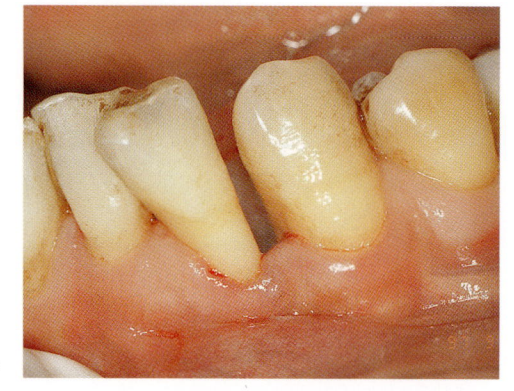

図11-2▶

図11-1, 2　下顎|2遠心部に，根尖部を越える垂直性骨欠損が認められる．骨の吸収にともなって歯牙の移動が生じている．

第12章 矯正とペリオ

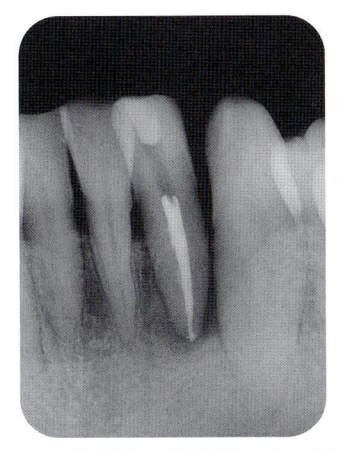

図11-3 歯周炎が根尖部にまで達し、逆行性歯髄炎の症状を呈していたため、根管治療を歯周外科の前に行った。根管充填後、根尖部の骨透過像はやや改善している。

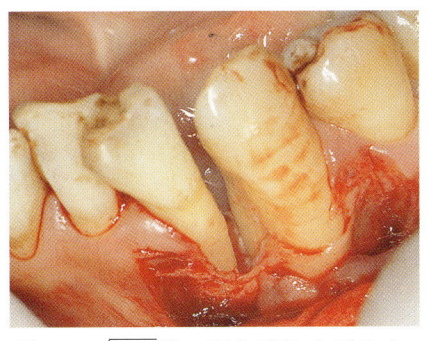

図11-4 ⎿2 3⏌間の再生療法を試みた。骨欠損部の廓清処置を行った状態。非常に深い欠損が存在している。

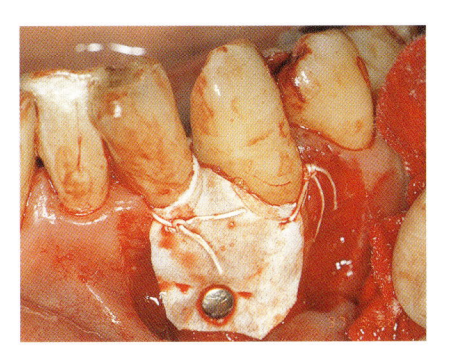

図11-5 欠損部に自家骨移植を行い、e-PTFE膜を設置した状態。メンブレンの浮き上がりを押さえるために、FRIOSボーンタックで固定している。

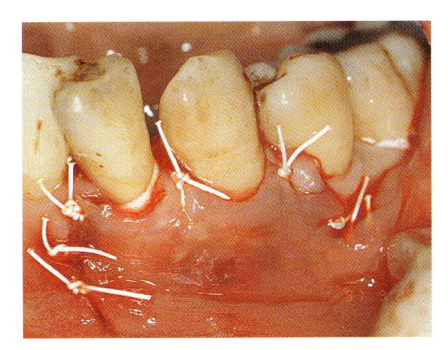

図11-6 歯肉弁を歯冠側に移動させ、縫合した状態。

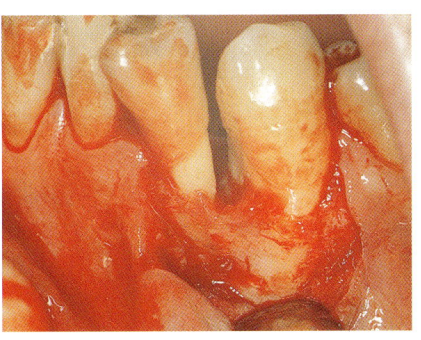

図11-7 約4週間後、膜除去時の状態。新生組織が骨欠損部を満たしているのがわかる。

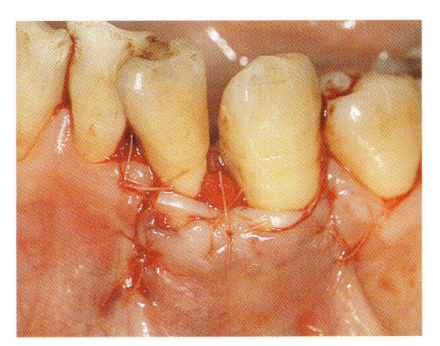

図11-8 膜除去と同時に、歯肉弁の壊死による角化組織の喪失を補うために結合組織移植を行った。

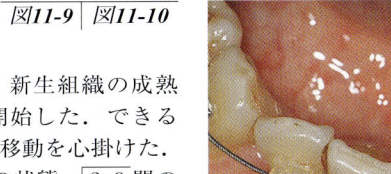

図11-9 図11-10

図11-9 約6か月間、新生組織の成熟を待ち、矯正治療を開始した。できるだけ微弱な力での歯牙移動を心掛けた。
図11-10 矯正終了時の状態。⎿2 3⏌間の歯間乳頭は喪失しているが、口唇で隠れるため審美的問題はない。浅い歯肉溝と十分な量の付着歯肉が得られている。

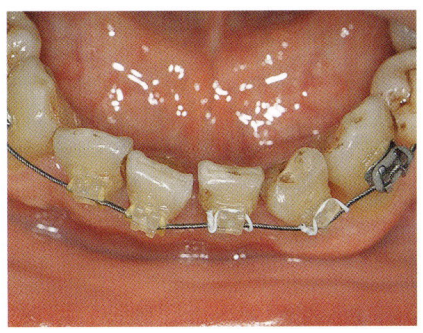

図11-11 図11-12

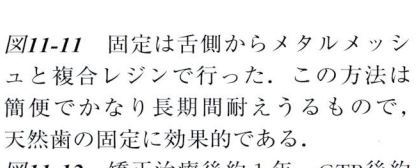

図11-11 固定は舌側からメタルメッシュと複合レジンで行った。この方法は簡便でかなり長期間耐えうるもので、天然歯の固定に効果的である。
図11-12 矯正治療後約1年、GTR後約2年のX線写真。新生骨が確認できる。

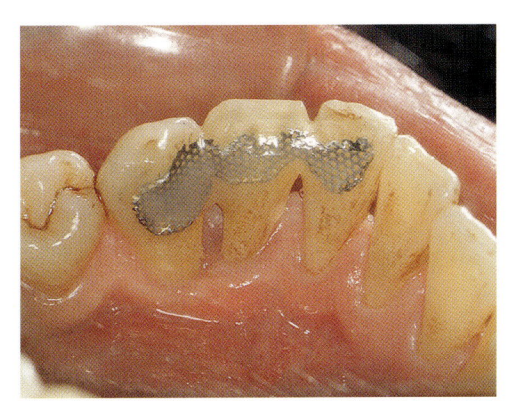

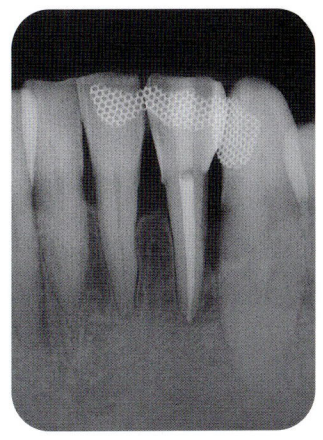

● 動揺歯

　一次性あるいは二次性咬合性外傷，炎症などの動揺の原因を排除する．もし，アンカーとなる歯牙に動揺がある場合は，隣在歯との連結を行い，アンカーを補強する必要がある．移動させる歯牙に動揺がある場合は，動揺の原因を排除し，極力弱い力で慎重に移動させなければならない．

　以上の問題を可及的に改善した後，矯正治療を開始する[13,14]が，矯正治療中も付着の喪失などの歯周組織の変化を起こさないように歯周病学的に注意しなければならない．

症例10　再生療法後，骨の平坦化，付着歯肉の獲得を行い，矯正治療を開始した症例

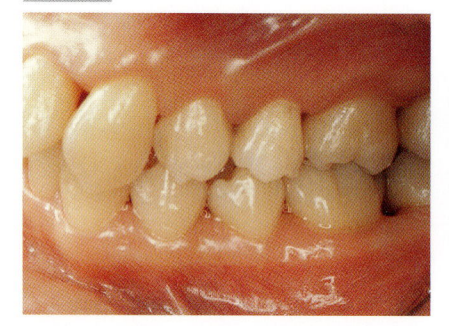

図12-1　21歳，女性．全顎的に深い歯周ポケットと骨吸収が認められ，咬合状態も不安定である．

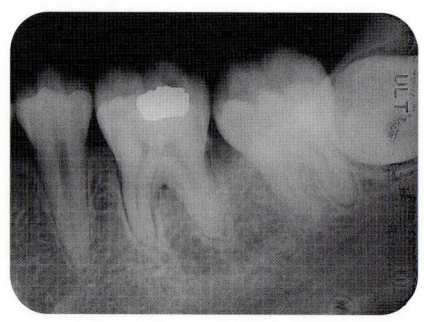

図12-2　初診時の下顎左側臼歯部のX線写真．6に根分岐部病変，6 7に骨欠損が認められ，8は埋伏している状態である．

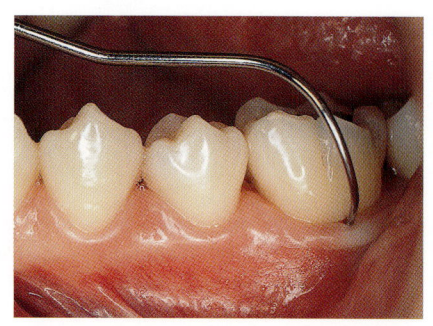

図12-3　Open flapならびに再生療法前の術前診査時．頰側の根分岐部はⅡ度の病変を呈している．

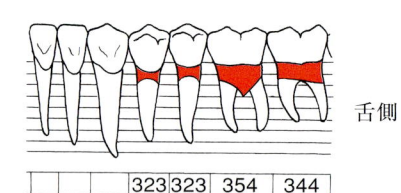

図12-4　初診時の歯周チャート．

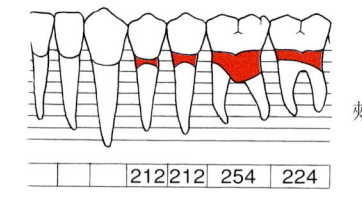

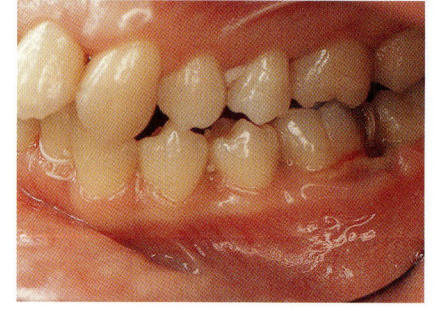

図12-5　再生療法を行い約1.5か月経過後の膜除去前の状態．

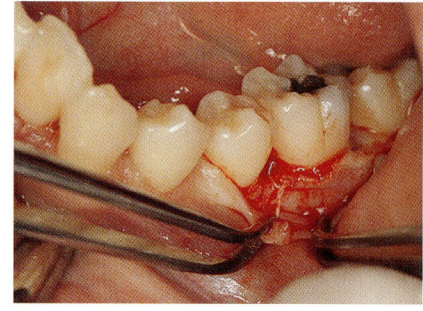

図12-6　歯肉を剥離後，膜の状態を確認する．歯肉弁の内面の肉芽組織はメスやティッシュ・ニッパーなどを用いて注意深く除去する．

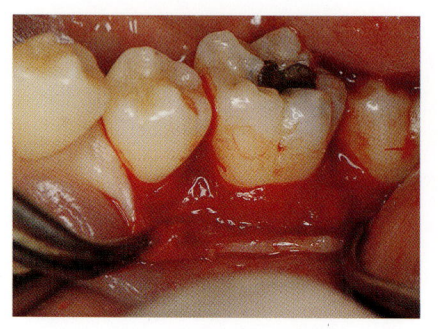

図12-7　膜除去後の新生組織の状態．根分岐部や骨欠損部を十分満たした赤みを帯びた組織が確認できる．

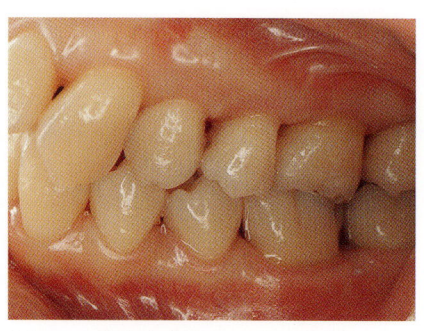

図12-8　膜除去後約9か月の状態．

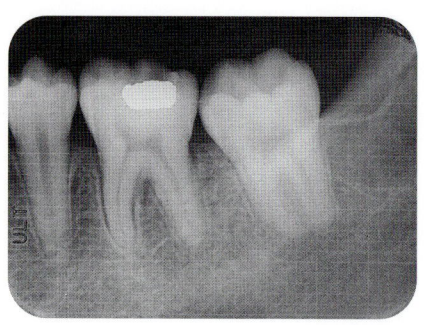

図12-9　同時期のX線写真．根分岐部や隣接面部の骨欠損は改善されている．

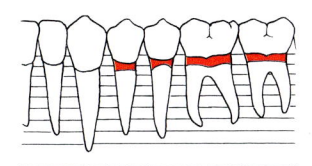

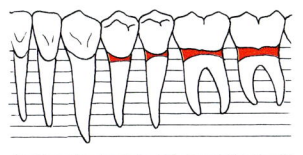

図12-10　初診時より2年経過したときの歯周チャート．

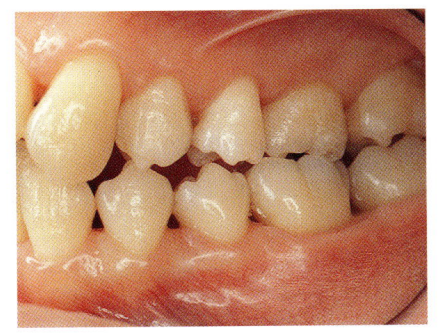

図12-11　4̲5̲6̲部頬側に付着歯肉はほとんどなく，6̲部再生療法後の骨の段差も認められるため骨外科処置を含むFGGにて付着歯肉獲得，骨の平坦化を図ることとした．

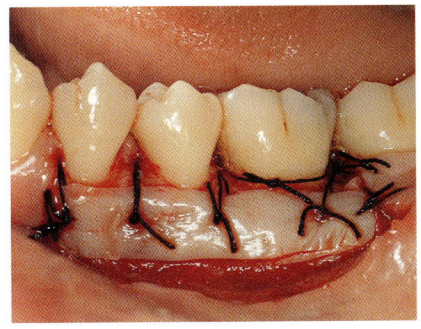

図12-12　上顎より遊離歯肉移植片を採取し，骨膜縫合にて，移植片の歯冠側断端を骨頂に位置づけ，固定する．

図12-13│図12-14

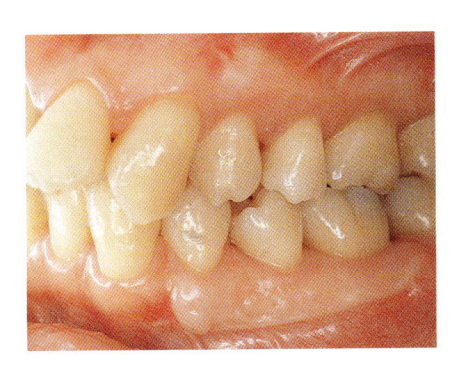

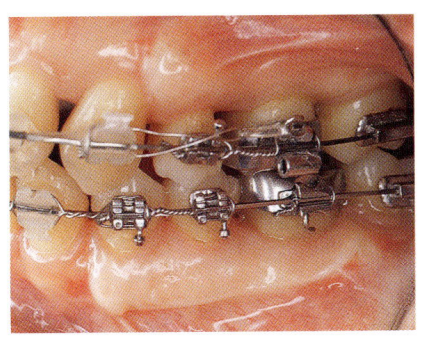

図12-13　FGG後6か月の状態．十分な付着歯肉が獲得され，良好なプラーク・コントロールが維持できる状態である．

図12-14　歯周治療終了後，患者とのコンサルテーションにより，口呼吸および上顎前突の改善を目的として矯正治療を開始．矯正治療中の状態．

矯正治療中に注意すべき歯周病学的問題点

　　成人矯正の場合，すでに歯周疾患に罹患している場合が多く，矯正力が作用している状態での歯周組織の反応には細心の注意が必要である．
　　つぎに「矯正治療中に注意すべき歯周病学的問題点」の項目をあげ，それぞれについて考察を行う．

[矯正治療中に注意すべき歯周病学的問題点]

・プラーク・コントロールのレベル
・歯肉形態の変化
・歯肉の炎症
・付着の喪失
　　辺縁歯肉の退縮
　　歯周ポケットの増大
・咬合性外傷
　　骨吸収
　　歯牙動揺

矯正中のプラーク・コントロールのレベル

プロービング値や出血の有無などの客観的なデータを用いてプラーク・コントロールの再強化を図り，可能なら1か月に1回の間隔でprofessional tooth cleaningを行う．また矯正装置を選択する場合にも，歯周組織のみならずカリエス予防のためにも，プラーク・コントロールを行いやすい装置を選択するよう配慮することが望ましい．

舌側ブラケットで炎症を起こしている症例

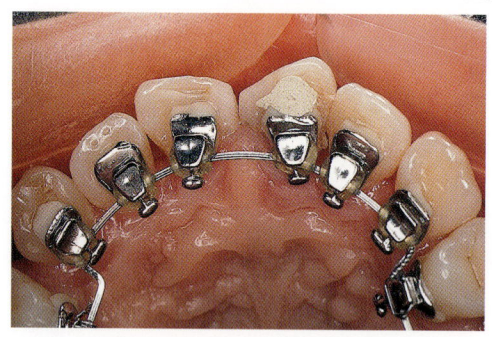

図13 患者の希望である審美的な配慮から口蓋側に矯正装置を装着しているが，プラーク・コントロールが非常に難しく歯肉に炎症が認められる．歯科医院サイドの徹底したprofessional tooth cleaningが必要である．

矯正中の歯肉の炎症および形態の変化

歯肉の形態の変化はプラーク・コントロールのレベル低下に起因することが多く，炎症による歯肉の発赤，腫脹，出血などの徴候を早期に発見し，その問題に対処しなければならない．他の原因には誤ったブラッシングや咬合性外傷，医原性因子などがあげられる．とくに歯槽骨が薄く，付着歯肉も少ないMaynardの分類Type 4の部位においては，歯肉のクレフトや，フェストゥーン，歯肉退縮などの形態異常として認められることがある．

症例11 歯肉が薄く，矯正治療中に根面露出が生じた症例

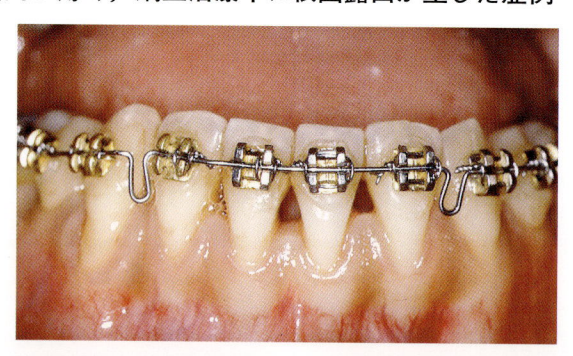

図14-1
図14-2 | 図14-3

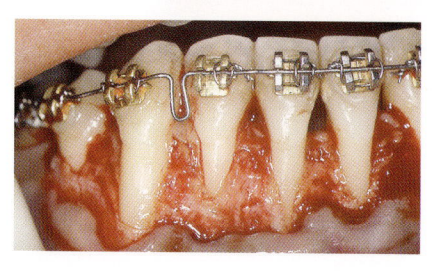

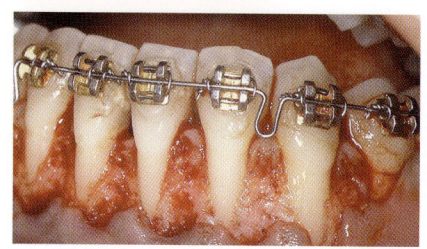

図14-1～3 他院で矯正治療中に下顎前歯部唇側の歯肉退縮が進行してきた．歯肉を剥離した状態．唇側の歯根露出が著しいことがわかる．

第12章　矯正とペリオ

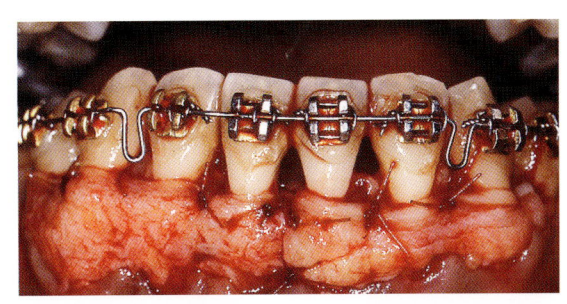

図14-4～6　矯正力をかけない状態で両側から採取した結合組織移植片を固定し，歯肉弁歯冠側移動により根面被覆術を行った．

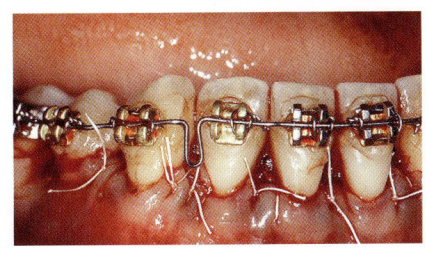

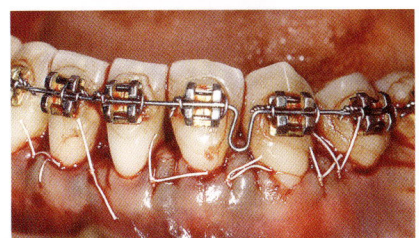

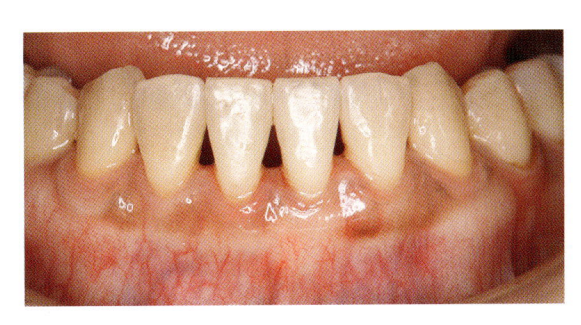

図14-7　根面被覆後4年の状態．

歯牙を頰舌的に移動させることにより，結果的にMaynardの分類Type 4の状態になることがある．このような部位にプラークによる炎症やブラッシングなどの外傷が加わると，歯肉の形態に変化が生じると考えられる．対処法として，矯正力を除去して一時的に固定を行い，ソフトブラシやマウスリンスなどを用いて炎症のコントロールを行う．さらに歯肉退縮の進行を抑制するために，歯肉移植を行うか否かを考慮する必要がある．

● 矯正中の付着の喪失

［歯肉退縮］

矯正治療中に付着の喪失が認められた場合は，矯正力を除去して歯牙の固定を行い，原因に対して対応策を講じる．歯肉退縮が進行した場合でも，結合組織移植などにより根面被覆を行うことも可能な場合もあるが，常に100％成功するわけでもない．それゆえ，矯正治療中に生じる可能性のある問題点に対して，できるかぎり矯正治療前に対応すべきであると考える．

［歯周ポケットの増大］

矯正治療中は頻繁にアタッチメント・レベルの変化をチェックし，変化が大きい場合はX線診査も同時に行い，付着の喪失および骨吸収の有無を確認する．骨にまで及んでいない場合は，スケーリング，ルート・プレーニングのみで改善できるが，骨吸収をともなって骨縁下ポケットが形成されている場合は，矯正治療を中断し，歯周組織の再生あるいはポケット除去手術などを行う必要が生じる．

症例12　矯正治療中に付着の喪失が生じた症例

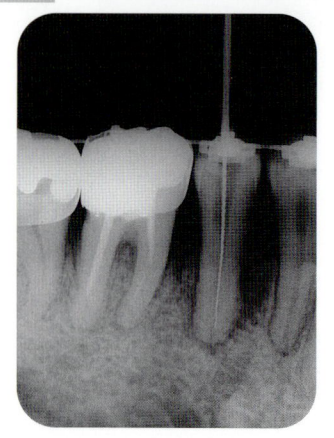

図15-1　矯正専門医から矯正治療中に歯髄炎が生じたとのことで紹介された．5⏌の頬側には約10mmの歯周ポケットが存在していた．初診時X線写真．

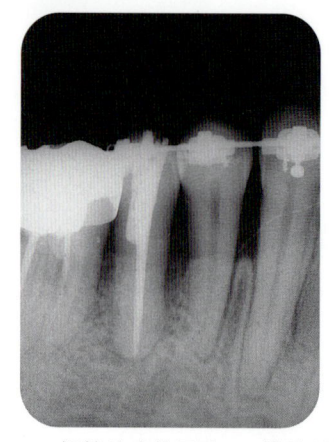

図15-2　根管治療終了時．X線透過像はやや縮小しているものの，依然としてプロービング値は深い．

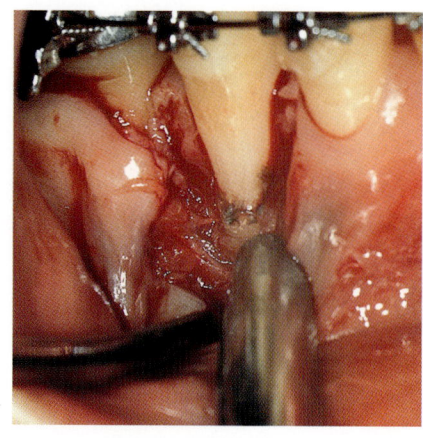

図15-3　根面の廓清を確実に行う目的でopen flapを行った．根尖側に多量の歯石の沈着が認められる．SC/RP後flapをもとに戻し，組織の治癒を待った．

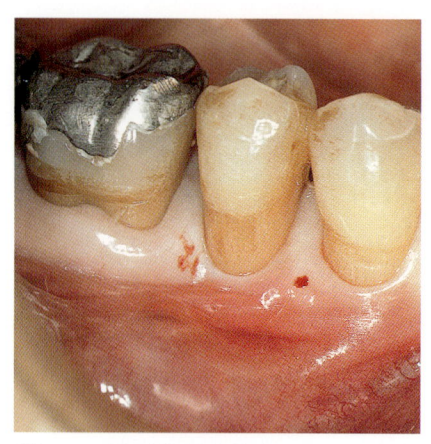

図15-4　矯正装置を除去し，7か月後に再生療法を行う術前の状態．

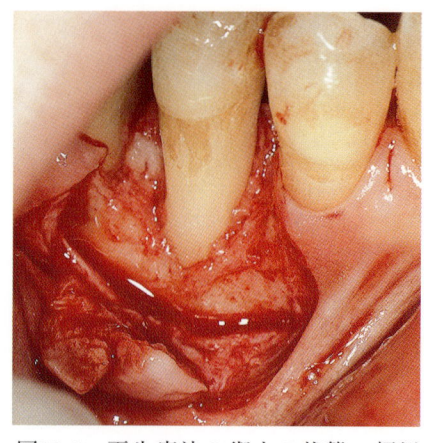

図15-5　再生療法の術中の状態．頬側の骨は前回の処置により約3mmの骨再生が認められた．

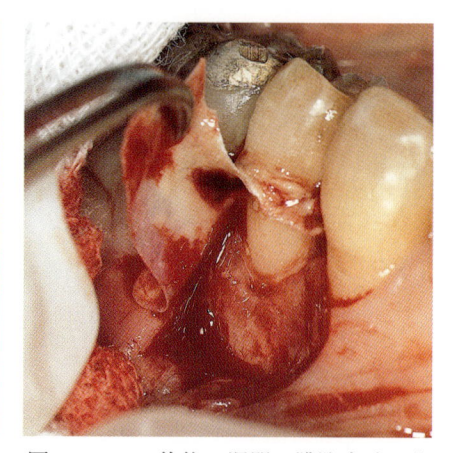

図15-6　GTR後約5週間の膜除去時の状態．

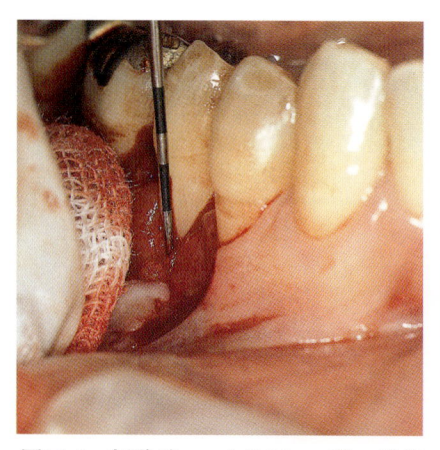

図15-7　初診時CEJより10mm近い付着の喪失がみられたが，GTR膜除去後はCEJより3mmの部位まで新生組織が認められる．

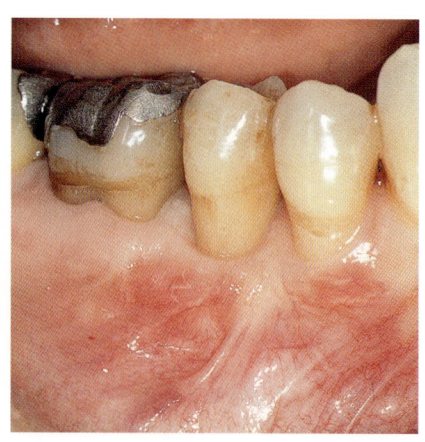

図15-8　再生療法後6か月の状態．付着歯肉が少ない状態である．

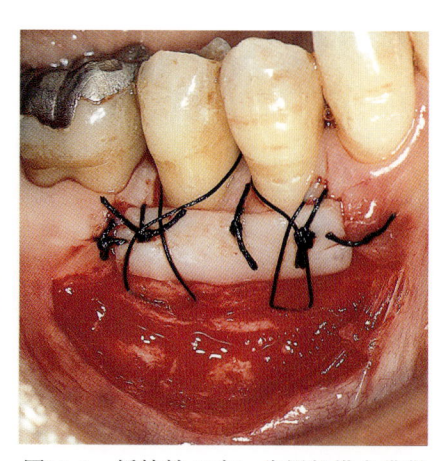

図15-9　抵抗性の高い歯周組織を獲得するため，FGGにより付着歯肉の増大を図った．

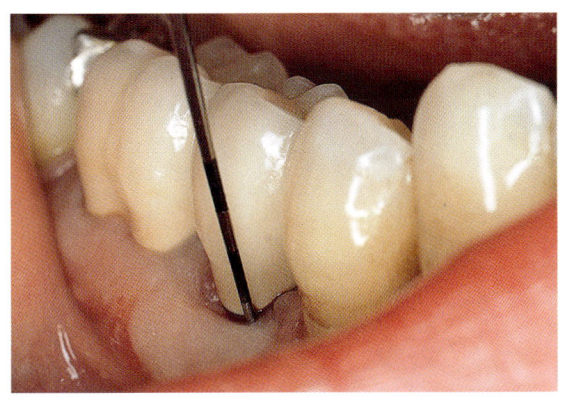

図15-10 5か月経過後，製作を開始した最終補綴物装着時の状態．十分な付着歯肉が獲得され，清掃しやすい状態でプロービング値は約1mmである．

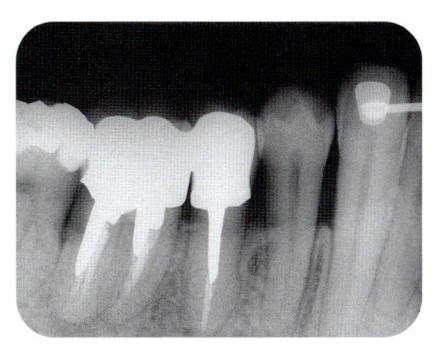

図15-11 同時期のX線写真．

● 咬合性外傷

　矯正治療では歯牙の移動にともない，咬合関係が変化し，それにより咬合性外傷を引き起こすことが多い．咬合性外傷が生じている歯牙は動揺が大きくなり，歯根膜腔の拡大にともなうX線透過性が増加する．このような場合，咬合調整を行うが，天然歯では過度の咬合調整はできないので，咬合挙上板などの利用が有効である．若年者の矯正治療では咬合性外傷に関してあまり意識しないことが多いが，成人患者とくに歯周疾患のリスクの高い患者では，咬合性外傷の有無を頻繁に診査し，適切に対応することが必要である．

　以下に，咬合性外傷でみられる主な2つの徴候である骨吸収と歯牙の動揺に関して考察する．

［骨吸収］

　骨吸収は通常X線写真で確認できるが，矯正治療や咬合性外傷においてみられる骨吸収像は永久的な骨喪失とは限らない．一時的な骨喪失と永久的な骨喪失とを鑑別する方法はプロービングである．矯正治療の場合，線維性付着の位置とCEJとの距離（アタッチメント・レベル）に変化がなければ，歯牙移動後に骨添加が起こると考えられる．

　重要なことは，線維性付着を破壊しないことである．ただし骨吸収像が認められる場合，歯周組織が健全な状態と比較してプラークや外傷に対する抵抗力が弱いと考えられており，この部位に対するプラーク・コントロールには一層の注意を要する．また歯牙移動後に歯周組織が安定するまでの間の9～12か月は，線維性付着の喪失をさけるため骨外科処置をともなう歯周外科処置は避けるべきと考える[4, 6, 7]．

［歯牙動揺］

　動揺度が急激に増加する場合は注意を要する．このような場合，動揺度の程度，原因あるいは付着の喪失の有無などを診査する必要がある．咬合性外傷が原因のため動揺度が大きくなっている場合でも，歯周組織に問題がなければ咬合調整を行い，矯正治療を継続しても問題ないと考えられる．

　しかし2度以上の強い動揺が認められる場合，また歯周組織や歯髄組織に問題が生じた場合は，一時的に固定を行い，問題を解決した後に弱い矯正力で治療を再開する．

症例13　矯正治療中に歯牙の動揺が増加し，一時的に固定を行い対応した症例（Dr. Wise Rのご厚意による）

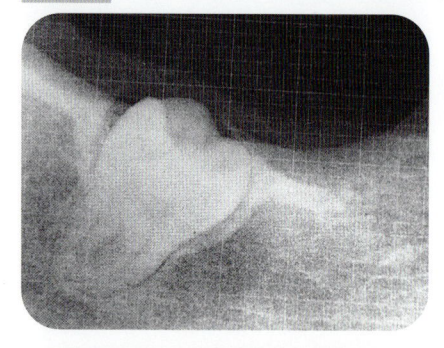

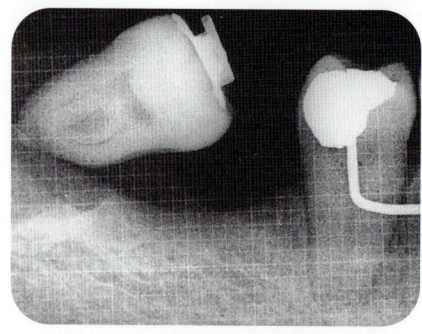

図16-1　図16-2

図16-1　埋伏歯をブリッジの支台歯として利用するために挺出させる予定である．矯正治療前の状態を示すX線写真．
図16-2　矯正力が過剰にかかり，歯牙が歯槽骨から脱臼した．

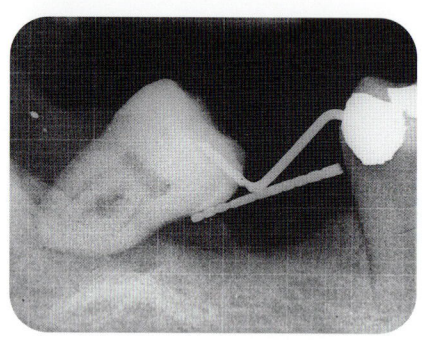

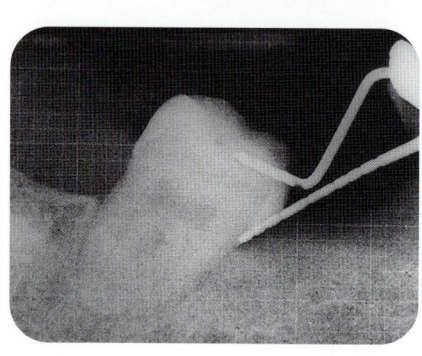

図16-3　図16-4

図16-3　矯正力を除去し，歯牙を適切な位置で固定した．プロービングにより付着の喪失がないことが確認できる．
図16-4　固定後約6か月，歯槽骨の添加が認められる．プローブの先端はCEJより1mm根尖側にあり，さらに1mm根尖側には歯槽骨頂が確認できる．

矯正治療後に注意すべき歯周病学的問題点

　矯正治療前に可能なかぎり歯周組織の問題を解決しておくことが望ましいが，根近接や歯牙の傾斜などの歯牙の位置異常により，矯正治療前の歯周治療に制約があることが多い．このような場合，矯正治療中，歯牙の移動にともなう歯周組織の変化に十分注意を払い，炎症と力のコントロールを慎重に行うが，予期せぬ歯周組織の崩壊を招くこともある．
　矯正治療後にはこのように残存している歯周組織の問題や，新たに矯正治療後に生じた問題などに対して，長期的安定を目標に確定的な歯周治療を行うように努めることが肝要である．

［矯正治療後に注意すべき歯周病学的問題点］
・保定の方法と期間
・矯正治療患者特有の問題
・歯周外科処置の時期
・矯正治療後の歯周病学的問題点の対処法

保定の方法と期間

矯正治療終了後,装置を撤去する前に保定装置をどのようなタイプにするかを考えておかねばならない.

[保定装置の種類]

可撤式
- ホーレー・タイプ
- ナイトガード・タイプ
- ワイヤー

固定式
- ワイヤーとレジン(A-Splint)
- メタルメッシュ(図)と接着性レジン
- プロビジョナル・レストレーション
- 連結冠やブリッジ
- ピンレッジ

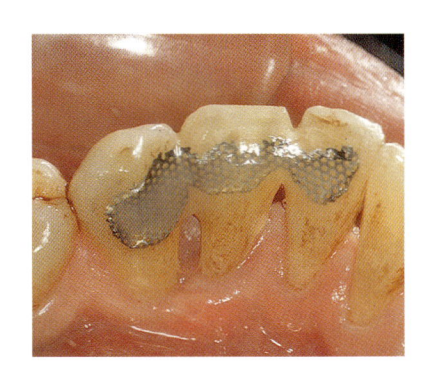

保定装置は保定する範囲や歯牙の状態(後戻りしやすいか否か,修復歯か天然歯か,歯牙の動揺度,審美性など)を考慮して選択する.一般的に歯周組織が健全な天然歯においては暫間保定装置が用いられ,その期間は動的治療期間よりも長い期間が必要といわれている.歯周病患者で歯冠-歯根比が悪く,歯牙の動揺がみられる場合は永久固定法を用いることが多くなる.

■矯正治療が終了した患者の特有の問題

矯正治療が終了した患者では,歯牙の位置異常による治療上の制約が解消されているので,通常の歯周病患者と同様に処置が行える.しかしその半面,矯正治療を行った患者特有の問題があることを認識しておく必要がある.

①動的治療終了時より約9〜12か月間は歯槽骨のリモデリングが完了していないので,骨外科処置をともなう歯周外科処置は行うべきではない.

②矯正治療後は咬合が安定していないことが多く,咬合調整や暫間補綴物などで咬合の安定を図った後に確定的な歯周外科処置を行う.

③歯列不正のある患者は歯槽骨と歯牙の位置のバランスが悪く,付着歯肉の量も少ないことが多い.それゆえ歯肉退縮が生じる危険性が高いといえる.そのため矯正治療終了後に付着歯肉獲得を目的としたPPS(Periodontal Plastic Surgery)を必要とすることが多い.

■歯周外科処置の時期]

矯正治療を終了した時点で,とくに歯牙移動を行った部位に関しては,歯周組織の状態,咬合状態,カリエスの有無などについて徹底した診査が必要である.歯周外科処置の必要性を認める場合は,歯牙の移動量にもよるが,通常9〜12か月は保定装置により歯周組織の安定を図ってから歯周外科処置を行う.

歯周外科処置終了後,補綴処置にかかるまでに軟組織のみの外科処置の場合は約2〜3か月,骨外科処置をともなう場合は約4〜6か月の歯周組織の治癒期間が必要である[4].

■矯正治療後の歯周病学的問題点の対処法]

矯正治療後に歯周病学的に以下のような問題が存在すると,歯周病の再発の危険性が高くなり,治療後の予知性は低くなると思われる.矯正治療後のこれらの問題に対しては,歯周組織の7つの問題点に対する対処方法で対応できることが多い.

[矯正治療後の歯周病学的問題点]
・プラーク・コントロールのレベル
・深い歯周ポケット
・骨の形態異常
・根分岐部病変
・付着歯肉不足
・歯牙の動揺
・矯正後の後戻り

　保定期間に関しては，通常の矯正治療では原則的に動的治療に要した時間と同じくらい必要といわれている．自然的保定と器械的保定の両方を行うために，実際の保定期間は個人差が大きい．自然的保定の効果が大きければ器械的保定の期間はそれ程必要ないからである．しかし，歯周疾患を有する患者では，矯正治療後の新しい歯牙の位置の安定を確保することは難しく，また歯牙動揺の固定の意味からも補綴物による永久保定が必要となる場合が多い．

症例14　矯正治療後に骨の平坦化，付着歯肉の獲得，歯槽堤の形態異常の改善を目的に歯周外科処置を行った症例

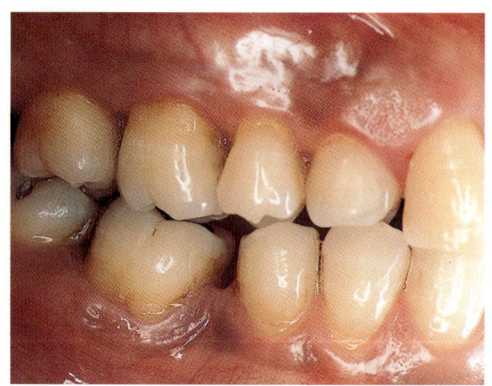

図17-1　6|欠損により8 7|の近心傾斜を生じ，咬合が不安定な状態になっている．

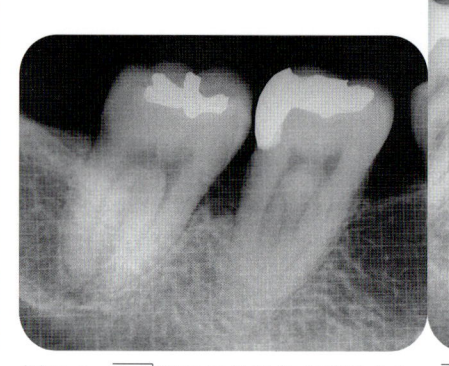

図17-2　8 7|間には骨吸収が認められ，7|の頰側分岐部はⅠ度の病変を呈している．

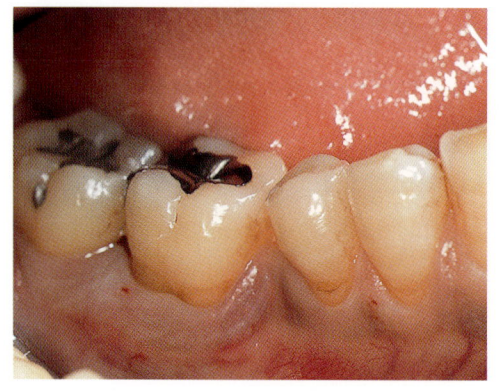

図17-3, 4　初期治療後の側方面観と咬合面観．

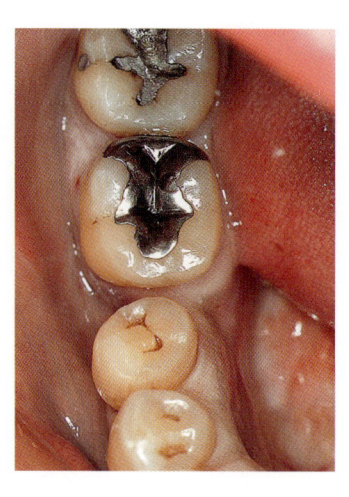

図17-5　歯石を確実に除去し，骨の形態を確認するためopen flapを行った．この時点では骨外科処置は行っていない．

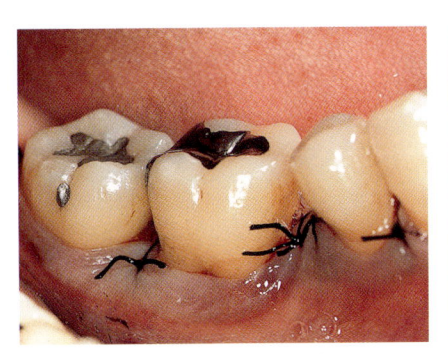

第12章 矯正とペリオ

図17-6 縫合終了時の側方面観.

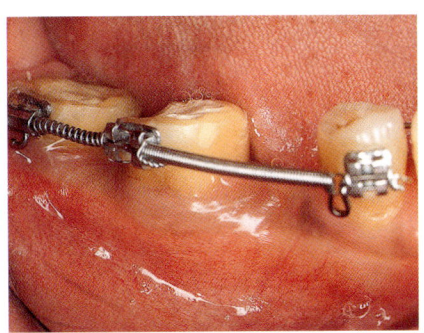

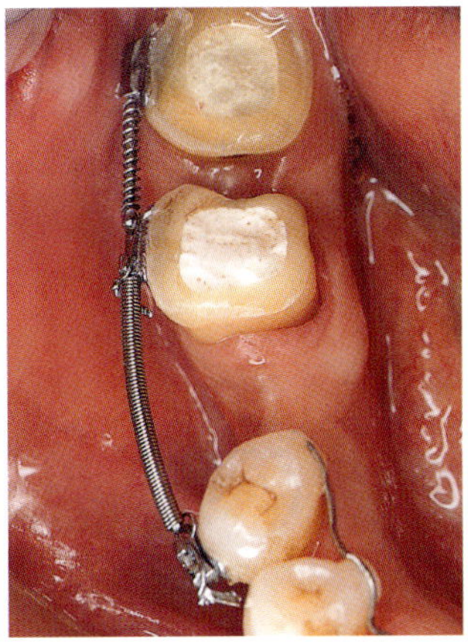

図17-7, 8 ⌊8 7⌉をアップライトするための矯正治療開始時の側方面観と咬合面観. 対合歯との関係から，⌊8 7⌉は矯正治療前に根管治療を行っている.

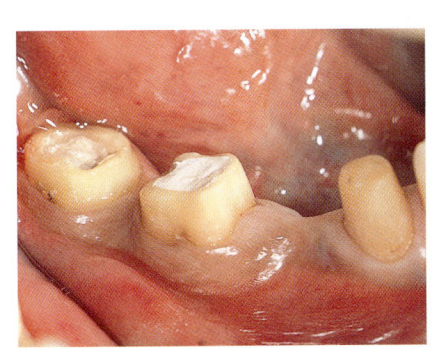

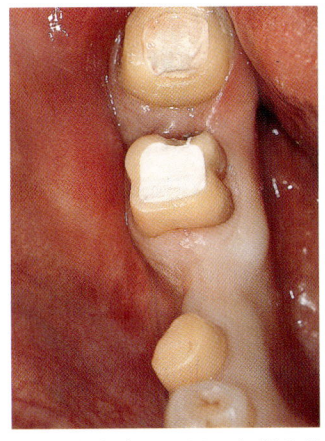

図17-9, 10 矯正治療後約1年経過した状態. 付着歯肉の不足，欠損歯槽堤の形態異常や深い歯周ポケットなどの問題が残存している.

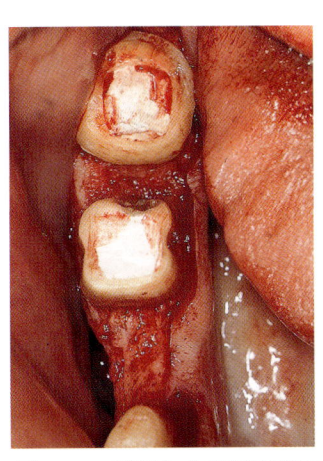

図17-11 残存した歯周組織の問題を骨外科処置を含むFGGで対応した. ⌊7⌉の根分岐部病変を解決するため，オドント・プラスティを行っている.

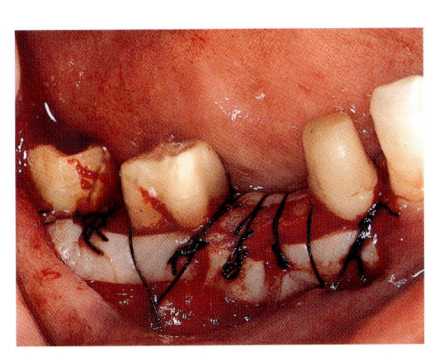

図17-12 歯周外科処置終了時の側方面観.

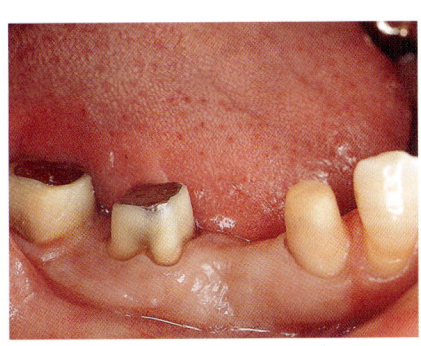

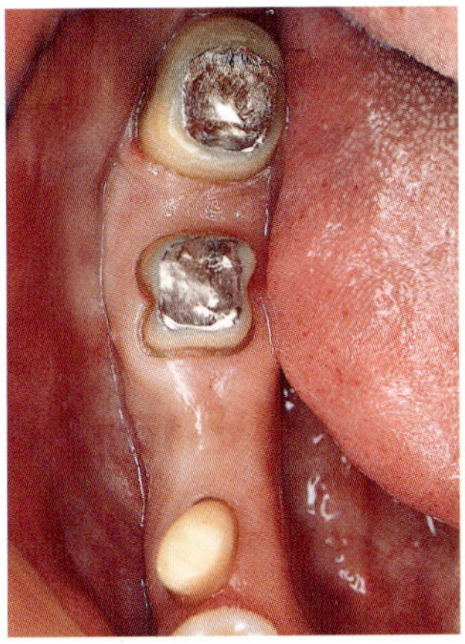

図17-13, 14 FGG後5か月の状態. 十分な付着歯肉が獲得され，歯槽堤の形態も改善され清掃しやすい状態である.

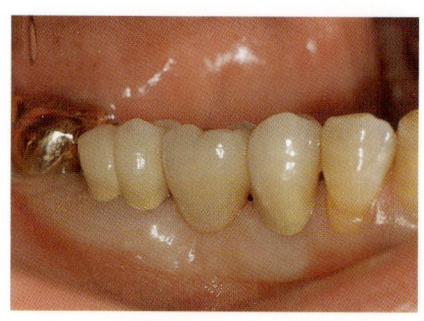

図17-15 最終補綴物装着時の側方面観.

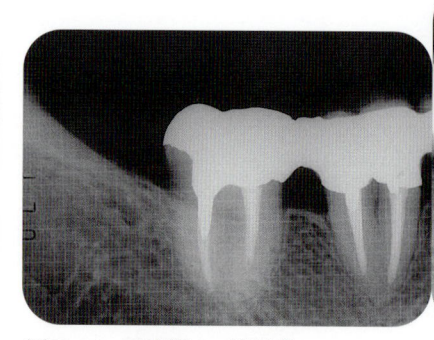

図17-16 同時期のX線写真.

症例15 歯間離開を矯正治療により改善し，歯周外科処置後，補綴処置を行った症例

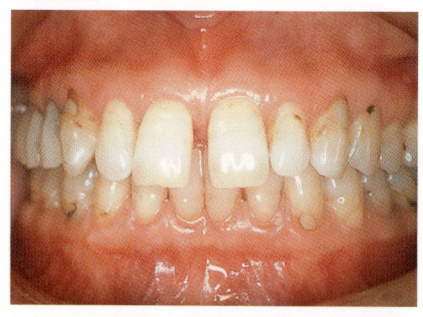

図18-1 56歳，女性の患者で上顎前歯の歯間離開を主訴として来院.

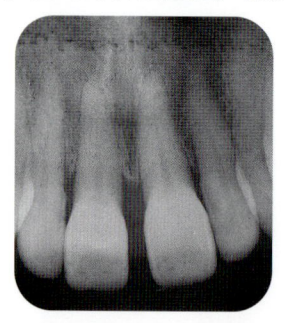

図18-2 矯正治療前の上顎前歯のX線写真.

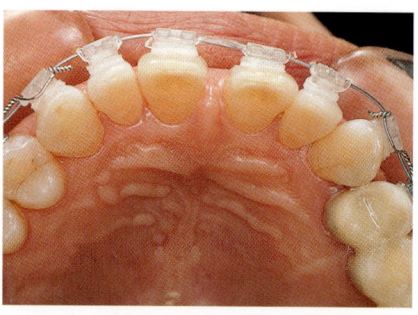

図18-3 初期治療後に矯正治療を開始した時点の咬合面観．矯正治療中のプラーク・コントロールは非常に重要である．

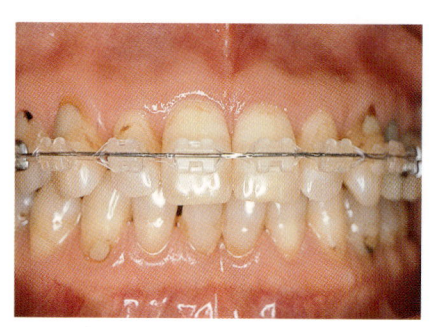

図18-4 ほぼ予定の位置まで歯牙の移動が終了した状態．このときも歯肉に炎症は認められない．

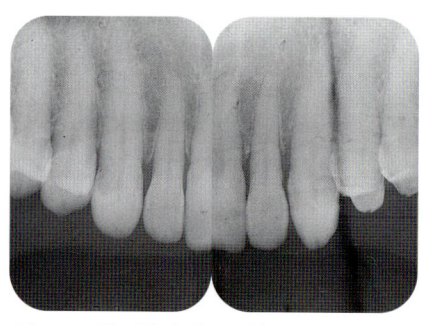

図18-5 矯正治療後のX線写真．

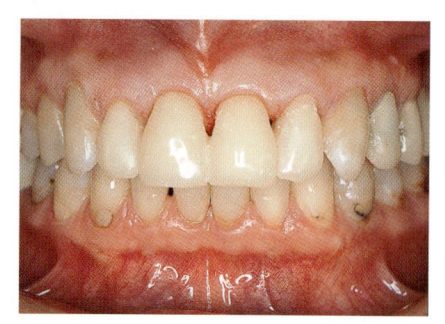

図18-6 上顎前歯はもともと臨床歯根が短く，オーバーバイトも深い状態であったため補綴治療による永久固定を行うこととした．矯正装置を除去し，上顎前歯にプロビジョナル・レストレーションを装着した状態．

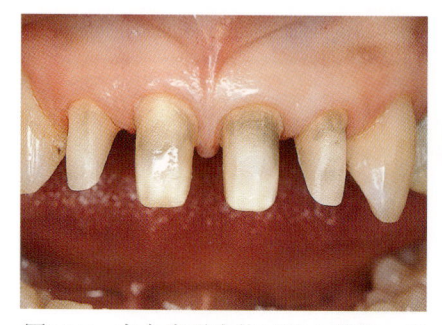

図18-7 支台歯形成終了時の状態．歯肉には炎症は認められないが，4〜5 mmのポケットが残存し，矯正治療後の骨の不良形態も残っている．

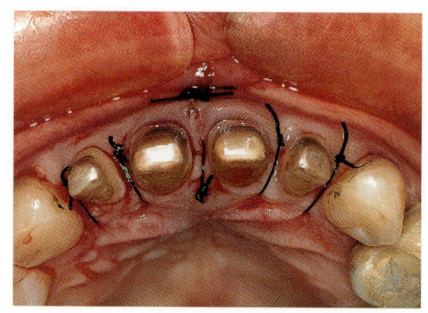

図18-8 リップラインや犬歯の歯冠長を考慮し，骨外科処置を含むmodified Widman flapで歯周外科処置を行った．

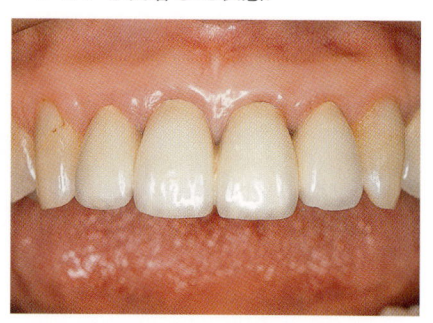

図18-9 最終補綴物装着後の正面観．

第12章 矯正とペリオ

症例16 矯正，歯周，補綴治療を包括的に行った症例

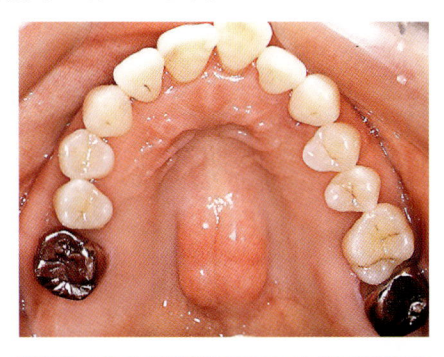

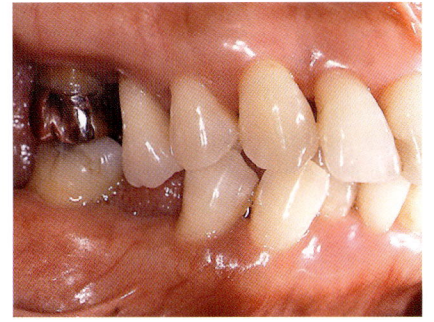

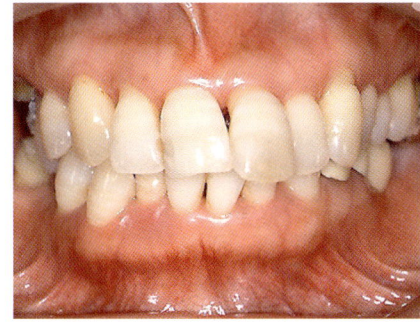

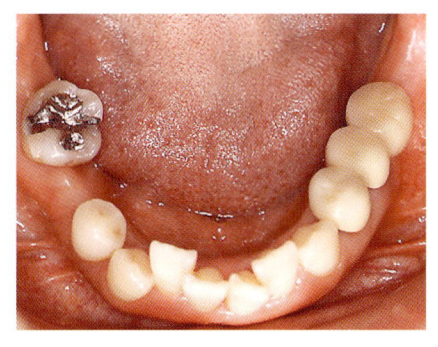

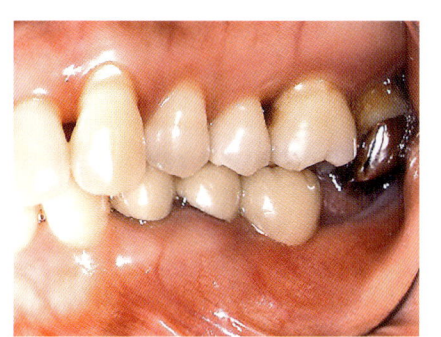

	図19-4	
図19-1	図19-2	図19-3
	図19-5	

図19-1〜5　42歳，女性．初診時口腔内．歯牙の欠損や歯牙の位置，歯軸の異常が見られ，咬合が不安定な状態である．

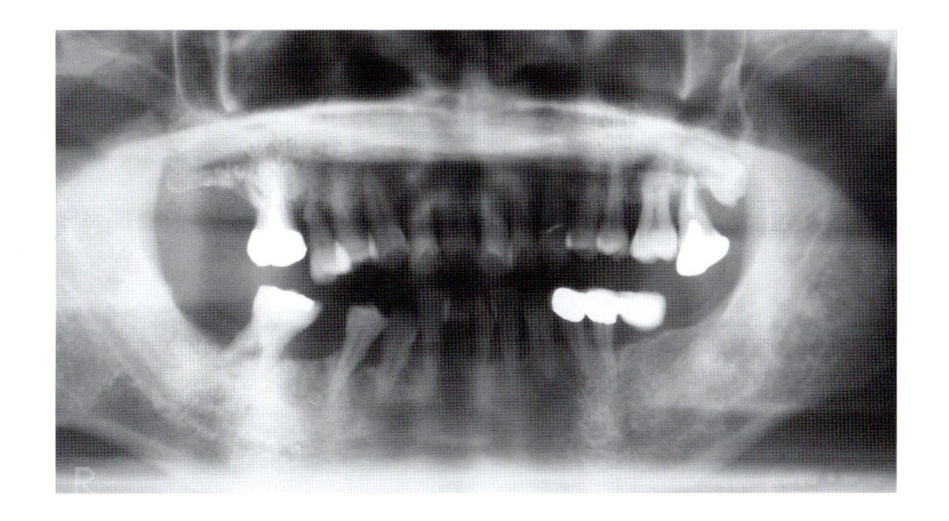

図19-6　初診時パノラマX線写真．

351

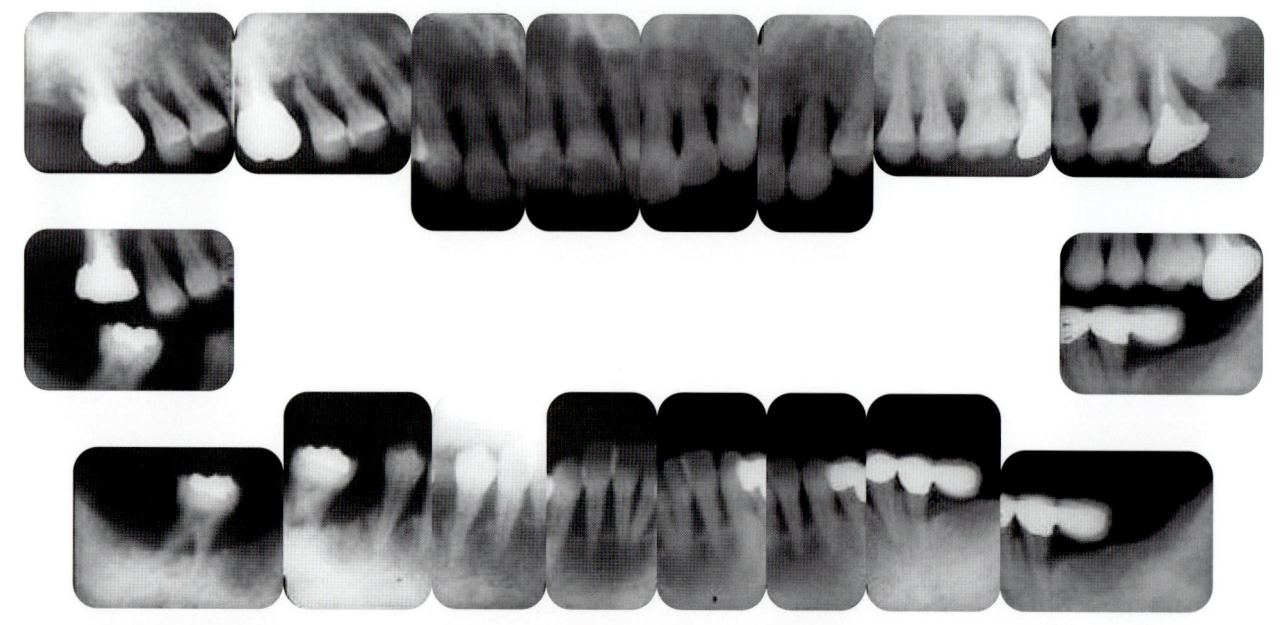

図19-7 初診時18枚法デンタルX線写真．ホープレスな歯牙は抜歯し，上顎は歯周補綴を，下顎臼歯部にはインプラント治療，小臼歯から前歯部は矯正治療後に補綴治療をすることとした．

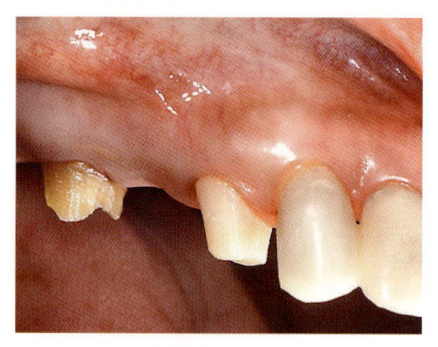

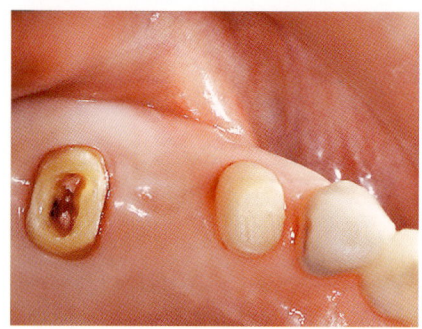

図19-8 | *図19-9*

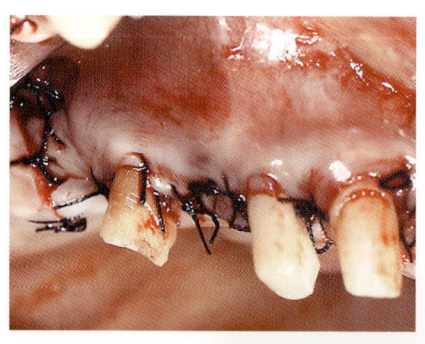

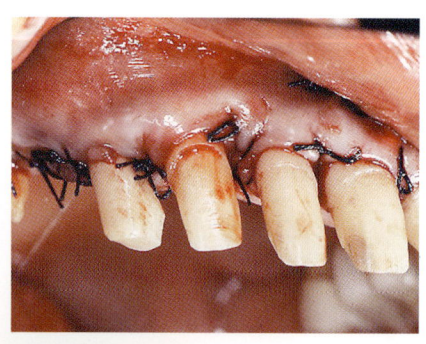

図19-8, 9 右上臼歯部の歯周外科処置前の状態．初期治療時に 5| は抜歯している．

図19-10 | *図19-11*
図19-12

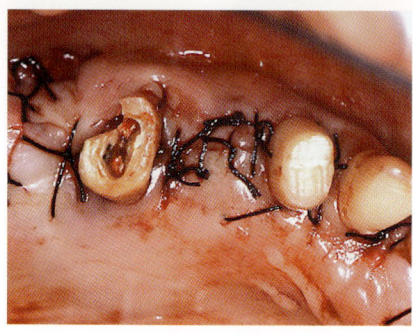

図19-10～12 6| の遠心根は抜根し，骨外科処置をともなった歯周外科処置を行った．

第12章 矯正とペリオ

図19-13 | 図19-14
図19-15 | 図19-16

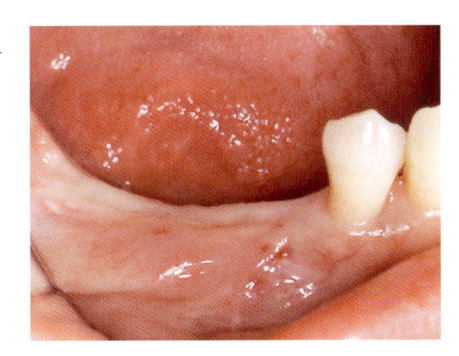

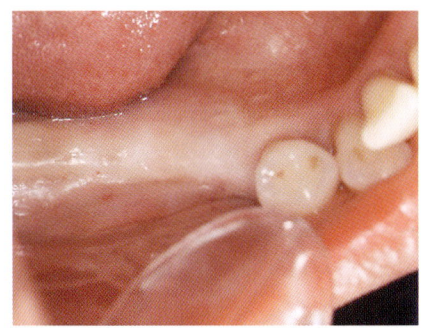

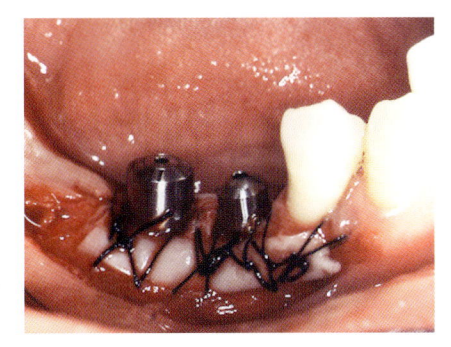

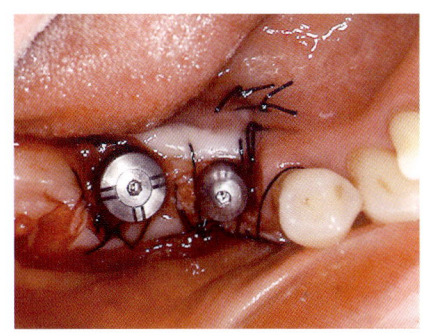

図19-13〜16 右下臼歯部には2本のインプラント埋入を行った．二次手術は角化歯肉獲得のため遊離歯肉移植で対応した．

図19-17 | 図19-18
図19-19 | 図19-20

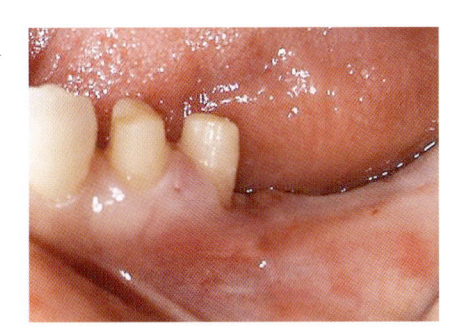

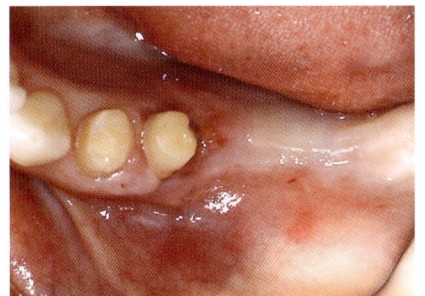

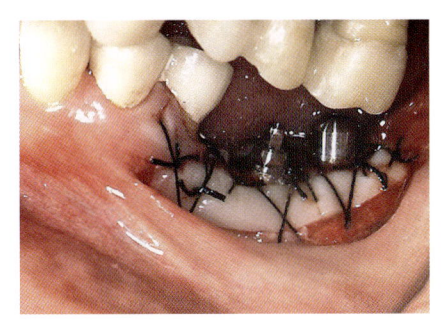

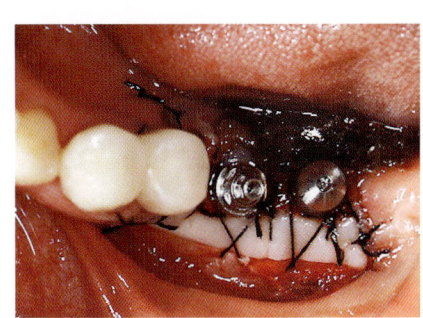

図19-17〜20 左下も右下と同様に2本のインプラント埋入を行い，遊離歯肉移植にて二次手術を行った．

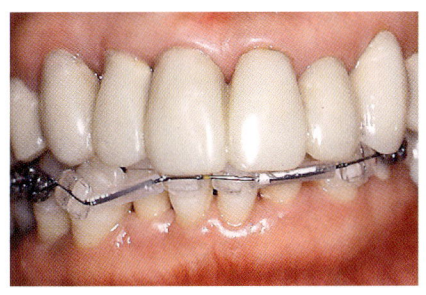

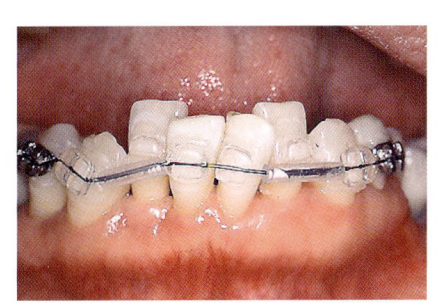

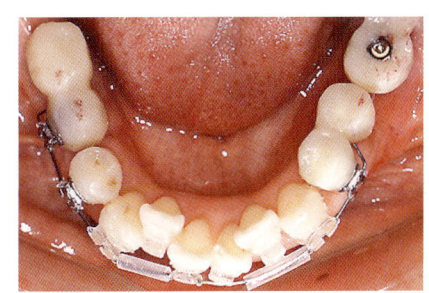

図19-21〜23 左下臼歯部にも2本インプラント埋入を行い，二次手術後に両側のインプラントをアンカーにして矯正治療を開始した．

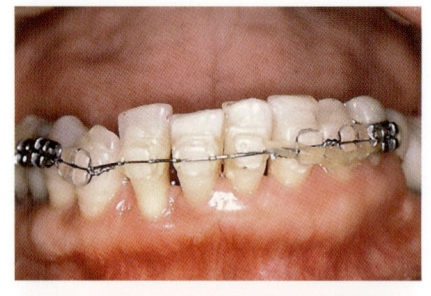

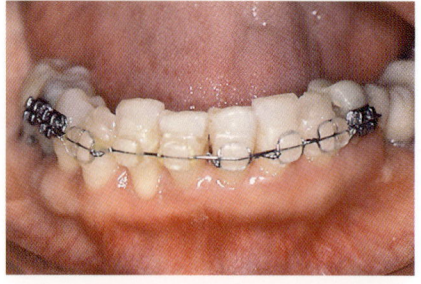

図19-24	図19-26
図19-25	図19-27

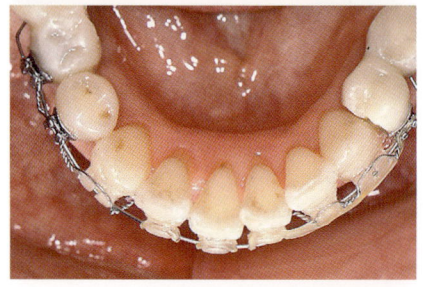

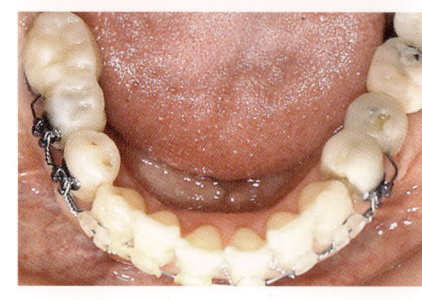

図19-24, 25 矯正治療開始より5か月経過時.

図19-26, 27 矯正治療開始より7か月経過時.

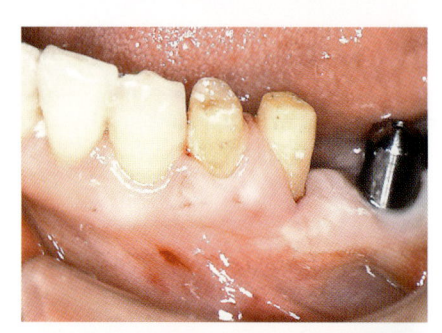

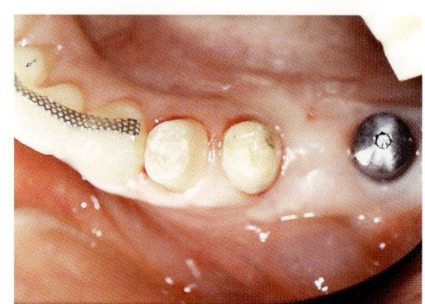

図19-28	図19-29
図19-30	図19-31

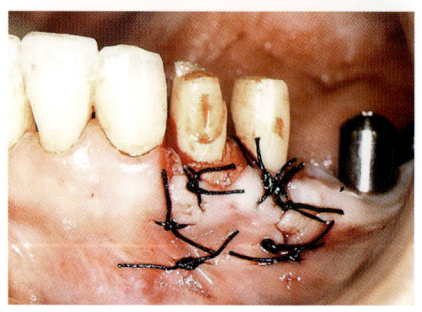

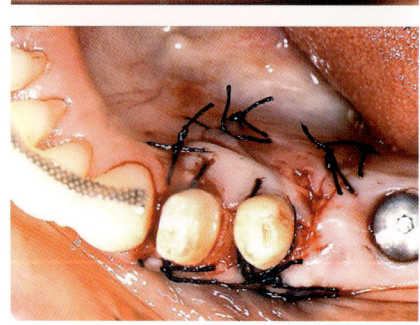

図19-28〜31 矯正治療終了後，左下に歯肉弁根尖側移動術を行い，ポケット除去，骨の平坦化，付着歯肉の獲得を図った．

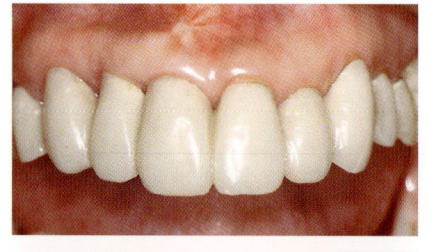

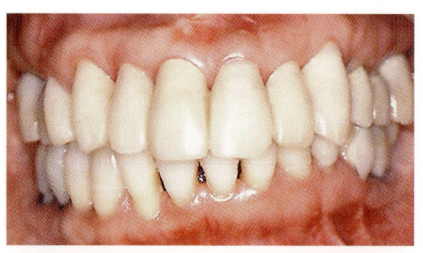

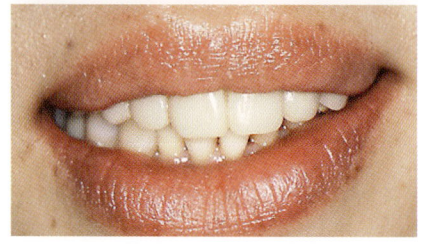

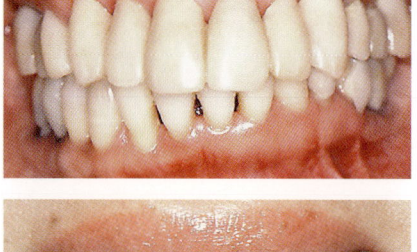

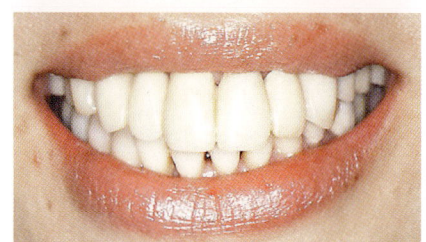

図19-32	図19-33
図19-34	図19-35

図19-32〜35 プロビジョナル・レストレーションにより，機能，審美，清掃性を評価する．

第12章 矯正とペリオ

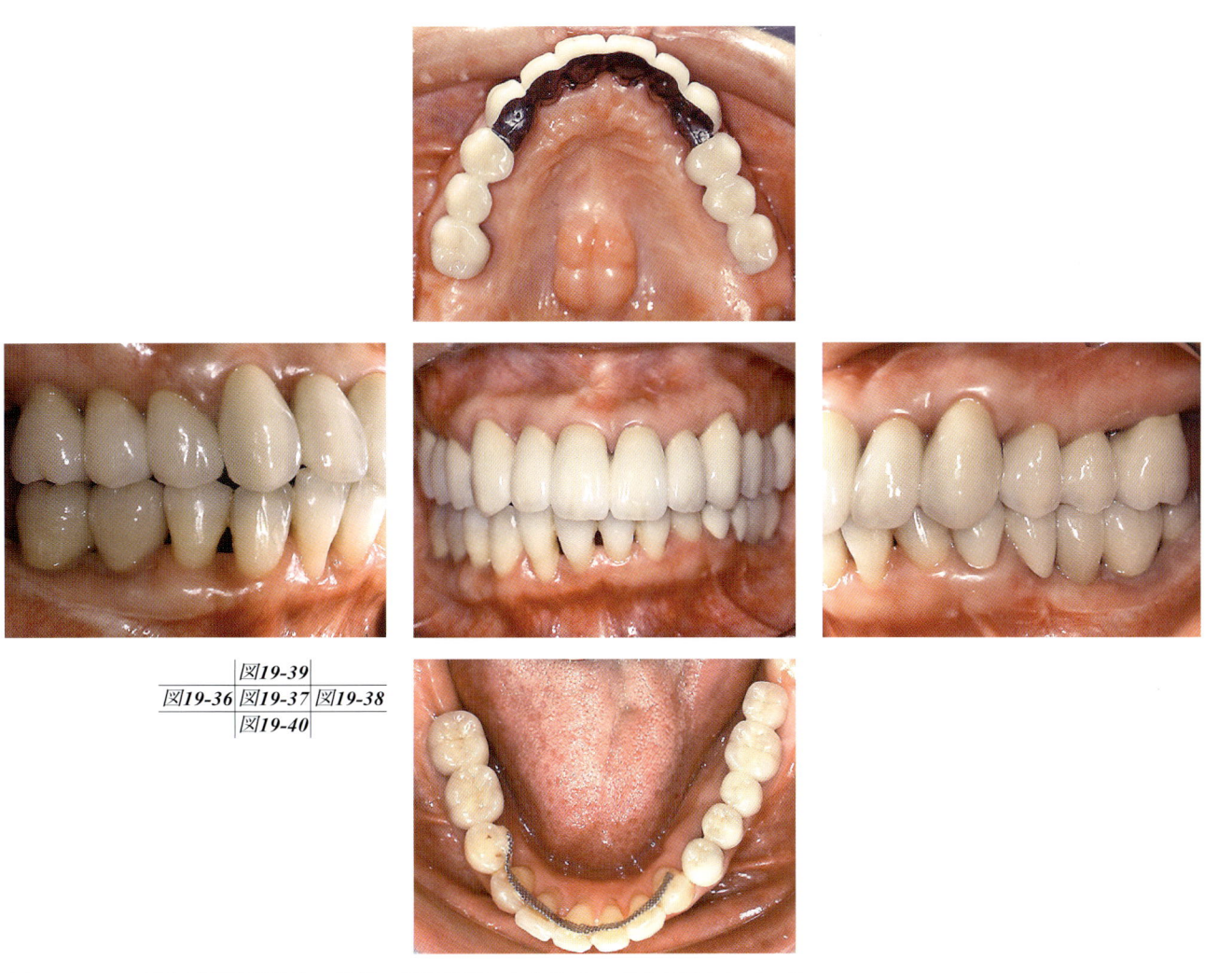

	図19-39	
図19-36	図19-37	図19-38
	図19-40	

図19-36～40 最終補綴物装着時の状態．矯正治療により咬合の安定が図られている．

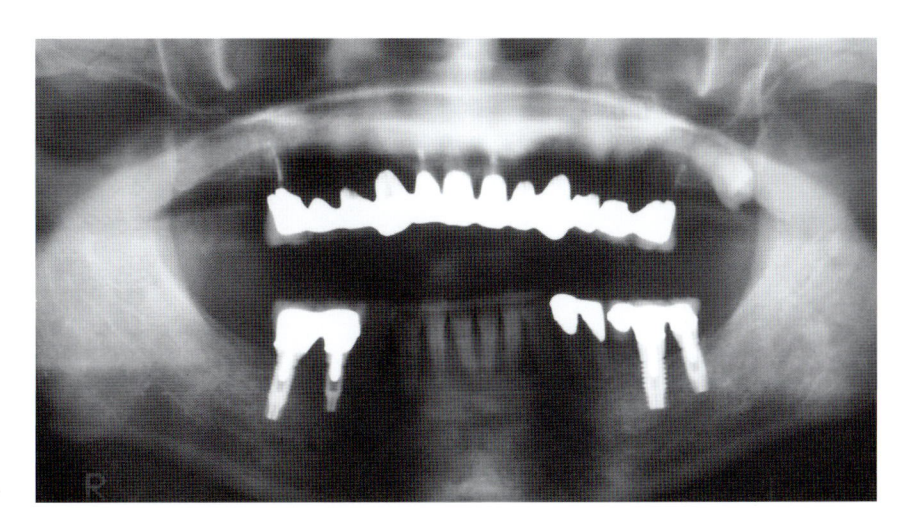

図19-41 治療終了時パノラマX線写真．

355

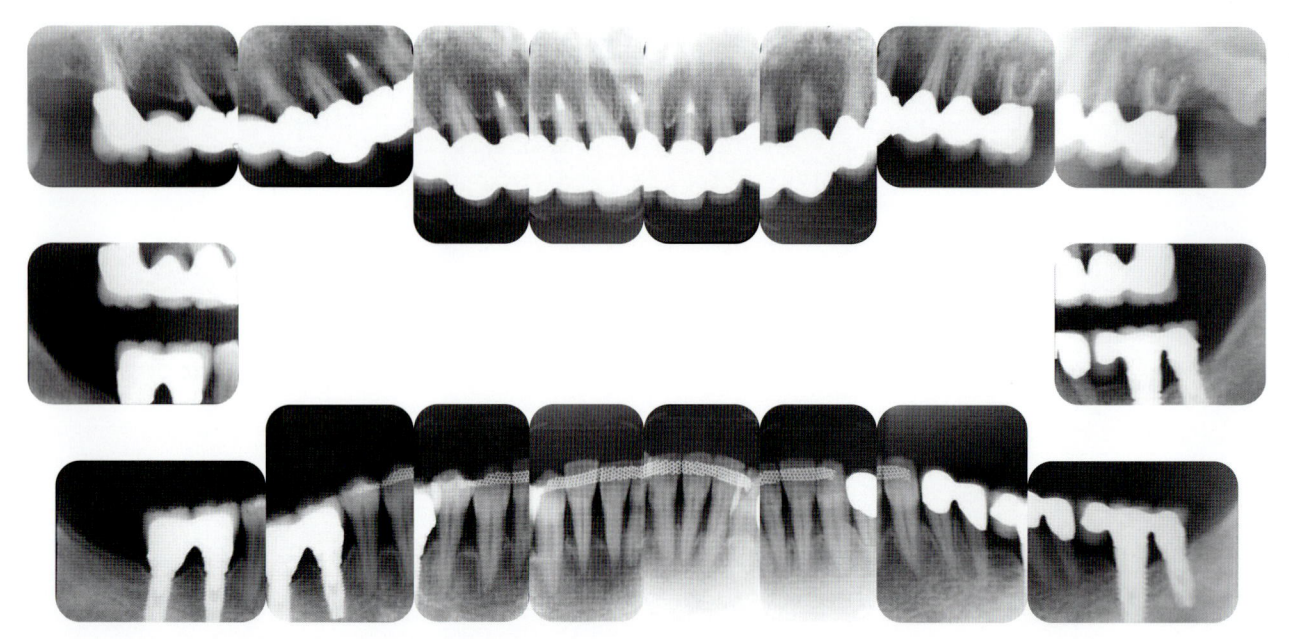

図19-42 治療終了時18枚法デンタルX線写真.

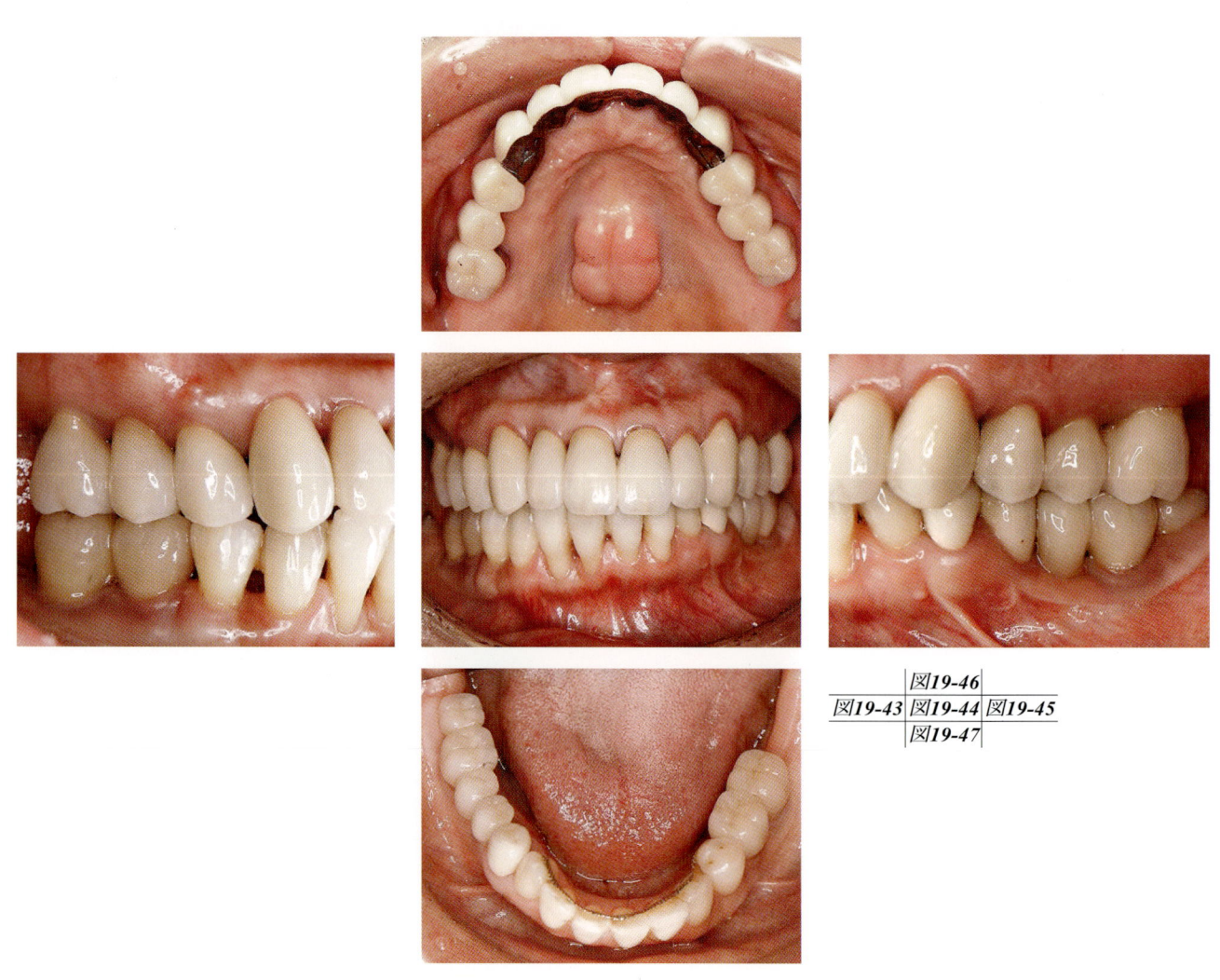

|図19-46|
|図19-43|図19-44|図19-45|
|図19-47|

図19-43〜47 最終補綴物装着後8年の状態. 機能, 清掃性が維持され, 良好な状態を保っている.

PAOO : Periodontally Accelerated Osteogenic Orthodontics

　元来，矯正治療は，咬合誘導の目的から小児を対象として行われることが多かった．しかし近年においては，審美性の改善のみでなく，健康に対する意識の向上から成人に対する矯正治療も増加してきている．歯を移動させるという点では，ともに同じ治療であるが，乳歯と永久歯の交換期に顎・頭蓋骨の成長をもコントロールする小児矯正と，骨の成長が完了した状態で行う成人矯正とでは，異なる視点が必要になる．また成人ではカリエスや歯周病，あるいは，すでに欠損のある場合もあり，おのずと小児矯正とは異なる環境下での治療となる．さらに，成人矯正においては，患者の社会的背景などにより治療を進めるか否かに影響することもあり，治療内容（顎外装置を装着できるかどうかなど）や治療期間，費用などについても考慮する必要がある．

　なかでも，治療期間に対する患者の要望は高く，場合によっては矯正治療を進めるかどうかの判断基準になることも多い．そこで，できるだけ短期間に矯正治療を終えることを目的として，歯槽骨に対する骨外科処置を含む矯正治療術式，Accelerated Osteogenic Orthodontics（Wilckodontics®）がWilckoらによって紹介された[15]．

症例17　狭窄歯列弓に対する拡大処置をPAOOを併用して行った症例

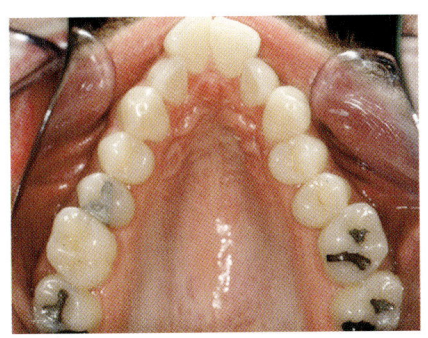

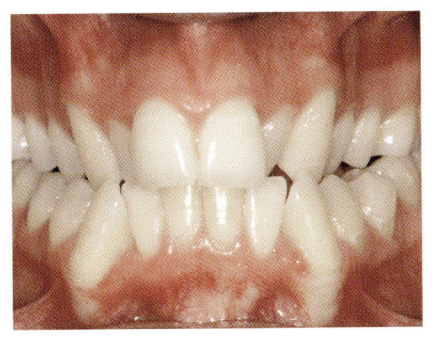

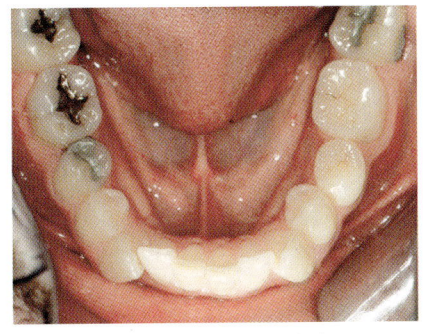

図20-1~3　24歳，男性．アングルⅠ級叢生．通常，この矯正治療は外科的矯正治療を用いずには行えないと考えられる（Thomas Wilcko先生，William Wilcko先生のご厚意による）．

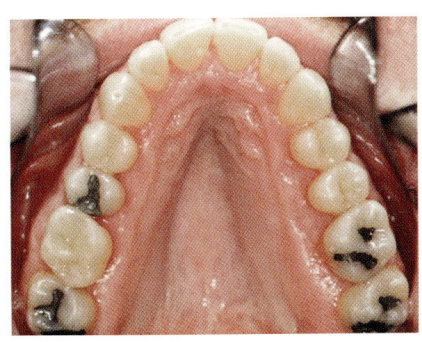

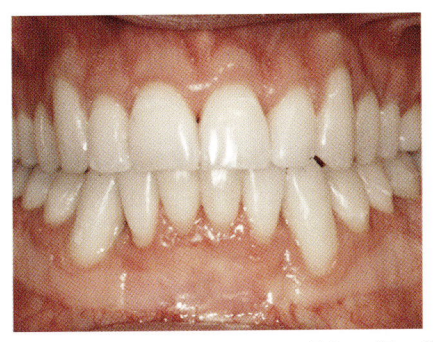

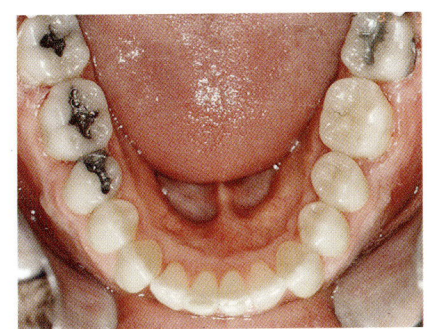

図20-4~6　治療終了時．PAOOを併用することで矯正治療開始から6か月と2週で動的治療が終了した．

矯正治療における歯の移動は，歯根膜内において圧迫側における骨の吸収と牽引側における添加を繰り返すことによって起こる．この骨の吸収と添加のサイクルを加速することができれば，より短期間で歯を移動することができるが，歯にかける矯正力を強くするのみでは，歯根吸収の問題や歯根膜細胞の壊死などの問題から限界があると考えられてきた．しかし，整形外科の分野において骨に対して外傷が加わると，つまり骨折が起こると，周囲の骨は一時的に脱灰し，外傷部を素早く治癒させるという反応が起こることが示されていた．

整形外科医のFrostは，硬組織に対する局所的な損傷が周囲組織の治癒機転を促進する現象を，RAP(Regional Accelerated Phenomena)と名づけた[16,17]．そこで，この反応を矯正治療に応用した試みがなされるようになった．基礎研究として，骨粗鬆症状態のラットにおいては，そうでないラットに比べて歯の移動が顕著に起こった(Goldie and King)[18]ことから，骨中のカルシウム濃度が歯の移動に影響することが示唆された．臨床的には，1959年にはKöleが，また1991年にはSuyaがコルチコトミーを併用した矯正治療を報告し，矯正治療期間が短縮された[19,20]．

しかしながら，矯正治療が必要な歯の周囲には歯槽骨の裂開や開窓が多く見られたり，歯列弓の拡大を図った場合にはさらにこのような状態が進行することなどから，Wilckoらは歯槽骨に対する骨移植を併用することにより，より安全にまた術後の安定度を増す術式としてAccelerated Osteogenic Orthodontics (Wilckodontics®)を発表した．現在では，歯周治療としての再生療法を併用した矯正治療である，ということからPAOO：Periodontally Accelerated Osteogenic Orthodonticsと呼ばれている．

症例18　歯列弓の側方拡大にPAOOを併用した症例（矯正担当医：有本博英先生）

〈術前〉

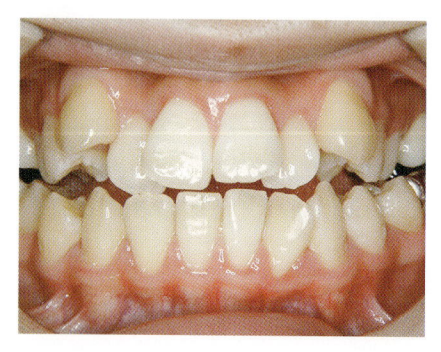

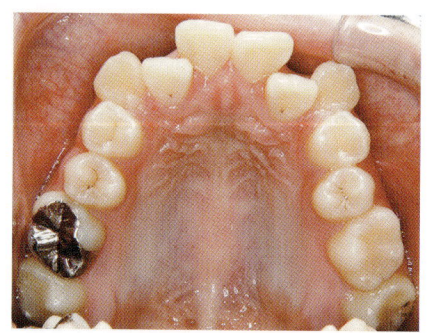

図21-1 | 図21-2

図21-1, 2　28歳，女性．矯正治療を希望していたが，外科的な矯正治療が適応であるとの診断から，躊躇していた．

〈術後〉

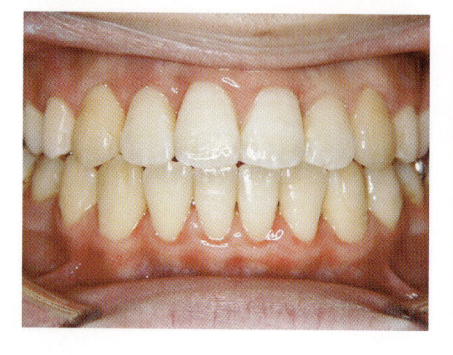

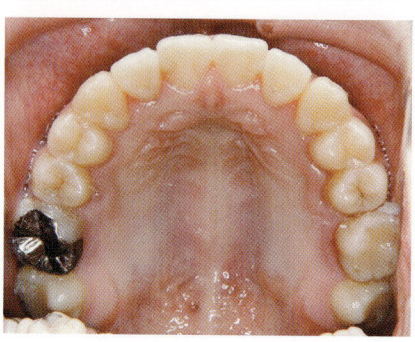

図21-3 | 図21-4

図21-3, 4　PAOOを併用することで，8か月で矯正治療を終了できた．
第一大臼歯間で6 mm，第一小臼歯間10.3 mm，犬歯間3.3 mmの拡大が図られた．拡大量からすれば上顎頬側の歯肉退縮が危惧されるが，術後の写真からは退縮は認められない．

第12章 矯正とペリオ

術式

矯正治療を行う前に，移動する歯の周囲の皮質骨を穿孔（デコルティケーション）し，歯槽骨の代謝活性を高める．

症例19 PAOOによる治療を行った症例（矯正担当医：有本博英先生）

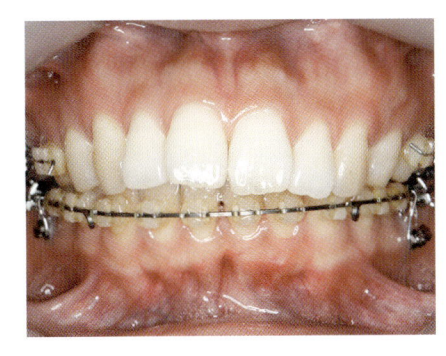

図22-1 20歳，女性．外科処置術前の状態．
上顎両側第一小臼歯抜歯およびPAOOを行う．

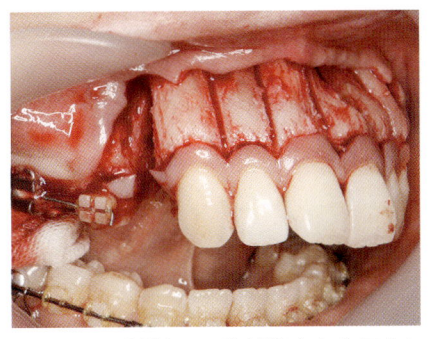

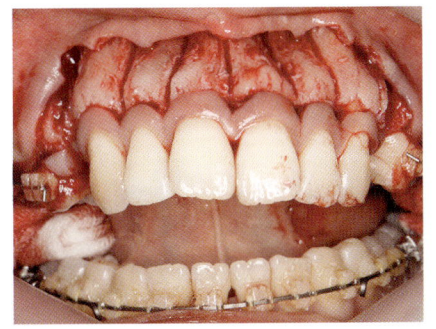

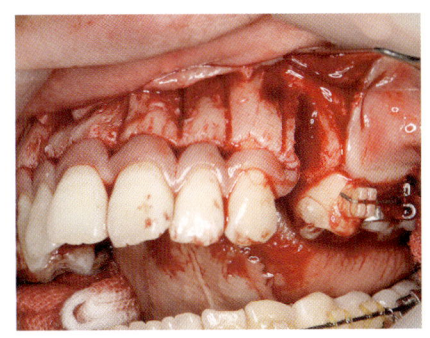

図22-2〜4 唇側，口蓋側歯肉を全層弁にて剥離する．移動する歯の周囲をライン上にデコルティケーションする．小臼歯部は，頬側，口蓋側の骨壁をV字状に除去する．

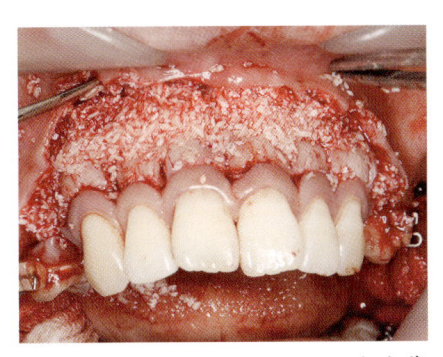

図22-5 デコルティケーションした歯槽骨上に骨移植を行う．

図22-6 縫合直後の状態．

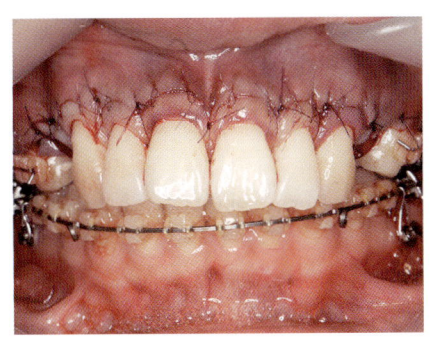

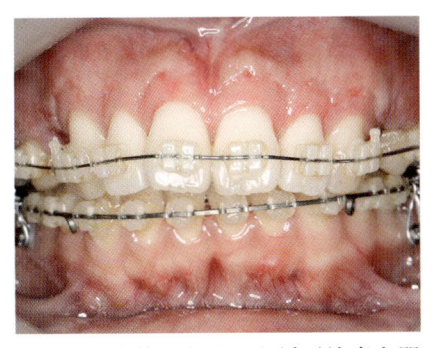

図22-7 術後2週間から矯正治療を開始し，2週間間隔でワイヤーアクティベーションを行う．

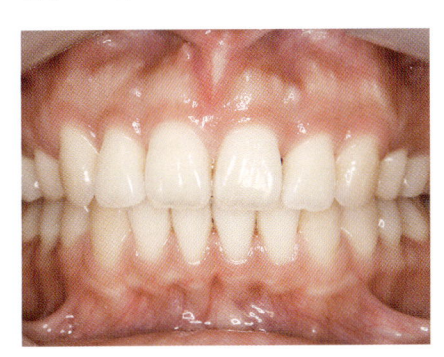

図22-8 矯正治療開始から1年半後．矯正治療終了時の状態．

359

この術式の適応症として以下の項目が考えられる．

PAOOの適応症

①矯正治療の観点	②歯周病的観点
・全歯が完全萌出あるいはほぼ完全萌出 ・歯根の吸収がない ・歯根のアンキローシスがない ・Ⅱ級1類抜歯症例においては，切歯の角度，および上下切歯間角度が正常な場合は不適切 ・患者が協力的	・歯周組織が健全 ・顕著な歯周ポケットがない ・骨吸収がない ・1級以上の根分岐部病変がない ・医学的，精神学的に問題がない ・開口制限やTMJの問題がない ・ブラキシズムをともない，多数の臼歯に修復処置が施されている ・根の分岐や離開度が大きい歯の移動は困難

LOTにおいてもこの考えを用いることで，治療期間の短縮を図ることができる．

症例20　LOTにPAOOを応用した症例（矯正担当医：東野敏之先生）

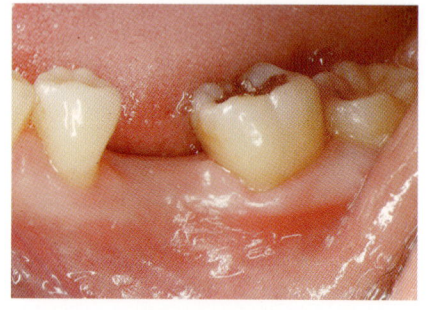

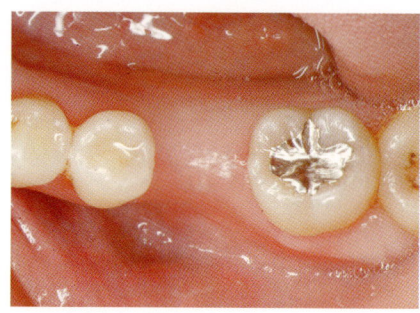

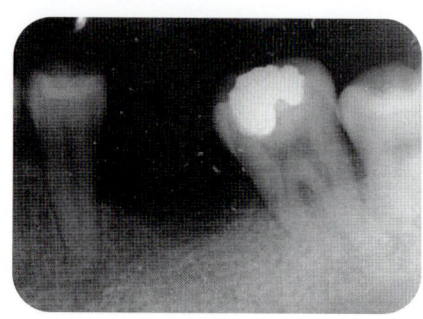

図23-1〜3　第一大臼歯部にインプラント修復を予定しているが，第二大臼歯が近心傾斜しているため適切なスペースがない．

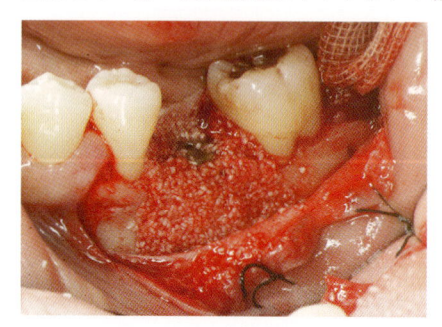

図23-4　第一大臼歯部にインプラント埋入と第二大臼歯歯根周囲の歯槽骨へのデコルティケーションを同時に行った．

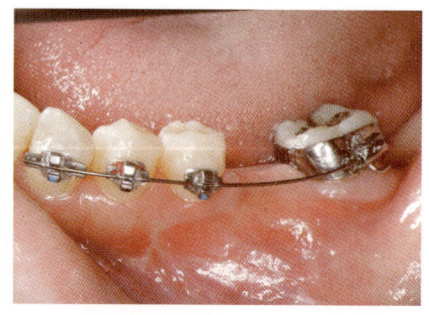

図23-5　術後2週間からアップライトを開始した．

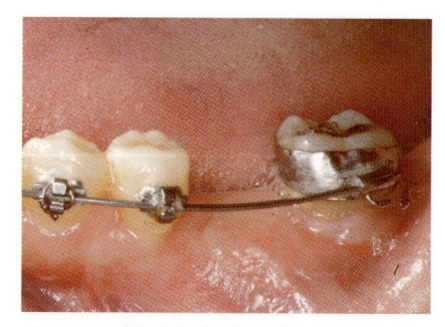

図23-6　矯正治療開始後，約2か月．第二大臼歯が挺出することなくアップライトされた．

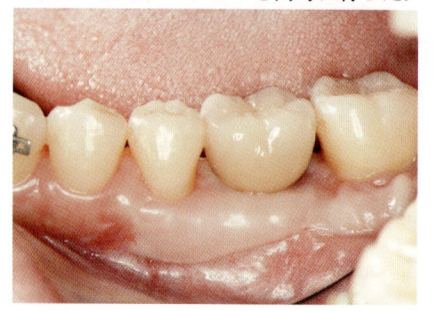

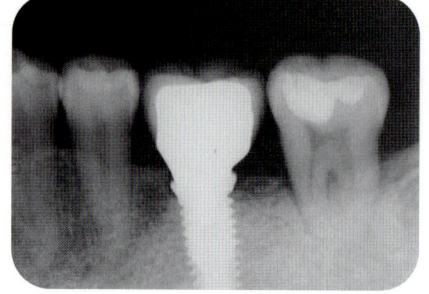

図23-7, 8　最終補綴物装着時の口腔内写真とX線写真．第二大臼歯の咬合調整はほとんど必要なかった．

図23-9　術後4年の状態．

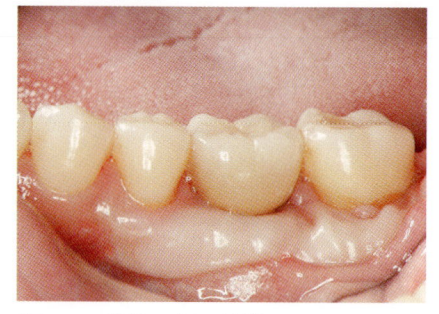

おわりに

　本章では，包括的歯科治療という観点から矯正治療と歯周治療との接点について述べた．成人矯正を行うに際しては，必ず十分な歯周組織への配慮が必要である．なぜなら歯列不正を有する患者は歯肉，歯牙，歯槽骨の関係がアンバランスであり，常に歯周組織の問題を生じるリスクを抱えているからである．そのため，成人矯正を行う場合には，その患者の歯周病学的リスクを考慮し，歯周疾患を未然に防ぐ努力を行い，さらに歯周疾患を引き起こした場合の対処方法も身につけておく必要がある．また自分でできる範囲か，矯正専門医との共同作業を行う必要があるケースかの診断も大切である．さらに，矯正専門医の側では，歯周病学的対応のできる歯科医師と常にコンタクトをもち，矯正治療にともなう歯周病学的問題に対処できる態勢をつくっていることが，矯正治療の成功にも結びつく．

参考文献

1. Geiger AM : Mucogingival problems and the movement of mandibular incisors : A clinical review. Am J Orthod, 78 : 511-527, 1980.
2. Wehrbein H, et al : Mandibular incisors, alveolar bone, and symphysis after orthodontic treatment. Am J Orthod, 110 : 239-246, 1996.
3. Prichard JF : Advanced periodontal disease : Surgical and prosthetic management. 457, PA : W B Saunders, Philadelphia, 1965.
4. 小野善弘，宮本泰和，前田早智子，松井徳雄 : 成人矯正における歯周病学的配慮．J Orthodontic Practice, March-December, 1998.
5. Mark M : Tooth movement in periodontal therapy. In : Goldman H and Cohen D, eds, Periodontal Therapy. 6th ed, 565-568, MO : C V Mosby, St. Louis, 1980.
6. Wise RJ, Kramer GM : Predetermination of osseous changes associated with uprighting tipped molar by probing. Int J Periodont Rest Dent, 3 : 69-81, 1983.
7. Kessler M : Interrelationships between orthodontics and periodontics. Am J Orthod, 70 : 154-172, 1976.
8. Wennström JL, Stokland BL, Nyman S, Thilander B : Periodontal tissue response to orthodontic movement of teeth with infrabony pockets. Am J Orthod Dentofac Orthop, 103 : 313-319, 1993.
9. Trossello VK, Grannelly A : Orthodontic treatment and periodontal status. J Periodontol, 50 : 665-671, 1979.
10. Boyd RL : Mucogingival considerations and their relationship to orthodontics. J Periodontol, 49 : 67-76, 1978.
11. Zachrisson S amd Zachrisson BU : Gingival condition associated with orthodontic treatment. Angle Orthod, 42 : 26, 1972.
12. Parfitt GJ, Mjor IA : A clinical evaluation of local gingival recession in children. J Dent Child, 31 : 257, 1964.
13. Tersin J : Studies of gingival conditions in relation to orthodontic treatment. Ⅱ. Changes in amounts of gingival exudate in relation to orthodontic treatment, Swedish Dent J, 68 : 201, 1975.
14. Zachrisson BU and Alnaes L : Periodontal condition in orthodontically treated and untreated individuals. Angle Orthod, 44 : 48, 1974.
15. William M Wilcko, Thomas M Wilcko, Bouquot J E, Donald J Ferguson. Rapid Orthodontics with Alveolar Reshaping : Two Case Reports of Decrowding Int J Periodontics Restorative Dent 2001; 21 : 9-19.
16. Frost HM. The biology off racture healing : An overview for clinicians. Part I. Clin Orthop Relat Res 1989 ; 248 : 283-293.
17. Frost HM. The biology off racture healing : An overview for clinicians. Part II. Clin Orthop Relat Res 1989 ; 248 : 294-309.
18. Goldie RS, King GJ. Root resorption and tooth movement in orthodontically treated, calcium-deficient, and lactating rats. Am J Orthod 1984 ; 85 : 424-430.
19. Köle H. Surgical operations of the alveo-lar ridge to correct occlusal abnormalities. Oral Surg Oral Med Oral Pathol 1959 ; 12 : 515-529.
20. Suya H. Corticotomy in orthodontics. In : Hösl E, Baldauf A (eds). Mechanical and Biological Basics in Orthodontic Therapy. Heidelberg : Hutlig Buch, 1991 ; 207-226.

第13章

インプラントとペリオ

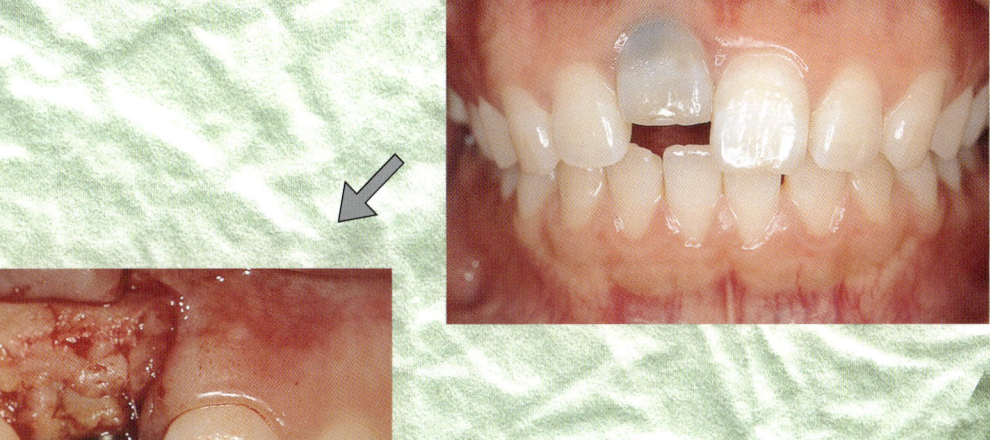

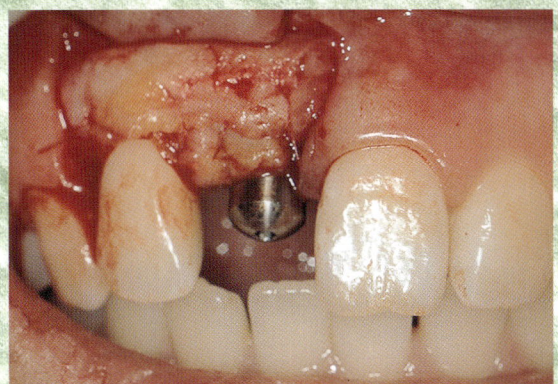

あ掃
を高
こと

はじめる。
なる。
トを希望する
満足度にも限界
期待が高まって
であろう。インプ
ionの確立)を獲得

はじめに

　オッセオインテグレイション・タイプのインプラントが日本に導入されて十数年が経過し，主に外科的手技の発展によりインプラントの適応症は大きく拡がってきた．しかしながら，残存歯に対する歯周病学的配慮が十分でなかったために，歯列の崩壊を引き起こし，結果的にインプラント治療の失敗を招くことも多くみられた．残存歯の長期的な安定のためには，歯周病学的な配慮は必須のものである．また，歯周治療における考え方やテクニックはインプラント治療と共通する点が多く，インプラントの予知性を高めるために非常に有益である．

　歯周治療を行う場合は，歯肉（上皮，結合組織），歯槽粘膜，根面および歯槽骨を扱うが，インプラントを行う場合は根面（歯根膜）を除いた歯周組織を対象としている．ゆえに，歯周治療で修得した知識をもとにそれぞれの組織の特性を十分把握することで，よりよい治療結果が得られるであろう．また，インプラントを行うことで歯列全体の咬合が安定すれば，結果的には残存歯の歯周組織の安定が図れる．このように歯周組織に配慮してインプラントを行えば，歯列の長期的維持安定が図れ，インプラント治療の予知性はさらに高いものとなるであろう．

　一方，補綴的観点から適正な咬合および審美性を回復できる位置に，また歯周病学的観点からメインテナンスしやすい位置にインプラントを埋入したいが，歯槽骨の不足や不良形態により妥協を余儀なくされる場合もある．このような場合GBR（Guided Bone Regeneration）により歯槽骨を増大し，インプラントの予知性を高くすることが可能になってきた．

　上顎臼歯部においては歯牙の喪失にともなって歯槽骨の幅および高さが減少すると同時に上顎洞底の位置が下方に下がってくる傾向がある．歯槽骨頂-上顎洞底間距離がある一定基準より小さくなった場合，上顎洞底を挙上することによってインプラントの歯冠-歯根比を改善する必要性がでてくる．このような場合に行う骨造成法をsinus lift（上顎洞底挙上術）とよんでいる．上顎洞底を歯周組織の一部と考え，その解剖学的特徴を十分理解すれば，今まで習得した歯周外科処置の考え方やテクニックを応用することで，臨床応用が可能となる治療法である．

　本章では①インプラントにかかわる歯周病学的見地の考えや術式について，②インプラント治療におけるGBR法について，③sinus liftに関して，診査方法，適応症，術式の選択基準などについて症例も交えて述べる．

インプラント治療と歯周治療のかかわり

インプラント治療における基本的な原則は，歯周治療と共通なものであり，以下に示す3つに要約することができる．

[インプラントにおける基本原則]
1) 炎症のコントロール
2) 咬合のコントロール
3) メインテナンス

以下，これらについて，そのポイントを中心に順次，述べていくことにしたい．

[炎症のコントロール]

歯周治療はプラーク・コントロールをいかに行うかが重要なテーマであり，そのために，歯肉縁上および歯肉縁下のプラークを除去し，かつ長期的にそのプラークが停滞しにくいように口腔内環境を整備することが重要である．

骨統合型インプラントが臨床に導入されはじめた時期には，インプラント周囲に歯根膜が存在しないため付着の喪失は起こらないと考えられていたが，その後インプラント周囲炎が起こること，またこれにより付着や支持骨の喪失が起こることなどがわかってきた[1]．それゆえ，残存歯のみならず，インプラント周囲においても清掃性の高い口腔内環境を確立する（cleansabilityの達成）ことは非常に重要であると考えられる．しかし，インプラントに対する過度の期待はその長期的安定において時には問題となることもある．たとえば，最近よくみられるようなインプラントの審美性を追求するあまり，清掃性を犠牲にしてしまったようなケースである．歯周病学的観点での口腔内の清掃性を高めることと相反するような傾向であり，清掃性と審美性との間にジレンマが生じることも事実である．

ここでのポイントは以下のように示すことができる．

[炎症のコントロールにおけるポイント]
・プラーク・コントロールの徹底
・清掃性を考慮した位置にインプラントを埋入し，清掃しやすい補綴物を作製する
・インプラント周囲にブラッシングなどの機械的刺激に対する抵抗力の高い角化歯肉を獲得する

[咬合のコントロール]

歯周病やカリエスによる歯牙の喪失などの原因により歯列の崩壊が起こりはじめる．その崩壊を防ぐため，また機能や審美の回復のためにも欠損補綴が必要になる．

インプラントの予知性が高くなるにつれて，可撤性義歯にかわってインプラントを希望する患者が増えてきた．義歯による修復にはその機能や審美に対する患者の満足度にも限界があり，また咬合の長期的維持・安定のためにもインプラントに対する期待が高まってきたこともインプラントによる修復が急速にその需要度を増した要因であろう．インプラントは口腔内の力のコントロールのための安定した咬合（stabilizationの確立）を獲得するための重要な治療の1つのオプションである．

咬合のコントロールについてのポイントは以下のとおりである．

[咬合のコントロールにおけるポイント]
・インプラントに過大な咬合力がかかると骨吸収が生じるという報告[2]があり，また天然歯とは異なり，歯根膜が存在しないという点からもインプラントの本数や配置に注意を要する．
・咬頭傾斜角を浅くし，咬合面を小さくすることでインプラントに加わる側方力を少なくする．
・就寝中の咬合をコントロールするためにナイトガードを装着する．

[メインテナンス]

深い歯周ポケットの項で，メインテナンスに移行できる望ましい条件について述べたが，清掃性の悪い口腔内環境が改善できてはじめて，歯科医院のスタッフと患者のお互いの努力による，長期的展望に立ったメインテナンス・プログラムの実行が可能となる．清掃性の悪い口腔内をそのままただ闇雲にメインテナンスを行っても，実際はその効果は得られにくく，治療終了時点でできるだけ患者自身で清掃がしやすいような環境を提供することが大切である．問題点が少しでも残存すれば，その問題は拡大し，ひいては歯列全体の崩壊につながる危険性もでてくる．

またインプラントと天然歯の混在する口腔内で清掃性の低い部位が存在すると，さらに問題が複雑化してくる．そのようなことのないように，いかに治療中にプラークの停滞しやすい部位を除去できるか，またプラークに抵抗性の高い歯周組織が得られているかにより，メインテナンスの効果も違ってくる．継続的に炎症と力のコントロールを確実に行っていく（maintenabilityの達成）ことがメインテナンスの重要なポイントである．

歯周治療の目的は，清掃性のよい口腔内環境を確立することであり，その治療結果の永続性が保たれることである．そのためには患者一人一人の異なった病態を的確に把握し，原因の究明および診断を行い，それぞれの患者に合った治療方法を具体的に立案する．それにはコンセプトをもった治療を行うこと（conceptualization）が大切である．

インプラントを含んだ部分欠損症例において，メインテナンスに移行するのに望ましい口腔内の条件を以下にあげる．

[インプラントを含んだ部分欠損症例において，メインテナンスに移行するのに望ましい条件]
1．残存歯およびインプラント周囲に深いポケットがない
2．骨の形態異常がない（垂直的骨欠損，および全顎的に骨の極端な段差がない）
3．根分岐部病変がない
4．残存歯周囲の付着歯肉，およびインプラント周囲の角化歯肉が十分存在する
5．深い歯肉縁下カリエスが存在していない
6．歯根およびインプラントの近接がない
7．歯槽堤の形態異常がない
8．臼歯部のバーティカル・ストップ，前歯部のアンテリア・ガイダンスが確立され，咬合が安定している

以上の条件のなかで，とくにインプラントの予後に大きな影響を与える2．の「骨の形態異常がない」，および4．の「残存歯周囲の付着歯肉，およびインプラント周囲の角化歯肉が十分存在する」の条件について，つぎの症例により検討する．

第13章 インプラントとペリオ

予知性の高い治療結果を得るためのインプラント治療

　天然歯どうし，または天然歯とインプラント間に垂直的骨欠損および骨の極端な段差があると，プラークの停滞が起こりやすい．そのような形態を残さないためにも歯周病学的アプローチは良好な予後のため重要な要素である．つぎの症例は，残存歯とインプラント間にある骨の段差を修正し，清掃性の高い環境を得たものである．

症例1 残存歯周囲の骨の形態異常，歯肉縁下カリエスおよび付着歯肉不足に対する処置とインプラント周囲の角化歯肉を獲得した症例

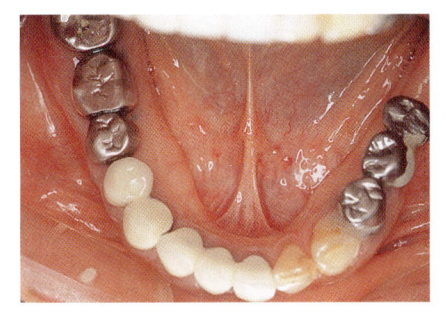

図1-1 初診時の下顎咬合面観．

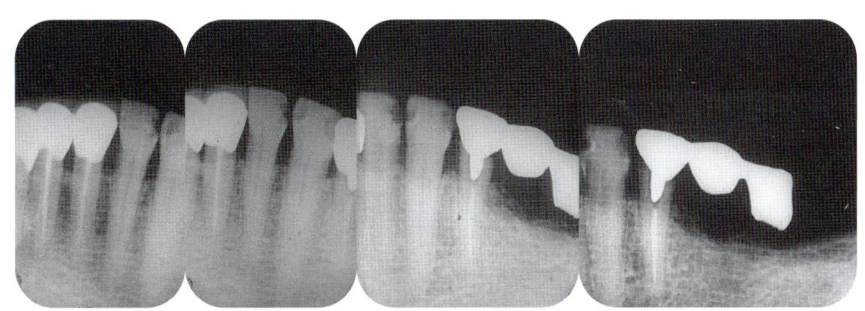

図1-2 初診時の下顎左側のデンタルX線写真．

図1-3｜*図1-4*

図1-3 残存歯の根管治療中，左側の咬合支持を確立するため，インプラント埋入を行う．
図1-4 二次手術前のパノラマX線写真．

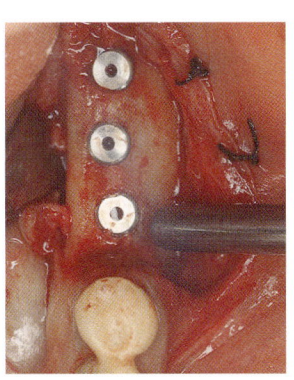

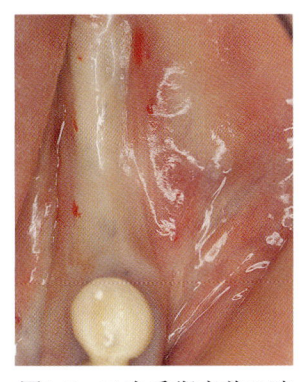

図1-5 二次手術直前の咬合面観．

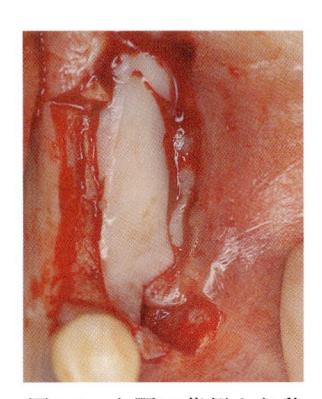

図1-6 上顎口蓋側より移植片を採取し，受容側に適合しているか確認する．

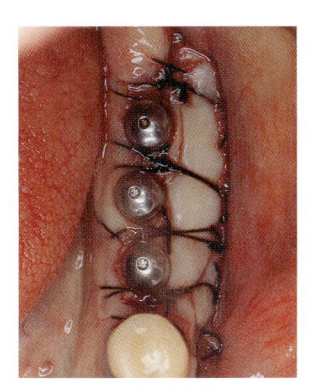

図1-7 二次手術終了時の咬合面観．頬側はFGG（free gingival graft）で対応し，舌側は既存の角化歯肉を保存している．このとき頬粘膜を動かしても移植片が動かないことを確認．

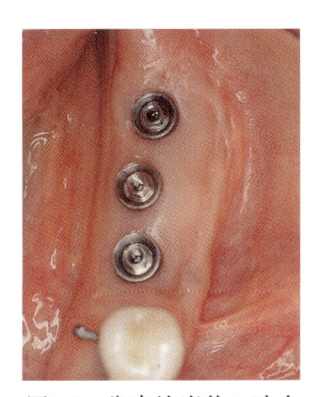

図1-8 歯肉治癒後の咬合面観．頬舌側とも十分な角化歯肉が獲得されている．

367

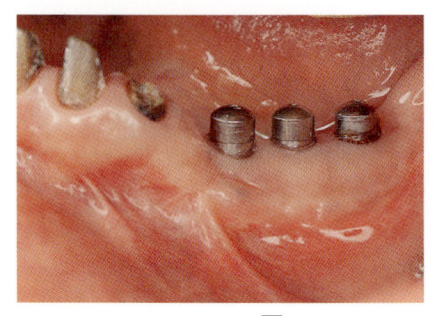

図1-9　FGG後2か月，4̲とインプラント間の骨の段差があり，将来的に，プラークの停滞因子となるため，歯肉縁下カリエス処置と同時に骨外科処置を行い，骨を平坦にした．

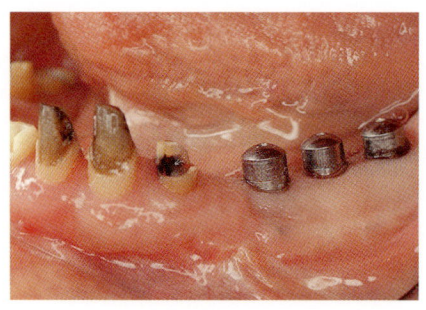

図1-10　骨外科処置をともなう縁下カリエス処置治癒後の状態．歯牙，インプラント間の歯肉の段差も解決されている．

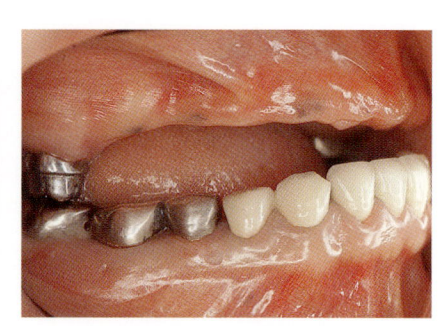

図1-11　初診時の右側側方面観．

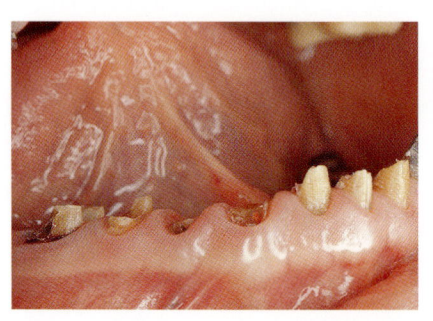

図1-12　歯肉縁下カリエスが多数認められる．縁下カリエス処置が必要である．

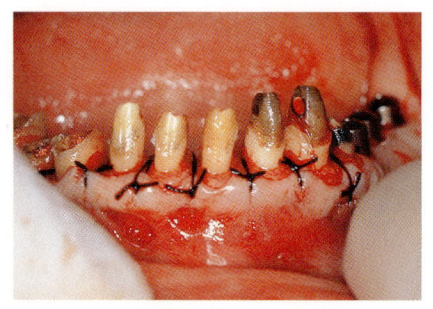

図1-13　歯肉縁下カリエス処置のためAPF（apically positioned flap）を行う．

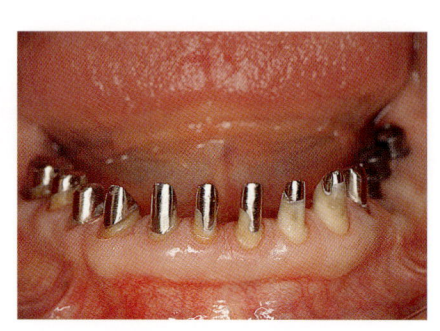

図1-14　術後5か月の状態．

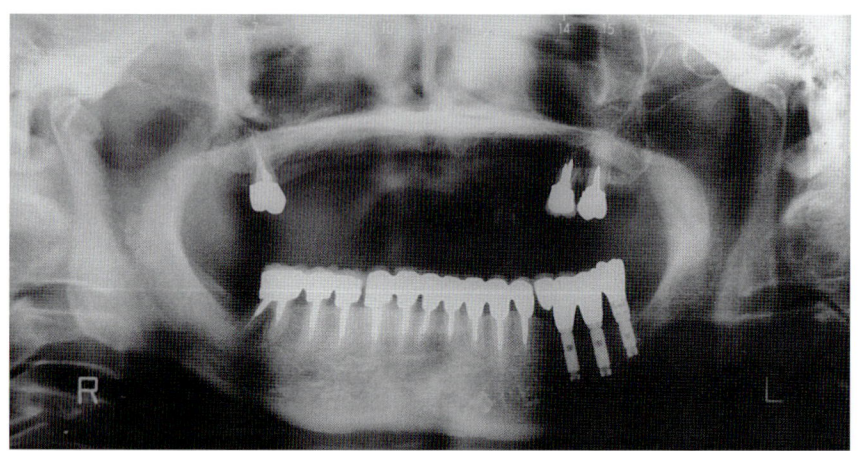

図1-16　最終補綴物装着時の正面観．

◀図1-15　最終補綴物装着後のパノラマX線写真．

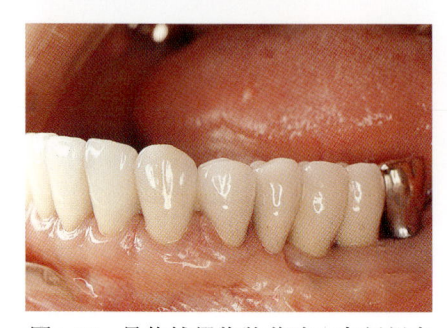

図1-17　最終補綴物装着時の左側側方面観．

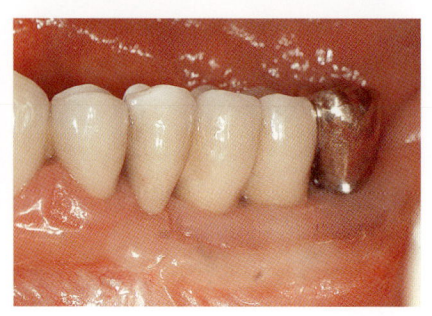

図1-18　最終補綴物装着後7年の状態．インプラント周囲の角化歯肉も十分でプラーク・コントロールが良好に行える状態である．

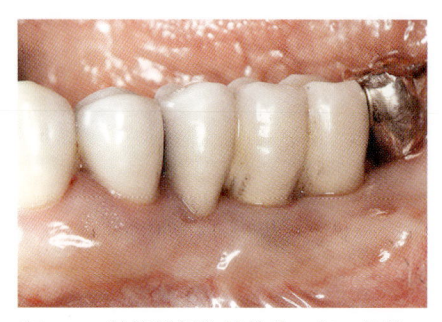

図1-19　最終補綴物装着後18年の状態．

● インプラント周囲の角化歯肉の必要性

　天然歯における角化歯肉の必要性に関してはすでに述べたが，その臨床的意義について再度下記に示す．とくに補綴物マージンを歯肉縁下に設定する場合は，治療後のマージンの露出にかかわる問題（審美的，根面カリエス，知覚過敏など）を防ぐためにも，より慎重な配慮が必要である．この考え方はインプラント周囲の角化歯肉の存在意義と共通した部分が多い．なぜなら，インプラント治療においていったん歯肉や骨の喪失が生じた場合，その対応は容易ではなく，インプラント自体の喪失につながる危険性が高くなるからである．

[付着歯肉の臨床的意義]
・炎症が深部組織に波及するのを防ぐ
・遊離歯肉の退縮を防ぐ
・歯槽粘膜の動きを緩衝する
・遊離歯肉の過度の動きを防ぐ
・ブラッシングなどの機械的刺激に耐える

　インプラント治療では，その治療内容や高額な治療費などから，治療の失敗は歯科医の責任問題に発展することもある．このような観点からも問題が生じにくい清掃性，抵抗性の高い環境を整えておく必要がある．そのための1つの手段としてインプラント周囲には角化歯肉が必要であると考えられる．
　インプラント周囲に角化歯肉が存在する利点として以下のような事柄が考えられる．

[インプラント周囲に角化歯肉が存在する利点]
・歯槽粘膜の動きを緩衝する
・遊離歯肉の過度な動きを防ぐ
・ブラッシングなどの機械的刺激に耐える
・印象採得を容易にする
・インプラントのヘッド部の上に粘膜組織が重なりにくい
・歯肉の厚みを一定に維持できる
・インプラントのスレッドが露出した場合，ブラッシングの刺激からインプラント体を守るうえで有利である
・清掃性が向上し，メインテナンスが行いやすくなる

[インプラント周囲の角化歯肉の必要性についての文献]
　Buser[3]，Schröeder[4]，そしてListgarten[5]らの報告[13-15]は，角化歯肉が必要であるとするわれわれの考え方を支持するものであるが，現在のところインプラント周囲の角化歯肉の必要性に関して十分なコンセンサスは得られていない．一方では角化歯肉がなくても長

図2-1　天然歯周囲の結合組織線維の走行は根面に対して垂直であるが，インプラント周囲では，主に平行に走行している．

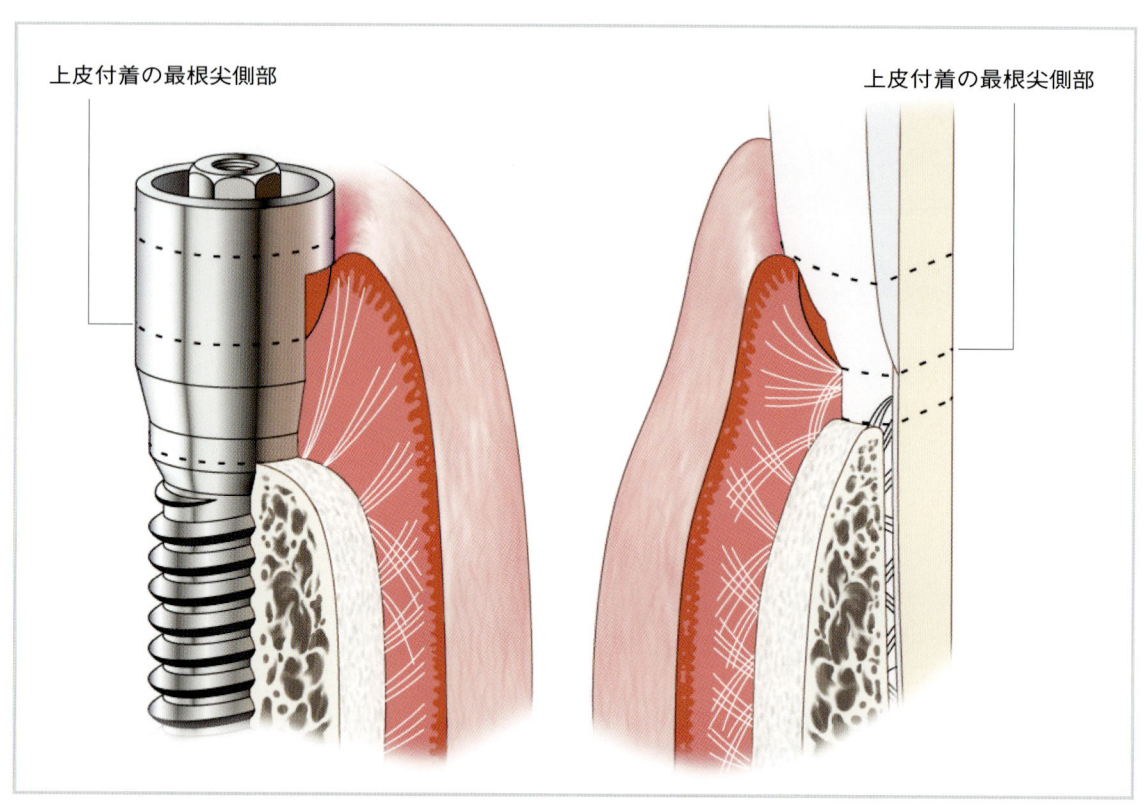

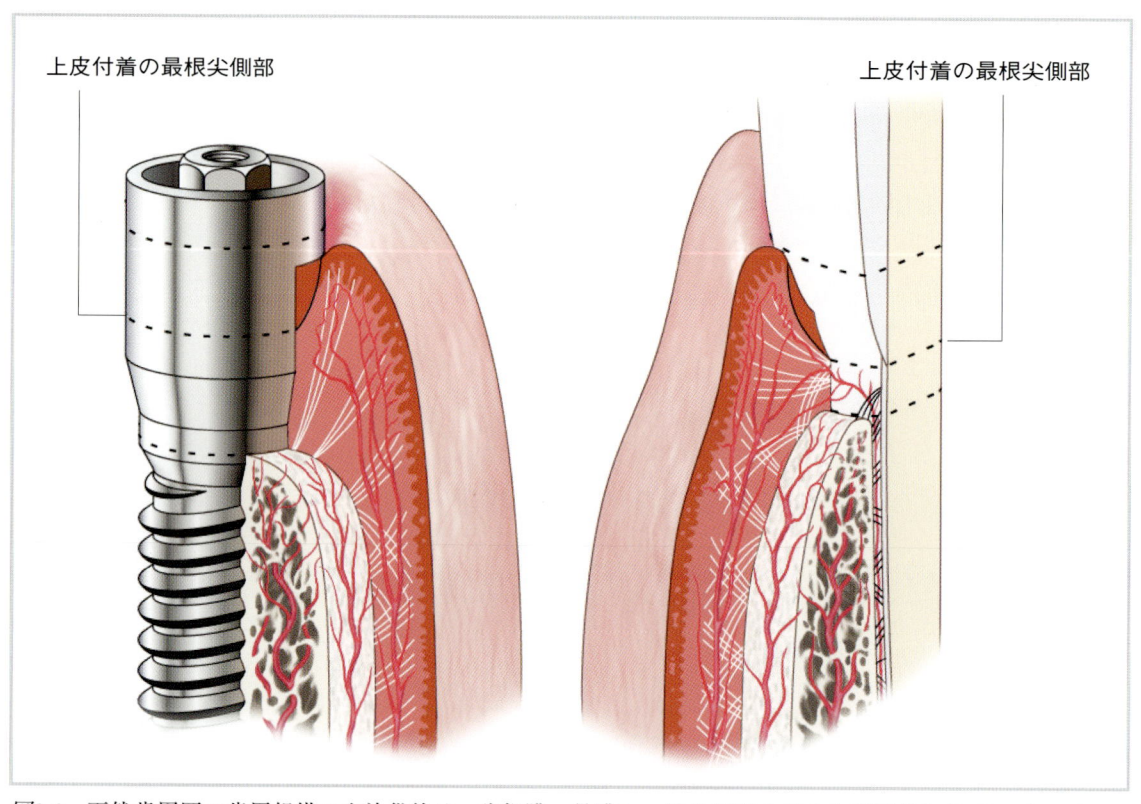

図2-2　天然歯周囲の歯周組織の血液供給は，歯根膜，骨膜上，結合組織などから確保されるが，インプラント周囲では，歯根膜から血液供給を受けることができない．

期的にインプラントが機能しているとする報告[6-8]もあるが，われわれとしては臨床的印象を重視して判断している．

インプラント周囲の角化歯肉の必要性について，ここでは，SchröederとListgartenの文献をあげておきたい．

> 可動性の粘膜内にインプラントを植立した場合，インプラントと接合上皮の界面が破壊され，炎症が波及しやすい．
>
> Schröeder A[4]

> 可動性の粘膜内にインプラントを植立すると，インプラントと接合上皮の界面が破壊され，とくにインプラント支持の義歯の場合，炎症が波及しやすくなることから，角化歯肉内にインプラントを植立することが望ましい．
>
> Listgarten MA[5]

［インプラント周囲組織の防御機構について］

天然歯周囲の遊離辺縁歯肉とインプラント周囲の軟組織とは臨床的，組織学的に多くの点で共通点があり，組織学的には炎症性細胞の浸潤の程度もほぼ同じであると報告[1, 9, 10]されている．しかしインプラントにはセメント質がないため，結合組織線維の走行方向と結合組織付着に関して天然歯と異なる．すなわち結合組織線維はインプラント体に対して主に平行に走行している[11]．

ビーグル犬による研究[12]ではインプラント周囲の軟組織への血液供給は主に骨膜上血管からであり，天然歯の場合の骨膜上血管や歯根膜からの血液供給と比較すると，インプラント周囲の軟組織への血液供給は少ないと考えられる．このことからインプラント周囲の軟組織に外的な刺激が加わった場合の生体の防御機構は天然歯の場合と比較して弱いことが予想される．

またBuserら[3]はサルを用いた9か月間の研究において，インプラント周囲にプラークが蓄積した場合，臨床的，組織学的にインプラント周囲に角化歯肉が存在した方がより組織破壊が少なく，インプラント周囲の骨の喪失量も少ないと報告している．

これらのことから臨床的にインプラント周囲に適切な幅の角化歯肉が存在した方がよいと考えられる．

［インプラント周囲にはどのくらいの角化歯肉の幅が必要か］

天然歯の場合，歯槽骨と付着歯肉の幅との関係は重要であるが，インプラントにおける歯肉-歯槽粘膜の問題は，頰舌側の骨が薄い場合や角化歯肉の幅が少ない場合に生じやすい．

天然歯の歯肉縁下に補綴物のマージンを設定する場合，Maynard[16]とWilsonは2mmの遊離歯肉と3mmの付着歯肉（5mmの角化歯肉）が望ましいとしている．天然歯周囲には歯槽骨上に付着力の強い結合組織性付着が存在しているが，インプラント周囲の結合組織付着はまだはっきり解明されていない．そのため，天然歯よりも慎重に対応する必要があり，インプラント周囲には少なくとも5mmの角化歯肉があることが望ましい．

インプラント埋入における1回法と2回法

現在，市場に出ているインプラントには，1回法と2回法のインプラントがある．それぞれには利点，欠点があり，それらの特徴を考慮し患者の要望も配慮しながら選択することが大切である．

[インプラント埋入における2つの方法]
1回法とは：ITIインプラント，3i-TGインプラントなどに代表されるように，インプラント埋入の外科処置を1回で終了させようとする方法で，術後にインプラントの一部を口腔内に露出させておく．
2回法とは：ブローネマルク・インプラントに代表されるように，インプラントの埋入を2段階に分けて行う方法．つまり1回目は粘膜下に埋入させて閉鎖環境でオッセオインテグレイションの獲得を図り，2回目の手術でインプラント体を露出させ上部構造（アバットメント）と連結させる．

以上のように，それぞれに特徴があり臨床においては数々の条件により，その選択が違ってくる．以下にその選択基準を示す．

[1回法か2回法かの選択基準]
①顎堤の条件（インプラント埋入と同時にGBR処置が必要か否か）
　インプラント埋入時に裂開，開窓が予想され，GBRが必要であると術前に判断される場合は2回法インプラントを選択することが多い．しかし，1回法のインプラントの術中に予期せぬ骨欠損が生じた場合は，1回法インプラントでもGBRを行うこともある．
②治癒期間中の床義歯使用の必要性
　インプラント埋入後，早期にインプラント体に負荷をかけるのはオッセオインテグレイションにとってマイナス要素となる．少数歯欠損症例で床義歯の使用が必要でない場合は1回法，多数歯欠損症例で床義歯を使用しなければならない場合は2回法を選択していることが多い．また，2回法の場合でも，軟組織の創傷治癒がある程度完了するまで（通常術後2～3週間）は義歯装着を控えた方がよい．
③審美的要求度
　インプラント補綴において審美的要求が高い部位や症例の場合は2回法で行うことが多い．その場合，アバットメントの種類が豊富であれば，二次手術後の治癒した軟組織の状態に合わせて審美的補綴治療が可能となる．1回法でもインプラント体の埋入位置の深さを工夫することで，審美的結果を得ることは可能であるが，外科手術のテクニックによるところが大きく軟組織の予期せぬ変化に対応しにくいと考えられる．
④治療期間の制限
　1回法はインプラント埋入から負荷をかけるまでの期間は通常3か月であり，その後すぐに補綴物を作製できるため比較的治療期間が短い．2回法では，一次手術から二次手術までの期間は3～4か月とされ，二次手術後も軟組織の治癒をさらに1～2か月待たなければならない．それゆえ，一次手術から補綴物作製を開始するにはおおよそ4～6か月待つ必要がある．
⑤外科処置の回数
　1回法は2回法に比べて外科処置の回数が少なく，患者の負担が少なくなる．しかしインプラントとGBRを併用する場合や，インプラント埋入後に角化歯肉獲得のために歯肉移植などの処置を行う場合，2回法では二次手術時にメンブレン除去や歯肉移植を同時に行うことができるので，1回法と2回法は同じ手術回数となる場合もあることを考慮しておく必要がある．

インプラント周囲の角化歯肉の獲得時期と方法

● 2回法インプラント

　歯肉-歯槽粘膜部の外科処置の時期と方法は，その部位と角化歯肉の質と量によって異なってくる．ここでは，MaynardとWilsonが天然歯の角化歯肉の量について行った研究に基づき，Ono, Nevinsが示した分類を紹介したい．インプラントにおいて，炎症への抵抗力のある組織として，角化歯肉が一定量あることを目標に分類[17, 18]を行っている．

[Ono，Nevinsの分類]　Type 1：角化歯肉が十分ある場合
　　　　　　　　　　 Type 2：角化歯肉がやや少ない場合
　　　　　　　　　　 Type 3：角化歯肉がほとんどない場合

Type 1　角化歯肉が十分ある場合（インプラント埋入部位の舌側または口蓋側の隅角から頬側までの顎堤に角化歯肉が5mm以上）

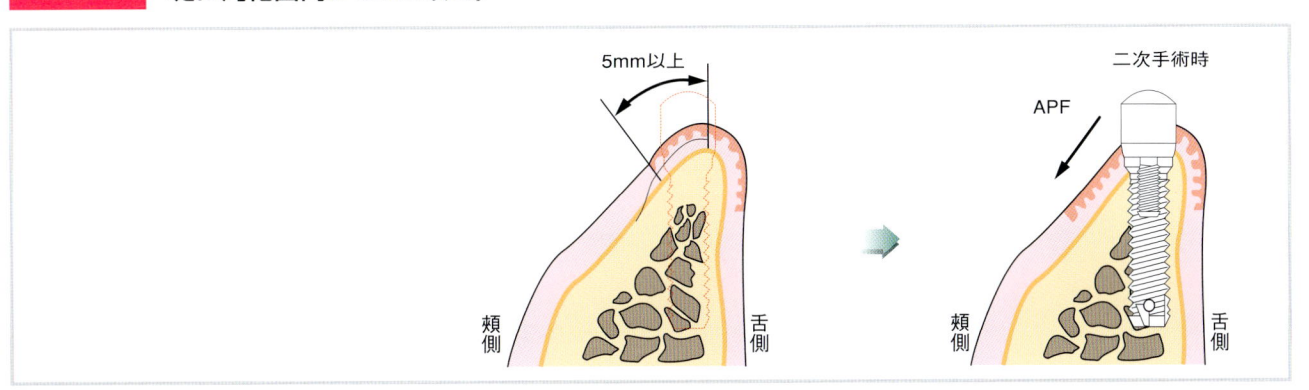

図3-1　二次手術時に歯肉弁根尖側移動術（APF）を行うことによって，頬側の角化歯肉の幅が増大する．APF：歯肉弁根尖側移動術．

Type 2 - Class 1　インプラント埋入部位の舌側または口蓋側の隅角から頬側までの顎堤に角化歯肉が5mm以下—インプラント埋入部位の舌側に角化歯肉が十分ある場合

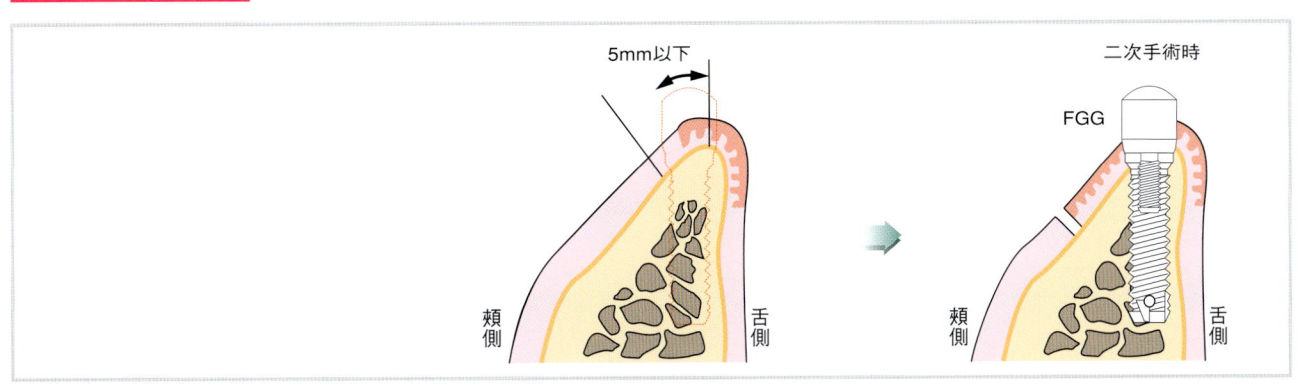

図3-2　頬側には角化歯肉はなく，歯槽頂部にわずかに角化組織が認められる．この場合は二次手術時に角化歯肉を増大させるために遊離歯肉移植（FGG）が必要になる．FGG：遊離歯肉移植．

Type 2 - Class 2 インプラント埋入部位の舌側または口蓋側の隅角から頬側までの顎堤に角化歯肉が5mm以下—インプラント埋入部位の舌側に角化歯肉が少ない場合

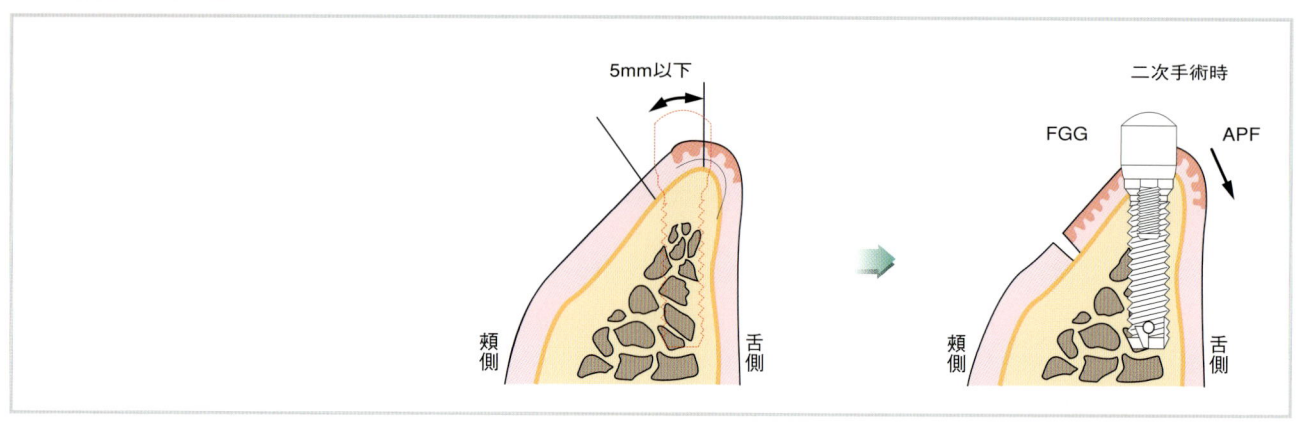

図3-3 頬側にはほとんど角化歯肉は認められず，歯槽頂から舌側にかけてある程度の角化歯肉が認められる場合で，二次手術時にその角化歯肉を失いたくない場合，角化歯肉の頬側端より舌側に歯肉弁根尖側移動術，頬側には遊離歯肉移植を行う．
APF：歯肉弁根尖側移動術．
FGG：遊離歯肉移植．

Type 3 - Class 1 インプラント埋入予定部位にもともと角化歯肉がほとんどない場合

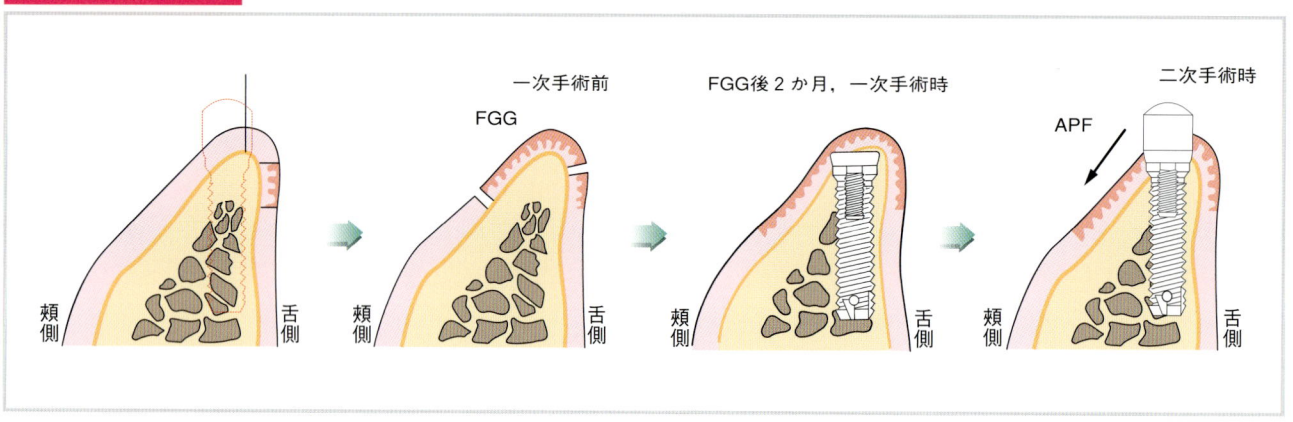

図3-4 歯槽頂部にも頬側にも角化組織が認められない．Type 2と同様，遊離歯肉移植を行い，角化歯肉を獲得する．

Type 3 - Class 2 角化歯肉がほとんどない場合（一次手術後，カバースクリューが露出し，頬舌側の角化歯肉が喪失した場合）

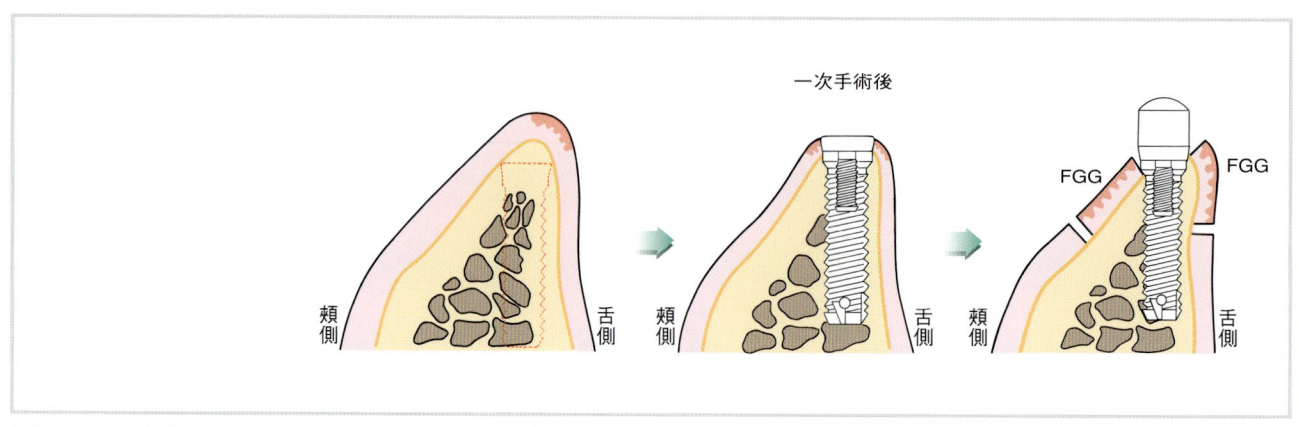

図3-5 一次手術後，カバースクリューが露出し，頬舌側の角化歯肉が喪失した場合，二次手術時に頬舌側に遊離歯肉移植を行うことで角化歯肉を獲得する．

第13章　インプラントとペリオ

Type 1 の症例（症例2）：インプラント周囲に角化歯肉が十分存在しているため二次手術時にAPFで対応した症例

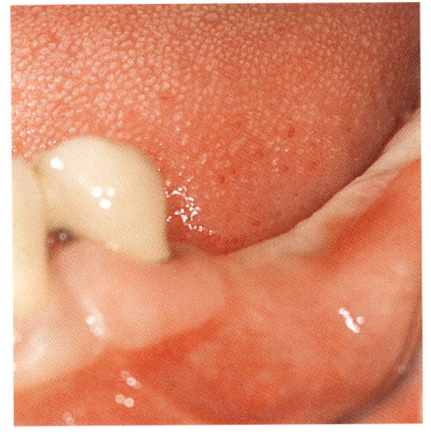

図4-1　欠損顎堤の頰側面観．頰側の角化歯肉の幅は十分とはいえない．

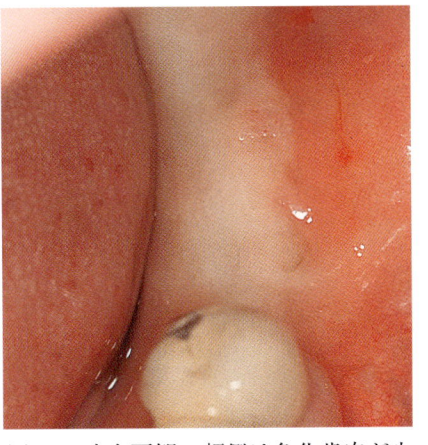

図4-2　咬合面観．頰側は角化歯肉が少ないが、舌側から歯槽頂にかけて5mm以上の角化歯肉が認められる（Type 1）．

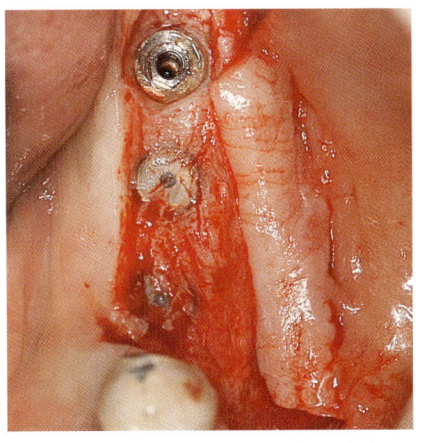

図4-3　二次手術時の咬合面観．頰側は角化歯肉を根尖側移動させ、舌側は既存の角化歯肉を保存することで、頰舌側とも十分な角化歯肉が獲得できる．

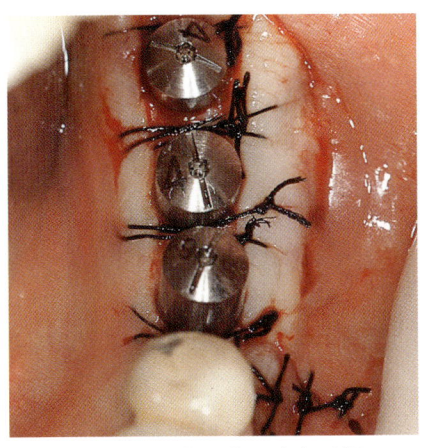

図4-4　二次手術終了後の咬合面観．

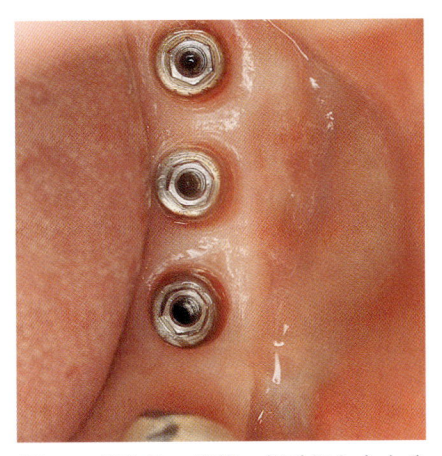

図4-5　印象前の状態．頰舌側とも十分な角化歯肉が存在する．

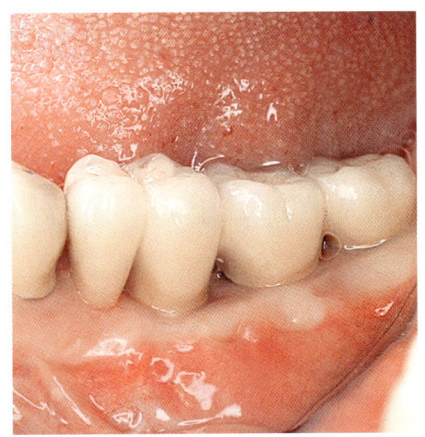

図4-6　最終補綴物装着時の頰側面観．プラーク・コントロールも良好に行える状態である．

Type 2 - Class 1 の症例（症例3）：頰側の角化歯肉が少なく、舌側から頰側にかけての角化歯肉の幅が5mm以下のため、頰側をFGGで対応した症例

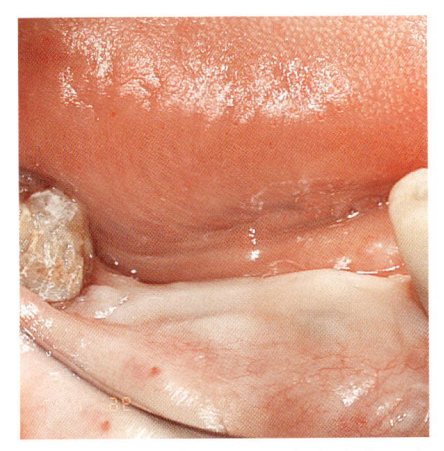

図5-1　欠損顎堤の頰側の角化歯肉は少なく、舌側から頰側にかけての角化歯肉の幅は5mm以下である（Type 2 - Class 1）．

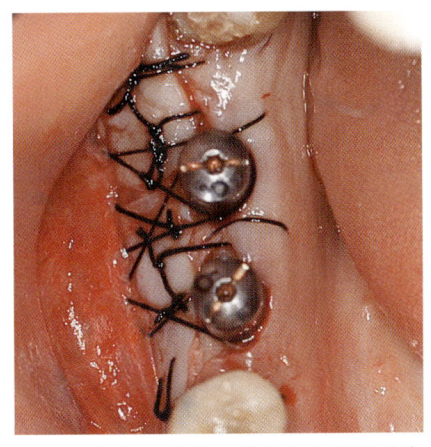

図5-2　頰側は上顎口蓋側より遊離歯肉移植片を採取し、FGGを行い、舌側は既存の角化歯肉を保存した．

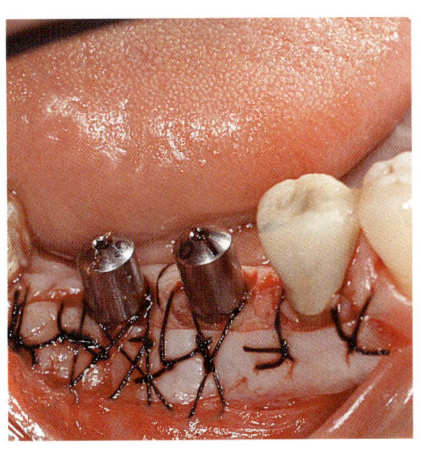

図5-3　二次手術時の頰側面観．FGGの場合、移植片が動かないよう受容側の形成を過不足なく行うこと、また緊密に縫合し移植片を固定することがポイントとなる．

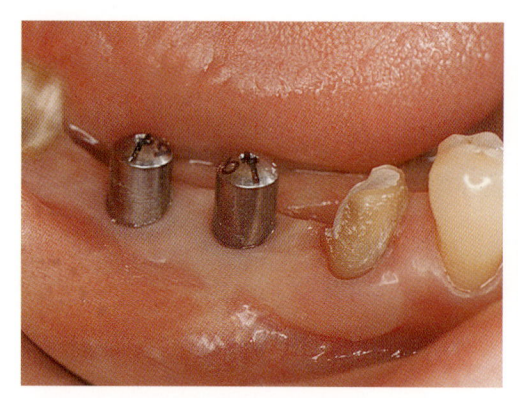

図5-4 FGG後4か月の頬側面観．十分な角化歯肉が獲得されている．

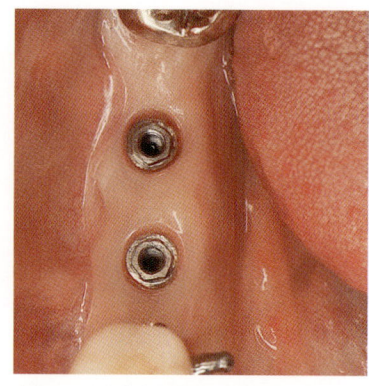

図5-5 同咬合面観．舌側にも十分な角化歯肉がある．

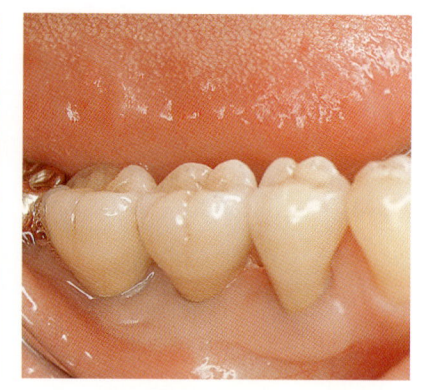

図5-6 最終補綴物装着時の頬側面観．

Type 2 - Class 1 の症例（症例4）：ある程度の角化歯肉は存在するが，頬側の歯槽堤に陥凹がみられるため，CTGとAPFを併用した症例

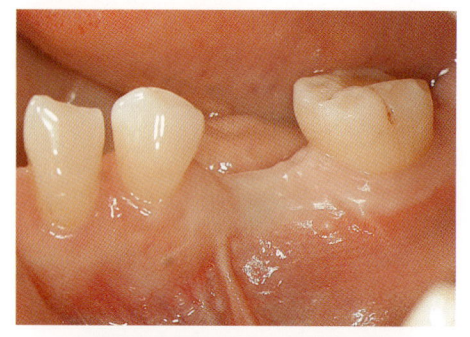

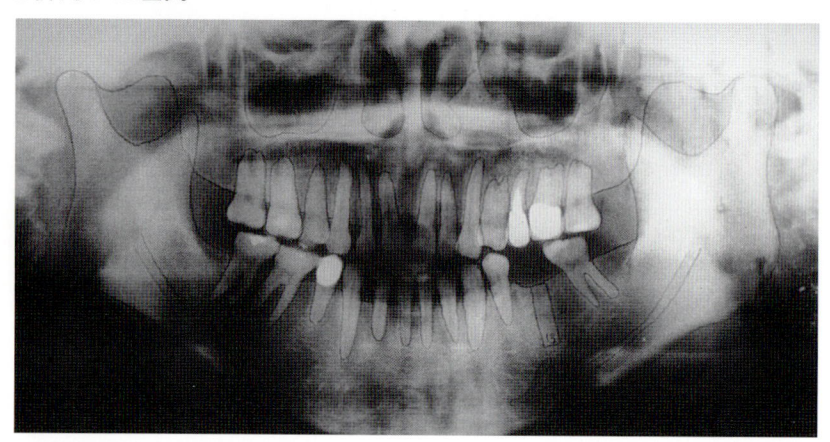

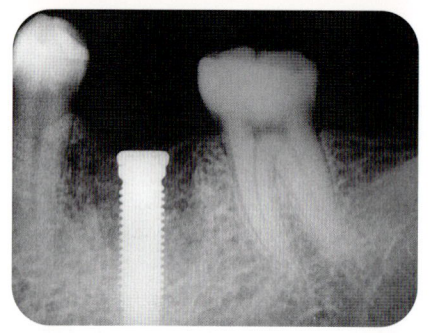

図6-1 | 図6-2
図6-3

図6-1 頬側は角化歯肉が少なく，頬小帯が高位に付着している状態．
図6-2 同時期のパノラマX線写真．
図6-3 インプラント埋入後のX線写真．

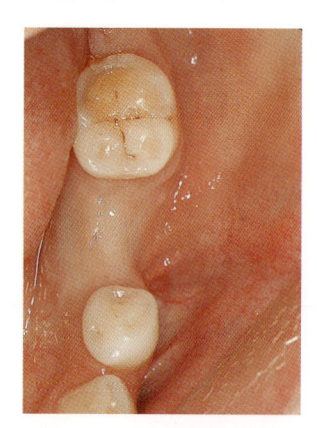

図6-4 二次手術前の咬合面観．歯槽頂から舌側にかけてある程度の角化歯肉が認められるが，頬側にはくぼみがみられ，この状態では将来歯槽堤の形態異常が残存すると思われる．

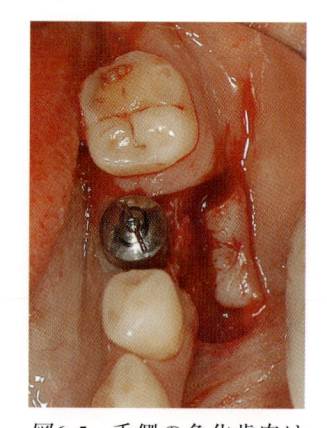

図6-5 舌側の角化歯肉はある程度保存し，頬側は舌側から歯槽頂部の角化歯肉を舌側から頬側にかけて内斜切開を行い，部分層弁で歯肉弁を形成．

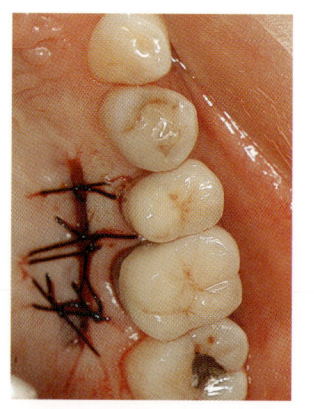

図6-6 上顎口蓋側より結合組織移植片を採取．

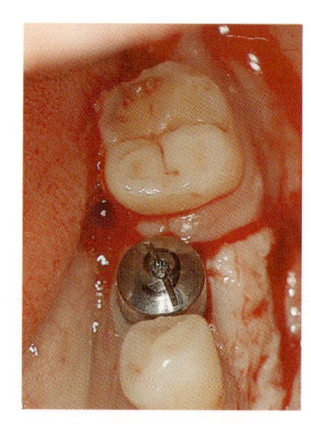

図6-7 頬側は顎堤増大と角化歯肉獲得を目的に移植片を吸収性縫合糸で骨膜縫合し，その上に歯肉弁を根尖側に位置づけ，縫合，固定した．

第13章　インプラントとペリオ

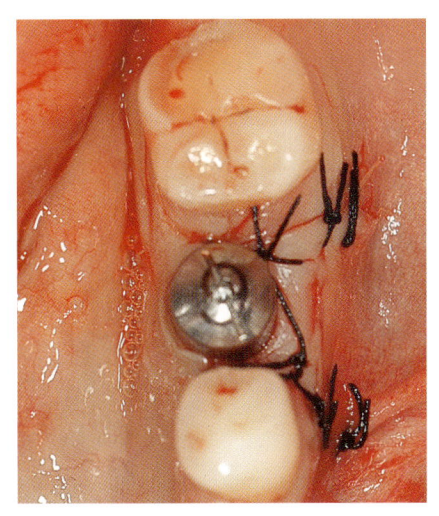

図6-8　二次手術終了後の咬合面観.

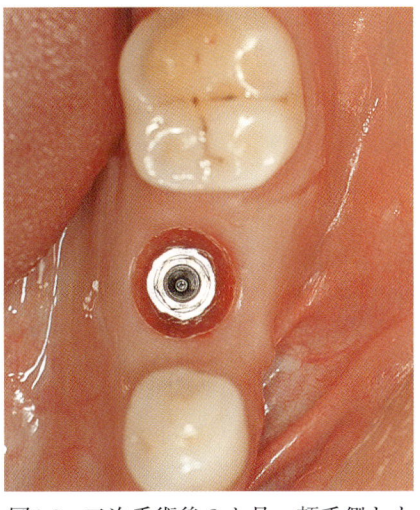

図6-9　二次手術後2か月. 頬舌側とも十分な角化歯肉が獲得されており, 頬側の歯肉の形態は凸面状を呈している.

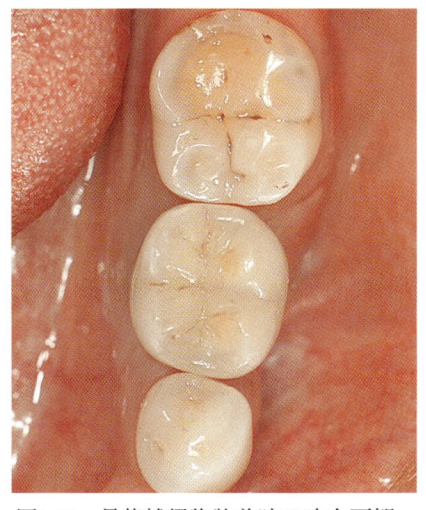

図6-10　最終補綴物装着時の咬合面観.

Type 2 - Class 2 の症例（症例5）：頬側にはほとんど角化歯肉が存在しないため, 頬側はAPFで舌側は既存の角化歯肉を利用し, APFで対応した症例

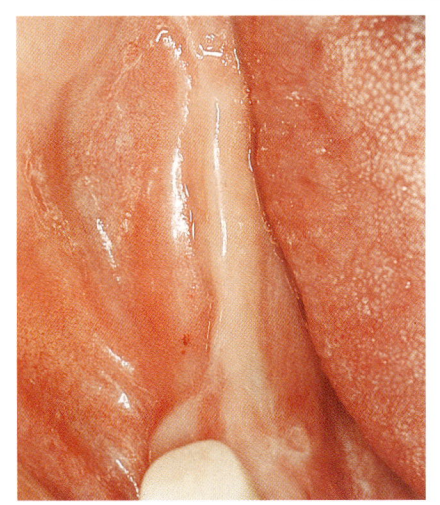

図7-1　Type 2 -Class 2の症例で頬側顎堤にはほとんど角化歯肉は認められず, 角化歯肉の幅を増大させる必要がある.

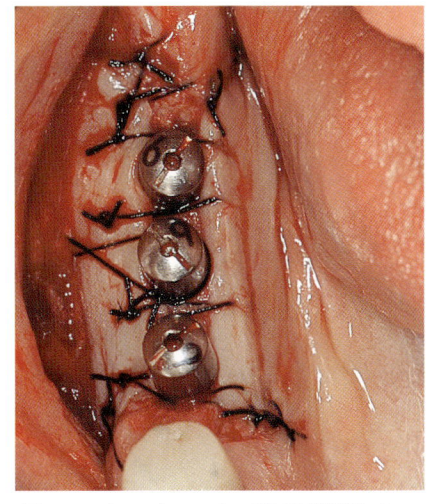

図7-2　インプラント二次手術時にヒーリング・アバットメントを装着した状態. 舌側はAPFで, 頬側には角化歯肉の獲得を目的としてFGGを行った.

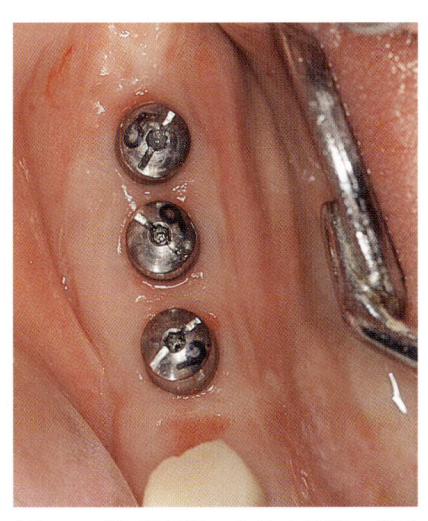

図7-3　二次手術後3か月の状態. 頬舌側とも十分な角化歯肉が認められる.

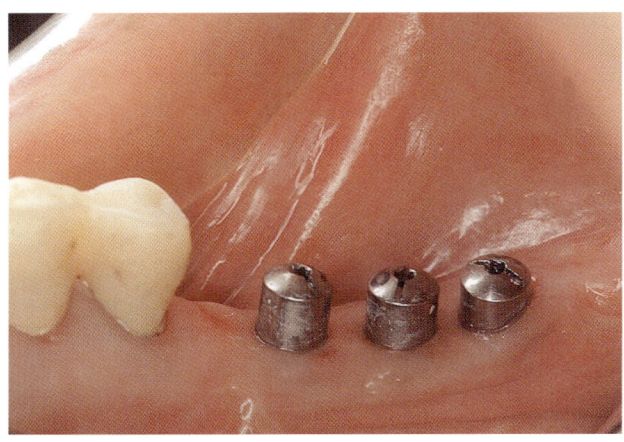

図7-4　二次手術後4か月の状態で, 口腔前庭も深く, 舌側にも十分な幅の角化歯肉が認められる.

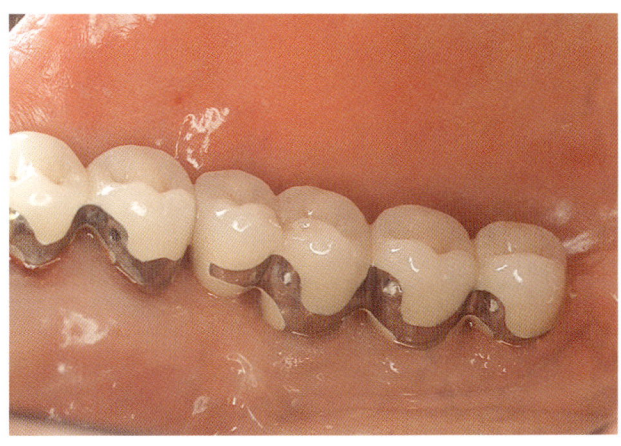

図7-5　最終補綴物装着後の舌側面観. 角化歯肉が十分あるため, プラーク・コントロールも行いやすい.

Type 2 - Class 2 の症例（症例6）：歯槽頂部の角化歯肉の幅が十分ではないため，頬側をFGG，舌側をAPFで対応した症例

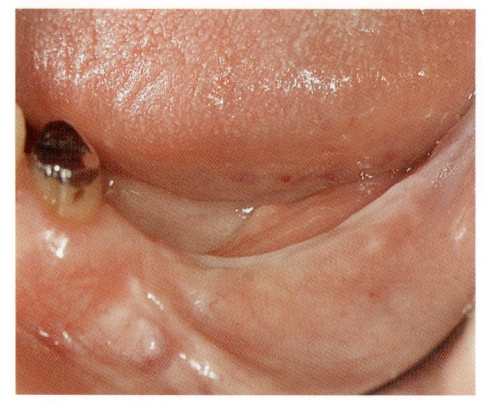

図8-1 欠損顎堤の頬側にはほとんど角化歯肉がない状態である．

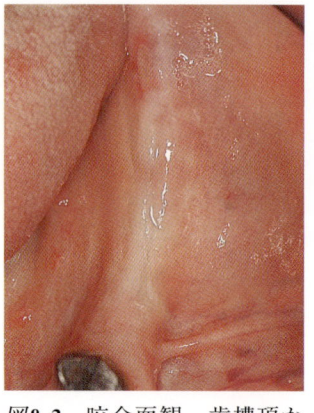

図8-2 咬合面観．歯槽頂から舌側にかけてはある程度角化歯肉は存在するが，十分な幅とはいえない（Type 2 - Class 2）．

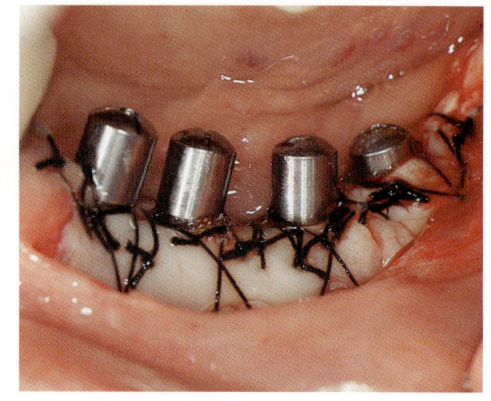

図8-3 頬側は上顎口蓋側より移植片を採取し，FGGで対応した．

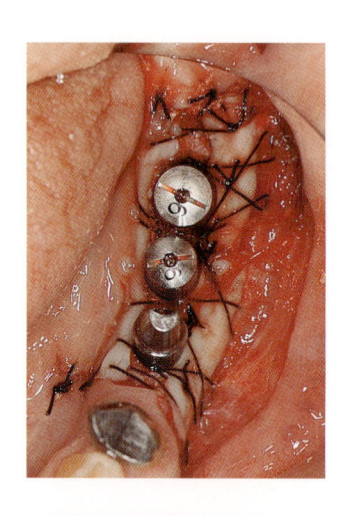

図8-5 アバットメント装着時の咬合面観．十分な量の角化歯肉が獲得されている．

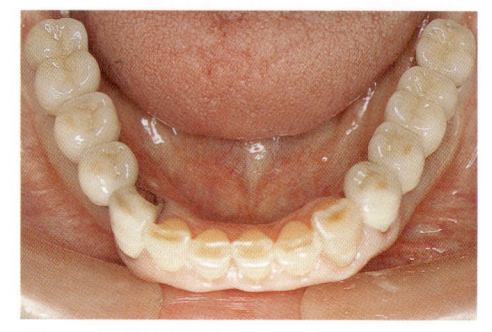

図8-6 最終補綴物装着時の咬合面観．

◀*図8-4* 舌側は既存の角化歯肉を根尖側に移動させることで，角化歯肉の増大を図った．

Type 3 - Class 1 の症例（症例7）：インプラント埋入前の顎堤部にほとんど角化歯肉が存在せず，埋入前に角化歯肉をFGGにより獲得した症例

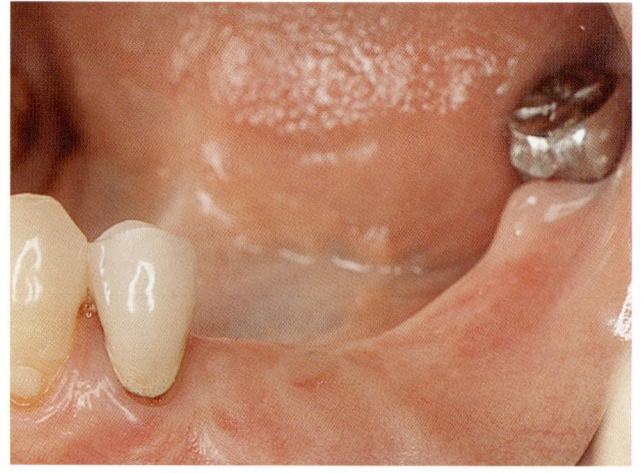

図9-1 頬側や歯槽頂部に角化歯肉がほとんど存在しない状態（Type 3 - Class 1）である．

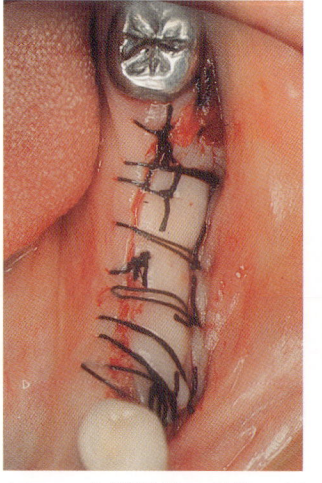

図9-2 欠損顎堤の頂部，頬側に歯肉移植片が位置づけられている状態．歯肉の治癒を待って，インプラント埋入を行う．

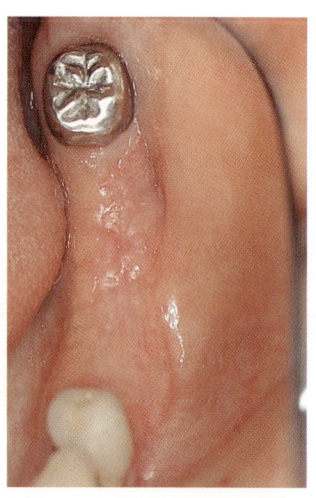

図9-3 歯肉治癒後の状態．欠損顎堤頂部や頬側に角化歯肉が獲得されている．

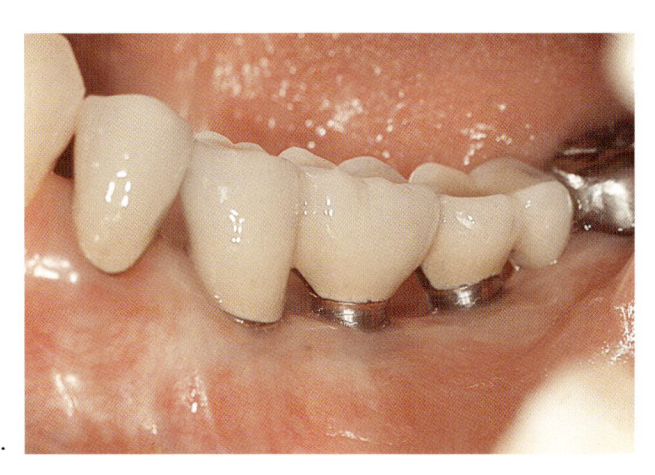

第13章　インプラントとペリオ

図9-4　最終補綴物装着時の状態.

Type 3 - Class 2 の症例（症例8）：インプラント埋入後，カバースクリューが露出し角化歯肉が喪失したため，二次手術時に頬舌側をFGGで対応した症例

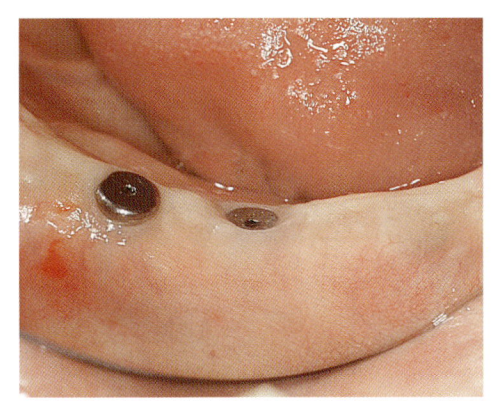

図10-1　頬側や歯槽頂部に角化歯肉が存在していたが，治癒期間中にカバースクリューが露出した状態（Type 3 - Class 2）.

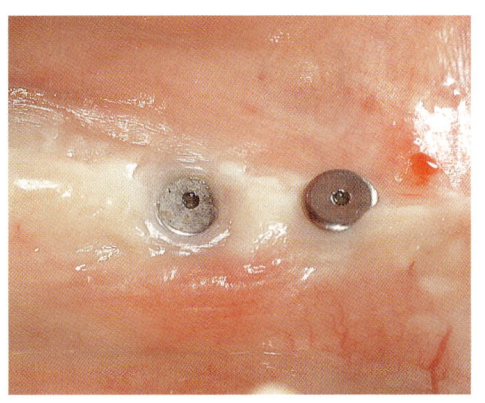

図10-2　舌側面観．舌側もほとんど角化歯肉が失われている状態.

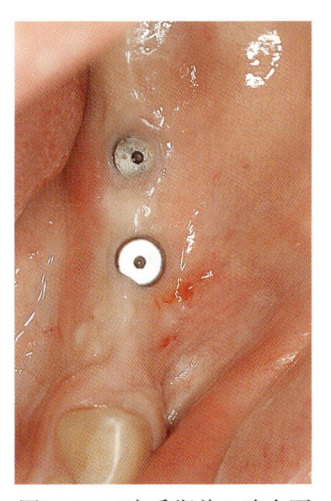

図10-3　二次手術前の咬合面観.

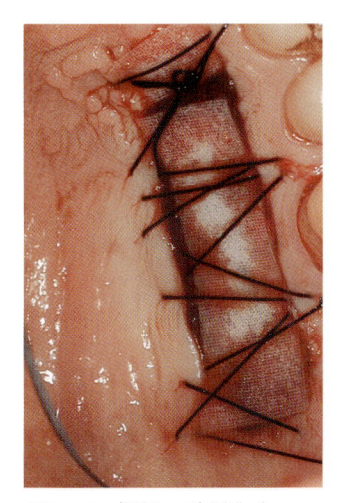

図10-4　頬側，舌側ともFGGを行うため上顎口蓋側より大きめの移植片を採取.

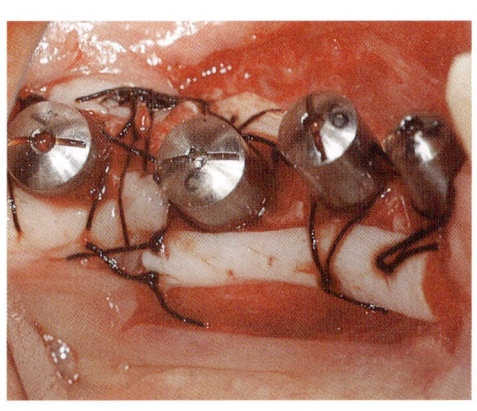

図10-5　二次手術後の舌側面観．遠心側はAPFで対応し，近心側はFGGで対応した.

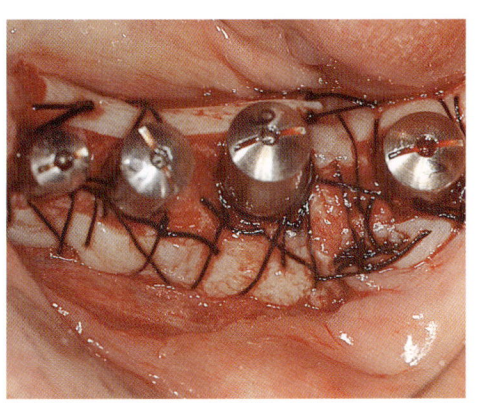

図10-6　頬側もFGGで対応．縫合後に移植片が動かないことを確認.

379

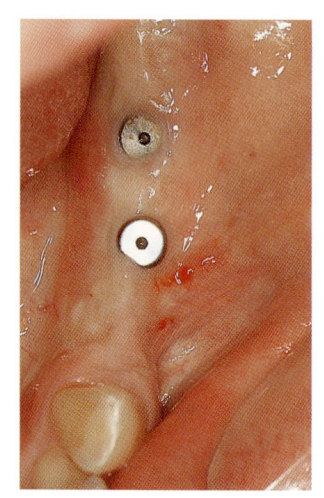

図10-7 術前.

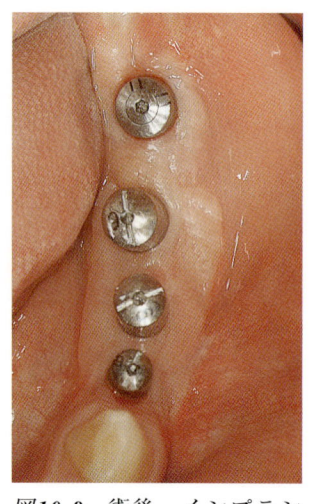

図10-8 術後．インプラント周囲に十分な角化歯肉が獲得された．

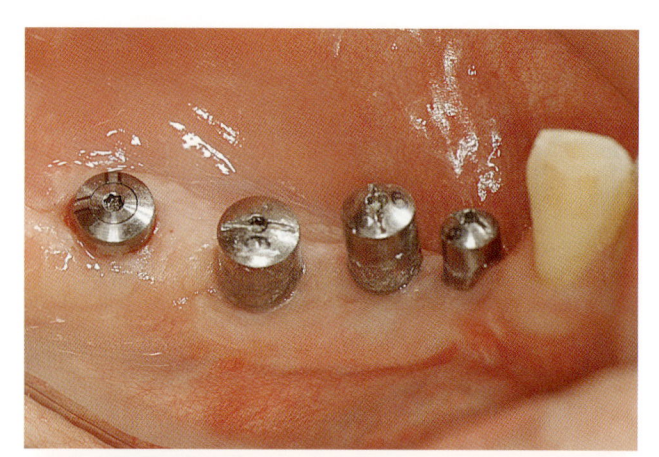

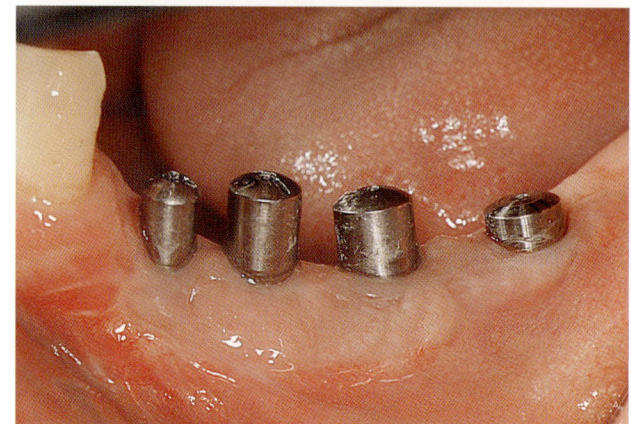

▶図10-9, 10 頰舌側ともプラーク・コントロールを十分に行える角化歯肉が獲得されている．

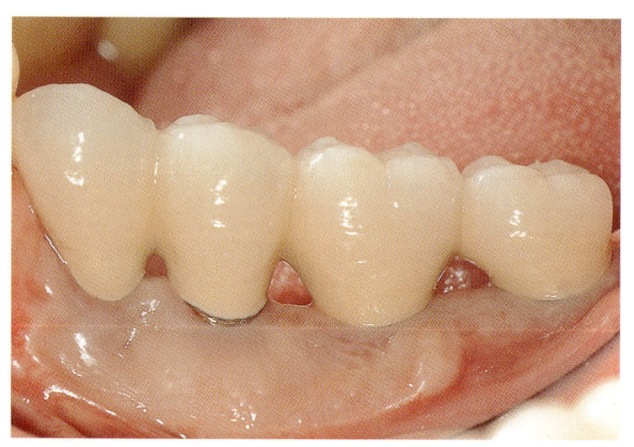

図10-11, 12 最終補綴物装着後2年の状態．頰舌側とも十分な角化歯肉の幅が維持されている．

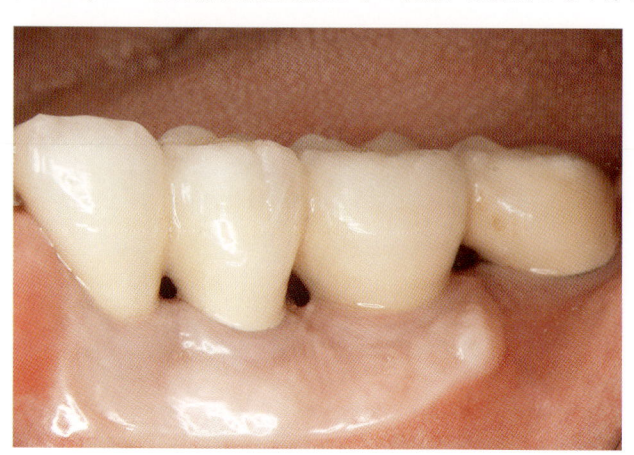

図10-13 最終補綴物装着後16年の状態．

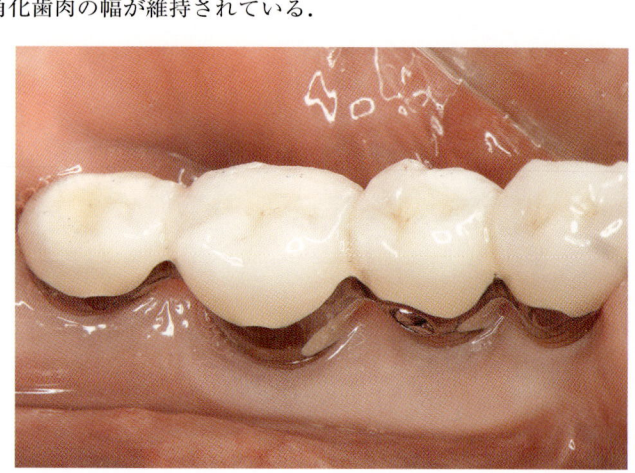

図10-14 同咬合面観．

1回法インプラント

　1回法インプラントの軟組織の取り扱いで留意すべき点として角化歯肉を考慮した歯肉弁のデザイン，インプラント体と歯肉との緊密な適合があげられる．1回法の歯肉弁のデザインはインプラント体が歯肉を貫通した状態にするため，基本的には歯槽頂切開を用い，この切開は角化歯肉内に入れるようにする．もし可動粘膜内に切開を入れ，インプラント体を可動粘膜が取り囲むような状態になった場合には，治癒期間中も創面は安定しないであろうし，創傷治癒後もプラークが停滞しやすい状況となるであろう．そのため1回法の場合，歯槽頂切開を角化歯肉に設定するのは必須の条件である．また軟組織とインプラント体が緊密に適合し，確実に創面を閉鎖することは，上皮の深部増殖の阻止，術後出血の減少，感染予防，術後の歯肉形態の獲得などの点において重要なファクターであると考えられる．骨とインプラント体の間に間隙が生じ，その間隙に上皮が侵入すると，オッセオインテグレイションの妨げになる．

　このように軟組織の取り扱いは良好なオッセオインテグレイションの獲得，感染予防，清掃性（cleansability），メインテナンスのしやすさの向上（maintenability）などの点で，インプラントの成功率を高めるための重要なファクターといえる．

　インプラントにおける軟組織の取り扱いは画一的なものではなく，顎堤の状況に応じて対応を変えなければならない．とくに顎堤と角化歯肉の状態によってその対処法は大きく影響を受ける．以下，顎堤の条件および角化歯肉の量によって状況を分類し，それぞれの状況に応じた対処法について考察する[19]．

［Type 1］ 角化歯肉が十分にある場合

　すべての条件が良好な場合は，以下の手順で処置を行う．まず，歯槽頂切開を入れ，インプラント埋入予定位置から少なくとも3～4mm離れた位置に縦切開を行い，インプラント埋入に支障をきたさないように十分な術野が確保できるまで全層弁で剥離する．インプラント埋入後の歯肉弁を縫合する際，角化歯肉はあまり柔軟性がないため，頬舌側の歯肉弁の間に開放創が残ることが多い．歯肉弁をインプラントに緊密に適合させるために，インプラントと接する部分の歯肉を半月状に切除する．歯肉の柔軟性に応じて，頬側あるいは舌側の一方のみ行う場合と頬舌側両方を切除する場合がある．

［Type 2］ 角化歯肉がやや少ない場合

　Type 1に比べて角化歯肉の幅が少なく，インプラント植立後角化歯肉が不足する，あるいは十分かどうか疑わしいような場合は，まず既存の角化歯肉の範囲内で切開を入れ，インプラントの頬舌側に均等に角化歯肉を残すように手術を行う．そして，創傷治癒後プロビジョナル・レストレーションを装着した段階で角化歯肉の判定を行い，必要があれば，遊離歯肉移植を行う．インプラント埋入前に歯肉移植を行うよりも，埋入後の方が歯周パックが保持しやすく，移植部位の保護が容易になる．

［Type 3］ 角化歯肉がほとんどない場合

　角化歯肉がほとんどない状態でインプラントを埋入すれば，インプラント周囲は可動性粘膜で囲まれることになり，これは清掃性や組織の炎症に対する抵抗力から考えても好ましい状況ではない．したがって，インプラントの埋入に先立って遊離歯肉移植を行い，不動角化歯肉を獲得しておく必要がある．通常インプラント埋入は遊離歯肉移植後

少なくとも2か月経過してから行う．これは移植片の血管網が成熟するのに約2か月かかるとする研究[20]に基づいている．十分な量の角化歯肉が得られた状態からは，Type 1の方法に準じてインプラントを埋入する．

Type 1 の症例（症例9）：頬舌側とも角化歯肉が十分に存在しているため，埋入時に歯肉切除で対応した症例

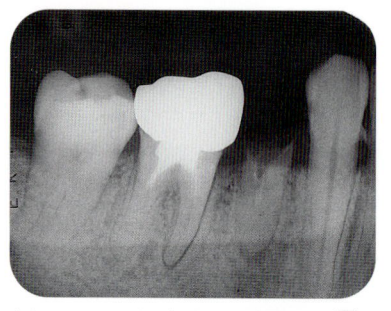

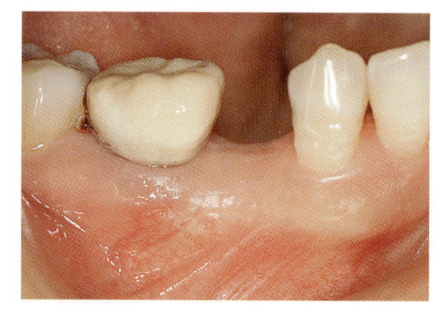

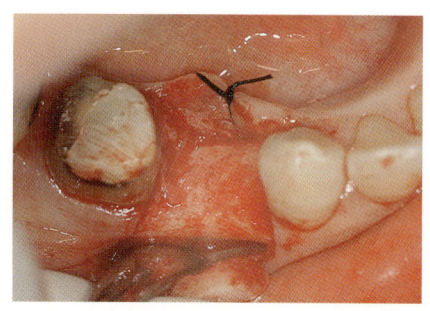

図11-1〜3 初診時のX線写真と｜4｜の抜歯後約6か月の状態．角化歯肉は十分ある．抜歯窩も完全に成熟しており，歯槽骨の幅も十分にある．

[インプラント埋入のための歯肉弁の効果的な切開法]

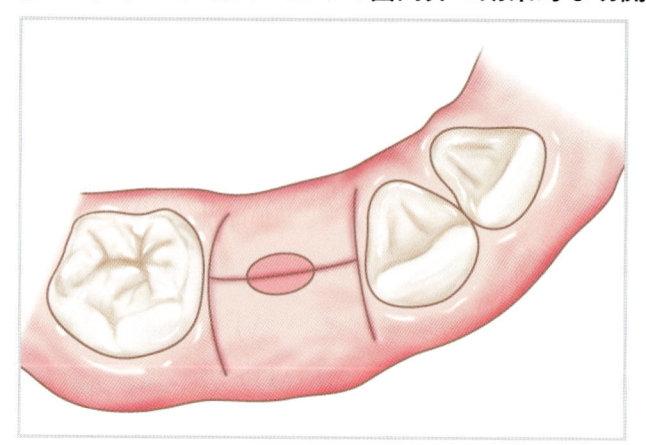

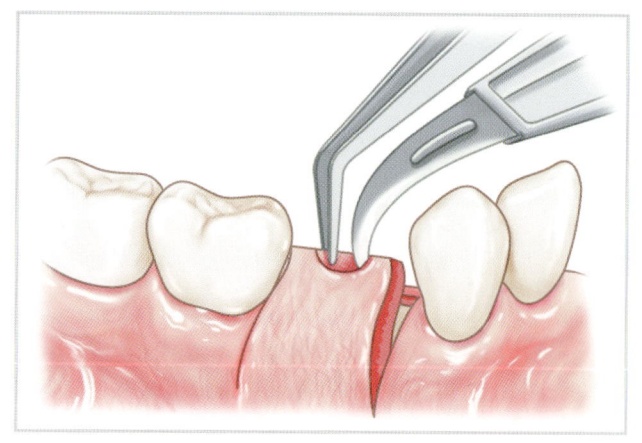

図11-4, 5 インプラント埋入後，歯肉弁の一端を有鉤ピンセットで保持し，No.12のメスでインプラントに適合するように半月状に切除する．

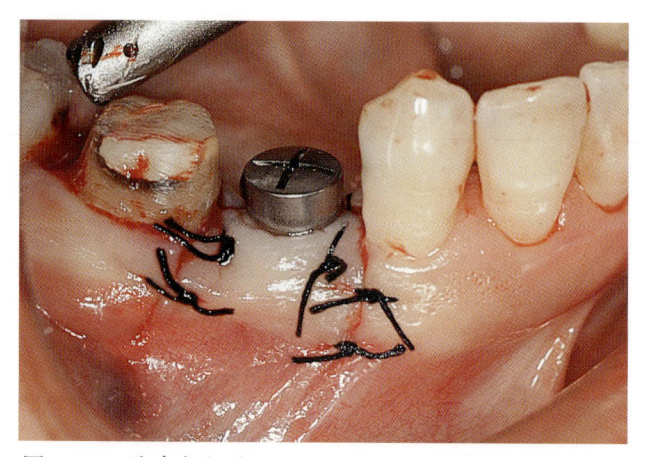

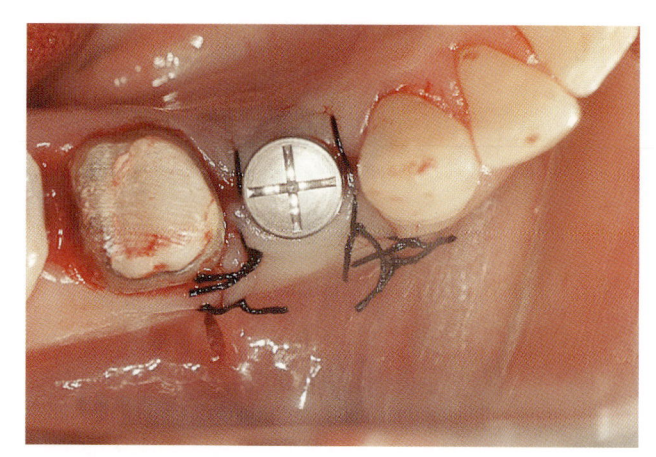

図11-6, 7 歯肉弁を戻してインプラントに緊密に縫合し，開放創を残さないようにする．

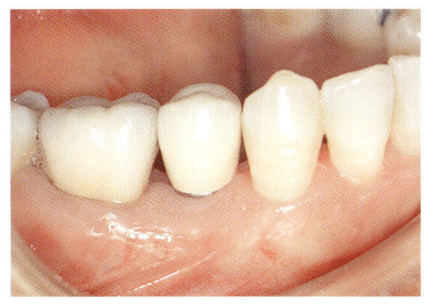

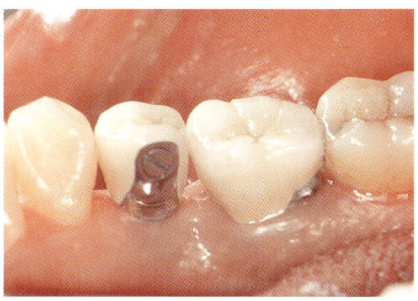

図11-8, 9　術後6か月．内冠を装着し，舌側からの横ネジを用い，審美性を保ちながら術者可撤式の上部構造とした．

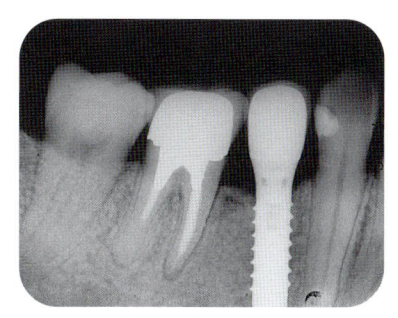

図11-10　術後1年のX線写真．

Type 2 の症例（症例10）：インプラント埋入後，頬側角化歯肉が不足しているため，FGGで対応した症例

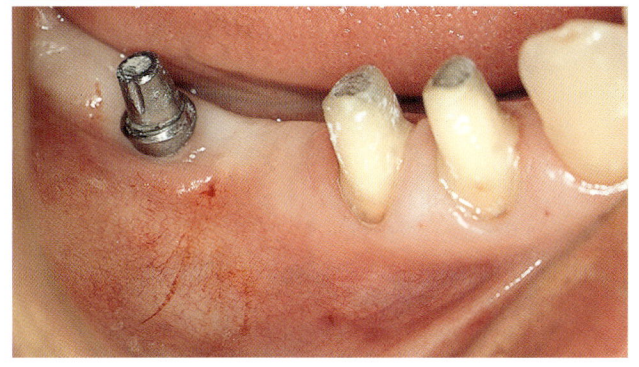

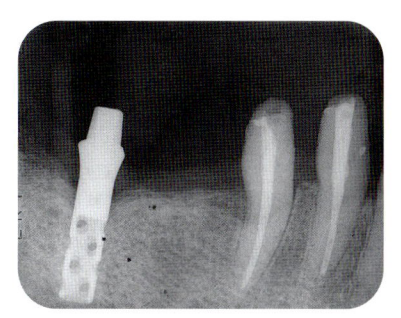

図12-1, 2　インプラント埋入約4か月の状態．インプラントの頬側にはほとんど角化歯肉がなくなっている．同時期のX線写真ではインプラント頸部に1～2mmの骨吸収像がみられる．角化歯肉の欠如が関係しているのかもしれない．

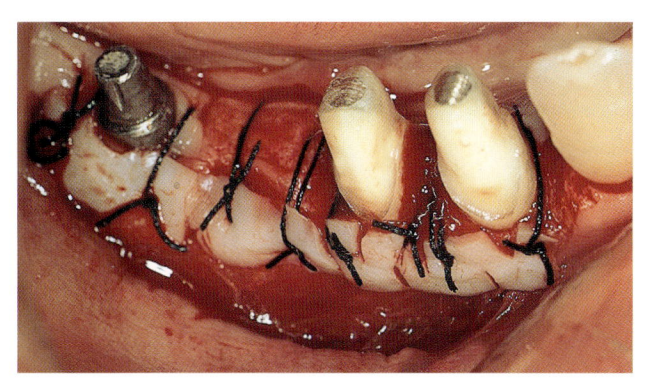

図12-3　⑤④も含めて遊離歯肉移植にて角化歯肉の獲得を行った．

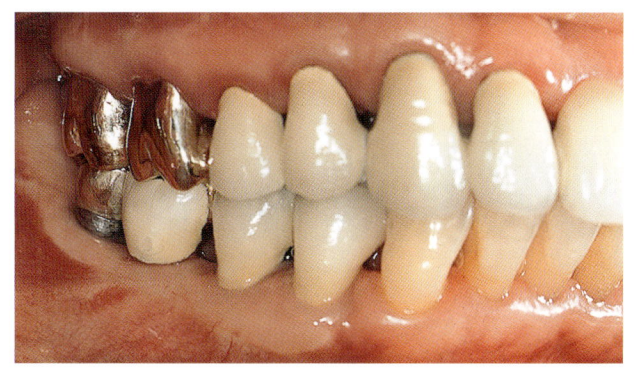

図12-4　術後1年の状態．口腔前庭が浅い部位での遊離歯肉移植では，術後に移植片の収縮する割合が大きい．

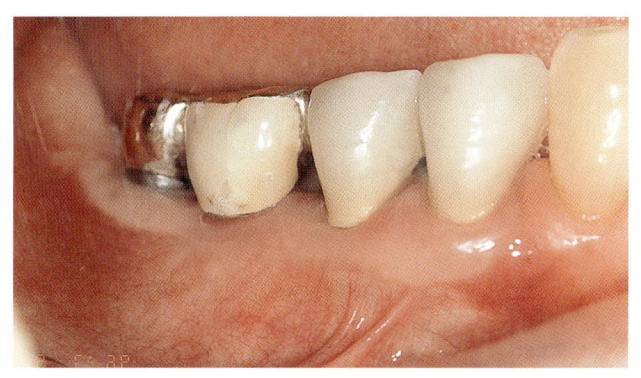

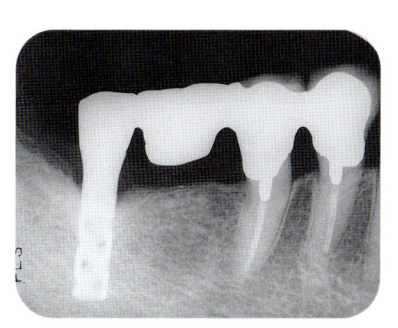

図12-5, 6　インプラント植立後，5年6か月の状態．インプラントおよび天然歯の周囲組織は良好な状態で維持されている．インプラント埋入直後にみられた頸部の骨吸収部は悪化することもなく，骨が緻密化しているようにもみえる．角化歯肉の存在が歯槽骨の吸収を止めている一因になっているのかもしれない．

Type 3 の症例（症例11）：歯槽頂部および頬側歯肉がほとんどないため，インプラント植立前にFGGにて角化歯肉を獲得した症例

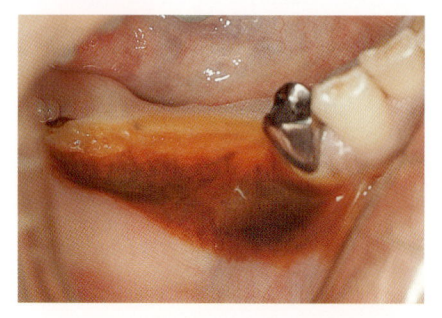

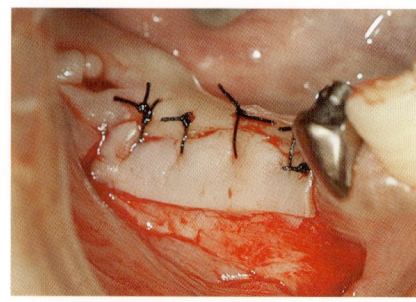

図13-1 | 図13-2

図13-1 歯槽骨の状態は良好だが，歯槽頂部および頬側歯肉がほとんどない．
図13-2 インプラント植立前に角化歯肉の獲得のために遊離歯肉移植術を行った．

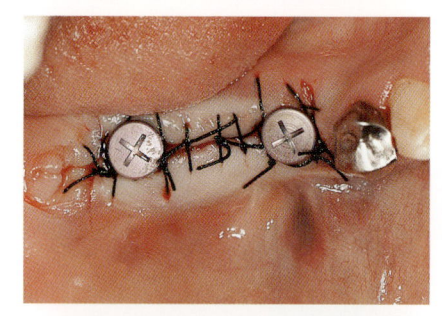

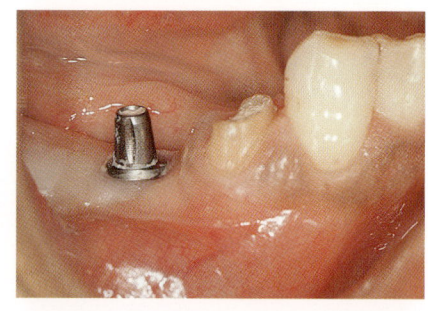

図13-3 | 図13-4

図13-3 遊離歯肉移植後，少なくとも約2か月待ってからインプラントを埋入する．
図13-4 インプラントと天然歯の間に歯槽骨の段差が認められた．このような状態を残すと，将来インプラント周囲にポケットが形成されやすくなる．

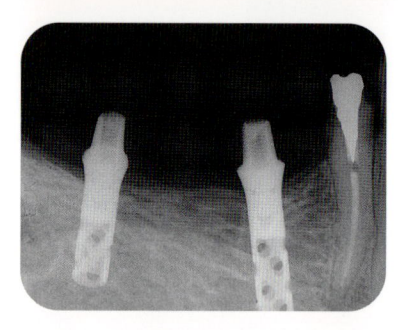

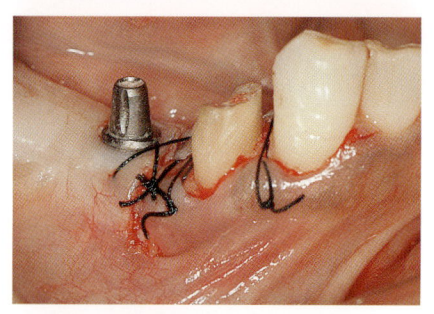

図13-5 | 図13-6

図13-5 同部のX線写真．インプラントと天然歯間に歯槽骨の段差がある．
図13-6 骨切除術をともなったAPFを行い，歯槽骨頂部を平坦になるように処置した．

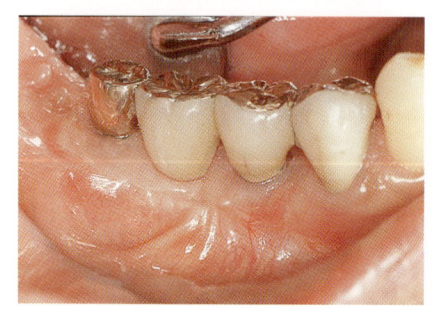

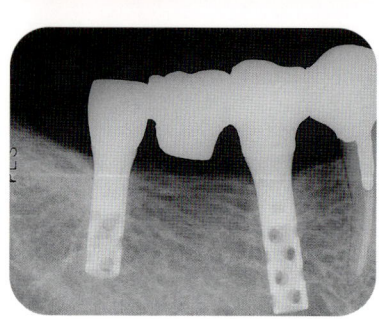

図13-7 | 図13-8

図13-7 最終補綴物装着時の状態．
図13-8 同部のX線写真．歯槽骨の段差は改善されている．

　本項ではインプラント手術における歯周病学的観点から考慮しなければならないことについて述べた．炎症のコントロールとしての歯周病学的原則はインプラントにおいても共通の原則であり，プラーク・コントロールしやすい口腔内環境の整備として角化歯肉獲得や口腔前庭拡張などの処置は有効であると考える．天然歯では歯肉退縮が起こった場合でも，根面被覆は可能であるが，インプラントにおいてはネジ山の部分が露出した場合の対応は難しい．そのため，問題が起こらないように，天然歯よりも角化歯肉の必要性を厳密に考えて対応することにより，清掃性の高い，メインテナンスしやすい口腔内環境を獲得することができると考える．

Guided Bone Regeneration（骨誘導再生療法）

　Guided Bone Regeneration（骨誘導再生療法：以下GBRと略す）とは，ある種の機械的バリヤーを用いて骨欠損部を物理的に密封し，骨組織の再生を誘導する方法である．このような原理を1989年にDahlinらはインプラント周囲の骨欠損に応用し，ウサギの脛骨に埋入したインプラント周囲の裂開状の骨欠損にe-PTFEメンブレンを用いて骨再生を試みた．その結果，メンブレンを使用しなかった部位と比較して，メンブレンを使用した部位では有意に骨の再生を認めた．また，組織学的所見でも新生骨とインプラントの界面でオッセオインテグレイションが認められたと報告している[21]．

［GBRの効果についての文献］

［文献］
Dahlin C, Sennerby L, Lekholm U, Lindhe J and Nyman S: Generation of new bone around titanium implants using a membrane technique: an experimental study in rabbits. Int J Oral Maxillofac Implants, 4(1): 19-25, 1989.

［目的］
・チタンインプラント周囲の骨組織の再生に対するGBR法の効果を評価すること

［実験対象］
・ウサギの脛骨

［実験方法］
・ウサギの脛骨に10mmのインプラント体をスレッドが3〜4本露出するように埋入する．同一個体で実験側にはメンブレンを用い，対照側はメンブレンなしで6，9，15週の臨床的，組織学的評価を行った．

［結果］
・メンブレンを使用した部位で有意に骨の再生が認められ，組織学的所見でも新生骨とインプラント体との間にオッセオインテグレイションが認められた．

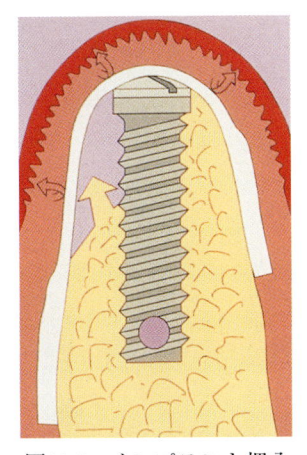

図14-1　インプラント埋入時に認められる裂開状の骨欠損に対して，メンブレンを利用して骨再生を図る．

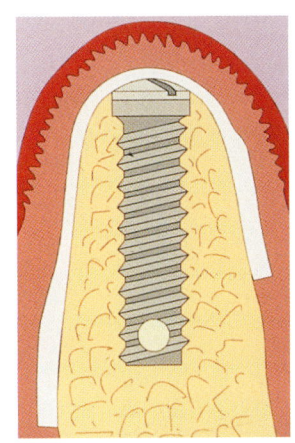

図14-2　メンブレンを併用し，スペースメイキングすることで，そのスペースに骨が形成される．

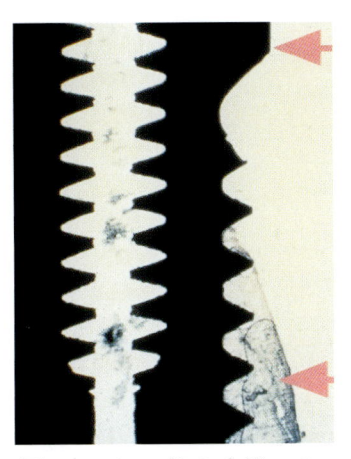

図14-3　メンブレンを用いていない対照側の組織切片．骨再生はわずかにみられるが，スレッドの多くは露出した状態である（矢印の間は実験前には骨がなかった部位）．

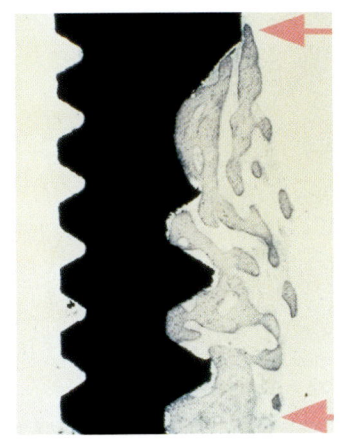

図14-4　メンブレンを用いた実験側の組織切片．骨再生がみられ，スレッドは露出していない状態．

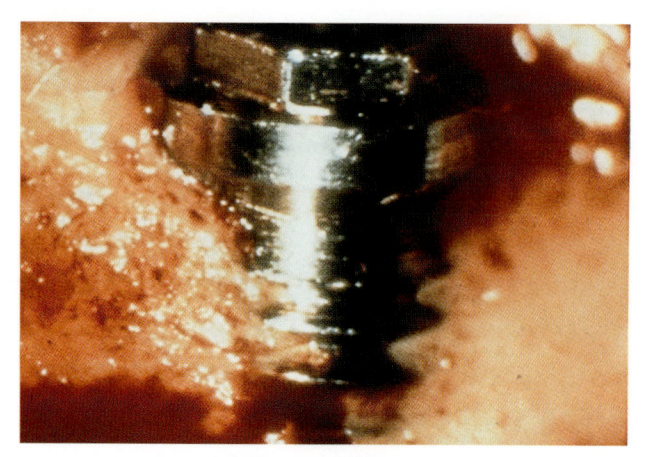

図14-5 対照側の手術後6週の状態.

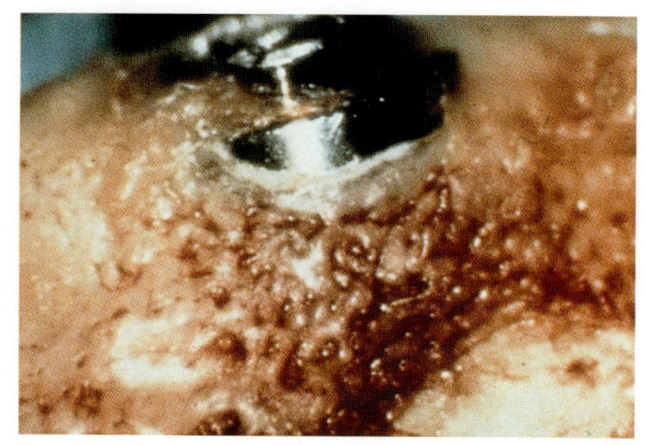

図14-6 実験側の手術後6週の状態.

　その後，ヒトにおける臨床研究も数多く行われ[22-32]，水平方向への骨再生のみならず垂直方向への骨再生も多く報告されている[31,32]．この分野での臨床はまだ10年ほどにもかかわらず，めざましい進歩を遂げた．

　さらに，近年は抜歯窩の吸収を防ぐ目的として，抜歯時に吸収した骨欠損部に骨移植材を充塡する方法も行われている（ridge preservation）．以下にその模式図（図15）を示す．

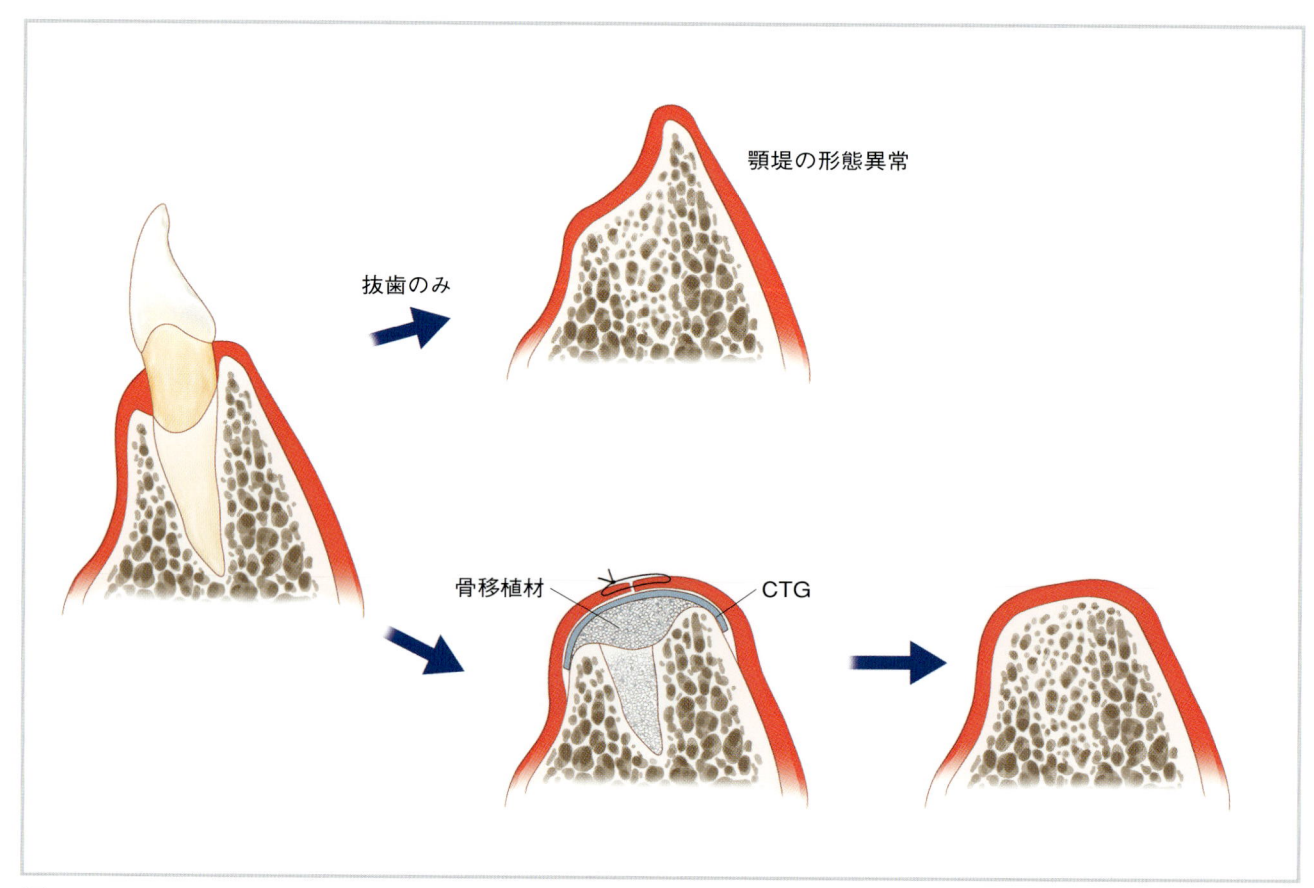

図15　Ridge preservationの模式図.

GBRの原理

　GBRでは，軟組織を創傷部位から排除し，骨形成細胞によりそのスペースを満たすことによって新生骨が形成される．それを達成するには，創傷部位に血餅を形成，維持させるために膜（メンブレン）が必要となるわけであるが，治癒期間中に外力によりメンブレンが潰されないようにすることが大切である．またメンブレンが治癒期間中に口腔内に露出したとしても，最低4～6週間口腔内にとどめておかなければならない．GBRの治癒期間としては最低6か月間が必要とされる．

　GBRを成功に導くためには，その目的を十分理解してGBRを行う必要がある．

[GBRの目的]
　顎堤の骨欠損部を骨組織で回復することにより
　・術前には困難または不可能なインプラントの埋入を可能にする
　・より望ましい位置にインプラントを埋入することが可能となる
　・抜歯窩の吸収を最小限にする
　・審美性を改善する
　・発音を改善する
　・可撤性義歯の維持または支持を改善する

　歯槽骨の不足部に骨を再生させる方法として，GBRを考えた場合，その適応症と非適応症は，以下のように整理することができる．

[GBRの適応症と非適応症]

[適応症]
・インプラントの埋入予定部位に垂直的または水平的な歯槽骨が不足している場合
・歯槽骨の形態不良による審美障害
・インプラント埋入中に骨の裂開や開窓が起こった場合
・抜歯と同時にインプラントを埋入する場合

[非適応症]
・欠損が大きすぎる場合
・感染がある場合
・時間（期間）的余裕がない場合
・患者が価値を認識していない場合
　（患者のモティベーションが図れていない場合）

　一方，歯槽骨の不足部，つまり骨欠損の種類を整理すると，以下のように分けて考えることができる．

[骨欠損の種類]
　・抜歯窩
　・裂開状または開窓状骨欠損
　・インプラント周囲炎による骨欠損
　・インプラントの失敗による骨欠損

これら骨欠損の種類を臨床的に分析し，1983年，Seibertは，顎堤の歯槽骨の欠損形態を1級から3級まで3つに分けた文献を発表している．この分類は，顎堤の欠損形態を理解し，臨床で対応する基準として，現在でも広く応用されている．

［顎堤欠損形態の分類（Seibert, 1983）］[33]
- 1級：頰舌的な歯槽堤の喪失で，歯冠-歯根方向では正常な高さを保つ
- 2級：歯冠-歯根方向での歯槽堤の喪失で，頰舌的な幅は正常な場合
- 3級：歯槽堤の高さと幅の両方の喪失

●GBRを成功に導くための条件

GTR（Guided Tissue Regeneration）においては，「"S"ではじまる4つの条件[34]」をMurphyが提唱しているが，GBRを行う基本においても，「"S"ではじまる4つの条件」を満たすことが重要である．

① Space maintenance（スペースの維持）

GBRにおいては，メンブレンによって形成されるスペースの確保，維持が重要な条件となる．つまり，GBRの失敗は，治癒期間中にメンブレンが外力によって変形することが原因となることが多い．

スペースを確保する目的として，以下の材料を使用する．

［GBRでスペースを確保する材料］
- 非吸収性膜と吸収性膜
- 骨移植材（自家骨，他家骨，代用骨）
- ピン（Osseofix pin，Memfix pinなど）
- チタン強化膜

これらを用いて，治癒期間中にスペースの確保がきちんとなされるように注意する．

② Sealed environment（閉鎖された環境）

治癒期間中にメンブレンが口腔内に露出すると，メンブレンの下の組織に感染が起こりやすくなる[35]．

③ Sterile（無菌状態）

生体内に異物を埋入するわけであるから，とくに厳重な無菌的処置が要求される．

治癒期間中にメンブレンが露出した場合，頻繁にprofessional tooth cleaning，クロルヘキシジンによる洗浄を行う．メンブレンの下に感染が及んでいると判断すれば，膜除去が必要となる．

④ Stable（安定した状態）

治癒期間中にメンブレンが動くと骨芽細胞が線維芽細胞に変わるという報告[36]がある．メンブレンを固定する方法には固定用ピンやネジの使用，縫合による方法などがある．

GBRを成功に導くためには，以上のような基本的条件を満たすことが重要であるが，GBRの治癒期間中においては，その他，下記のような種々の注意事項が遵守されねばならない．

[GBRにおける治癒期間中の注意事項]
・外圧を加えない（膜の移動，変形，露出を避ける）
・咀嚼機能の維持・回復の方法を工夫する
・禁煙
・良好なプラーク・コントロールの維持

「喫煙」や「プラーク・コントロール」の問題は，治癒期間中のみの問題ではなく，後述のメインテナンスとの関係もあり，重要な注意事項である．

インプラントでGBRを行う際に考慮すべき事項

GBRを行う場合，以下の項目を十分検討し，術前にその処置に対する患者の理解を得る必要がある．なぜなら，骨欠損状態によっては1回の処置で満足のいく結果が得られない場合も考えられるからである．また，患者の協力が得られない場合は，治癒期間中に感染などにより失敗する可能性が高いことも十分認識すべきである．

[GBRを行う際に考慮すべき事項]
・顎骨吸収のタイプ
　（Seibertの分類：1級，2級，3級）および吸収量
・GBRを行う時期
　（抜歯およびインプラント埋入の時期との関係）
・時間，治療期間
・術式の選択
　├・メンブレンの種類
　│　（吸収性，非吸収性，チタン強化膜）
　├・骨移植材の種類
　│　（自家骨，他家骨，異種骨，人工骨）
　├・インプラント同時埋入かGBRのみか
　└・インプラント方法
　　　（1回法・2回法，植立部位，位置，方向，深さ）
・費用
・患者の要求度，理解度

これら，実際の臨床におけるインプラント治療でGBRを行う際に考慮すべき事項を理解したうえで，インプラントの埋入とGBRの時期について，さらに詳しく検討していきたい．

インプラント埋入とGBRの時期による分類

[インプラントの埋入時期によるGBRの分類]
GBRはインプラントの埋入時期により分類することができる．

> [インプラント埋入時期で分類したGBR]
> ・Simultaneous approach
> 　インプラント埋入と同時にGBRを行うこと
> ・Staged approach
> 　GBRにより骨を造成してからインプラントを埋入すること

[抜歯後の時間経過と関連づけたGBRの分類―Wilson and Weberの分類][38]
　WilsonとWeberは，GBRを行う時期を抜歯後の時間経過と関連づけてつぎのように分類している．この分類から，抜歯された後の歯槽骨の変化と軟組織の変化がGBRの成功に大きく影響していることが理解できる．各段階におけるGBRの利点，欠点を十分把握して対処することが重要である．

> [WilsonとWeberの分類]
> ① Immediate approach（抜歯時GBR）
> 　抜歯と同時にインプラントを埋入しGBRを行う
> ② Early approach（抜歯後早期GBR）
> 　抜歯後30～60日間軟組織の治癒を待ってからインプラント埋入とGBRを行う
> ③ Delayed approach（時間差GBR）
> 　抜歯時または抜歯後早期にGBRを行い，骨を再生させてからインプラント埋入を行う
> ④ Mature approach（成熟骨GBR）
> 　抜歯後数か月から数年経過し，骨吸収が認められる顎堤に対してGBRを行う．状況によってはインプラント埋入と同時にGBRを行うこともある

以下にそれぞれの時期に対応する臨床例を呈示し，その利点，欠点について考察する．

● 抜歯時GBR法（Immediate Approach）

抜歯と同時にインプラントを埋入し，GBRを行う術式．この術式の利点を以下に示し，あわせて，これを適用した症例を示す．

> [抜歯時GBR法（Immediate approach）の利点・欠点]
> ［利点］・手術回数が少なく，治療期間は最短
> 　　　　・薄い骨壁が抜歯後早期に吸収することを防ぎ，最大限の顎堤を保存できる
> ［欠点］・メンブレンの露出する可能性がもっとも高い
> 　　　　・感染の危険性が高い

第13章　インプラントとペリオ

症例12　歯牙破折のため抜歯を行い，同時にインプラント埋入，GBRを行った症例

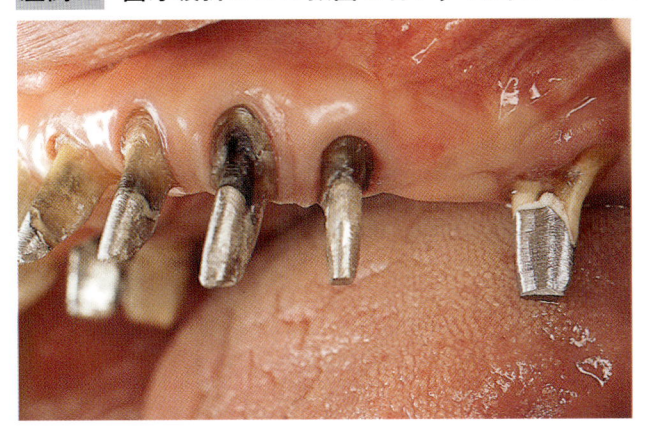

図16-1　上顎両側にわたる歯周補綴の印象採得直前に，4｜に破折線が認められた．4｜を抜歯した後，この状態ではロングスパン・ブリッジとなり予知性は低いものとなるため，4 5｜部はインプラントで対応することにした．｜6の近心根は以前に抜根を行っている．

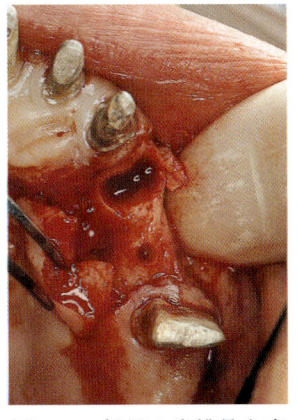

図16-2　頬側の歯槽骨を喪失しないよう慎重に抜歯した．搔爬終了時の咬合面観．

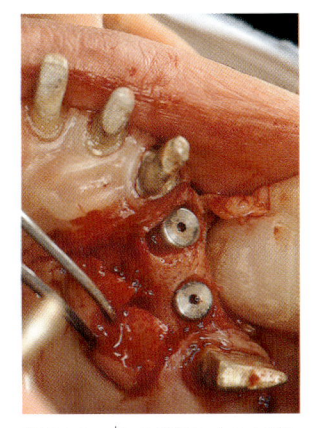

図16-3　4 5｜部にインプラント埋入を行った．4｜部に即時埋入したインプラント体と骨壁の間に空隙が認められる．現在では，骨壁とのスペースを小さくするためワイドダイアメータ・インプラントまたはエクスパンデッド・プラットフォーム・インプラントを考慮する．

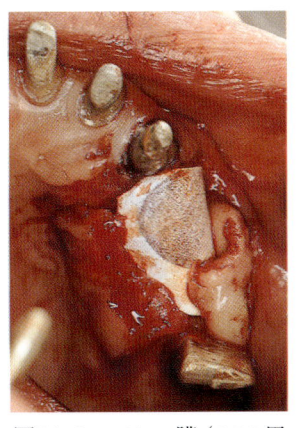

図16-4　GTAM膜（GBR用のGore-Tex膜）を置き，インプラント周囲の骨再生を図った．

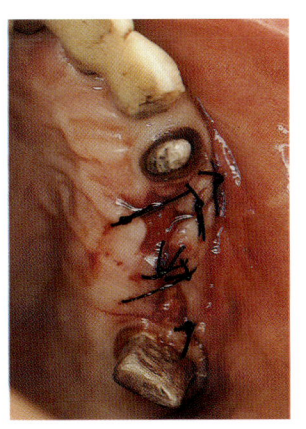

図16-5　膜除去後の咬合面観．歯肉弁でカバーできない部分はコラテープなどで新生組織を保護する．

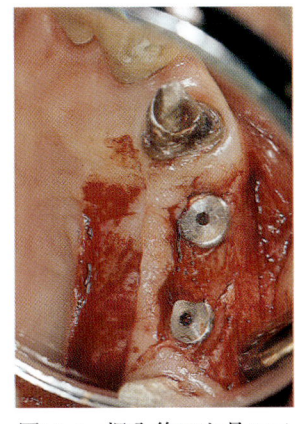

図16-6　埋入後10か月の二次手術時．頬側の角化歯肉の獲得を目的にFGGを行う．

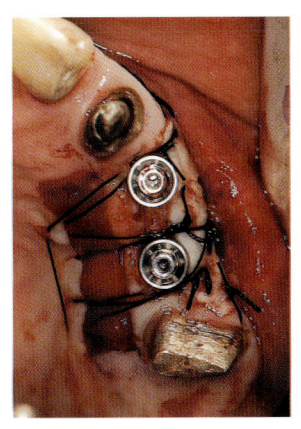

図16-7　二次手術終了後の咬合面観．

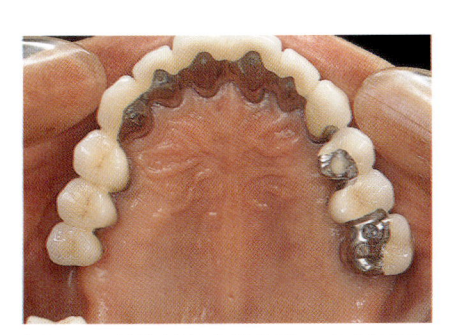

図16-8　最終補綴物装着時の咬合面観．インプラントと天然歯は連結していない．

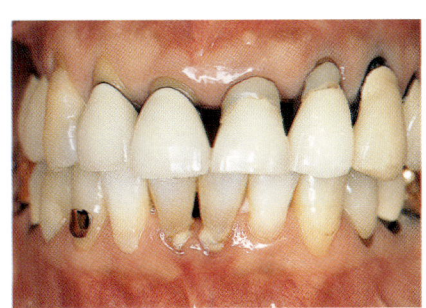

図16-9　初診時正面観．

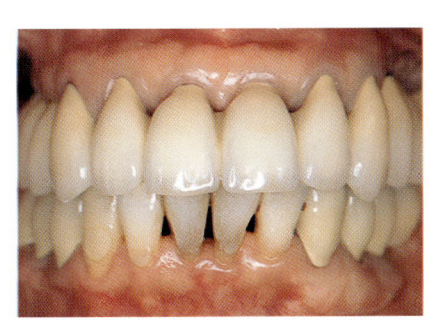

図16-10　最終補綴物装着後9か月の状態．

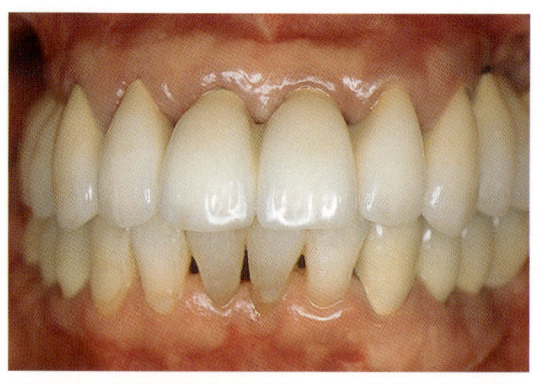

図16-11 最終補綴物装着後7年の状態．歯肉退縮なども認められず，良好なプラーク・コントロールが維持されている．

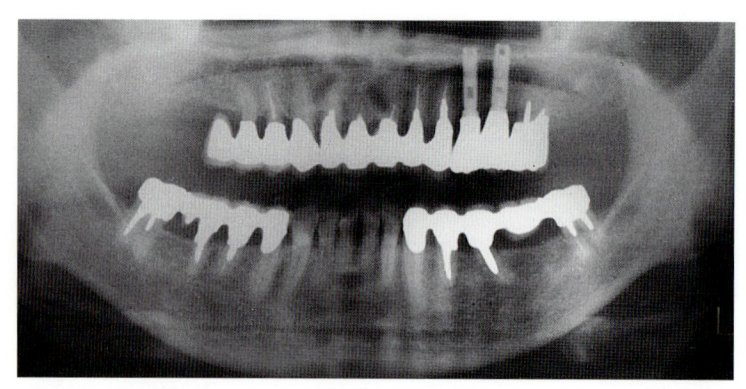

図16-12 同時期のパノラマX線写真．全顎的に骨レベルは平坦であり，歯列の維持および歯周組織の健康が維持されている．

● 抜歯後早期GBR法（Early Approach）

　この術式は，抜歯後30～60日間の軟組織の治癒を待ってインプラント埋入を行うものである．ここでは，その利点，欠点を整理し，適用した症例を示す．

[抜歯後早期GBR法（Early Approach）の利点・欠点]
　[利点]　・比較的治療期間が短い
　　　　　・Immediate approachよりメンブレンの露出の確率が低くなる
　　　　　・抜歯後の経過が短期間のため，骨の吸収があまり進んでいない
　　　　　　（薄い骨壁でも残っている場合がある）
　[欠点]　・Immediate approach に比べて外科処置の回数が増える
　　　　　・治癒過程に個人差があり，見かけに反して意外に歯肉が薄く，歯肉弁が穿孔することがある
　　　　　・メンブレン周囲に感染が生じる可能性がある

症例13　抜歯後6週間軟組織の治癒を待って，インプラント埋入と同時にGBRを行った症例

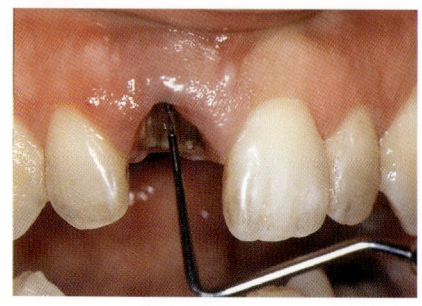

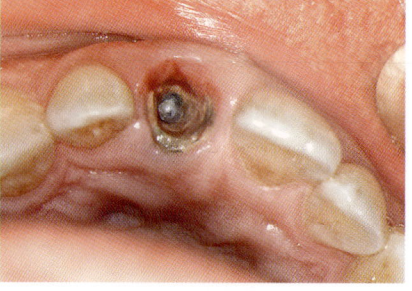

図17-1,2　48歳，男性．ポストクラウンが脱離し，歯根破折が認められた．破折部は歯肉縁下8mmに及んでいたため，保存不可能と診断した．

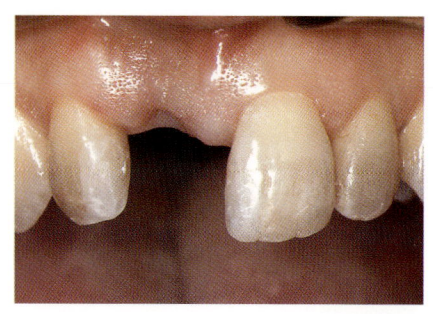

図17-3　抜歯後6週間，軟組織の治癒を待ってインプラント埋入手術を行った．

第13章 インプラントとペリオ

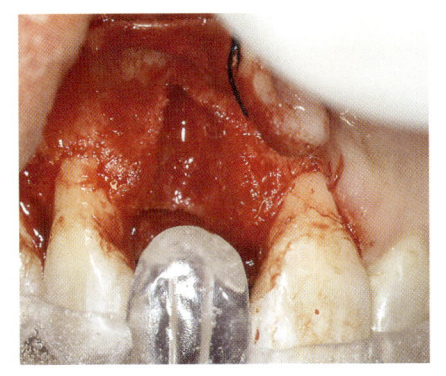

図17-4 フラップを剝離し，ソケットの搔爬を行う．サージカルステントを装着し，埋入方向を確認する．

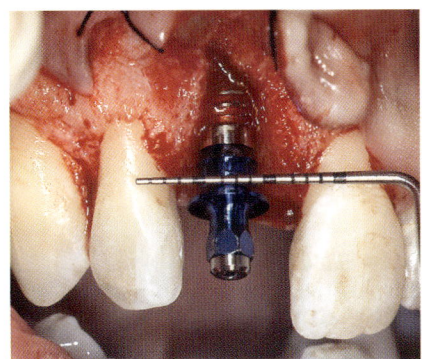

図17-5,6 インプラント埋入時，近遠心的位置，頬舌的位置，埋入深度，埋入方向などに十分な注意が必要である．インプラントの唇側プラットフォームが，将来の修復物マージンから4mm根尖方向，2mm口蓋側に位置するようにした．

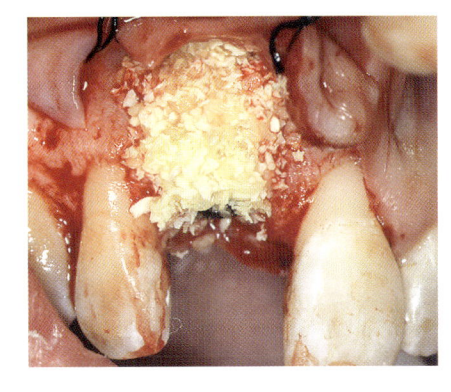

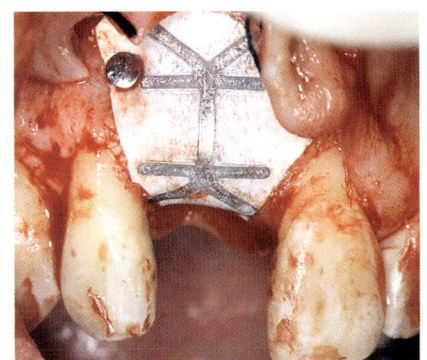

図17-7 | 図17-8

図17-7,8 骨移植材には，ABBM（Bio-Oss）とFDBAを混和したものを使用した．その後，チタン強化e-PTFTメンブレンをピンを用いて固定した．

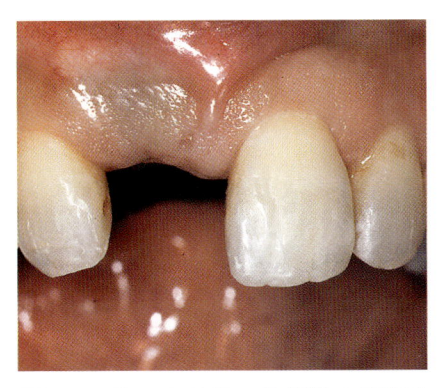

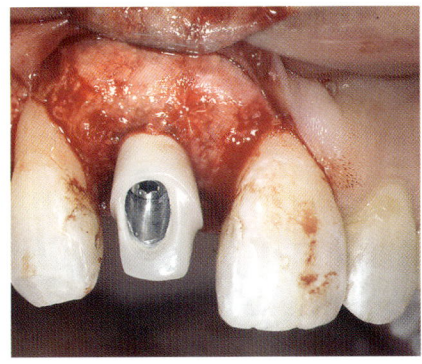

図17-9 約6か月後，軟組織の状態は安定している．

図17-10,11 二次手術時，カスタムTHAを装着した状態．唇側に十分な厚みの歯槽骨が認められる．

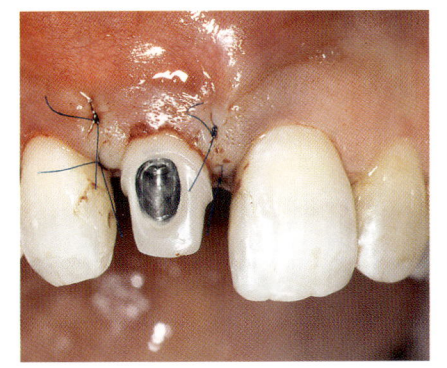

図17-12 二次手術終了時の状態．

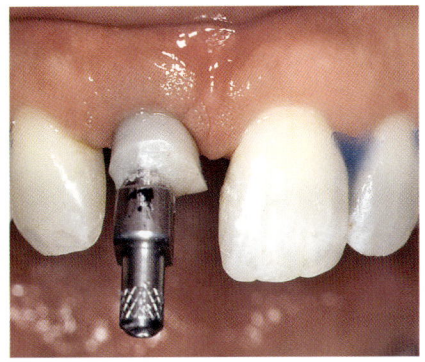

図17-13 約3か月の治癒期間を待ち，カスタム・インプラッション・コーピングを用いて印象する．

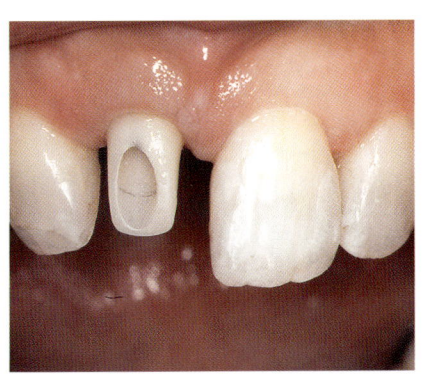

図17-14 CAD/CAMによりカスタムアバットメント（酸化アルミナ）を作製した．

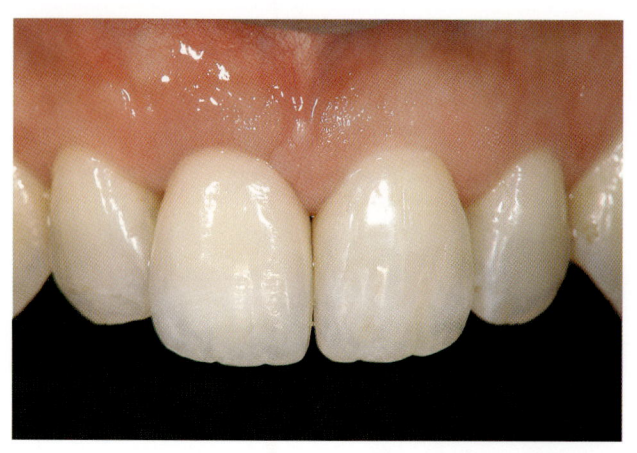

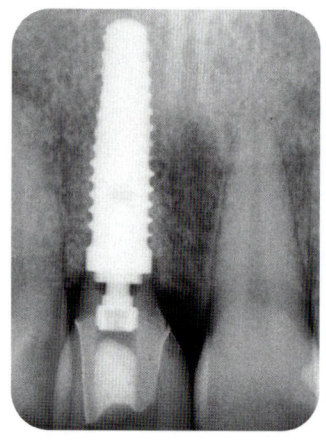

図17-15,16　最終補綴物装着時の状態とX線写真．審美的な結果が獲得できた．

● 時間差GBR法（Delayed Approach）

　抜歯後にGBR法を行い，骨を再生させてからインプラントを行う術式．抜歯時にインプラントの初期固定が得られないような場合に行う．

　この術式の利点，欠点を以下に示し，あわせてこの術式でGBRを行い，歯槽骨を造成した症例を示す．

> ［時間差GBR法（Delayed Approach）の利点・欠点］
> ［利点］・骨の状態を確認したうえでインプラントの植立が確実に行える
> 　　　　・抜歯時にインプラントの初期固定ができない場合に応用できる
> ［欠点］・治療期間がかなり長くなる
> 　　　　・外科処置の回数が増える

症例14　抜歯後，軟組織の治癒を待ってGBRを行い，骨造成後にインプラント埋入を行った症例

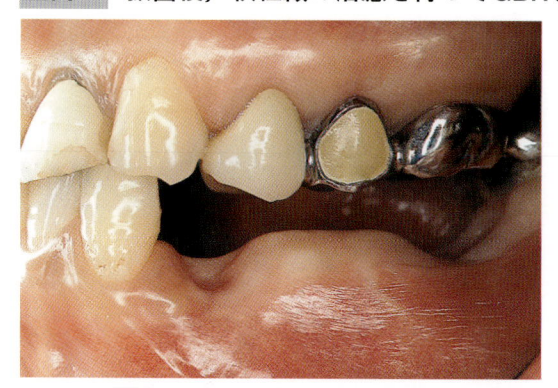

図18-1　4̄ 6̄抜歯後1.5か月の側方面観．抜歯窩は軟組織で被覆されている．

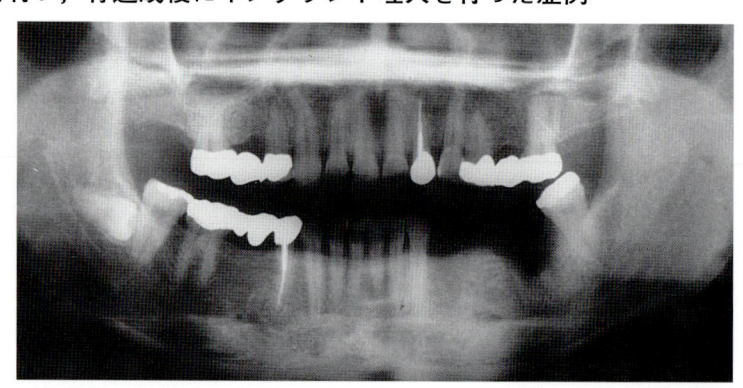

図18-2　同時期のパノラマX線写真．

第13章　インプラントとペリオ

図18-3　欠損部のインプラント埋入に先だって，骨欠損が大きいため，GBRを行い骨造成後にインプラント埋入を行う予定である．

図18-4　抜歯窩内を歯周外科用バーを用いて搔爬し出血を促す．また残存している上皮，結合組織を可及的に除去し，骨再生を図る．

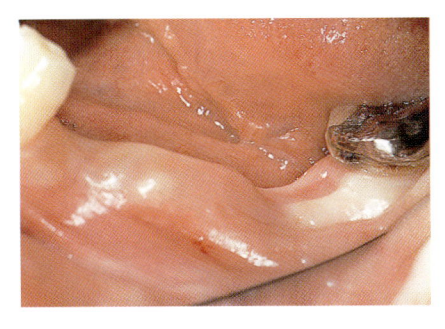

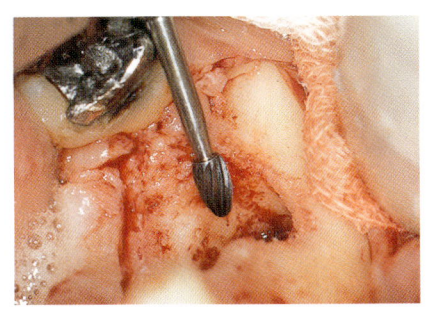

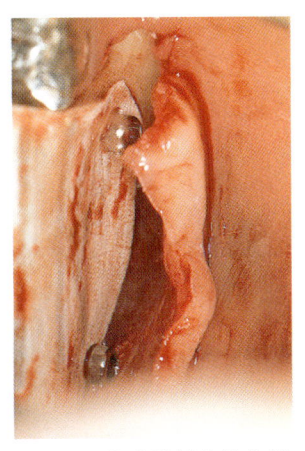

図18-5　骨移植材を骨欠損部に充塡後，チタン補強GTAM膜が動かないようにピンで固定．

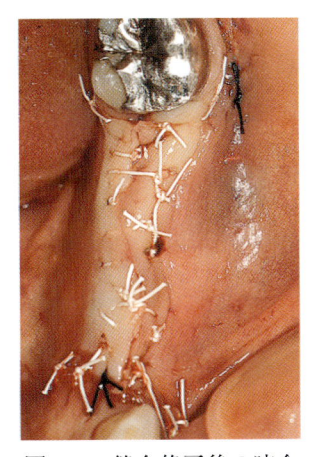

図18-6　縫合終了後の咬合面観．減張切開を十分に行い，メンブレンを完全に軟組織で被覆する．

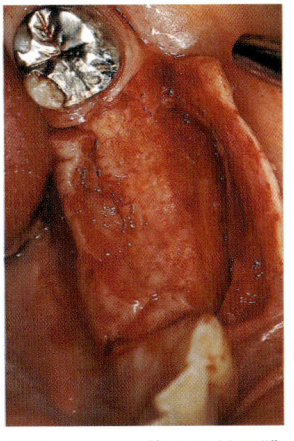

図18-7　GBR後2か月で膜除去を行う．メンブレンの直下には弾性のある赤みがかった新生組織が認められる．

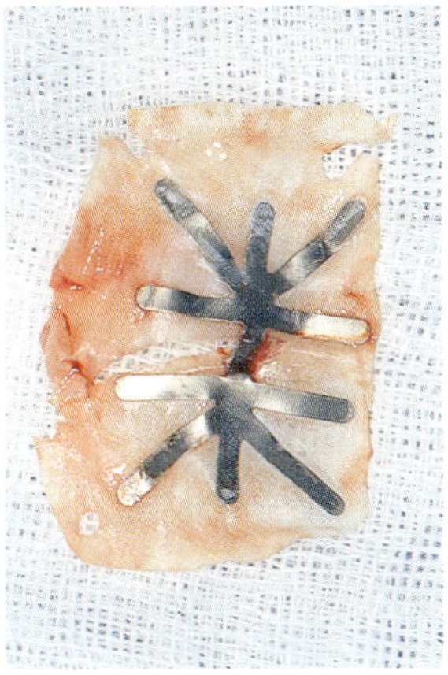

図18-8　除去したチタン補強GTAM膜．透明感のある状態で感染（メンブレンが黄色や黒色に着色する）は認められない．

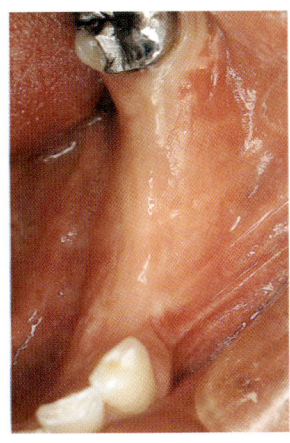

図18-9　膜除去後3か月の状態．

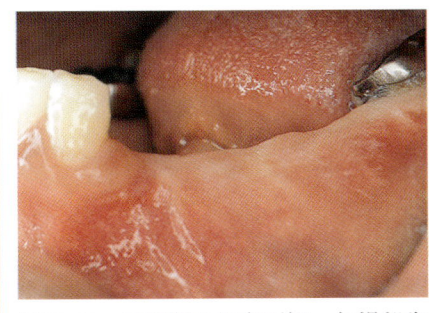

図18-10　同時期の側方面観．欠損部歯槽堤が平坦になっている．

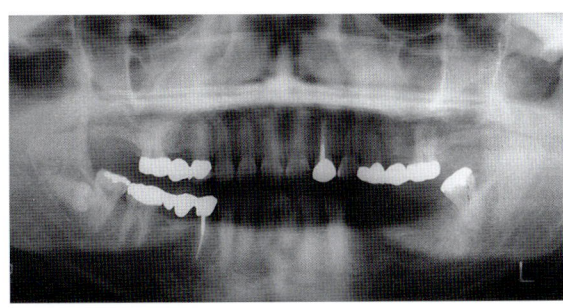

図18-11　同時期のパノラマX線写真．4 6に骨形成がX線的に認められる．

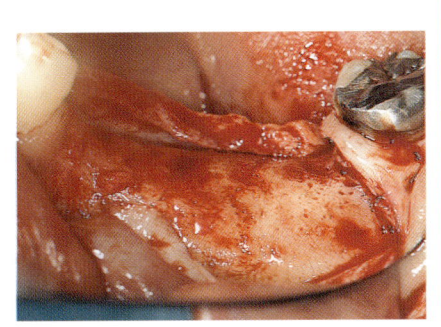

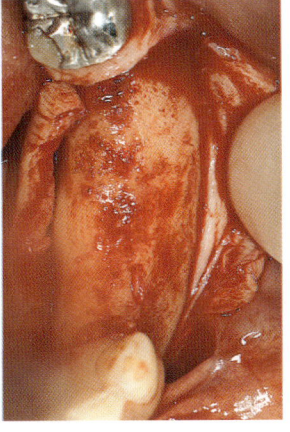

図18-12, 13　GBR後10か月経過．インプラント埋入が行える十分な高さ，幅の歯槽骨の状態である．

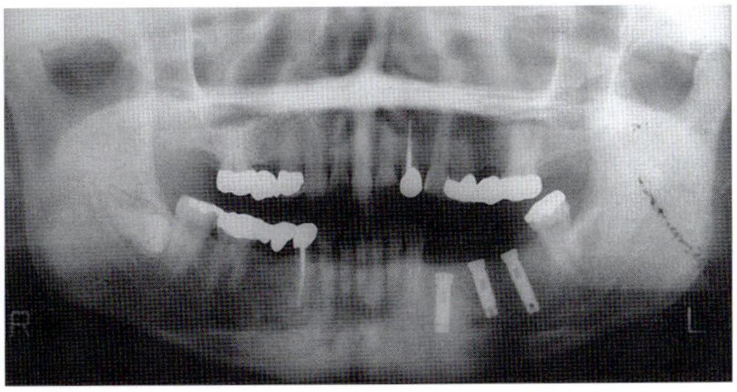

図18-14　欠損部に3本のインプラント埋入後のパノラマX線写真．

395

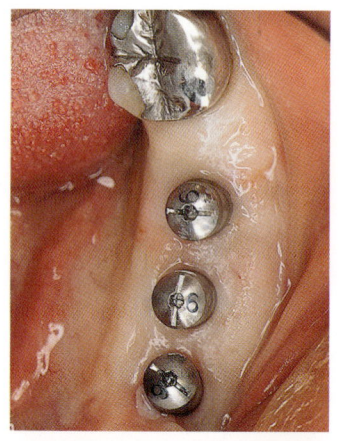

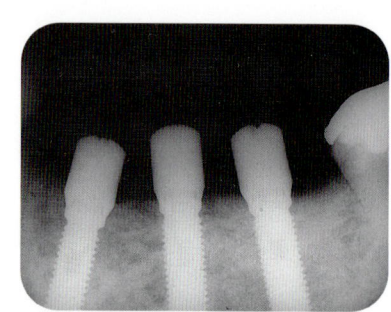

図18-15 印象採得前の咬合面観．頰側，舌側とも十分な角化歯肉が獲得されている．
図18-16 同時期のデンタルX線写真．

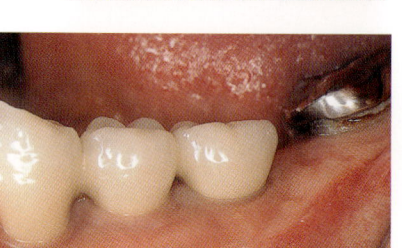

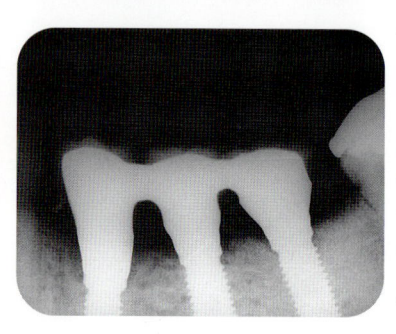

図18-17 最終補綴物装着時の側方面観．角化歯肉が十分にあるためプラーク・コントロールが行いやすい状態である．
図18-18 同時期のデンタルX線写真．アバットメントとインプラント体との適合も良好で，骨の喪失も認められない．

症例15 抜歯後にGBRを行い，骨造成後にインプラント埋入を行った症例

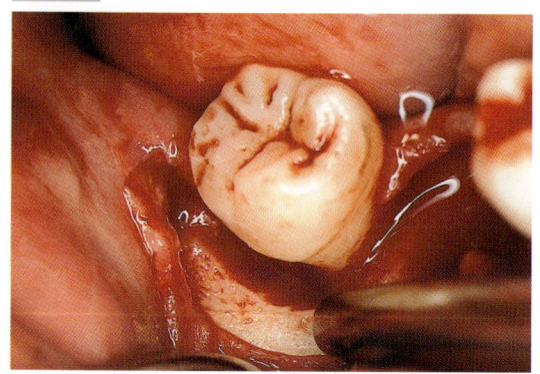

図19-1 6̲ は根分岐部病変Ⅲ度のため抜歯を行い，7̲ は頰側が根尖にまで及ぶ骨欠損で根尖近くで根分岐部病変Ⅲ度であったため，抜歯処置を行った．

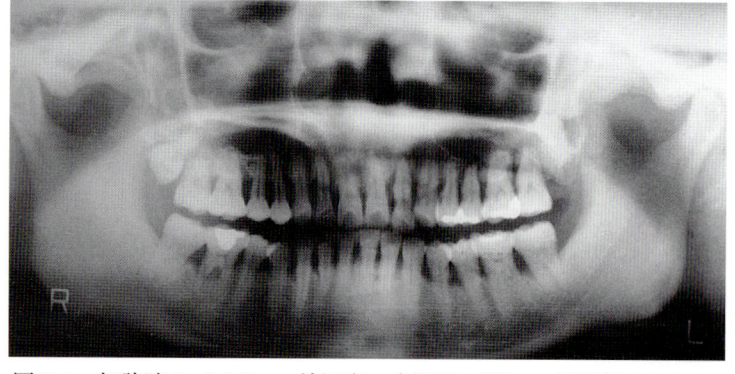

図19-2 初診時のパノラマX線写真．全顎的に著しい骨吸収がみられ，再生療法，矯正治療，インプラント治療と包括的な歯科治療で対応した症例である．

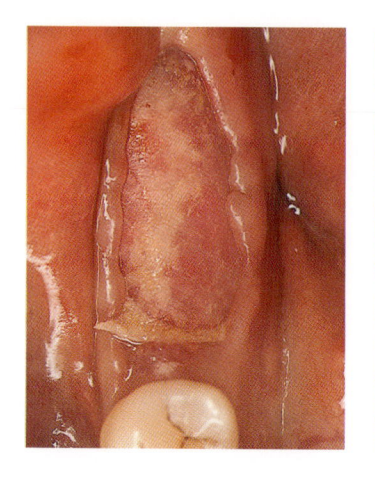

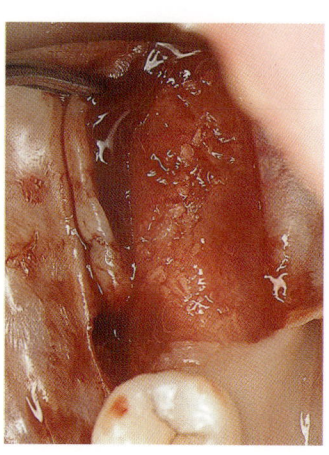

図19-3 骨欠損が大きく，抜歯後1〜2か月ではインプラントの初期固定が得られるのが難しいと判断し，delayed approachで対応した．膜除去時の咬合面観．
図19-4 メンブレンの直下には弾性のある新生組織が認められた．

第13章 インプラントとペリオ

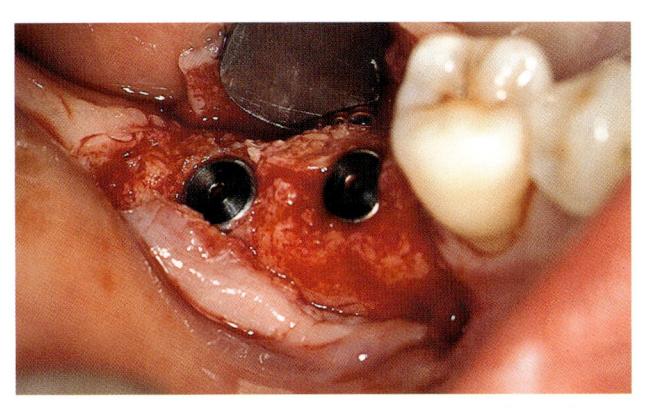

図19-5 GBR後6か月．インプラント埋入時の咬合面観．

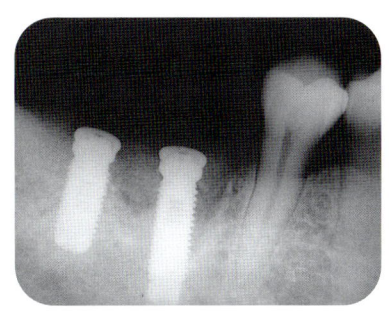

図19-6 同時期のデンタルX線写真．インプラント周囲には透過性のある像がみられ，新生骨との境界はまだ明瞭である．

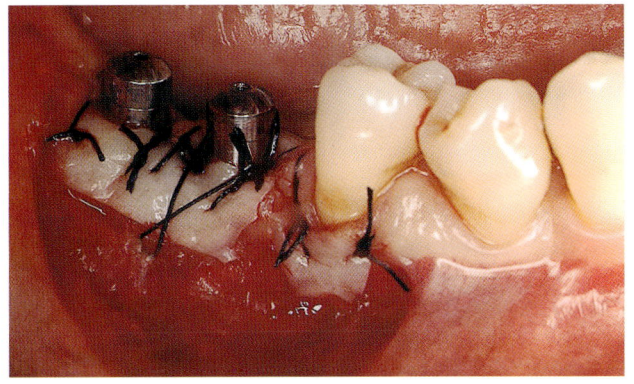

図19-7 インプラント埋入4か月後の二次手術時の側方面観．頰側の角化歯肉獲得のためにFGGを行った．

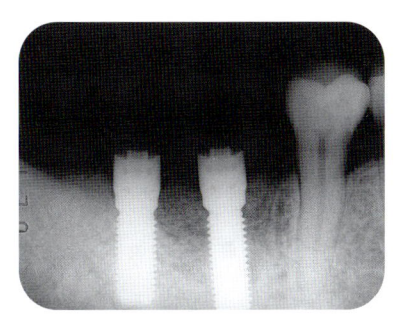

図19-8 二次手術時のデンタルX線写真．埋入時と比較して透過性に変化がみられる．

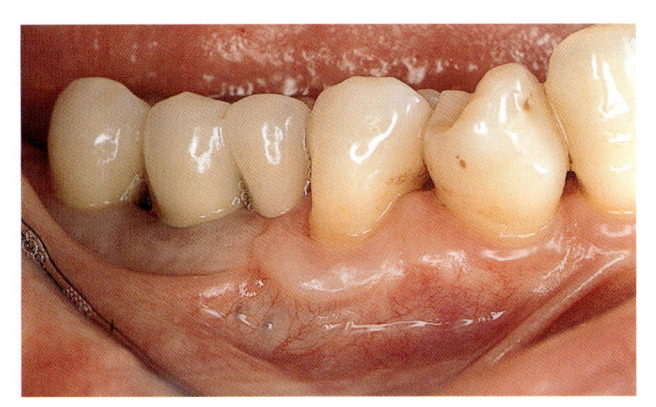

図19-9 最終補綴物装着時の側方面観．十分な角化歯肉が獲得されている．

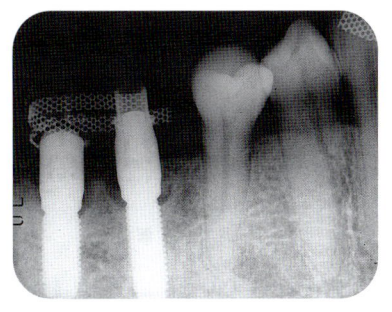

図19-10 同時期のデンタルX線写真．X線的に新生骨と既存骨との間にほとんど差は認められない．

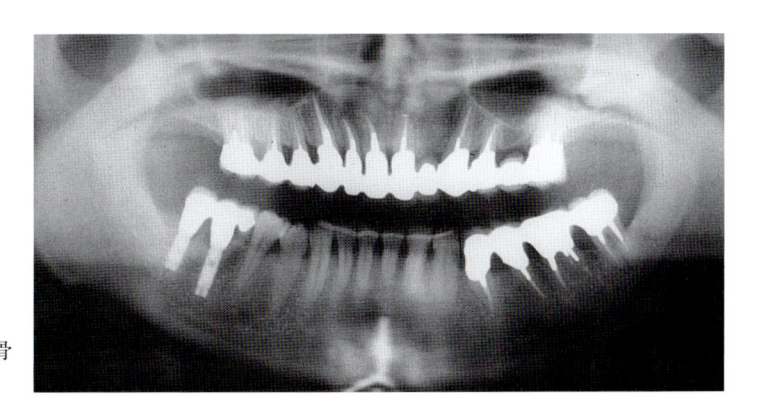

図19-11 全顎的な治療終了時のパノラマX線写真．骨の平坦化が図られているのがわかる．

段階的GBR法（Staged Approach）

　抜歯後数か月から数年経過し吸収してしまった顎堤に対してGBRを行い，その後にインプラントの埋入を行う．状況によってはインプラント埋入と同時にGBRを行うこともある．以下にこの術式の利点，欠点と臨床ケースを示す．

> [段階的GBR法（Staged Approach）の利点・欠点]
> 　　　[利点]　・術前は埋入が困難だった位置にインプラントが行える
> 　　　　　　　・骨の状態を確認したうえでインプラントの植立が行える
> 　　　[欠点]　・治療期間はもっとも長い
> 　　　　　　　・修復量が大きいことが多く，技術的に困難を伴う
> 　　　　　　　・外科処置の回数が多い

症例16　顎堤の吸収が大きく，垂直的GBRを行った後にインプラントを埋入したケース

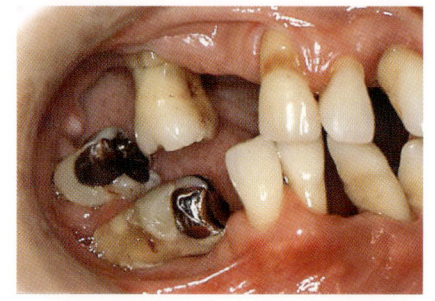

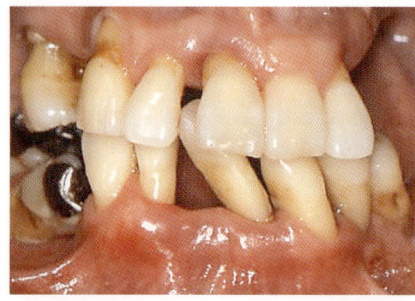

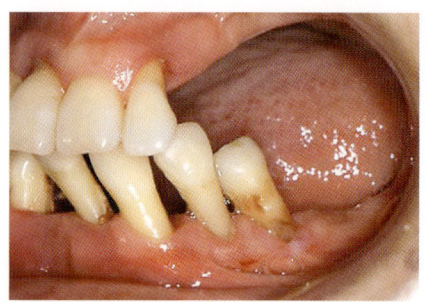

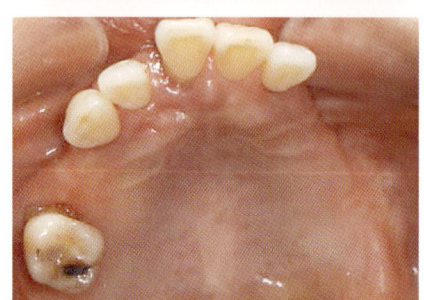

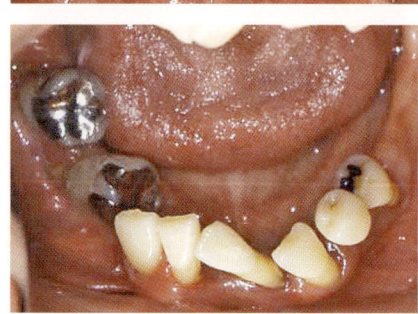

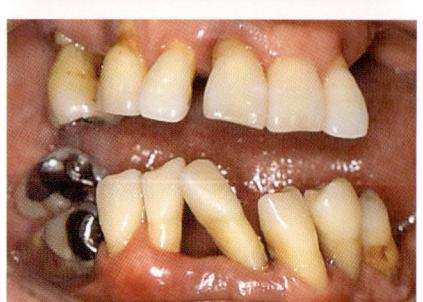

図20-1a〜f　初診時の状態．全顎的に重度の歯周病で，顎堤の吸収が進行している．

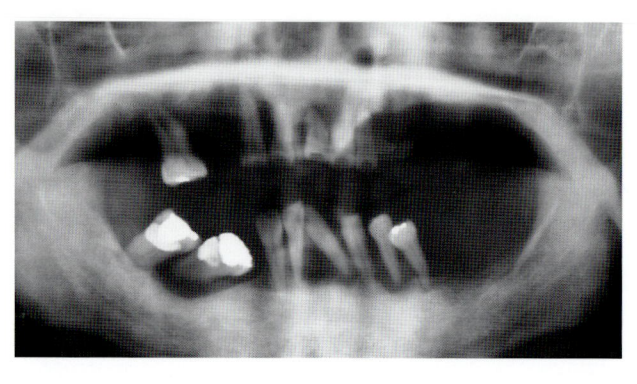

a	b	c
d	e	f

図20-2　初診時のパノラマX線写真．右下臼歯部に高度の骨吸収が認められ，歯槽骨頂と下歯槽管の距離は約5mm程度であった．

第13章　インプラントとペリオ

図20-3a｜図20-3b
図20-3c｜図20-3d

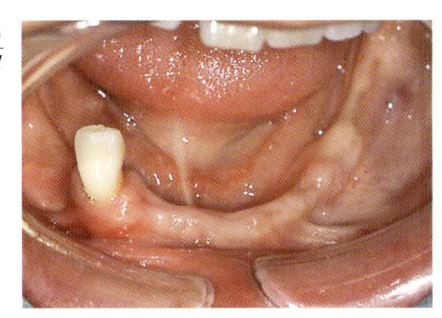

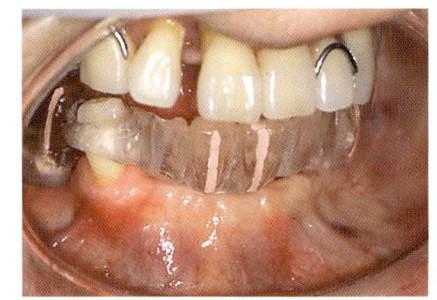

図20-3a　患者の日常生活に配慮して，比較的動揺の少ない歯を一時的に残して暫間義歯を装着した．
図20-3b　ステントを装着してCTを撮影．犬歯はステントの固定源として役立つ．
図20-3c　インプラント埋入時．頰側の骨がわずかに裂開している．
図20-3d　骨移植と吸収性膜を用いて，GBRを行った．

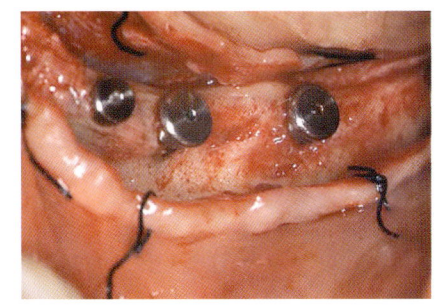

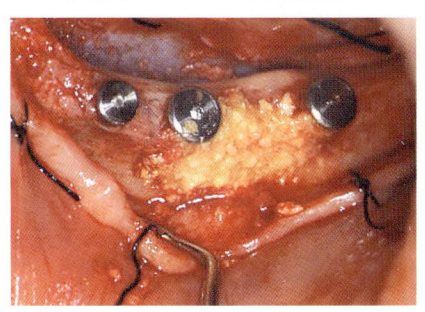

図20-4　術直後のパノラマX線写真．義歯にはティッシュ・コンディショニングを施す．これらのインプラントの二次手術後，プロビジョナルブリッジが装着できた状態で，右下臼歯部の垂直的GBRが可能になる．

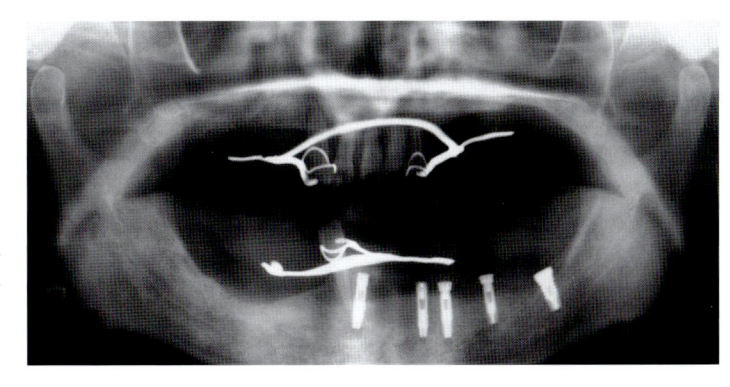

図20-5a｜図20-5b
図20-5c｜図20-5d

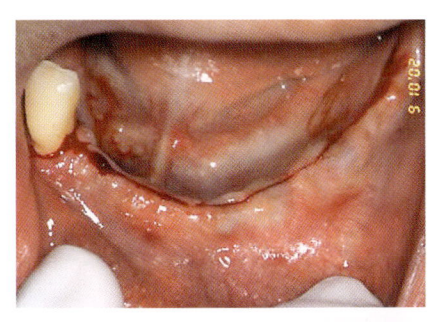

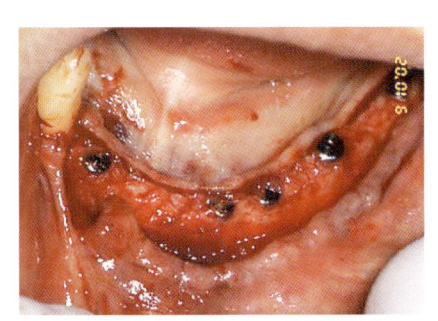

図20-5a　二次手術時，インプラントの頰側に角化歯肉を獲得できるように考慮して切開線を入れる．
図20-5b　頰側のフラップには約5mmの幅の角化組織が存在する．インプラントの頰側には十分な厚みの歯槽骨が造成されている．
図20-5c　THAが装着された状態．
図20-5d　Apically positioned flapにより角化組織が確保されている．

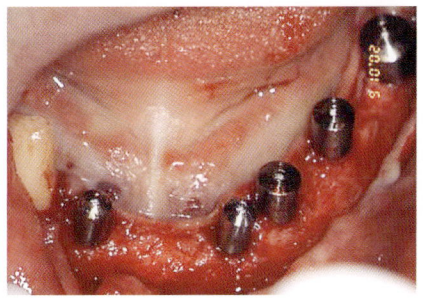

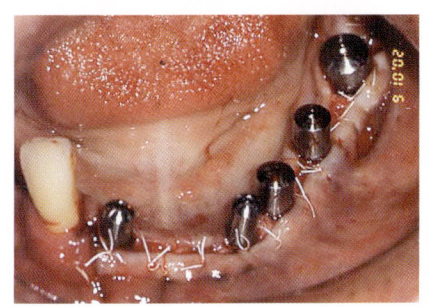

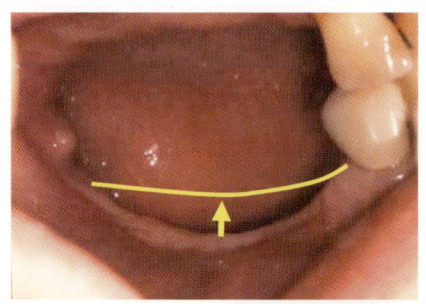

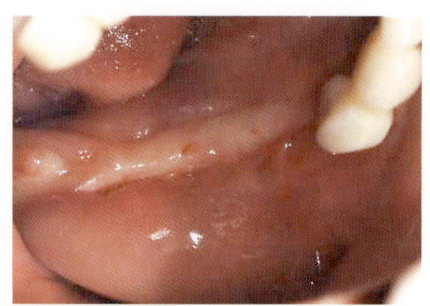

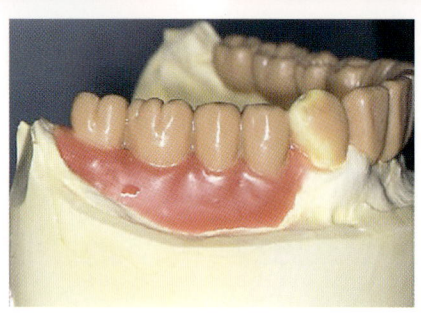

図20-6a〜c 右下臼歯部の術前の状態．水平および垂直的な骨吸収が認められ，角化組織の量も少ない．診断用ワックスアップで顎堤の増大量を予測しておく．

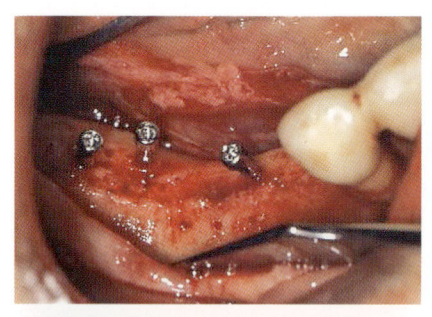

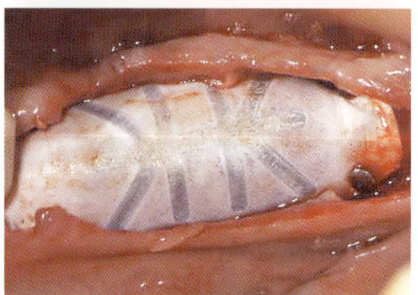

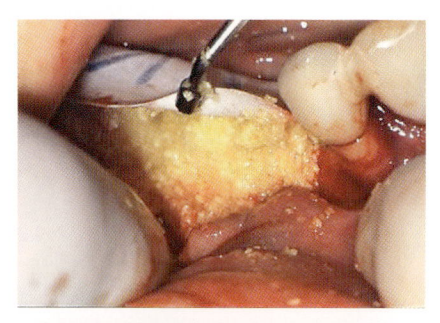

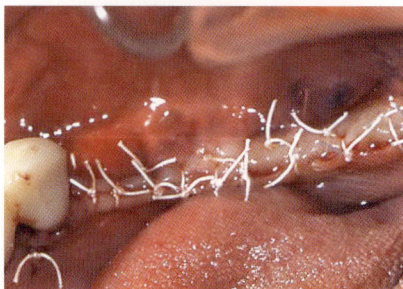

図20-7a テンティング・スクリューを3本使い，7〜8mm程度の垂直的増大ができるように調整した．
図20-7b チタン補強型e-PTFEメンブレンをトリミングし，舌側をピンで固定した後に骨移植材を挿入した．
図20-7c メンブレンを数か所ピンで固定した後，フラップ内面に減張切開を加える．
図20-7d 水平マットレス＋単純縫合にて縫合．

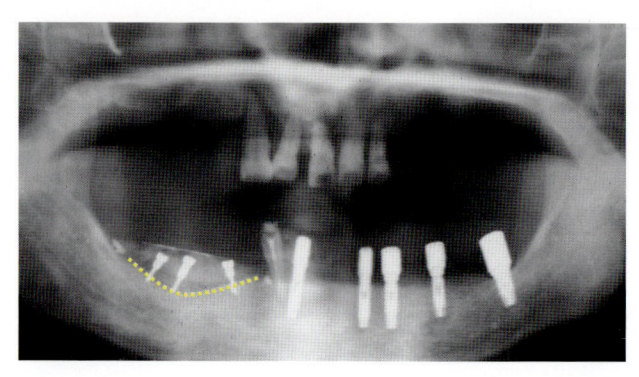

図20-8 垂直GBR後のパノラマX線写真．

第13章　インプラントとペリオ

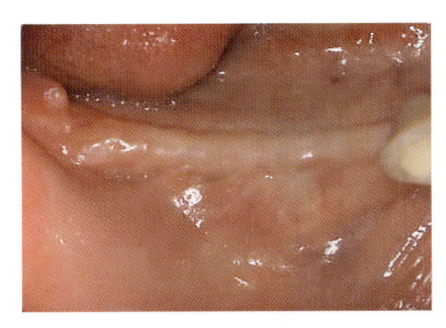

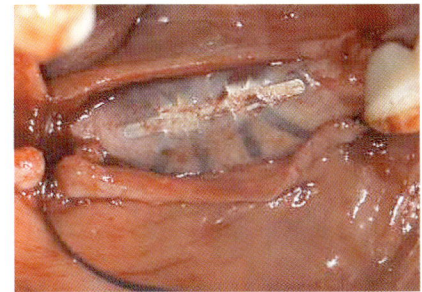

図20-9a GBR後約8か月の状態．メンブレンの露出はなかった．
図20-9b フラップを剥離し，メンブレンがしっかりと固定されている状態を確認した．
図20-9c メンブレンを剥離すると，造成された硬い骨様組織が確認できた．
図20-9d 骨を削ってテンティング・スクリューを除去．

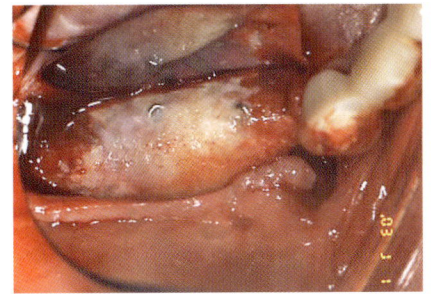

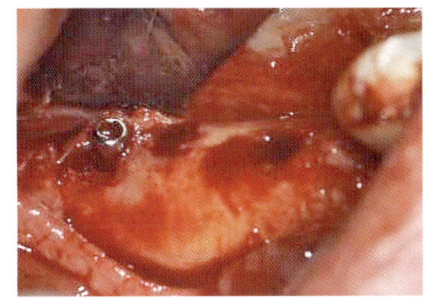

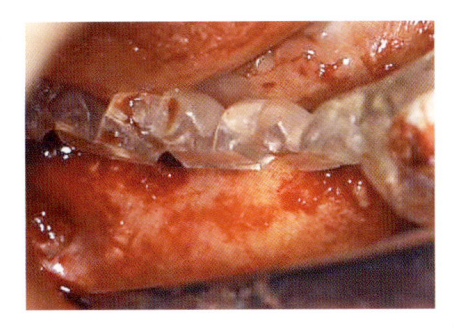

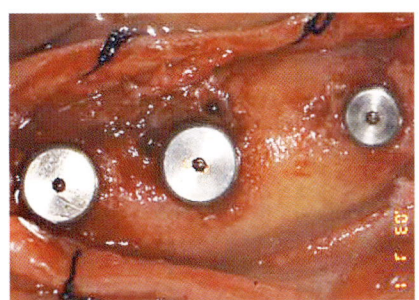

図20-10a,b サージカルステントを用いて，適正な位置にインプラントを埋入．

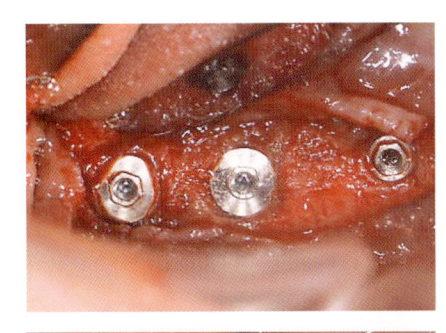

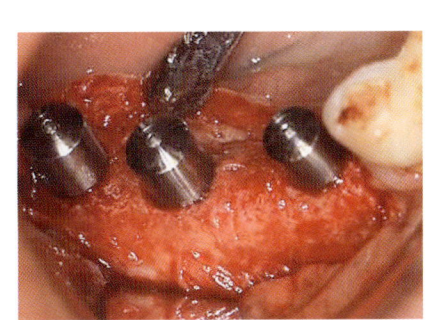

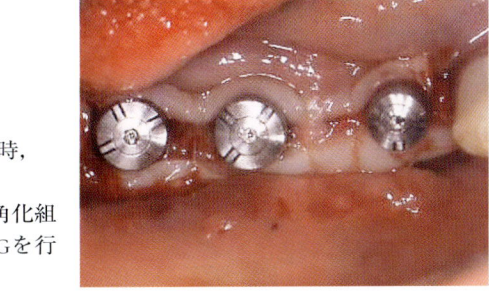

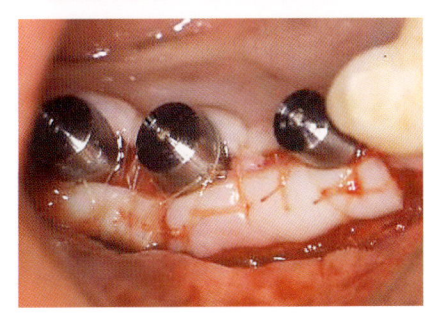

図20-11a,b 約4か月後の二次手術時，歯槽骨は成熟している．
図20-11c,d 3mm程度残っていた角化組織は舌側へ移動させ，頰側にはFGGを行った．

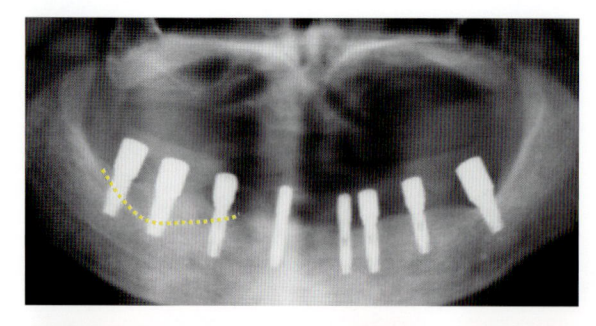

図20-12　計画どおりの位置に8本のインプラントが埋入された．右下臼歯部には最大約8mmの垂直的歯槽骨増大が行われ，十分な長さのインプラントが埋入された．

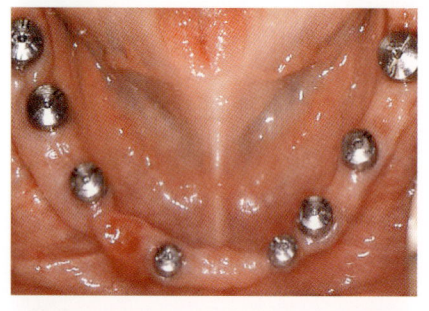

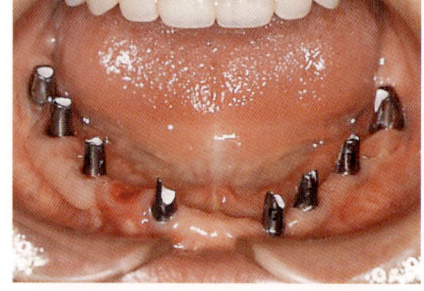

図20-13a｜図20-13b

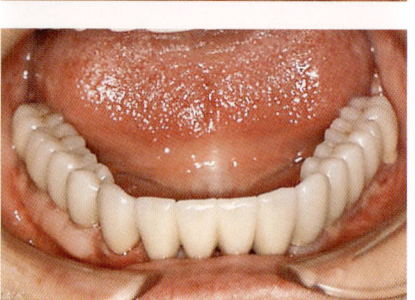

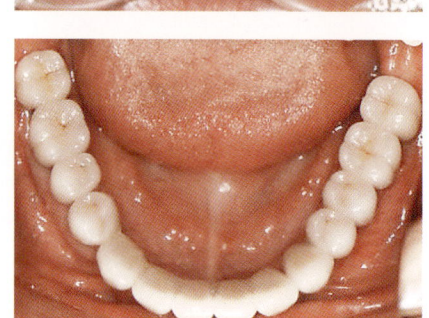

図20-13a,b　THA装着時と最終アバットメント装着時．インプラント周囲には十分な量の角化組織が獲得されている．

図20-14a｜図20-14b

図20-14a,b　最終補綴物装着時の状態．適切な歯冠長の補綴物が製作できている．

［インプラントおよびメンブレンの露出を最小限にするための歯肉弁の取り扱いと縫合法］

① Lateral Incision Technique

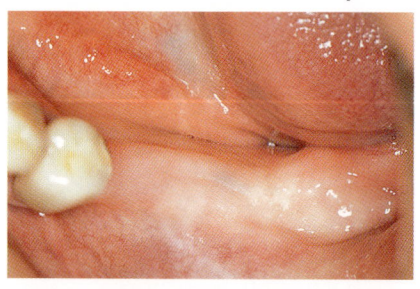

図21-1　術前の状態．顎堤の条件がよい場合は歯槽頂切開で行っても問題はないが，GBRを行う可能性がある場合はlateral incision techniqueを用いる．

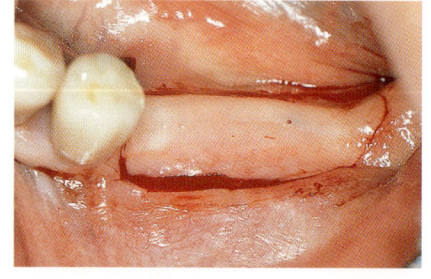

図21-2　切開線がインプラントおよびメンブレンの上にならないように考慮し，頬側の切開は粘膜部から歯槽頂に向けてメスを進める．

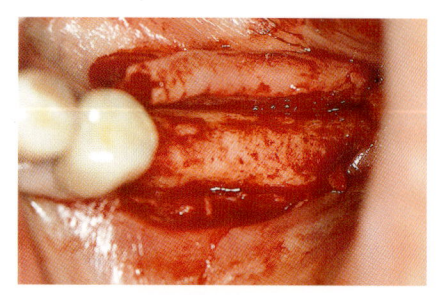

図21-3　歯槽骨頂の手前まで部分層弁，その後は全層弁で剥離する．

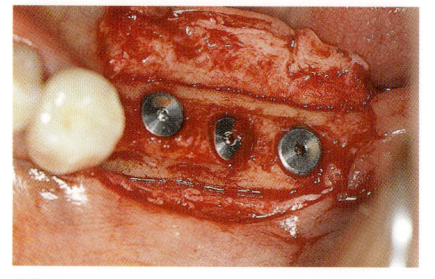

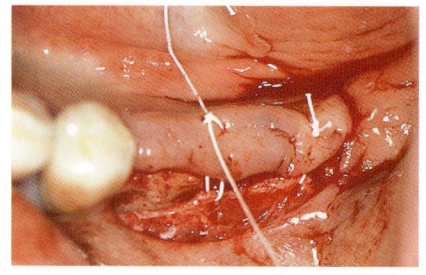

図21-4｜図21-5

図21-4　頬側の骨膜弁を剥離，理想的な位置にインプラントを埋入．骨欠損があれば，この時点でメンブレンを設置．

図21-5　Gore-Texの縫合糸を用い，歯肉弁と頬側の骨膜弁とを水平マットレスにて縫合．この縫合により切開部にかかる緊張を緩和する．この縫合糸は術後3〜4週間は抜糸しない．

第13章 インプラントとペリオ

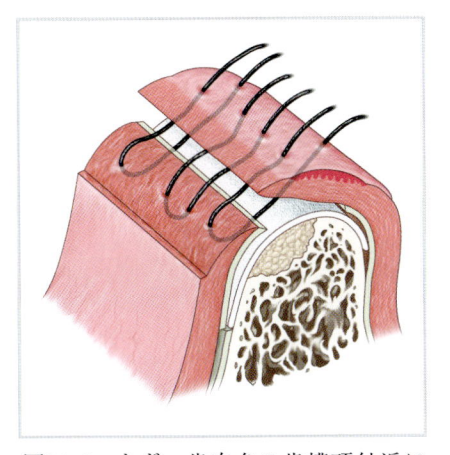

図21-6 まず，歯肉弁の歯槽頂付近にある角化組織内に縫合針を刺入する．続いて，頰側の骨膜に通し，最初の刺入点より2〜3mm離れた角化組織内に針を通す．

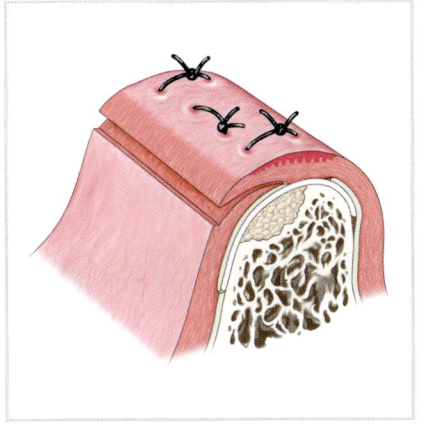

図21-7 歯肉弁がもとの位置に戻るように縫合糸を確実に牽引してから，水平または垂直マットレス縫合にて結紮する．

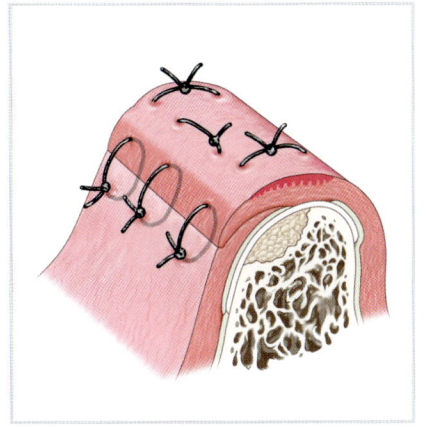

図21-8 最後に切開部を単純結紮縫合にて2〜3mm間隔で縫合する．

| *図21-9* | *図21-10* |

図21-9 切開部は単純結紮縫合にてできるだけ短い間隔で縫合する．
図21-10 術後1か月の状態．インプラントの露出はない．この方法はGBR時のメンブレンの露出を防ぐために効果的である．ただし，GBRの場合は歯槽堤のボリュームが大きくなるため，歯肉弁根尖側の減張切開を行って歯肉弁を伸展させる必要がある．

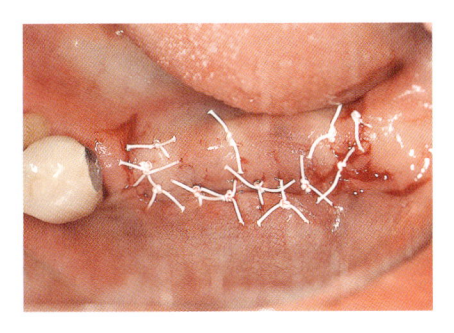

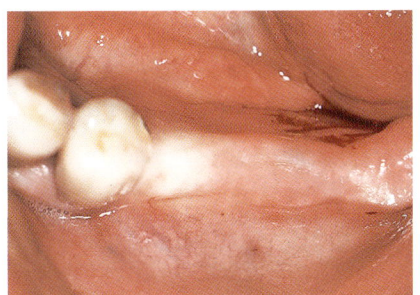

②歯槽頂切開法

減張切開

改良型水平マットレス縫合（1回法）

単純結紮縫合

改良型水平マットレス縫合（2回法）

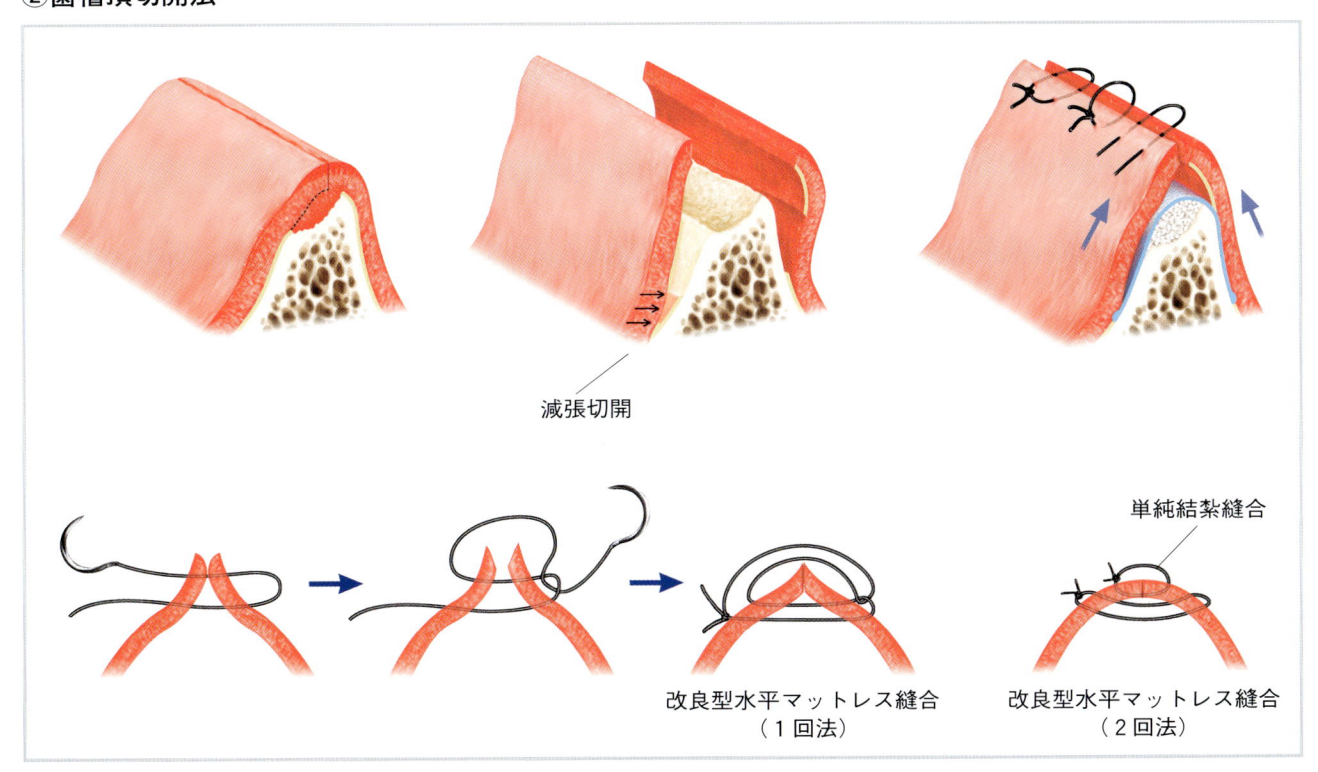

図22 ここでは，インプラントおよびメンブレンの露出を最小限にするための歯槽頂切開のテクニックを示す．

GBRにおける失敗とその対策

　GBRを行い，術者の予測した結果が得られれば，患者の満足度も非常に大きいと思われる．しかし，再生療法は常に治療期間が長く，それだけ予期せぬトラブルが起こる可能性が高い．感染やメンブレンの露出などは，もっとも起こりやすい術後のトラブルである．このような事態に遭遇した場合でも適切な対応により難を逃れる場合もあるが，通常は術前に期待していたほどに組織が再生しないことが多い．ゆえに，術前に十分な診査を行い，術後のトラブルを最小限にするように配慮し，万が一問題が生じた場合にも適切な対応策を考えておくべきである．また，患者に対しては，このような手術に対するリスクについても十分に説明しておく必要がある．
　一般にGBRの失敗の原因として考えられる概要は，以下のとおりである．

[GBR失敗の原因]
・適応症選択の誤り　　　・術後管理の方法
・技術的な問題　　　　　・患者のプラーク・コントロール

　ここでは，上記失敗として具体的に生じる問題について，その対策法を含めて述べてみたい．

[GBRメンブレンの露出]

●メンブレンの露出について
　メンブレンの露出そのものはGBRにおいて比較的よくみられ，必ずしも失敗を意味しない．しかし，メンブレンが露出した場合とまったく露出しなかった場合を比較すると，メンブレンが露出しなかった場合の方が新生骨の量，質ともはるかに優れていることは明らかである．

●メンブレンの露出に対する対応は
　膜除去を必要としない場合：GBR膜の周辺が軟組織に取り囲まれ，メンブレンの直下にピンク色の新生組織が透けて認められ，周辺の軟組織を軽く指圧したときに疼痛がなく，排膿がない場合には，ただちに膜除去はしなくてもよい．ただし，露出面は時間の経過とともに広がっていき，炎症がメンブレンの下部に波及するため，プラークの付着を抑制する含嗽剤を頻繁に使用してもらう必要がある．また，2，3日おきに来院してもらい，professional tooth cleaningを行わねばならない．
　膜除去を必要とする場合とその時期：メンブレンの辺縁が露出して，メンブレンの直下の組織が黄色または灰白色にみえ，明らかな症状（疼痛，腫脹）をともなったり，排膿がみられる場合は，早期に除去する必要がある．ただし，非吸収性膜の場合は比較的容易に除去できるが，吸収性膜は除去に困難を伴う場合がある．

●膜除去の時期は
　臨床的に問題がなければ，少なくとも4週間はメンブレンを温存した後，膜除去を行いたい．もし，GBR後数か月経過してから露出した場合は，なるべく早い時期に膜除去をする方が感染が深部に波及するのを防ぐのに有効である．

[十分に骨ができていない原因]

GBRを行った結果，予想していたほど骨が再生していなかった場合，その原因は複数考えられる．実際にGBRを行う場合は，これらの原因を理解したうえで行うべきである．

●設計の誤り

切開線，剥離の方法，減張切開の量，スペース・メイキングが不十分などの設計が不適切であったことが原因となる．またGBR膜の種類や大きさの選択ミスも考えられる．

●GBR膜の固定が不十分

GBR膜の固定が不十分だとメンブレンが動き，骨の形成を阻害する．通常メンブレンの閉鎖がよく，固定がしっかりしているほどメンブレンの直下まで骨が形成される．

●メンブレンの露出

先に述べたようにメンブレンの露出があると形成される骨量が減少する．設計が誤っているとき，外傷が加わったときにメンブレンの露出が起こりやすい．

●GBR後に治癒期間が不十分

十分な治癒期間をおかないと石灰化が完了せず，結果的に骨量が不足する．メンブレンの下にスペース・メイキングの目的で骨移植を行った場合，自家骨では通常7か月，凍結乾燥骨では10〜12か月待つべきであるといわれている．

[水平方向へのGBR＋インプラント埋入の実際]

以下に，水平的GBR（水平方向へのGBR）を行うとともにインプラントの埋入も行う術式を，症例を中心に示していきたい．

症例17　水平方向へのGBR＋インプラント埋入の症例

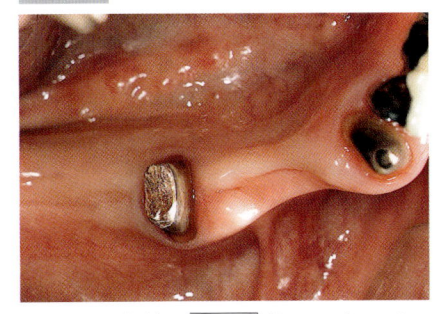

図23-1　術前．7 4 5̄部へのインプラント埋入が予定されているが，頬側の骨吸収が著しく，通法ではかなり舌側への植立を余儀なくされる．

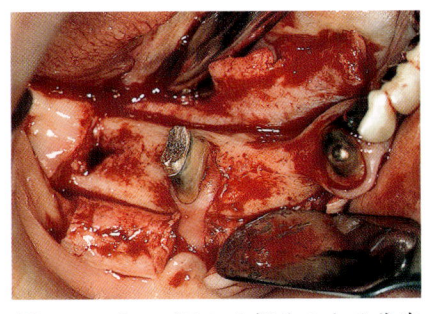

図23-2　インプラント埋入のため歯肉弁を剥離したところ．4̄部頬側の骨が吸収している．

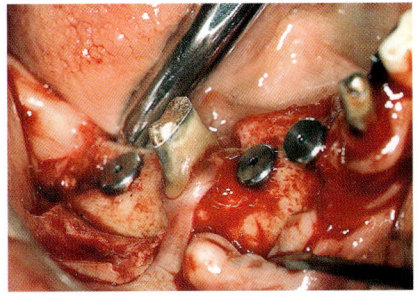

図23-3　インプラント埋入直後．この図ではやや見にくいが，4̄部の頬側はネジ山が3つ露出している．この後DFDBAを移植し，GTAM膜をピンで固定した．

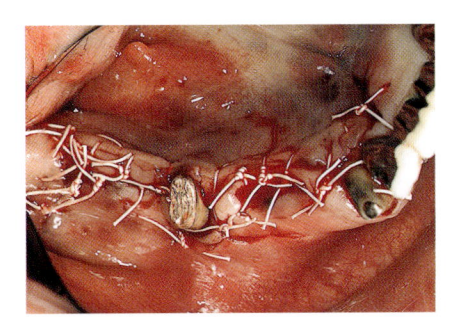

図23-4　縫合直後．

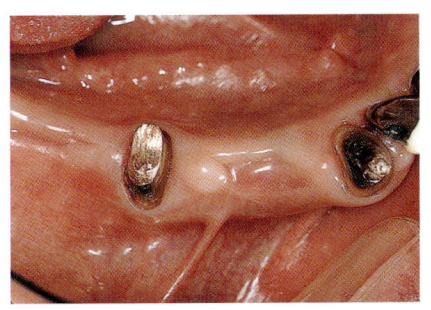

図23-5　術後1年．二次手術直前．メンブレンの露出もなく，歯槽堤の厚みが増した．

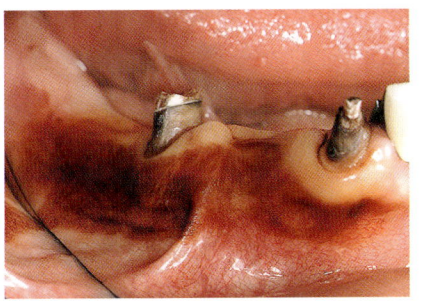

図23-6　ヨード液で染めだすと角化歯肉が少ないことがわかる．

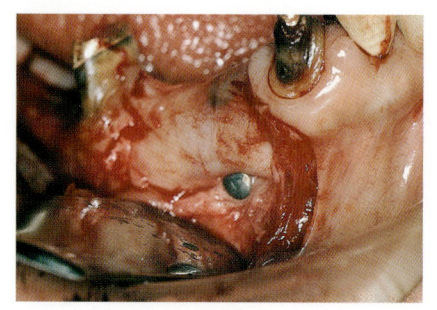

図23-7　歯肉弁を剝離後，GTAM膜を除去する前の状態．

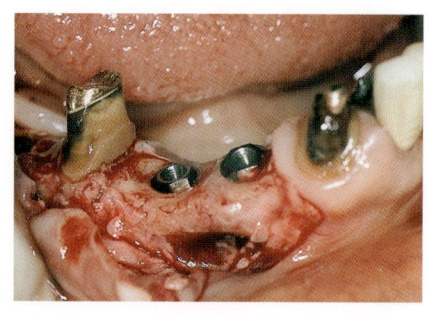

図23-8　GTAM膜を除去すると十分な量の新生骨ができていた．この後過剰な骨をトリミングした．

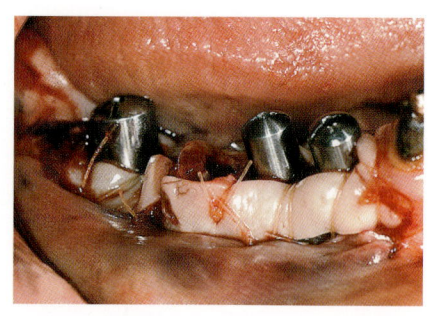

図23-9　暫間アバットメントを接続後，これまで暫間ブリッジの支台となってきた6⃣の近心根を抜歯し，頰側に遊離歯肉移植を行った．

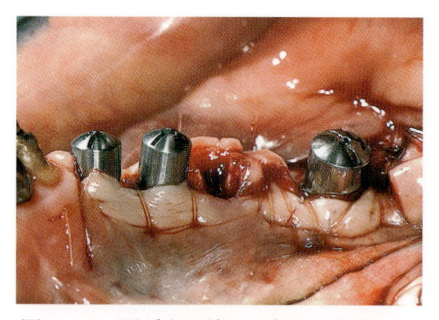

図23-10　同舌側面観．舌側は術前の角化歯肉を最大限残した歯肉弁を根尖側に下げ，角化歯肉の温存を図った．

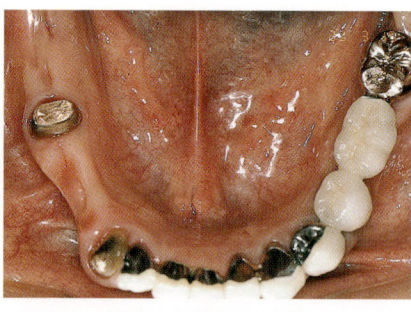

図23-11　術前の歯槽堤の形態．

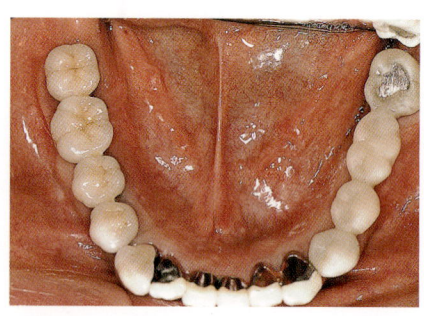

図23-12　術後，インプラント・ブリッジが装着された状態．

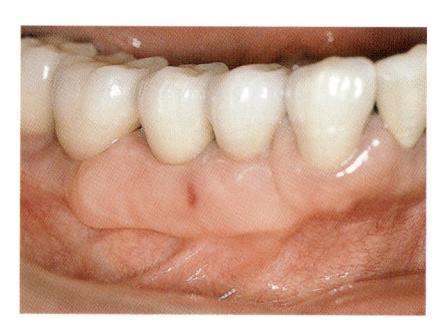

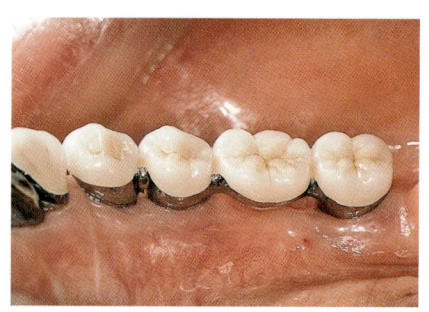

図23-13 | 図23-14

図23-13, 14　最終補綴物装着後（補綴修復処置は本多正明先生による）．

[垂直的GBR＋インプラント埋入の実際]

　水平方向へのGBRは比較的容易にできるようになってきたが，垂直方向へのGBRは，技術的に困難であったためSimionらが成功症例を報告するまでは，積極的に行われなかった分野である．

　骨造成を図るためメンブレンを使用する場合において，もっとも頻繁に生じる失敗の原因の1つにメンブレンの陥凹があげられる．この問題を解決するためチタン補強のメンブレンやメンブレンの下に骨移植材を使用する研究，応用が行われるようになった．

　チタン補強のメンブレンは，チタン製のメッシュがメンブレンに含まれるため，曲げることで適切な形態の付与ができ，スペース・メイキングが可能で，ある程度の垂直方向の骨造成も可能となった．

　Simionらは，さらに垂直的な骨造成を図るためにインプラントを支柱として利用する方法を発表した．この方法により骨移植材を使用しなくて垂直的に4mmの骨造成が可能となり[39]，現在では自家骨を使用することにより垂直的に9mmの垂直的骨造成に成功したという報告もされている．

第13章　インプラントとペリオ

症例18　垂直的GBR＋インプラント埋入の症例

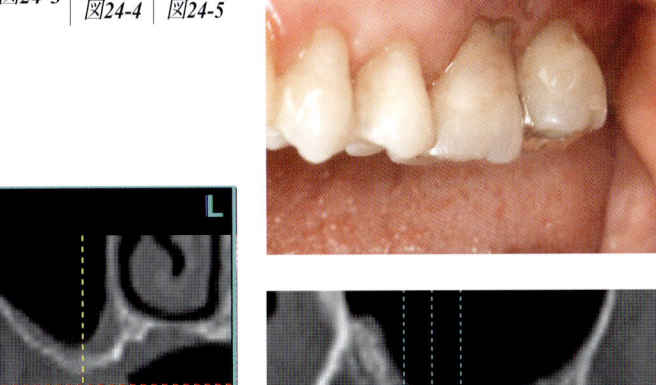

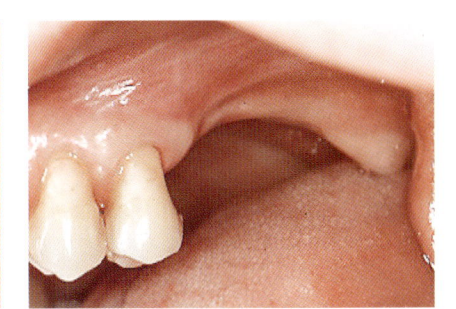

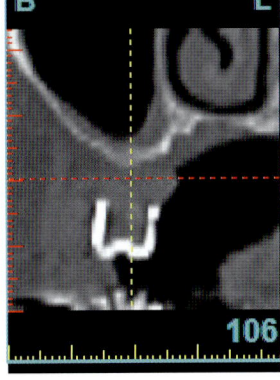

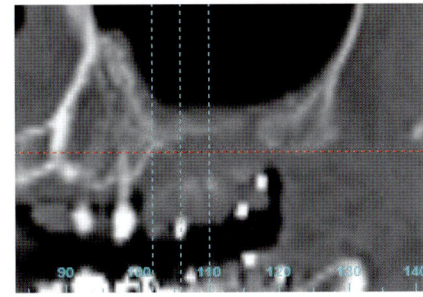

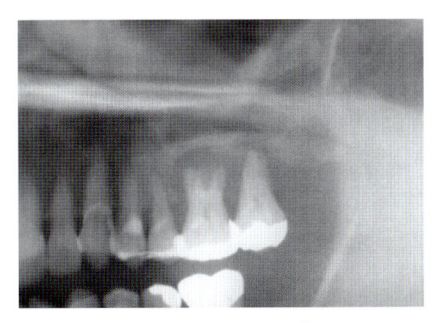

|図24-3|図24-1|図24-2|
|図24-4|図24-5|

図24-1～5　上顎左側大臼歯部は進行した歯周疾患のため抜歯となった．抜歯後に重度の歯槽堤の形態異常が残存するため，インプラント修復のためには水平，垂直的に骨増大術が必要となる．

|図24-6|図24-7|
|図24-8|図24-9|
|図24-10|

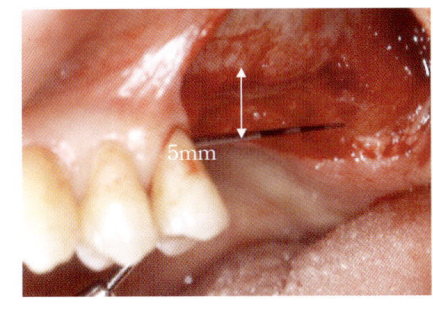

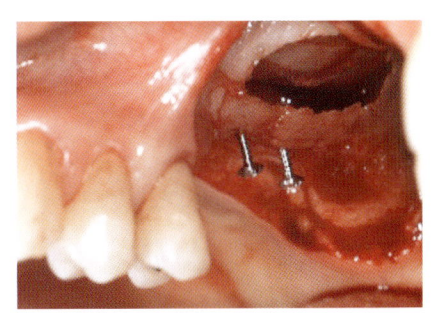

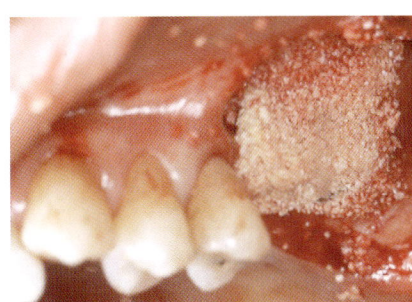

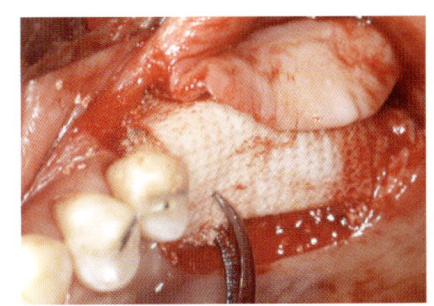

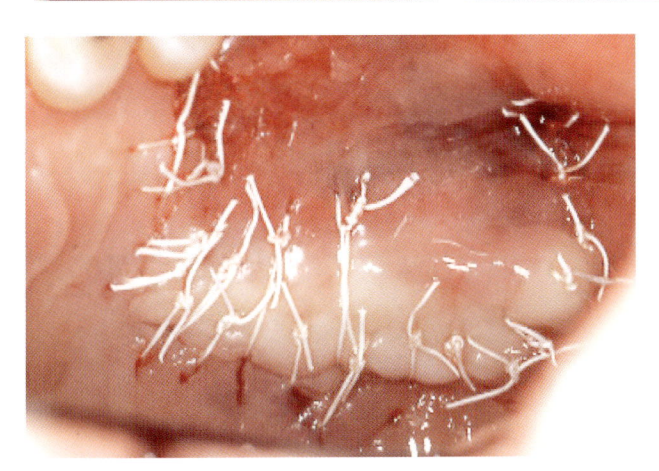

図24-6～10　サイナスリフトと同時にピン，骨移植材，吸収性膜を用いて水平，垂直的骨増大を図った．

407

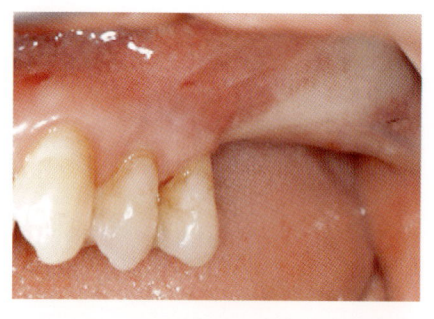

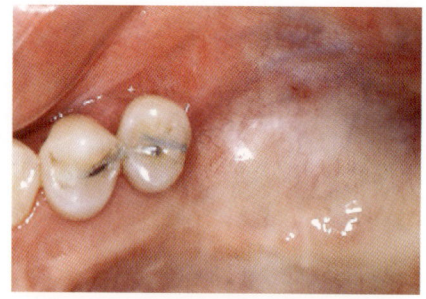

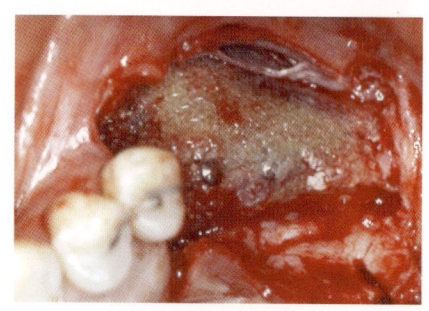

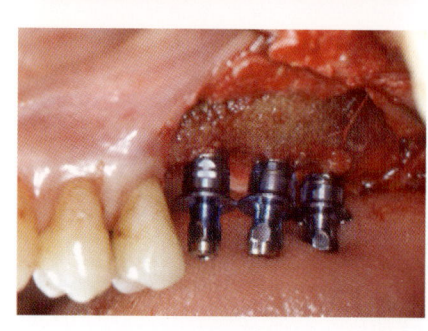

図24-11~14 12か月後，骨増大が認められ，インプラント埋入を行った．

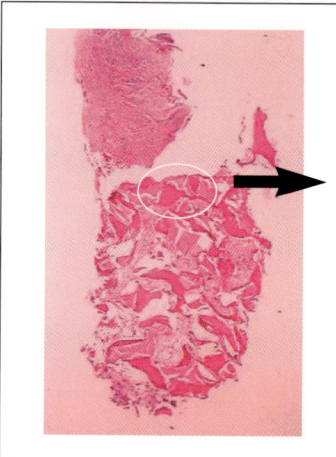

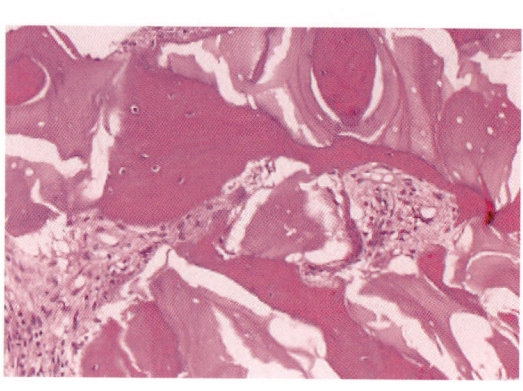

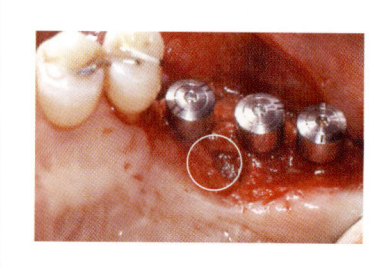

新生骨：移植骨＝6：4

図24-15 一次手術（インプラント埋入）後，6か月で二次手術を行った．二次手術時に骨増大を図った部位から採取した組織の組織学的評価．新生骨形成が認められた．

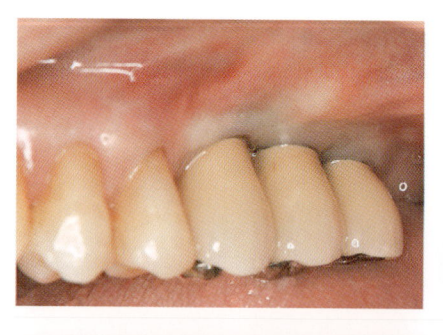

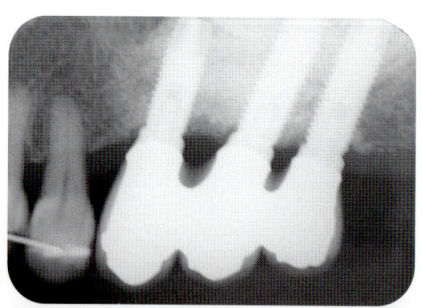

図24-16, 17 最終補綴物装着時の口腔内所見とX線写真．垂直的な骨増大によりインプラント補綴物の歯冠-歯根比が良好となった．

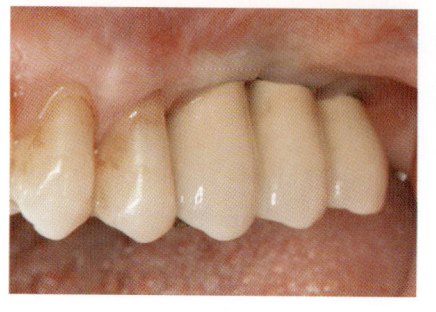

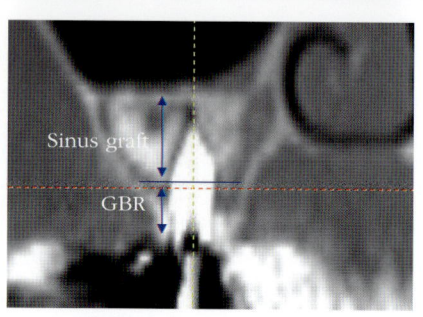

図24-18, 19 最終補綴物装着後7年の口腔内所見とCT像．歯肉や骨の状態に変化はなく，咬合も安定している．

[GBR法を生かすポイント―インフォームド・コンセント]

　GBR法の発展によりインプラントの適応症は大きく拡大してきた．しかし，天然歯におけるGTR法と同様に，必ずしも期待どおりの結果が常に得られるわけではない．その成功率を可能なかぎり高くするために，いろいろな角度からの配慮が必要である．GBR法は，歯肉-歯槽粘膜および歯槽骨を取り扱う治療という点で歯周治療の一分野と考えることもできる．ゆえに技術的な面では，歯周治療で養った技術を応用することによりその成功率をあげることができる．また再生療法の場合と同様に宿主因子についての配慮が不可欠である．とくに喫煙や全身疾患との関係はとくに考慮すべきである．そして患者へのインフォームド・コンセントが大切であり，患者の十分な理解のもとに治療を行わなければ，その治療の成功は難しい．このような新しい治療法を臨床に取り入れる際には，その治療法の十分な理解，模型実習などによる術式のトレーニング，そして経験者の意見を参考にして症例の検討を行うなど，より慎重な対応が必要である．

Sinus Lift（上顎洞底挙上術）

　上顎臼歯部の機能の回復を図る場合，オプションの1つとしてインプラントが行われることも多くなってきている．しかし歯周疾患に罹患した患者や，もともと上顎洞底が低位にある場合，欠損部の歯槽骨の垂直的厚みは薄いことが多い．このような場合にインプラントを埋入するには，上顎洞底を上方に上げ骨量を増大させる"上顎洞底挙上術"，いわゆるサイナスリフトが必要となる．この方法はBoyneによって発表[40]され，1980年代になってBrånemarkらにより広められた．

側壁開窓法とオステオトーム法

　インプラントの適応症の拡大を目的として上顎洞底挙上術が行われて以来，その術式の改善が盛んに行われ，ある程度のコンセンサスが得られている．現在，多く行われている術式には以下の2つの方法があげられる．

[主に行われている上顎洞底挙上術の種類]
- Caldwell-Luc法または側壁開窓法
　上顎骨の側壁を開窓し，上顎洞内に骨移植材などを塡入し上顎洞底を挙上する方法
- オステオトーム法
　上顎の歯槽突起部の骨を棒状の器具を用いて押し上げる方法

[側壁開窓法]

　従来より歯周外科でよく用いられてきた方法であり，上顎洞粘膜を剥離し，そのスペース内にインプラントを埋入するという方法である．

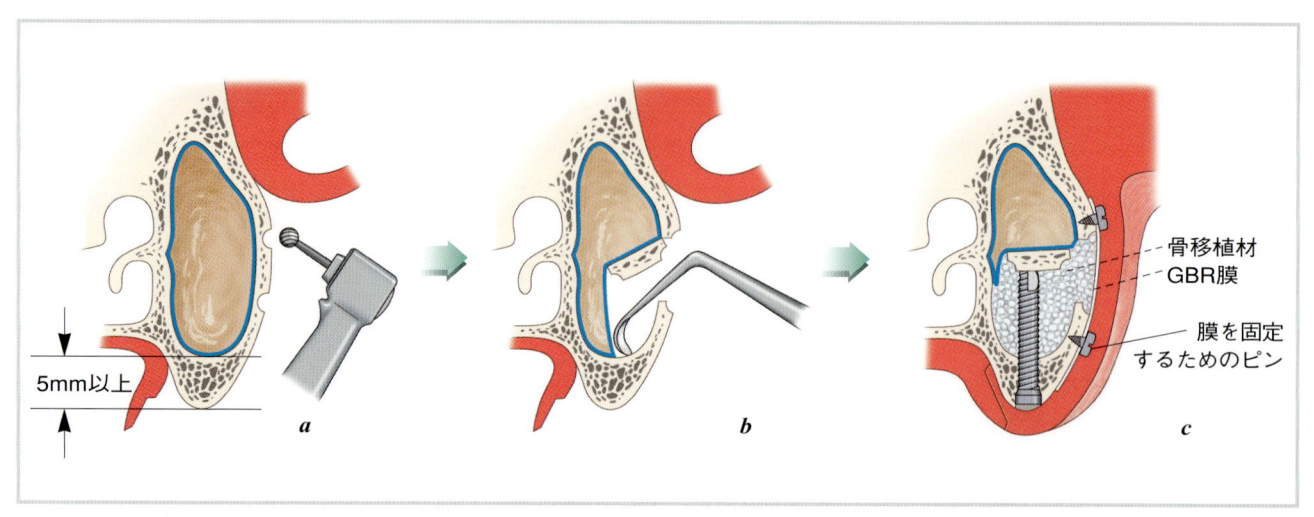

図25　上顎洞底挙上術（Caldwell-Luc法または側壁開窓法）．
a：上顎骨側壁の歯肉弁剥離後，大きめのラウンド・バーで丸みをもった四角形に溝を形成する．
b：上顎洞粘膜剥離子にて上顎洞粘膜を穿孔しないよう剥離する．
c：粘膜剥離により得られた空洞に骨移植材を填入し，GBR膜で覆う．インプラントを同時に埋入する場合と後に行う場合がある．

[オステオトーム法]

　これはオステオトーム[41-45]とよばれる段階的に太さの異なった棒状の器具（*図26-1, 2*）を用いて，ドリリングの代わりに骨を削除することなく，インプラント・ホールを形成する方法である．この方法をうまく用いることにより軟らかい上顎の骨を圧縮させ，側方や根尖側に拡大させつつインプラントの埋入を行うことができる．

　この方法を最初にsinus liftに用いることを提唱したのはSummers[42, 44, 45]（1994）である．通法のインプラント埋入時はドリルを用いて骨を削除するが，オステオトーム法では直径の小さなものから順次大きなものに代えながら骨面を槌打してインプラント・ホールを拡大する．利点としてはすう疎な骨質を圧縮しつつ，水平的および垂直的に拡大し，より太く長いインプラントの埋入を可能とする．

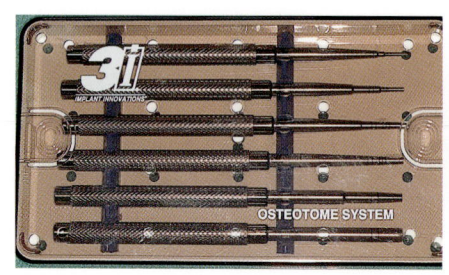

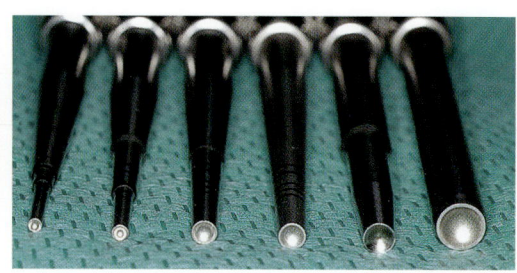

図26-1　オステオトーム・システム．オステオトーム法は太さの異なった棒状の器具を用いて，ドリリングを行う代わりに骨を圧縮しながらインプラント・ホールを形成する方法である．
図26-2　この形のオステオトームは先端が陥凹しており，先端部で削除した骨を上方，側方に圧縮できる利点がある．

オステオトームの形態はメーカーによって異なり，先端が比較的尖ったものや，逆に陥凹したものがある．先端が尖っていると槌打しやすいが，骨底部を貫通させやすい欠点がある．先端が陥凹していると先端部のエッジで削除した骨片を圧縮するのに都合がよい（図27）．また棒状部分もテーパーがあるものと，そうでないものがある．テーパーがあると拡大操作がしやすい反面，注意しないとインプラントの頸部より太く形成しすぎ，そのためもっとも重要な歯頸部の適合が甘くなってしまうことがある．

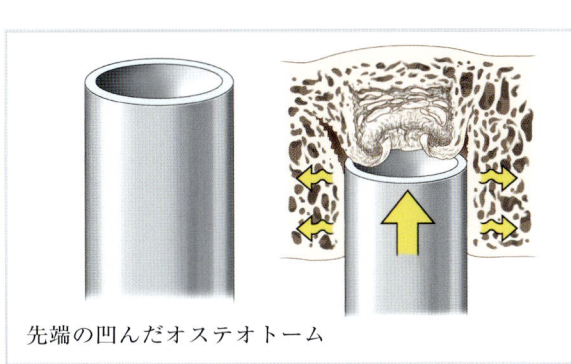

先端の凹んだオステオトームを用いることにより，側壁を圧縮しつつ骨削片を削りとり，さらに根尖部方向に骨片を積層圧縮させることができる．（Lazzaraの図より改変[41]）．

図27 オステオトーム先端の形態と機能．オステオトームの先端の形状は尖ったものと陥凹したものがある．先端が陥凹しているとエッジで骨壁を削除し，さらにその骨片を圧縮するのに都合がよい．

■ Sinus Liftにオステオトームを用いるときの注意点

以下に，オステオトーム・システムを用いる場合の注意点を列挙する．

● 術前の骨の高さより深くオステオトームを押し込まないようにすること（図28-1）：これは薄い上顎洞底の骨と上顎洞粘膜（シュナイダー膜）を穿孔しないようにするため，とくに重要である．

● 形成したホールに骨移植材を入れながら，オステオトームを槌打する（図28-2）：基本的なオステオトームの使い方のみで上顎洞底を挙上するには限界があり，また失敗しやすい．骨移植材を入れながら槌打するとパスカルの原理により，加圧された部分全体に圧がかかり，シュナイダー膜の穿孔を防ぎやすいという利点がある．

● 上顎洞底の骨が薄いといっても，ゴムのように伸びるわけではないので，実際にはオステオトームを用いている部分の先端部の骨を槌打によって限局的に離断させる（図28-3）．骨が離断されると急に抵抗がなくなるのでデプスゲージを慎重に挿入して，洞粘膜の弾力を感じることを確認する．もし，まったく抵抗なくどこまでもデプスゲージが入っていくようなら，シュナイダー膜の穿孔が疑われる．

● もしシュナイダー膜の穿孔が判明したら，骨移植材をあまり加圧しないで充填し，つぎの機会にするか，あるいは少し離れた部位で再度オステオトーム法を試みることができる場合がある．

● シュナイダー膜の穿孔がないことが確かめられたら，最終的に使用するインプラントの長さを決定する．できれば10mm以上のインプラントを埋入したい．

● 術前の骨の高さが5mm以下，あるいはインプラントの初期固定が得られない場合は，インプラントの同時埋入はあきらめ，上顎洞底の挙上のみを試みる（図28-4）．

● 術後どれほどの期間待たなければならないかは，術前の骨の厚みと質，骨移植材の種類，インプラントの種類と外科方法（1回法，2回法か）などにより異なり明確な基準がないが，GBRの基準を準用して一般に8～12か月ぐらいであろうとされている[46]．

■オステオトームによるSinus Liftの手順と注意点

図28-1	図28-2
図28-3	図28-4

A：骨の高さが5mm以上でインプラント初期固定が得られる部位
B：骨の高さが5mm未満でインプラント初期固定が得られない部位

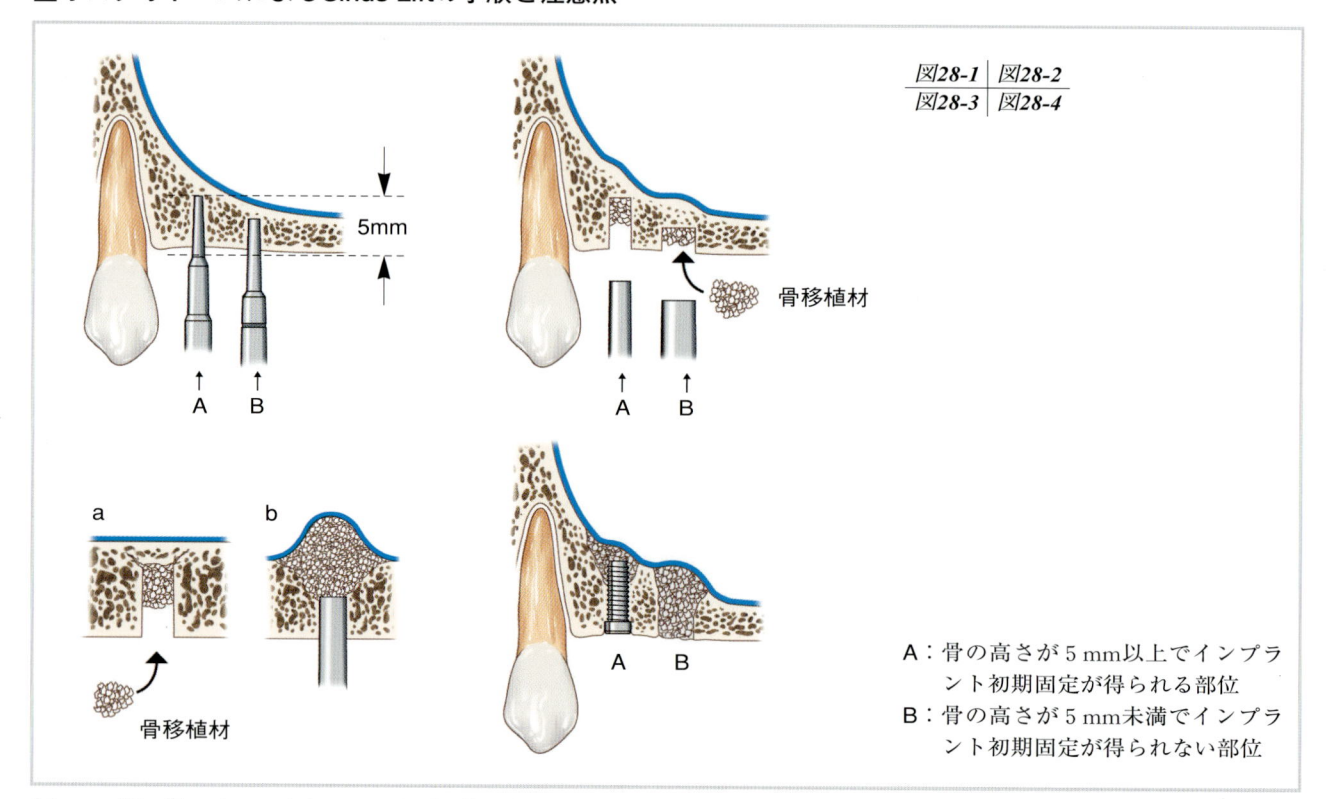

図28-1 細い径のオステオトームから順に使用するが，術前の骨の厚みより深く押し込まないようにする．
図28-2 形成したホールに骨移植材を入れながらオステオトームを槌打する．これにより加圧された部分全体に圧がかかり，シュナイダー膜の穿孔を防ぎやすい．
図28-3 骨移植材を入れてオステオトームで加圧する効果．a：骨移植材を入れてさらにオステオトームで加圧を繰り返すと，圧がパスカルの原理により均等にかかり，薄い骨壁に亀裂が生じる．b：うまく天井が抜け，シュナイダー膜を穿孔させずに上顎洞底を挙上でき，しかも隙間なく骨移植材を充填できる．
図28-4 術前に骨の厚みがあり，初期固定を得られる場合はインプラントの同時埋入が可能．また骨の厚みが薄く（通常5mm以下），初期固定が得られないときは上顎洞底挙上のみを行い，インプラントの埋入は後に行う（future site）．

Sinus Liftの適応症と非適応症

Sinus liftの適応症と非適応症を，以下のようにまとめてみる．

［Sinus Liftの適応症と非適応症］

［適応症］
・上顎臼歯部の垂直的骨量が少なく，通法では十分な長さのインプラント埋入ができない場合で，しかも通常のGBR法による咬合面方向への顎堤の増大のみでは限界があると思われる場合
・上顎洞内に病変がない

［非適応症］
・顎間距離が大きすぎる場合
・上顎洞内に病変（上顎洞炎など）がある場合
・アレルギー性鼻炎などの鼻疾患がある場合
・ヘビースモーカー
・異常な咬合習癖がある（ブラキシズムなど）
・上顎に放射線治療を受けている場合

実際にsinus liftを行う際には，上顎洞底の挙上をどの程度まで行う必要があるのかを事前に考慮する必要がある．そのためには残存歯周組織と機能の現状を把握し，インプラント修復によりどのような結果が予測できるのかを詳細に検討する必要がある．ここではその際の検討事項を列挙する．

[Sinus Liftを行う際の検討事項]
・残存する歯槽骨の高さ，幅，質
・上顎洞底の形態（単房性，多房性）および中隔の存在
・欠損歯数
・術後のインプラントの歯冠-歯根比
・咬合様式および咬合力の程度やブラキシズムの有無
・埋入するインプラントの本数と直径

これら検討事項のなかで，「残存する歯槽骨の高さ，幅，質」，および「上顎洞底の形態，中隔の存在」，「術後のインプラントの歯冠-歯根比」，「咬合様式および咬合力の程度やブラキシズムの有無」，また「埋入するインプラントの本数と直径」について，以下，簡単にふれてみたい．

インプラント埋入前にこのような事項を診査することは重要である．その診査法には以下のような方法があげられる．

●パノラマX線写真

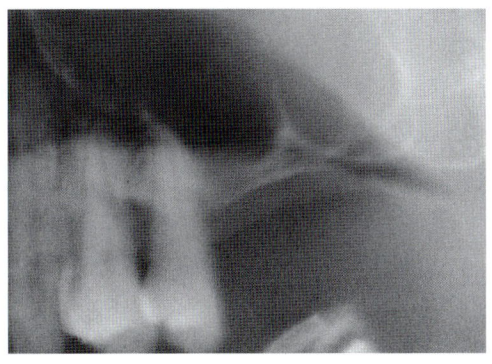

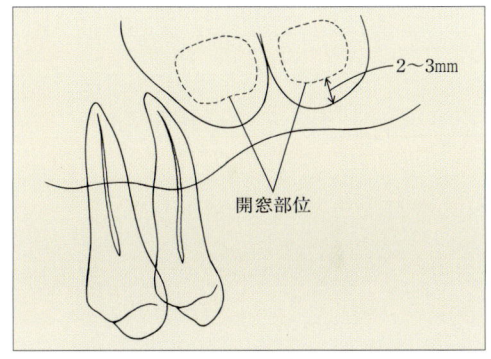

図29-1, 2 中隔の存在する症例．上顎洞内に中隔が存在すると，その部分を避けて開窓部位を設定しなければならず，もしも誤った開窓部のデザインをすると，骨壁の扉は開けることができない．

●断層撮影
金属のボールなどX線不透過性のものを付加したステントを口腔内に装着した状態でパノラマ，または断層撮影することにより，埋入位置の確認や，骨の厚みなどが推測できる．しかし，撮影条件によって画像の変形や拡大率の不一致があり，三次元的な形態は把握しにくい．

●CTスキャン
CT撮影は通過するX線量をコンピュータ解析し，再構築した画像を利用するもので，あらゆる部位における三次元的な分析が可能である．また縮尺が正確であるため，埋入するインプラントの長さ，径などもほぼ決定できる．しかし装置そのものが非常に高価であり，患者の被曝量などを考えると，日常的に利用するには限度がある．

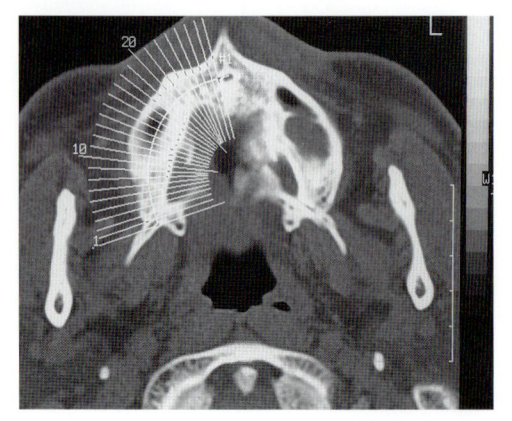

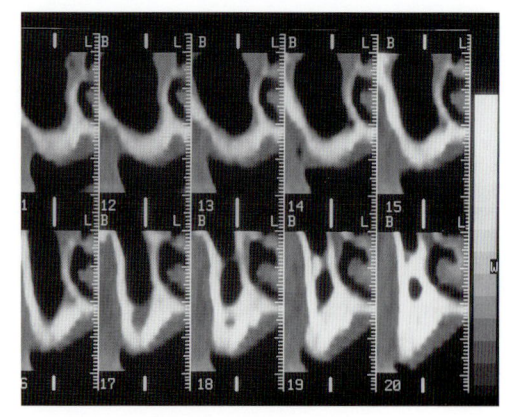

図30-1, 2　CTスキャン撮影により頰舌的ならびに垂直的な骨の状態の把握が可能である．

● リーマーの使用

　この方法は最小限度の外科的な侵襲で，骨頂部から上顎洞底までの距離を把握できるばかりでなく，骨質を術者の手指の感覚として感じとることができる[47]．

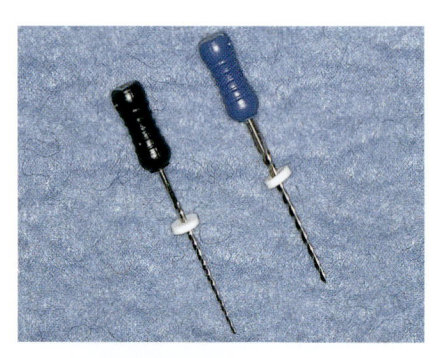

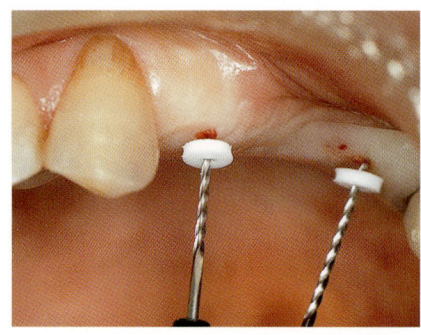

図31-1　滅菌した根管治療用リーマー（♯40，60）を準備する．
図31-2　サージカル・ステントで決定したインプラント埋入予定部位の粘膜を，リーマーで骨頂部まで穿通する．

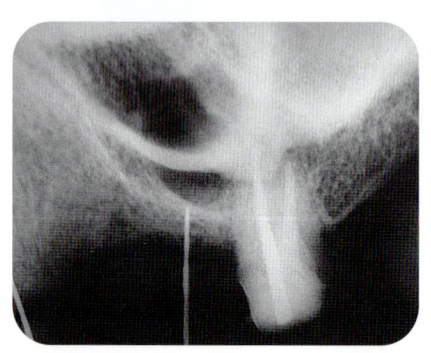

図31-3　リーミングを行い，骨頂部から骨内にリーマーをねじ込む．骨頂部の皮質骨は手指の感覚で硬く感じるが，海綿骨では比較的抵抗感なく穿通できる．リーマーを上顎洞底の皮質骨部まで進めると，再び手指に抵抗を感じる．この時点でX線撮影を行う．

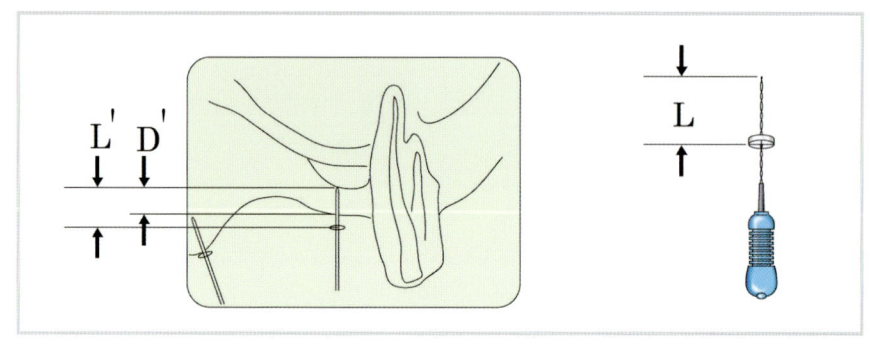

図31-4　X線写真と実寸を比較する．
L：実際のリーマーでの測定値，L'：X線像上でのリーマーの長さ，D：実際の骨頂部と上顎洞底部の骨の高さ，D'：X線像上での骨頂部と上顎洞底部との距離．
L：L' = D：D'
$D = \dfrac{L \times D'}{L'}$

［歯冠-歯根比］

Sinus liftを行うと，術後のインプラントの歯冠-歯根比が大きく改善される．

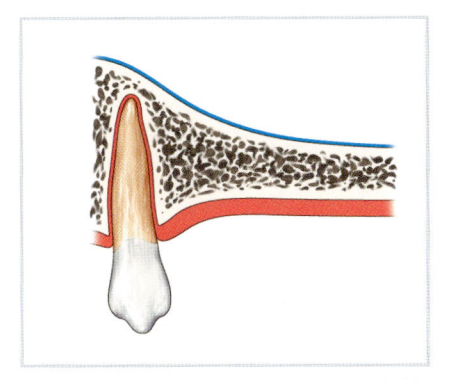

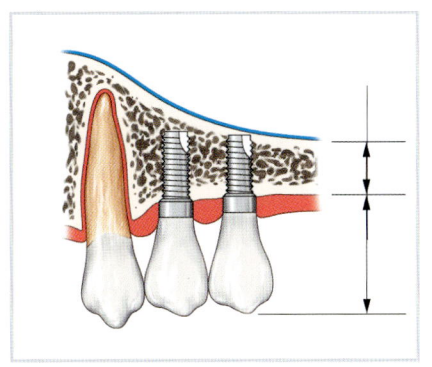

図32-1　Sinus liftが必要とされる上顎臼歯部の術前．

図32-2　Sinus liftを行わない場合，歯冠-歯根比が不良．

図32-3　Sinus lift後，歯冠-歯根比が改善された．

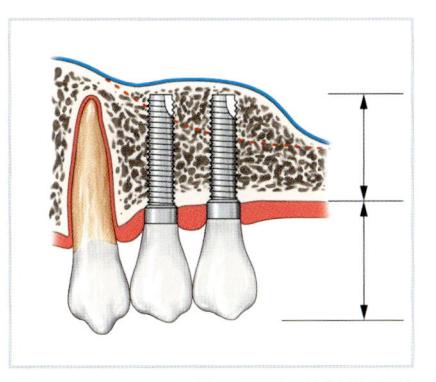

［インプラント治療における咬合のコントロール］

Sinus liftを用いる場合，「咬合」についての診査は重要なファクターとなる．咬合力や咬合様式は患者によって個人差がある．たとえば，臨床的な印象ではBrachyo Typeの人はDolico Typeの人と比較して咬合力が強く，とくに歯周補綴治療やインプラント治療では，咬合のコントロールに注意を払う必要があると思われる．またブラキシズムを有する場合，インプラントに側方力がかかりやすく，sinus lift後の歯冠-歯根比が不良になる可能性のある場合は，インプラント治療の非適応となることも考慮すべきである．

［骨格による咬合のタイプもインプラント／Sinus Liftの検討要素］

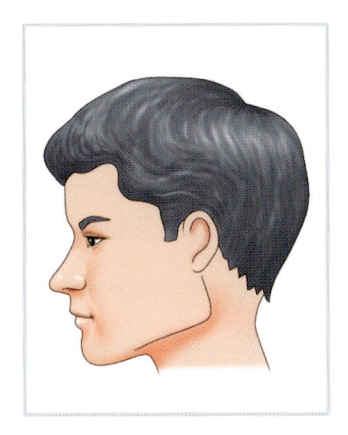

図33-1　Brachyo Type[48]．
　水平方向の成長が強く，短い顔を有し，過蓋咬合やオトガイ部の突出をともなう場合が多い．
・臨床歯根が短い
・咀嚼筋力が強い
・皮質骨が厚い
・口蓋が浅い
・口蓋部の歯肉が少ない

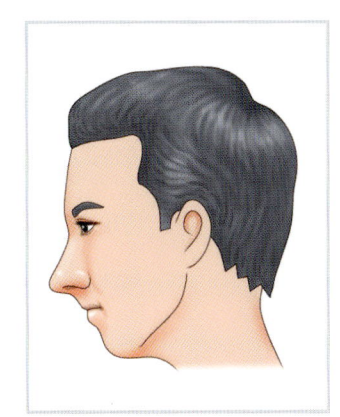

図33-2　Dolico Type．
　垂直方向の成長が強く，長い顔を有し，オトガイ部の後下方への回転と後退があり，両唇または両顎前突傾向を示すことが多い．
・臨床歯根が長い
・咀嚼筋力が弱い
・皮質骨が薄い
・口蓋が深い
・口蓋部の歯肉が多い

[インプラントの本数と直径]

　Sinus liftを行う場合と行わない場合では，埋入するインプラントの種類，本数が異なってくる．また，Sinus liftで増大された骨の量，形態と，そこにかかる応力との関係でも，埋入すべきインプラントの条件は異なってくる．

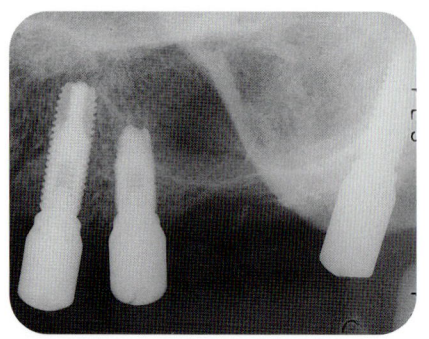

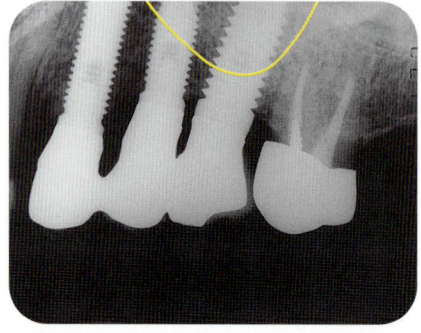

図34　上顎洞底が低位にあり垂直的骨量が少ないため，欠損部にインプラント埋入するためにはsinus liftが必要であるが，上顎洞炎の既往があり上顎結節部にインプラントを埋入し対応した症例．
図35　Sinus liftにより骨を増大させることで，適切な位置および長さのインプラント埋入が可能となった症例．黄色のラインはsinus lift前の上顎洞底の位置を示す．

症例19　Sinus Liftとインプラント同時埋入

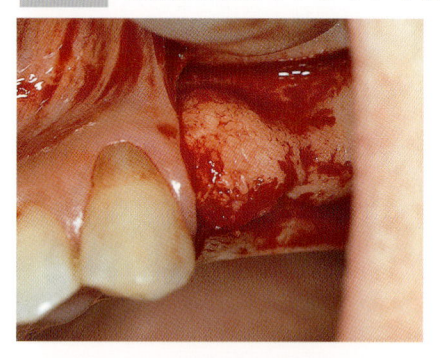

図36-1｜図36-2

図36-1　欠損部近心は既存の骨にインプラント埋入が可能であると思われるが，遠心部にはsinus liftが必要である．縦切開を十分に行い全層弁で剥離している状態．
図36-2　穿通したリーマーの先端から2～3mm上方を開窓部の下端とし，ウインドゥを形成する．

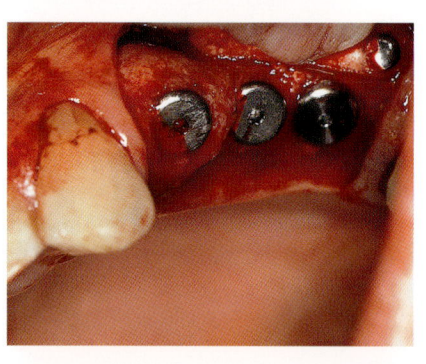

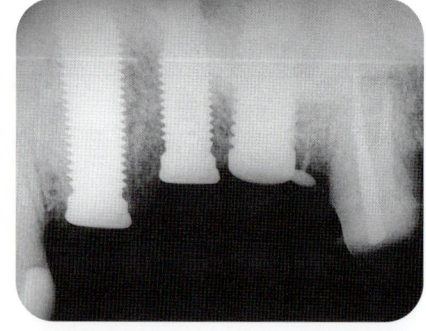

図36-3｜図36-4

図36-3　インプラント埋入直後の状態．開窓した部分を吸収性膜で被覆し，ピンを用いて固定を行う．
図36-4　インプラント埋入後のX線写真．近心より5mm×15mm，5mm×13mm，6mm×13mmのインプラントを埋入している．

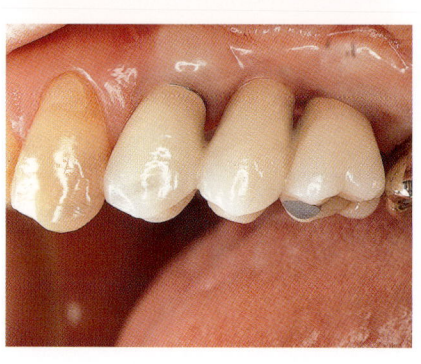

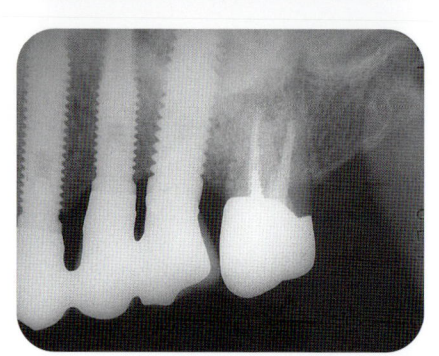

図36-5｜図36-6

図36-5　最終補綴物装着時の側方面観．
図36-6　最終補綴物装着後約1年のX線写真．

垂直的骨量による術式の選択基準

タフツ大学歯周病学科教授Cohenは上顎臼歯部垂直的骨量を4段階に分け，それぞれに対応する術式をつぎのように分類している[49].

[インプラント埋入のための上顎臼歯部垂直骨量の分類]

[分類]　　　　　　　　　　　　　　　　　[術式]
- 1級：垂直的骨量　13mm以上 ────── 通法によるインプラント埋入
- 2級：垂直的骨量　10〜12mm ────── オステオトーム法による埋入
- 3級：垂直的骨量　5〜10mm ────── sinus lift＋インプラント同時埋入 (Simultaneous Approach)
- 4級：垂直的骨量　0〜5mm ────── sinus liftした後にインプラント埋入 (Staged Approach)

1級の症例　垂直的骨量13mm以上／通法によるインプラント埋入（症例20）

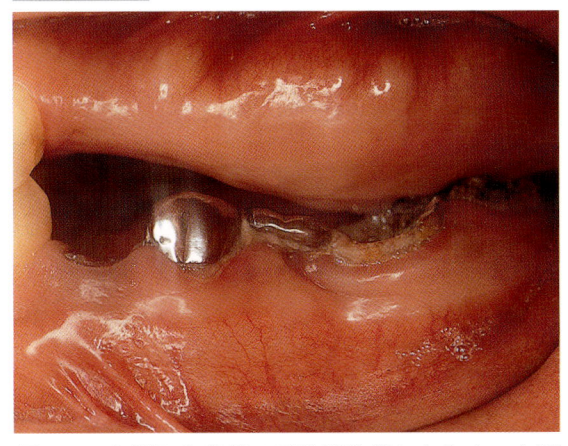

図37-1　欠損した状態で長時間放置したため，上顎左側臼歯部の顎堤が下顎の歯牙と接触している状態である．

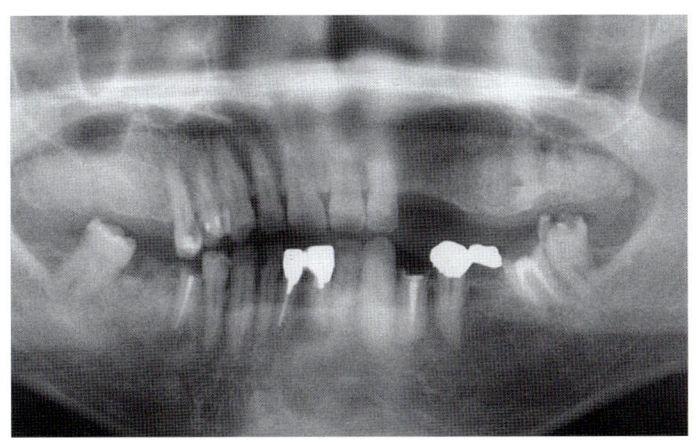

図37-2　同時期のパノラマX線写真．上顎左側臼歯部の歯槽骨は十分な厚みがあり，通法によるインプラント埋入が可能と考えられるが，顎間距離の関係から上顎骨の削除が必要である．

図37-3　図37-4

図37-3　二次手術時の咬合面観．頰側は歯肉弁根尖側移動術を行い，インプラント周囲に十分な角化歯肉の獲得を図った．
図37-4　最終補綴物装着時の咬合面観．機能咬頭はメタルで作製し，臼歯部の咬合面は過大な側方力を受けないよう，やや小さく作製している．

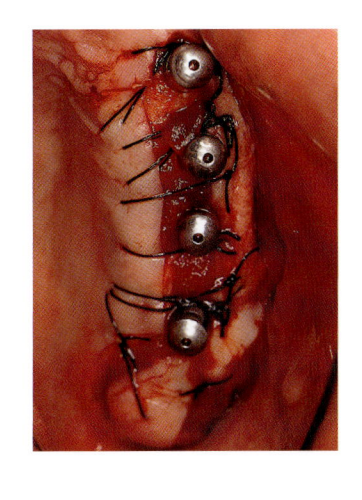

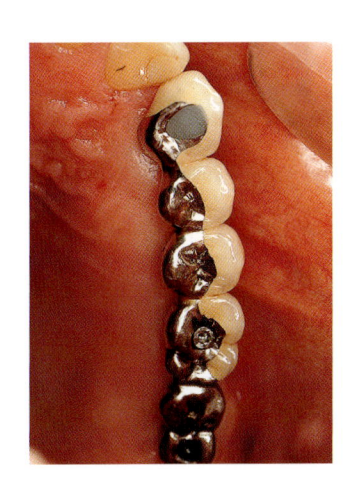

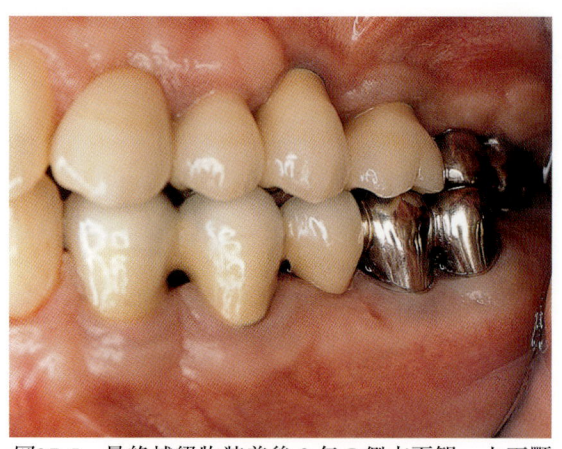

図37-5　最終補綴物装着後9年の側方面観．上下顎とも角化歯肉が十分確認されており，清掃しやすい状態である．

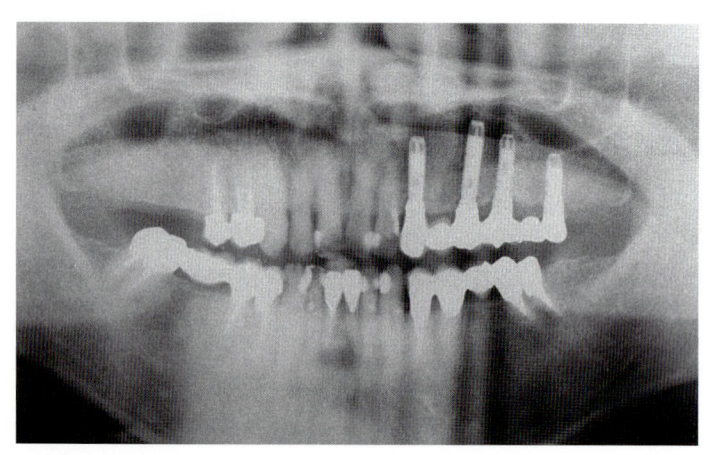

図37-6　同パノラマX線写真．上顎はインプラント，下顎はブリッジで対応し，咬合の回復を行った．

[オステオトーム＋インプラント埋入]

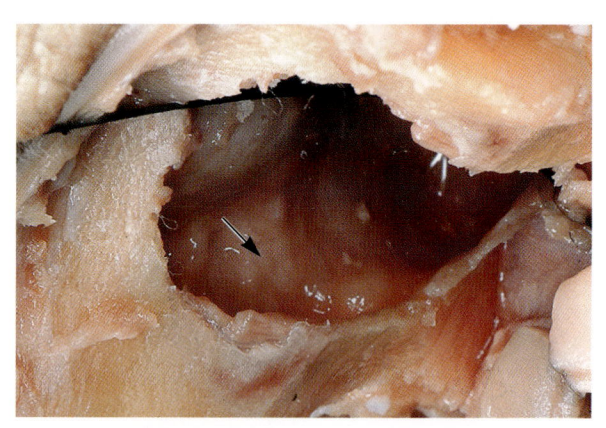

図38-1　上顎骨側を開窓し，上顎洞内を露出した状態（米国での剖検屍体実習による）．上顎洞底の形態に注目（矢印）．

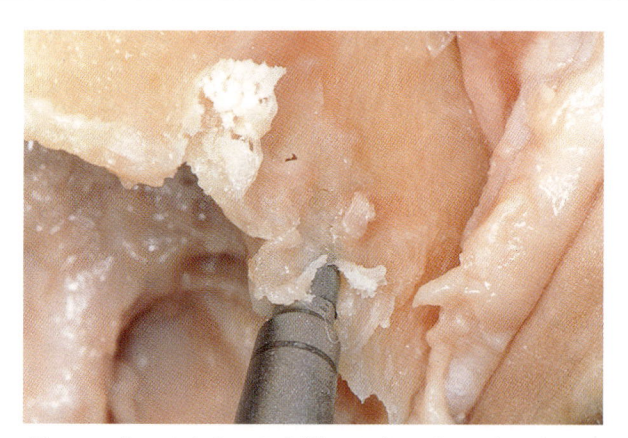

図38-2　オステオトームを用いてインプラント・ホールを形成しながら上顎洞底を押し上げている状態．

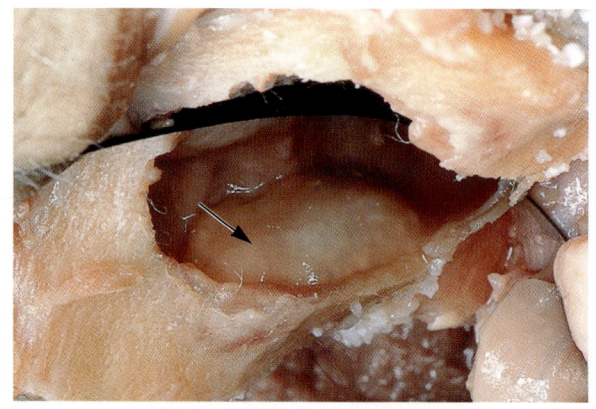

図38-3　オステオトームにより上顎洞底が押し上げられている状態（矢印）．図38-1と比較すると，上顎洞底の形態が変化していることがわかる．

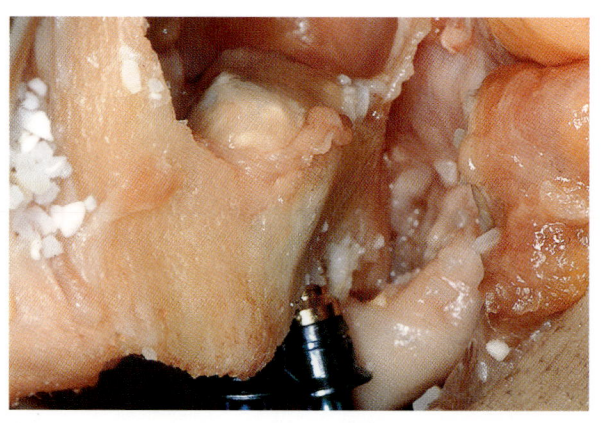

図38-4　オステオトームにより形成したインプラント・ホールにインプラントを埋入した状態．オステオトーム法により，より長いインプラント体の埋入が可能となる．

第13章 インプラントとペリオ

2級と3級の症例 垂直的骨量7～12mm／オステオトーム法による埋入（症例21）

図39-1｜図39-2

図39-1 術前（シーネを入れて撮影）．オステオトームによるsinus liftを行うには，やや骨量が少ないようにみえるが，インプラントの埋入本数や上顎洞底の形態を考慮しつつ，注意深く行うことで全体として挙上できる場合がある．

図39-2 オステオトームを用いて上顎洞底挙上を行い，同時にインプラントを埋入した直後．

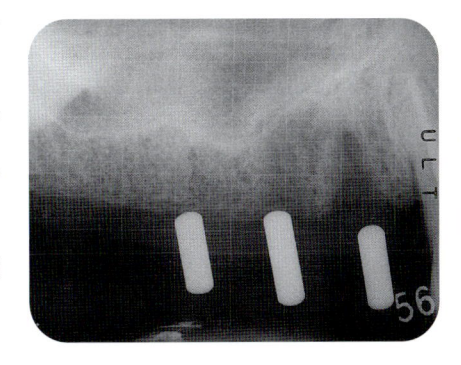

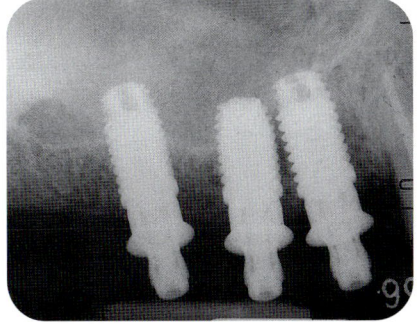

図39-3｜図39-4

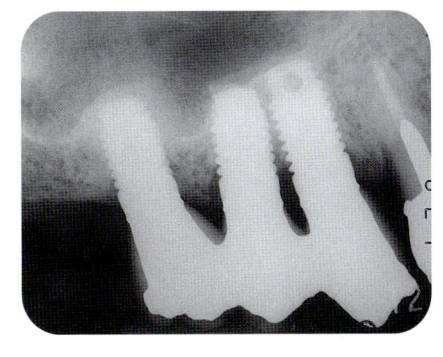

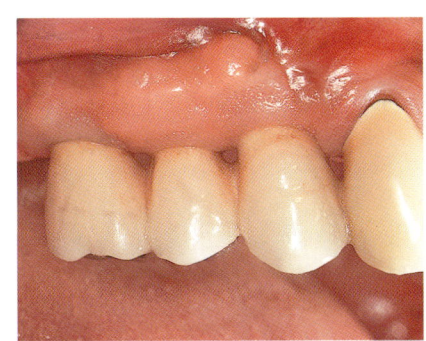

図39-3, 4 術後3年7か月経過時．インプラントの先端部の骨の厚みと密度の増加に注目．

3級の症例 垂直的骨量5～10mm／Sinus Lift＋インプラント同時埋入（症例22）

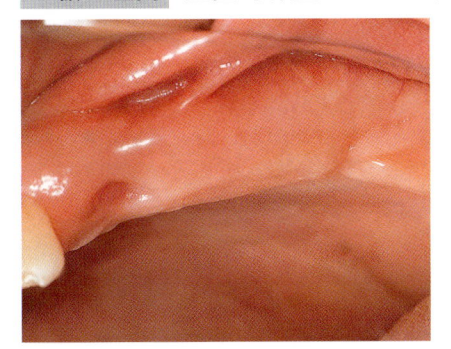

図40-1 上顎左側臼歯部の顎堤の状態．歯槽骨の幅は十分存在している．

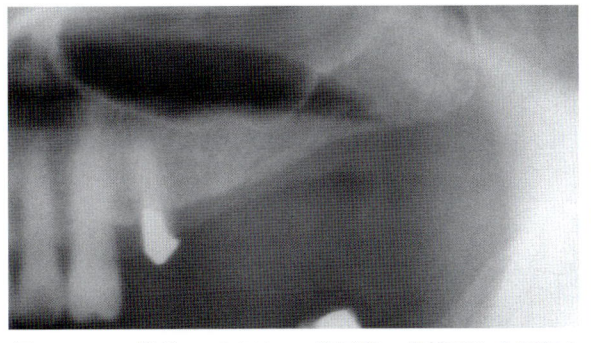

図40-2a, b 術前のパノラマX線写真．歯槽頂と上顎洞との距離は5～8mm程度である（後に |4 は抜歯している）．X線断層写真にて上顎洞底の形態を確認する．

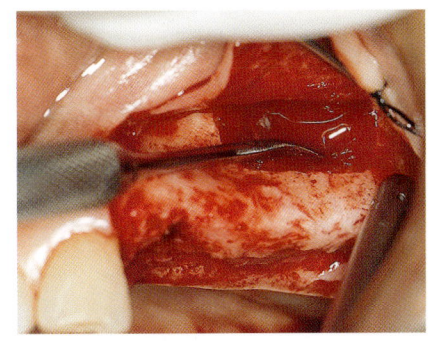

図40-3 口蓋側よりフラップを翻転し，上顎洞の形態に沿って頰側骨の開窓を行う．この症例では骨壁を内側へ折り込む方法ではなく，除去する方法で行った．

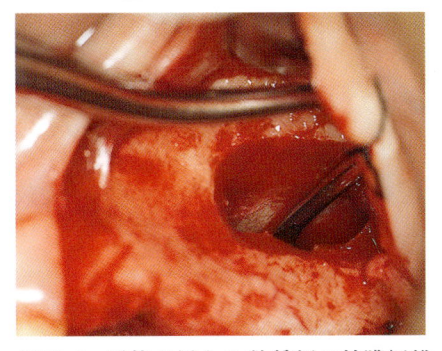

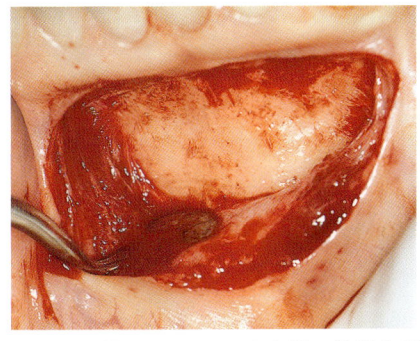

図40-4 形態の異なる数種類の粘膜剥離子を用いて，上顎洞粘膜を破らないように慎重に剥離する．

図40-5 続いて，オトガイ部の粘膜を部分層―全層で剥離し，自家骨採取を行う．

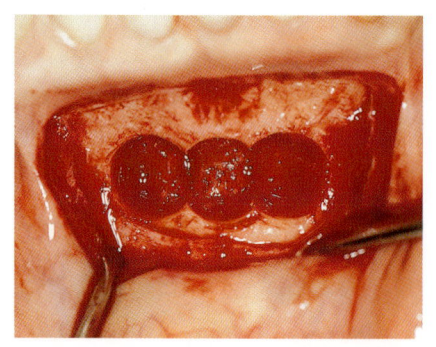

図40-6 トレフィンバーを用いて自家骨を採取する．このとき，根尖から少なくとも3mm以上離れた部位から骨を採取し，舌側へ突き抜けないように注意する．

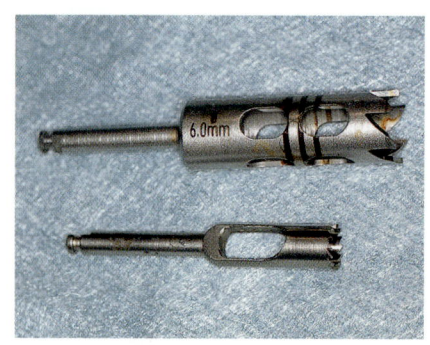

図40-7 大・小のトレフィンバー．直径4〜10mm程度のものがあり，目的に応じて使い分ける．

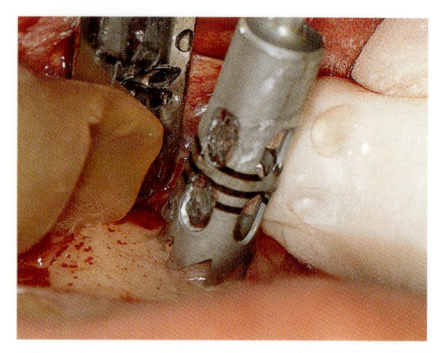

図40-8 トレフィンバーは初動時に抵抗が大きく動きやすいので，まず逆回転で溝を作り，その後正回転で掘削していく．

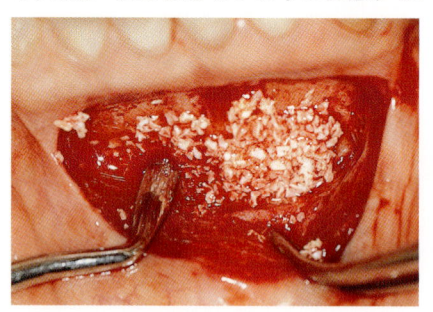

図40-9 骨採取部の陥没を防ぐため，Bio-Ossを充塡した．

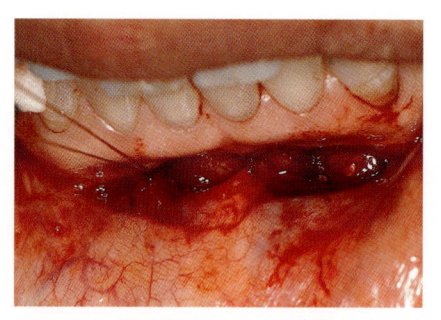

図40-10 吸収性縫合糸で骨膜どうしを縫合する．

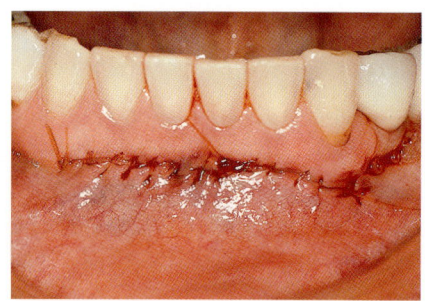

図40-11 続いて，連続縫合にて上皮の縫合を行う．2段階の縫合により創傷部の緊密な閉鎖が可能になるばかりでなく，手術によるオトガイ部の顔貌の変化を防ぐことができる．

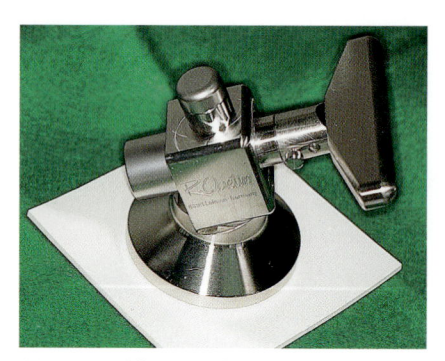

図40-12 採取した自家骨ブロックはボーン・ミルを用いて約1mm大の小片に粉砕する．

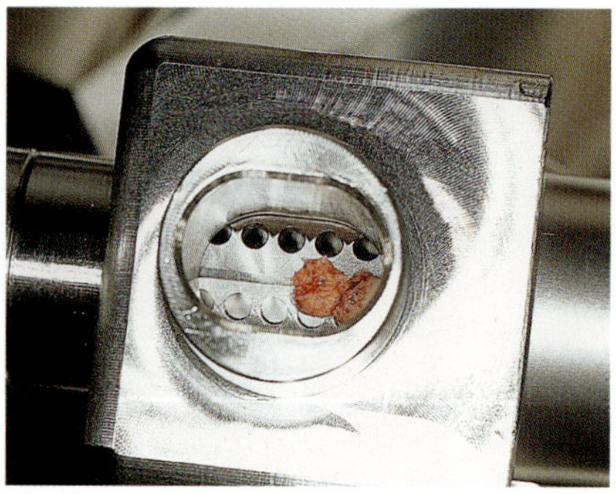

図40-13 自家骨をボーン・ミルの挿入口に入れたところ．

図40-14 粉砕された自家骨を集めているところ．

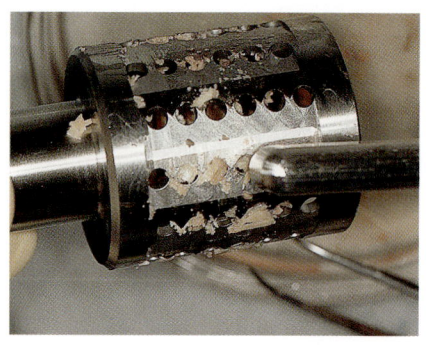

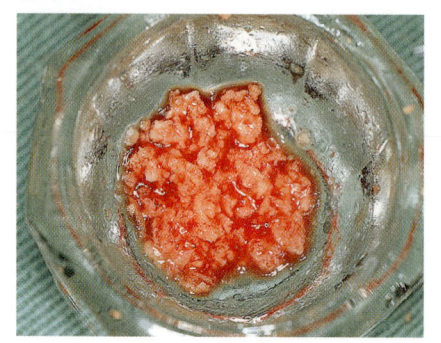

図40-15 ボーン・ミルを用いることで，均質な大きさの移植骨となる．自家骨だけでは量的に不足する場合，凍結乾燥骨などで増量することもある．

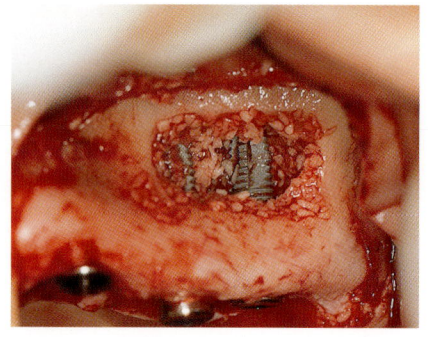

図40-16 上顎洞の奥の方へ骨移植材をある程度填入後，インプラントを埋入（3.75×13mm）．その後，インプラントの頰側部分に移植骨をさらに充塡する．

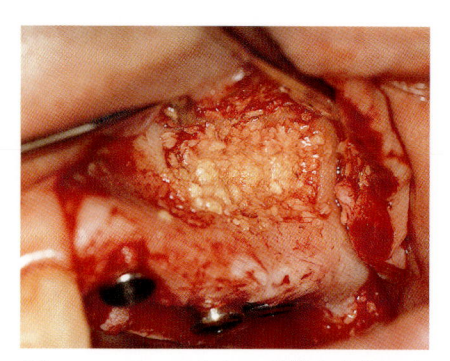

図40-17 ガーゼなどで移植した骨の水分を取りながら，できるだけ密に充塡する．

第13章 インプラントとペリオ

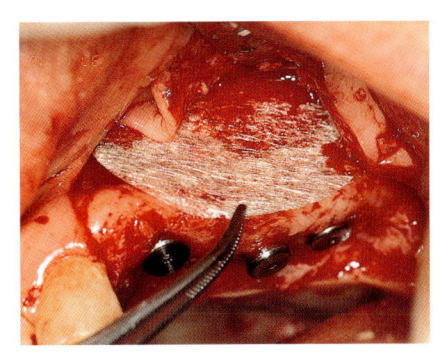

図40-18 開窓部は吸収性膜を用いて閉鎖した．

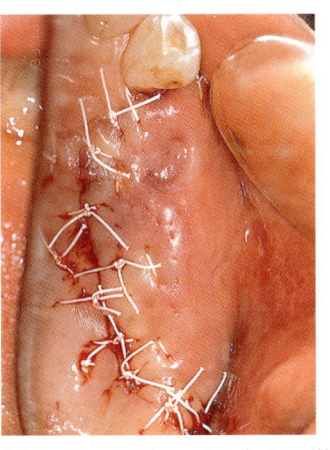

図40-19 フラップをもとの位置に戻し，できるだけ緊密に縫合する．

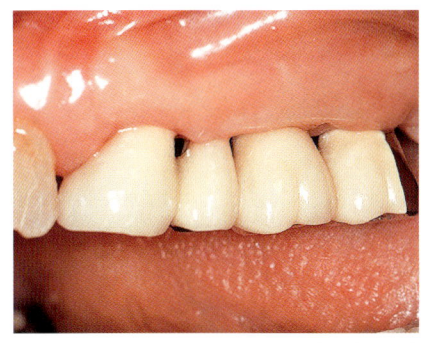

図40-20 インプラント埋入後1年，最終補綴物装着時の状態．

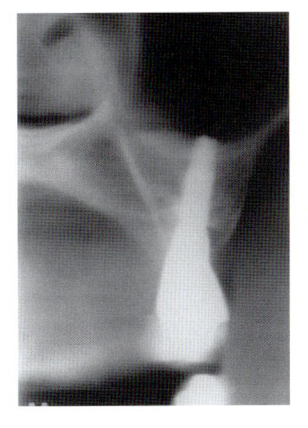

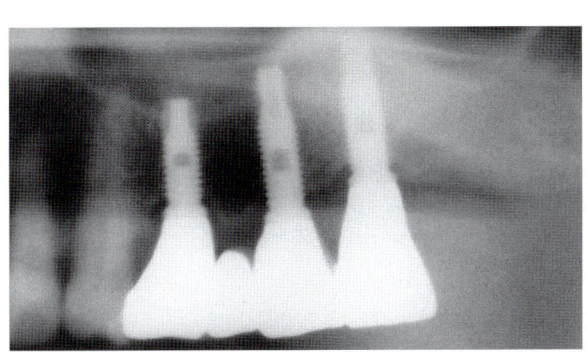

図40-21a│図40-21b

図40-21a, b インプラント埋入後，1年9か月のパノラマX線写真とX線断層写真．移植骨の収縮がみられるがインプラントの根尖部までで止まっており，臨床的に何ら問題はみられない．

3級の症例　垂直的骨量5～6mm／Sinus Liftと同時にインプラント埋入（症例23）

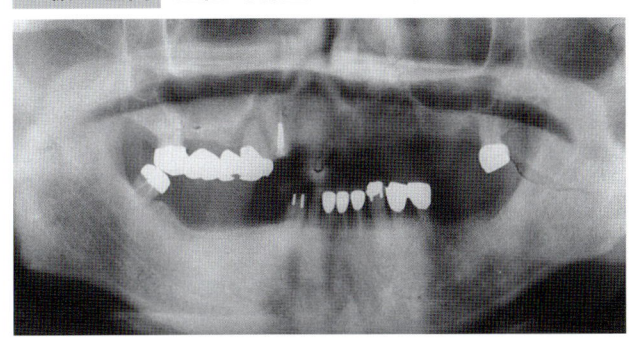

図41-1 72歳，男性．初診時のパノラマX線写真．インプラントによる機能回復を希望して来院．

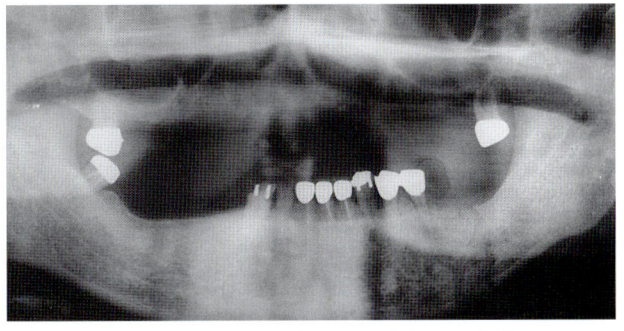

図41-2 上顎の最後臼歯は義歯の鉤歯として保存し，その他の上顎の歯牙は保存不可能と判断し，抜歯を行った．

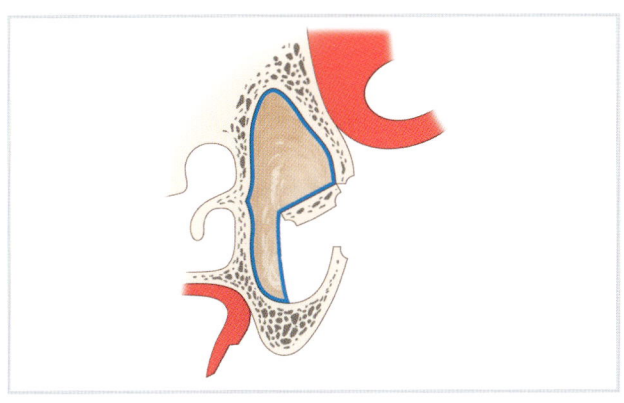

図41-3 垂直骨量が5～6mm存在していたので，sinus liftと同時にインプラント埋入を行う（3級）．イラストは上顎骨側壁を開窓し，上顎洞粘膜を持ち上げていることを示している．

421

図41-4 | *図41-5*

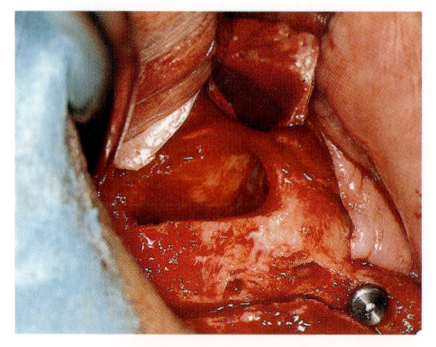

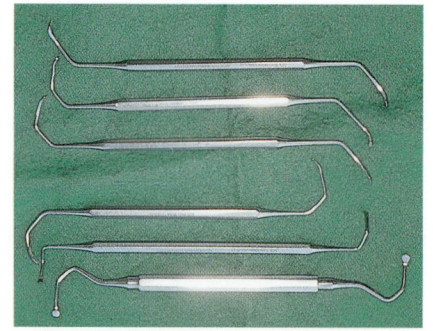

図41-4 ウインドウを上顎洞内に押し上げている状態．前方部は十分な骨量が存在しているため，通法どおりインプラント埋入を行った．
図41-5 上顎洞粘膜を剥離する際に用いるsinus lift用キット．

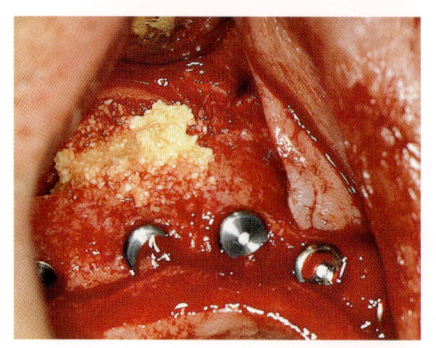

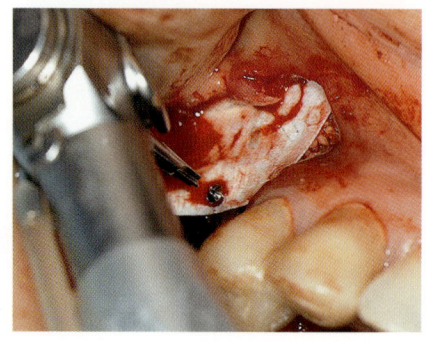

図41-6 | *図41-7*

図41-6 上顎洞内に骨移植材を充塡し，同時にインプラント埋入を行う．
図41-7 骨移植材を非吸収性の膜で被覆し，膜が動かないようオッセオフィックス・ピンで固定している状態．オッセオフィックス・システムはドリリング・ユニットのハンドピースを用いてドライバーを低速回転させ使用できる．

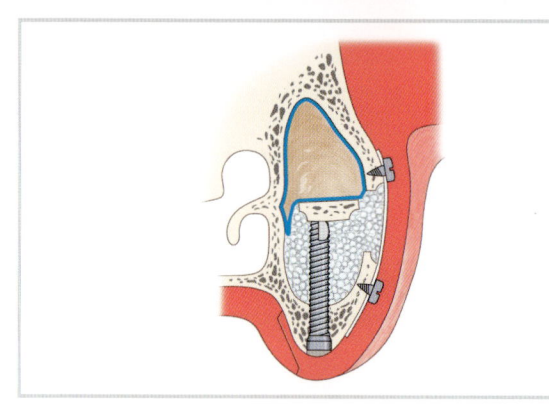

図41-8 Sinus liftと同時にインプラント埋入を行っている状態を示すイラスト．

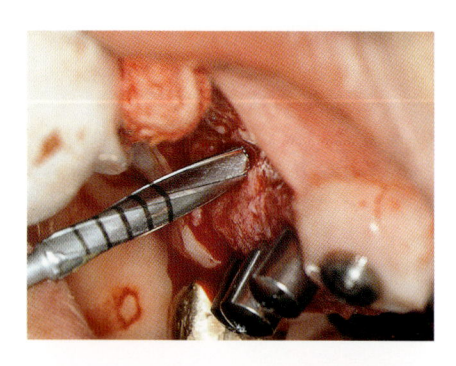

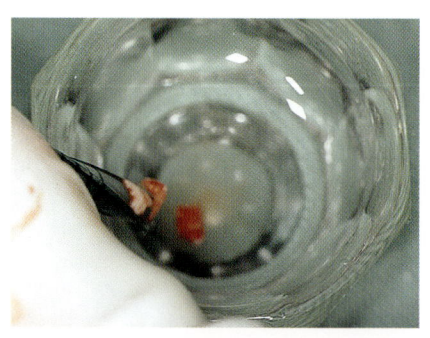

図41-9 | *図41-10*

図41-9 Sinus lift後14か月の二次手術時に開窓した部分の骨移植を行った部位から骨を採取し，組織学的評価を行った（*図41-11, 12*）．
図41-10 ツイストドリルで採取した骨片．

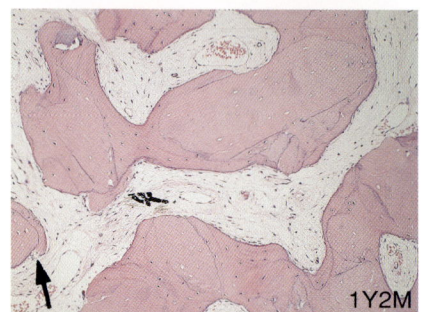

図41-11 組織学的所見．類骨の形成がみられる（矢印）．骨のリモデリングが活発に起こっている時期である．骨髄内には炎症性反応は認められない．
図41-12 組織学的所見．すべての骨小腔に細胞が認められ，新生層板骨が認められる．類骨層は認められず，骨のリモデリングが認められる骨の吸収像と添加像．

図41-11

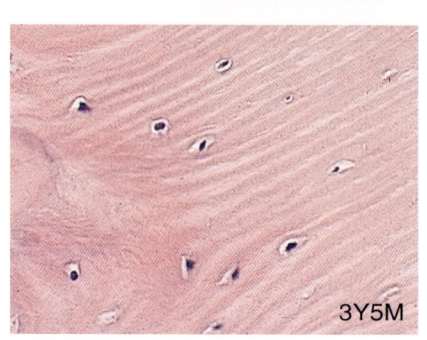

図41-12

第13章 インプラントとペリオ

図41-13 口蓋側から遊離歯肉移植片を採取し，頬側にFGGを行い，インプラント周囲に十分な角化歯肉の獲得を図る．

図41-14 治療期間中の上顎右側側方面観．十分な幅の角化歯肉が獲得されている．

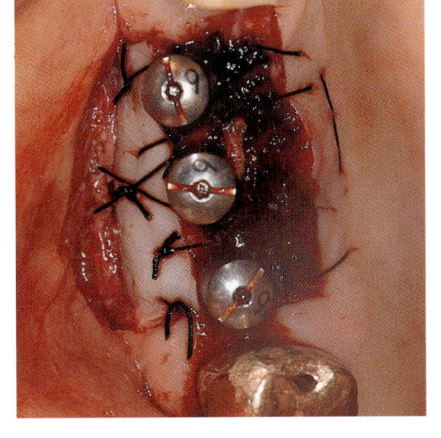

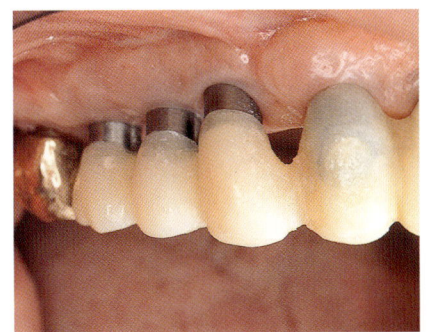

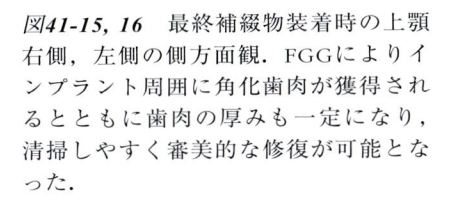

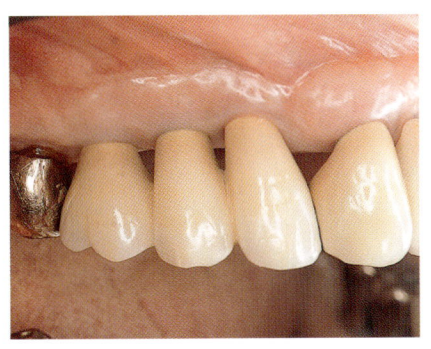

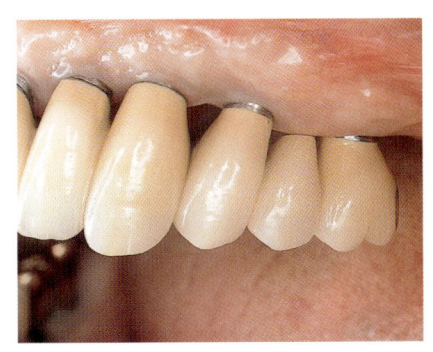

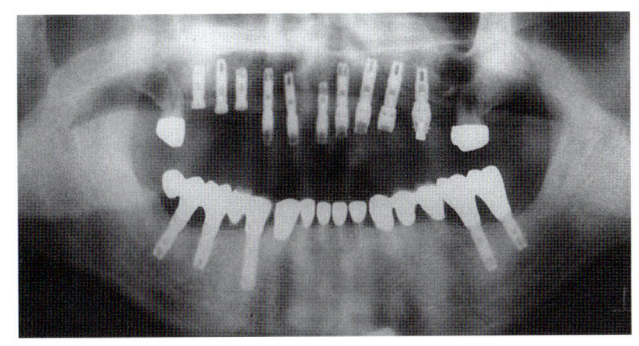

図41-15, 16 最終補綴物装着時の上顎右側，左側の側方面観．FGGによりインプラント周囲に角化歯肉が獲得されるとともに歯肉の厚みも一定になり，清掃しやすく審美的な修復が可能となった．

図41-17 上顎のインプラント埋入後のパノラマX線写真．上下顎ともインプラントにより機能，審美性の回復を図った．

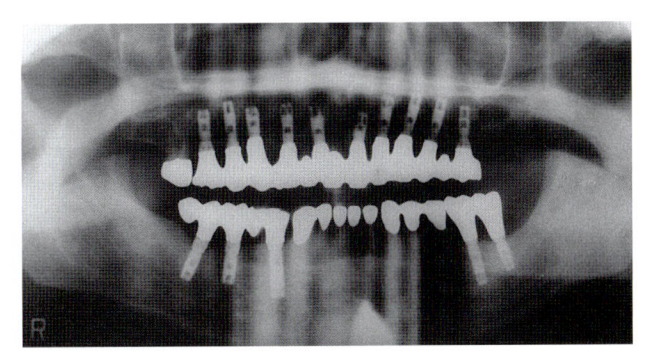

図41-18 最終補綴物装着後2年のパノラマX線写真．骨レベルも変化することなく順調に経過している．

4級の症例　垂直的骨量0～5mm／Sinus Liftした後にインプラント埋入（Staged Approach）（症例24）

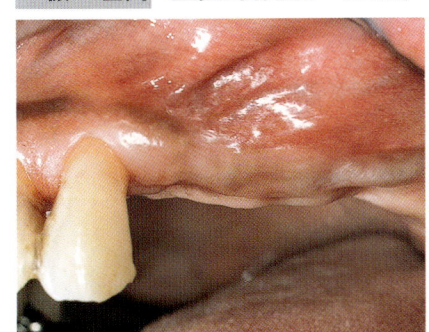

図42-1 術前．

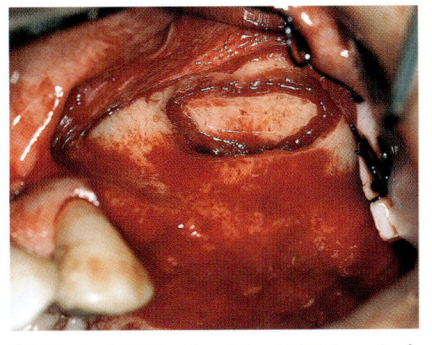

図42-2 ラウンド・バーにてシュナイダー膜を破らないように注意しつつ，骨面にグルーブを入れたところ．

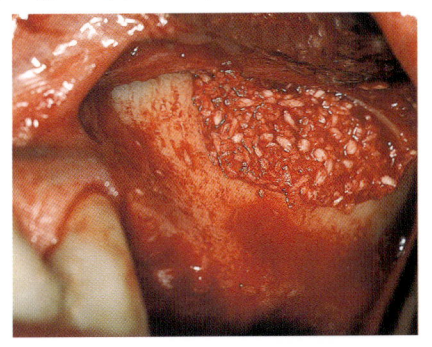

図42-3 シュナイダー膜を剥離後，骨移植材（自家骨＋FDBA）を充塡する．

423

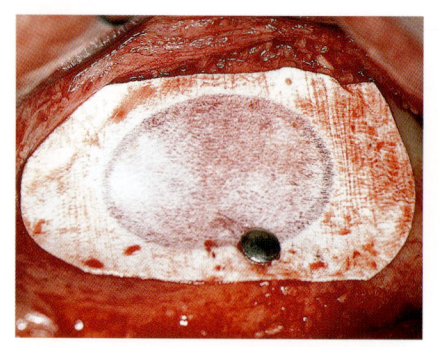

図42-4　GBR膜をピンで固定する．

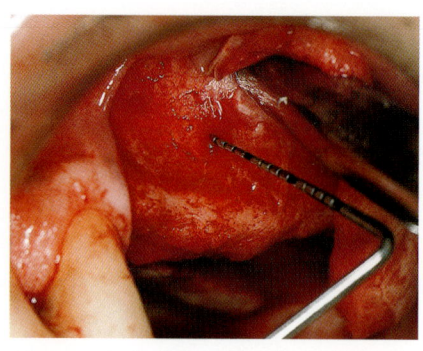

図42-5　11か月後，硬い骨が形成されていた．

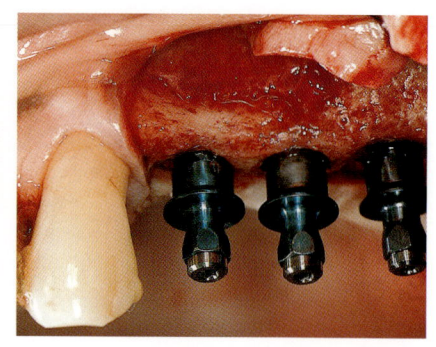

図42-6　インプラント（2回法）埋入直後．

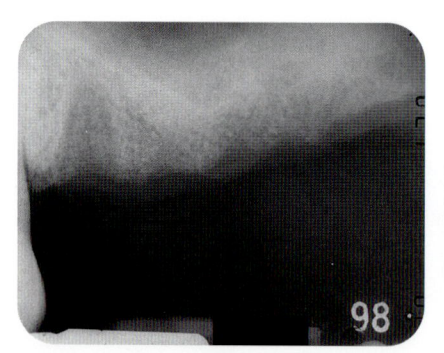

図42-7　術前のX線像．

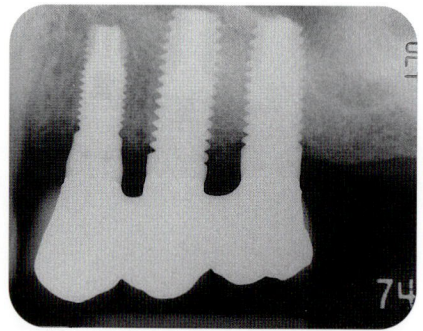

図42-8　インプラント埋入後13か月（sinus lift後2年）．

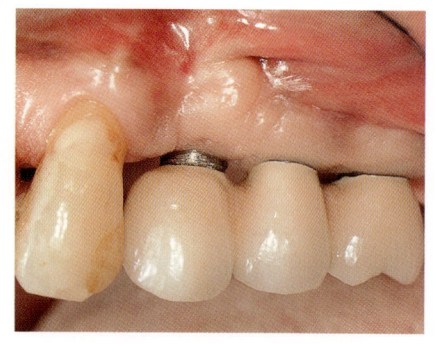

図42-9　最終補綴物装着後1年4か月経過時．

[Sinus Liftを行ったインプラント治療の臨床的な成功基準]
- インプラントの動揺が認められない
- インプラント周囲にX線透過像がない
- 疼痛や感染がない
- 補綴的に機能している
- 進行性の骨吸収がない

Sinus Liftに用いる骨移植材

通常，sinus liftを行う場合には骨移植材を用いるが，口腔内からの自家骨だけでは量的に不足することが多い．骨移植材のなかで自家骨がもっとも信頼のおける材料であるが，骨の不足を補うため，その他の移植材と混ぜ合わせる必要がある．現在のところ以下にあげた骨移植材による臨床応用が報告[50-57]されているが，自家骨以外のどの移植材が優れているかを判断するにはいたっていない．移植骨の成熟には8～12か月待つ必要がある[57]．

● 現在，臨床で使用されている骨移植材

- ●自家骨
  口腔内または口腔外から採取
- ●他家骨
  DFDBA（脱灰凍結乾燥骨）
  FDBA（非脱灰凍結乾燥骨）
  DFDBA，FDBAとも良好な結果が得られるという報告もされているが，コンセンサスは得られていない．使用する際には，滅菌生理食塩水で浸潤させ，上顎洞内に塡入する
- ●異種骨
  （Bio-Ossなど）
  異種骨移植材に関しても有効であるという報告もあるが，現在のところコンセンサスは得られていない
- ●人工骨
  ハイドロキシアパタイトを用いた報告がある[51]

自家骨移植材は，それ自体が生きた細胞を含んでいるため，骨増大を図るうえで他の移植材と比較して好ましいと考えられている．以下に自家骨移植の利点をあげる．

［自家骨移植材の利点］
- ・組織細胞の活性が維持されている
- ・骨形成に関与する成長因子が豊富
- ・早期に脈管再生が生じる
- ・免疫反応がない

口腔内から自家骨移植材を採取できる部位をつぎにあげる．

[自家骨移植材の口腔内採取部位]
- オトガイ部
  口腔内でもっとも多くの骨が採取できる部位で，操作性もよくアプローチしやすい．術後の腫脹や皮下出血の可能性，一時的な知覚鈍麻などに関して十分な説明が必要である．
- 下顎臼後三角部
  骨採取は容易で，下顎臼歯部のインプラント処置の場合は，切開を遠心に延長させると同一創内での採取が可能である．
- 上顎結節
  骨質が比較的油脂を含み粗糙である．
- 抜歯窩
  抜歯後1〜2か月の抜歯窩から採取した組織は骨形成能に富んでおり有効であるが，採取できる量が少ない．

Sinus liftのために採取した移植骨はロンジャーやボーン・クラッシャー，ボーン・ミルなどを用いて粉砕する．採取できた量が少ない場合は，他家骨移植材と混和し，上顎洞内に塡入する．開窓した部分には非吸収性または吸収性のGBRメンブレンなどを置き，縫合する．

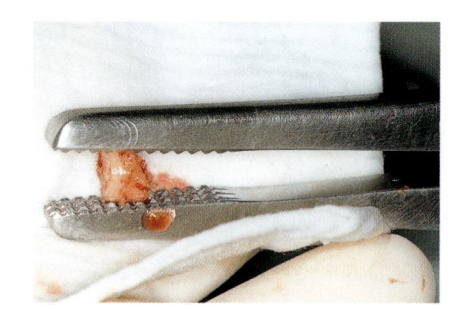

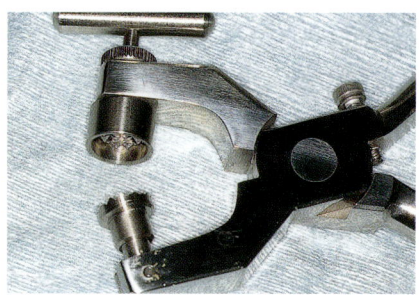

図43-1　採取した自家骨をボーン・クラッシャーで粉砕する．この際，自家骨をガーゼなどで覆い，周囲に飛ばないよう注意する．
図43-2　ボーン・ミル．自家骨を粉砕するのに有効である．

術後の注意

Sinus lift後の創傷部は通常閉鎖創であるが，その部位に感染や機械的な負荷が加わらないように術後の投薬や義歯の装着には以下のような注意を要する．

- 術野を清潔に保つ（洗口剤の使用）
- 術野に外傷を与えない
- 禁煙を実行させる
- くしゃみやせきをするときは，口を開けさせる
- 鼻出血の可能性を伝えておく

[術後の投薬]
　感染，疼痛，腫脹などの予防のために通常抗生物質，消炎鎮痛剤，消炎酵素剤などを術後1週間投与する．消炎酵素剤には，抗生物質の病巣部移行促進作用（プロナーゼ製剤など）があり，有効であると思われる．

第13章　インプラントとペリオ

症例25　審美的な配慮が必要な部位へのインプラント

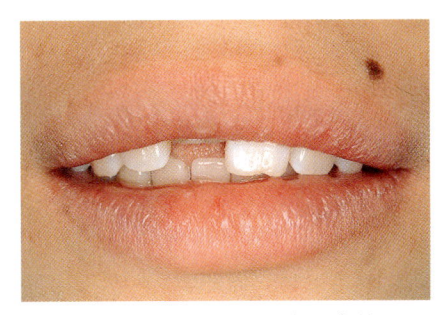

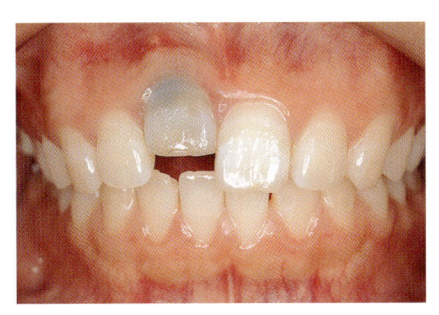

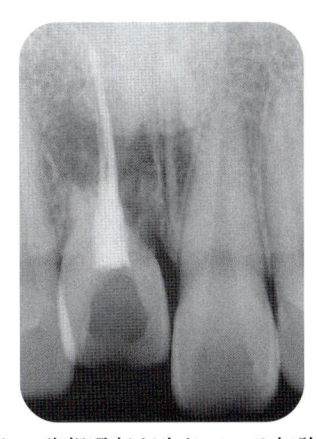

図44-1〜3　22歳, 女性. 交通事故の3か月後, 来院. 事故により上顎右側前歯部が陥没し, 歯根吸収が生じている初診時の前方面観およびデンタルX線写真.

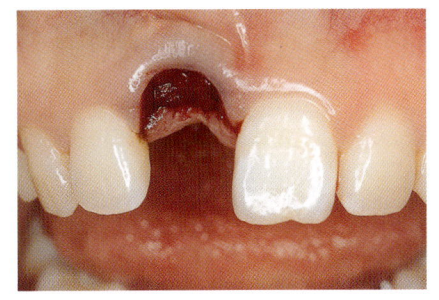

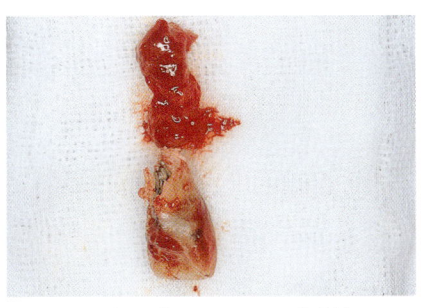

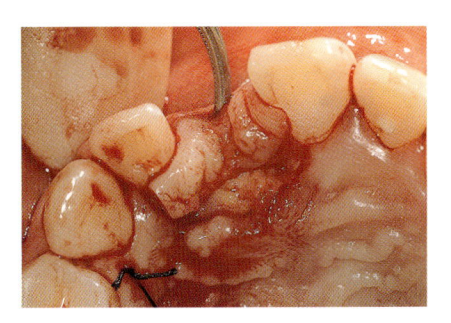

図44-4〜6　抜歯直後に骨移植材および結合組織移植 (CTG) によりGBRを行う.

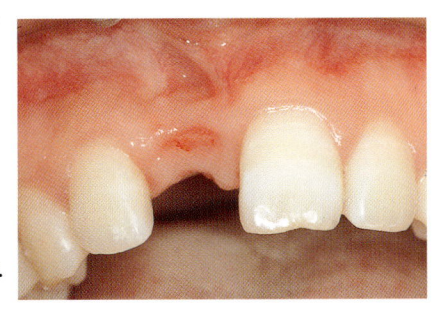

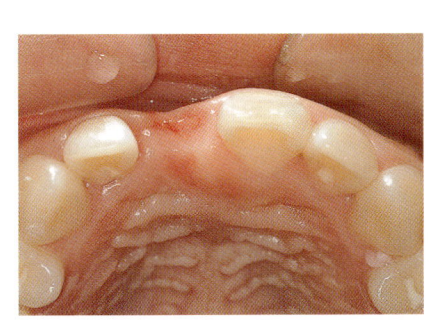

図44-7 | 図44-8

図44-7, 8　7か月後の歯肉組織の治癒状態.

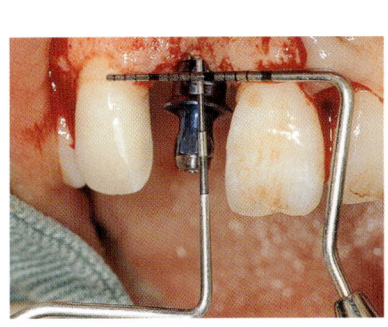

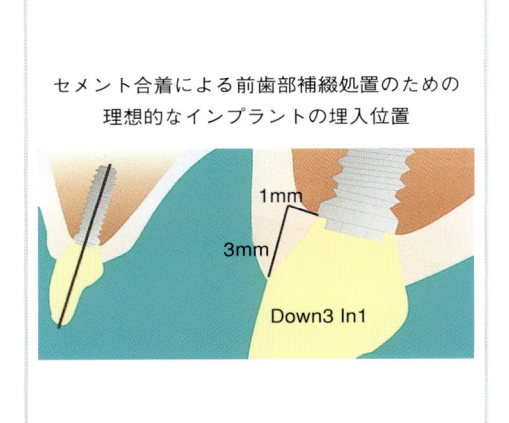

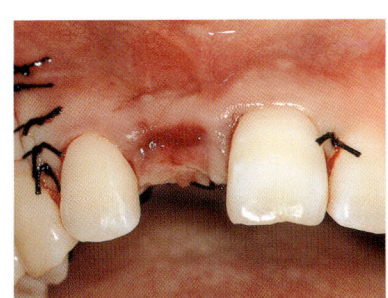

セメント合着による前歯部補綴処置のための
理想的なインプラントの埋入位置

1mm
3mm
Down3 In1

図44-9〜11　インプラント埋入時の状態. 両隣在歯の歯肉ラインを結んだ線から3mm下方にインプラントのシーティング・サーフェスが位置するように埋入. 頰舌的には唇側のCEJより1mm舌側に埋入. (Down3 In1 Dr.R.London)

427

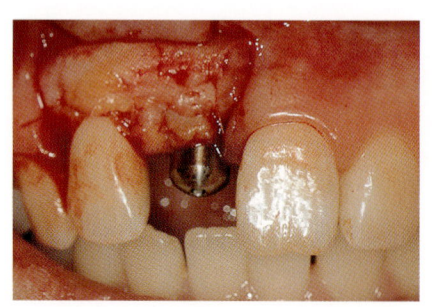

図44-12 インプラント埋入4か月後．二次手術時に歯肉増大のための結合組織移植（CTG）を同時に行う．

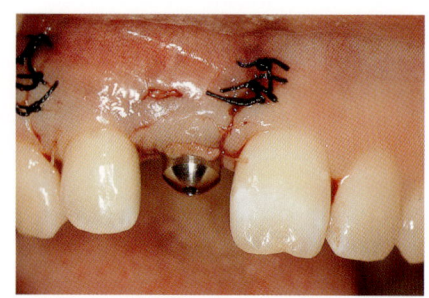

図44-13 二次手術直後の状態．

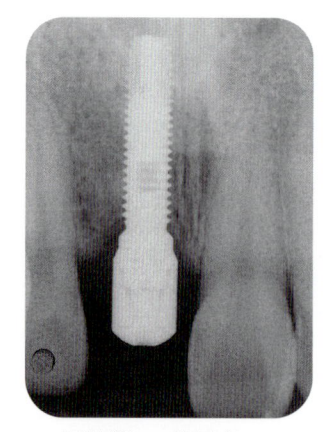

図44-14 同時期のX線写真．

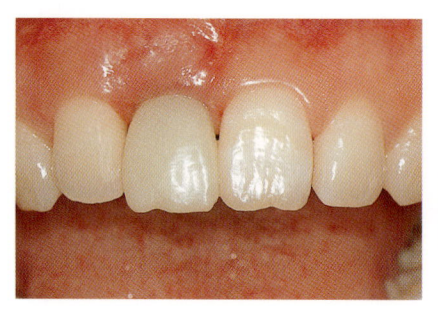

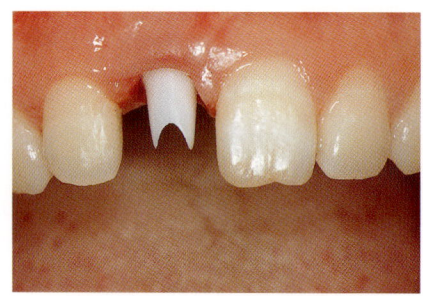

図44-15｜図44-16

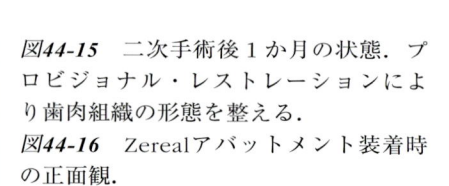

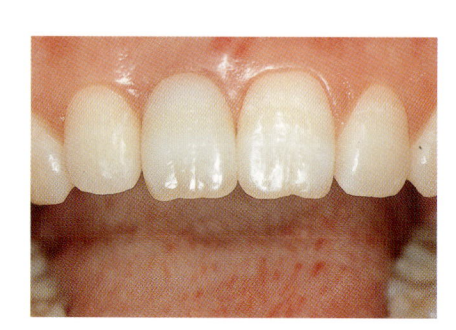

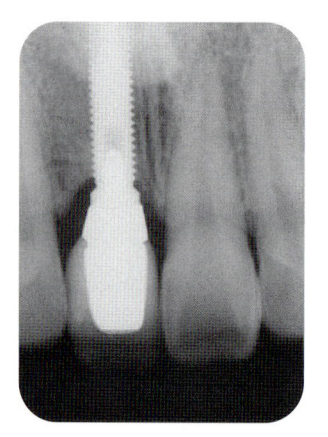

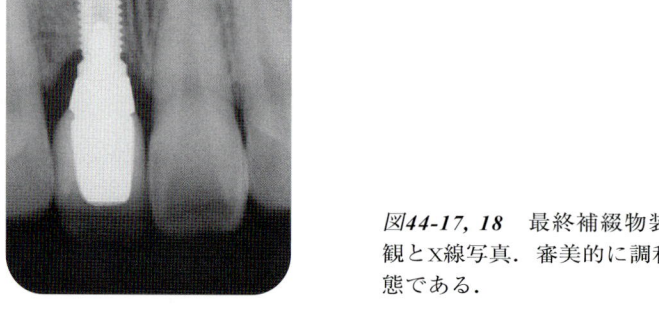

図44-15 二次手術後1か月の状態．プロビジョナル・レストレーションにより歯肉組織の形態を整える．
図44-16 Zerealアバットメント装着時の正面観．

図44-17｜図44-18

図44-17, 18 最終補綴物装着時の正面観とX線写真．審美的に調和のとれた状態である．

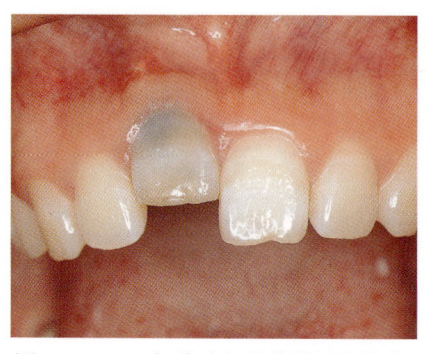

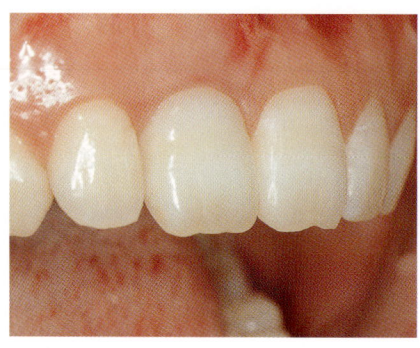

図44-19, 20 初診時と最終補綴物装着時の状態．適切なエマージェンシー・プロファイルが付与され，審美的な結果が得られている．

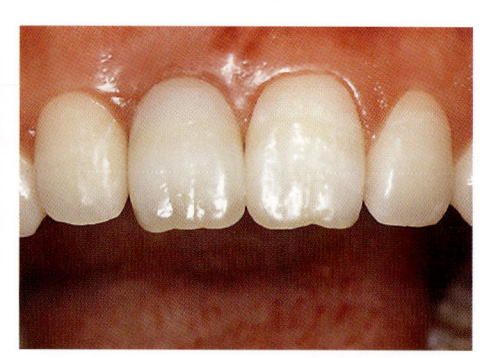

図44-21 6年後の状態．

おわりに

インプラント治療は歯根膜を除いた歯周組織（歯肉，歯槽粘膜，歯槽骨）を取り扱う治療という点では，歯周治療の一部と考えることができる．GBRやsinus liftも同様，歯周治療のなかのひとつのオプションとして，従来の歯周治療の延長線上にある治療法と考えるべきである．メインテナンスにおいても天然歯における考え方を生かすことができ，炎症のコントロール，力のコントロールが基本となる．このように歯周治療で養った知識・技術を用いれば，インプラントの予知性も非常に高いものになるだろう．

参考文献

1. Adell R, Lekholm U, Rockler B, Brånemark P-I: Marginal tissue reactions at osseointegrated titanium fixtures(Ⅰ). A 3-year longitudinal prospective study. Int J Oral Maxillofac Surg, 15: 39-52, 1986.
2. Hoshaw S, Brunski J, Cochran G: Mechanical loading of Brånemark implants affects interfacial bone modeling and remodeling. Int J Oral Maxillofac implants, 9: 345-360, 1994.
3. Warrer K, Buser D, Lang NP, Karring T: Plaque-induced peri-implants in the presence or absence of keratinized mucosa. Clin Oral Implants Res, 6: 131-138, 1995.
4. Schröeder A, van der Zypen E, Stich H, Sutter F: The reactions of bone, connective tissue, and epithelium to endosteal implants with titanium-sprayed surfaces. Int J Maxillofac Surg, 9: 15-25, 1981.
5. Listgarten MA, Lang HP, Schroeder HA, Schroeder A: Periodontal tissue and their counterparts around endosseous implants. Clin Oral Implants Res, 2: 1991.
6. Adell R, Lekholm U, Rockler B, Brånemark P-I: A 15 year study of osseointegrated implants in the treatment of the edentulous jaw. Int J Oral Maxillofac Surg, 10: 387-416, 1981.
7. Albrektsson T, Zarb G, Worthington P, Ericsson A: The long term efficacy of currently used dental implants. A review of proposed criteria of success. Int J Oral Maxillofacial implants, 1: 11, 1986.
8. Strub J, Gaberthuel T, Grunder U: The role of attached gingiva in the health of peri-implant tissue in dogs. PartⅠ.Clinical findings. Int J Periodont Rest Dent, 11: 317-333, 1991.
9. Seymour G, Gemmel E, Lenz L, Henry P, Bower R, Yamazaki K: Immunohistologic analysis of the inframmatory infiltrates associated with osseointegrated implants. Int J Oral Maxillofac Surg, 4: 191-197, 1989.
10. Akagawa Y, Takata T, Matsumoto T, Nikai H, Tsuru H: Correlation between clinical and histiligical evaluations of the peri-implant gingiva around single-crystal sapphire endosseous implant. J Oral Rehabil, 16: 581-587, 1989.
11. Berglundth T, Lindhe J, Ericsson I, Marinello CP, et al: The soft tissue barrier at implants and teeth.Clin Oral Implants Res, 2: 81, 1991.
12. Berglundth T, Lindhe J, Jonsson K, Ericsson I: The topograpy of the vascular systems in the periodontal and peri-implant tissues in the dog. J Clin Periodontol, 21: 189-193, 1994.
13. Buser D, Weber HP, Bragger U: The treatment of partially edentulous patients with ITI hollow-screw implants. Presurgical evaluation and surgical procedures. Int J Oral Maxillofac implants, 5: 165-174, 1990.
14. Simons A, Darany D, Giordano JR: The use of free gingival grafts in the treatment of peri-implant soft tissue complications-Clinical reports. Implant Dent, 2: 27, 1993.
15. Servor J: The use of free gingival grafts to improve the implant soft tissue interface. Rational and technique. Pract Periodontics Aesthet Dent, 4: 59, 1992.
16. Maynard JG Jr, Wilson RDK: Physiologic dimensions of the periodontium significant to the restorative dentist. J Periodontol, 50: 170-174, 1979.
17. Ono Y, Nevins M, Cappetta EG: The need for keratinized tissue for implants.Implant therapy, Chapter 17,Quintessence Publishing, Chicago, 1998.
18. 小野善弘ら：インプラント治療の視点－歯周病学的アプローチの意義と必要性－. Quintessence DENT Implantol, 1 (4): 69-83, 1993.
19. 宮本泰和：1回法および2回法インプラントにおけるソフト・ティッシュ・マネージメント，Part 1, 2. Quintessence DENT Implantol, Part 1；3 (5): 45-56, Part 2；3 (6): 61-73, 1996.
20. Nobuto T, Imai H, Yamaoka A: Microvasucularization of the free gingival auto graft. J Periodontol, 59: 639-646, 1998.
21. Dahlin C, Sennerby L, Lekholm U, Lindhe A, Nyman S: Generation of new bone around titanium implants using a membrane technique: an experimental study in rabbits. Int J Oral Maxillofac Implants, 4 (1): 19-25, 1989.
22. Becker W, Becker BE, McGuire MK: Localized ridge augmentation using absorbable pins and ePTFE barrier membranes: a new surgical technique, case reports. Int J Periodont Rest Dent, 14: 49-61,1994.
23. Buser D, Dula K, Belser U, Hirt H-P, Berthold H: Localized ridge augmentaion using guided bone regeneration.Ⅰ; surgical procedure in the maxilla.Int J Periodont Rest Dent, 13: 29-45, 1993.
24. Dahlin C, Lekholm U, Lindhe A: Membrane induced bone augmentation at titanium implants. Int J Periodont Rest Dent, 11: 273-282, 1991.

25. Dahlin C, Andersson L, Lindhe A: Bone augmentation at fenestrated implants by an osteopromotive membrane technique. A controlled clinical study. Clin Oral Implants Res, 2 :159-165, 1991 .

26. Jovanovic SA, Spiekermann H, Richter EJ: Bone regeneration around titanium dental implants in dehiscenced defect sites;a clinical study. Int J Oral Maxillofac Implants, 233-245, 1992.

27. Mellonig JT, Triplett RG: Guided tissue regeneration and endosseous dental implants. Int J Periodont Rest Dent, 13: 109-119, 1993.

28. Nevins M, Mellonig JT: The advantages of localized ridge augmentation prior to implant placement. Int J Periodont Rest Dent, 14: 97-111, 1994.

29. Nevins M, Mellonig JT: Enhancement of the damaged edentulous ridge to receive dental implants: A combination of allograft and the Gore-Tex membrane. Int J Periodont Rest Dent, 12: 97-112, 1992.

30. Jovanovic SA, Nevins M: Bone formation utilizing titanium - reinforced barrier membranes. Int J Periodont Rest Dent, 15: 57-69, 1995.

31. Simion M, Baldoni M, Zaffe D: Jawbone enlargement using immediate implant placement associated with a split - crest technique and guided tissue regeneration. Int J Periodont Rest Dent, 12: 463-474, 1992.

32. Simion M, Trist C, Platelli M: Vertical ridge augmentation using a membrane technique associated with osseointegrated implants. Int J Periodont Rest Dent, 14: 497-511, 1994.

33. Seibert JS: Reconstruction of deformed, partially edentulous ridges, using full thickness onlay grafts. Part Ⅰ. Technique and wound healing. Compend Cont Educ Dent, 4: 437, 1983.

34. Murphy K: Procedural guidelines for periodontal applications of guided tissuue regeneration. Proceedings of the international symposium on guided tissue regeneration, 1993.

35. Simion M, Trisi P, et al : A preliminary report on a method fir studying the permeability of an expanded polytetrafluoro ethylene membrane to bacteria *in vitro*: A scanning electron microscopic and histological study. J Periodontol, 65: 755-761, 1994.

36. Hjorting - Hansen E, Worsae N, Lemons J: Histologic response after implantation of porous hydroxyapatite ceramaic in humans. Int J Oral Maxillofac Implants, 5: 255-263, 1990.

37. Buser D, Dula K, Belser U, Hirt HP: Localized ridge augmentation using guided bone generaration. Ⅱ. Surgical procedure in the mandible. Int J Periodont Rest Dent, 15: 11-29, 1995.

38. Wilson TG, Weber HP: Classification of and for areas of deficient bony housing prior to dentalimplant placement. Int J Periodont Rest Dent, 13: 451-460, 1993.

39. Simion M, Dahlin C, Trisi P, Piatelli A: Qualitative and quantitative comparative study on different filling materials used in bone tissue regeneration: A controlled clinical study. Int J Periodont Rest Dent, 14: 199-215, 1994.

40. Boyne PJ, James R: Grafting of the maxillary floor with autogenous marrow and bone. J Oral Surg, 38: 613-616, 1980.

41. Lazzara RJ : JIADS10周年特別講演　3i インプラントアドバンスコース講演より．京都，1998.

42. Summers RB: The osteotome technique: Part 3－Less invasive methods of elevating the sinus floor. Compendium, 15 (6): 698, 700, 702-704, 1994.

43. Summers RB: The osteotome technique: Part 4－Future site development. Compend Contin Educ Dent, 16 (11): 1080, 1995.

44. Summers RB: A new concept in maxillary implant surgery: the osteotome technique. Compendium, 15 (2): 152, 154-156, 1994.

45. Summers RB: The osteotome technique: Part 2－The ridge expansion osteotomy (REO) procedure. Compendium, 15 (4): 422, 424, 426, 1994.

46. Nevins M, Mellonig JT: Clinical approaches and evidence of success. Implant therapy, Vol 2, Quintessence Publishing, Chicago, 1998.

47. 小野善弘，浦野　智，松井徳雄：上顎臼歯部に対するインプラント治療時の骨診査法．Quintessence DENT Implantol, 3 (4): 41-47, 1998.

48. 根津　浩，永田賢司，吉田恭彦，菊池　誠：歯科矯正学，バイオプログレッシブ診断学．1995.

49. Cohen E: Special session for implant therapy. Harvard University, 1999.

50. Lazzara RJ: The sinus elevation procedure in endossous implant therapy. Curr Opin Periodontol, 3: 178-183, 1996.

51. Wagner JR: A 3 1/2-year clinical elevation of resorbable hydroxyapatite OsteoGen (HA resorb) used for sinus lift augmentation in conjunction with the insertion of endosseous implants. J Oral Implantol, 17 (2): 152-164, 1991.

52. Jensen OT, et al: Histologic analysis of clinically retrieved titanium microimplants placed in conjunction with maxillary sinus floor augmentation. Int J Oral Maxillofac Implants, Jul-Aug; 13 (4): 513-521, 1998.

53. Lundgren S, et al: Augmentation of the maxillary sinus floor with particulated mandible: a histologic and histomorphometric study. Int J Oral Maxillofac Implants. Nov-Dec; 11 (6): 760-766, 1996.

54. Wheeler SL, et al: Six-year clinical and histologic study of sinus-lift grafts. Int J Oral Maxillofac Implants. Jan-Feb; 11 (1): 26-34, 1996.

55. Jensen OT, Greer R: Immediate placement of osseointegrating implants into the maxillary sinus augmented with mineralized cancellous allograft and Gore-Tex Tissue Integration in Oral, Ortopedic and Maxillofacial Reconstruction. 321-333, Quintessence, Chicago, 1992.

56. Froum SJ, Tarnow DP, Wallace SS, et al: Sinus floor elevation using anorganic bovine bone matrix (OsteoGraf/N) eiyh and without autogenous bone: A clinical, histologic, radiographic, and histomorphometric analysis－Part 2 of an ongoing prospective study, Int J Periodont Rest Dent, 18: 529-543, 1998.

57. Report of the Sinus Consensus Conference of 1996. Int J Oral Maxillofac Implants, vol 13, supplement, 1998.

第14章

治療計画

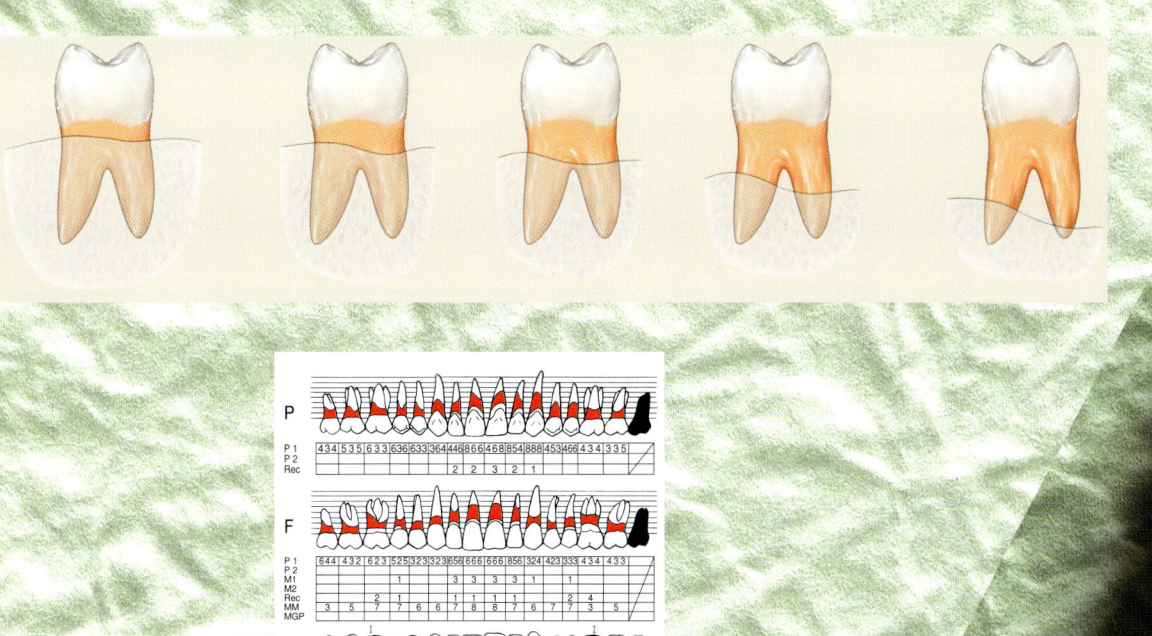

長期的

口腔内

ならない

患者に治

ケースには,

がある.

により良好な

ことで, ブロッ

はじめに

　歯周治療は，単に歯肉や歯槽骨の炎症を取り除けばそれで目的を達成するものではない．むしろ通常の歯周処置のみで患者の口腔内の健康が保たれるのは稀で，カリエス，歯髄処置，歯冠修復，または欠損補綴等をともなうことがほとんどである．このような口腔内の治療を能率よく正しく進めていくためには，行き当たりばったりの治療では成功は得られない．基本的な歯周治療の進め方をしっかり認識したうえで，治療計画を立て，それに沿った治療を行うべきであろう．このためには治療計画を立てるうえでの基本的事項を学び，より複雑な症例に対処できるよう，訓練を繰り返し，より正確に患者の要求に対処できるように治療計画を立てる努力をしなければならない．そして自分の立てた治療計画を実行するにあたり，それが確実に実践できるだけのさまざまな治療オプションを習得することが必要不可欠であり，また患者サイドの希望，全身的状態や経済的状況にも左右されることを認識しておかねばならない．前章までに，歯周治療を行うために診査，診断，それらに基づいたさまざまな歯周外科術式，インプラント，矯正，GBRなどの治療オプションを症例を交えて呈示してきた．このような多様なオプションを有効に利用するためには問題点の把握を的確に行い，治療オプションに対する明確なコンセプトをもつことが重要であろう．本章では，第2章の冒頭に掲載した"治療の流れ"のなかで，とくに治療計画について症例を交えて考察する．

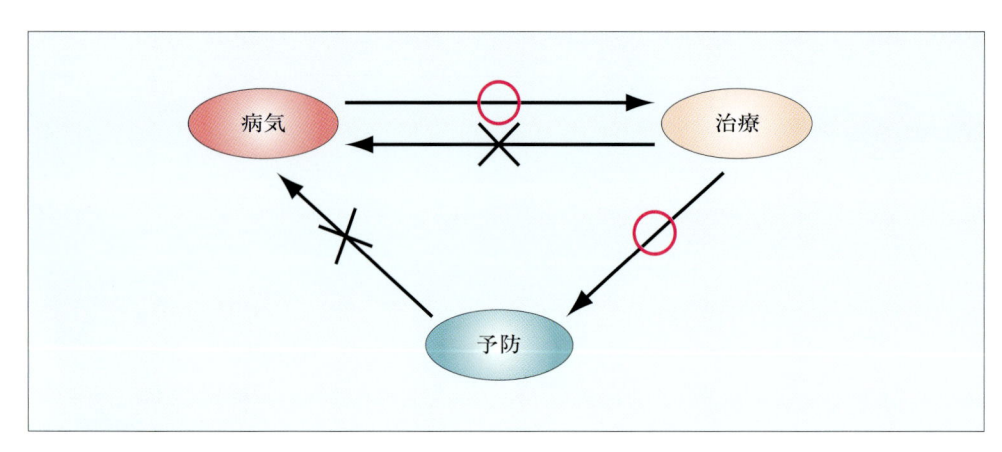

図1 カリエス，歯周疾患などの病態が生じ，治療により常態に戻るが，予防の概念を考慮しないと病態と常態のくり返しとなり，口腔内の状態は悪化していく．

治療計画の原則

● 治療の流れ

　歯周治療には一般的な治療の流れがある．歯周ポケットが深いからといっていきなり歯周外科を行うことはほとんどない．歯周病の実態をつかみ，原因を明確にしたうえで，その原因を除去する．原因除去のみでは解決できない場合に補助的療法として動揺歯を連結固定したり，欠損補綴を行う．そしていったん健全な状態が得られたなら，その状態を維持するためのメインテナンスが必要となる．以下に一般的な治療の流れを示す．

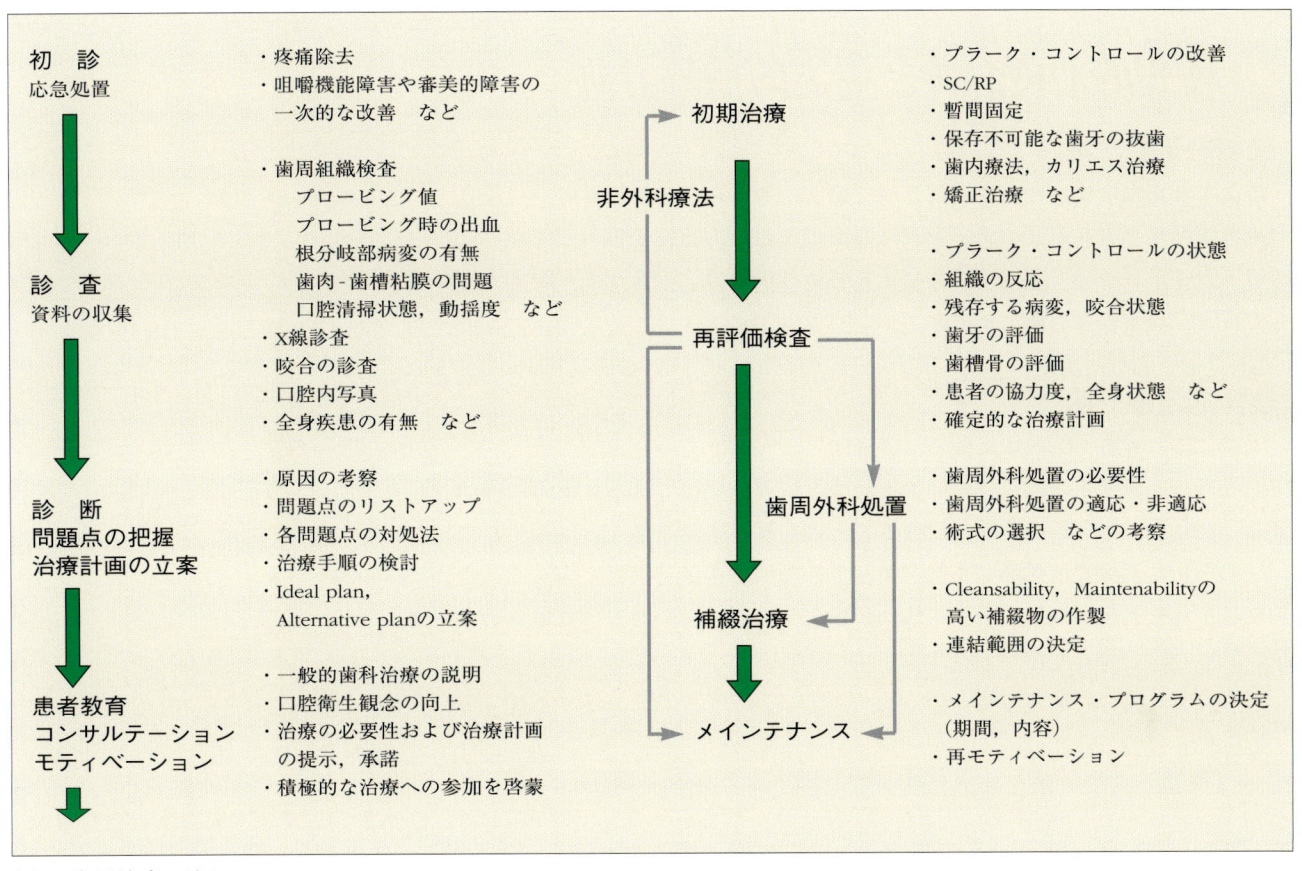

図2 歯周治療の流れ

```
初 診                ・疼痛除去
応急処置              ・咀嚼機能障害や審美的障害の
  ↓                    一次的な改善　など                              初期治療 ← ・プラーク・コントロールの改善
                                                                              ・SC/RP
                    ・歯周組織検査                        非外科療法          ・暫間固定
診 査                    プロービング値                                        ・保存不可能な歯牙の抜歯
資料の収集                プロービング時の出血                                  ・歯内療法，カリエス治療
                         根分岐部病変の有無                                    ・矯正治療　など
                         歯肉-歯槽粘膜の問題              ↓
                         口腔清掃状態，動揺度　など                        ・プラーク・コントロールの状態
                    ・X線診査                                              ・組織の反応
  ↓                 ・咬合の診査                          再評価検査 ← ・残存する病変，咬合状態
                    ・口腔内写真                                          ・歯牙の評価
                    ・全身疾患の有無　など                                  ・歯槽骨の評価
                                                                          ・患者の協力度，全身状態　など
診 断                ・原因の考察                                           ・確定的な治療計画
問題点の把握          ・問題点のリストアップ                 歯周外科処置 ← ・歯周外科処置の必要性
治療計画の立案        ・各問題点の対処法                                     ・歯周外科処置の適応・非適応
                    ・治療手順の検討                                       ・術式の選択　などの考察
                    ・Ideal plan,                          ↓
                      Alternative planの立案              補綴治療 ← ・Cleansability，Maintenabilityの
  ↓                                                                        高い補綴物の作製
                    ・一般的歯科治療の説明                  ↓            ・連結範囲の決定
患者教育              ・口腔衛生観念の向上
コンサルテーション    ・治療の必要性および治療計画           メインテナンス ← ・メインテナンス・プログラムの決定
モティベーション         の提示，承諾                                        （期間，内容）
  ↓                 ・積極的な治療への参加を啓蒙                              ・再モティベーション
```

● 治療計画を立てるにあたっての基本的原則

治療計画を立てる際には，以下の原則を守るべきである．

[治療計画を立てるにあたっての基本的原則]
・綿密な診査
・正確な診断
・原因に対する考察

　治療計画を立てる前に正確な診断と予後の判定は必要不可欠であり，そのためには系統だった綿密な診査が絶対条件である．そのうえで病変に対する原因を十分に検討しなければならない．このような資料をもとに治療計画を立てるためには，一貫したコンセプトをもつことが必要である．

[治療方針のコンセプトに必要な条件]
・なぜそうするのか
・どの術式を採用するのか
・その術式の利点，欠点を熟知する
・欠点をカバーする方法を工夫する

Ideal Treatment Plan / *Alternative Treatment Plan*
理想的治療計画と現実的治療計画

［理想的治療計画］

　時間や費用に関係なく，患者にとって最善と考えられる治療計画．

　歯科医師サイドに患者の希望を入れるだけの設備，技術が備わっており，患者自身も時間的対応が可能で，費用も十分払えるという場合に，術者サイドが考えられる最善のものを「理想的治療計画」とする．

［現実的治療計画］

　実情に即して考えられる次善の治療計画．

　治療計画を立てる際は，審美的で機能的な歯列を回復できるための最善の方法をまず考え，だれもがベストな治療を受けることができる機会を与えられるべきである．しかし，何らかの理由で理想的プランが実現できないときは，実情に即して治療のゴールを変更せざるをえない場合もある．これが現実的治療計画である．変更させる要素としては，以下のようなものが考えられる．

> ［理想的治療計画から現実的治療計画へ変更させる要因］
> ・費用
> ・時間的要素
> ・全身的疾患による制限
> ・患者の希望
> ・術者の知識と技術
> ・その他

治療計画を立てるのに必要な事項

　治療計画を立てる際には，種々の事項を検討する必要があるが，とくに必要と思われる事項は以下のようなものであろう．

> ［治療計画立案に必要な事項］
> ・病変の程度　　　　・時間的要素
> ・患者の希望　　　　・患者の全身的な要素
> ・経済的要素　　　　・術者の知識および技術

　治療計画を立てるには歯周チャートやX線などの病変の程度のみならず，患者の背景も考慮する必要がある．患者の口腔内に関する関心度，知識，治療に対する協力度あるいは理想的な治療計画を実現できるための経済的，時間的要素も考えあわせることが重要である．

治療計画の立て方の実際

ここでは，治療計画を立てるにあたって，一連の流れを詳細に述べることにする．

[治療計画の立て方]
1. 資料を揃える
2. 問題点を把握する（problem listを作成する）
3. 診断
4. 予後判定
5. 抜去すべき歯を選択
6. 予後良好と予測できる歯を選択
7. questionableな歯牙について治療法を検討
8. 抜歯を行ったあとの残存歯についての考察
9. 歯周治療，補綴治療のゴールを決め，治療にかかる費用，時間を見積もる

● 資料を揃える

まず，以下の資料を揃えることから治療ははじまる．

[治療計画に必要な資料]
- 歯周チャート
- X線写真（全顎デンタルX線写真，パノラマX線写真）
- スタディモデル
- 口腔内写真
- 問診表

● 問題点を把握する (Problem Listを作成する)

集められた資料（歯周チャート，X線など）をもとに，問題点がどこにあるのかを検討する．このとき，ただ漫然と資料を眺めているだけでは問題点をみつけにくいだけでなく，時間の浪費につながる．つぎに示すような事項をX線，歯周チャート，模型，口腔内写真を比較検討することにより，その症例の問題点を浮き彫りにすることができる．

[Problem List]
- 欠損歯
- hopelessの歯牙
- カリエス（一次，二次，不適合修復物）
- 歯内療法を要する歯牙
- プロービング値5 mm以上の部位
- 骨吸収度1/3以上，または1/3以下の部位
- 咬合性外傷
- 歯ぎしり，クレンチング　など
- 根分岐部病変
- 根近接
- 骨欠損部
- 転位歯，傾斜歯，捻転歯などの歯牙の位置異常
- 歯牙動揺度
- その他

上にあげた項目はもっとも基本的事項で，実際にはこれ以外にも症例に応じて確認しなければならない項目が以下のように多数存在する．

歯牙破折，歯根吸収，顎関節の状態，埋伏歯，コンタクト・ポイントの不良，咬耗，不正咬合（叢生，過蓋咬合，反対咬合），咬合平面の状態，その他

●診断

これまでの資料を分析し，臨床的診断を下す．歯周病学的な診断を下すのはそれほど困難ではないかもしれないが，実際には歯周病以外の診断，たとえばカリエスなどの硬組織疾患や顎関節症などの診断，さらには全身性疾患の有無やそれと歯科疾患との関連も調べておかなければならないことがある．ここでは，歯周治療の診断にあたって，歯周病の程度と口腔内での部位との関係についてのシェーマを示す．

[歯周病の程度と口腔内部位の関係]

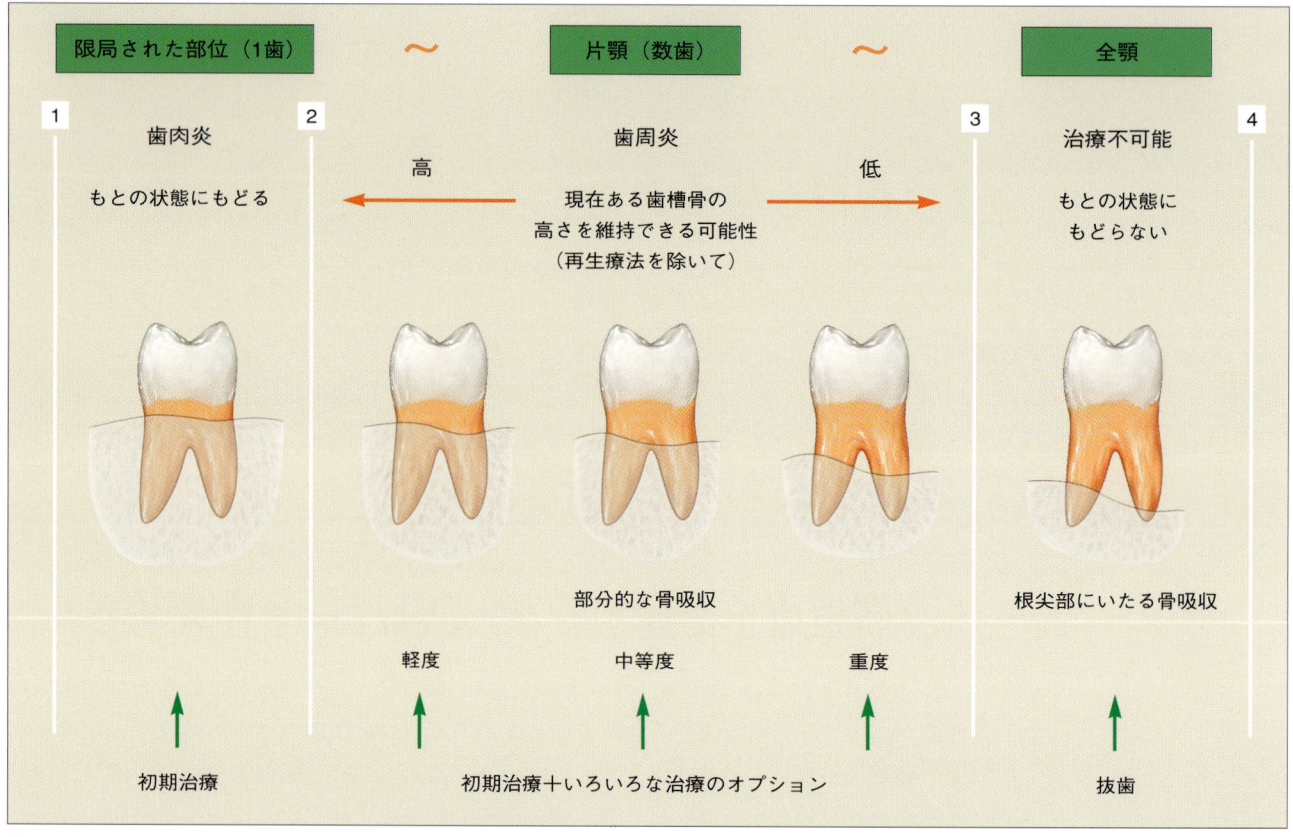

限局された部位（1歯）	～	片顎（数歯）	～	全顎
歯肉炎		歯周炎		治療不可能
もとの状態にもどる	高 ← 現在ある歯槽骨の高さを維持できる可能性（再生療法を除いて） → 低			もとの状態にもどらない
		部分的な骨吸収		根尖部にいたる骨吸収
	軽度	中等度	重度	
↑	↑	↑	↑	↑
初期治療	初期治療＋いろいろな治療のオプション			抜歯

図3

歯周疾患の程度と治療との関係においては，以下に示すような「治療のゴール」の認識が重要である．

[治療のゴール]

中等度の病変
・問題点の把握とその対応
・プラークの停滞しやすい部位の除去
・清掃しやすい環境の整備

重度の病変
・早期の抜歯による歯槽骨の保存
・インプラント治療を含めた顎口腔機能の改善

第14章 治療計画

予後判定

　予後判定とは，術者が立てた治療計画を予定どおり行えた場合に，その結果の長期的な経過を予測することである．

　1歯単位，1ブロック単位，1口腔内単位での予後判定を行う必要があるが，口腔内の状況だけでなく，全身的問題や患者を取り巻く環境などにも配慮しなければならないので，その判定は容易ではない．一般的にpoor, fair, goodと表現されるが，患者に治療計画を呈示する際には，その予後判定の結果を示し，予後不良と思われるケースには，状態が悪化した場合の対応策をも含めた説明を行い，了解を得ておく必要がある．

　症例1は予後判定がpoorのケースであるが，患者の十分な理解と協力により良好な経過が維持されている．

　症例2は1歯単位の予後判定でpoor (questionable)の歯牙を抜歯することで，ブロック単位の予後を良好にできたケースである．

症例1　全顎的に骨吸収が進行している症例のX線写真

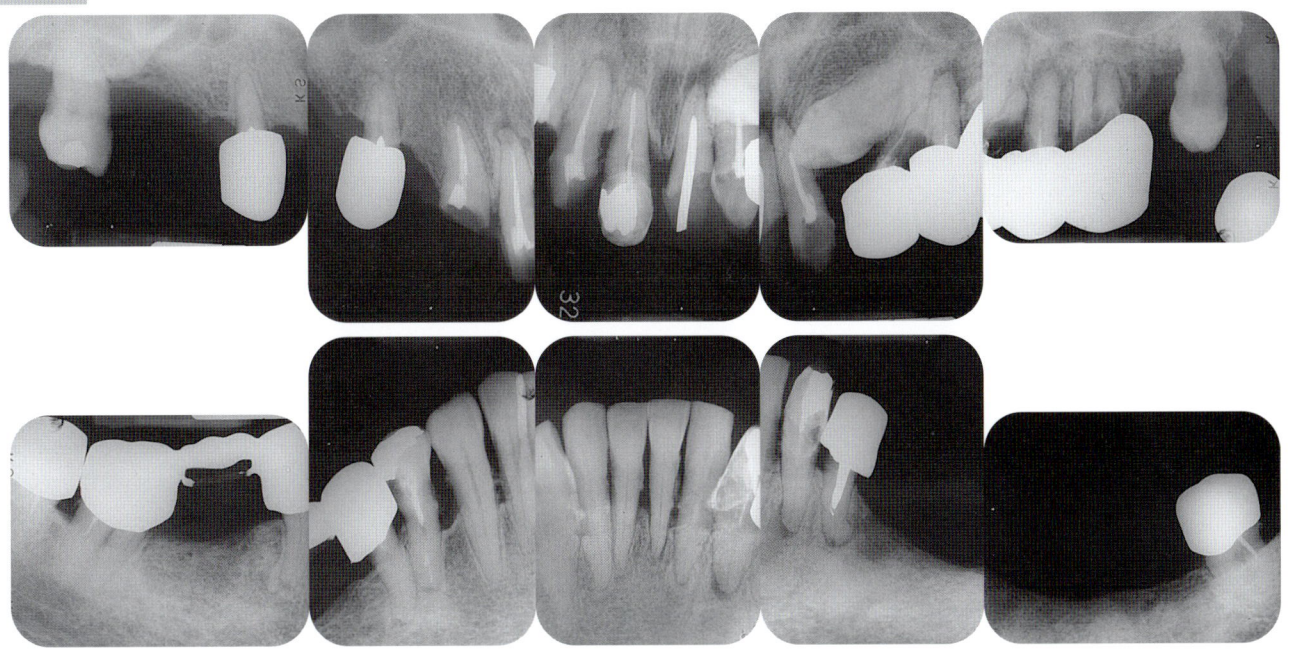

図4-1　術前．全顎的に高度な骨吸収とカリエスの進行した症例．60歳女性．

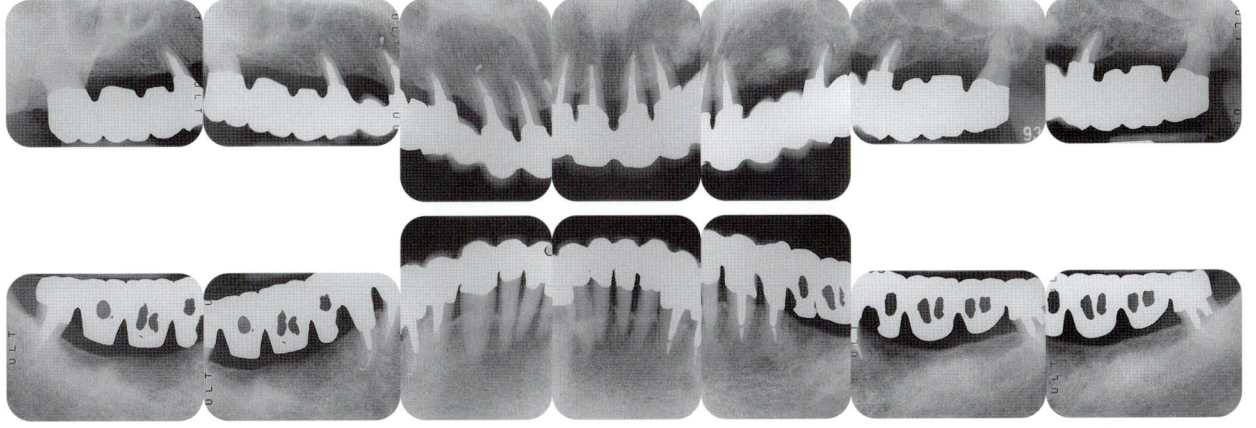

図4-2　補綴終了後8年（初診より10年）経過時．プラーク・コントロールが良好で，リコールにも非常に協力的である．

437

症例2　深い骨欠損が認められたが，骨の平坦化を図る目的で戦略的抜歯や再生療法を試みた症例

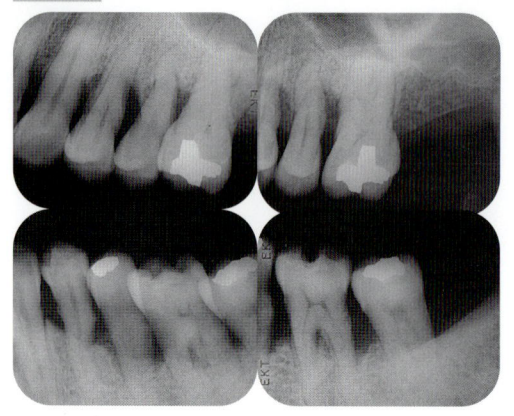

図5-1　左側上下顎臼歯部に深い垂直性骨吸収が認められるが，局所的な対応が可能と思われる．
4̲ は根分岐部にまで骨吸収が及んでいたため戦略的抜歯．5̲ 7̲ もびまん性骨吸収が進んでおり，予後不良とみなして戦略的抜歯を行った．
5̲ 6̲ 間は骨移植，6̲ の根分岐部と遠心部骨欠損はGTRを行った．

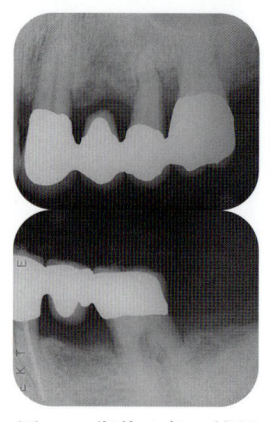

図5-2　術後1年．補綴物装着時の状態．歯槽骨の平坦化がみられる．

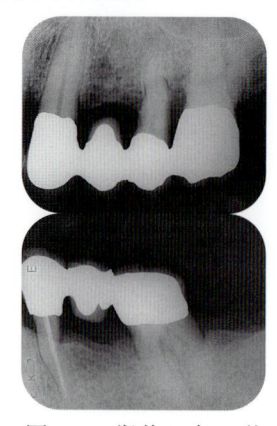

図5-3　術後7年の状態．歯槽骨の安定した状態が保たれている．

症例3　全顎的に高度な骨吸収をともなった重度歯周炎に対し，非抜歯にて歯周外科の時期と方法を考慮し，歯周補綴や永久固定を避けることができた症例

　全顎的な重度歯周炎で，とくに上顎前歯部はX線上で歯根長の1/2を超える骨吸収と2度の動揺があった．この部位の安易な歯周外科は審美性を損ね，かえって抜歯を促進させてしまう場合もあるため，慎重にSC/RPを行い，咬合性外傷を排除した．初期治療後，長期間経過を観察し，骨のマトリックスが残っている部分の再石灰化を促進させるようにした．術後に歯冠長が長く見え，さらに歯間部鼓形空隙が広くなるのを矯正治療と歯冠形態の修正で補った．

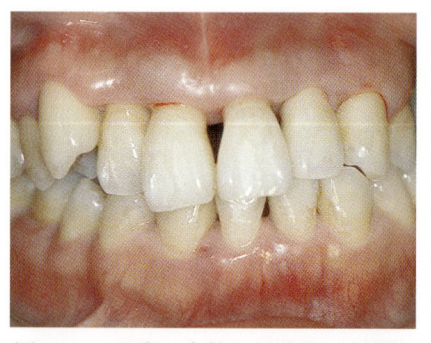

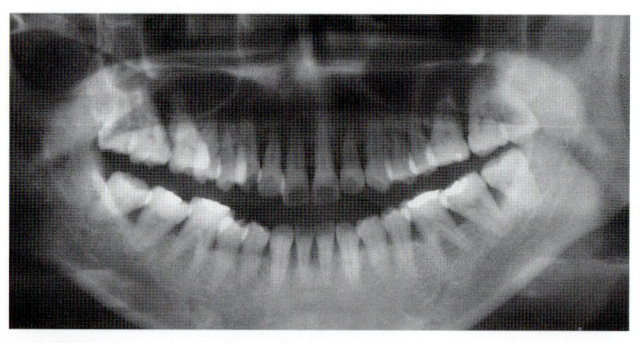

図6-1, 2　28歳，女性．初診時．全顎的に深い歯周ポケットと高度な骨吸収が存在した．多少の審美性は犠牲にしても歯牙の保存を強く希望した．

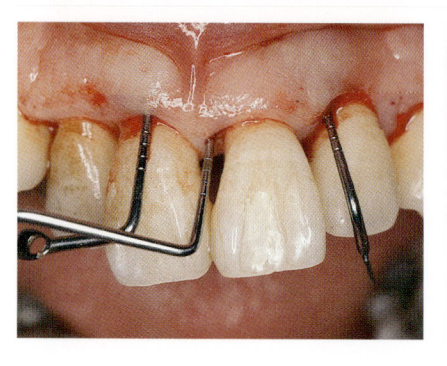

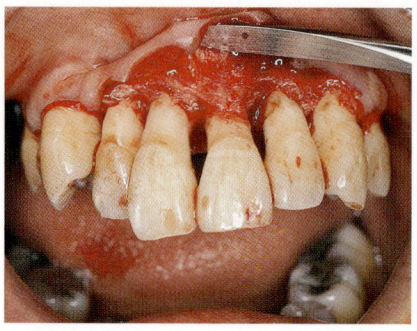

図6-3　SC/RP後，11か月経過時．歯周外科直前の状態．深いポケットが残存している．

図6-4　歯肉弁を剥離後，不良肉芽組織を搔爬した状態．1̲ の唇側は意外なほどの骨が残っていたが，骨のリバース形態を引き起こしていた．

第14章　治療計画

図6-5　審美性を考慮し，1̄唇側の骨を切除した．除去骨片は1̄2̄間の骨クレーター部に充塡した．

図6-6　歯肉弁を戻し比較的緊密に縫合した（modified Widman flap）．

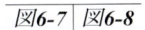

図6-7　術後3か月．正中部の歯間空隙が広くあいている．歯間空隙を少なくするために1̄|1̄のコンタクト・ポイントをstrippingして自然矯正による空隙の減少を図った．

図6-8　術後2年7か月．1̄|1̄間のスペースが閉鎖し，さらに歯冠形態の削合修正により，審美的な結果が得られた．

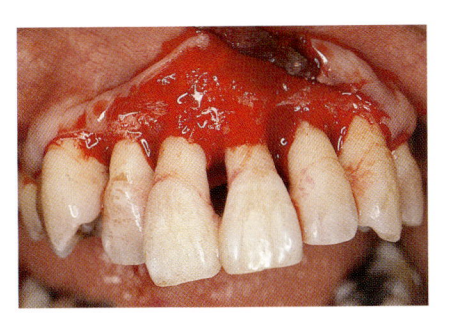

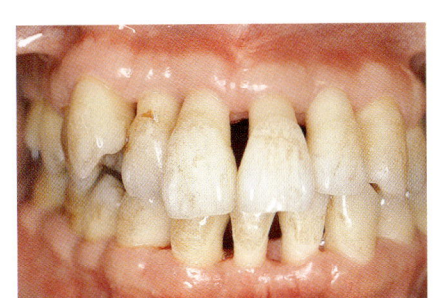

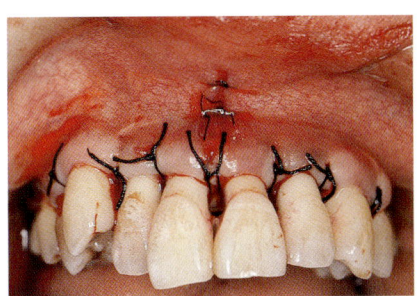

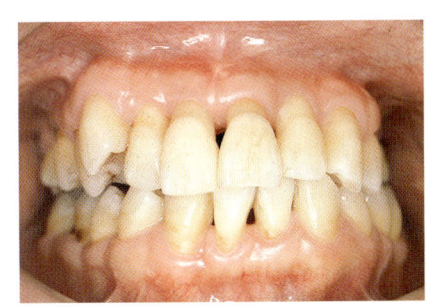

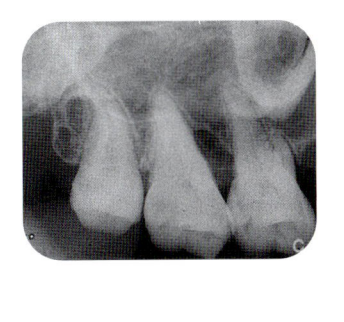

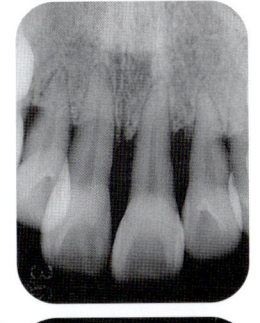

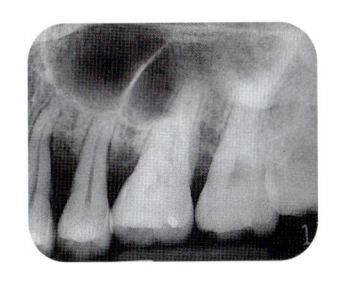

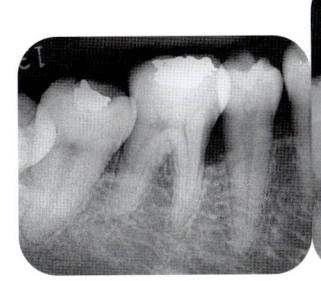

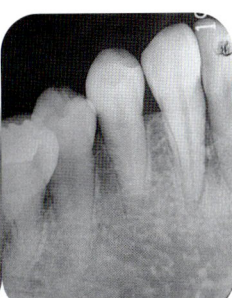

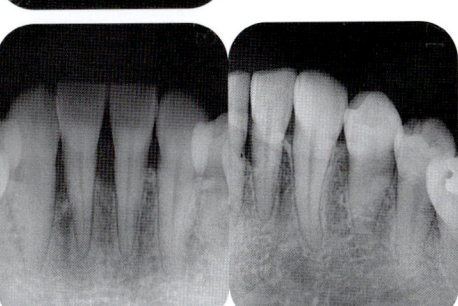

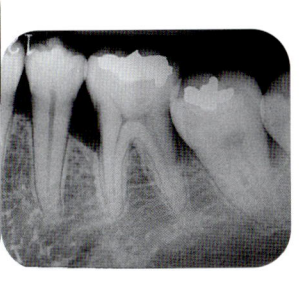

図6-9　初診時の全顎X線像．

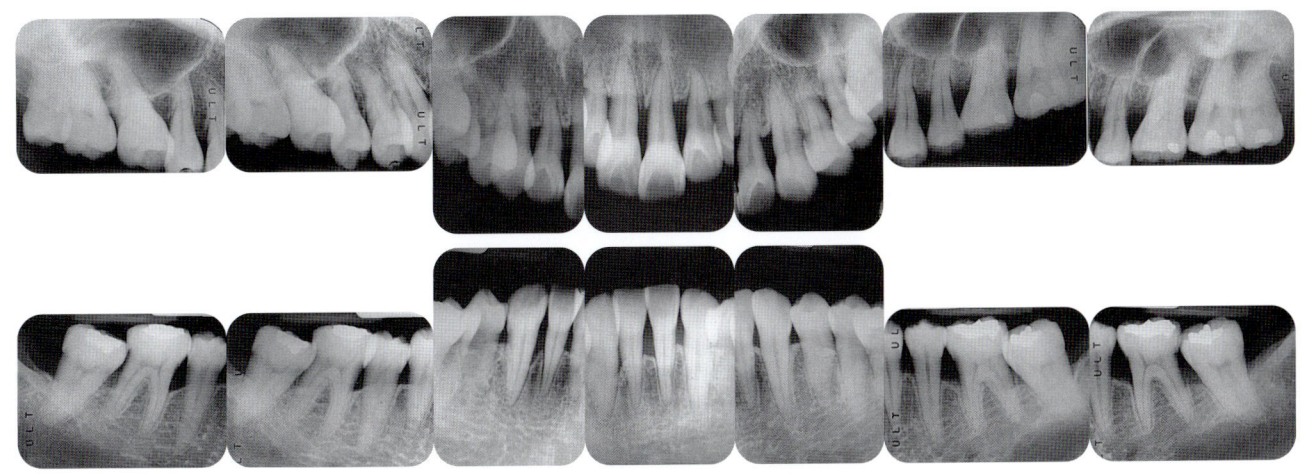

図6-10　初診から約5年後の全顎X線像．歯槽硬線が明瞭となり，骨が改善している．

439

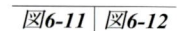

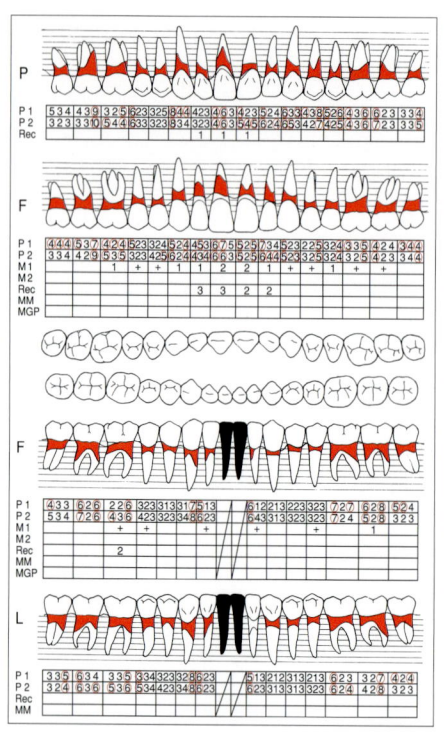

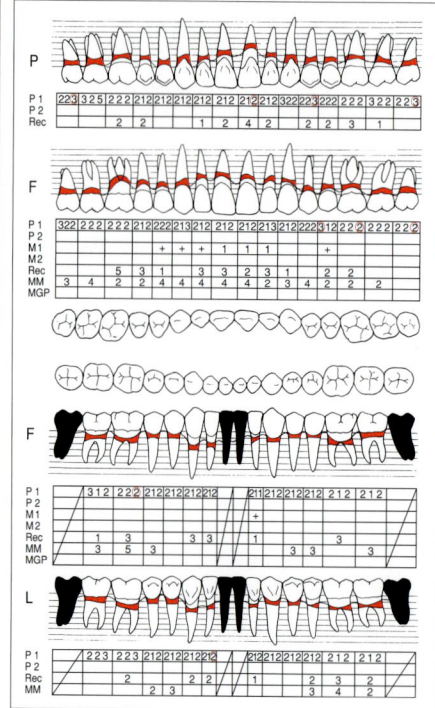

図6-11 初診時（P1）と再評価時（P2）の歯周チャート．
図6-12 初診から約5年後の歯周チャート．歯周ポケットの明らかな改善が認められる．

[考察]

　上顎前歯部の治療に関して，抜歯をせず歯周外科を行えば術後に歯冠が長くなり，審美的な問題が生じる可能性がある．それに反し，抜歯を行うと歯槽堤の高さは維持されるため審美的に良好な結果を得ることもある．歯周外科を行って歯牙の保存を図るかあるいは戦略的に抜歯を行い，ブリッジで対応するかをよく患者と話し合う必要がある．抜歯をしたくないとの希望が強い場合は保存する方向で処置をすることになるが，そのことによるマイナス面も患者に伝えておく必要がある．歯周外科を行う場合，その順序は臼歯部より行うことが一般的である．また続けて手術するときは同側の上下顎を行う方が，両側を行うより咀嚼機能を片側で維持しながら行うことができるので望ましい．

抜去すべき歯の選択

　歯周治療の治療計画を立てるうえで重要なポイントの1つに要抜去歯の選択がある．抜歯がまったく必要のないケースにおいては比較的計画は立てやすく，通法に従ってプラーク・コントロールを主体に治療を進めていけばよいが，中等度から高度に進行した症例において，どの歯牙をいつ抜歯するかは全体の治療計画を考えるうえできわめて重要な事柄である．抜歯すべき歯牙にはつぎの2種類がある．

[歯周治療における抜歯の理由]
・hopeless　　　　　　　　・strategic extraction

　Hopelessとは「保存の見込みがまったくない歯牙」を意味する．つまり，だれがどのような方法を用いても，長期的に機能できる歯牙として保存ができない場合である．Strategic extractionとは「戦略的抜歯」の意味で，必ずしも保存できないわけではないが，予後良好とはいえない歯牙を抜歯することにより隣在歯の条件を改善し，審美的にも機能的にも，より長期的に予知性を向上させるために行う抜歯である．

第14章　治療計画

　一般的に抜歯すべき歯牙は治療の早い段階（初期治療期）で抜歯することが賢明である．その理由は
1) 患者が抜歯されることを覚悟している場合が多く，抜歯に対する抵抗が少ない
2) 抜歯窩の治癒する期間を待つことが少なく，治療期間全体の短縮につながる
3) 戦略的に重要な隣在歯の骨の保存が可能になる

　高度に進行した歯周炎において，残存歯がいずれも予後がquestionableと考えられ，患者が抜歯を拒否する場合は，限界を認識させたうえですべての歯牙を保存するように試みることもある．

症例4　戦略的抜歯の一例

図7-1 | 図7-2

図7-1　|4に深い垂直性の骨欠損があり，動揺度は2度である．この歯牙は唇側に転位しており，仮に保存できたとしても矯正およびそれに続く固定が必要と思われる．|3の遠心には薄い骨壁が残存しているが，もし|4の再生療法を行えば，外科的侵襲によりかえって骨を喪失するかもしれない．
図7-2　|4を戦略的に抜歯して|3の骨を保存することができた．

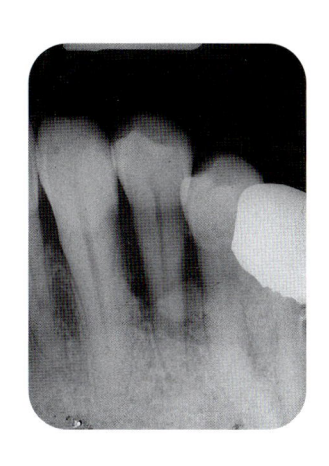

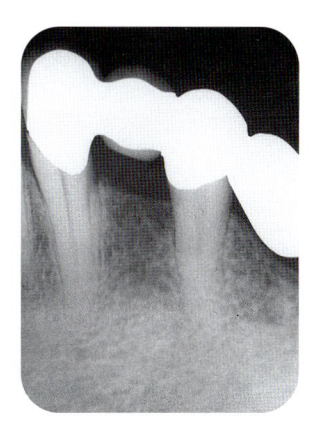

●予後良好を予測できる歯を選択

　予後良好な歯牙とは，少なくともつぎのような項目を満足させるものを指す．

・歯周ポケットが浅い	・コントロール可能なカリエス
・骨吸収—歯根長の1/4〜1/3以内	・位置異常，傾斜，根の劣形態などがない
・骨植が良好（動揺度1度以内）	・臨床的歯冠-歯根比が1：1以上

●Questionableな歯牙について治療法を検討

　予後不良な歯牙と予後良好な歯牙を選びだしたら，あとにquestionableな歯牙が残るので，これらの歯牙についてどのように処置するかを決める．保存する場合と抜歯する場合とがある．実際の症例においては，抜歯すべきか保存可能かの判断をすぐにできない場合も多く，ある一定期間の観察後にはじめて判断できる場合もある．

・保存する	・抜歯する
支台歯（ブリッジ／可撤性部分床義歯）となるか否か	
連結固定しない／する	

歯周治療と抜歯基準

抜歯基準について

　抜歯基準については，絶対的な基準というものが存在するわけではない．たとえば骨吸収が歯根の3/4に及んでいても症状がなく，患者が抜歯を拒否すれば抜歯はできない．抜歯に関してはさまざまな複雑な因子が絡み合っているため，単純には述べることはできない．しかしその反面，何も基準を示さなければどのような基準で抜歯を考えればよいのかわからなくなることもある．成書を見ても，明らかな抜歯基準について記載したものは非常に少ない．かろうじてRamfjordの"Periodontics and Periodontology"という教科書のなかの，「単根歯において根尖部より2～3mm以下の骨支持しかない場合や，複根歯における貫通型（through and through）根分岐部病変の場合の長期的な予後は非常に悪い（poor）といえる」という記載が数少ないものの1つである．

　このように限界があることを承知のうえで，つぎのように2つの場合に分けて抜歯の基準について述べる．

- 一般的抜歯基準
- 相対的抜歯基準（戦略的抜歯基準）

［一般的抜歯基準］

　一般的抜歯基準とは，通常の条件下で以下のような状態のときに長期的予後からみて，抜歯の対象にしても妥当と考えられる一応の抜歯基準である．ただし，これも絶対的な基準ではないことを再度強調しておきたい．

- 骨吸収度—歯根の2/3以上の吸収
- びまん性骨吸収—歯根膜空隙の過度の拡大および歯槽硬線の消失
- プロービング値—8～10mm以上
- 動揺度3度（垂直性動揺）
- 根分岐部病変Ⅲ度＋動揺度2度以上
- その他（高度の転位歯，傾斜歯，重篤なカリエス，治療不可能な根尖病巣）

［相対的抜歯基準］

　保存不可能ではないが，予後良好ともいえない歯についての抜歯基準—つぎの事項を考慮したうえで抜歯か保存かを決める．

- その歯牙が歯列全体の安定のためにどれほど重要か？
- 咀嚼機能への影響力
- 歯牙保存のための努力と結果が見合うかどうか（時間的，技術的，経済的）
- 審美的要素
- 隣在歯への影響
- 歯列不正（とくに根近接，叢生，転位歯）

症例報告のために

[症例報告のための必要記載事項]
- 氏名，生年月日
- 初診日
- 主訴
- 医科的・歯科的既往歴
- 患者の性格・希望・経済的状況
- 問題点の把握（problem listの作成）
- 原因の考察
- 診断
- 治療計画
- など

実際の治療計画書作成例

症例5　深い骨吸収と咬合崩壊の症例

患者：38歳，女性，主婦

初診日：1992年4月20日

主訴：上顎前歯部の動揺，排膿

既往歴：歯科的―約15年前に 2 1|1 2 にセラミックス・クラウンを装着．その後歯肉より出血があったが，再三その歯科医院を訪れるも適切な処置がなされなかった．約10年前に 6|6 が抜歯となり，数年間放置．その後顎関節部のクリック音を感じ始めたため他院にて治療を受け，ブリッジを装着．現在も顎関節の雑音は消失せず．2～3年前より前歯部の動揺が激しくなり，ときどき異臭を感じるようになった．過去の経験から歯科医師に対する極度の不信感があり，総入れ歯になるのでは，という不安が大きく，ときどき歯が抜ける夢をみる

医科的―特記すべき事項はない

Problem List

- 2 1|1 2 の高度の骨吸収および動揺
- |3 口蓋側の高度の骨吸収
- 臼歯部の咬合高径低下にともなう 3⊥3 のフレアーアウト
- 顎関節のクリック音
- 7| の近心傾斜
- 6|6 および 7| の根分岐部病変
- 3⊤3 の歯間離開
- 5 4| 間の根近接および 4| 近心部の1壁性骨吸収
- 下顎臼歯部の付着歯肉不足および口腔前庭狭小

治療計画

①hopeless teeth　2 1|1 2　8|　8|8 抜歯 → プロビジョナル・レストレーション装着

②全顎SC/RP

③|3 GTR

④下顎の矯正治療　前歯空隙閉鎖　7| アップライト　4| 近心部の骨欠損を矯正的挺出および近心移動にて改善

⑤|3 GTR後の歯周組織の成熟を待って（約12か月），上顎のポケット除去および 6|6 部のroot resection

⑥下顎臼歯部のポケット除去，7| のroot resection，付着歯肉の獲得

⑦最終補綴物作製

本症例のポイント

- $\overline{6|6}$ の喪失にともなう $\overline{7|7}$ の近心傾斜，$\underline{6|6}$ の挺出，上顎前歯のフレアーアウトといった典型的なposterior bite collapseによる咬合崩壊が生じ，これらの咬合性外傷が歯周炎を増悪させたと考えられる．適切な咬合関係の回復がポイントとなる
- $\underline{2\,1|1\,2}$ が喪失すると $\underline{3|3}$ は支台歯として非常に重要な歯牙となる．$\underline{|3}$ は骨吸収が著しく，このままの状態では予後に不安がある．Key toothである $\underline{|3}$ の再生療法の結果が，この歯列全体の治療結果に影響する

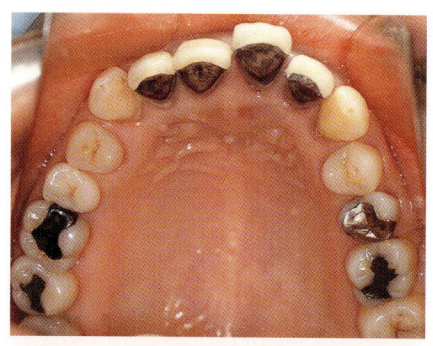

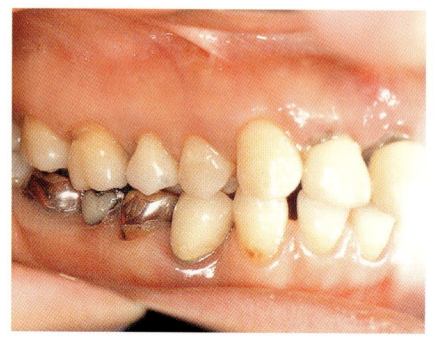

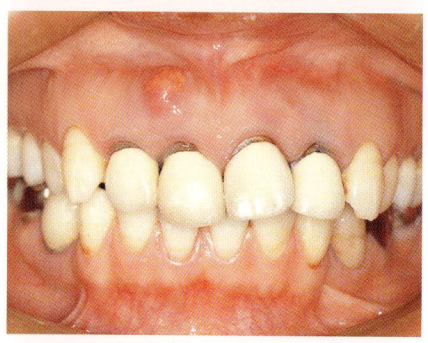

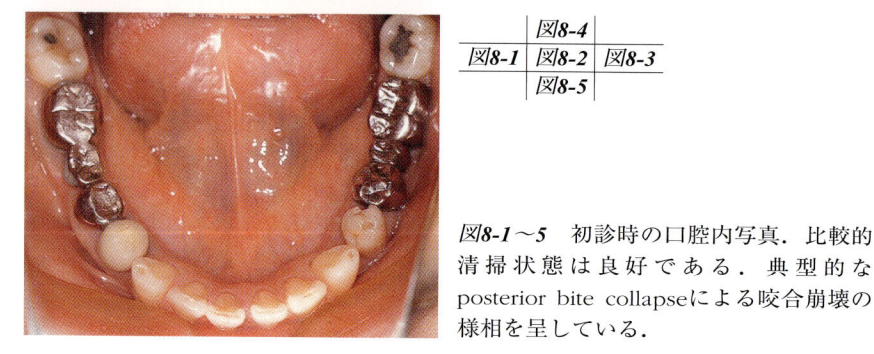

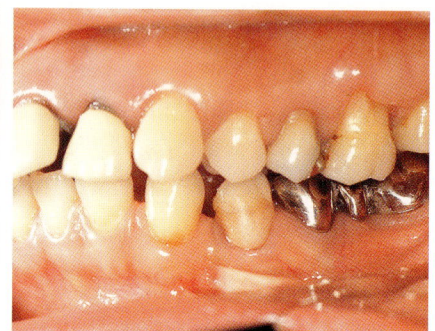

図8-1〜5 初診時の口腔内写真．比較的清掃状態は良好である．典型的なposterior bite collapseによる咬合崩壊の様相を呈している．

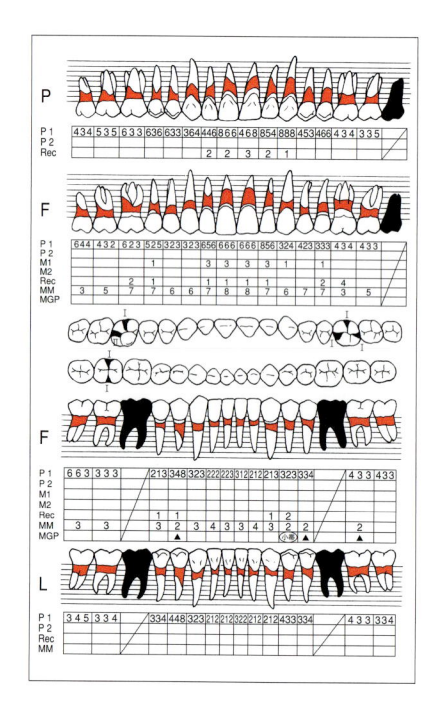

◀図8-6 初診時歯周チャート．

第14章 治療計画

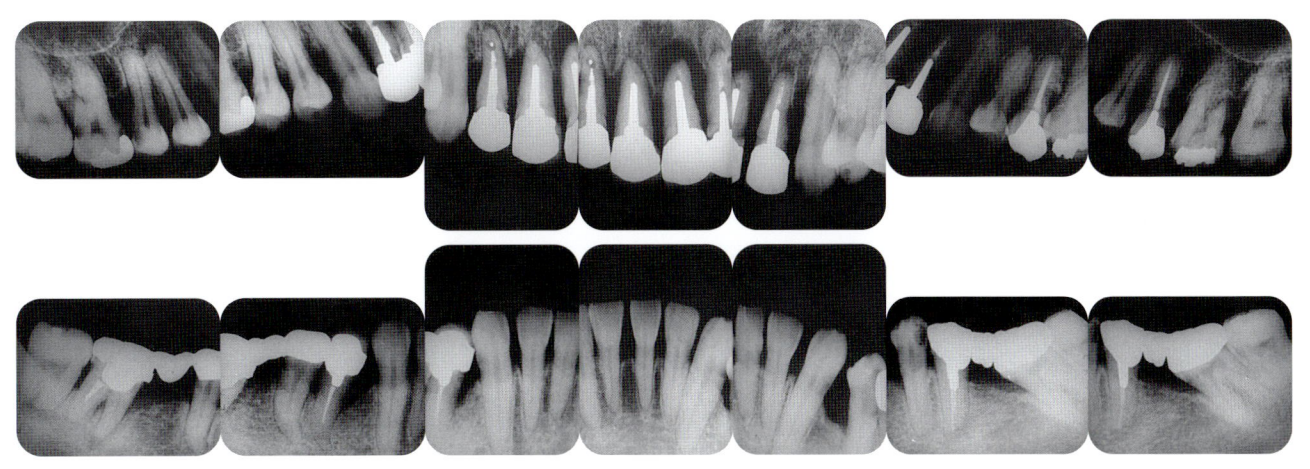

図8-7 初診時のX線写真.

図8-8｜図8-9

図8-8 2 1│1 2 の抜去歯牙.多量の歯石が認められる.
図8-9 フラップを翻転した状態.口蓋側の骨吸収が著しく,頬舌側の骨の段差が非常に大きい.

図8-10｜図8-11

図8-10 裂開型の骨欠損に加えて,2～3mmの深さの骨内欠損が歯根の口蓋側を囲むように認められ,│3 4 間にまで及んでいる.
図8-11 Gore-Tex膜を2枚用いて骨欠損をすべて覆うようにした.骨移植材を併用した.

図8-12｜図8-13

図8-12 1か月後,メンブレンの露出が大きくなったため,膜除去手術を行うことにした.
図8-13 膜除去手術時の状態.新生組織が確認できる.

図8-14｜図8-15

図8-14 口蓋側のフラップ内面から結合組織移植片を採取し,新生組織を保護するためにこの移植片で被覆した.
図8-15 GTR後,約6か月後の上顎前歯咬合面観.抜歯窩の吸収により,│2 部の顎堤の陥凹が大きい.

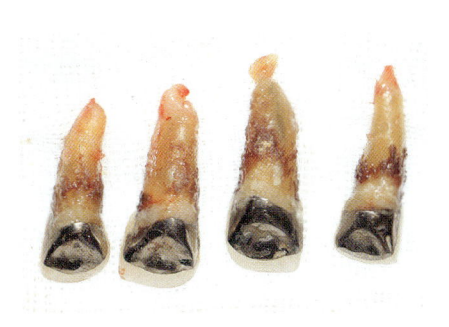

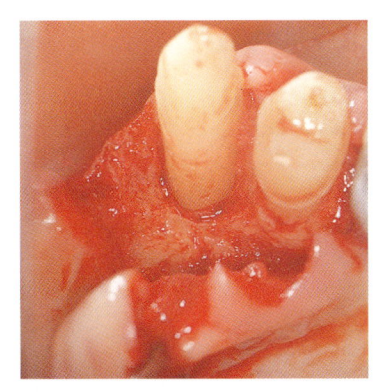

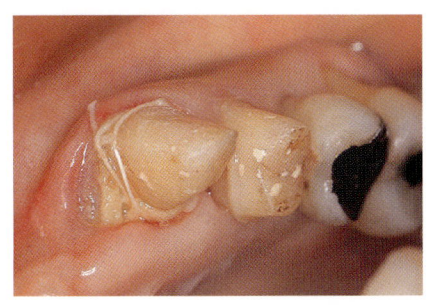

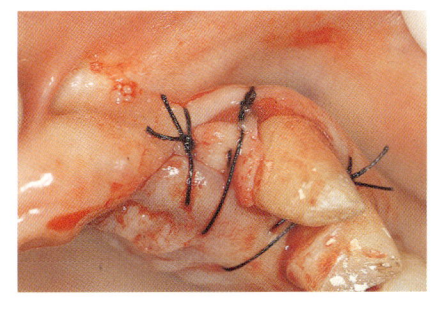

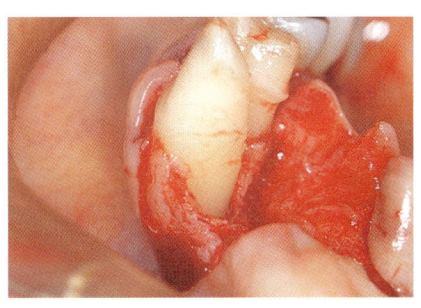

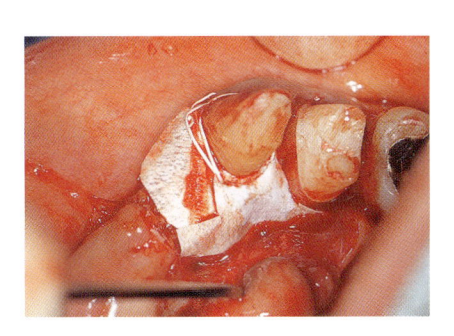

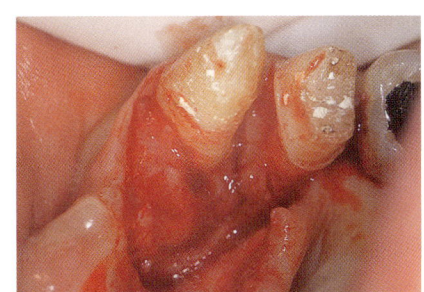

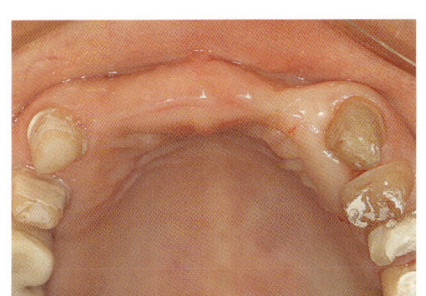

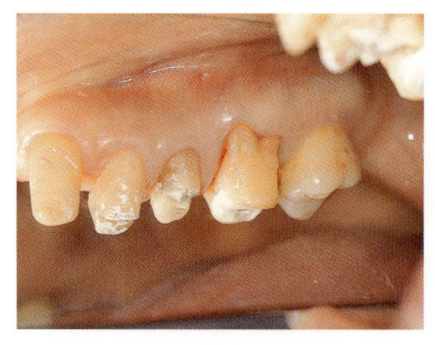

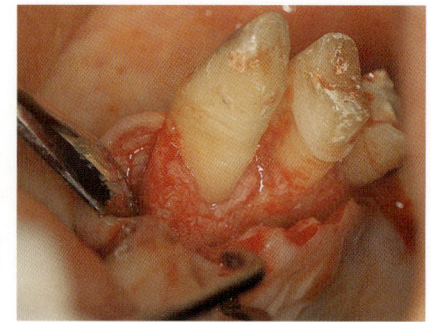

図8-16│図8-17

図8-16 同時期の上顎左側臼歯部の側方面観．プロービング値は4～5mmで，6|の頬側分岐部病変はⅡ度である．

図8-17 上顎左側臼歯部の歯周外科時に3|のリエントリーを行い，再生した組織を確認した．頬舌的な骨の段差は少し残っているが，|4とほぼ同じ骨レベルにまで骨が再生されており，骨内欠損は消失している（図8-9参照）．

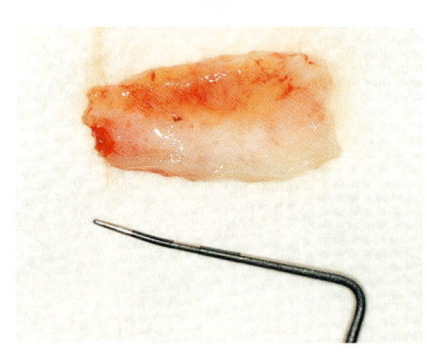

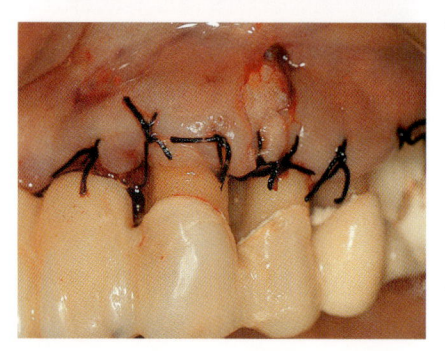

図8-18│図8-19

図8-18 |456部の口蓋側内面より採取した結合組織片．上皮を取り除き，|2部の歯槽堤増大のために近心部を厚く，|3の歯肉の厚みを増大するために遠心部は薄く調整した．

図8-19 術直後の状態．結合組織移植片を|23部に挟み込み，|6の頬側2根を抜歯（歯周外科時に近遠心部の分岐部病変Ⅲ度であることがわかった），|4567部にpartial thicknessによるapically positioned flapによるポケット除去を行った．

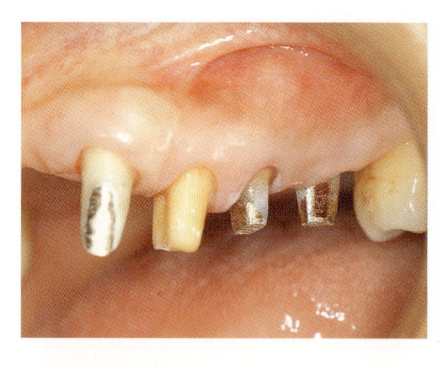

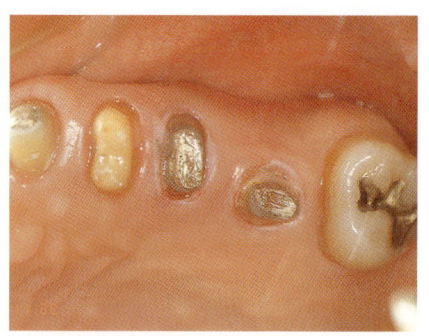

図8-20│図8-21

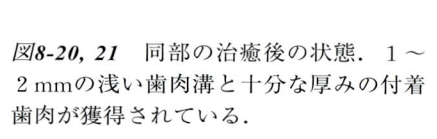

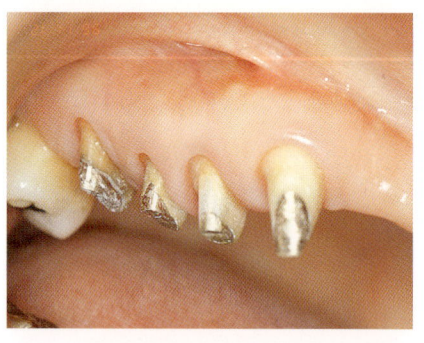

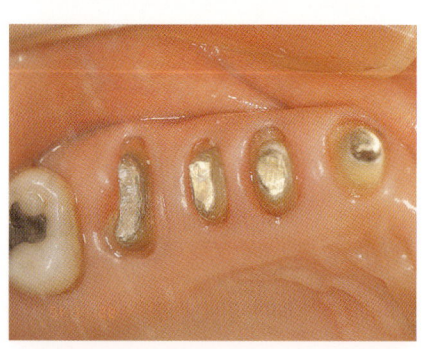

図8-20, 21 同部の治癒後の状態．1～2mmの浅い歯肉溝と十分な厚みの付着歯肉が獲得されている．

図8-22│図8-23

図8-22, 23 歯周外科処置後約1年の上顎右側臼歯部の状態．左側と同様，partial thicknessによるapically positioned flapを行い，6|は分岐部病変Ⅱ度のため遠心根を抜去した．

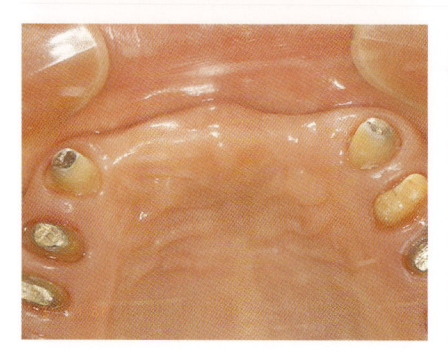

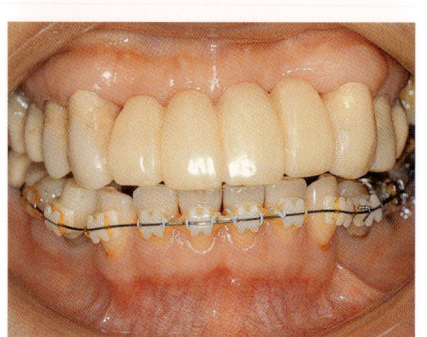

図8-24│図8-25

図8-24 上顎前歯部の咬合面観．歯槽堤増大により陥凹部が消失している．

図8-25 上顎の歯周外科処置終了後，下顎の矯正治療を開始した．下顎左側臼歯部は，|8を抜歯後|7のアップライトを行った．

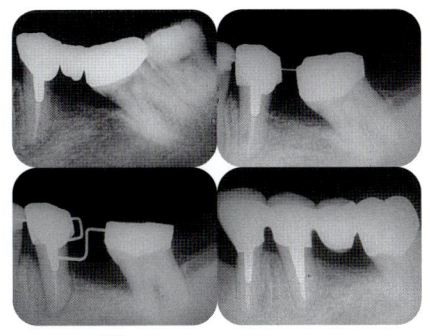

第14章 治療計画

図8-26 7⏌のアップライト中の変化を示すX線写真.

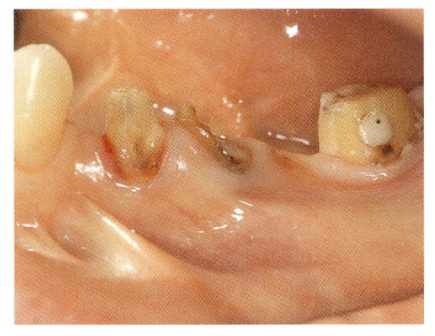

図8-27 アップライト後約6か月間の保定期間をおいた．歯周外科直前の側方面観．口腔前庭が浅く，付着歯肉も少ない．欠損部の顎堤形態も不良である．また，縁下カリエスも認められる．

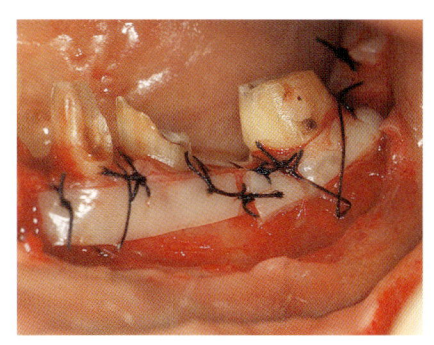

図8-28 ⏌4 5部の骨切除後，遊離歯肉移植術を行った．

図8-29 ｜ 図8-30

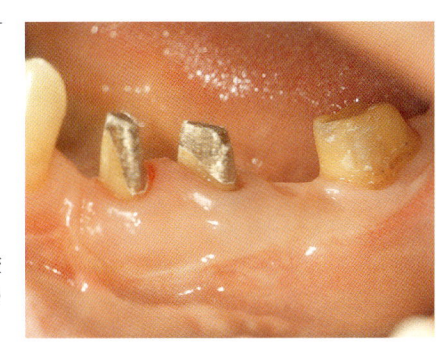

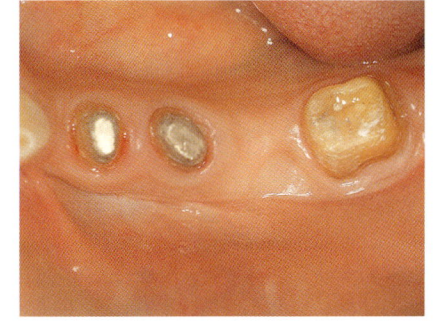

図8-29, 30 術後約8か月の状態．口腔前庭，顎堤形態が改善され，付着歯肉の量も増大されている．

図8-31 ｜ 図8-32

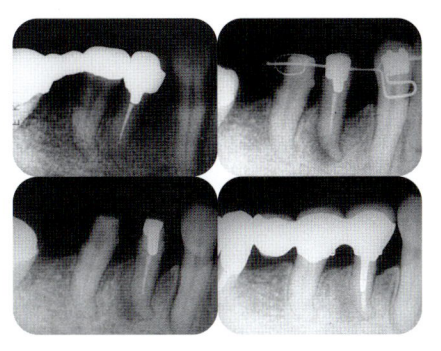

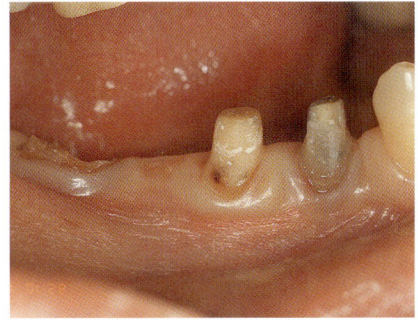

図8-31 ⏌5 4部の根近接，および⏌4近心部の1壁性骨欠損の治療経過を示すX線写真．⏌4を挺出させながら近心移動し，根近接を改善すると同時に骨欠損を浅くした（⏌4近心部の深い骨欠損を矯正移動により，⏌4と⏌5の近心部の2つの浅い骨欠損に分けることができた）．

図8-32 矯正治療終了後6か月，歯周外科直前の状態．⏌5 4部には骨縁下欠損が残っており，付着歯肉はほとんどない．また7⏌には分岐部病変と縁下カリエスが存在する．

図8-33 ｜ 図8-34

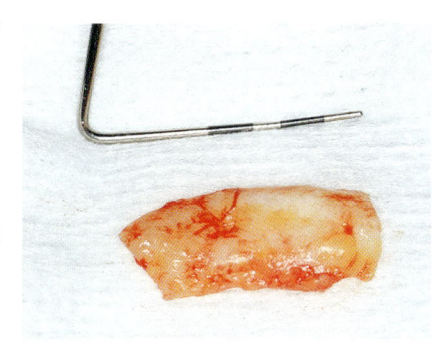

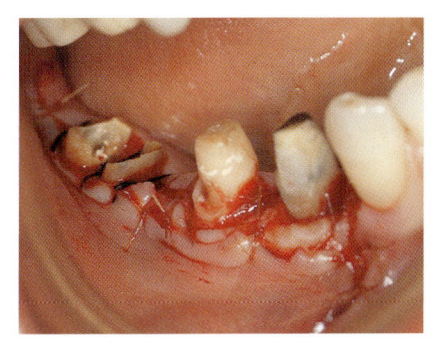

図8-33 ⏌5 4部の骨外科処置後，結合組織移植術による付着歯肉増大を図った．

図8-34 7⏌はルート・セパレーションを行った．

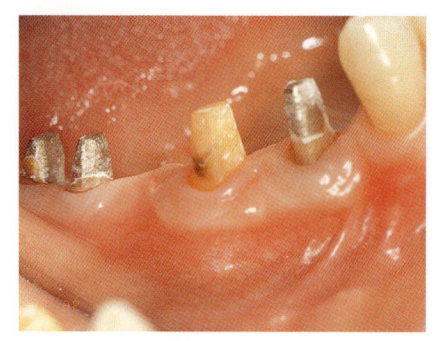

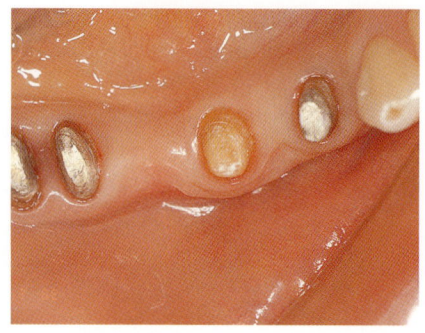

図8-35, 36　術後約6か月の状態．1〜2mmの浅い歯肉溝と十分な量の付着歯肉が獲得されている．

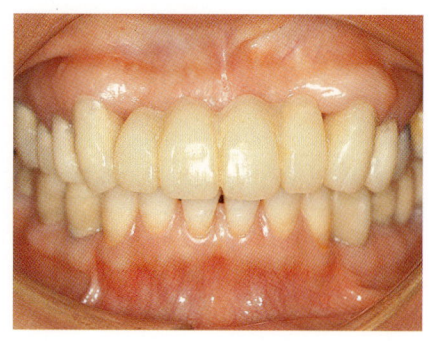

図8-37　全顎の歯周治療が終了し，プロビジョナル・レストレーションを調整した状態．このとき，顎関節のクリック音はほとんど消失していた．

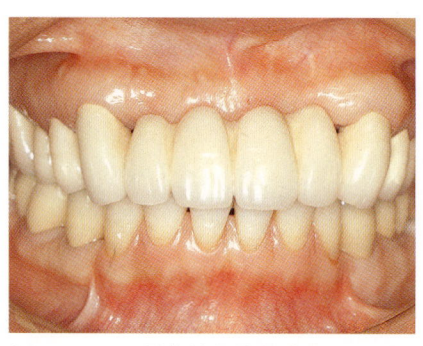

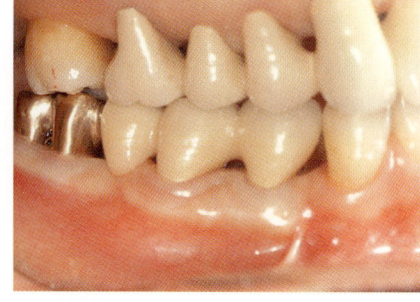

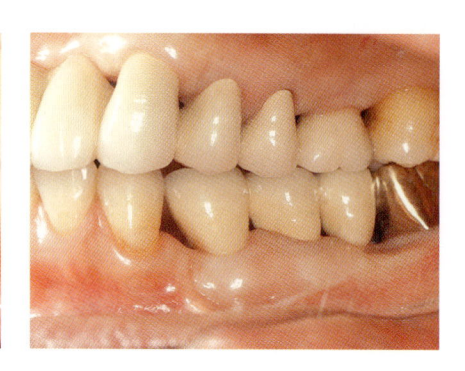

図8-38〜40　最終補綴物装着時の正面観，側方面観．

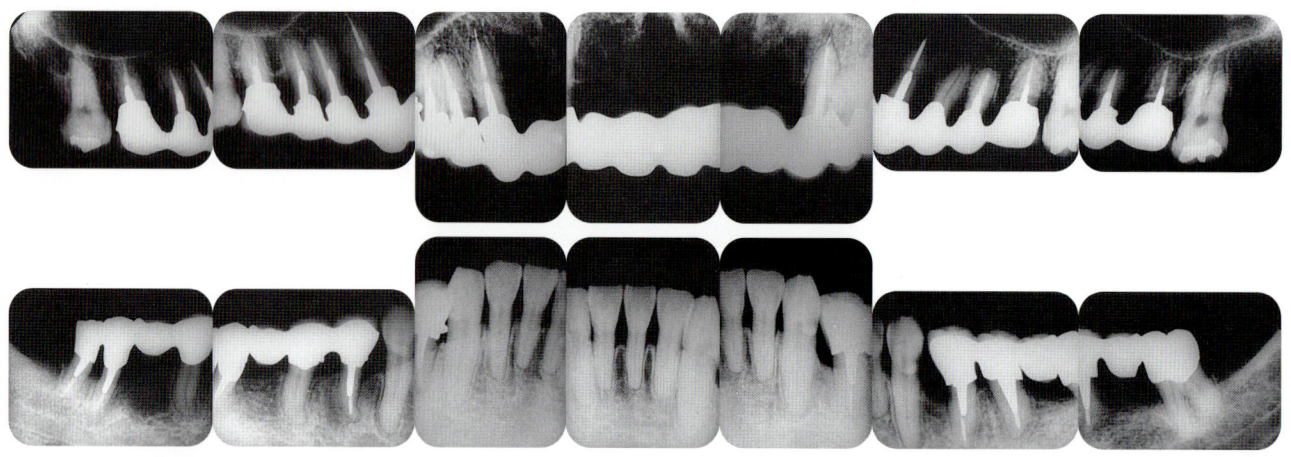

図8-41　最終補綴物装着後のX線写真．

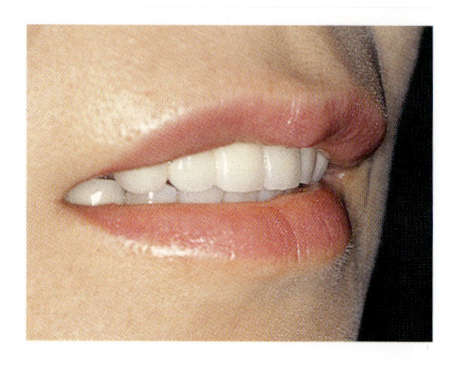

図8-42　上顎前歯部の歯冠長がやや長くなったが，患者のリップラインはあまり高くなく，自然なスマイルラインが得られている．

症例6　高度な骨吸収と欠損を含む全顎的な症例

患者：48歳，女性
初診日：平成14年1月16日
主訴：上顎右側中切歯の動揺と咬合痛
既往歴：全顎的な矯正治療
アレルギー：特記すべき事項なし
患者の性格：まじめで前向き
患者の希望：できるかぎり固定式の補綴物による修復を希望
治療への協力度：口腔内を改善したいという気持ちが強く，協力的である．治療計画や内容を十分に理解したうえで治療を受けたい
口腔内清掃状態：熱心にブラッシングしているが，歯列不正や不良補綴物があり清掃状態は良好といえない

Problem List

- 欠損歯：

	2　5　　7
7　6	6

- Hopeless：

7　6　　　2　1	6
	7

- Questionable：

5　4　3　　1	3　4
4	5

- 要根管治療歯：

5　4　　1	
5　4	

- プロービング値（4mm以上）：

7　6　5　4　3　2　1	1　　3　4　　6
4　3　2　1	1　2　3　4　5　　7

- 根分岐部病変：

7　6	6
	7

治療計画

- プラーク・コントロールに対するモティベーションと口腔清掃指導
- SC/RP
- Hopelessな歯牙の抜歯
- 暫間修復：上下顎
- GBR，Sinus Lift，インプラント
- 歯周外科処置：再生療法，切除療法，顎堤保存術
  Questionableな歯牙については，歯周外科処置時に保存の可否を決定することもあることを確認
- 再評価：清掃性，機能性，審美性
- 最終補綴
- ナイトガード

本症例のポイント

- 上顎左側小臼歯～右側小臼歯までの天然歯群が，歯周治療や連結固定により動揺がコントロールされ，安定するか否かがポイントとなる．
- 動揺が残り，力のコントロールが困難な場合は，オーバーデンチャーか全顎的なインプラント修復を考慮する．

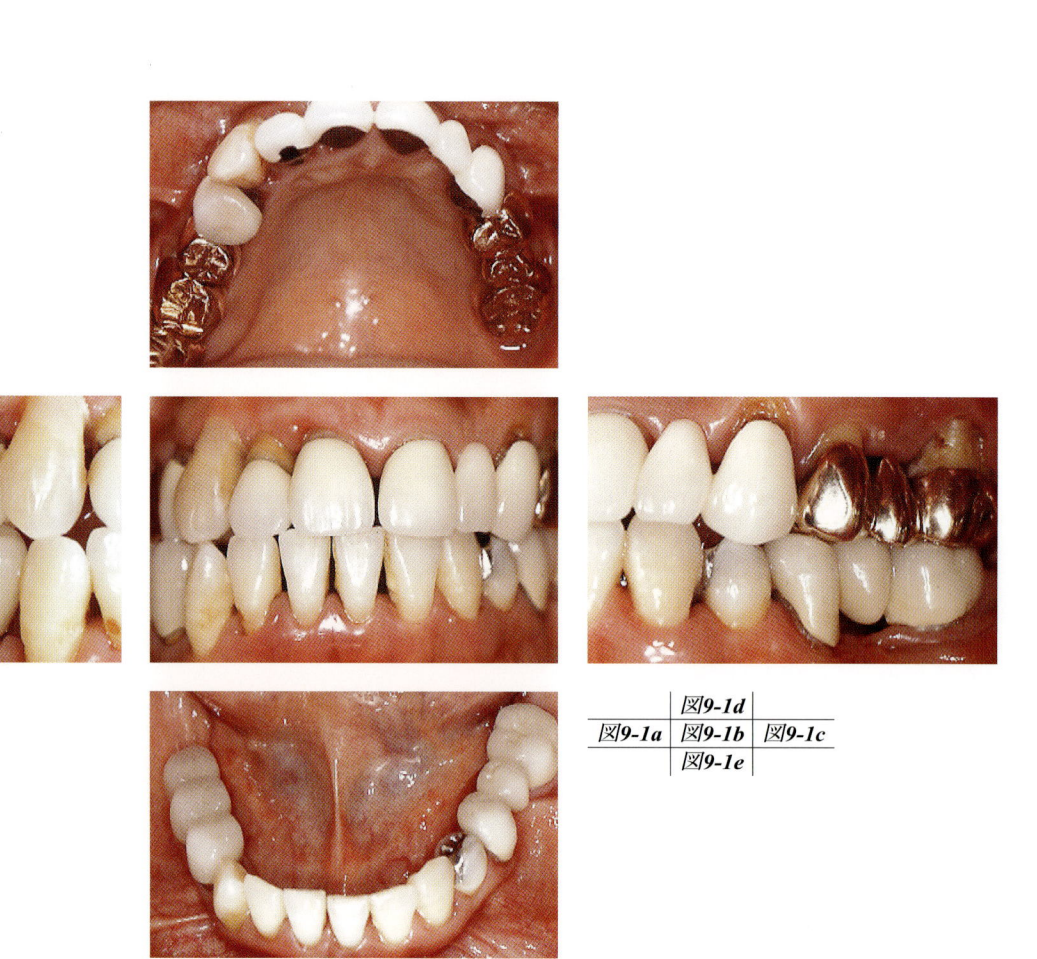

図9-1a〜e　48歳，女性．上顎右側中切歯の動揺と咬合痛を主訴に来院．

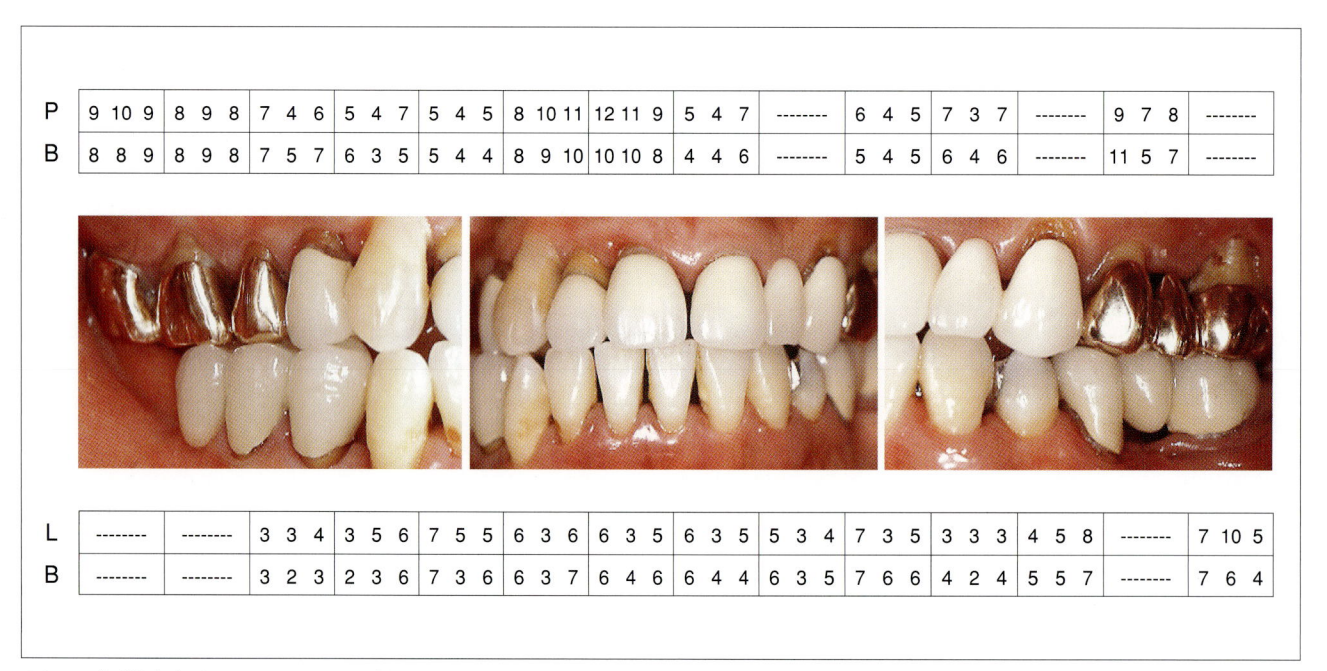

| P | 9 10 9 | 8 9 8 | 7 4 6 | 5 4 7 | 5 4 5 | 8 10 11 | 12 11 9 | 5 4 7 | -------- | 6 4 5 | 7 3 7 | -------- | 9 7 8 | -------- |
| B | 8 8 9 | 8 9 8 | 7 5 7 | 6 3 5 | 5 4 4 | 8 9 10 | 10 10 8 | 4 4 6 | -------- | 5 4 5 | 6 4 6 | -------- | 11 5 7 | -------- |

| L | -------- | -------- | 3 3 4 | 3 5 6 | 7 5 5 | 6 3 6 | 6 3 5 | 6 3 5 | 5 3 4 | 7 3 5 | 3 3 3 | 4 5 8 | -------- | 7 10 5 |
| B | -------- | -------- | 3 2 3 | 2 3 6 | 7 3 6 | 6 3 7 | 6 4 6 | 6 4 4 | 6 3 5 | 7 6 6 | 4 2 4 | 5 5 7 | -------- | 7 6 4 |

図9-2　初期治療時のプロービング値．ほとんどの残存歯に深い歯周ポケットが認められる．

第14章 治療計画

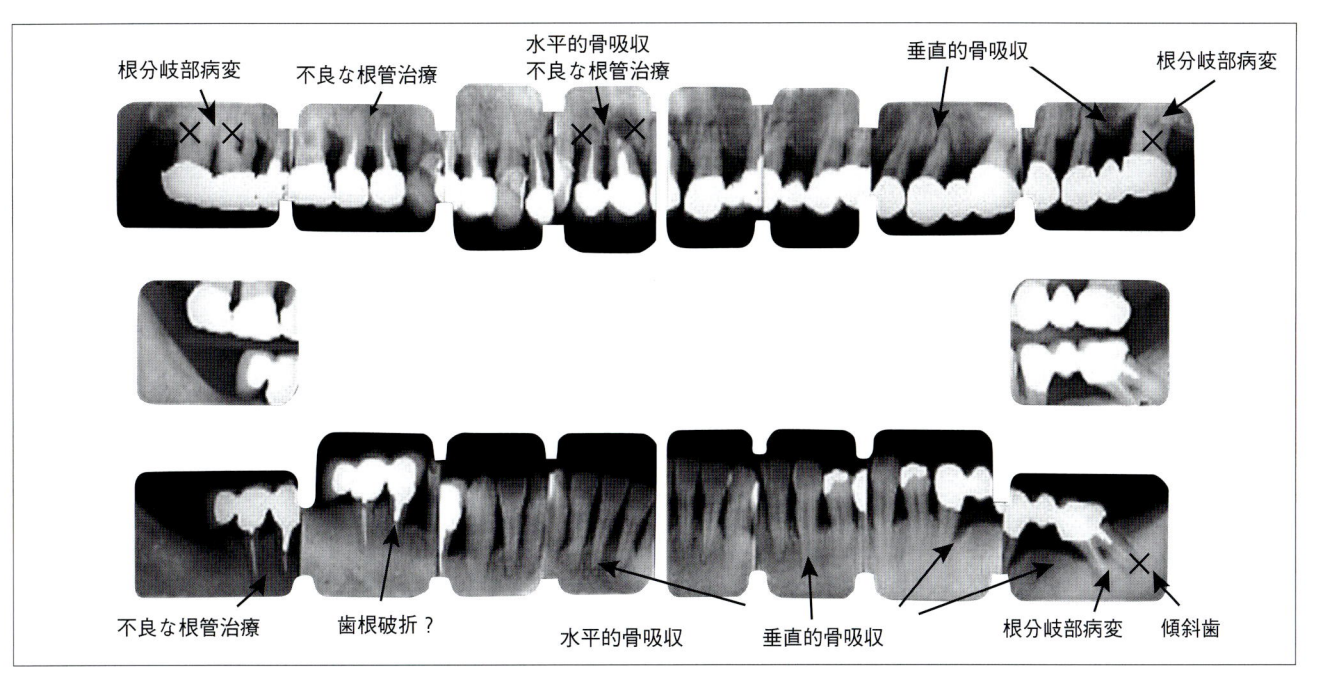

図9-3 初診時18枚法X線写真．水平，垂直的骨吸収ならびに根分岐部病変がみられ，根管治療も不十分な歯が存在する．

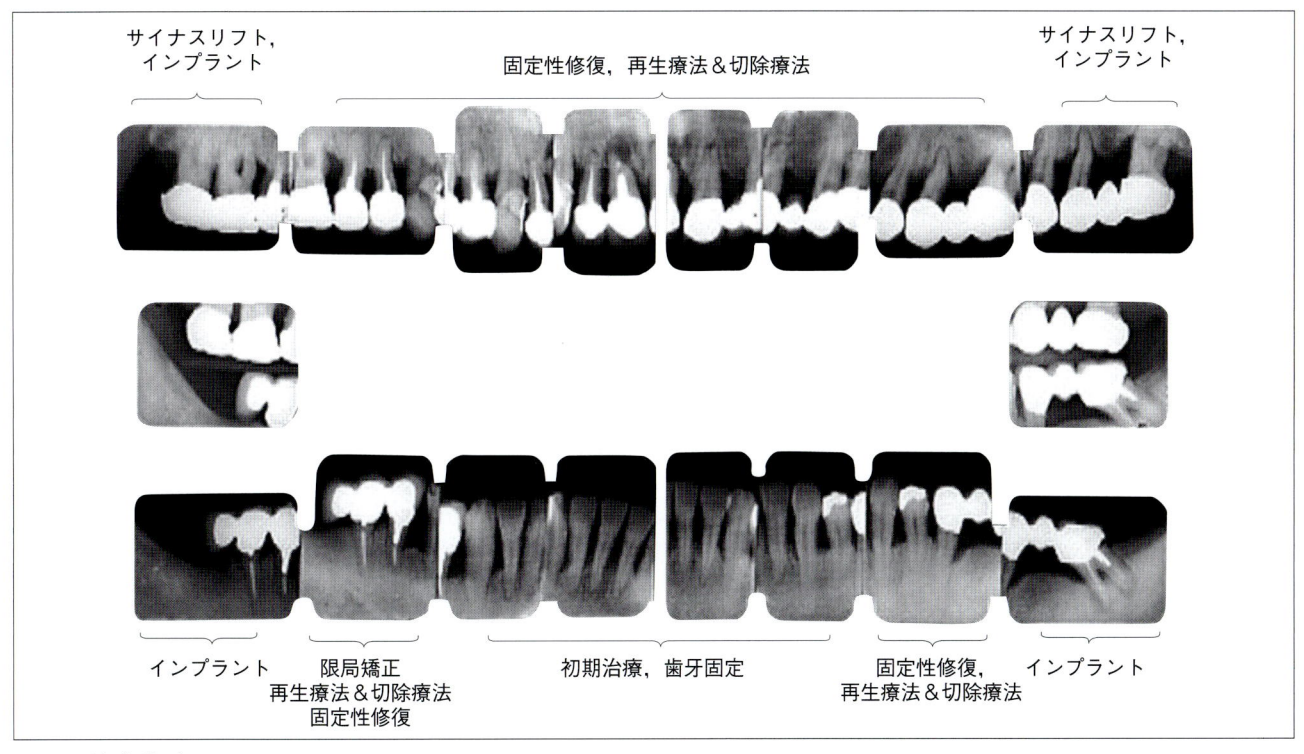

（上段ラベル）根分岐部病変／不良な根管治療／水平的骨吸収　不良な根管治療／垂直的骨吸収／根分岐部病変

（下段ラベル）不良な根管治療／歯根破折？／水平的骨吸収／垂直的骨吸収／根分岐部病変／傾斜歯

図9-4 治療計画：

（上段ラベル）サイナスリフト，インプラント／固定性修復，再生療法＆切除療法／サイナスリフト，インプラント

（下段ラベル）インプラント／限局矯正　再生療法＆切除療法　固定性修復／初期治療，歯牙固定／固定性修復，再生療法＆切除療法／インプラント

図9-5a, b　上顎右側中側切歯抜歯後，EMDとDFDBA＋FDBAを用いた再生療法を行った．また同時に，抜歯窩に対して骨移植材と結合組織移植片による顎堤保存術を行った．

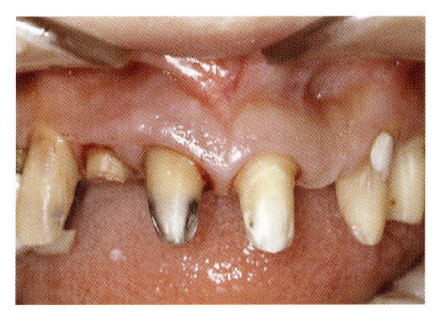

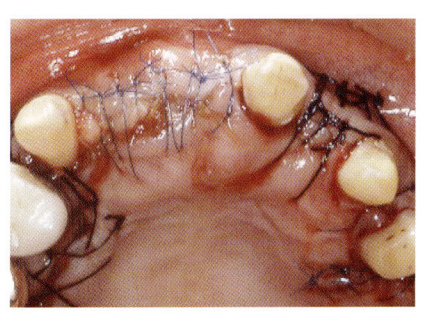

451

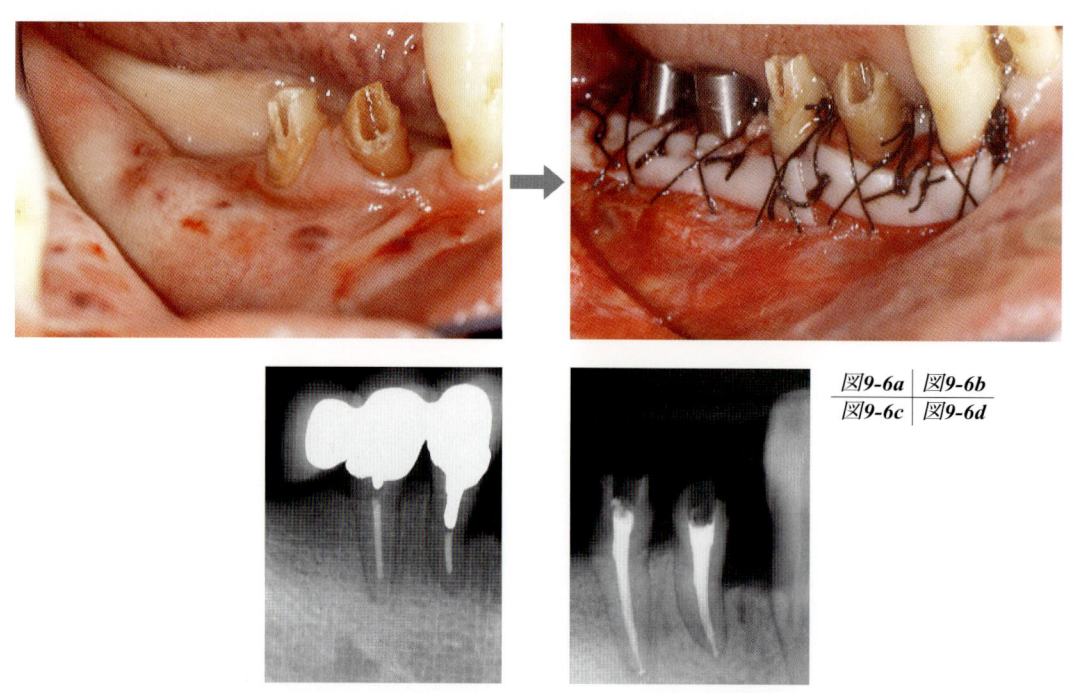

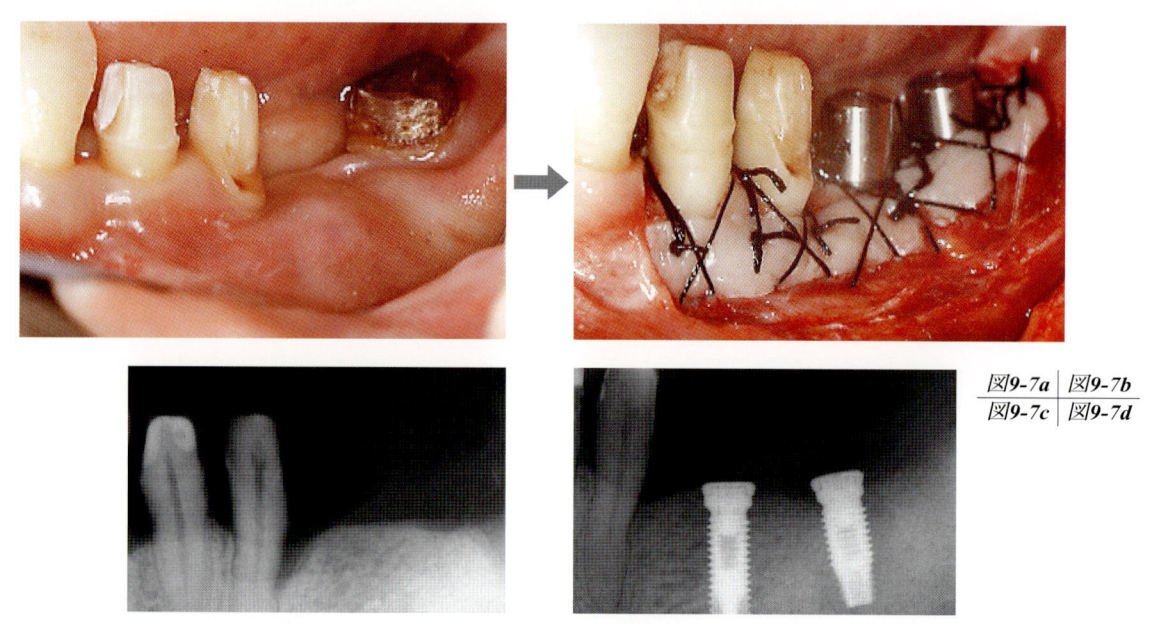

図9-6a〜d　下顎右側臼歯部のインプラントの二次手術と小臼歯の再生療法後のリエントリーを行った．

図9-7a〜d　下顎左側臼歯部にインプラント治療を行い，同時に第二小臼歯遠心に再生療法を行った．10か月後，二次手術と同時にリエントリーを行い，骨の平坦化，付着歯肉獲得を図った．

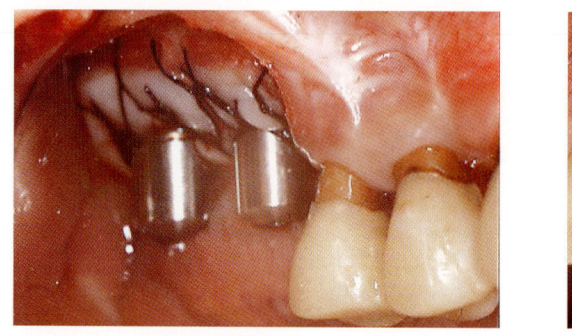

図9-8a, b　遊離歯肉移植術による上顎両側臼歯部の二次手術．

第14章 治療計画

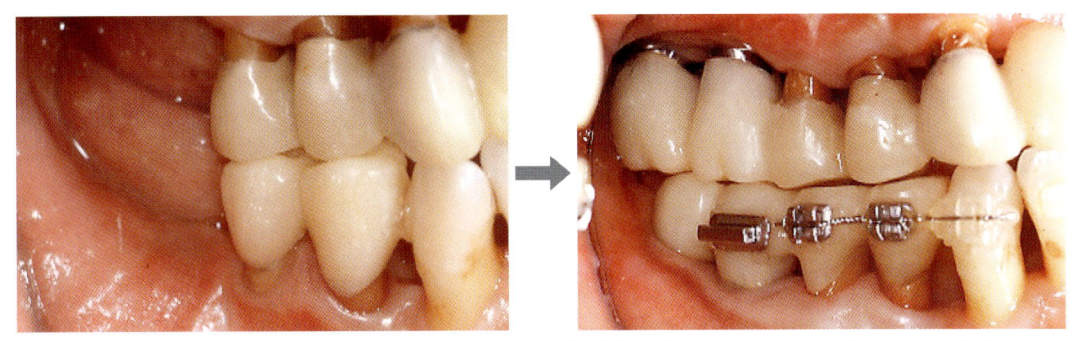

図9-9a, b 二次手術後,プロビジョナル・レストレーションにより咬合の安定を図った後,インプラントをアンカーに用いた矯正治療により,クロスバイトを改善した.

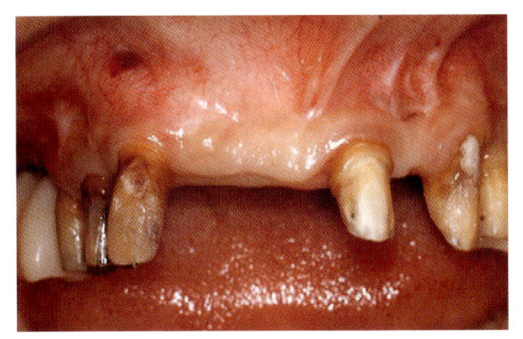

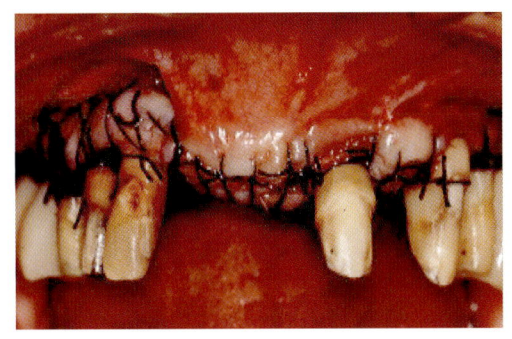

図9-10a, b 歯肉弁根尖側移動術と遊離歯肉移植術によりポケット除去,付着歯肉の獲得,骨の平坦化を図った.

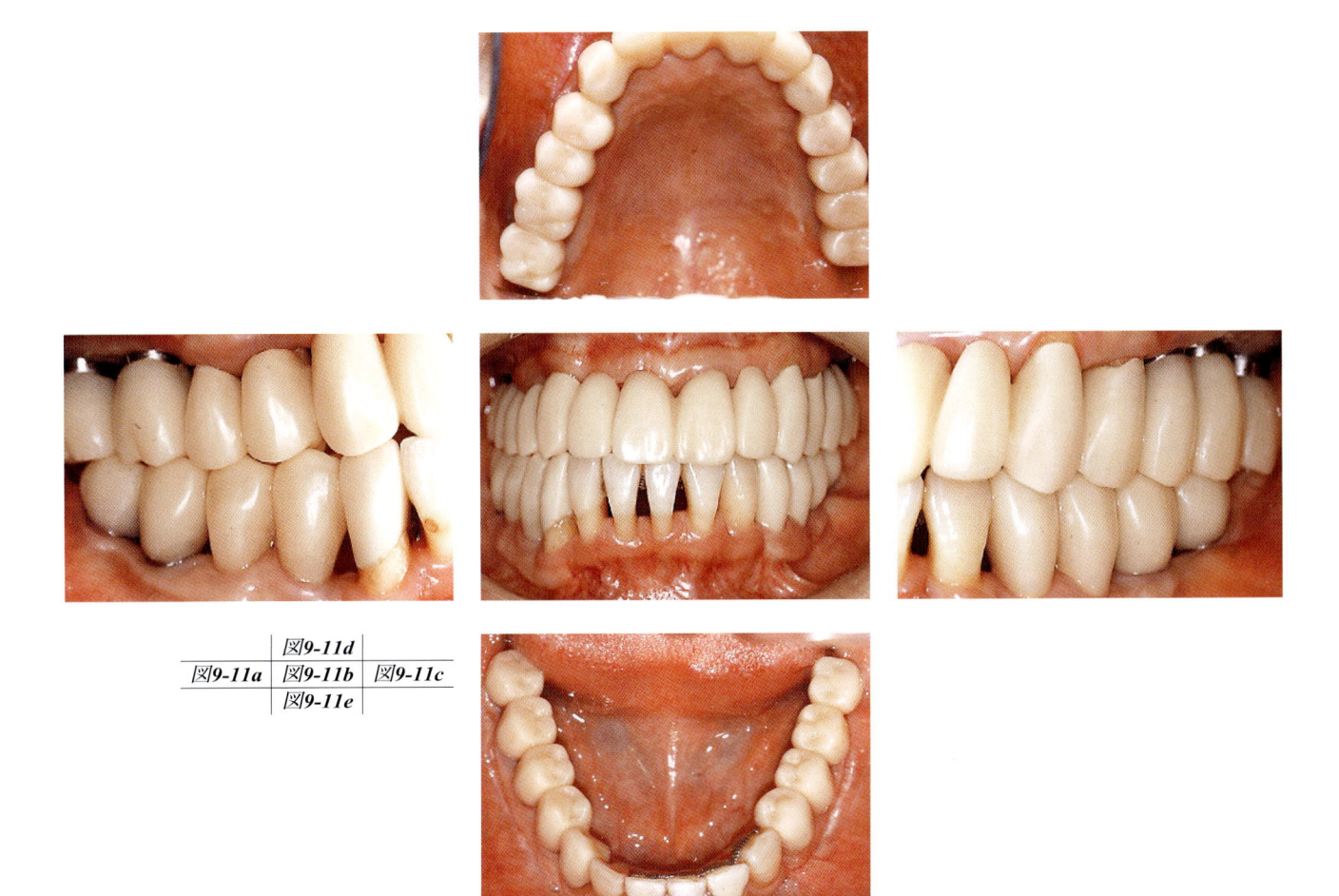

	図9-11d	
図9-11a	図9-11b	図9-11c
	図9-11e	

図9-11a〜e 最終的なプロビジョナル・レストレーションを装着.機能,審美,清掃性などを確認する.

453

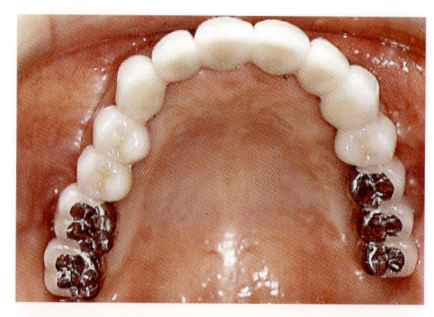

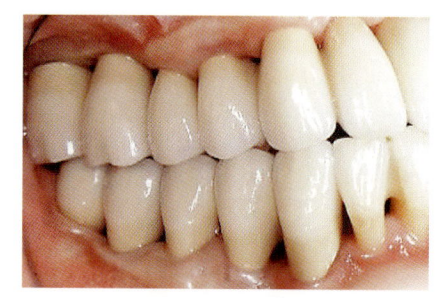

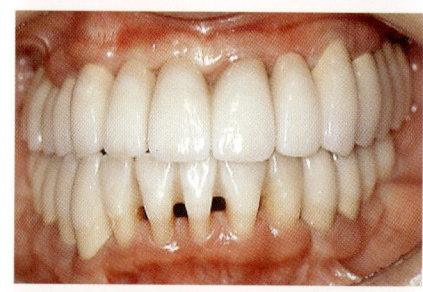

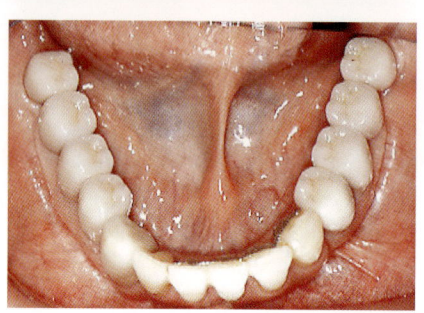

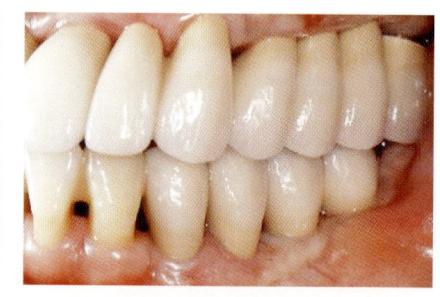

	図9-12d	
図9-12a	図9-12b	図9-12c
	図9-12e	

図9-12a〜e 最終補綴物装着時の状態．清掃性の高い歯周組織，精密な補綴物，安定した咬合が得られている．

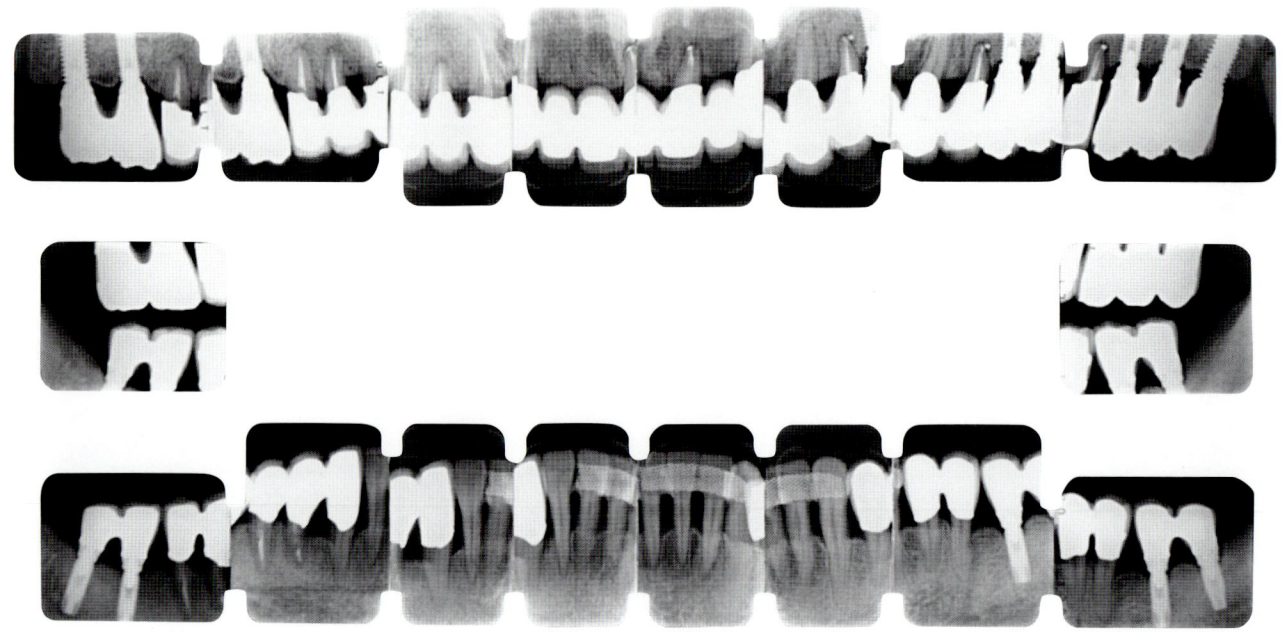

図9-13 術後の18枚法X線写真．骨の平坦化が得られ，歯肉溝の深さも2mm以下で安定している．

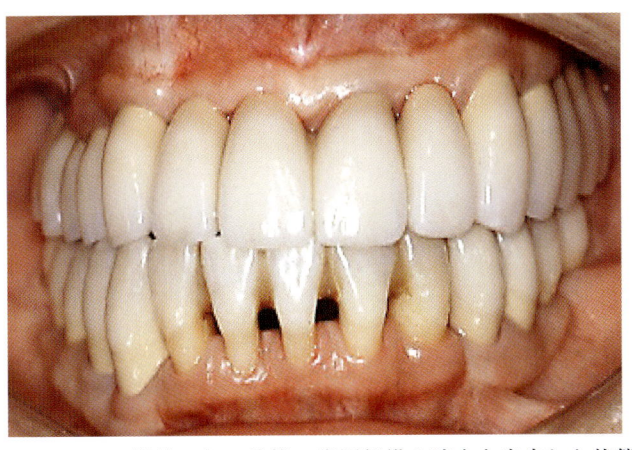

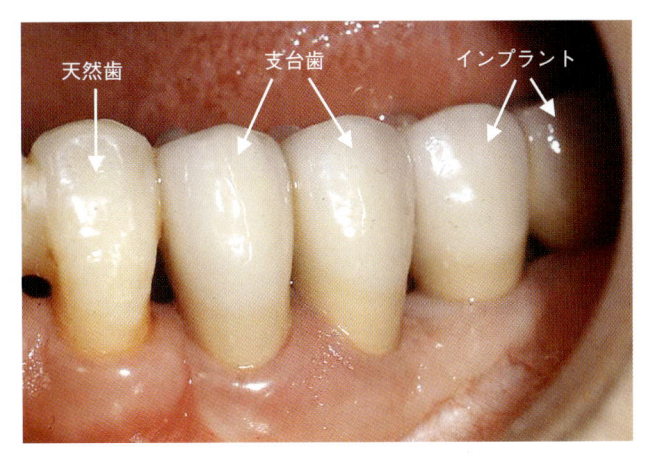

図9-14a, b　術後5年の状態．歯周組織や咬合も安定した状態を維持している．

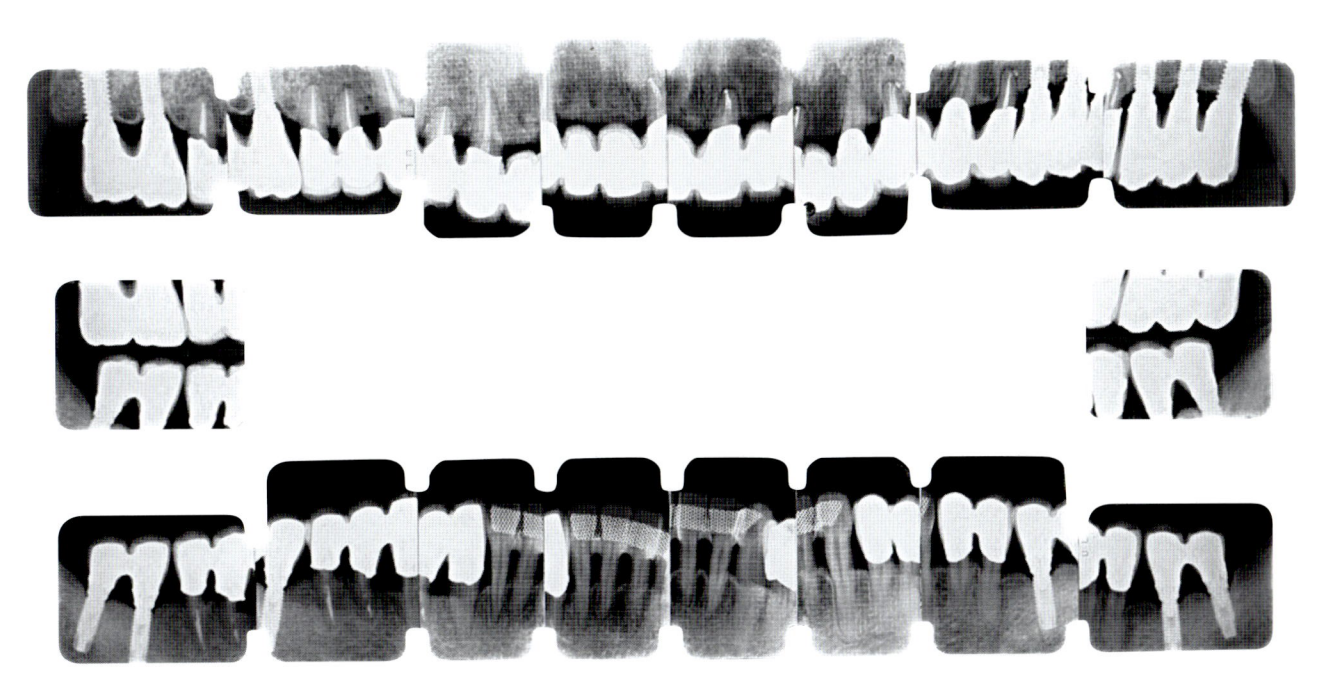

図9-15　術後4年の18枚法X線写真．

症例7　咬合の問題をともなう重度な歯周病の症例

患者：57歳，男性
初診日：平成17年12月9日
主訴：下顎左側臼歯部の咬合痛
既往歴：全顎的な矯正治療
アレルギー：特記すべき事項なし
患者の性格：まじめで熱心
患者の希望：できるかぎり固定式の補綴物による修復を希望
　　　　　　矯正治療も含め徹底した治療を受けたい
治療への協力度：口腔内を改善したい気持ちが強く，非常に協力的
口腔内清掃状態：自分なりにブラッシングしているが，歯列不正や不良補綴物があり清
　　　　　　　　掃状態は良好といえない

Problem List

・欠損歯：
7 6		2		5 7
7		2		7

・Hopeless：
4		6
		6

・プロービング値（4 mm以上）：
5 4		6
		6

・根分岐部病変：
	6

・歯列不正

治療計画

・プラーク・コントロールに対するモティベーションと口腔清掃指導
・SC/RP
・Hopelessな歯牙の抜歯
・GBR，Sinus Lift，インプラント
・インプラントによる暫間修復
・歯周外科処置：再生療法，切除療法，顎堤保存術
　Questionableな歯牙については，歯周外科処置時に保存の可否を決定することもある
ことを確認
・矯正治療（PAOOを併用）
・再評価：清掃性，機能性，審美性
・最終補綴
・ナイトガード
・メインテナンス

本症例のポイント

・臼歯部のインプラントによる咬合確保後に，天然歯の歯列不正を改善した状態で力
　のコントロールが可能かどうかがポイント．またPAOOを併用する矯正治療により
　治療期間の短縮を図った．

第14章 治療計画

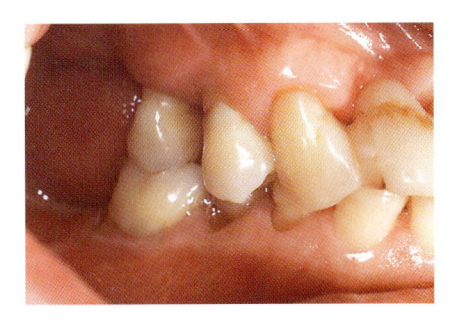

図10-1a〜e 57歳，男性．初診時．歯周病の進行による（骨欠損および）歯牙欠損にともなう咀嚼障害と審美性の改善を主訴に来院．

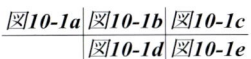

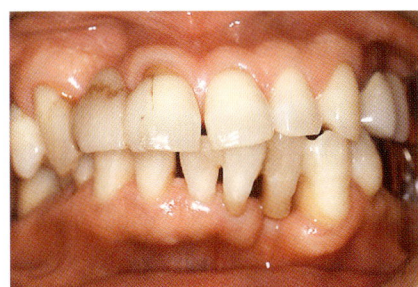

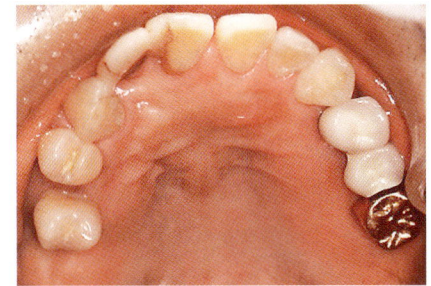

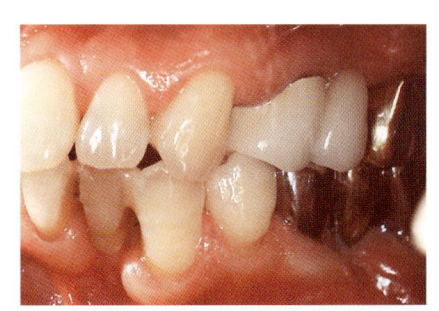

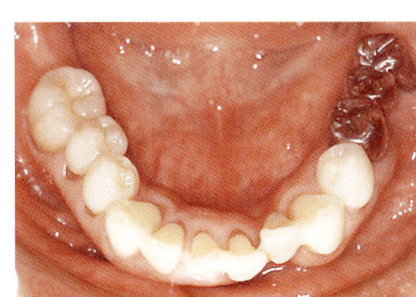

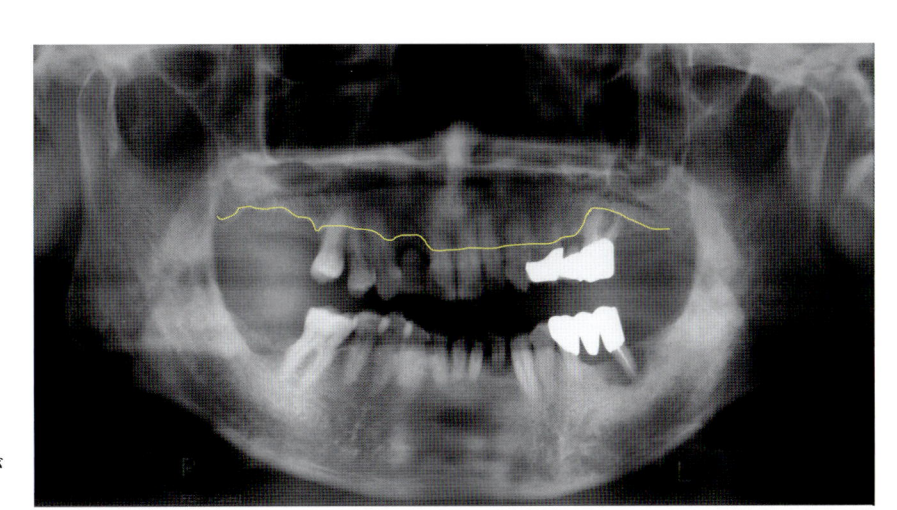

図10-2 初診時のパノラマX線写真．左上下臼歯部は根尖におよぶ骨吸収が見られる．

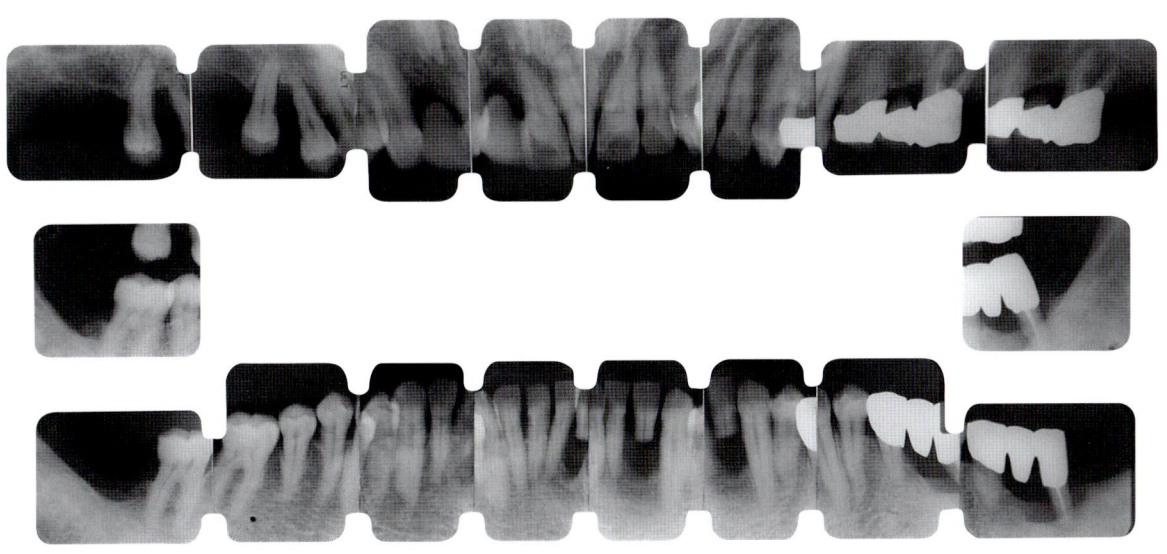

図10-3 初診時18枚法X線写真．水平および垂直的骨吸収，根分岐部病変，歯列不正など多くの問題が認められる．上下臼歯部はインプラント修復，他は矯正治療により歯牙の位置を改善し，歯周，補綴治療を行う予定とした．

457

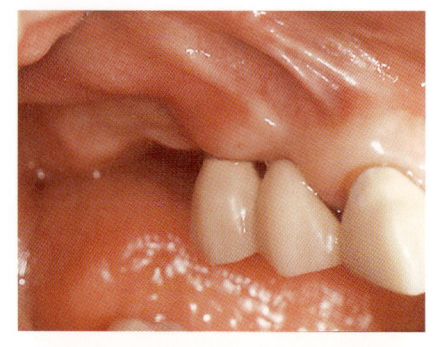

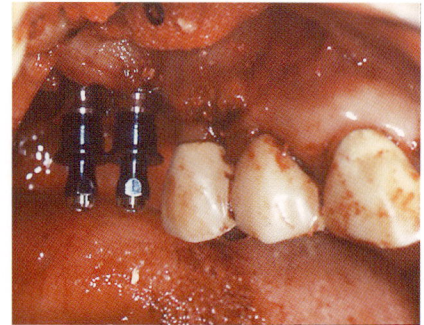

図10-4a | 図10-4b
図10-4c | 図10-4d

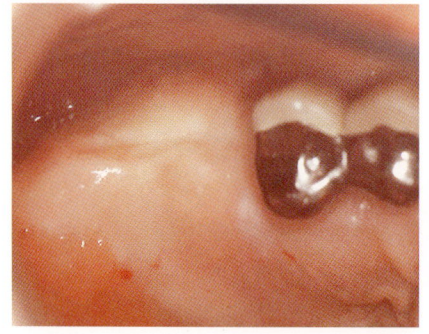

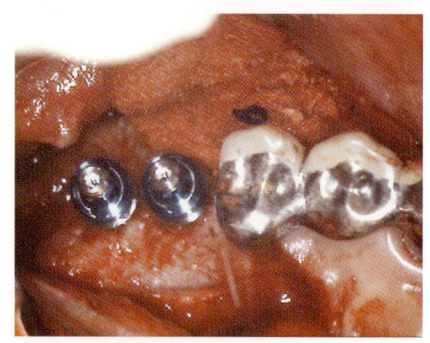

図10-4a〜d　初期治療として左上下臼歯部の保存不可能の歯牙の抜歯を行った後，右側の咬合確保のため，右上臼歯部のサイナスリフトとインプラント同時埋入を行った．

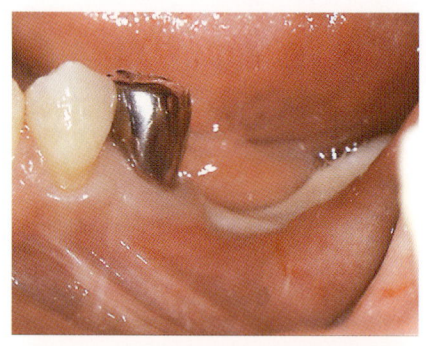

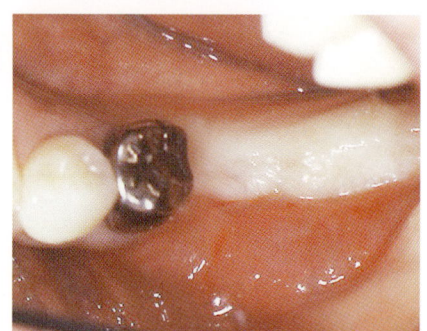

図10-5a | 図10-5b
図10-5c | 図10-5d

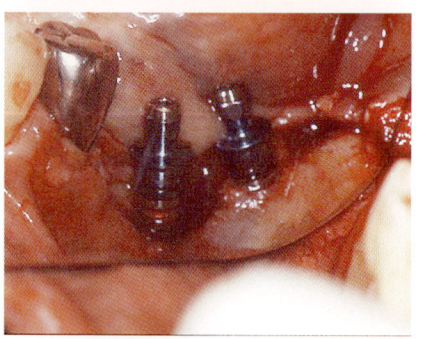

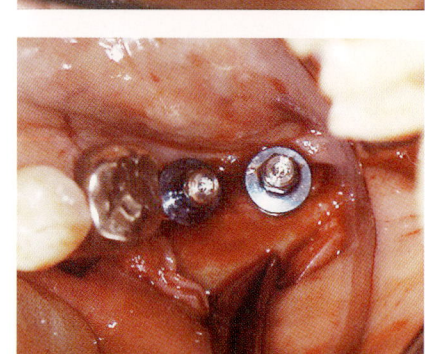

図10-5a〜d　右上臼歯部の治癒待ちの間に，左側下顎臼歯部にインプラント埋入と骨増大術を行った．

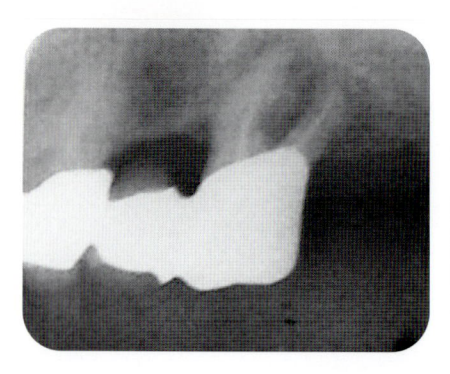

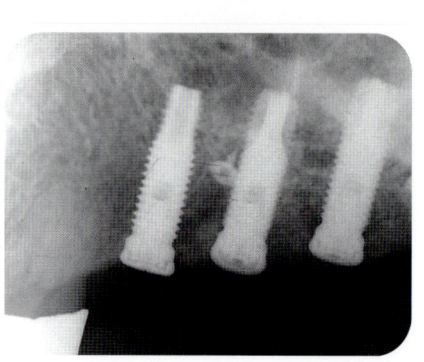

図10-6a | 図10-6b

図10-6a, b　上顎左側臼歯部はGBRにより骨増大を図った後，インプラントを埋入した．初診時とインプラント埋入直後のX線写真．

第14章 治療計画

図10-7a | 図10-7b
図10-7c | 図10-7d

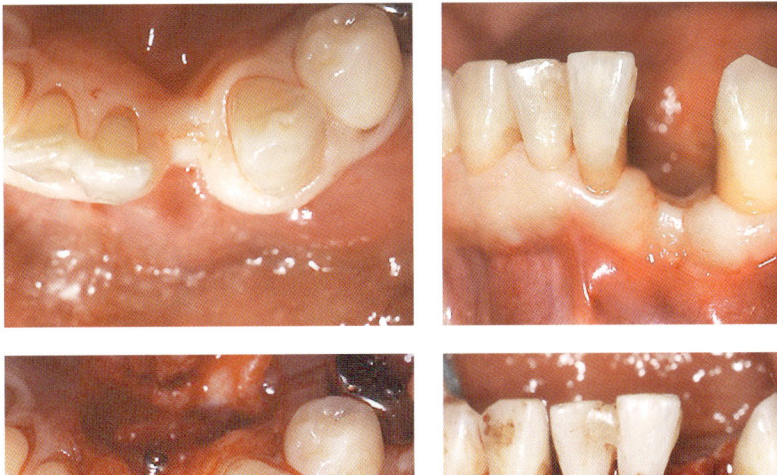

図10-7a〜d 臼歯部の治癒を待つ間に，下顎前歯部の欠損部の骨増大術を行った．この時点では欠損部に対して，インプラント治療を行うかブリッジによる修復を行うか決めていない．

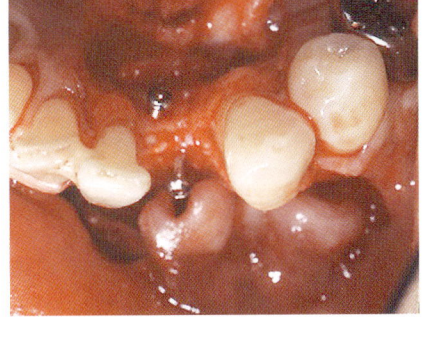

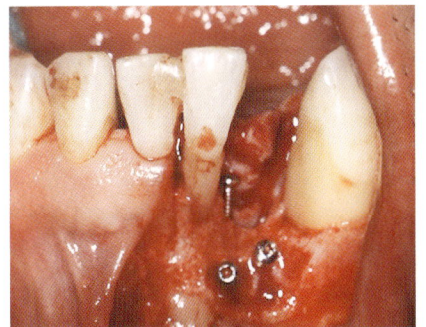

図10-8a | 図10-8b
図10-8c | 図10-8d

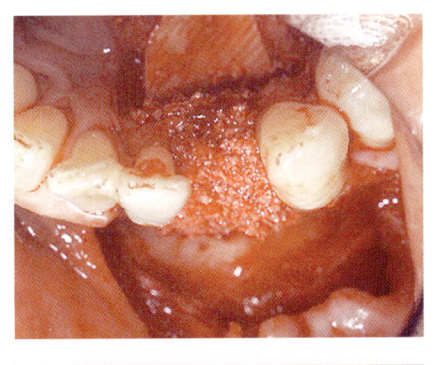

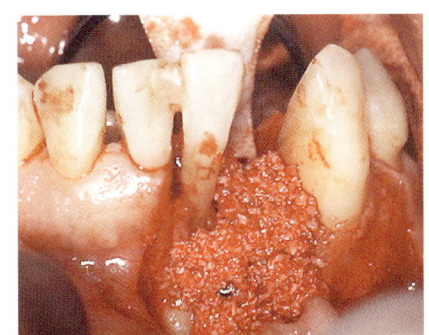

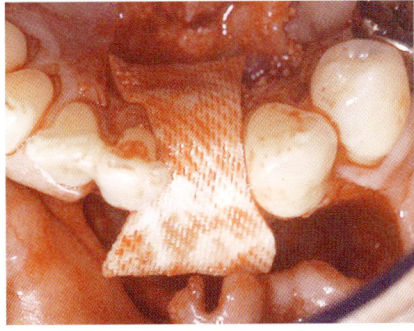

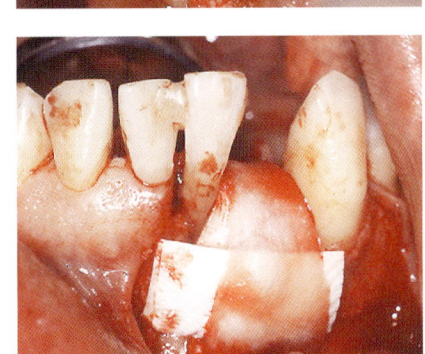

図10-8a〜d ピンを三次元的に固定し，骨移植材，吸収性膜を設置した．

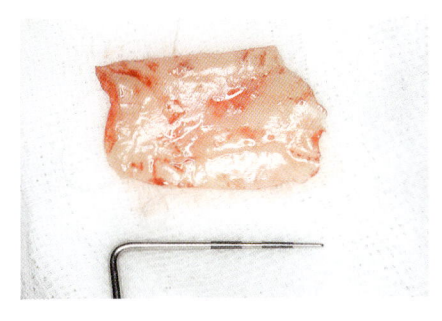

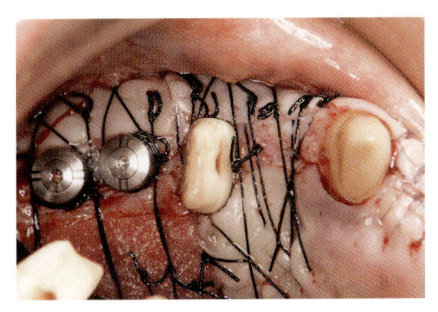

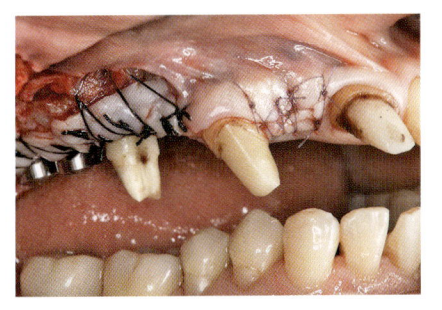

図10-9a〜c 上顎右側臼歯部の二次手術と同時に 4| の欠損部歯槽堤に対して結合組織移植片を用いた顎堤増大術を行った．

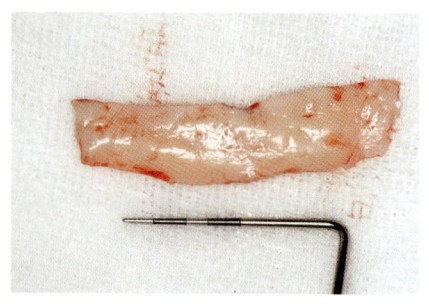

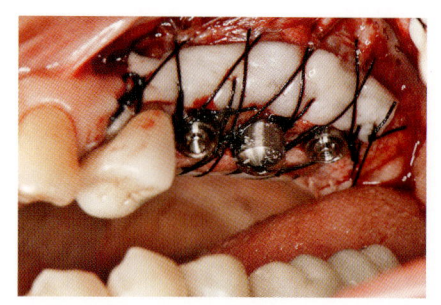

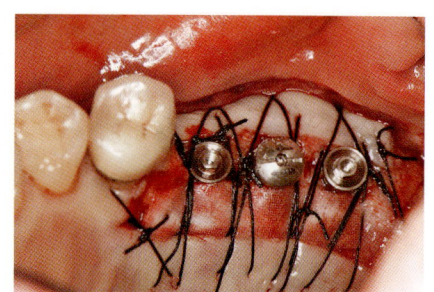

図10-10a〜c　遊離歯肉移植術を併用した上顎左側臼歯部の二次手術.

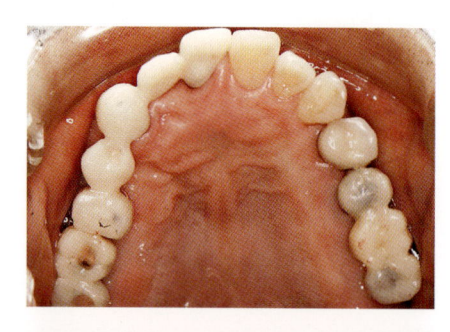

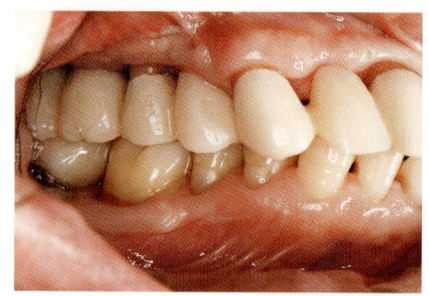

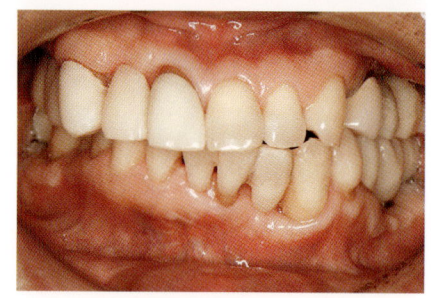

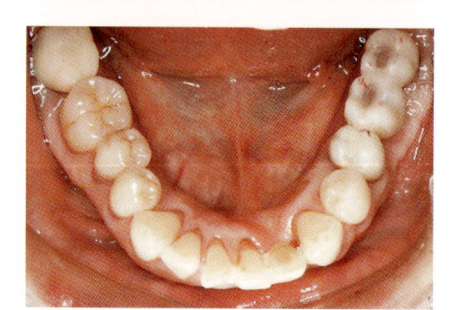

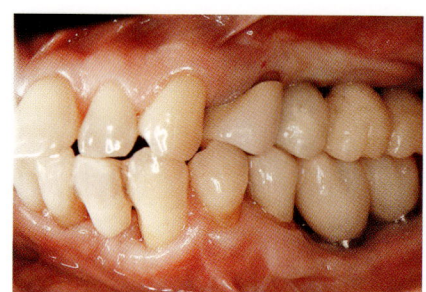

	図10-11d	
図10-11a	図10-11b	図10-11c
	図10-11e	

図10-11a〜e　インプラント上にプロビジョナル・レストレーションを装着し，臼歯部の咬合を確保した後に，小臼歯部から前方歯群の前方傾斜を矯正治療によりアップライトする計画を立てた．

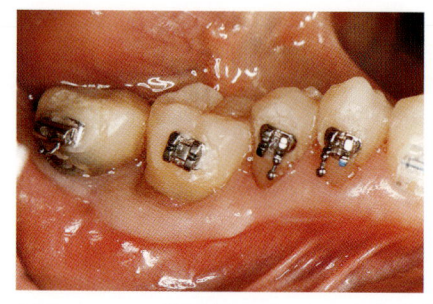

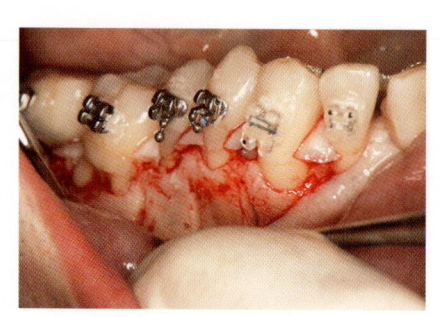

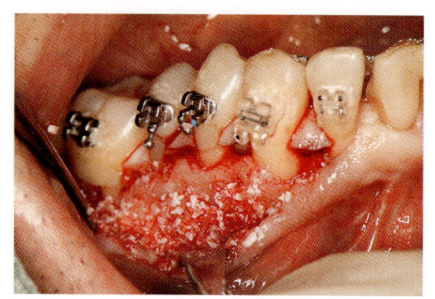

図10-12a〜c　矯正用のブラケットを装着し，PAOOを用いた矯正治療を行う．このことにより早期に歯牙の移動を行うことができ，かつ歯牙の根尖部の吸収が起こりにくい．咬合を確保するために矯正治療は片側ずつ行った．

第14章 治療計画

図10-13a | 図10-13b
図10-13c | 図10-13d

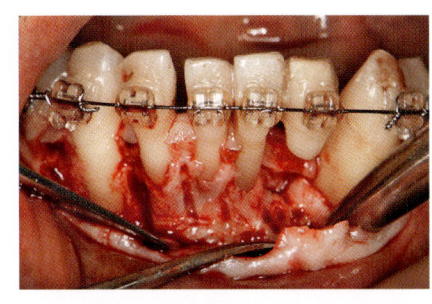

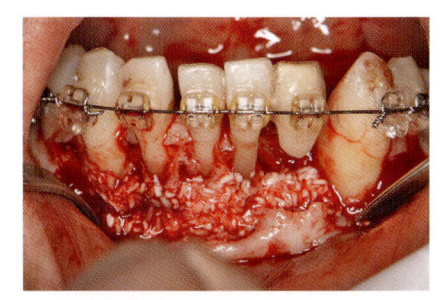

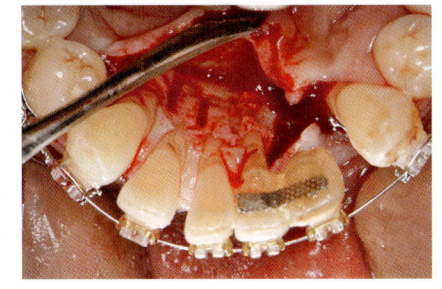

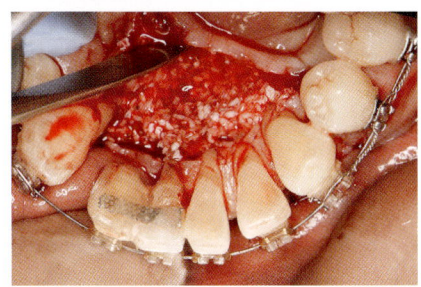

図10-13a〜d 臼歯部の矯正治療が終了した後，下顎前歯部の後方移動およびアップライトを図る．

図10-14a | 図10-14b
図10-14c | 図10-14d

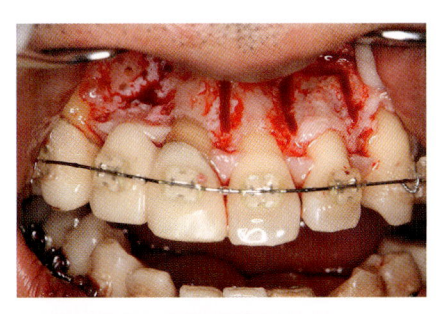

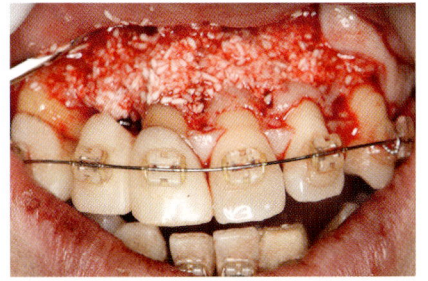

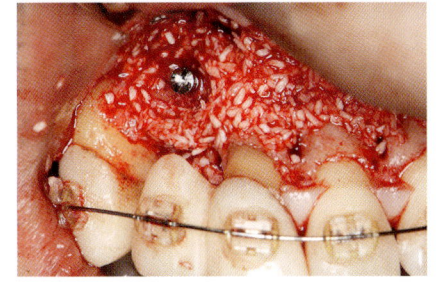

図10-14a〜d 下顎の矯正治療が終了した後，上顎前歯部の後方移動とアップライトを図る．

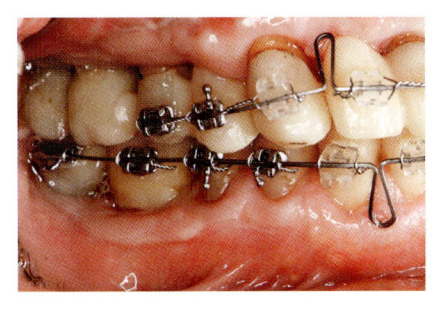

図10-15a | 図10-15b | 図10-15c
図10-15d | 図10-15e

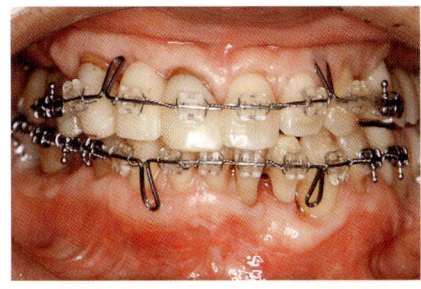

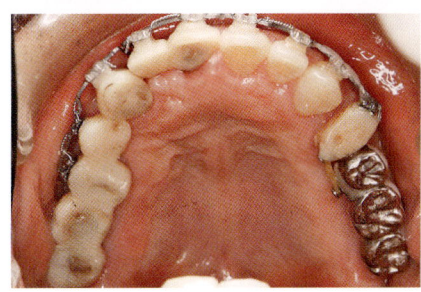

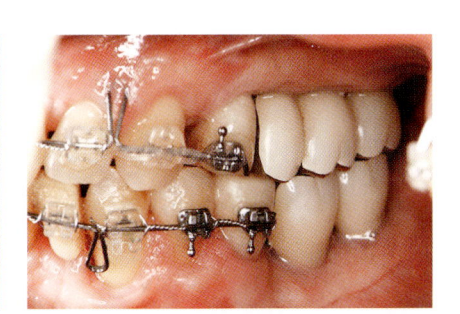

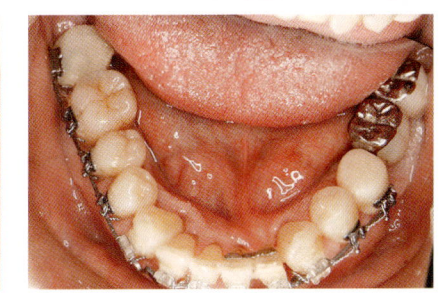

図10-15a〜e 矯正治療終了直前の状態．左側臼歯部はメタルプロビジョナル・レストレーションで咬合の確保を図っている．

461

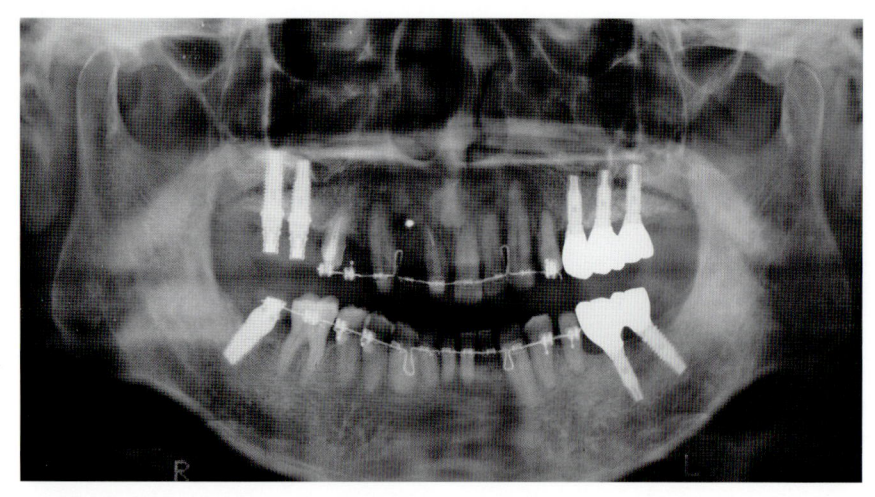

図10-16 矯正治療後のパノラマX線写真.

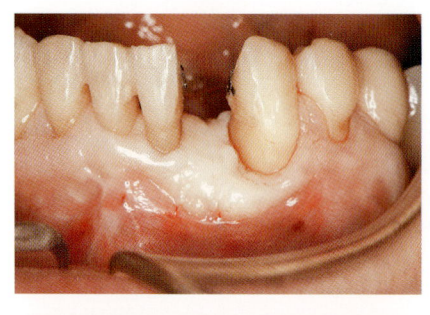

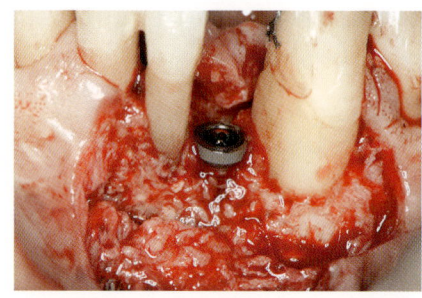

図10-17a | 図10-17b
図10-17c | 図10-17d

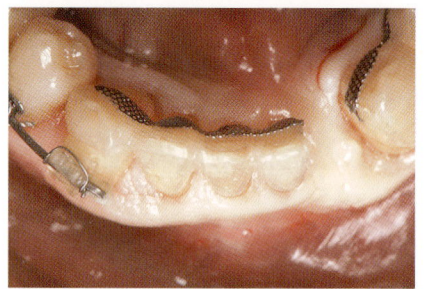

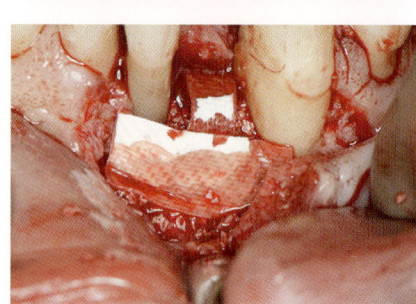

図10-17a～d 矯正治療終了後,欠損部の補綴方法を患者と相談した結果,ブリッジではなくインプラントによる修復を行うことに決定.インプラント埋入時にGBRも同時に行った.

図10-18a | 図10-18b | 図10-18c
図10-18d | 図10-18e

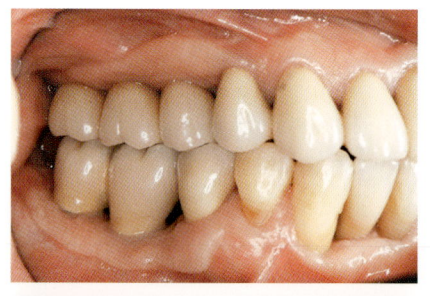

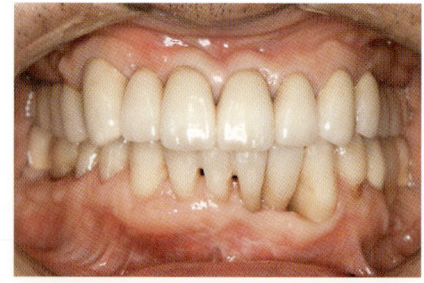

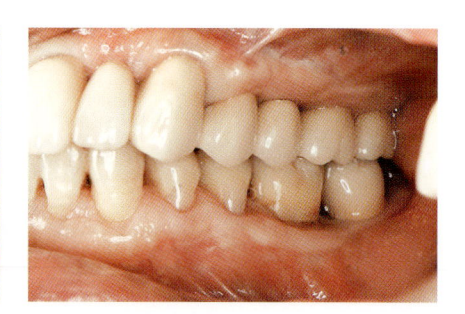

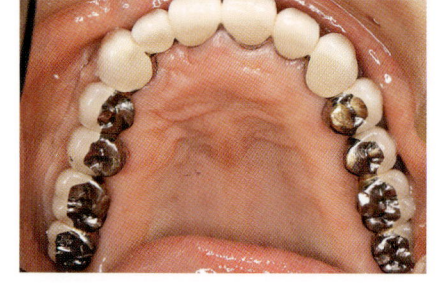

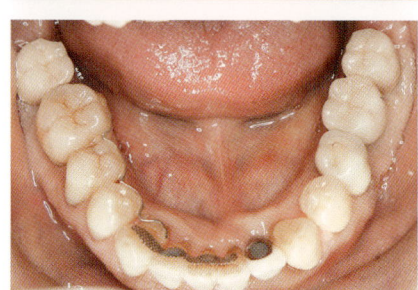

図10-18a～e 最終補綴物装着時の口腔内写真.メインテナンスしやすい歯周環境および安定した咬合が得られた.

第14章　治療計画

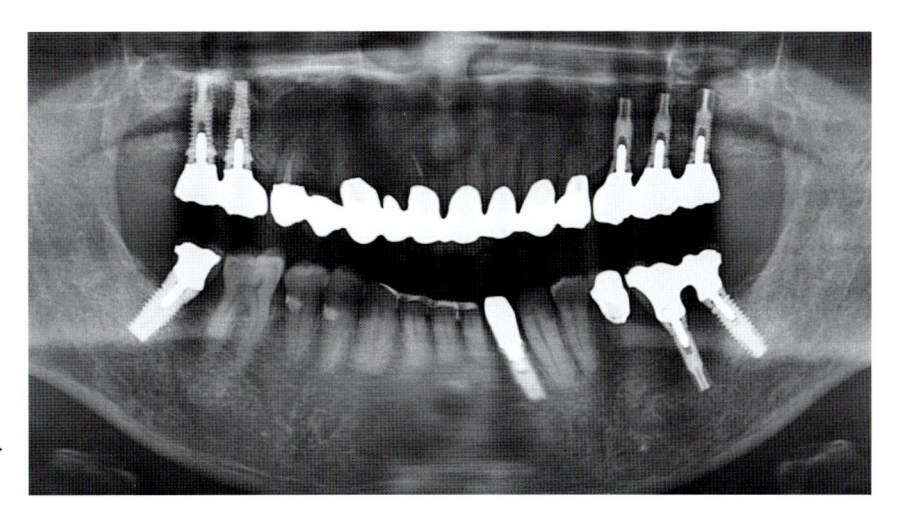

図10-19　最終補綴物装着後のパノラマX線写真．骨の平坦化が図られている．

歯周外科の計画を立てる場合に影響を与える因子について

　歯周外科を行うに際し，どのような点を考慮する必要があるかを事前に十分検討しなければならない．その歯周外科処置の計画を立てる場合に，影響を及ぼす因子を以下に整理する．

[歯周外科の計画を立てる場合に影響を与える因子]
- 咬合の安定度
- プロビジョナル・レストレーションの有無およびその範囲
- 手術の難易度
- 再生療法の必要性の有無
- 抜歯部位の有無
- 審美性に対する配慮の度合い
- 患者側の因子
- 手術に対する恐怖心の強さ
- 時間的制約

おわりに

　患者にとっての"最良の治療計画"とは，この言葉の意味から考えれば，たった1つしか存在しないものなのかもしれない．しかし，現実には治療計画は非常に多くの事柄に影響を受け，さまざまなかたちに変化し，異なった治療結果を生んでいる．術者側の問題としては，術者の考え方や性格，治療のオプションの幅，技術的レベル，医院の診療体制など，患者側の問題としては全身疾患，精神的問題，経済的・時間的制約，健康に対する価値観，性格，さらには予期せぬ環境の変化などが治療計画に多大な影響を与えている．それゆえ，実際にはすべての患者が理想的な治療を受けられるわけではないし，すべての歯科医師がそれを施せるわけでもない．だからといって常に妥協的な治療

でよいというわけではない．われわれは常に"最良の治療計画"を考え，それを遂行して"最良の結果"を得るために努力しなくてはならない．では，"最良の結果"とは一体何か．"患者の満足する治療結果が長期間維持されること"ではないだろうか．このような考え方から，われわれは"予知性"という言葉を本書のなかで用いた．臨床における歯周治療においてできるだけ多くの予知性の高いオプションをもち，さまざまな症例に対応できるようにそれらを適切に組み合わせ，"最良の治療計画"を立てることが10年後，20年後にも患者の満足を得られる"最良の結果"に繋がるのではないだろうか．

参考文献

1. Ramfjord S and Ash M : Periodontology and Periodontics. 330, W B Saunders, Philadelphia, 1979.
2. Goldman HM, Cohen DW : Periodontal Therapy. 6th ed, Mosby, St Louis, 1981.
3. Lindhe J : Textbook of clinical Periodontology. Munksgaard, Copenhagen, 1983.
4. Nevins M, Mellonig JT : Periodontal Therapy. Clinical approaches and evidence of success, Vol.1, Quintessence Publishing, Chicago, 1998.
5. Caton J : Proceedings of the World Workshop in Clinical Periodontics. Periodontal diagnosis and diagnostic aids, American Academy of Periodontology, 1989.
6. Kramer G : The case for ostectomy-A time-tested therapeutic modality in selected periodontitis sites. Int J Periodont Rest Dent, 15 : 229-237, 1995.
7. Nevins M : Long - term periodontal maintenance in private practice. J Clin Periodontol, 23 : 273-277, 1996.
8. Ochsenbein C : A primer for osseous surgery. Int J Periodont Rest Dent, 6 (1) : 8-47, 1986.
9. 畠山善行：第1回治療計画セミナー．日本臨床歯周病談話会会誌，7：27-35，1989.

第15章

歯周治療後のメインテナンス

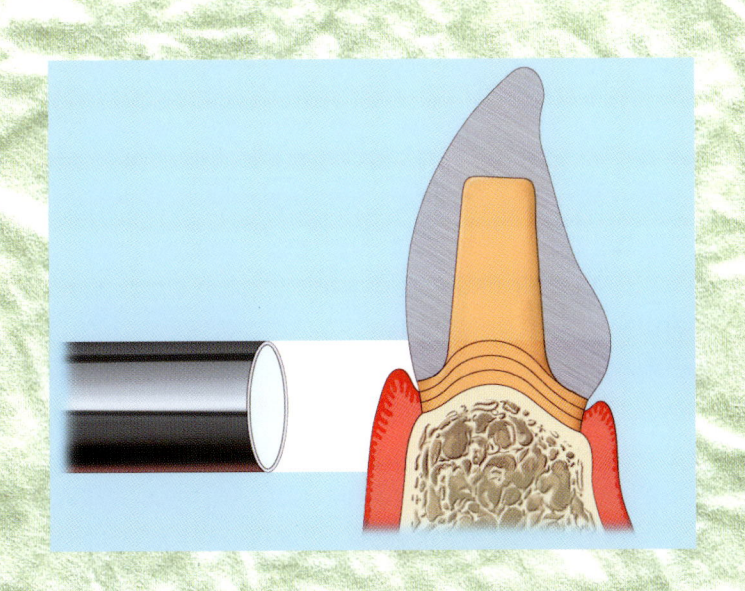

はじめに

歯周治療の期間中に患者にとって清掃性の高い（cleansabilityの高い），術者にとってメインテナンスしやすい（maintenabilityの高い）口腔内環境を確立することが重要であるが，治療終了時にcleansabilityとmaintenabilityが本当に十分に確立できたかどうかにより，その後のメインテナンスのあり方も違ってくる．

アメリカ歯周病学会[1]では，メインテナンスを歯周治療の一環として位置づけ，動的治療の後に継続して行われるもので，歯周病のメインテナンス療法（Supportive Periodontal Therapy——以後SPTとよぶ）とし，これが歯周外科療法と補助的療法を含む歯周治療後の患者の管理（Periodontal Maintenance Procedure——以後PMPとよぶ）であるとして，従来のメインテナンスの概念を一変させた．

> Maintenance ＝ Supportive Periodontal Therapy（SPT）

本章では，このSPTの概念を臨床に即して理解するとともに，これを臨床のなかでどのように取り入れていくかについて述べる．

● メインテナンス＝*Supportive Periodontal Therapy*

患者も歯科医師も治療結果を長く健全な状態で維持したいと望んでいるが，年数を経るといろいろな問題が起こる場合もある．その際，どこまでが患者の責任で，どこまでが術者の責任になるのか思い迷うことがある．治療しない方がかえって安全ということで，その場しのぎの治療を繰り返した末に歯列の崩壊を引き起こし，それを患者側の責任にしてしまうことの方が歯科医師として責任が重いのではないだろうか．

診査・診断から，治療計画，初期治療，歯周外科処置，補綴治療など各段階で厳密なチェックを行いながら，長期的な歯列の維持，安定を目指した治療を行うよう努力をすれば，メインテナンスの段階での問題を最小限にすることが可能になるであろう．しかし，現実にはメインテナンス中に新たな問題が起こる可能性があるため，それぞれの患者に合った厳密なメインテナンス・プログラムを確立する必要がある．もし問題が起こった場合でも，適切な対応策を身につけておくことが重要で，そのような努力が治療結果の永続性に繋がるものと考える．

メインテナンスを行わない患者の歯の喪失率が高くなることは，多くの文献で示されている．ゆえに，治療結果の永続性はSPTにかかっているといっても過言ではない．しかし，積極的治療期間に口腔内環境をどの程度管理しやすい状態にできたかによってメ

［メインテナンスに移行するのに望ましい条件］

- 浅い歯肉溝（できれば3mm以内が望ましい）
- プロービング時に出血がない
- 垂直的な骨欠損や骨レベルに極端な段差がない
- 根分岐部病変がない
- 歯肉-歯槽粘膜に問題がない
- 咬合が安定している
- 動揺がコントロールされ安定している

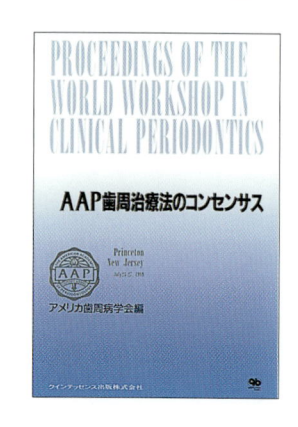

インテナンスの内容も違ってくる．また，重度の患者ほど積極的治療期間が長くなる傾向にあるが，術者が明確な積極的治療のゴールを決定せずに治療を進めると，いたずらに治療期間を延ばすことになり，ひいては問題を残したままメインテナンスに移行せざるをえないこともある．このような状況に陥らないためにも，ここに示した"メインテナンスに移行するために望ましい条件"を積極的治療のゴールと考え，効率よく治療を進めることが重要なポイントとなる．

メインテナンスの分類

メインテナンスを行うためには，その目的が明確でなくてはならない．Schallhorn and Sniderは1981年に発表した論文のなかで，歯周病の発生，進行，再発の観点からメインテナンスの目的として以下の3項目を提唱した．

[メインテナンスの目的]
- 病変の発生の防止
- 既存の病変の進行の防止
- 処置後の病変再発の防止

そして，Schallhorn and Sniderは，これらの目的に沿って，実際に臨床でメインテナンスを行う場合の分類を，その内容，期間などから以下の4つのメインテナンス・プログラムに分類した．

[メインテナンス・プログラムの分類]
- Preventive Maintenance
 （予防的メインテナンス）
  歯周組織が健全な場合で，病変の発生の防止を目的とする
- Trial Maintenance
 （試験的メインテナンス）
  付着歯肉不足や初期の根分岐部病変など境界病変を有する場合に，その病変の進行を防止する目的で行う
- Compromise Maintenance
 （妥協的メインテナンス）
  全身疾患や口腔衛生状態が不良で適切な治療ができない場合に，進行を防止する目的で行う
- Post-treatment Maintenance
 （治療後メインテナンス）
  積極的治療終了後に再発防止を目的に行う

これら4つのメインテナンス・プログラムは，メインテナンスの目的とする方向が異なることから，1人ひとりの患者に合わせて用いられるべきである．

メインテナンスの重要性──コンプライアンスを得るために

歯周治療は長期間にわたることが多く，積極的な治療が終了すると患者はもう通院しなくてもよいという錯覚に陥りやすい．また積極的な治療中はブラッシング状態が良好であっても，年月が経過するにつれブラッシングの状態が悪くなることはよく経験することである．しかし，歯科疾患の多くは，症状を自覚した時点ではその病状は相当進行していることが多く，とくに歯周疾患の既往のある患者では再発する可能性は高いと考えられる．そのため歯科医院スタッフはもちろん，患者に歯周治療後のメインテナンスの重要性を認識させ，実践，継続させることは治療結果の永続性には欠かすことのできないことである．

コンプライアンス

メインテナンスにおけるコンプライアンスとは，患者が歯科医師サイドの呈示したメインテナンス・プログラムを受け入れ，実践することをいう．

治療後1年や2年は患者も定期的なメインテナンスに応じる場合が多いが，それ以上経過するとメインテナンスに応じない患者も多くなる．歯周治療におけるコンプライアンスは歯周病再発を防ぐうえで非常に重要であり，患者の口腔内を健全に維持するためにはコンプライアンスの獲得は必須である．

[コンプライアンスが獲得できない原因]

[外的要因]	・経済的理由	[内的要因]	・消極的態度
	・転職，転居		・不安定な対人関係
	・家族，友人の影響		・ストレス
	・全身的疾患の発症		・歯科に対する不信感

症例1にメインテナンスにおいてコンプライアンスが獲得できなかった症例を示す

症例1 前歯部の救急処置（全顎のSC/RPを含む）後，患者の仕事の都合で6年間歯科治療をまったく受けず，メインテナンスもされていなかった症例．全顎にわたる骨の喪失がみられる

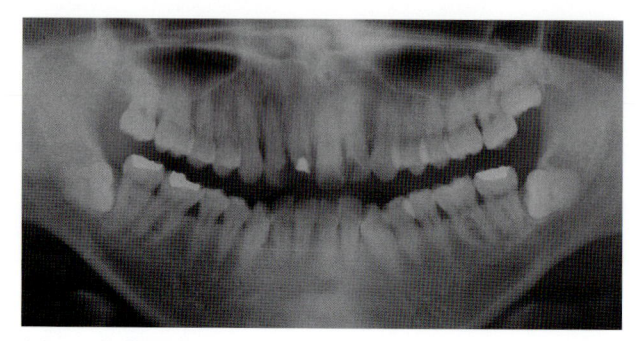

図1-1 初期治療および上顎右側前歯部の処置を行った後，メインテナンスの重要性を話したが，その後，仕事の都合で来院がなかった．

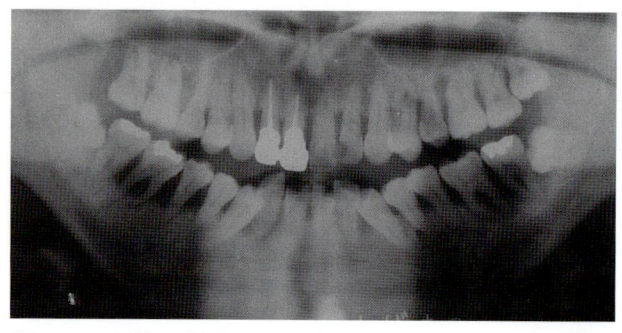

図1-2 6年後，全顎にわたる骨吸収がみられ，左右臼歯部の歯肉の腫脹，疼痛を主訴に来院．

[メインテナンス期間中の歯牙喪失に関する文献的考察]

治療後の患者のコンプライアンスや，長期間メインテナンスすることによりどのくらいの歯牙が保存できるかなどの，メインテナンス期間中の歯牙喪失に関する代表的な文献を以下に示す．

[文献1]

Hirschfeld L, and Wasserman B : A long-term survey of tooth loss in 600 treated periodontal patients. J Periodontol, 49 : 225-237, 1978.

[方法]
- 歯周治療を受けた600人の患者に平均22年（15～53年）間メインテナンスを行った結果，歯牙喪失数で以下の3つのグループに分類した．
  well-maintain　　　（歯牙喪失数0～3本）　83.2%
  downhill　　　　　 （歯牙喪失数4～9本）　12.6%
  extreme downhill　（歯牙喪失数10～23本）　4.2%
  歯牙総数15,666本中1,110本の喪失　7.1%

[結論]
- 根分岐部病変を有する歯牙では31.4%の歯牙喪失であった
- 歯牙喪失の傾向として両側性に現れやすく，$\overline{7}$がもっとも喪失しやすく，$\overline{3}$，$\overline{4}$は残存することが多い

[文献2]

Becker W, Berg L, Becker BE : The long term evaluation of periodontal treatment and maintenance in 95 patients. Int J Periodont Rest Dent, 4 (2) : 55, 1984.

[方法]
95人（24～74歳，平均年齢46歳）[3]に対して中等度の歯周疾患に対する外科処置後のメインテナンスについて考察．

[結果]
- メインテナンス間隔　5.2か月
- 平均期間6.58年で歯牙喪失率は全歯牙中　6.21%（0.24本/年）
- 適切な歯周治療とその後のメインテナンスを行うことで，中等度から高度の歯周ポケットを最小限の骨吸収で抑えることができる
- メインテナンス・プログラムから22%の患者が脱落

[文献3]

Wilson TG, Glover ME, Schoen J, Baus C, Jacobs T : Compliance with maintenance therapy in a private periodontal practice. J Periodontol, 55 : 468, 1984.

[方法]
961人の患者について，8年の間リコールに来院するかどうかを調べた．

[結果]
- 定期的に来院　　　16%
- たまに来院　　　　49%
- まったく来院しない　34%

患者のコンプライアンスを得るために，指導内容を簡単明瞭にし，患者の要求に応じてやる気を向上させる，コミュニケーションを図るなど，歯科医院サイドの努力も必要である．

このような歯科医院サイドの努力や患者の口腔管理に対する意識の向上なども相まって，1993年にWilsonが発表した報告では，1984年に発表したコンプライアンスが獲得できた患者の割合（16%）と比較して，2倍の割合（32%）の患者のコンプライアンスが獲得できたとしている．

症例2に著者らの患者でコンプライアンスが十分獲得できた症例を示す

症例2 歯周治療後10年以上にわたって定期的にメインテナンスを行い，歯列の維持安定が図られている症例

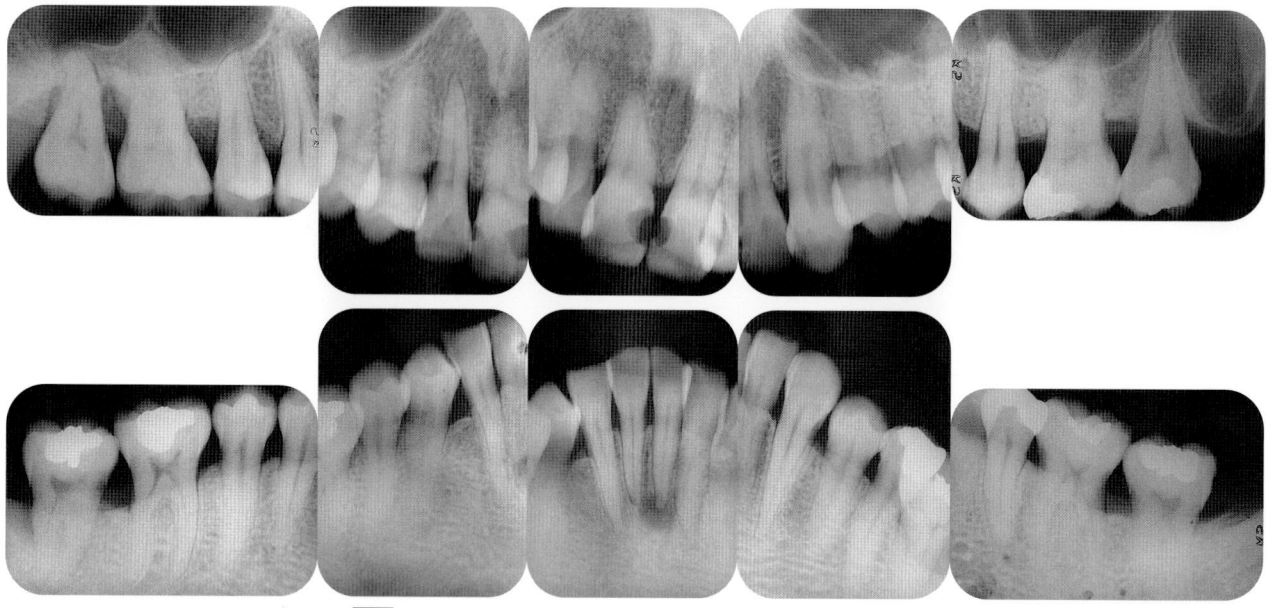

図2-1 35歳，女性．7 6 5|6 7，6|6 は7〜9mmの歯周ポケットが存在した．下顎右側以外の臼歯部はすべてAPFを行った．

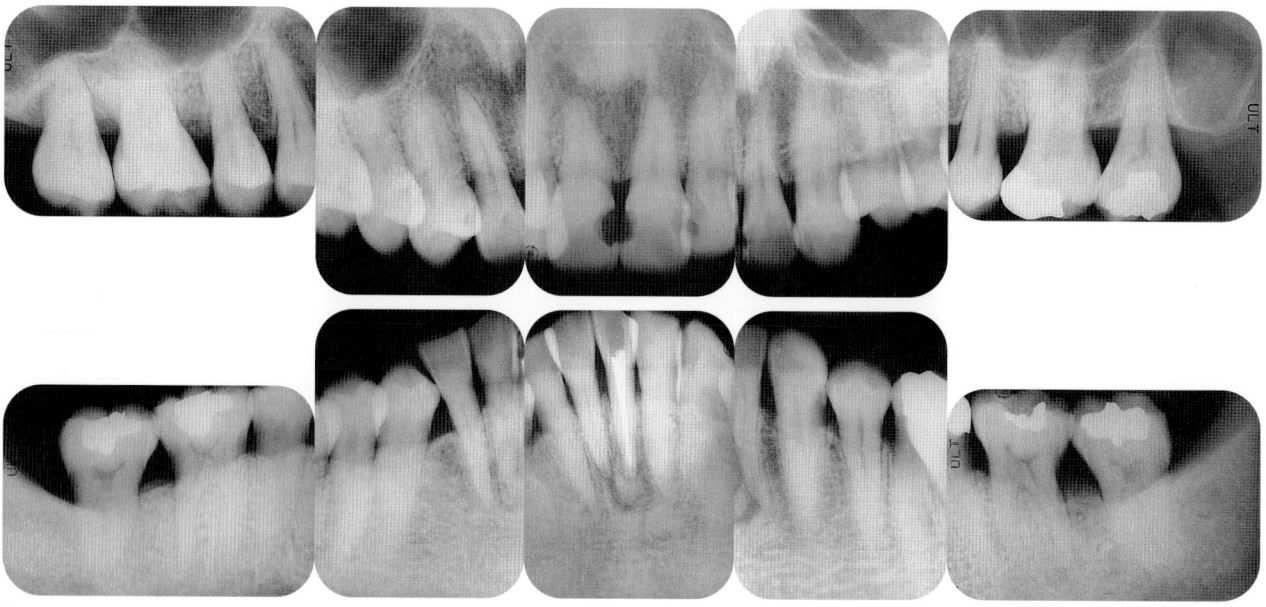

図2-2 10年後の全顎X線写真．患者の熱心なブラッシングとほとんど欠かさない3か月ごとのリコールにより，全歯牙は3mm以内の健康な歯肉溝が保たれている．

また歯科医院サイドはメインテナンス時の口腔内写真やX線写真などの客観的な記録と，その整理が必要不可欠である．パノラマX線診査は通常2～3年間隔で行う．初診時とメインテナンス時を比較するうえでX線，口腔内写真などは規格化された方法で撮影することが望ましい．

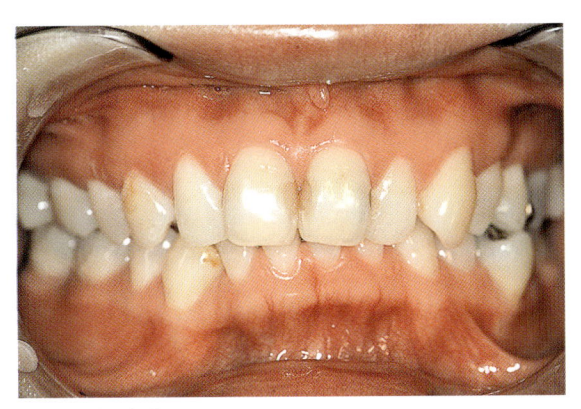

図2-3 初診時．

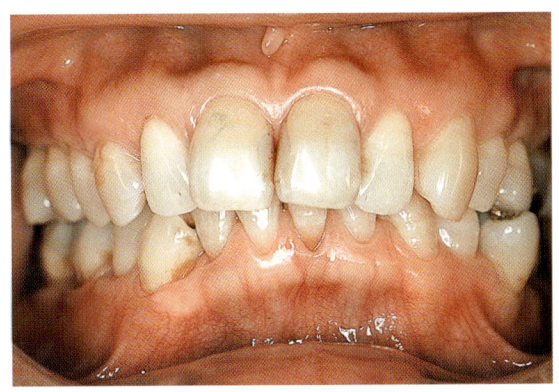

図2-4 11年後．1|1は途中コンポジット充填をやり直した．倍率はほぼ同じであるが，カメラの焦点距離が異なるためやや違ってみえる．

以上，メインテナンスにおけるコンプライアンスの重要性を説明してきたが，結果的に患者のプラーク・コントロールを維持させるための条件を，歯科医院サイドおよび患者サイドでの努力に分けて整理してみた．

[患者のプラーク・コントロールを維持させるために]

[歯科医院サイドでの努力]
- ●スタッフに対して
  - ・歯科医院でメインテナンス・システムを確立する
    - スタッフの人数を揃える
    - 歯科衛生士にメインテナンス時の役割を認識してもらうよう指導する
  - ・患者の信頼を得る
  - ・患者に質問しやすい状況をつくり，患者の話をよく聞く
  - ・来院しやすい雰囲気づくり
  - ・リコール前の連絡　　　　　など
- ●患者に対して
  - ・なぜブラッシングが必要かをわかりやすく説明，指導する
  - ・なぜメインテナンスが重要なのかを理解してもらう
  - ・メインテナンスごとに患者の歯周組織の状態を記録し，以前の状態と変化がないかチェックを行い，現状をわかりやすく説明する
  - ・全身状態の変化がないかどうかチェックし，状態に応じて対応できるシステムを確立する
    - など

[患者サイドの努力]
- ・毎日のブラッシングを指示どおり行う
- ・現状を理解し，定期的なメインテナンスに応じる
- ・異常があれば歯科医院に連絡する　　　　　など

メインテナンスの診査項目

実際のメインテナンスで行われる診査（チェック）項目は以下のようなものが考えられる．

[メインテナンス時の診査項目]
・全身的健康状態の診査
・一般的歯科検査
・プラーク，歯石沈着の診査
・歯周組織の診査
・X線診査
・咬合診査　　　など

以下，これらの項目に沿ってその実際と問題点をさぐってみる．

[全身的健康状態の診査]

近年，全身疾患と歯周病との関連の研究が数多く行われてきており，今まで推測でしかなかったことが徐々に解明されてきている．歯周疾患は歯周病原因菌の感染により生じ，その進行は細菌と宿主のバランスに左右される．そのため糖尿病や心疾患などで宿主の健康状態が減弱したときに急激に進行する可能性が高い．このような場合，口腔内のプラーク・コントロールはもちろんのこと，全身状態のコントロールも重要である．

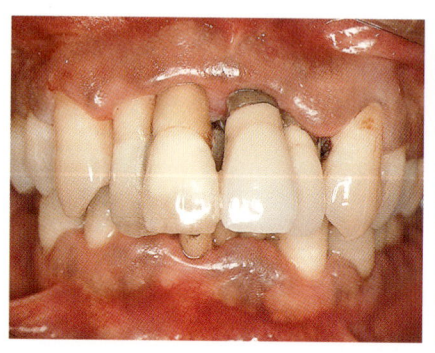

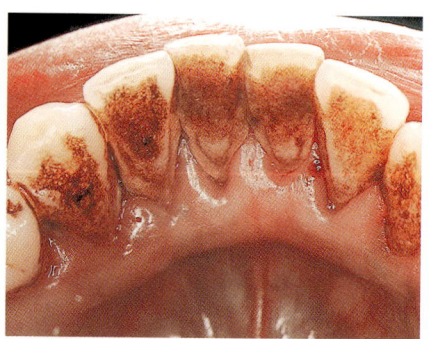

図3　糖尿病に罹患している47歳の男性の正面観．歯肉の炎症が顕著で出血しやすい状態である．
図4　喫煙者の下顎前歯部舌側面観．着色が顕著で，この状態だとプラークが付着しやすい．

そのなかで糖尿病や喫煙は歯周病に対して多大な悪影響を与えるリスクファクターといわれている．糖尿病に罹患した状態では，宿主が弱くなるばかりでなく，歯周組織を構成する結合組織の構造にも変化が生じ，そのため歯周処置に対する反応は通常とは異なり，治癒が遅くなる．

糖尿病は患者の自覚症状が乏しい場合，医院での治療の際に歯科医師も糖尿病であることを見逃してしまうおそれがあるので，とくに観血処置が必要な場合は患者に確認するだけでなく，内科医との相談，検査が必要である．現在，糖尿病の程度を調べる検査データでは糖との結合の割合を示すHbAlcが注目されている．赤血球が骨髄中で産生されるとき，Hb（ヘモグロビン）は血中の糖と結合してグリコヘモグロビンとなる．過去

表1 歯周疾患に対する感受性の高さ.

	Odds Ratio (危険率)
P.Gingivalis	1.6
糖尿病	2.3
喫煙	4.8

（Odds Ratioが高いほど感受性が高い）

2か月の血中糖濃度により，HbAlcの値は左右されるため，血糖値を測定する直前だけ血糖値を下げるような食事や運動を行ってもHbAlcは影響を受けないので，糖尿病判定のための有用な指標となっている．

また，タバコは天然成分で現在わかっているだけで約4,000種類の物質が含まれており，そのうちの200種類以上が有害物質とされている．そのなかのニコチンには精神を安定させる作用があるが，吸収量によっては依存性がある．また誤飲などで乳幼児が死亡するくらいの毒性があり，その毒性は青酸に匹敵するともいわれている．銘柄によるが，タバコ1本中には0.1～1.6mgのニコチンが含まれており，致死量は30～60mgといわれている．

口腔内への作用には，ニコチンによる末梢血管の収縮があり，そのため血液供給が悪くなり，とくに歯周治療では非外科的，外科的治療にかかわらず治療に対する反応はよくないと考えられている．糖尿病や喫煙だけでなく全身的，局所的に悪影響を与える因子は可能なかぎり取り除くことが望ましい．

また，成人性歯周炎が心臓血管疾患の危険因子にもなるということが明らかになりつつある．そのメカニズムは口腔内の炎症が血流を介して心臓血管に波及するもので，歯周炎と心臓血管疾患では多くの共通の炎症性物質が同じ作用をしていることが推測される．炎症性物質がコレステロール沈着，血管平滑筋の増殖，血栓形成などを引き起こし，結果的に心臓血管疾患の原因となる粥状硬化を発生，悪化させるものと考えられる．

［一般的歯科検査］

メインテナンス・プログラムの患者は一般的歯科治療も終了しているため，大きな問題はないが，メインテナンス期間が長期にわたると，つぎにあげる問題が生じる可能性があり，チェックを要する．

［一般的歯科検査でのチェック項目］

・カリエス　　　　　　　・咬耗，摩耗
・修復物の脱離　　　　　・ブラキシズム
・知覚過敏　　　　　　　・クラスプの不適合
・歯牙の動揺　　　　　　・床の不適合　　　など

［プラーク，歯石の沈着］

プラーク，歯石の沈着の診査はメインテナンス・プログラムでもっとも重要な診査の1つである．歯周病の原因がプラークであることから，もしプラークが沈着していればその徹底した除去を行う．メインテナンスの間隔が長期になると患者によるプラーク・コントロールに頼るところが大きくなる．そのためにメインテナンスに移行する前に患者のモティベーションの再強化を図るとともに，メインテナンスに移行する前に可能なかぎり患者自身による清掃が行える口腔内環境を整えることが重要となる．先にあげたコンプライアンスは時間がたつとともに薄れていくもので，5年，10年と経過していくなかで，なぜプラーク・コントロールが必要なのかをメインテナンスごとに患者に説明し，プラーク・コントロールを習慣づけることが肝要である．

[歯周組織の診査]

歯周組織の診査にあたってのチェック項目を以下にあげる．

[歯周組織の診査チェック項目]

- プラーク，歯石の沈着の程度
- 歯肉の状態（色，形態など）
- プロービング値
- 歯肉からの出血，排膿の有無
- アタッチメント・レベルの変化
- 根分岐部病変の存在の有無
- 歯肉退縮
- など

歯周ポケットの増大は歯肉が増殖して生じる仮性ポケットと，付着の喪失により歯周ポケット底が根尖側へ移動して生じる真性ポケットの2つが考えられる．この付着の変化はプロービング値の変化では把握できず，アタッチメント・レベルの変化で判断する．そのためにも初診時，治療終了時，メインテナンス時など頻繁にプロービング値とアタッチメント・レベルを測定し，変化が認められる場合はX線診査も同時に行い，付着の喪失および骨吸収の有無を確認する．メインテナンスに移行するのに望ましい条件が満たされていれば，定期的なメインテナンスでその状態を維持することは比較的容易かもしれない．しかし現実の臨床において，すべての問題点を解決できないままメインテナンスに移行せざるをえない場合もある．このような場合，将来起こりうる可能性を十分認識し，問題が生じ始めた際の対応策も検討しておく必要がある．

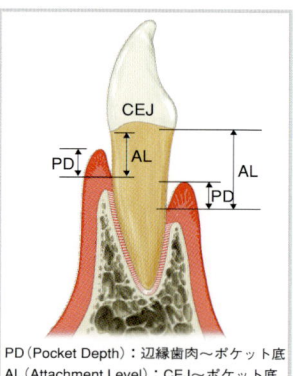

PD（Pocket Depth）：辺縁歯肉〜ポケット底
AL（Attachment Level）：CEJ〜ポケット底

図5 プロービング値が同じでも，アタッチメント・レベルは図のように異なる場合があるため，注意を要する．

[X線診査]

メインテナンスに移行する前に全顎のX線，口腔内写真撮影を行う．X線診査では骨欠損の状態，槽間中隔部の状態，根分岐部，根尖病巣，歯根膜腔の状態などの変化を注意深く観察する．この変化を読影するために日頃のX線撮影，現像の方法を一定にして，現像したX線フィルムの管理にも注意する．

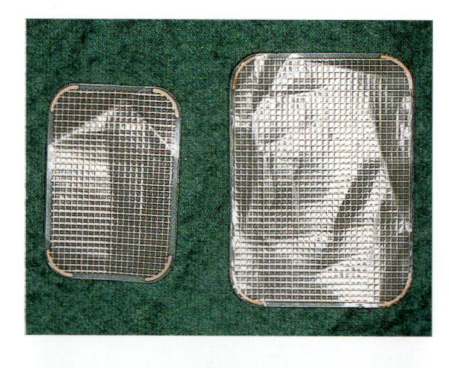

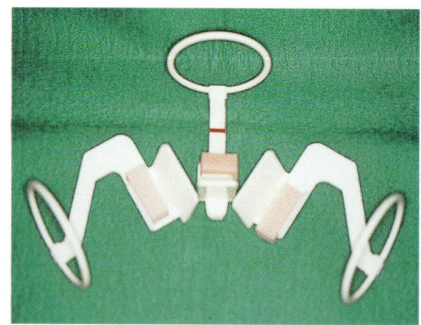

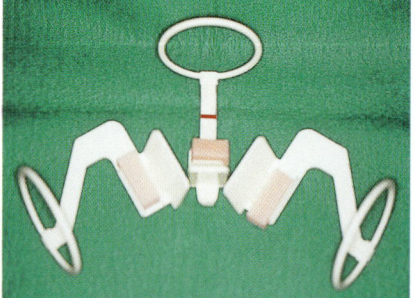

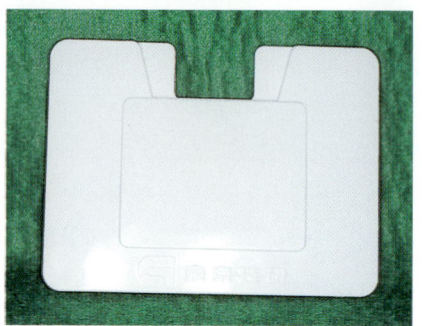

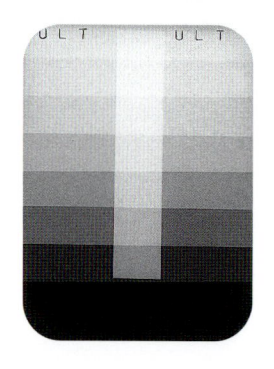

図6-1｜図6-2

図6-1 グリット．X線写真撮影時にインディケーターとともに使用する．1mmの方眼になっており，フィルム上にセットすることで現像したフィルムに方眼が写しこまれ，骨形態の変化の目安になる．

図6-2 デンタルX線撮影用のインディケーター．前歯部用と臼歯部用の2種類ある．

図6-3｜図6-4

図6-3 コントラスト・チェッカー．中にX線フィルムを挿入し，撮影すると図6-4のような白黒のコントラストが写る．現像液，定着液の交換時に撮影を行い，その後定期的に撮影したフィルムと比較してコントラストに差がある場合，液を交換する目安となる．

図6-4 コントラスト・チェッカーを用いて撮影したフィルム．

X線写真は三次元的な歯周組織を二次元的に投影したものである．そのため正常な歯周組織においては，補綴物の頬側マージン部は実際にはより根尖側に位置するが，隣接面部の歯槽骨とほぼ同じ高さでX線上に投影される．このことは隣接面部骨レベルの変化をチェックするのに参考となる．

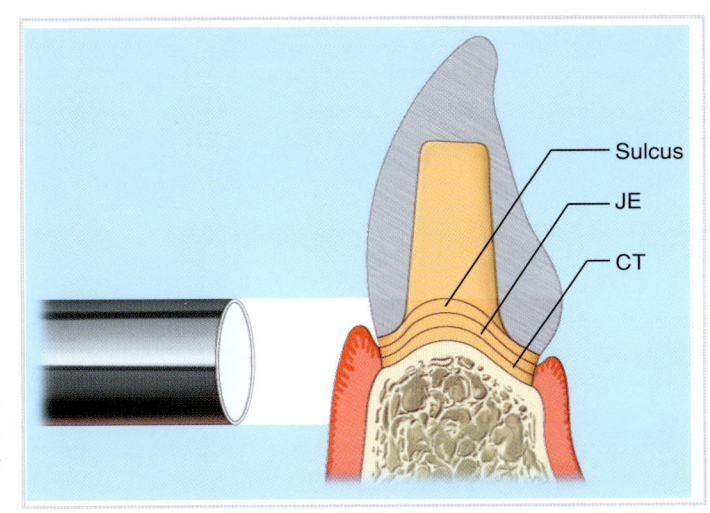

図7 X線的に見て補綴物の頬側マージンが隣接面部の骨頂の高さを知る基準となり，メインテナンス時の骨の変化を知るのに役立つ（Nevins M, Skurow Hm：Int J Periodont Rest Dent, 4 (3)：47, 1984．より引用改変）

［咬合診査］

咬合性外傷は歯周病を促進させる因子の1つである．歯牙や補綴物の咬耗などで顎位に変化が生じたり，歯牙の破折や顎関節の異常などの有無は，メインテナンスごとにチェックする必要がある．歯周補綴やインプラント補綴を行っている場合は，夜間の咬合のコントロールが重要であり，必ずナイトガードを装着するように指導している．歯ぎしりやクレンチングなどの習癖がある患者ではナイトガードの咬合面のすりへりが激しく，ナイトガードの咬合面の調整もメインテナンスごとに行う必要がある．

［ナイトガード］

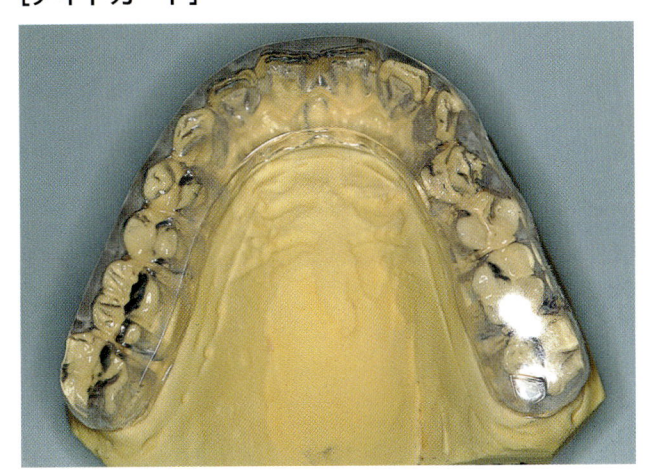

図8-1 エルコプレスとオルソドンティック・レジンを用いて作製したナイトガード．印象は確実にブロックアウトして行うと変形が少ない．

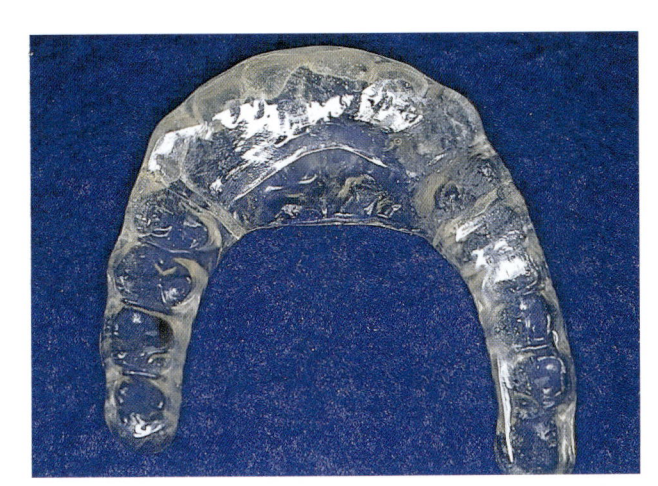

図8-2 メインテナンス中の患者のナイトガード．とくに側方運動時のファセットがみられる．

メインテナンスの実際

メインテナンスの流れは，以下のように考えることができる．

[メインテナンスの流れ]
・問診
・診査と再評価
・モティベーションの強化，再ブラッシング指導
・Professional tooth cleaning
・再発部位の治療　　　　など

　メインテナンスを定期的に行い，継続するためには，それを実践できる歯科医院サイドの体制づくりも必要である．スタッフの数や教育，メインテナンス・プログラムの作成など前述した歯科医院サイドの努力もさることながら，メインテナンスに移行する患者の数やその内容もコントロールしていかなければ，メインテナンス中の患者の診療だけで多大な時間と労力が費やされることになる．そのためにも可能なかぎりメインテナンスに移行できる条件づくりを行い，メインテナンス中に問題が生じにくい口腔内環境を確立することは歯科医院，患者サイドにも意義のあることといえる．

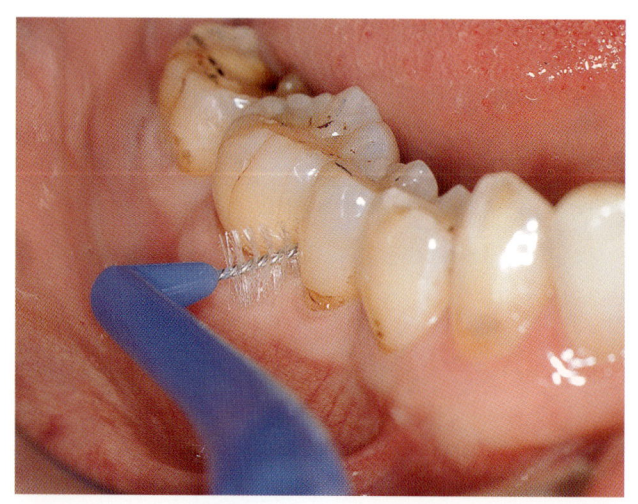

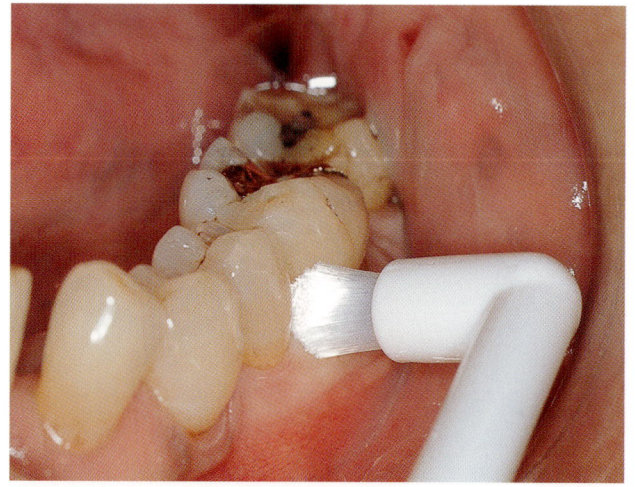

図9-1, 2　フロスや歯間ブラシなどは歯肉の状態や鼓形空隙の大きさに合わせて適切に指導する．メインテナンスごとに実際に磨けていない部位を鏡で見てもらいながら指導を行うなど，患者にわかりやすく指導することがポイント．

　歯科医院でのメインテナンスを成功させるためには，患者指導のあり方が重要なポイントとなる．ここでは，上記「メインテナンスの流れ」のなかから，「モティベーションの強化・再ブラッシング指導」，「Professional tooth cleaning」について述べていきたい．

第15章 歯周治療後のメインテナンス

●モティベーションの強化・再ブラッシング指導

　患者自身に現在の状態を認識してもらうことが重要である．そのために染め出し液などを用いて患者にプラークの付着部位を確認させ，その場で歯ブラシや他の清掃用具で実際に除去できることを確認，実践させることがブラッシング意欲を高め，モティベーションの強化につながる．メインテナンスのアポイント前に強く磨くと歯肉に傷が生じたり，もともとブラッシング圧が強い場合は，楔状欠損やひいては根面露出の原因にもなるため，再度ブラッシング指導が必要となる．またメインテナンスごとに患者の生活状況などが変化することもあり，この変化に対応する意味でも，チェックする歯科衛生士や歯科医師は担当制がよいであろう．

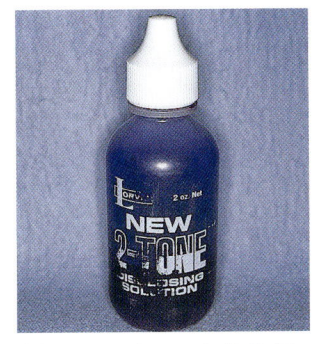

図10-1　プラーク染色液．この染色液では比較的以前からのプラークは青く染まり，最近付着したプラークはピンク色に染まる．

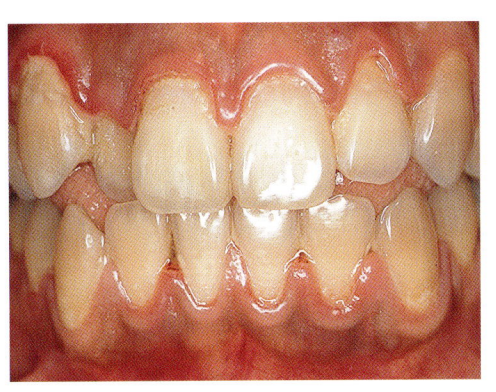

| 図10-2 | 図10-3 |
| 図10-4 |

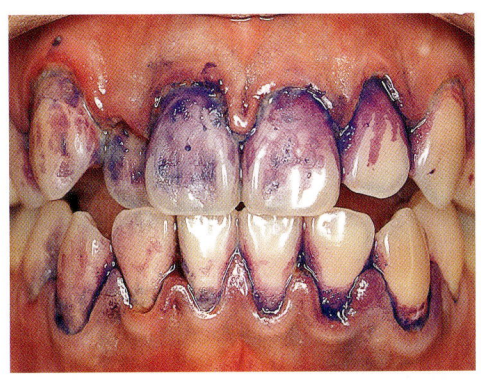

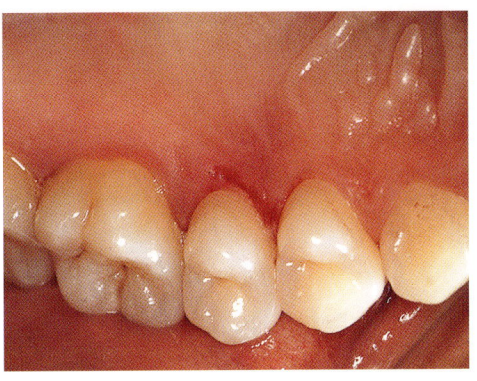

図10-2　染色前の口腔内．
図10-3　染色後の口腔内．実際に患者に見てもらうことで，プラーク付着部位がよく確認できる．
図10-4　歯ブラシによる傷．|5 の舌側歯頸部に誤った歯ブラシの使い方による傷が観察される．

　カリエス・アクティビティーの高い患者には，メインテナンスに移行する前にオムニジェルなどのフッ化物を使用するよう指導する．

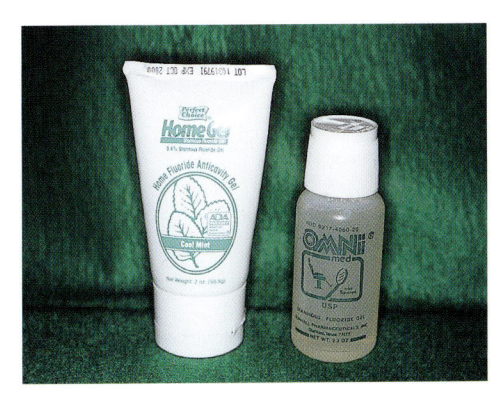

図11　オムニジェルとホームジェル．フッ化物含有で，歯質の強化を図る．

477

歯科疾患の多くは，患者が症状を自覚した時点では，その病状は相当進行しているといっても過言ではない．そのため，そのような事態を迎えないようにするための努力がいかに大切であるかを患者に伝えることは，非常に重要である．また，全顎的な歯周補綴を行うような症例では，メインテナンス中にブラッシングの再指導や外科処置が行われることもある．それらを良好に行うためにも，患者への対応は重要である．

症例3　メインテナンス期間中，プラーク・コントロールが悪くなり，辺縁歯肉の炎症が原因で歯肉クレフトが生じた症例

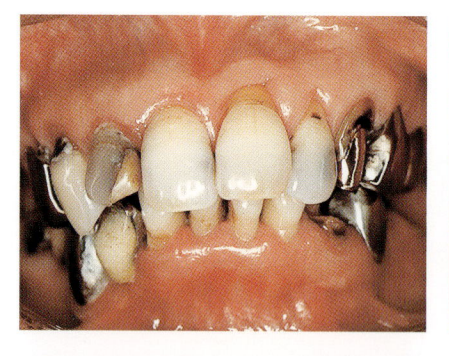

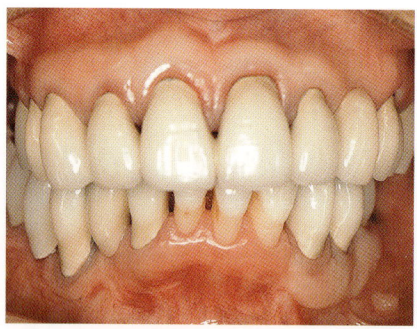

図12-1 | *図12-2*

図12-1　初診時の状態．患者は審美的，機能的な改善を望んでいた．
図12-2　ポケット除去，付着歯肉の獲得，縁下カリエスなどに対する歯周外科処置を行い，全顎的な歯周補綴を行った．

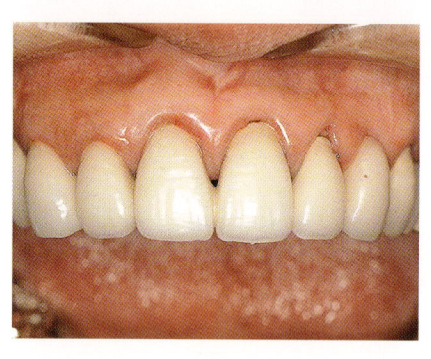

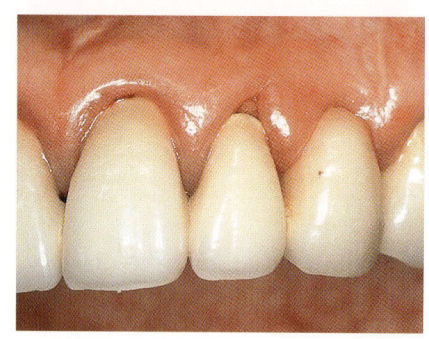

図12-3 | *図12-4*

図12-3　その後3か月ごとのリコール・メインテナンスを行っていたが，メインテナンス開始後約6年目にプラーク・コントロールが急激に悪化し，辺縁歯肉に発赤が頻繁にみられるようになり，|2に歯肉クレフトが生じてしまった．
図12-4　ブラッシングの再指導を行い，経過観察を行ったが，改善しなかったため，結合組織移植術による根面被覆を行うことにした．

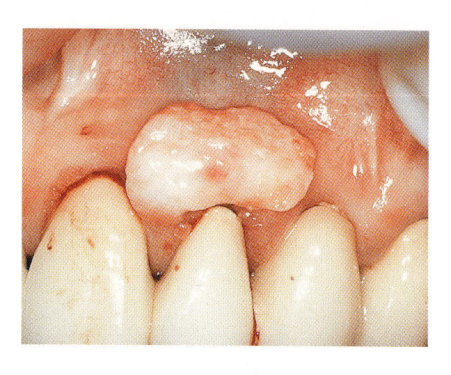

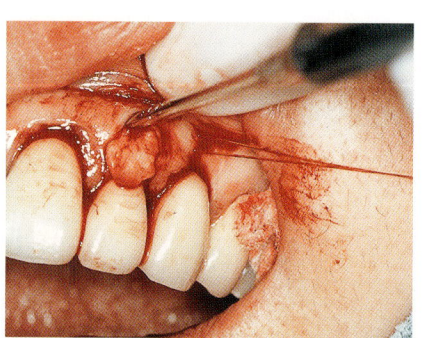

図12-5 | *図12-6*

図12-5　エンベロップ・テクニックで行った．採取した結合組織移植片．
図12-6　袋状に形成したフラップ内に縫合糸を利用して移植片を挿入している．

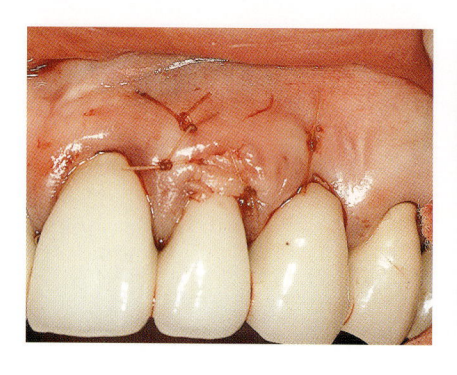

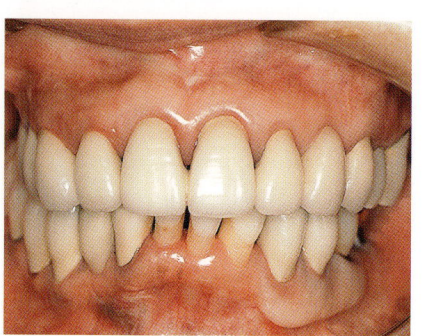

図12-7 | *図12-8*

図12-7　術直後の状態．歯肉溝以外に切開を入れていないので，外科的侵襲は最小限である．
図12-8　結合組織移植後約4年，メインテナンス開始から約10年後の状態．Biologic widthと十分な量の付着歯肉の獲得により，10年間辺縁歯肉の位置はほとんど変化していない．

第15章　歯周治療後のメインテナンス

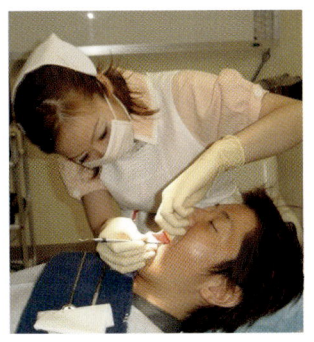

Professional Tooth Cleaning

　専門家による歯面清掃と必要な部位のスケーリング，ルート・プレーニングをあわせて"Professional tooth cleaning"とよんでいるが，近年になって専門家による歯面清掃を新たにprofessional mechanical tooth cleaning（PMTC）と分類し，その効果が注目されてきている．Professional tooth cleaning（PTC）の臨床における実際のプログラムは，つぎにあげる3つのステップにより構成されている．

①口腔衛生指導
　染めだし，バス法によるブラッシング指導，フロスなどによる隣接面部の清掃指導
②必要な部位のスケーリング，ルート・プレーニング
③専門家による歯面清掃
　ラバーカップなどの機械的器具とフッ化物含有のペーストを使用し，すべての歯面の歯肉縁上，縁下1～3mmのプラークを選択的に除去する

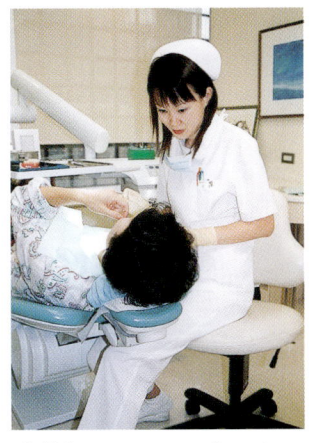

Professional tooth cleaning.

　Axelssonが1994年のヨーロッパにおける歯周病ワークショップにおいて，上記の歯面清掃のステップをPMTCと分類し，歯ブラシやスケーラーなどのさまざまな器具を用いて歯肉縁上，縁下の歯面清掃を行うPTCとは区別するとした．

　このPTCを行う間隔については，深い歯周ポケットや根分岐部病変などを残したままメインテナンスしなければならないような場合は，前述のメインテナンスに移行する望ましい条件を満たした場合よりも，歯周病の再発や悪化の心配があるため，歯周組織の維持を目的として1～2か月に1回の間隔でPTCを行う．その間に歯周組織に問題が生じたり歯周病の進行が認められたりした場合は，その対応を積極的に行う必要がある．

　上記の望ましい条件を達成できた場合は，治療直後は1か月後にPTCを行い，プラーク・コントロールや歯周組織に問題がなければ，その後は3か月ごとにメインテナンスを行っていく．その間にプラーク・コントロールの状態が悪くなれば，その間隔を短くして様子をみる．

　メインテナンス時のスケーリング，ルート・プレーニングは汚染セメント質の除去が主体ではなく，歯肉縁上縁下のプラークの除去が主となる．一般には歯ブラシなどの清掃用具や超音波スケーラーやハンドスケーラーを慎重に使用し，プラークの除去を行う．ポケットが前回よりも深くなっていたり，出血がみられる場合は，表面麻酔や浸潤麻酔下で，プラーク，歯石の除去を行い，洗浄後ペリオクリン（図14）などの薬物療法を行う場合もある．

患者とのコミュニケーションが大切．

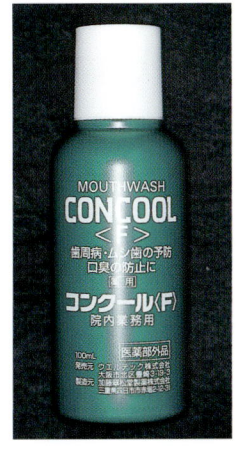

図13　コンクールF．クロルヘキシジン含有の含嗽剤で，歯周治療中やメインテナンス時に有効である．

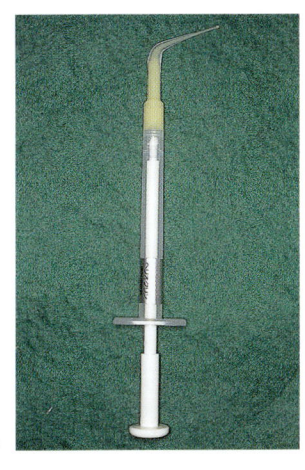

図14　ペリオクリン．

479

メインテナンスの間隔

　LindheとNymanは2週間に1度のメインテナンスによる清掃により，歯周組織は健全に維持されることを示したが，現実の臨床において，このような頻繁な清掃は困難である．一方，Knowlesらにより，3か月に1度のメインテナンスによって健全な歯周組織を維持できたという報告もあり，メインテナンスの間隔に関しては十分なコンセンサスが得られているとはいい難い．

　歯周治療を受けた患者のメインテナンスの間隔は患者の状態により左右されるが，メインテナンスに移行する望ましい条件（既述）が満たされていれば，以下のような間隔で行う．

[歯周治療後のメインテナンス間隔]
- 最初の1か月は1週間ごと
- その後1か月ごとに約3か月
- その後は3～4か月ごと

　メインテナンスの問題は患者の個別的条件によっても左右されるが，基本的に上記のパターンを理解しておくべきである．

メインテナンスの症例

症例4　局部床義歯で長期間メインテナンスしている症例

初診：1988年
患者：68歳，女性
主訴：歯肉の腫脹，審美障害
治療の要点：ポケットの除去，付着歯肉の獲得，縁下カリエス処置
　　　　　　歯周補綴，審美補綴，咬合採得，義歯とのコンビ
補綴物装着：1989年

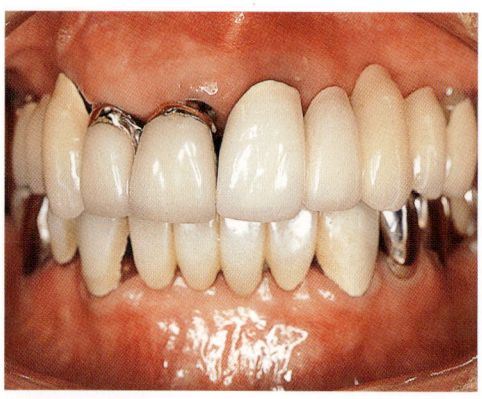

図15-1　初診時の正面観．歯肉に炎症がみられ，補綴物不適合による縁下カリエスが認められる．

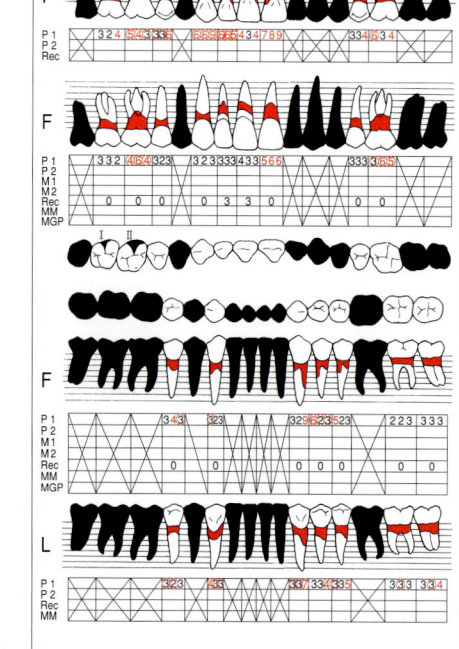

▶図15-2　初診時の歯周チャート．

第15章 歯周治療後のメインテナンス

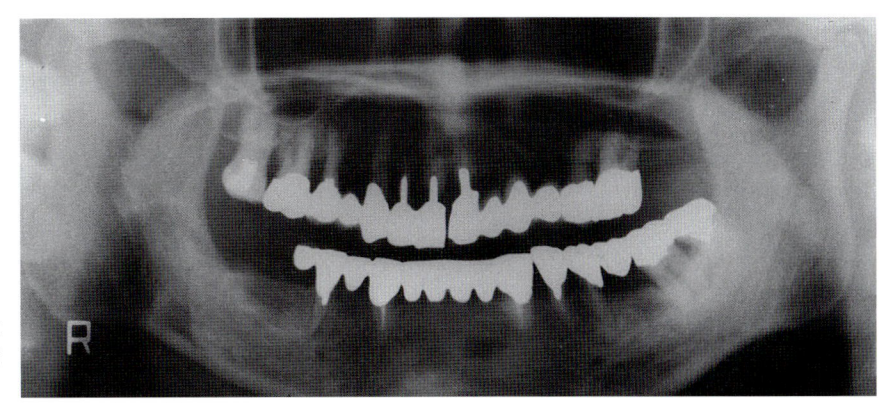

図15-3 初診時のパノラマX線写真．垂直性の骨欠損，歯根膜腔拡大，根尖病巣，縁下カリエスなど問題が多い．

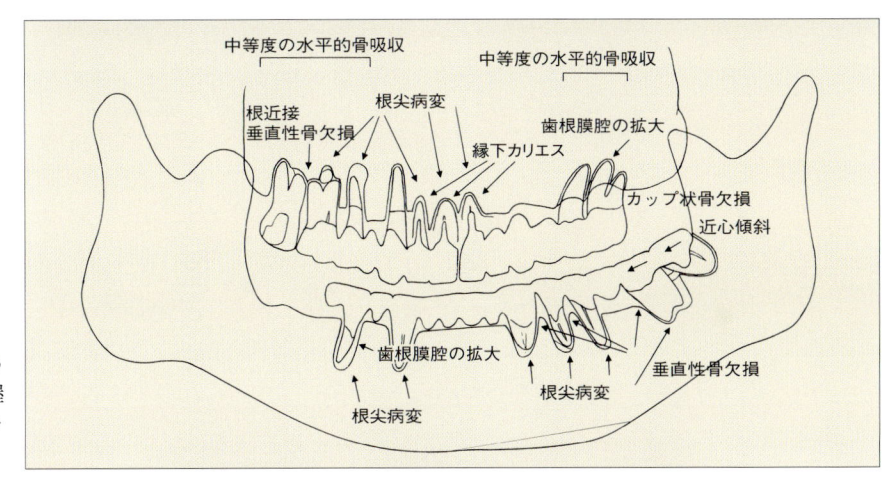

図15-4 初診時パノラマX線写真による問題点の指摘．大まかに問題点を把握し，治療計画概略を立てるのにパノラマX線写真は有効である．

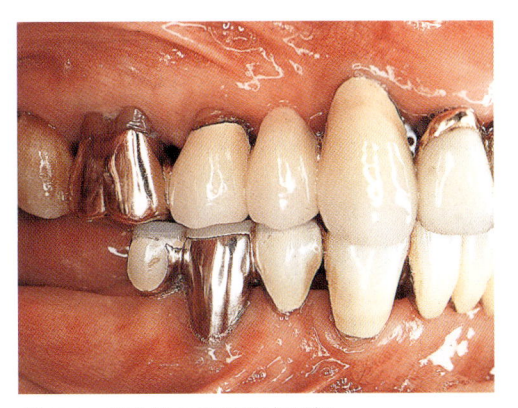

図15-5 初診時の右側側方面観．

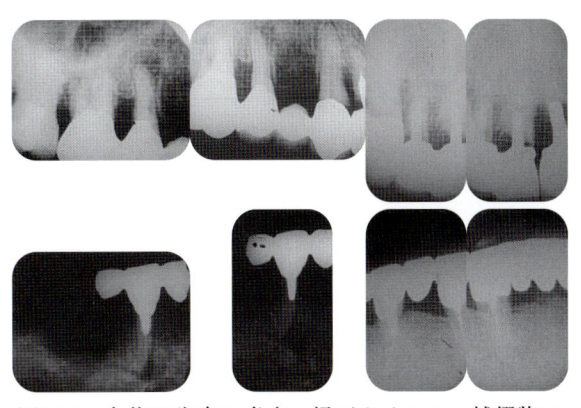

図15-6 全体に歯肉の炎症，縁下カリエス，補綴物マージンの不適合などがみられ，$\overline{5}$には歯根膜腔の拡大および根尖病巣が認められる．

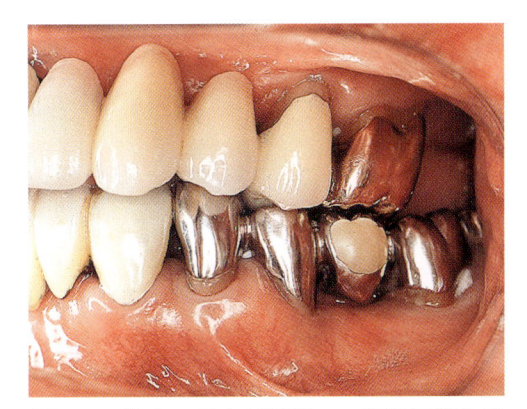

図15-7 歯肉の炎症が著明で，清掃困難な補綴物が装着された状態．

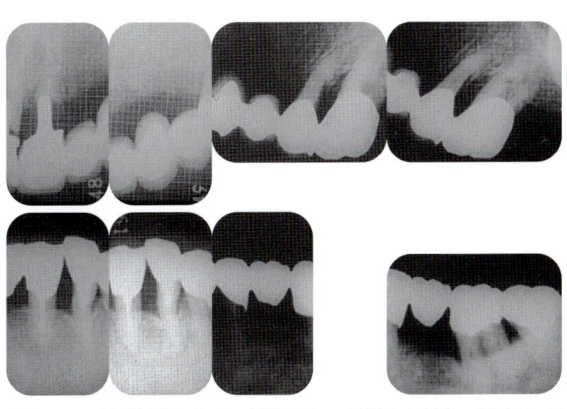

図15-8 左側デンタルX線写真．右側と同様，縁下カリエス，根分岐部病変が認められる．

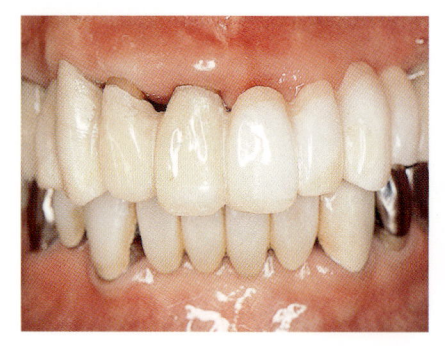

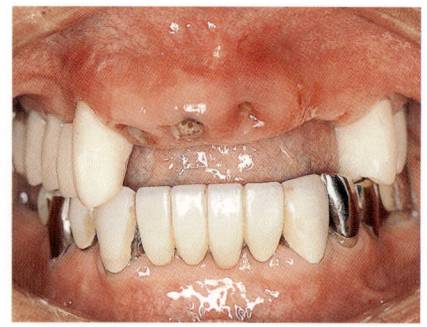

図15-9 補綴物の除去後，プロビジョナル・レストレーションを装着する．この際，審美性，機能性，清掃性などを考慮する．

図15-10 補綴物を除去し，浸潤麻酔下でスケーリング，ルート・プレーニングを行う．前歯部は深い縁下カリエスの状態で，歯周外科処置の際に抜歯の可能性がある．

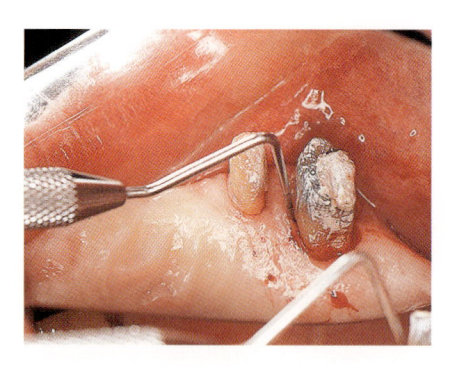

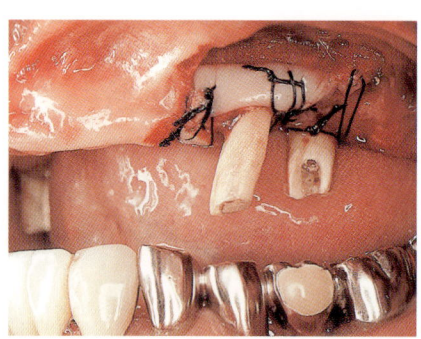

図15-11 歯周ポケット除去，付着歯肉の獲得を目的にFGGを行う．

図15-12 |6の近遠心頰側根を抜根し，骨の平坦化，付着歯肉獲得を目的にFGGで対応した．

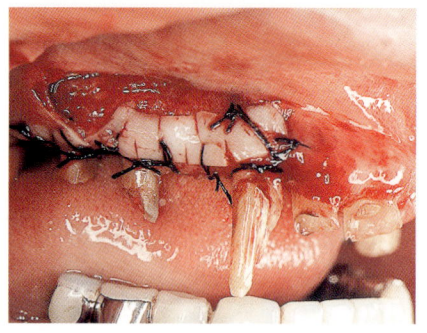

図15-13 歯周ポケット除去，付着歯肉獲得，根分岐部病変を解決するためAPF，FGGで対応した．|6の口蓋根，遠心頰側根は抜根している．

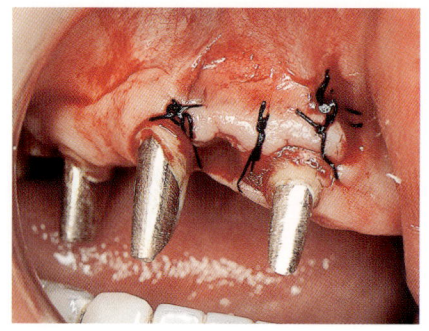

図15-14 歯周外科処置後の治癒期間中，プロビジョナル・レストレーションで観察していたが，2|の動揺度が増加したため予知性が低いと判断し，抜歯処置を行った．

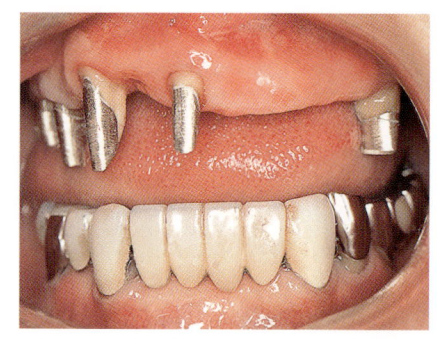

図15-15 歯周外科処置後，歯周組織が治癒した状態．歯牙周囲には浅い歯肉溝，十分な付着歯肉が獲得されている．

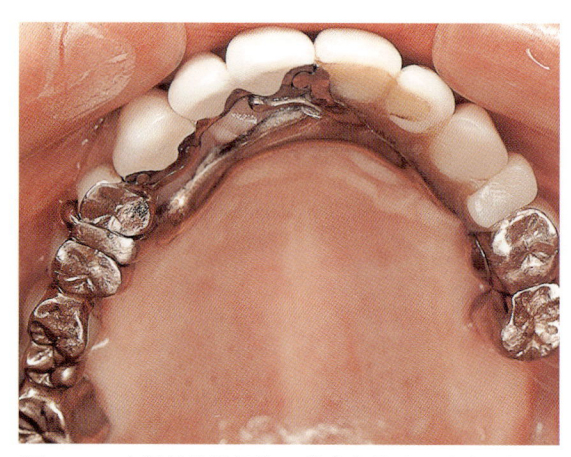

図15-16 上顎最終補綴物，義歯装着時の咬合面観．

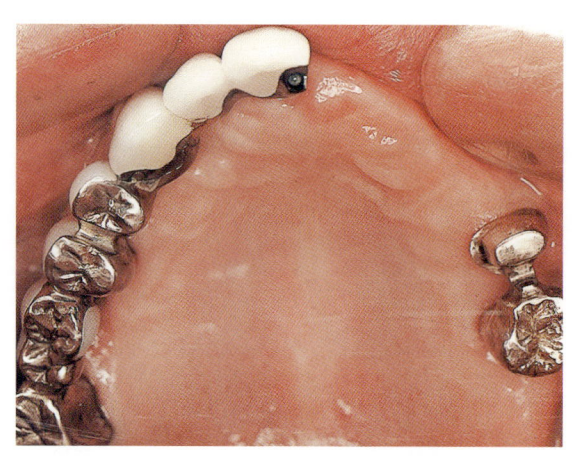

図15-17 アタッチメント部はとくに清掃困難な場合が多く，健全な歯周組織の獲得が望まれる．

第15章 歯周治療後のメインテナンス

図15-18 下顎左側臼歯部に対してポケット除去, 付着歯肉の獲得を目的にFGG, APFを行った.
図15-19 歯周外科処置後の咬合面観.

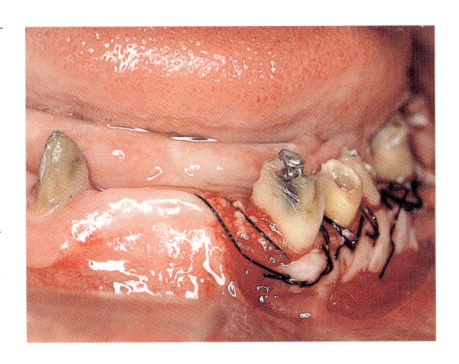

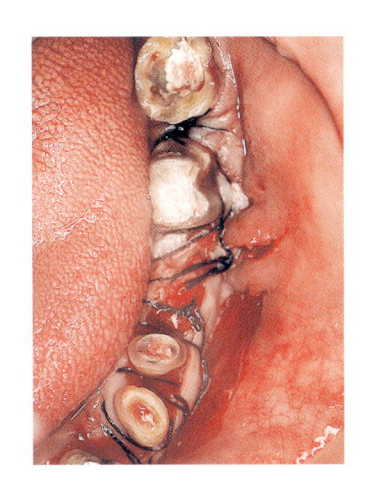

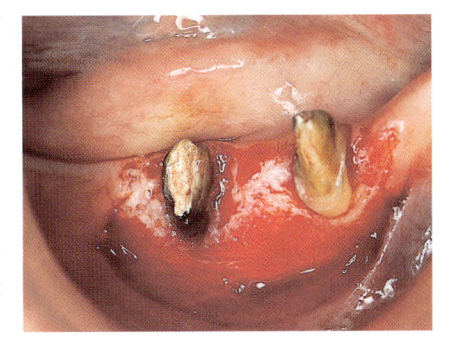

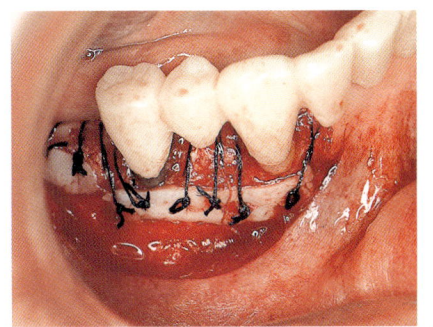

図15-20, 21 下顎右側臼歯部の縁下カリエス, 付着歯肉不足に対して骨外科処置およびFGGで対応した.

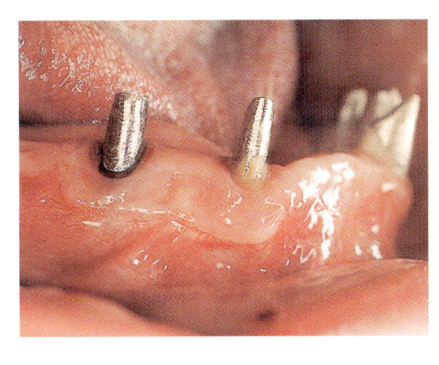

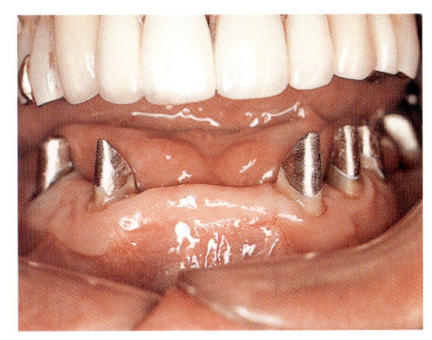

図15-22, 23 歯周外科処置後5か月の状態. 上顎と同様, 清掃しやすい口腔内環境が得られている.

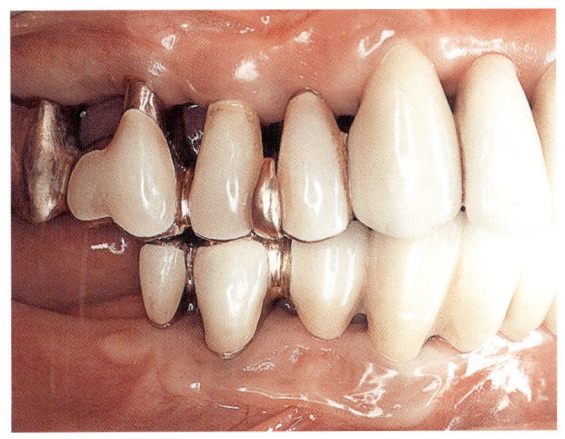

図15-24 最終補綴物装着時の右側方面観.

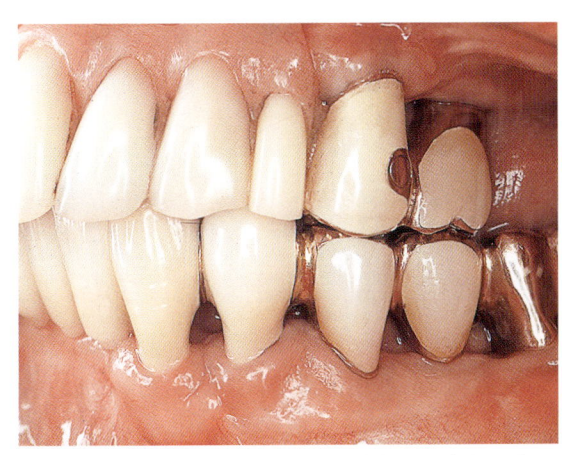

図15-25 同左側方面観. 歯間鼓形空隙の大きさをできるだけ均一にすることで清掃しやすくなる.

483

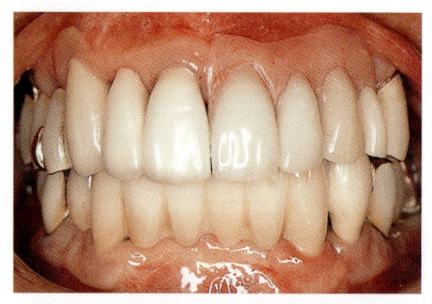

図15-26　最終補綴物装着時の正面観．

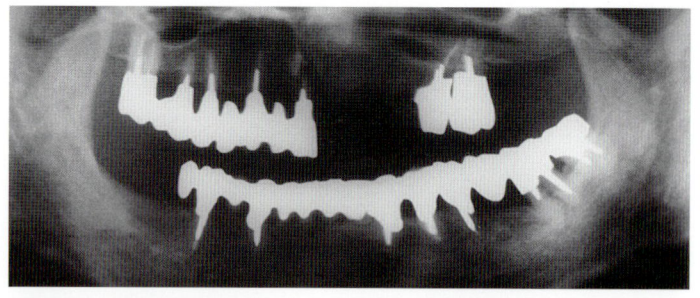

図15-27　同パノラマX線写真．全顎的に骨の平坦化が図られている．

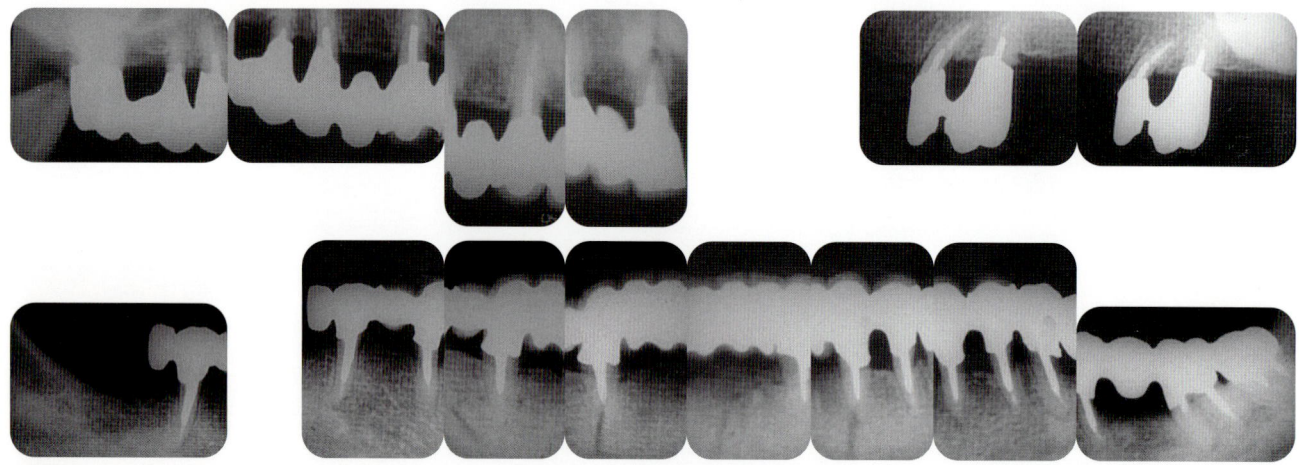

図15-28　同時期の18枚法X線写真．歯周治療，歯内療法，補綴治療などの総合治療の結果，予知性の高い口腔内環境が獲得される．

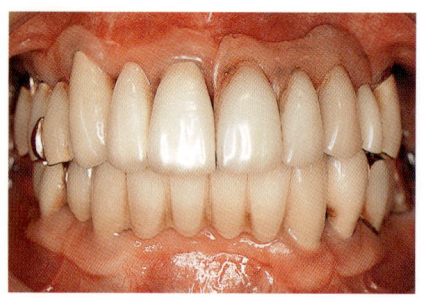

図15-29　最終補綴物装着後11年の状態．補綴物マージンの露出もなく安定した口腔内状態が維持されている．

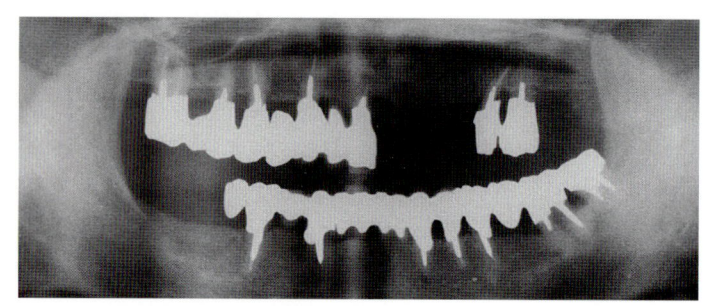

図15-30　同パノラマX線写真．

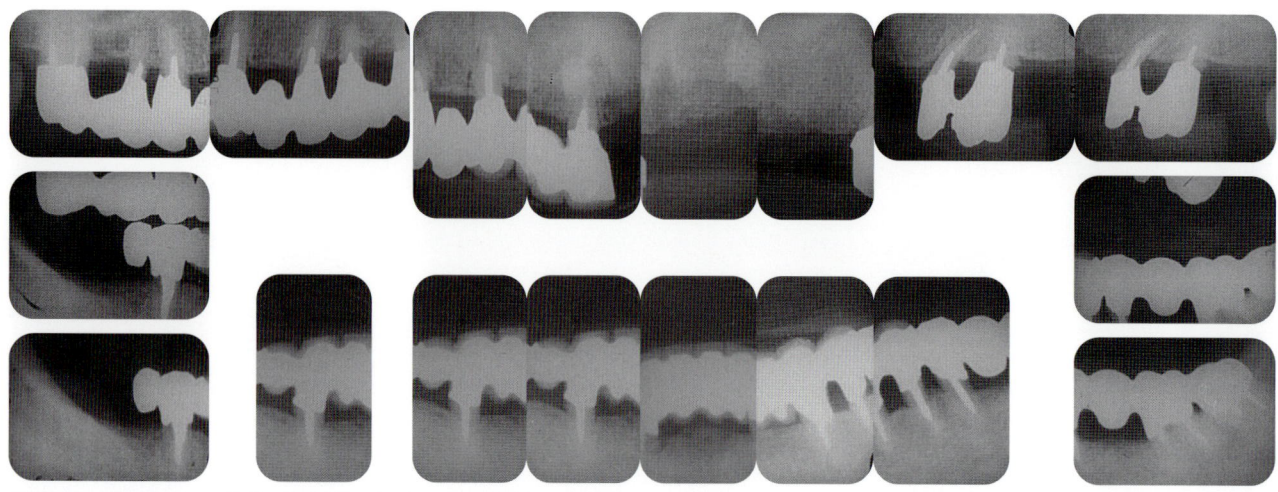

図15-31　同時期の18枚法X線写真．総合的な治療後に定期的なメインテナンスを行うことで，治療結果に永続性が得られる．

第15章　歯周治療後のメインテナンス

症例5　全顎的に高度な骨吸収をともなう急速進行性歯周炎と診断された症例

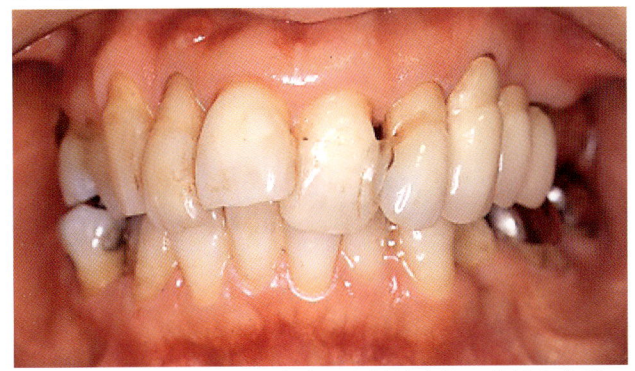

図16-1　49歳，女性．初診時．上顎前歯部の動揺を主訴に来院．動揺を抑えるためにレジンセメントで上顎前歯を固定している状態であった．

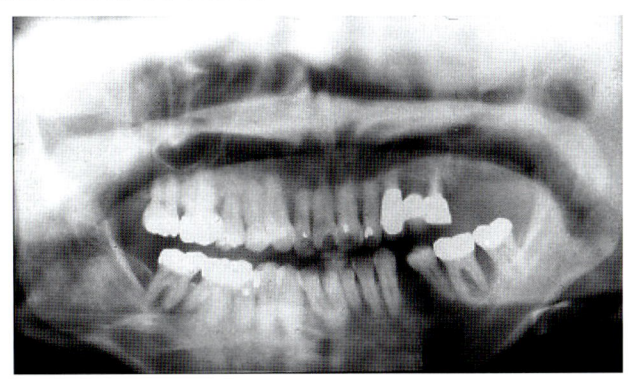

図16-2　初診時のパノラマX線写真．

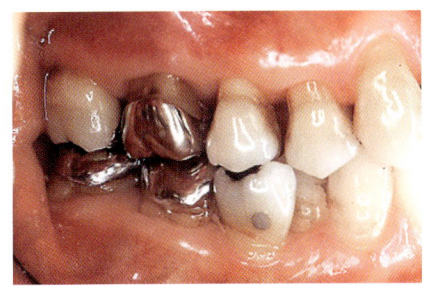

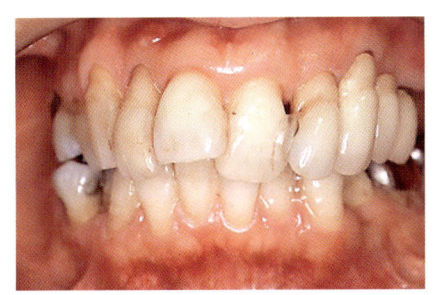

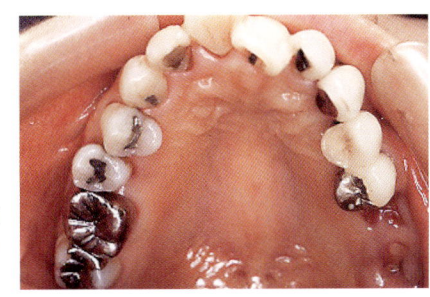

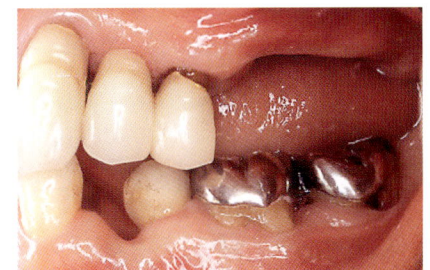

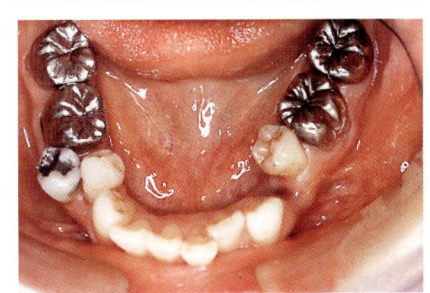

図16-3a～e　初診時の口腔内写真．上顎左側臼歯部と下顎左側小臼歯は初診時の2～3か月前に他院で抜歯された．

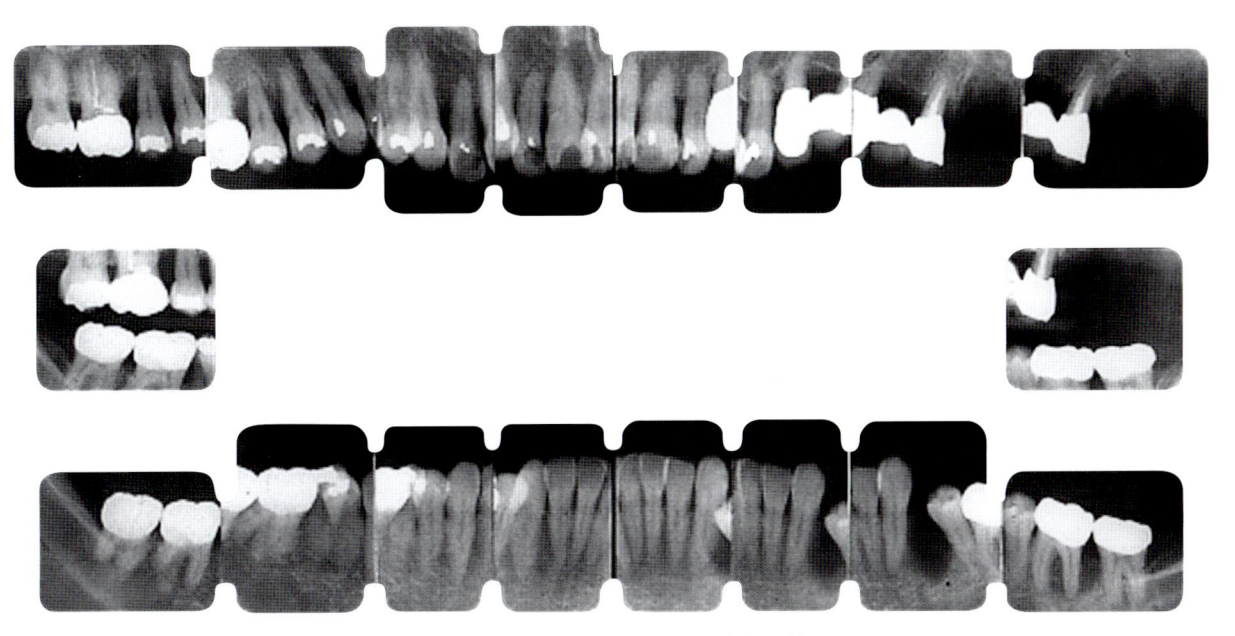

図16-4　初診時の18枚法デンタルX線写真．全顎的に歯周病の進行や不正咬合が見られる．

485

表2 治療方針.

1. モティベーション
2. 初期治療　抜歯　プロビジョナルレストレーション
3. 根管治療
4. 再生療法　サイナスリフト
5. 矯正治療
6. インプラント
7. 切除療法（確定的外科処置）
8. 補綴治療

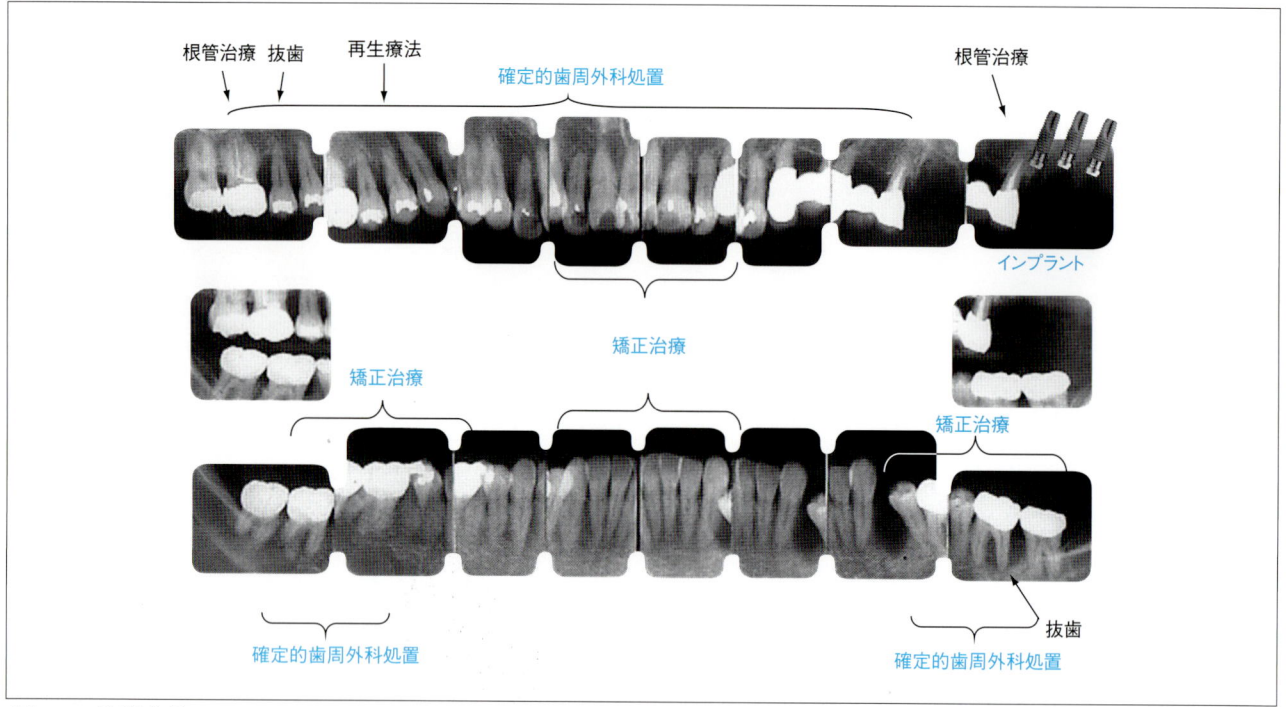

図16-5　治療方針.

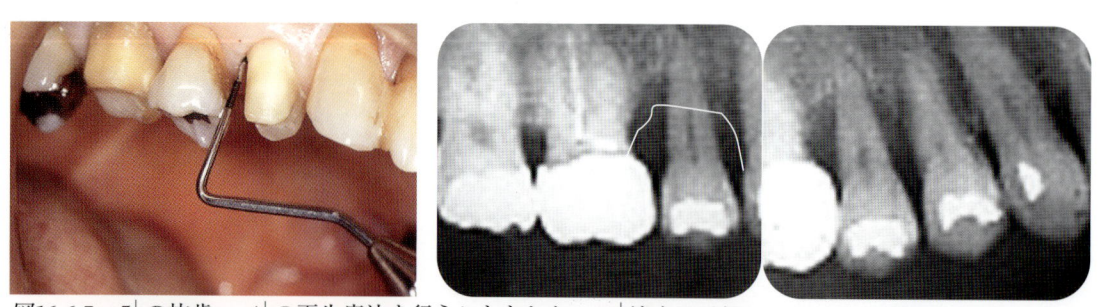

図16-6,7　5| の抜歯，|4 の再生療法を行うこととした．|4 遠心には深いポケットが認められた．

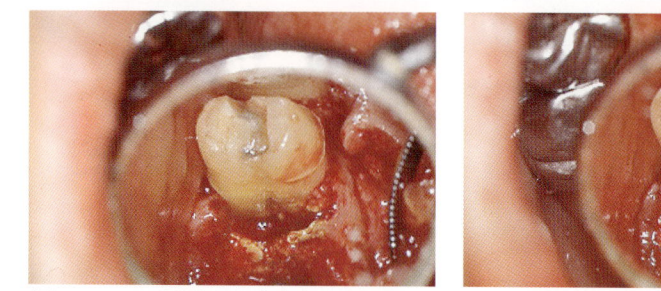

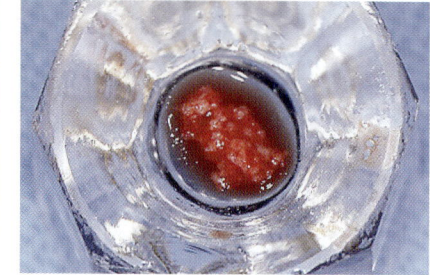

図16-8a〜c　周囲から自家骨を採取し，徹底したデブライドメントをした後，自家骨を填入した．

第15章 歯周治療後のメインテナンス

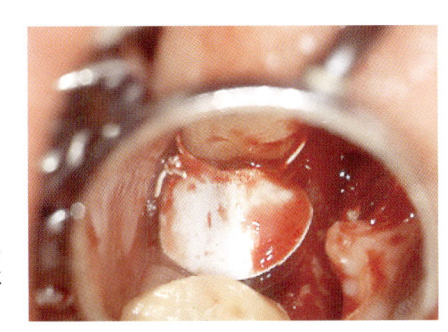

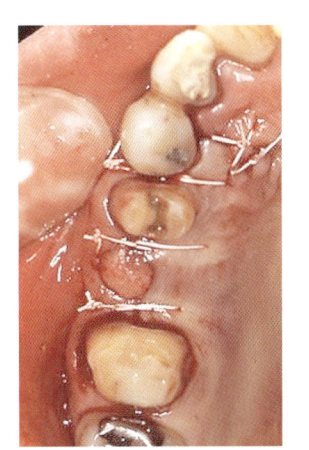

図16-9a,b

図16-9a,b その後，非吸収性膜を設置し，口蓋側より採取した結合組織移植片により膜を被覆した．

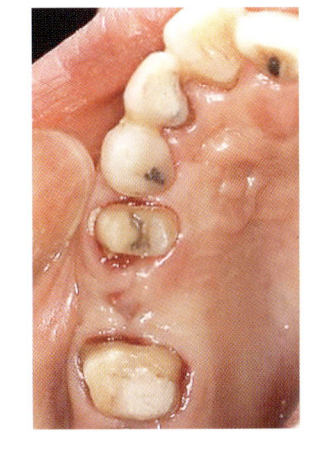

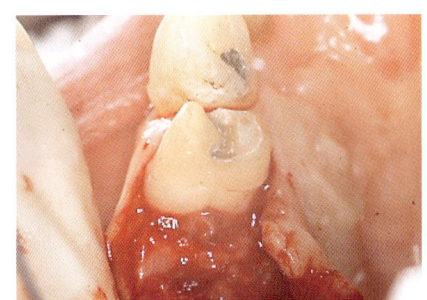

図16-10a,b

図16-10a,b 再生療法後1.5か月の状態．この時点で非吸収性膜の除去を行った．骨欠損部には新生組織の形成が見られた．

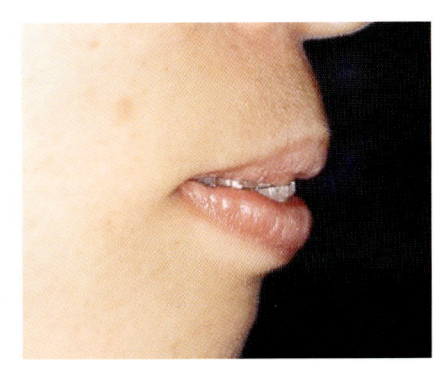

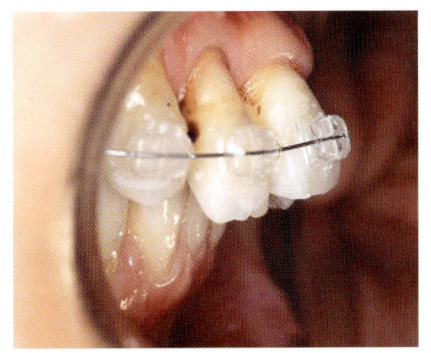

図16-11a,b

図16-11a,b 矯正治療前の状態．前突のため口唇が閉じられない状態．

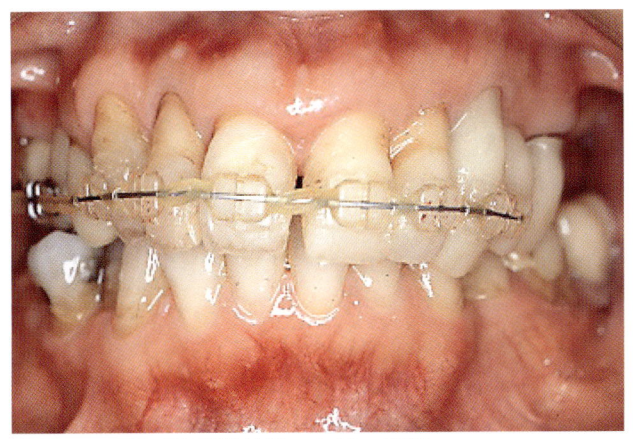

図16-12a,b 矯正治療開始後6か月の状態．

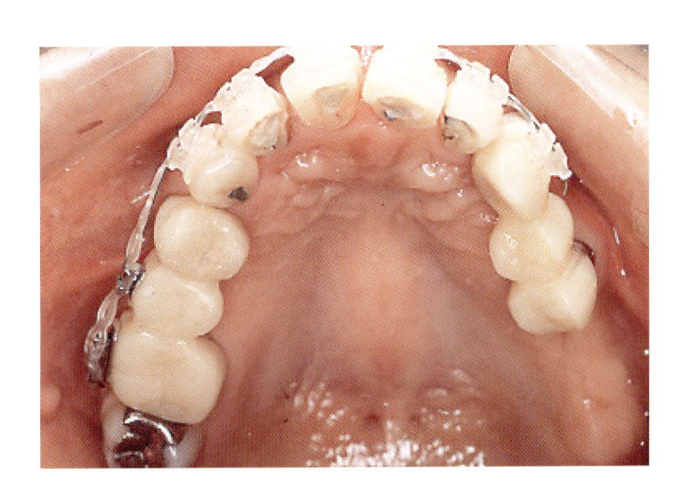

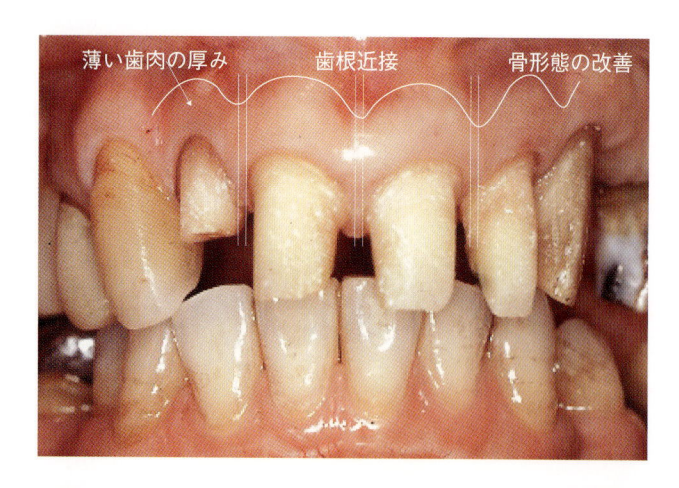

図16-13 上顎前歯部の矯正治療の確定的歯周外科処置前の状態．歯肉の厚みが薄く，根近接や骨の形態の改善が必要である．

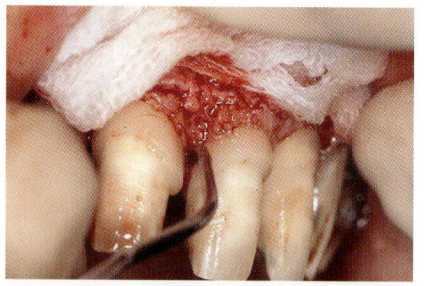

図16-14a〜c 歯根間距離を改善するために，ゼクリアバーにより骨頂より歯冠側のオドント・プラスティを行った．

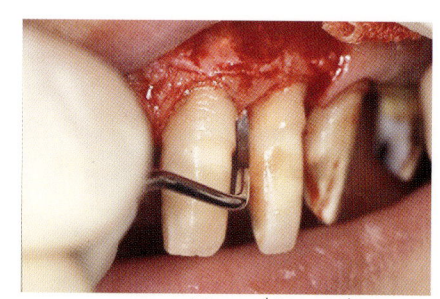

|図16-14a|図16-14b|図16-14c|

|図16-15a|図16-15b|

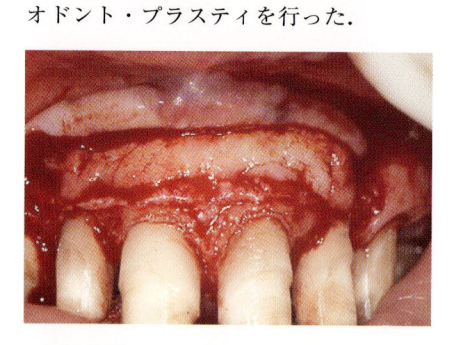

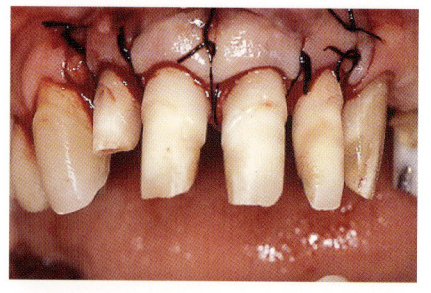

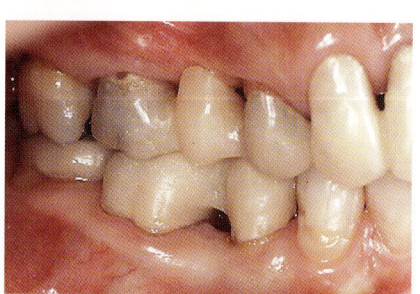

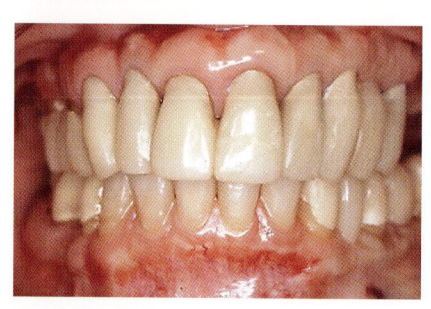

図16-15a,b 歯肉の厚みを改善するために結合組織移植片を骨膜縫合により固定し，歯肉弁根尖側移動術を行った．

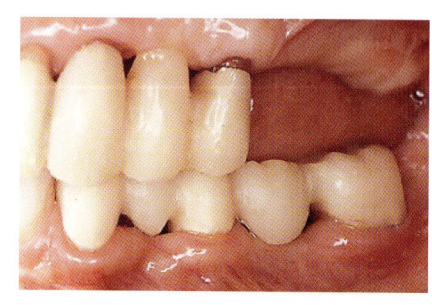

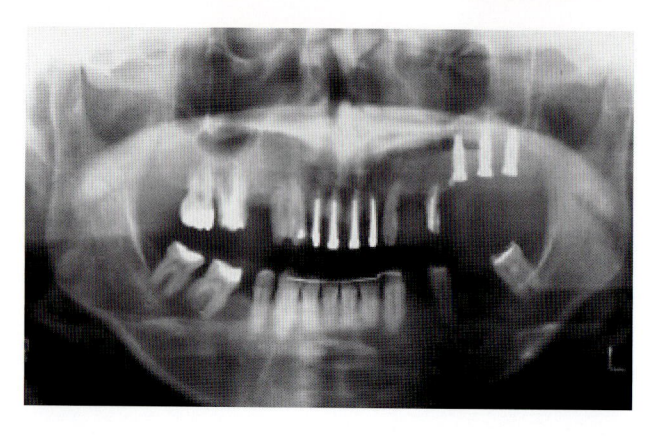

|図16-16a|図16-16b|図16-16c|
|図16-17||

図16-16a〜c 矯正治療後のプロビジョナルレストレーション装着時．
図16-17 矯正治療後のパノラマX線写真．

第15章 歯周治療後のメインテナンス

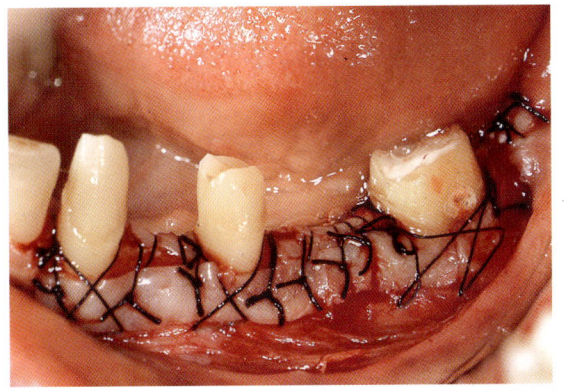

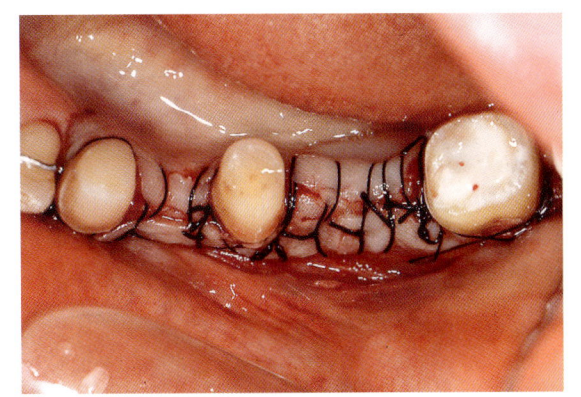

図16-18a,b 下顎左側矯正治療後の確定的歯周外科処置．付着歯肉獲得のため遊離歯肉移植術を行った． a|b

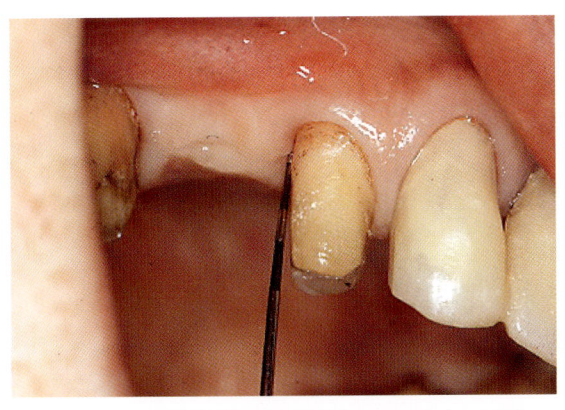

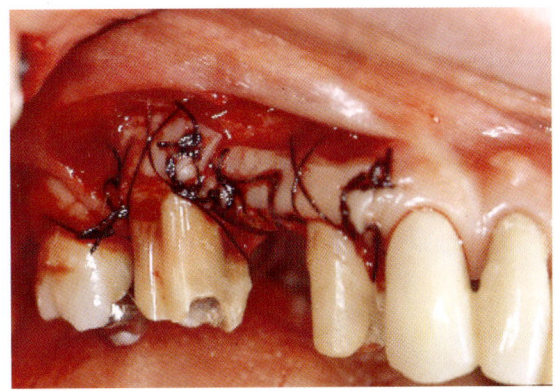

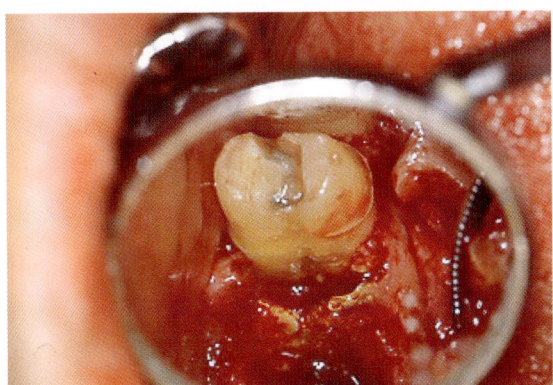

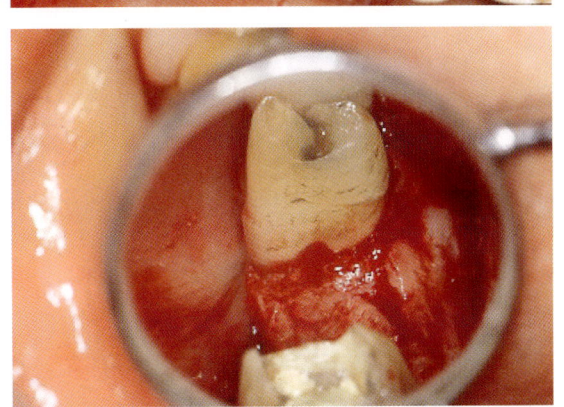

図16-19a〜d 上顎右側第一小臼歯の再生療法後のリエントリー．臨床的に骨欠損部の改善が認められる． a|b c|d

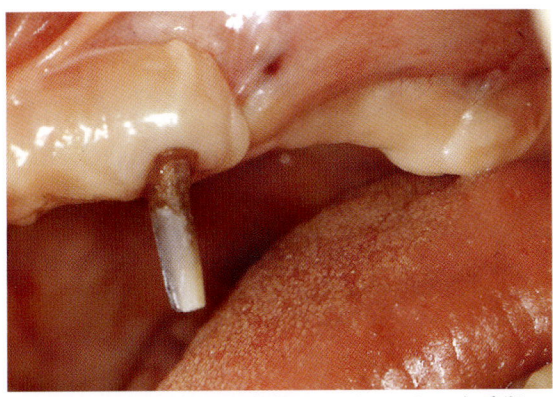

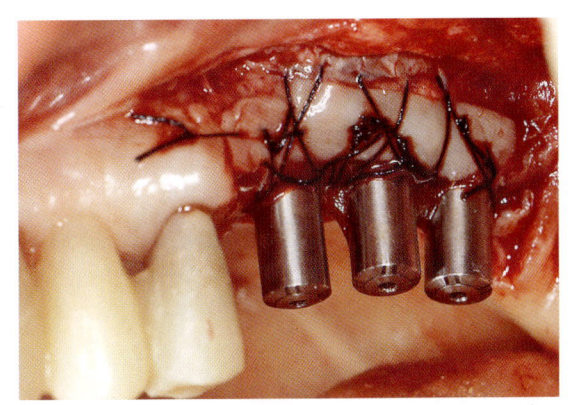

図16-20a,b 上顎左側臼歯部インプラント二次手術．インプラント周囲の角化歯肉獲得のために遊離歯肉移植術を行った． a|b

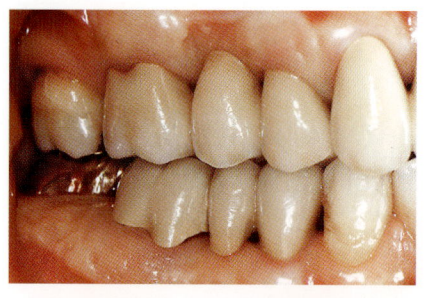

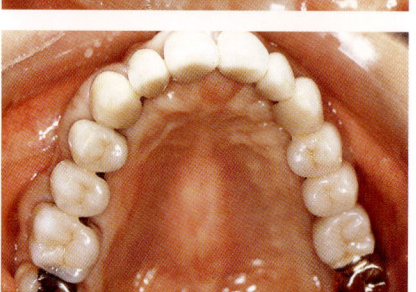

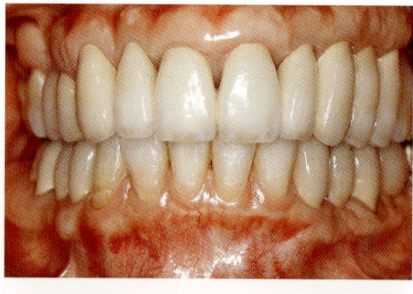

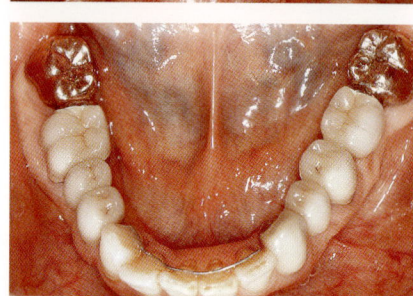

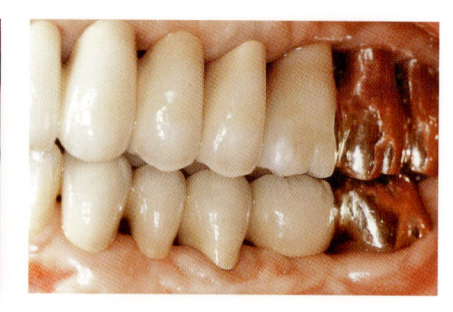

図16-21a 図16-21b 図16-21c
図16-21d 図16-21e

図16-21a〜e　最終補綴物装着時の状態.

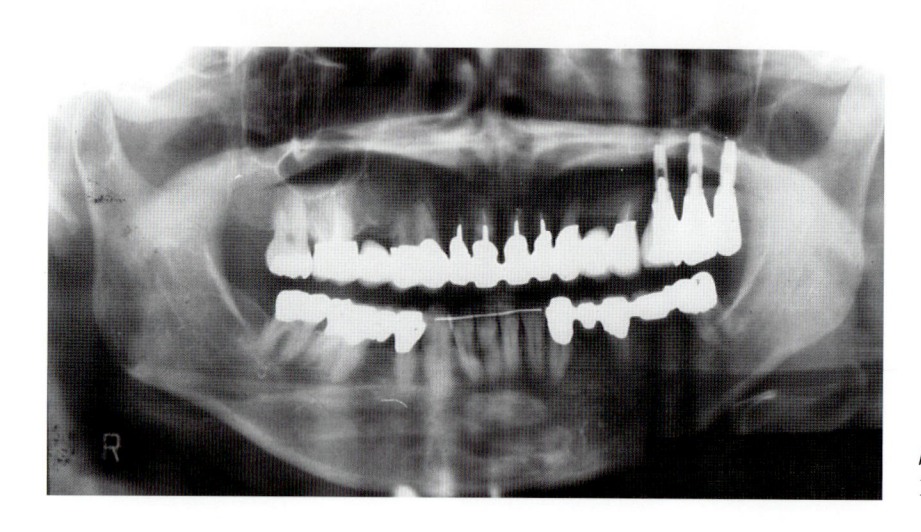

図16-22　最終補綴物装着時のパノラマX線写真.

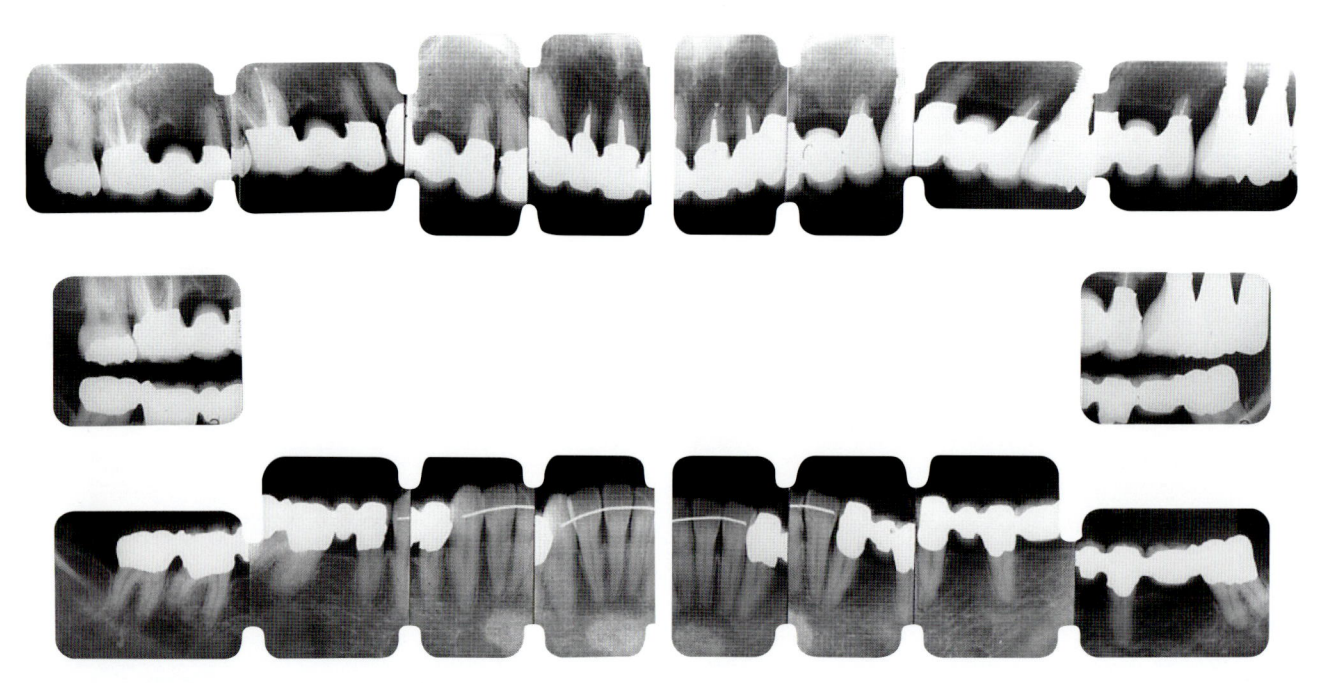

図16-23　最終補綴物装着時の18枚法デンタルX線写真.

第15章　歯周治療後のメインテナンス

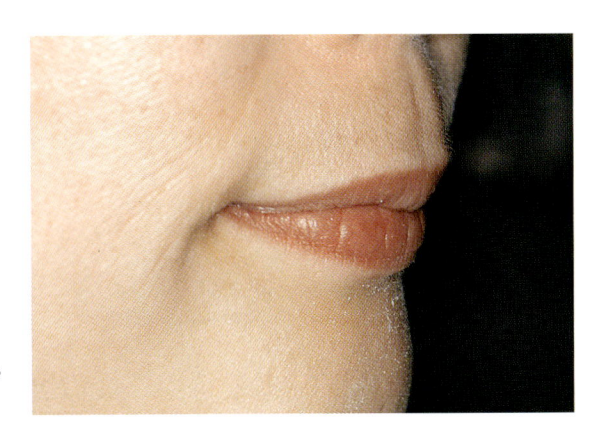

図16-24　治療後の顔貌．口唇閉鎖も問題なく自然な感じとなっている．

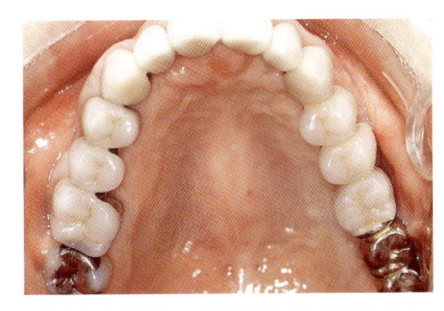

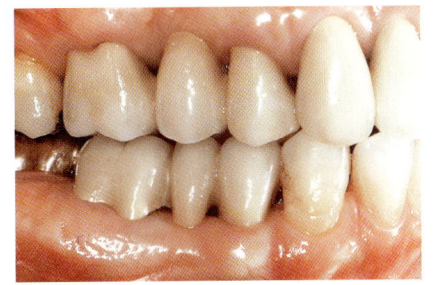

	図16-25d	
図16-25a	図16-25b	図16-25c
	図16-25e	

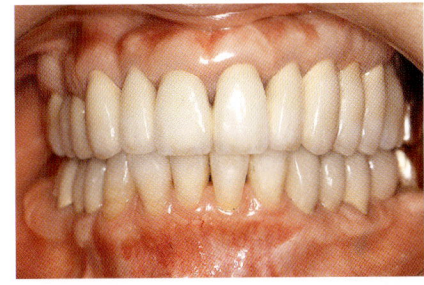

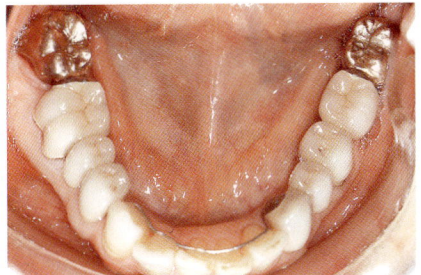

図16-25a〜e　治療後5年の状態．

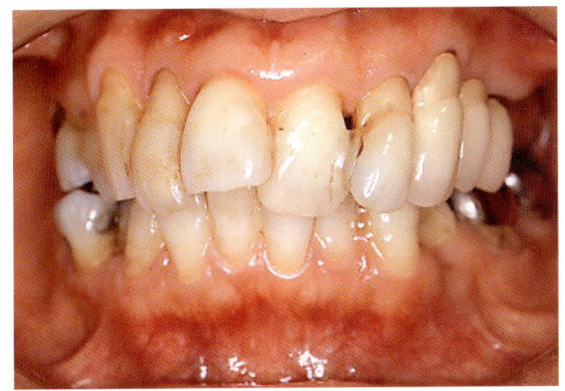

図16-26a,b　初診時（a）と治療後9年（b）の状態．

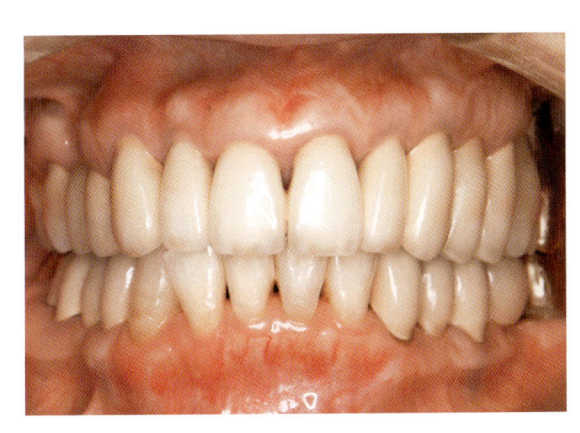

a | b

491

症例6 再生療法後，Professional Tooth Cleaningにより長期間メインテナンスしている症例

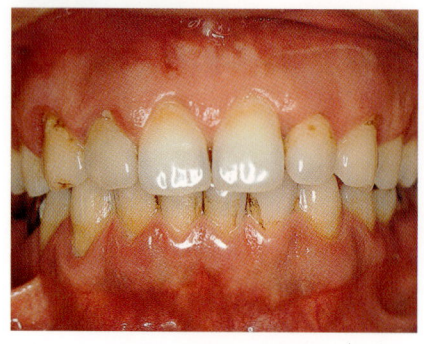

図17-1 36歳，男性，内科医．$\underline{8}$の疼痛のため来院．全顎にわたる多量の歯石沈着による歯肉の発赤と，腫脹が認められる．1日30本の喫煙者．

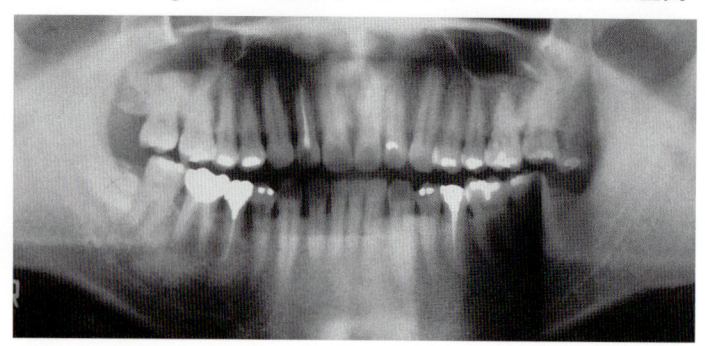

図17-2 初診時のパノラマX線写真．

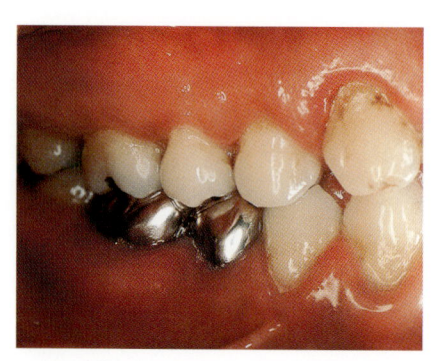

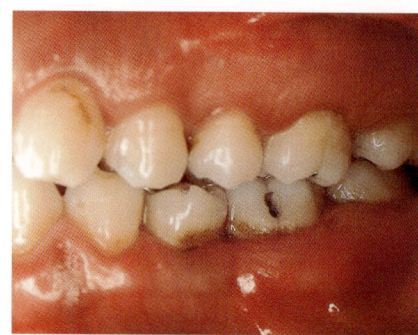

図17-3 | *図17-4*

図17-3, 4 左側と右側で歯ブラシのあて方に違いがあり，右側の歯肉の炎症が著明である．

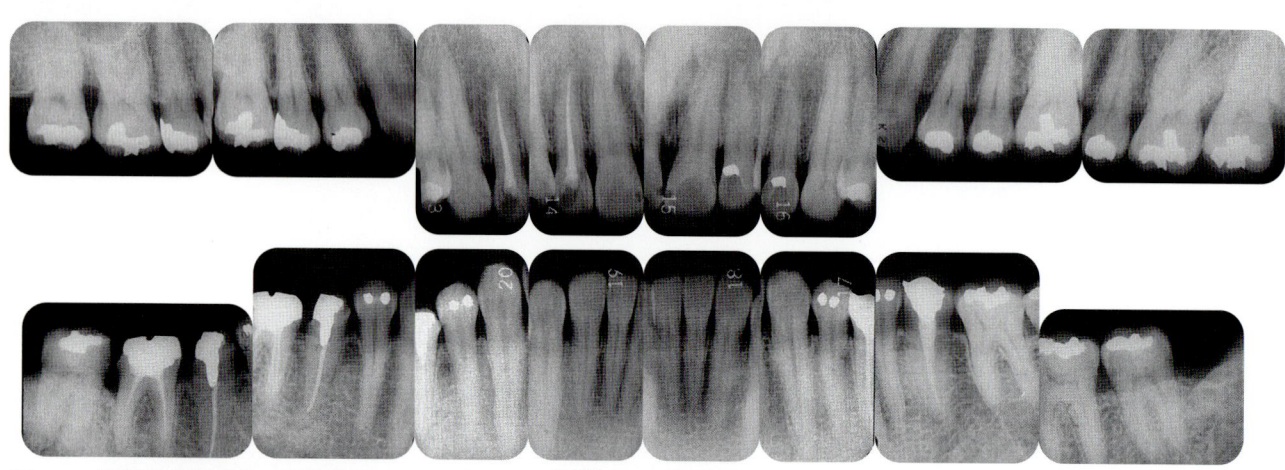

図17-5 初期治療終了時の16枚法デンタルX線写真．$\frac{7\ 6\ |\ 7}{6}$に垂直性骨欠損が認められる．

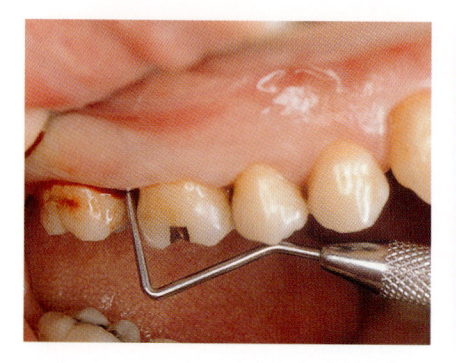

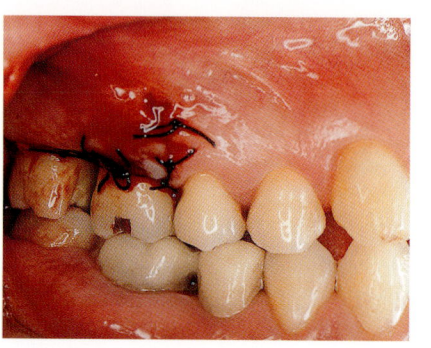

図17-6 | *図17-7*

図17-6 $\overline{7\ 6}$の垂直性骨欠損に対して上顎結節より自家骨を採取し，再生療法を行う予定とした．$\overline{7}$の近心のサウンディング値は6 mm．

図17-7 術直後の状態．徹底した根面，骨面のデブライドメント後に自家骨を充塡した．

第15章 歯周治療後のメインテナンス

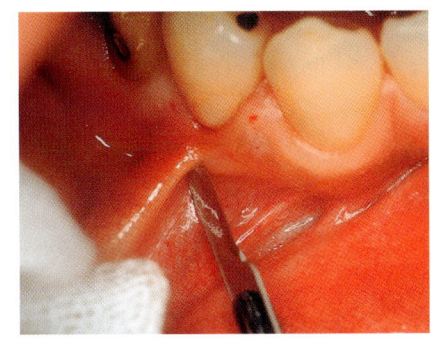

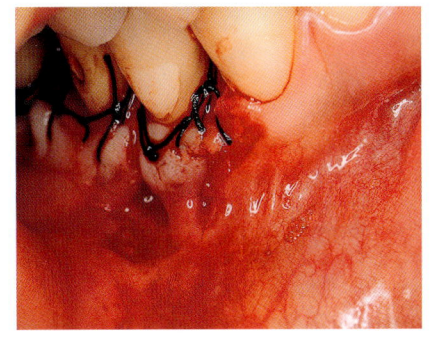

図17-8 頬小帯の高位付着のためブラッシングが困難な状態で，付着歯肉もほとんど存在しない．
図17-9 側方弁移動術により付着歯肉の増大を図り，小帯切除も同時に行った．

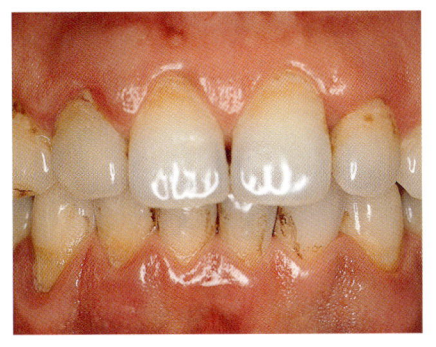

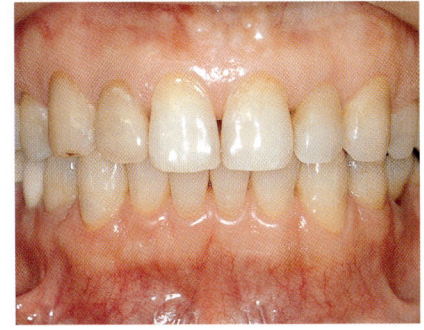

図17-10 初診時の正面観．
図17-11 初診時から15年経過した状態．歯肉の炎症も認められず，安定した状態を保っている．現在は禁煙している．

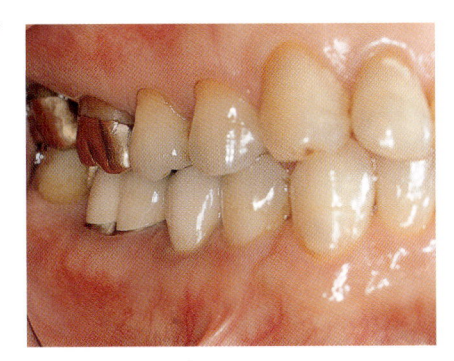

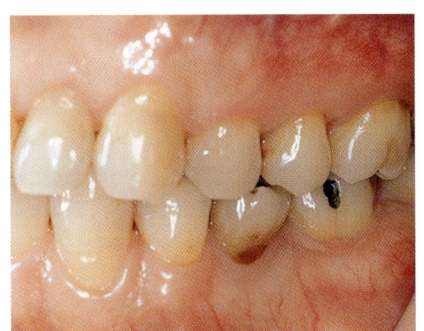

図17-12, 13 15年経過後の側方面観．

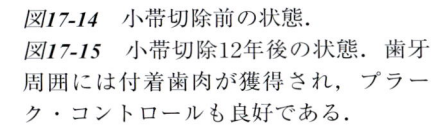

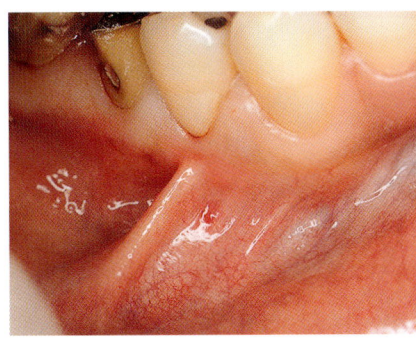

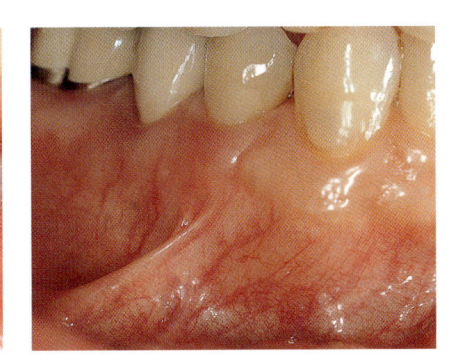

図17-14 小帯切除前の状態．
図17-15 小帯切除12年後の状態．歯牙周囲には付着歯肉が獲得され，プラーク・コントロールも良好である．

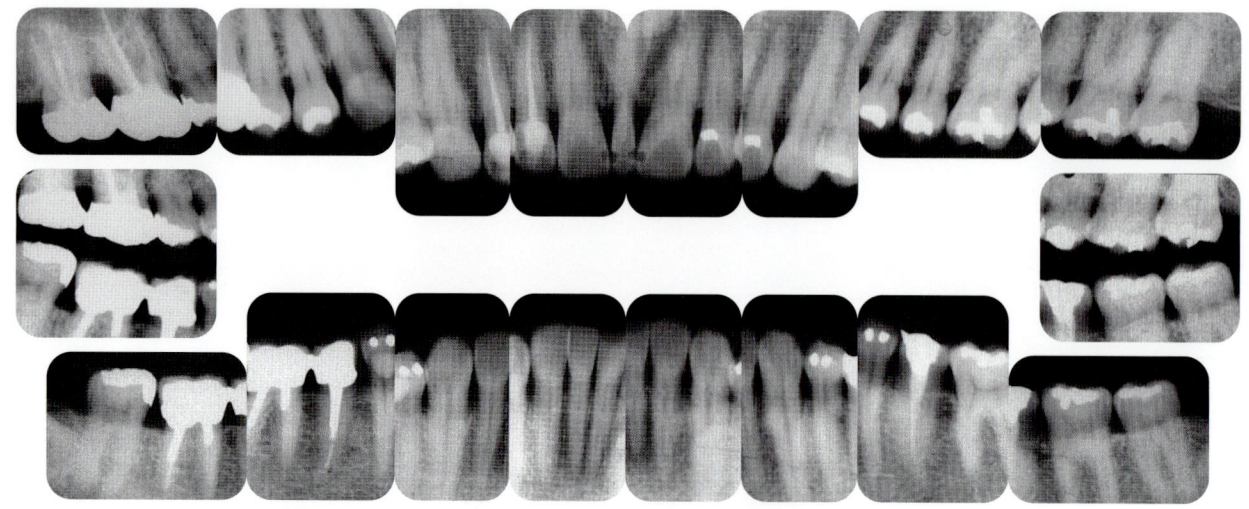

図17-16　15年経過後の18枚法デンタルX線写真．$\frac{7\mid 6\mid 7}{\mid 6\mid}$の垂直性骨欠損も改善され，安定した状態である．

おわりに

　歯周外科処置は歯周治療の1つの分野であり，当然すべての問題を解決できるものではない．実際，多くの患者は非外科的治療で十分対処できるであろう．本書では，外科的対応に焦点を絞って述べてきたが，決して外科推奨派としての立場で論じたわけではない．患者のさまざまな病態に対応するためには，非外科および外科的対処法も含めた多くのオプションをもち，正確な診査・診断に基づいて適切な治療法を選択すべきであるということを強調したにすぎない．できるだけ多くの治療のオプションをもち，科学的根拠のあるコンセプトに基づいて，現代社会の実情に即した治療を行うことが重要である．

　歯周治療の最終的な目標をどこに設定するかによって患者へのアプローチの方法も変わってくる．病的な状態を改善するだけではなく，再発しにくい状況，つまりメインテナンスしやすい環境をつくることが治療結果の長期的維持（longevity）に繋がるものであろう．多くの問題を残してメインテナンスに移行するのは，患者にそれだけ難しい課題を与えることになる．

　現実として，患者は日常生活のなかでそれほど多くの時間をプラーク・コントロールにかけられるわけではなく，長期的なメインテナンスを考えれば，清掃しやすい環境づくりは，歯列の長期的維持安定のために非常に重要なポイントとなり，この点を視野に入れた歯周治療を実践することが必要である．

　本書で示した"科学的根拠に裏付けられた治療"とは，評価の高い多くの研究に基づいたものであるが，Dr. Kramer や Dr. Nevins らの 20年，30年に及ぶ長期的症例から学んだ経験に基づいた理論をも重要視している．なぜなら，患者は目まぐるしく変化する現代社会のなかで社会生活を営んでおり，患者の行動パターンや生活環境の変化などにも配慮が必要であり，動物実験や比較研究の結果だけでは判断できない事柄が多いからである．

　著者らは，このようなコンセプトを引き継ぎ，実践できるようになってきた．そして，6,000名を超える JIADS の受講生のなかにも同じように実践できる先生が増えつつある．

"科学性"とは特別な者だけができる治療ではなく，知識・技術を習得すればだれもが同じ結果を得るような治療であると思う．本書が科学性をもって読者に伝わり，実践され，真に患者から感謝される歯科医師が1人でも増えることを願ってやまない．

参考文献

1. McFall WT Jr : Proceedings of the World Workshop in Clinical Periodontics. American Academy of Periodontology, 1989.
2. Wilson TG, Glover ME, Schoen J, Baus C, Jacobs T : Compliance with maintenance therapy in a private periodontal practice. J Periodontol, 55 : 468, 1984.
3. Becker W, Berg L, Becker BE : The long term evaluation of periodontal treatment and maintenance in 95 patients. Int J Periodont Rest Dent, 4 (2) : 55, 1984.
4. Wilson TG, Glover ME, Malik AK, Schoen JA, Dorsett D : Tooth loss in maintenance patients in a private periodontal practice. J Periodontol, 58 : 231, 1987.
5. Nabers CL, Stalker WH, Esparza D, Naylor B, Canales S : Tooth loss in 1535 treated periodontal patients. J Periodontol, 11 : 504, 1988.
6. Schallhorn R, Snider L : Periodontal maintenance therapy. J Am Dent Assoc, 103 : 227-231, 1981.
7. Hirschfeld L, Wasserman B : A long-term survey of tooth loss in 600 treated periodontal patients. J Periodontol, 49 : 225-237, 1978.
8. Wilson TG Jr, Hale S, Temple R : The results of efforts to improve compliance with supportive periodontal treatment in a private practice. J Periodontol, 64 : 311-314, 1993.
9. Grossi SG, Zambon JJ, Norderyd CM, et al : Microbiological risk indicators for periodontal disease. J Dent Res, 72 : 206, 1993.
10. Haber J, Wattes J, Crowley R : Assessment of diabetes as a risk factor for periodontitis. J Dent Res, 70 : 414, 1991.
11. Zambon JJ, Grossi SG, Machtei EE, Ho AW, Dunford R, Genco RJ : Cigarette smoking increases the risk for subgingival infection with periodontal pathogens. J Periodontol, 67 : 1050-1054, 1996.
12. Preber H, Bergström J : The effect of non-surgery treatment on periodontal pockets in smokers and nonsmokers. J Clin Periodontol, 13 : 310-323, 1985.
13. Preber H, Bergström J : Effect of cigarette smoking on periodontal healing following surgical therapy. J Clin Periodontol, 17 : 324-328, 1990.
14. Nevins M, Skurow H : The intracrevicular restorative margin, the biologic width, and maintenance of the gingival margin. Int J Periodont Rest Dent, 4 (3) : 35, 1984.
15. Lindhe J, Svanberg G : Influence of trauma from occlusion on progression of experimental periodontitis in the beagle dog. J Clin Periodontol, 1 : 3, 1974.
16. Axelsson P, Lindhe J : Effect of controlled oral hygiene procedures on caries and periodontal disease in adults. J Clin Periodontol, 5 (2) : 133, 1978.
17. Axelsson P : Mechanical plaque control. The 1st European Workshop on Periodontology, 219-243, Quintessence Publishing, Chicago, 1994.
18. Knowles J, Burgett F, Nissle R, Shick R, Morrison E, Ramfjörd S : Results of periodontal treatment related to pocket depth and attachment level. J Periodontol, 50 : 225-233, 1979.
19. Knowles J, et al : Comparison of results following three modalities of periodontal therapy related to tooth type and initial pocket depth. J Clin Periodontol, 7 : 32-47, 1980.
20. Nyman S, Rosling B, Lindhe J : Effect of professional tooth cleaning on healing after periodontal surgery. J Clin Periodontol, 2 : 80-86, 1975.

和文索引

あ
アップライト　314, 317, 461
アビテン　82
アンカー縫合　78

い
1回法インプラント　372, 381-384
1壁性骨欠損　138
一次切開　116
一般的歯科検査　473
一般的抜歯基準　442
インプラント
　1回法——　372, 381-384
　2回法——　372, 373-380
　——を含んだ部分欠損症例において
　　メインテナンスに移行するのに望
　　ましい条件　366
　——周囲に角化歯肉が存在する利点
　　　369
　——周囲の角化歯肉の獲得　373
　——周囲の角化歯肉の必要性
　　　369-371
　——治療における咬合の
　　　　　　　　　コントロール　415
　——で行うGBR　389-402
　審美的な配慮が必要な部位への——
　　　427-428
　部分欠損症例への——　28
　無歯顎症例への——　27
インレーグラフト　282
位置異常
　歯牙の——　307-309
異種他家移植骨　172
異種他家骨移植　175
移植骨の治癒過程　175
移植片の採取　252

う
ウィドマン改良法
　☞ modified Widman flap法
運動性桿菌　90

え
エナメル突起　198
エナメル・プロジェクション　198
エムドゲイン®　178
エンベロップ・テクニック　260

お
オーシャンビーン・チゼル　71
オステオトーム法　409-412
オッセオフィックス・ピン　422

オドント・プラスティ　311
オンレーグラフト　283
男結び　81
女結び　81

か
カップ状骨欠損　138
ガット　75
改良型縦切開法　59
外斜切開法　58
替刃メス　62
角化歯肉　229
顎堤欠損形態の分類　388
患者管理
　歯周治療後の——　466
患者への注意事項　85

き
キドニー・メス　62, 66, 68
キュレット　68, 69
　グレーシー・——　69
基本切開法　62
偽性ポケット　168
吸収性縫合糸　75
　非——　74
　　合成——　75
吸収性メンブレン
　——による根面被覆　266
偽性ポケット　168
矯正治療　☞ 成人矯正治療

く
クレーター状骨欠損　138
クレーターの分類　148-149
グラム陰性嫌気性菌　90
グラム陽性菌　90
グレーシー・キュレット　69

け
外科処置か非外科処置か
　選択に影響する因子　97
外科用シーネ　83
傾斜歯　314, 317
欠損部歯槽堤
　——の形態異常　136, 274
　——の分類　280
欠損部の切開法　61
結合組織移植　22
　上皮下——　261
結紮法　81
懸垂縫合　77
　連続——　78
限局矯正治療　330

現実的治療計画　434
減張切開法　60

こ
コラーゲン保護膜　82
コラテープ　82
コンクールF®　479
コンサルテーション　34
コンタクト・ポイントの異常
　　　318, 320
コンプライアンス　468
ゴールドフレーム　292
交叉マットレス縫合　78
咬合診査　475
咬合性外傷　345
咬合の問題をともなう重度の歯周病
　　　455
合成非吸収性縫合糸　75
骨移植　160, 162, 172
　歯槽骨に対する——　357-358
　自家骨移植　162, 172
　人工骨移植　162
　他家骨移植　162
　　異種——　175
　　同種——　174
骨移植材　425
骨移植法　160, 162
骨縁下欠損　137
骨吸収　345
　水平性——　137
骨外科処置　70, 106, 140-154
　器具　71
　——後の創傷治癒　154-156
　——の基準
　　下顎の——　149
　　上顎の——　147
　歯槽骨に対する——　357-360
　大臼歯の——　146-147
骨の形態異常　136, 338
骨欠損　137
　1壁性——　138
　2壁性——　138
　3壁性——　138, 168
　カップ状——　138
　クレーター状——　138
　混合型——　139
　——の形態　137
　——の分類　138
骨整形　70, 140
骨切除　70, 141, 298
骨増殖能　172
骨伝導能　172
骨膜剥離子　66

骨膜縫合　80, 107
骨誘導再生療法　385-409
　（☞ GBRも参照）
骨誘導能　172
根近接　308-309
根尖側移動術　156
　　骨外科処置をともなう——
　　　　　　　　　　　150, 156
根分岐部
　異常形態　199
　解剖学的考察事項　197
根分岐部病変　200-215, 338
　原因　202
　治療法　203
　　Ⅰ度　204-205
　　Ⅱ度　205-215
　　Ⅲ度　215-216, 218-219
　　　切除療法による対応　220
　　　長期症例　220-224
　分類　200
　　水平——　200
　　垂直——　201
根分岐部病変Ⅰ度の治療法　204
根分岐部病変Ⅱ度の治療法　205
根分岐部病変Ⅲ度の治療法　215
根面の陥凹の発生頻度　197
根面被覆　242, 255, 257-269
　CTGによる——　259-261
　FGGおよびGTRにおける——　267
　　　——後の治癒様式　267
　吸収性メンブレンによる——　266
　　　——成功の基準　268
　　　——におけるCTGとGTRの比較　268
　　　——における根面処理　269
　　　——のためのFGG　258
　　　——のためのGTR　266
　非吸収性メンブレンによる——
　　　　　　　　　　　　267
　歴史　255
根面の処理　269
混合型骨欠損　139

さ

3壁性骨欠損　138, 168
三次切開　117
三重結び　81
サウンディング　57
サイナスリフト　409-416
　オステオトームによる——　411-412
　——を行ったインプラント治療
　　臨床的な成功基準　424
　——に用いる骨移植材　425-426
　検討事項　413-416
　術後の注意　426
　適応症・非適応症　412-413
再生療法　160-171
　骨誘導——　385-409
　——の限界　192

GTRを用いた——
　　　　23-24, 48, 163-165
定義　161
——後に起こりうる創傷治癒様式
　　　　　　　　　　　161
切除療法 vs. ——の判断基準　187
組織誘導——　163-171
再評価検査　39
再付着　161
最後臼歯遠心部の処置　105

し

シュナイダー膜　423
シルク　74
止血剤　82
歯牙形成 ☞ オドント・プラスティ
歯牙挺出　153, 301-302
歯牙動揺　340, 345
歯牙の位置異常　307-309
歯冠高径の確保　49
歯冠周囲線維の切断　103
歯冠周囲組織除去　67, 103
　器具　68
歯間部骨面露出法　162
　Prichardの——　162
歯根切除　313
歯根分割　205-207
歯周外科処置
　AAPによる分類　51
　器具　62, 66, 68, 69, 71, 72, 79
　時期　50
　術式の選択に影響を及ぼす要因
　　　　　　　　　　　119
　適応症　39
　非適応症　39, 96
　目的　41
歯周外科用チゼル　71
歯周外科用バー　71
歯周形成外科　254-256
　手術の定義　226
　種類　256
歯周組織
　診査項目（成人矯正）　335
　診査項目（メインテナンス）　474
　臨床上重要な——の問題点　88
歯周治療
　コンセプト・キーワード　30
　　概念化（conceptualization）　30
　　予知性（predictability）　30
　　永続性（longevity）　30
　再評価検査　39
　初期治療　38-39
　診査　34-37
　診断　37-38, 436
　治療計画　37-38
　治療後の患者管理　466
　治療手順　34-40
歯周病

　重度の——　321-322, 455
　　咬合の問題をともなう——　455
　　——に対する包括的治療　321-322
歯周補綴　25
歯槽骨頂予測切開線　102
歯槽骨頂予測切開法　57
歯槽骨に対する骨移植　357-358
歯槽堤
　——の形態異常　274
　切除療法　279
　予防法　275
　——欠損形態のSeibert分類　280
　——増大術　281-285, 290-291
　——保存術　276-278
歯槽粘膜　229
歯肉縁下カリエス　296, 297-302
　処置法　297
歯肉縁下歯石
　除去の限界　93
歯肉溝内マージン　124, 126
歯肉溝内切開法　56, 103
歯肉‐歯槽粘膜の問題　226-228, 337
歯肉切除　98, 104, 298
歯肉退縮　228, 335
　原因と素因　228
　Millerの分類　257
歯肉辺縁切開法　55
歯肉弁根尖側移動術　98
　適応症・非適応症　99
　利点・欠点　99
　術式　100-108
　全層弁と部分層弁による治癒形態
　　　　　　　　　　　131
歯肉弁剥離法　63
　器具　66
　部分層弁による——　101
試験的メインテナンス　467
資料の収集　34
自家移植骨　172
自家骨移植　172
自家骨移植材
　口腔内採取部位　426
　利点　425
持針器　72
時間差GBR法　394-397
　利点・欠点　394
修復　161
重度の歯周病
　咬合の問題をともなう——　455
　——に対する包括的治療　321-322
縦切開法　59
　改良型——　59
術後管理　82, 108
初期治療　38-39
症例報告　443
上顎洞底挙上術 ☞ サイナスリフト
真皮欠損用グラフト　82
診査　34-37

X線—— 474
　　咬合—— 475
　　歯周組織の—— 474
　　全身的健康状態の—— 472
　　プラーク，歯石の沈着の—— 473
診査項目　472-473
診断　37-38, 436
新付着　161
人工骨　175
　　——移植　162

す
スケーリング／ルート・プレーニング
　　　　　　　　　　　　69, 106
　　単根歯における効果　121
　　複根歯における効果　121
スピアー・メス　62, 68
スピロヘータ　90
スペース・メーキング　166
水平性骨吸収　137
水平的GBR　405-406
水平分類　200
水平マットレス縫合　76
垂直的GBR　406-408
垂直的骨量
　　——による術式の選択基準　417
　　上顎臼歯部——の分類　417
垂直分類　201
垂直マットレス縫合　76

せ
ゼクリアバー　71
生物学的幅径　49, 109
　　——を考慮した切除療法の治癒形態
　　　　　　　　　　　　110
成人矯正治療
　　——で配慮すべき点　329-331
　　——における歯周組織の診査項目
　　　　　　　　　　　　335
　　——における歯周病学的配慮　332
　　治療のゴール　328, 330
　　治療が終了した患者特有の問題
　　　　　　　　　　　　347
　　治療後に注意すべき
　　　　　歯周病学的問題点　346-347
　　　　対処法　347
　　治療中に注意すべき
　　　　　歯周病学的問題点　341-346
　　治療前に改善すべき
　　　　　歯周病学的問題点　336-341
　　目的　308
清掃性の高い口腔内環境　90
切開
　　器具　62
　　種類　54
　　一次——　116
　　二次——　117

　　三次——　117
切開線
　　歯槽骨頂予測——　102
切開法　54
　　外斜——　58
　　基本——　62
　　欠損部の——　61
　　減張——　60
　　歯槽骨頂予測——　57
　　歯肉溝内——　56, 103
　　歯肉辺縁——　55
　　縦——　59
　　内斜——　54
　　平行——　54
切除療法　98
　　—— vs. 再生療法の判断基準　187
戦略的抜歯　312
全身的健康状態の診査　472
全層‐部分層弁剥離法　66
全層弁剥離法　63-64

そ
組織付着療法　112, 136
組織誘導再生療法　☞ 再生療法
相対的抜歯基準　442
創傷治癒
　　骨外科処置後の——　154-156
創傷部の保護　82
側壁開窓法　409-410

た
ダイヤモンド・ラウンドバー　71
他家移植骨
　　異種——　172, 175
　　脱灰凍結乾燥——　174
　　同種——　172, 174
　　非脱灰凍結乾燥——　174
他家骨移植
　　異種——　175
　　同種——　174
妥協的メインテナンス　467
大臼歯の根
　　開口部位と分岐部の位置　197
脱灰凍結乾燥他家骨　174
単根歯におけるSC/RPの効果　121
単純結紮縫合　76
　　抜糸時の注意点　86
段階的GBR　398-402

ち
チゼル　66, 68
　　オーシャンビーン・——　71
　　歯周外科用——　71
　　バックアクション・——　71
　　フェディ・——　71
治療計画　37-38, 432-437
　　影響を与える因子　463
　　基本原則　433

　　現実的——　434
　　立て方の実際　435
　　——書　443
　　問題点の把握　435
　　理想的——　434
治療後メインテナンス　467
治療手順　34-40
治療のゴール　328, 330, 436
治療の流れ　432-433
超音波スケーラー　69

つ
ツイストドリル　422

て
ティッシュ・ニッパー　68
ティッシュ・プライヤー　66
テトラサイクリン　269
テルダーミス　82
ディープニング　62, 100, 103
挺出
　　歯牙——　153, 301-302

と
トレフィンバー　420
同種他家移植骨　172
同種他家骨移植　174
動揺歯　340, 345

な
ナイトガード　465
ナイロン　75
内斜切開法　54

に
"2-1" 外科結び　81
2回法インプラント　372, 373-380
2壁性骨欠損　138
二次切開　117

は
8字縫合　78
ハイドロキシアパタイト　290
パウチ法　284
パラタル・アプローチ　147
バー
　　歯周外科用——　71
　　ゼクリア——　71
　　トレフィン——　420
バックアクション・チゼル　71
抜糸時の注意点　86
抜歯
　　戦略的——　152, 312, 441
　　——後早期GBR法　392-394
　　——時GBR法　390-392
　　——時の注意点　275
　　——すべき歯の選択　440-441
抜歯基準　442

針つき縫合糸　73

ひ
ヒューマンリコンビナントBMP　193
非吸収性縫合糸　74
　　合成——　75
非吸収性メンブレン
　　——による根面被覆　267
非外科療法　92-97
　　適応症　92
非脱灰凍結乾燥他家骨　174

ふ
ファーケーション・プラスティ
　　　　　　　　　　204, 210
フェディ・チゼル　71
フラップへの刺入方法　74
フレアーアウト　318
プロービング値　450
プロフェッショナル・トゥース・クリーニング☞PTC
不良肉芽掻爬　67, 104
　　器具　68
付着
　　再——　161
　　新——　161
付着歯肉
　　——獲得の必要性
　　　　修復歯の場合　237-240
　　　　天然歯の場合　233-236
　　——の増大　242, 250
　　——の臨床的意義　229-233
浮遊性プラーク　90
部分欠損症例へのインプラント　28
部分層弁剥離法　65
深い歯周ポケット　45, 90, 336
　　処置法　91, 119, 128-130
複合的な歯周外科処置　20
複根歯におけるSC/RPの効果　121
分岐部の異常形態　199

へ
ヘミセクション　206
ペリオクリン®　479
ペリオドンタル・（ペースト）パック
　　　　　　　　　　83, 108
平行切開法　54

ほ
ポケット維持療法　89
ポケット内への（各種器具の）到達度
　　　　　　　　　　43
ポリプロピレン　75
ボーンアンカード・タイプの義歯　27
ボーン・クラッシャー　426
ボーン・ファイル　71
ボーン・ミル　420, 426
保定

装置・期間　347
包括的治療　321-326, 351-356
縫合　72, 107, 118
縫合糸　74-75
　　吸収性——　75
　　針つき——　73
縫合針　73-74
縫合法　76
　　アンカー縫合　78
　　懸垂縫合　77
　　　　連続——　78
　　骨膜縫合　80
　　単純結紮縫合　76
　　　　抜糸時の注意点　86
　　8字縫合　78
　　マットレス縫合　76
　　　　交叉——　78
　　　　水平——　76
　　　　垂直——　76
　　　　抜糸時の注意点　86
　　　　連続——　76
　　連続ロック縫合　79

ま
マージンの不適合　237
マットレス縫合　76
　　交叉——　78
　　水平——　76
　　垂直——　76
　　連続——　76

む
無鉤ピンセット　66
無歯顎症例へのインプラント　27

め
メインテナンス　446-480
　　診査項目　472-473
　　　　一般的歯科検査　473
　　　　X線診査　474
　　　　咬合診査　475
　　　　歯周組織の診査　474
　　　　全身的健康状態の診査　472
　　　　プラーク，歯石の沈着の診査
　　　　　　　　　　473
　　分類　467
　　　　試験的——　467
　　　　妥協的——　467
　　　　治療後——　467
　　　　予防的——　467
　　——期間中の歯牙喪失　469
　　——に移行するための条件
　　　　　　　　　　40, 97, 466
　　——におけるコンプライアンス
　　　　　　　　　　468
　　——の間隔　480
　　——の実際　476
　　　　再ブラッシング指導　477-478

　　　　モティベーションの強化　477-478
　　——の流れ　476
　　——・プログラム　467
メス　66, 68
　　替刃——　62
　　キドニー・——　62, 66, 68
　　スピアー・——　62, 68
　　——ホルダー　66, 68
メンブレン
　　吸収性——　266
　　　　——による根面被覆　266
　　非吸収性——　267
　　　　——による根面被覆　267
　　——の選択とトリミング　166
　　——の除去　166
　　——の露出に対する対応　404

も
モティベーション　38
　　——の強化　477-478

ゆ
有鉤ピンセット　65, 66
遊離歯肉移植術　19

よ
予後判定　437
予防的メインテナンス　467

ら
ライニング　62, 100, 102

り
リンガル・アプローチ　149
理想的治療計画　434

る
ルート・アンプテーション　207
ルート・セパレーション　206
ルート・トランクの分類　148
ルート・プレーニング　69, 106

れ
連続懸垂縫合　78
連続マットレス縫合　76
連続ロック縫合　79

ろ
ロール法　283
ロンジャー　68, 426

欧文索引

A
AAPによる分類　51
alloplast　175
anchor suture　78
apically positioned flap（法）
　☞　歯肉弁根尖側移動術
autograft　172

B
BMP　193
bifurcation ridge　198
biologic width　109, 240, 297
Bio-Oss　175
Bone Morphogenetic Protein　☞　BMP
Brayer W　121

C
CAPSET　277
CTG　22, 250-251, 259-261
　——による根面被覆　259-261
cleansability　466
Collagen wound dressing　82
conceptualization　30
connective tissue graft　☞　CTG
continuous locked suture　79
continuous mattress suture　76
continuous sling suture　78
crestal anticipated incision　57, 102
cross mattress suture　78
cut back　60

D
DFDBA　174
deepening　100
delayed approach　394
demineralized freeze dried bone allograft　☞　DFDBA
direct surgery　41
distal wedge　105

E
ENAP　114
e-PTFE (Gore-Tex)　75
early approach　392
excisional new attachment procedure
　☞　ENAP
external bevel incision　58

F
FDBA　174
FGG　19, 242-250, 258
FGGおよびGTRにおける根面被覆　267
　——後の治癒様式　267
figure eight suture　78
flap elevation　63
Fleischer H　121
free gingival graft　☞　FGG
full-partial thickness　66
full thickness　63

G
GBR　285, 364, 385-409
　インプラントで行う——　389-402
　原理　387
　時間差——　394-397
　失敗の原因　404
　水平的——　405-406
　垂直的——　406-408
　成功に導くための条件　388-389
　段階的——　398-402
　適応症・非適応症　387
　抜歯後早期——　392-394
　抜歯時——　390-392
　分類　390
　メンブレンの露出に対する対応　404
　目的　387

GTR　23-24, 48, 163-165, 266
　——による臨床的治癒　176
　術後併発症　167
　適応症・非適応症　164
　利点・欠点　164
Garguilo　109
gingivectomy　91, 98
Gore-Tex　75, 164, 169-171
guided bone regeneration　☞　GBR
guided tissue regeneration　☞　GTR
Guidor®　266
Guidor吸収性膜　171
Gut　75

H
hopeless　440
horizontal mattress suture　76

I
ideal sulcus　113
immediate approach　390-392
incision　55
　crestal anticipated ——　57
　external bevel ——　58
　internal bevel ——　55
　intersulcular ——　56
　releasing ——　60
　submarginal ——　55
　vertical ——　59
internal bevel incision　55
intersulcular incision　56

K
Kramer GM　109, 145

L
Langer法　259
Listgarten MA　371
longevity　30

M
MGJ　101
maintenability　466
mattress suture　76
　continuous ——　76
　cross ——　78
　horizontal ——　76
　vertical ——　76
Maynardの分類　241
Melcherの仮説　163
Mellonig JT　121
Millerの分類　257
modified Langer法　261
modified Widman flap法　16, 91, 113, 119-123
　術式　115-118
　適応症・非適応症　114
　利点・欠点　114

N
needle holders　72
Nevins　109

O
Ochsenbein　146
Ochsenbein Chisel　71
Ono, Nevinsの分類　373
open contact　318
open flap curettage法　91, 112
Orban　109
osseous surgery　140
ostectomy　141
osteoconduction　172
osteoinduction　172
osteoplasty　140
osteoproliferation　172

P
（3つの）P　14
　professional　14

practical 14
   profitable 14
PAOO 357-360
PMP 466
PMTC 479
PPS 255
PTC 20, 479
partial thickness 63, 65, 101
periodontally accelerated osteogenic
   orthodontics ☞ PAOO
periodontal maintenance procedure
   ☞ PMP
periodontal plastic surgery ☞ PPS
Periodontal Surgical Bur Set 71
periosteal suturing 80
pocket elimination 91
pocket maintenance 91
pocket reduction 91
predictability 30
Prichardの歯間部骨面露出法 162
problem list 435, 443
professional mechanical tooth cleaning
   ☞ PMTC
professional tooth cleaning ☞ PTC

R
rhBMP 193
Ramfjord 113
releasing incision 60
ridge augmentation 281-282, 288-289
ridge preservation 276-278, 386
root coverage 257

S
SC/RP 69
SC/RPの効果
   単根歯における―― 121
   複根歯における―― 121
SPT 466
Schroeder 371
Seibёrt分類 280, 388
simple suture 76
sinus lift ☞ サイナスリフト
sling suture 77
   continuous ―― 78
Stambaugh R 93
strategic extraction 440
submarginal incision 55
supportive periodontal therapy
   ☞ SPT
suture needles 73

V
vertical incision 59
vertical mattress suture 76
vital root resection 207
vulnerable sulcus 113

W
Waerhaug J 93
wedge operation 61
Wentz 109
Widman 113
Wilson と Weberの分類 390

X
X線診査 474
Xenograft 175

著者略歴

小野善弘
　昭和47年九州歯科大学卒業後，大阪大学歯学部歯科補綴学第2講座に入局．昭和49年大分県別府市にて開業．昭和57年ボストンのThe Institute for Advanced Dental Studiesに入学，Dr. Kramer, Dr. Nevinsに師事．昭和59年大阪にて中村公雄とO-N Dental Clinic（現貴和会歯科診療所）を共同開業，平成4年豊中市にて千里ペリオ・インプラントセンター開業．昭和63年大阪にて歯科医師のための研修機関JIADS（The Japan Institute for Advanced Dental Studies）設立．平成10年貴和会銀座歯科診療所を開設．平成10年JIADS東京設立．JIADS主宰．日本臨床歯周病学会元指導医．AAP（American Academy of Periodontology）名誉会員．

宮本泰和
　昭和58年岐阜歯科大学（現朝日大学歯学部）卒業後，小野善弘，中村公雄に師事．昭和61年京都にて宮本歯科医院開業，平成12年四条烏丸ペリオ・インプラントセンター開業．日本臨床歯周病学会元理事長，指導医．日本歯周病学会会員，歯周病専門医．AAP会員．JIADS元理事長．OJ（Osseointegration Study Club of Japan）常任理事．

浦野　智
　昭和63年大阪歯科大学卒業後，貴和会歯科診療所勤務．平成11年大阪市北区にて浦野歯科診療所開業．日本臨床歯周病学会前理事長，指導医．AAP会員．JIADS元理事長．

松井徳雄
　平成3年大阪大学歯学部卒業後，貴和会歯科診療所勤務．現貴和会銀座歯科診療所院長．日本臨床歯周病学会指導医，認定医．AAP会員．OJ理事，JIADS理事．

佐々木猛
　平成7年大阪大学歯学部卒業後，貴和会歯科診療所勤務．現貴和会新大阪歯科診療所院長．日本臨床歯周病学会理事，指導医，認定医．AAP会員．AAFP会員．日本補綴歯科学会会員．JIADS理事．

QUINTESSENCE PUBLISHING 日本

コンセプトをもった予知性の高い歯周外科処置 改訂第2版

2001年10月10日　第1版第1刷発行
2007年5月18日　第1版第4刷発行
2013年1月10日　第2版第1刷発行
2019年10月20日　第2版第2刷発行

著　者　小野善弘 / 宮本泰和 / 浦野　智
　　　　松井徳雄 / 佐々木猛

発行人　北峯康充

発行所　クインテッセンス出版株式会社
　　　　東京都文京区本郷3丁目2番6号　〒113-0033
　　　　クイントハウスビル　電話(03)5842-2270(代表)
　　　　　　　　　　　　　　　 (03)5842-2272(営業部)
　　　　　　　　　　　　　　　 (03)5842-2279(編集部)
　　　　web page address　https://www.quint-j.co.jp/

印刷・製本　サン美術印刷株式会社

©2013　クインテッセンス出版株式会社　　禁無断転載・複写
Printed in Japan　　　　　　　　　　　　落丁本・乱丁本はお取り替えします
ISBN978-4-7812-0294-5　C3047　　　　定価はカバーに表示してあります